醫藥健保法規　凡　例

一、本書輯錄現行重要法規凡279種，名爲醫藥健保法規。

二、全書分爲醫事、護理及健康照護、全民健康保險、心理健康、中醫藥、長期照顧、口腔健康、食品藥物管理、國民健康、附錄等十大項，於各頁標示所屬項別及收錄各法起訖條號，方便檢索。

三、本書依循下列方式編印

㈠規條文內容，悉以政府公報爲準。

㈡法規名稱後詳列制定公布及歷次修正公布日期與條號。

㈢法規內容異動時，於「條文要旨」底下以「數字」標示最後異動之年度。

㈣法條分項、款、目，爲求清晰明瞭，項冠以浮水印①②③數字，以資區別；各款冠以一、二、三數字標示，各目冠以㈠、㈡、㈢數字標示。

四、書後附錄司法院判解函釋。

五、本書輕巧耐用，攜帶便利；輯入法規，內容詳實；條文要旨，言簡意賅；字體版面，舒適易讀；項次分明，查閱迅速；法令異動，逐版更新。

楊哲銘監修　五南法學研究中心編輯

醫藥健保法規

五南圖書出

醫藥健保法規　目　錄

壹、醫事

一、業務管理類

貳、護理及健康照護

參、全民健康保險

肆、心理健康

伍、中醫藥

陸、長期照顧

柒、食品藥物管理

一、食品類

捌、國民健康

玖、疾病管制

拾壹、附錄

壹、醫事

一、業務管理類

醫療法

①民國 75 年 11 月 24 日總統令制定公布全文 91 條。
②民國 89 年 7 月 19 日總統令修正公布第 10、17、23、66、67、74 條條文。
③民國 92 年 1 月 29 日總統令修正公布第 14、45、54、56、57、76、77、79、80 條條文；並增訂第 11-1、15-1、57-1、89-1 條條文。
④民國 93 年 4 月 28 日總統令修正公布全文 123 條；並自公布日施行。
⑤民國 94 年 2 月 5 日總統令修正公布第 76 條條文。
⑥民國 98 年 1 月 7 日總統令修正公布第 93 條條文。
⑦民國 98 年 5 月 13 日總統令修正公布第 14、66 條條文。
⑧民國 98 年 5 月 20 日總統令修正公布第 8、70、78、79、105 條條文；並增訂第 79-1、79-2 條條文。
⑨民國 100 年 12 月 21 日總統令修正公布第 56、101 條條文。
⑩民國 101 年 6 月 27 日總統令修正公布第 76 條條文。
⑪民國 101 年 12 月 12 日總統令修正公布第 23、57、78、79、103、105、115 條條文。
民國 102 年 7 月 19 日行政院公告第 11 條所列屬「行政院衛生署」之權責事項，自 102 年 7 月 23 日起改由「衛生福利部」管轄。
⑫民國 102 年 12 月 11 日總統令修正公布第 43 條條文；並增訂第 45-1、45-2 條條文。
⑬民國 103 年 1 月 15 日總統令修正公布第 60 條條文。
⑭民國 103 年 1 月 29 日總統令修正公布第 24、106 條條文。
⑮民國 106 年 5 月 10 日總統令修正公布第 24、106 條條文。
⑯民國 107 年 1 月 24 日總統令修正公布第 82 條條文。
⑰民國 109 年 1 月 15 日總統令修正公布第 10、11 條條文。
⑱民國 112 年 6 月 28 日總統令增訂公布第 105-1、105-2 條條文。

第一章　總　則

第一條

爲促進醫療事業之健全發展，合理分布醫療資源，提高醫療品質，保障病人權益，增進國民健康，特制定本法。本法未規定者，適用其他法律規定。

第二條

本法所稱醫療機構，係指供醫師執行醫療業務之機構。

第三條

本法所稱公立醫療機構，係指由政府機關、公營事業機構或公立學校所設立之醫療機構。

第四條

本法所稱私立醫療機構，係指由醫師設立之醫療機構。

第五條

①本法所稱醫療法人，包括醫療財團法人及醫療社團法人。

②本法所稱醫療財團法人，係指以從事醫療事業辦理醫療機構爲目的，由捐助人捐助一定財產，經中央主管機關許可並向法院登記之財團法人。

③本法所稱醫療社團法人，係指以從事醫療事業辦理醫療機構爲目的，經中央主管機關許可登記之社團法人。

第六條

本法所稱法人附設醫療機構，係指下列醫療機構：

一　私立醫學院、校爲學生臨床教學需要附設之醫院。

二　公益法人依有關法律規定辦理醫療業務所設之醫療機構。

三　其他依法律規定，應對其員工或成員提供醫療衛生服務或緊急醫療救護之事業單位、學校或機構所附設之醫務室。

第七條

本法所稱教學醫院，係指其教學、研究、訓練設施，經依本法評鑑可供醫師或其他醫事人員之訓練及醫學院、校學生臨床見習、實習之醫療機構。

第八條

①本法所稱人體試驗，係指醫療機構依醫學理論於人體施行新醫療技術、新藥品、新醫療器材及學名藥生體可用率、生體相等性之試驗研究。

②人體試驗之施行應尊重接受試驗者之自主意願，並保障其健康權益與隱私權。

第九條

本法所稱醫療廣告，係指利用傳播媒體或其他方法，宣傳醫療業務，以達招徠患者醫療爲目的之行爲。

第一〇條　109

①本法所稱醫事人員，係指領有中央主管機關核發之醫師、藥師、護理師、物理治療師、職能治療師、醫事檢驗師、醫事放射師、營養師、助產師、臨床心理師、諮商心理師、呼吸治療師、語言治療師、聽力師、牙體技術師、驗光師、藥劑生、護士、助產士、物理治療生、職能治療生、醫事檢驗生、醫事放射士、牙體技術生、驗光生及其他醫事專門職業證書之人員。

②本法所稱醫師，係指醫師法所稱之醫師、中醫師及牙醫師。

第一一條　109

本法所稱主管機關：在中央爲衛生福利部；在直轄市爲直轄市政府；在縣（市）爲縣（市）政府。

第二章　醫療機構

第一二條

①醫療機構設有病房收治病人者爲醫院，僅應門診者爲診所；非以直接診治病人爲目的而辦理醫療業務之機構爲其他醫療機構。

②前項診所得設置九張以下之觀察病床；婦產科診所，得依醫療業

務需要設置十張以下產科病床。

③醫療機構之類別與各類醫療機構應設置之服務設施、人員及診療科別設置條件等之設置標準，由中央主管機關定之。

第一三條

二家以上診所得於同一場所設置為聯合診所，使用共同設施，分別執行門診業務；其管理辦法，由中央衛生主管機關定之。

第一四條

①醫院之設立或擴充，應經主管機關許可後，始得依建築法有關規定申請建築執照；其設立分院者，亦同。

②前項醫院設立或擴充之許可，其申請人之資格、審查程序及基準、限制條件、撤銷、廢止及其他應遵行事項之辦法，由中央主管機關定之。

第一五條

①醫療機構之開業，應向所在地直轄市、縣（市）主管機關申請核准登記，經發給開業執照，始得為之；其登記事項如有變更，應於事實發生之日起三十日內辦理變更登記。

②前項開業申請，其申請人之資格、申請程序、應檢具文件及其他應遵行之事項，由中央主管機關定之。

第一六條

私立醫療機構達中央主管機關公告一定規模以上者，應改以醫療法人型態設立。

第一七條

①醫療機構名稱之使用、變更，應以所在地直轄市、縣（市）主管機關核准者為限；其名稱使用、變更原則，由中央主管機關定之。

②非醫療機構，不得使用醫療機構或類似醫療機構之名稱。

第一八條

①醫療機構應置負責醫師一人，對其機構醫療業務，負督導責任。私立醫療機構，並以其申請人為負責醫師。

②前項負責醫師，以在中央主管機關指定之醫院、診所接受二年以上之醫師訓練並取得證明文件者為限。

第一九條

①負責醫師因故不能執行業務，應指定合於負責醫師資格之醫師代理。代理期間超過四十五日者，應由被代理醫師報請原發開業執照機關備查。

②前項代理期間，不得逾一年。

第二〇條

醫療機構應將其開業執照、診療時間及其他有關診療事項揭示於明顯處所。

第二一條

醫療機構收取醫療費用之標準，由直轄市、縣（市）主管機關核定之。

第二二條

①醫療機構收取醫療費用，應開給載明收費項目及金額之收據。
②醫療機構不得違反收費標準，超額或擅立收費項目收費。

第二三條

①醫療機構歇業、停業時，應於事實發生後三十日內，報請原發開業執照機關備查。
②前項停業之期間，以一年為限；逾一年者，應於屆至日起三十日內辦理歇業。
③醫療機構未依前項規定辦理歇業時，主管機關得逕予歇業。
④醫療機構遷移者，準用關於設立及開業之規定。
⑤醫療機構復業時，準用關於開業之規定。

第二四條

①醫療機構應保持環境整潔、秩序安寧，不得妨礙公共衛生及安全。
②為保障就醫安全，任何人不得以強暴、脅迫、恐嚇、公然侮辱或其他非法之方法，妨礙醫療業務之執行。
③醫療機構應採必要措施，以確保醫事人員執行醫療業務時之安全。
④違反第二項規定者，警察機關應排除或制止之；如涉及刑事責任者，應移送司法機關偵辦。
⑤中央主管機關應建立通報機制，定期公告醫療機構受有第二項情事之內容及最終結果。

第二五條

①醫院除其建築構造、設備應具備防火、避難等必要之設施外，並應建立緊急災害應變措施。
②前項緊急災害應變措施及檢查辦法，由中央主管機關定之。

第二六條

醫療機構應依法令規定或依主管機關之通知，提出報告，並接受主管機關對其人員配置、設備、醫療收費、醫療作業、衛生安全、診療紀錄等之檢查及資料蒐集。

第二七條

①於重大災害發生時，醫療機構應遵從主管機關指揮、派遣，提供醫療服務及協助辦理公共衛生，不得規避、妨礙或拒絕。
②醫療機構依前項規定提供服務或協助所生之費用或損失，主管機關應酌予補償。

第二八條

中央主管機關應辦理醫院評鑑。直轄市、縣（市）主管機關對轄區內醫療機構業務，應定期實施督導考核。

第二九條

①公立醫院得邀請當地社會人士組成營運諮詢委員會，就加強地區醫療服務，提供意見。
②公立醫院應提撥年度醫療收入扣除費用後餘額之百分之十以上，辦理有關研究發展、人才培訓、健康教育、醫療救濟、社區醫療服務及其他社會服務事項。

第三章　醫療法人

第一節　通　則

第三〇條

①醫療財團法人之設立、組織及管理，依本法之規定；本法未規定者，依民法之規定。

②醫療社團法人，非依本法規定，不得設立；其組織、管理、與董事間之權利義務、破產、解散及清算，本法未規定者，準用民法之規定。

第三一條

①醫療法人得設立醫院、診所及其他醫療機構。其設立之家數及規模，得爲必要之限制。

②前項設立家數及規模之限制，由中央主管機關定之。

③醫療法人經中央主管機關及目的事業主管機關之許可，得附設下列機構：

一　護理機構、精神復健機構。

二　關於醫學研究之機構。

三　老人福利法等社會福利法規規定之相關福利機構。

④前項附設機構之設立條件、程序及其他相關事項，仍依各該相關法規之規定辦理。

第三二條

①醫療法人應有足以達成其設立目的所必要之財產。

②前項所稱必要之財產，依其設立之規模與運用條件，由中央主管機關定之。

第三三條

①醫療法人，應設董事會，置董事長一人，並以董事長爲法人之代表人。

②醫療法人，對於董事會與監察人之組織與職權、董事、董事長與監察人之遴選資格、選聘與解聘程序、會議召開與決議程序及其他有關事項等，應訂立章則，報請中央主管機關核准。

第三四條

①醫療法人應建立會計制度，採曆年制及權責發生制，其財務收支具合法憑證，設置必要之會計紀錄，符合公認之會計處理準則，並應保存之。

②醫療法人應於年度終了五個月內，向中央主管機關申報經董事會通過及監察人承認之年度財務報告。

③前項財務報告編製準則，由中央主管機關定之。

④醫療社團法人除適用前述規定外；其會計制度，並應依公司法相關規定辦理。

⑤中央主管機關得隨時命令醫療法人提出財務、業務報告或檢查其財務、業務狀況。

⑥醫療法人對於前項之命令或檢查，不得規避、妨礙或拒絕。

第三五條

①醫療法人不得爲公司之無限責任股東或合夥事業之合夥人；如爲公司之有限責任股東時，其所有投資總額及對單一公司之投資額或其比例應不得超過一定之限制。

②前項投資限制，由中央主管機關定之。

③醫療法人因接受被投資公司以盈餘或公積增資配股所得之股份，不計入前項投資總額或投資額。

第三六條

醫療法人財產之使用，應受中央主管機關之監督，並應以法人名義登記或儲存；非經中央主管機關核准，不得對其不動產爲處分、出租、出借、設定負擔、變更用途或對其設備爲設定負擔。

第三七條

①醫療法人不得爲保證人。

②醫療法人之資金，不得貸與董事、社員及其他個人或非金融機構；亦不得以其資產爲董事、社員或任何他人提供擔保。

第三八條

①私人及團體對於醫療財團法人之捐贈，得依有關稅法之規定減免稅賦。

②醫療財團法人所得稅、土地稅及房屋稅之減免，依有關稅法之規定辦理。

③本法修正施行前已設立之私立醫療機構，於本法修正施行後三年內改設爲醫療法人，將原供醫療使用之土地無償移轉該醫療法人續作原來之使用者，不課徵土地增值稅。但於再次移轉第三人時，以該土地無償移轉前之原規定地價或前次移轉現值爲原地價，計算漲價總數額，課徵土地增值稅。

第三九條

①醫療法人經中央主管機關許可，得與其他同質性醫療法人合併之。

②醫療法人經中央主管機關許可合併後，應於兩週內作成財產目錄及資產負債表，並通知債權人。公司法第七十三條第二項、第七十四條第一項之規定準用之。

③因合併而消滅之醫療法人，其權利義務由合併後存續或另立之醫療法人概括承受。

第四〇條

非醫療法人，不得使用醫療法人或類似之名稱。

第四一條

①醫療法人辦理不善、違反法令或設立許可條件者，中央主管機關得視其情節予以糾正、限期整頓改善、停止其全部或一部之門診或住院業務、命其停業或廢止其許可。

②醫療法人因其自有資產之減少或因其設立之機構歇業、變更或被廢止許可，致未符合中央主管機關依第三十三條第二項所爲之規定，中央主管機關得限期令其改善；逾期未改善者，得廢止其許可。

③醫療法人有下列情事之一者，中央主管機關得廢止其許可：
一　經核准停業，逾期限尚未辦理復業。
二　命停止全部或一部門診或住院業務，而未停止。
三　命停業而未停業或逾停業期限仍未整頓改善。
四　受廢止開業執照處分。

第二節　醫療財團法人

第四二條
①醫療財團法人之設立，應檢具捐助章程、設立計畫書及相關文件，申請中央主管機關許可。
②前項醫療財團法人經許可後，捐助人或遺囑執行人應於三十日內依捐助章程遴聘董事，成立董事會，並將董事名冊於董事會成立之日起三十日內，報請中央主管機關核定，並於核定後三十日內向該管地方法院辦理法人登記。
③捐助人或遺囑執行人，應於醫療財團法人完成法人登記之日起三個月內，將所捐助之全部財產移歸法人所有，並報請中央主管機關備查。
④捐助人或遺囑執行人未於期限內將捐助財產移歸法人所有，經限期令其完成，逾期仍未完成者，中央主管機關得廢止其許可。

第四三條
①醫療財團法人之董事，以九人至十五人為限。
②董事配置規定如下：
一　具醫事人員資格者，不得低於三分之一，並有醫師至少一人。
二　由外國人充任者，不得超過三分之一。
三　董事相互間，有配偶、三親等以內親屬關係者，不得超過三分之一。
③董事之任期，每屆不得逾四年，連選得連任。但連選連任董事，每屆不得超過三分之二。
④本法中華民國一百零二年十一月二十六日修正之條文施行前，醫療財團法人章程所定董事任期逾前項規定者，得續任至當屆任期屆滿日止；其屬出缺補任者，亦同。
⑤董事會開會時，董事均應親自出席，不得委託他人代理。

第四四條
①醫療財團法人捐助章程之變更，應報經中央主管機關許可。
②醫療財團法人董事長、董事、財產或其他登記事項如有變更，應依中央主管機關之規定報請許可。
③前二項之變更，應於中央主管機關許可後三十日內，向該管法院辦理變更登記。

第四五條
①醫療財團法人之董事，任期屆滿未能改選或出缺未能補任，顯然妨礙董事會組織健全之虞者，中央主管機關得依其他董事、利害

關係人之申請或依職權，選任董事充任之；其選任辦法，由中央主管機關定之。

②醫療財團法人之董事違反法令或章程，有損害該法人或其設立機構之利益或致其不能正常營運之虞者，中央主管機關得依其他董事或利害關係人之聲請或依職權，命令該董事暫停行使職權或解任之。

③前項董事之暫停行使職權，期間不得超過六個月。於暫停行使職權之期間內，因人數不足顯然妨礙董事會組織健全之虞者，中央主管機關應選任臨時董事暫代之。選任臨時董事毋需變更登記；其選任，準用第一項選任辦法之規定。

第四五條之一

有下列各款情形之一者，不得充任董事或監察人：

一　曾犯刑法第一百二十一條至第一百二十三條、第一百三十一條或貪污治罪條例第四條至第六條之一或第十一條之罪，經有罪判決確定或通緝有案尚未結案。但受緩刑宣告或易科罰金執行完畢者，不在此限。

二　曾犯侵占罪、詐欺罪或背信罪，經有罪判決確定或通緝有案尚未結案。但受緩刑宣告或易科罰金執行完畢者，不在此限。

三　受監護宣告或輔助宣告，尚未撤銷。

四　經醫師鑑定罹患精神疾病或身心狀況違常，致不能執行業務。

五　曾任董事長、董事或監察人，經依前條第二項或第四十五條之二第一項第三款規定解任。

六　受破產宣告或經裁定開始清算程序尚未復權。

第四五條之二

①董事長、董事或監察人在任期中有下列情形之一者，當然解任：

一　具有書面辭職文件，經提董事會議報告，並列入會議紀錄。

二　具有前條所列情形之一。

三　利用職務或身分上之權力、機會或方法犯罪，經有罪判決確定。

四　董事長一年內無故不召集董事會議。

②董事長、董事或監察人利用職務或身分上之權力、機會或方法犯罪，經檢察官提起公訴者，當然停止其職務。

③董事長、董事或監察人爲政府機關之代表、其他法人或團體推薦者，其本職異動時，應隨本職進退；推薦繼任人選，並應經董事會選聘，任期至原任期屆滿時爲止。

第四六條

醫療財團法人應提撥年度醫療收入結餘之百分之十以上，辦理有關研究發展、人才培訓、健康教育；百分之十以上辦理醫療救濟、社區醫療服務及其他社會服務事項；辦理績效卓著者，由中央主管機關獎勵之。

第三節　醫療社團法人

第四七條

①醫療社團法人之設立，應檢具組織章程、設立計畫書及相關文件，申請中央主管機關許可。

②前項醫療社團法人經許可後，應於三十日內依其組織章程成立董事會，並於董事會成立之日起三十日內，報請中央主管機關登記，發給法人登記證書。

第四八條

醫療社團法人設立時，應登記之事項如下：

一　法人設立目的及名稱。

二　主事務所及分事務所。

三　董事長、董事、監察人之姓名及住所。

四　財產種類及數額。

五　設立機構之所在地及類別與規模。

六　財產總額及各社員之出資額。

七　許可之年、月、日。

第四九條

①法人不得爲醫療社團法人之社員。

②醫療社團法人每一社員不問出資多寡，均有一表決權。但得以章程訂定，按出資多寡比例分配表決權。

③醫療社團法人得於章程中明定，社員按其出資額，保有對法人之財產權利，並得將其持分全部或部分轉讓於第三人。

④前項情形，擔任董事、監察人之社員將其持分轉讓於第三人時，應向中央主管機關報備。其轉讓全部持分者，自動解任。

第五〇條

①醫療社團法人之董事，以三人至九人爲限；其中三分之二以上應具醫師及其他醫事人員資格。

②外國人充任董事，其人數不得超過總名額三分之一，並不得充任董事長。

③醫療社團法人應設監察人，其名額以董事名額之三分之一爲限。

④監察人不得兼任董事或職員。

⑤董事會開會時，董事應親自出席，不得委託他人代理。

第五一條

①醫療社團法人組織章程之變更，應報經中央主管機關許可。

②醫療社團法人董事長、董事、財產或其他登記事項如有變更，應依中央主管機關之規定，辦理變更登記。

③醫療社團法人解散時，應辦理解散登記。

第五二條

①醫療社團法人之董事，任期屆滿未能改選或出缺未能補任，顯然妨礙董事會組織健全之虞者，中央主管機關得依其他董事、利害關係人之申請或依職權，命令限期召開臨時總會補選之。總會逾期不能召開，中央主管機關得選任董事充任之；其選任辦法，由

中央主管機關定之。

②醫療社團法人之董事違反法令或章程，有損害該法人或其設立機構之利益或致其不能正常營運之虞者，中央主管機關得依其他董事或利害關係人之聲請或依職權，命令解任之。

③醫療社團法人之董事會決議違反法令或章程，有損害該法人或其設立機構之利益或致其不能正常營運之虞者，中央主管機關得依職權，命令解散董事會，召開社員總會重新改選之。

第五三條

醫療社團法人結餘之分配，應提撥百分之十以上，辦理研究發展、人才培訓、健康教育、醫療救濟、社區醫療服務及其他社會服務事項基金；並應提撥百分之二十以上作為營運基金。

第五四條

①醫療社團法人，有下列情形之一者，解散之：

一　發生章程所定之解散事由。
二　設立目的不能達到時。
三　與其他醫療法人之合併。
四　破產。
五　中央主管機關撤銷設立許可或命令解散。
六　總會之決議。
七　欠缺社員。

②依前項第一款事由解散時，應報請中央主管機關備查；依前項第二款至第七款事由解散時，應經中央主管機關之許可。

第五五條

醫療社團法人解散後，除合併或破產外，其賸餘財產之歸屬，依組織章程之規定。

第四章　醫療業務

第五六條

①醫療機構應依其提供服務之性質，具備適當之醫療場所及安全設施。

②醫療機構對於所屬醫事人員執行直接接觸病人體液或血液之醫療處置時，應自中華民國一百零一年起，五年內按比例逐步完成全面提供安全針具。

第五七條

①醫療機構應督導所屬醫事人員，依各該醫事專門職業法規規定，執行業務。

②醫療機構不得聘僱或容留未具醫事人員資格者，執行應由特定醫事人員執行之業務。

第五八條

醫療機構不得置臨床助理執行醫療業務。

第五九條

醫院於診療時間外，應依其規模及業務需要，指派適當人數之醫師値班，以照顧住院及急診病人。

第六〇條

①醫院、診所遇有危急病人，應先予適當之急救，並即依其人員及設備能力予以救治或採取必要措施，不得無故拖延。

②前項危急病人如係低收入、中低收入或路倒病人，其醫療費用非本人或其扶養義務人所能負擔者，應由直轄市、縣（市）政府社會行政主管機關依法補助之。

第六一條

①醫療機構，不得以中央主管機關公告禁止之不正當方法，招攬病人。

②醫療機構及其人員，不得利用業務上機會獲取不正當利益。

第六二條

①醫院應建立醫療品質管理制度，並檢討評估。

②爲提升醫療服務品質，中央主管機關得訂定辦法，就特定醫療技術、檢查、檢驗或醫療儀器，規定其適應症、操作人員資格、條件及其他應遵行事項。

第六三條

①醫療機構實施手術，應向病人或其法定代理人、配偶、親屬或關係人說明手術原因、手術成功率或可能發生之併發症及危險，並經其同意，簽具手術同意書及麻醉同意書，始得爲之。但情況緊急者，不在此限。

②前項同意書之簽具，病人爲未成年人或無法親自簽具者，得由其法定代理人、配偶、親屬或關係人簽具。

③第一項手術同意書及麻醉同意書格式，由中央主管機關定之。

第六四條

①醫療機構實施中央主管機關規定之侵入性檢查或治療，應向病人或其法定代理人、配偶、親屬或關係人說明，並經其同意，簽具同意書後，始得爲之。但情況緊急者，不在此限。

②前項同意書之簽具，病人爲未成年人或無法親自簽具者，得由其法定代理人、配偶、親屬或關係人簽具。

第六五條

①醫療機構對採取之組織檢體或手術切取之器官，應送請病理檢查，並將結果告知病人或其法定代理人、配偶、親屬或關係人。

②醫療機構對於前項之組織檢體或手術切取之器官，應就臨床及病理診斷之結果，作成分析、檢討及評估。

第六六條

醫院、診所對於診治之病人交付藥劑時，應於容器或包裝上載明病人姓名、性別、藥名、劑量、數量、用法、作用或適應症、警語或副作用、醫療機構名稱與地點、調劑者姓名及調劑年、月、日。

第六七條

①醫療機構應建立清晰、詳實、完整之病歷。

②前項所稱病歷，應包括下列各款之資料：
一　醫師依醫師法執行業務所製作之病歷。
二　各項檢查、檢驗報告資料。
三　其他各類醫事人員執行業務所製作之紀錄。
③醫院對於病歷，應製作各項索引及統計分析，以利研究及查考。

第六八條

①醫療機構應督導其所屬醫事人員於執行業務時，親自記載病歷或製作紀錄，並簽名或蓋章及加註執行年、月、日。
②前項病歷或紀錄如有增刪，應於增刪處簽名或蓋章及註明年、月、日；刪改部分，應以畫線去除，不得塗燬。
③醫囑應於病歷載明或以書面為之。但情況急迫時，得先以口頭方式為之，並於二十四小時內完成書面紀錄。

第六九條

醫療機構以電子文件方式製作及貯存之病歷，得免另以書面方式製作；其資格條件與製作方式、內容及其他應遵行事項之辦法，由中央主管機關定之。

第七〇條

①醫療機構之病歷，應指定適當場所及人員保管，並至少保存七年。但未成年者之病歷，至少應保存至其成年後七年；人體試驗之病歷，應永久保存。
②醫療機構因故未能繼續開業，其病歷應交由承接者依規定保存；無承接者時，病人或其代理人得要求醫療機構交付病歷；其餘病歷應繼續保存六個月以上，始得銷燬。
③醫療機構具有正當理由無法保存病歷時，由地方主管機關保存。
④醫療機構對於逾保存期限得銷燬之病歷，其銷燬方式應確保病歷內容無洩漏之虞。

第七一條

醫療機構應依其診治之病人要求，提供病歷複製本，必要時提供中文病歷摘要，不得無故拖延或拒絕；其所需費用，由病人負擔。

第七二條

醫療機構及其人員因業務而知悉或持有病人病情或健康資訊，不得無故洩漏。

第七三條

①醫院、診所因限於人員、設備及專長能力，無法確定病人之病因或提供完整治療時，應建議病人轉診。但危急病人應依第六十條第一項規定，先予適當之急救，始可轉診。
②前項轉診，應填具轉診病歷摘要交予病人，不得無故拖延或拒絕。

第七四條

醫院、診所診治病人時，得依需要，並經病人或其法定代理人、配偶、親屬或關係人之同意，商洽病人原診治之醫院、診所，提供病歷複製本或病歷摘要及各種檢查報告資料。原診治之醫院、診所不得拒絕；其所需費用，由病人負擔。

第七五條

①醫院得應出院病人之要求，爲其安排適當之醫療場所及人員，繼續追蹤照顧。

②醫院對尚未治癒而要求出院之病人，得要求病人或其法定代理人、配偶、親屬或關係人，簽具自動出院書。

③病人經診治並依醫囑通知可出院時，應即辦理出院或轉院。

第七六條

①醫院、診所如無法令規定之理由，對其診治之病人，不得拒絕開給出生證明書、診斷書、死亡證明書或死產證明書。開給各項診斷書時，應力求慎重，尤其是有關死亡之原因。

②前項診斷書如係病人爲申請保險理賠之用者，應以中文記載，所記病名如與保險契約病名不一致，另以加註方式爲之。

③醫院、診所對於非病死或可疑爲非病死者，應報請檢察機關依法相驗。

第七七條

醫療機構應接受政府委託，協助辦理公共衛生、繼續教育、在職訓練、災害救助、急難救助、社會福利及民防等有關醫療服務事宜。

第七八條

①爲提高國內醫療技術水準或預防疾病上之需要，教學醫院經擬定計畫，報請中央主管機關核准，或經中央主管機關委託者，得施行人體試驗。但學名藥生體可用率、生體相等性之人體試驗研究得免經中央主管機關之核准。

②非教學醫院不得施行人體試驗。但醫療機構有特殊專長，經中央主管機關同意者，得準用前項規定。

③醫療機構施行人體試驗應先將人體試驗計畫，提經醫療科技人員、法律專家及社會公正人士或民間團體代表，且任一性別不得低於三分之一之人員會同審查通過。審查人員並應遵守利益迴避原則。

④人體試驗計畫內容變更時，應依前三項規定經審查及核准或同意後，始得施行。

第七九條

①醫療機構施行人體試驗時，應善盡醫療上必要之注意，並應先取得接受試驗者之書面同意；接受試驗者以有意思能力之成年人爲限。但顯有益於特定人口群或特殊疾病罹患者健康權益之試驗，不在此限。

②前項但書之接受試驗者爲限制行爲能力人，應得其本人與法定代理人同意；接受試驗者爲無行爲能力人，應得其法定代理人同意。

③第一項書面，醫療機構應至少載明下列事項，並於接受試驗者或法定代理人同意前，以其可理解方式先行告知：

一　試驗目的及方法。

二　可預期風險及副作用。
三　預期試驗效果。
四　其他可能之治療方式及說明。
五　接受試驗者得隨時撤回同意之權利。
六　試驗有關之損害補償或保險機制。
七　受試者個人資料之保密。
八　受試者生物檢體、個人資料或其衍生物之保存與再利用。

④前項告知及書面同意，醫療機構應給予充分時間考慮，並不得以脅迫或其他不正當方式爲之。

⑤醫師依前四項規定施行人體試驗，因試驗本身不可預見之因素，致病人死亡或傷害者，不符刑法第十三條或第十四條之故意或過失規定。

第七九條之一

除本法另有規定者外，前二條有關人體試驗之申請程序、審查作業基準及利益迴避原則、資訊揭露、監督管理、查核、其他告知內容等事項，由中央主管機關定之。

第七九條之二

醫療機構對不同意參與人體試驗者或撤回同意之接受試驗者，應施行常規治療，不得減損其正當醫療權益。

第八〇條

①醫療機構施行人體試驗期間，應依中央主管機關之通知提出試驗情形報告；中央主管機關認有安全之虞者，醫療機構應即停止試驗。

②醫療機構於人體試驗施行完成時，應作成試驗報告，報請中央主管機關備查。

第八一條

醫療機構診治病人時，應向病人或其法定代理人、配偶、親屬或關係人告知其病情、治療方針、處置、用藥、預後情形及可能之不良反應。

第八二條

①醫療業務之施行，應善盡醫療上必要之注意。

②醫事人員因執行醫療業務致生損害於病人，以故意或違反醫療上必要之注意義務且逾越合理臨床專業裁量所致者爲限，負損害賠償責任。

③醫事人員執行醫療業務因過失致病人死傷，以違反醫療上必要之注意義務且逾越合理臨床專業裁量所致者爲限，負刑事責任。

④前二項注意義務之違反及臨床專業裁量之範圍，應以該醫療領域當時當地之醫療常規、醫療水準、醫療設施、工作條件及緊急迫切等客觀情況爲斷。

⑤醫療機構因執行醫療業務致生損害於病人，以故意或過失爲限，負損害賠償責任。

第八三條

司法院應指定法院設立醫事專業法庭，由具有醫事相關專業知識或審判經驗之法官，辦理醫事糾紛訴訟案件。

第五章　醫療廣告

第八四條

非醫療機構，不得為醫療廣告。

第八五條

①醫療廣告，其內容以下列事項為限：

一　醫療機構之名稱、開業執照字號、地址、電話及交通路線。

二　醫師之姓名、性別、學歷、經歷及其醫師、專科醫師證書字號。

三　全民健康保險及其他非商業性保險之特約醫院、診所字樣。

四　診療科別及診療時間。

五　開業、歇業、停業、復業、遷移及其年、月、日。

六　其他經中央主管機關公告容許登載或播放事項。

②利用廣播、電視之醫療廣告，在前項內容範圍內，得以口語化方式為之。但應先經所在地直轄市或縣（市）主管機關核准。

③醫療機構以網際網路提供之資訊，除有第一百零三條第二項各款所定情形外，不受第一項所定內容範圍之限制，其管理辦法由中央主管機關定之。

第八六條

醫療廣告不得以下列方式為之：

一　假借他人名義為宣傳。

二　利用出售或贈與醫療刊物為宣傳。

三　以公開祖傳秘方或公開答問為宣傳。

四　摘錄醫學刊物內容為宣傳。

五　藉採訪或報導為宣傳。

六　與違反前條規定內容之廣告聯合或並排為宣傳。

七　以其他不正當方式為宣傳。

第八七條

①廣告內容暗示或影射醫療業務者，視為醫療廣告。

②醫學新知或研究報告之發表、病人衛生教育、學術性刊物，未涉及招徠醫療業務者，不視為醫療廣告。

第六章　醫事人力及設施分布

第八八條

①中央主管機關為促進醫療資源均衡發展，統籌規劃現有公私立醫療機構及人力合理分布，得劃分醫療區域，建立分級醫療制度，訂定醫療網計畫。

②主管機關得依前項醫療網計畫，對醫療資源缺乏區域，獎勵民間設立醫療機構、護理之家機構；必要時，得由政府設立。

第八九條

醫療區域之劃分，應考慮區域內醫療資源及人口分布，得超越行政區域之界限。

第九〇條

①中央主管機關訂定醫療網計畫時，直轄市、縣（市）主管機關應依該計畫，就轄區內醫療機構之設立或擴充，予以審查。但一定規模以上大型醫院之設立或擴充，應報由中央主管機關核准。

②對於醫療設施過賸區域，主管機關得限制醫療機構或護理機構之設立或擴充。

第九一條

①中央主管機關爲促進醫療事業發展、提升醫療品質與效率及均衡醫療資源，應採取獎勵措施。

②前項獎勵措施之項目、方式及其他配合措施之辦法，由中央主管機關定之。

第九二條

中央主管機關得設置醫療發展基金，供前條所定獎勵之用；其基金之收支、保管及運用辦法，由行政院定之。

第九三條

①醫療機構購置及使用具有危險性醫療儀器，中央主管機關於必要時得予審查及評估。

②以公益爲目的之社團法人或財團法人，於章程所定目的範圍內，爲推動醫療技術升級發展研究計畫，而其投資金額逾一定門檻者，得經中央主管機關許可，依第三十條及第三十一條之規定設立醫療法人醫療機構，購置及使用具有危險性醫療儀器。

③第一項所稱之具有危險性醫療儀器之項目及其審查及評估辦法，由中央主管機關定之。

第七章　教學醫院

第九四條

爲提高醫療水準，醫院得申請評鑑爲教學醫院。

第九五條

①教學醫院之評鑑，由中央主管機關會商中央教育主管機關定期辦理。

②中央主管機關應將教學醫院評鑑結果，以書面通知申請評鑑醫院，並將評鑑合格之教學醫院名單及其資格有效期間等有關事項公告之。

第九六條

①教學醫院應擬具訓練計畫，辦理醫師及其他醫事人員訓練及繼續教育，並接受醫學院、校學生臨床見習、實習。

②前項辦理醫師與其他醫事人員訓練及接受醫學院、校學生臨床見習、實習之人數，應依核定訓練容量爲之。

第九七條

教學醫院應按年編列研究發展及人才培訓經費，其所占之比率，不得少於年度醫療收入總額百分之三。

第八章　醫事審議委員會

第九八條

①中央主管機關應設置醫事審議委員會，依其任務分別設置各種小組，其任務如下：
　一　醫療制度之改進。
　二　醫療技術之審議。
　三　人體試驗之審議。
　四　司法或檢察機關之委託鑑定。
　五　專科醫師制度之改進。
　六　醫德之促進。
　七　一定規模以上大型醫院設立或擴充之審議。
　八　其他有關醫事之審議。

②前項醫事審議委員會之組織、會議等相關規定，由中央主管機關定之。

第九九條

①直轄市、縣（市）主管機關應設置醫事審議委員會，任務如下：
　一　醫療機構設立或擴充之審議。
　二　醫療收費標準之審議。
　三　醫療爭議之調處。
　四　醫德之促進。
　五　其他有關醫事之審議。

②前項醫事審議委員會之組織、會議等相關規定，由直轄市、縣（市）主管機關定之。

第一〇〇條

前二條之醫事審議委員會委員，應就不具民意代表、醫療法人代表身分之醫事、法學專家、學者及社會人士遴聘之，其中法學專家及社會人士之比例，不得少於三分之一。

第九章　罰　則

第一〇一條

違反第十七條第一項、第十九條第一項、第二十條、第二十二條第一項、第二十三條第一項、第二十四條第一項、第五十六條第二項規定者，經予警告處分，並限期改善；屆期未改善者，處新臺幣一萬元以上五萬元以下罰鍰，按次連續處罰。

第一〇二條

①有下列情形之一者，處新臺幣一萬元以上五萬元以下罰鍰，並令限期改善；屆期未改善者，按次連續處罰：
　一　違反第二十五條第一項、第二十六條、第二十七條第一項、第五十九條、第六十條第一項、第六十五條、第六十六條、第六十七條第一項、第三項、第六十八條、第七十條、第七十一條、第七十三條、第七十四條、第七十六條或第八十條

第二項規定。

二　違反中央主管機關依第十二條第三項規定所定之設置標準。

三　違反中央主管機關依第十三條規定所定之管理辦法。

四　違反中央主管機關依第六十九條規定所定之辦法。

②有下列情形之一，經依前項規定處罰並令限期改善；屆期未改善者，得處一個月以上一年以下停業處分：

一　違反第二十五條第一項或第六十六條規定者。

二　違反中央主管機關依第十二條第三項規定所定之設置標準者。

三　違反中央主管機關依第十三條規定所定之管理辦法者。

四　違反中央主管機關依第六十九條規定所定之辦法者。

第一〇三條

①有下列情形之一者，處新臺幣五萬元以上二十五萬元以下罰鍰：

一　違反第十五條第一項、第十七條第二項、第二十二條第二項、第二十三條第四項、第五項、第五十七條第一項、第六十一條、第六十三條第一項、第六十四條、第七十二條、第八十五條、第八十六條規定或擅自變更核准之廣告內容。

二　違反中央主管機關依第六十二條第二項、第九十三條第二項規定所定之辦法。

三　醫療機構聘僱或容留未具醫師以外之醫事人員資格者，執行應由特定醫事人員執行之業務。

②醫療廣告違反第八十五條、第八十六條規定或擅自變更核准內容者，除依前項規定處罰外，其有下列情形之一者，得處一個月以上一年以下停業處分或廢止其開業執照，並由中央主管機關吊銷其負責醫師之醫師證書一年：

一　內容虛偽、誇張、歪曲事實或有傷風化。

二　以非法墮胎爲宣傳。

三　一年內已受處罰三次。

第一〇四條

違反第八十四條規定爲醫療廣告者，處新臺幣五萬元以上二十五萬元以下罰鍰。

第一〇五條

①違反第七十八條第一項或第二項規定，未經中央主管機關核准、委託或同意，施行人體試驗者，由中央主管機關處新臺幣二十萬元以上一百萬元以下罰鍰，並令其中止或終止人體試驗；情節重大者，並得處一個月以上一年以下停業處分或廢止其開業執照。

②違反第七十八條第三項或中央主管機關依第七十九條之一授權所定辦法有關審查作業基準者，由中央主管機關處新臺幣十萬元以上五十萬元以下罰鍰，並得令其中止該項人體試驗或第七十八條第三項所定之審查。

③違反第七十九條、第七十九條之二、第八十條第一項或中央主管機關依第七十九條之一授權所定辦法有關監督管理或查核事項之

規定者，由中央主管機關處新臺幣十萬元以上五十萬元以下罰鍰，有安全或損害受試者權益之虞時，另得令其終止人體試驗；情節重大者，並得就其全部或一部之相關業務或違反規定之科別、服務項目，處一個月以上一年以下停業處分。

④違反第七十八條第四項規定者，由中央主管機關處新臺幣五萬元以上二十五萬元以下罰鍰，並令其中止該人體試驗；情節重大者，並得令其終止該人體試驗。

第一〇五條之一 112

①以竊取、毀壞或其他非法方法，危害重要捐血中心或急救責任醫院供應水、電力、醫用氣體或電子病歷資訊系統設施或設備之功能正常運作者，處一年以上七年以下有期徒刑，得併科新臺幣一千萬元以下罰金。

②意圖危害國家安全或社會安定，而犯前項之罪者，處三年以上十年以下有期徒刑，得併科新臺幣五千萬元以下罰金。

③前二項情形致釀成災害者，加重其刑至二分之一；因而致人於死者，處無期徒刑或七年以上有期徒刑，得併科新臺幣一億元以下罰金；致重傷者，處五年以上十二年以下有期徒刑，得併科新臺幣八千萬元以下罰金。

④第一項及第二項之未遂犯罰之。

第一〇五條之二 112

①對重要捐血中心或急救責任醫院供應水、電力、醫用氣體之資訊系統或電子病歷資訊系統，以下列方法之一，危害其功能正常運作者，處一年以上七年以下有期徒刑，得併科新臺幣一千萬元以下罰金：

一　無故輸入其帳號密碼、破解使用電腦之保護措施或利用電腦系統之漏洞，而入侵其電腦或相關設備。

二　無故以電腦程式或其他電磁方式干擾其電腦或相關設備。

三　無故取得、刪除或變更其電腦或相關設備之電磁紀錄。

②製作專供犯前項之罪之電腦程式，而供自己或他人犯前項之罪者，亦同。

③意圖危害國家安全或社會安定，而犯前二項之罪者，處三年以上十年以下有期徒刑，得併科新臺幣五千萬元以下罰金。

④前三項情形致釀成災害者，加重其刑至二分之一；因而致人於死者，處無期徒刑或七年以上有期徒刑，得併科新臺幣一億元以下罰金；致重傷者，處五年以上十二年以下有期徒刑，得併科新臺幣八千萬元以下罰金。

⑤第一項至第三項之未遂犯罰之。

⑥第一項與前條第一項所定重要捐血中心及急救責任醫院之範圍，由中央主管機關公告之。

第一〇六條

①違反第二十四條第二項規定者，處新臺幣三萬元以上五萬元以下罰鍰。如觸犯刑事責任者，應移送司法機關辦理。

②毀損醫療機構或其他相類場所內關於保護生命之設備，致生危險

於他人之生命、身體或健康者，處三年以下有期徒刑、拘役或新臺幣三十萬元以下罰金。

③對於醫事人員或緊急醫療救護人員以強暴、脅迫、恐嚇或其他非法之方法，妨害其執行醫療或救護業務者，處三年以下有期徒刑，得併科新臺幣三十萬元以下罰金。

④犯前項之罪，因而致醫事人員或緊急醫療救護人員於死者，處無期徒刑或七年以上有期徒刑；致重傷者，處三年以上十年以下有期徒刑。

第一〇七條

①違反第六十一條第二項、第六十二條第二項、第六十三條第一項、第六十四條第一項、第六十八條、第七十二條、第七十八條、第七十九條或第九十三條第二項規定者，除依第一百零二條、第一百零三條或第一百零五條規定處罰外，對其行爲人亦處以各該條之罰鍰；其觸犯刑事法律者，並移送司法機關辦理。

②前項行爲人如爲醫事人員，並依各該醫事專門職業法規規定懲處之。

第一〇八條

醫療機構有下列情事之一者，處新臺幣五萬元以上五十萬元以下罰鍰，並得按其情節就違反規定之診療科別、服務項目或其全部或一部之門診、住院業務，處一個月以上一年以下停業處分或廢止其開業執照：

一　屬醫療業務管理之明顯疏失，致造成病患傷亡者。
二　明知與事實不符而記載病歷或出具診斷書、出生證明書、死亡證明書或死產證明書。
三　執行中央主管機關規定不得執行之醫療行爲。
四　使用中央主管機關規定禁止使用之藥物。
五　容留違反醫師法第二十八條規定之人員執行醫療業務。
六　從事有傷風化或危害人體健康等不正當業務。
七　超收醫療費用或擅立收費項目收費經查屬實，而未依限將超收部分退還病人。

第一〇九條

醫療機構受停業處分而不停業者，廢止其開業執照。

第一一〇條

醫療機構受廢止開業執照處分者，其負責醫師於一年內不得在原址或其他處所申請設立醫療機構。

第一一一條

醫療機構受廢止開業執照處分，仍繼續開業者，中央主管機關得吊銷其負責醫師之醫師證書二年。

第一一二條

①醫療法人違反第三十四條第五項、第三十七條第一項規定爲保證人者，中央主管機關得處新臺幣十萬元以上五十萬元以下罰鍰，並得限期命其改善；逾期未改善者，得連續處罰之。其所爲之保

證，並由行為人自負保證責任。

②醫療法人違反第三十七條第二項規定，除由中央主管機關得處董事長新臺幣十萬元以上五十萬元以下罰鍰外，醫療法人如有因而受損害時，行為人並應負賠償責任。

第一一三條

①醫療法人違反第三十四條第二項、第三十五條第一項或第四十條之規定者，中央主管機關得處新臺幣一萬元以上十萬元以下罰鍰，並限期命其補正。逾期未補正者，並得連續處罰之。

②醫療法人有應登記之事項而未登記者，中央主管機關得對應申請登記之義務人處新臺幣一萬元以上十萬元以下罰鍰，並限期命其補正。逾期未補正者，並得連續處罰之。

③前項情形，應申請登記之義務人為數人時，應全體負連帶責任。

第一一四條

①董事、監察人違反第四十九條第四項規定未報備者，中央主管機關得處該董事或監察人新臺幣五萬元以上二十萬元以下罰鍰。

②醫療法人經許可設立後，未依其設立計畫書設立醫療機構，中央主管機關得限期命其改善；逾期未改善者，得廢止其許可。其設立計畫變更者，亦同。

第一一五條

①本法所定之罰鍰，於私立醫療機構，處罰其負責醫師。

②本法所定之罰鍰，於醫療法人設立之醫療機構，處罰醫療法人。

③第一項前段規定，於依第一百零七條規定處罰之行為人為負責醫師者，不另為處罰。

第一一六條

本法所定之罰鍰、停業及廢止開業執照，除本法另有規定外，由直轄市、縣（市）主管機關處罰之。

第一一七條

依本法所處之罰鍰，經限期繳納，屆期未繳納者，依法移送強制執行。

第十章　附　則

第一一八條

軍事機關所屬醫療機構及其附設民眾診療機構之設置及管理，依本法之規定。但所屬醫療機構涉及國防安全事務考量之部分，其管理依國防部之規定。

第一一九條

本法修正施行前已設立之醫療機構與本法規定不符者，應於本法修正施行之日起一年內辦理補正；屆期不補正者，由原許可機關廢止其許可。但有特殊情況不能於一年內完成補正，經申請中央主管機關核准者，得展延之。

第一二〇條

本法修正施行前領有中央主管機關核發之國術損傷接骨技術員登記證者繼續有效，其管理辦法由中央主管機關定之。

第一二一條

①中央主管機關辦理醫院評鑑，得收取評鑑費；直轄市、縣（市）主管機關依本法核發執照時，得收取執照費。

②前項評鑑費及執照費之費額，由中央主管機關定之。

第一二二條

本法施行細則，由中央主管機關定之。

第一二三條

本法自公布日施行。

醫療法施行細則

①民國 76 年 8 月 7 日行政院衛生署令訂定發布全文 62 條。
②民國 87 年 4 月 1 日行政院衛生署令修正發布第 6、9、10、11、53 條條文。
③民國 88 年 9 月 10 日行政院衛生署令修正發布第 19 條條文。
④民國 88 年 11 月 15 日行政院衛生署令修正發布第 13、20、39 條條文。
⑤民國 89 年 3 月 27 日行政院衛生署令修正發布第 50 條條文。
⑥民國 90 年 3 月 27 日行政院衛生署令修正發布第 6 條條文。
⑦民國 95 年 6 月 20 日行政院衛生署令修正發布全文 66 條；並自發布日施行。
⑧民國 99 年 3 月 12 日行政院衛生署令修正發布第 2、11 條條文；增訂第 30-1、49-1、60-1 條條文；並刪除第 54 ～ 57 條條文。
⑨民國 106 年 12 月 12 日衛生福利部令增訂發布第 55-1 條條文。

第一條

本細則依醫療法（以下簡稱本法）第一百二十二條規定訂定之。

第二條

本法第八條第一項所稱新醫療技術，指醫療處置之安全性或效能，尚未經醫學證實或經證實而該處置在國內之施行能力尚待證實之醫療技術；所稱新藥品，指藥事法第七條所定之藥品；所稱新醫療器材，指以新原理、新結構、新材料或新材料組合所製造，其醫療之安全性或效能尚未經醫學證實之醫療器材。

第三條

①本法第十四條所稱醫院之擴充，指醫院總樓地板面積之擴增或病床之增設。
②前項所定病床，指急性一般病床、慢性一般病床、精神急性一般病床、精神慢性一般病床及其他經中央主管機關公告之病床。

第四條

①醫院依本法第十四條規定，申請設立或擴充許可，應檢附設立或擴充計畫書及計畫摘要表。
②前項設立或擴充計畫書，應載明下列事項：
一　醫院基本資料。
二　醫院設立或擴充宗旨、規劃發展方向及目標。
三　當地醫療資源概況及病人來源分析。
四　設立或擴充規模。
五　設立或擴充後三年內之醫療業務概況預估。
六　設立或擴充之財務規劃書。
七　醫院設立或擴充之硬體工程，並附全院各建物之位置圖及建築物平面圖（含各病房、診間及其他設施之配置圖）。

八　預定開業日期、病床開放期程。
九　擴充者，並應載明醫院之現況。

③醫院之設立或擴充經許可後，其設立或擴充地點、病床數或總樓地板面積有變更者，應重新申請許可。

第五條

①醫院依本法第十四條規定，申請設立或擴充許可，依下列規定辦理：

一　公立醫療機構、私立醫療機構或法人附設醫療機構：
　㈠設立或擴充後之規模在九十九病床以下者，由所在地直轄市或縣（市）主管機關許可。
　㈡設立或擴充後之規模在一百病床以上者，由所在地直轄市或縣（市）主管機關核轉中央主管機關許可。
二　醫療法人申請醫院之設立或擴充，由中央主管機關許可。

②前項所稱設立或擴充後之規模，設分院者，其本院及分院之床數分別計算。

③主管機關對於醫院之設立或擴充經審核許可者，應將許可內容通知主管建築機關。

第六條

本法第十五條所定醫療機構之開業，其申請人如下：

一　私立醫療機構，為負責醫師。
二　公立醫療機構，為代表人。
三　醫療法人設立之醫療機構或法人附設醫療機構，為法人。

第七條

①醫療機構依本法第十五條規定申請開業，應填具申請書，並檢附下列文件：

一　建築物使用執照。
二　負責醫師之證明文件。
三　符合登記診療科別之醫師證明文件。
四　醫療機構平面簡圖。
五　配置之醫事人員及相關人員名冊。
六　設施、設備之項目。
七　其他中央主管機關規定應檢附之文件。

②前項醫療機構為醫院者，並應檢附主管機關許可設立文件；為醫療法人設立者，並應檢附其法人登記證書。

③直轄市或縣（市）主管機關對於開業申請之審查，應派員履勘，經審查合格者，發給開業執照。

第八條

本法第十五條所定登記事項如下：

一　醫療機構之名稱、地址及連絡電話。
二　負責醫師之姓名、住址及連絡電話。
三　醫院設立或擴充許可之床數、日期及文號。
四　開放使用床數，包括各類病床數及各病房之病床數。

五　診療科別及該登記科別之醫師姓名。

六　醫療機構之總樓地板面積。

七　設施、設備之項目。

八　其他依中央主管機關規定應登記之事項。

第九條

本法第十七條所定醫療機構名稱之使用、變更，依下列規定辦理：

一　醫院、診所名稱，應標明醫院或診所。但鄉（鎮、市、區）衛生所，其名稱得使用衛生所。

二　中醫醫院、診所名稱，應標明中醫醫院或中醫診所。

三　牙醫醫院、診所名稱，應標明牙醫醫院或牙醫診所。

四　專科醫師所設之醫院、診所，得標明其專科名稱。

五　醫療法人設立之醫療機構，應冠以其醫療法人名稱。

六　依本法第六條第一款及第二款設立者，應冠以其法人名稱，並加註附設字樣。

七　依本法第六條第三款設立者，應標明為醫務室，並冠以該事業單位、學校或機構名稱。

八　其他經中央主管機關核准使用之名稱。

第一〇條

本法第十七條醫療機構名稱之使用、變更，不得有下列情形之一：

一　單獨使用外文名稱。

二　使用在同一直轄市或縣（市）區域內，他人已使用、被撤銷、廢止開業執照未滿一年或受停業處分醫療機構之名稱。

三　使用疾病名稱。

四　使用有妨害公共秩序、善良風俗之名稱。

五　私立醫療機構使用易使人誤認與政府機關或公益團體有關之名稱。

六　其他經中央主管機關規定不得使用之名稱。

第一一條

①本法第二十二條第一項所定醫療費用之收據，應載明全民健康保險醫療費用申報點數清單所列項目中，申報全民健康保險及自費項目之明細；非屬醫療費用之收費，並應一併載明之。

②前項申報全民健康保險項目，應區分自行負擔數及全民健康保險申請數。

③本法第二十二條第二項所稱擅立收費項目收費，指收取未經依本法第二十一條規定核定之費用。

第一二條

①醫療機構歇業、停業，依本法第二十三條第一項規定報請備查時，應以書面並檢附開業執照及有關文件，送由原發給開業執照機關依下列規定辦理：

一　歇業：註銷其開業登記及開業執照。

二　停業：於其開業執照註明停業日期及理由後發還。

②醫療機構受停業處分者，準用前項第二款規定辦理。

第一三條

醫療機構依本法第二十三條第一項規定歇業或受撤銷、廢止開業執照處分者，應將其招牌拆除。

第一四條

主管機關依本法第二十六條規定執行檢查及資料蒐集時，其檢查及資料蒐集人員，應出示有關執行職務之證明文件或顯示足資辨別之標誌。

第一五條

中央主管機關依本法第二十八條規定辦理醫院評鑑，應訂定醫院評鑑基準及作業程序，並得邀請有關學者、專家為之。

第一六條

①中央主管機關依本法第二十八條規定辦理醫院評鑑，應將評鑑結果，以書面通知申請評鑑醫院，並將評鑑合格之醫院名單與其合格有效期間及類別等有關事項，以公告方式公開之。

②前項公告，應載明醫院在評鑑合格有效期間內，有違反法令或不符醫院評鑑基準情形，經主管機關令其限期改善屆期未改善或其違反情節重大者，中央主管機關得調降其評鑑合格類別或註銷其評鑑合格資格。

第一七條

直轄市或縣（市）主管機關依本法第二十八條規定辦理醫院、診所業務督導考核，應訂定計畫實施，每年至少辦理一次。

第一八條

公立醫院辦理本法第二十九條第二項規定事項，應按年訂定具體計畫實施。

第一九條

私立醫療機構依本法第三十八條第三項規定不課徵土地增值稅者，應檢附下列文件，送主管稽徵機關辦理：

一　原醫療機構開業執照影本。

二　中央主管機關許可改設醫療法人許可函影本。

三　醫療機構所在地主管機關出具原供醫療機構使用土地之證明文件。

四　移轉後續作醫療使用承諾書。

第二〇條

本法第三十九條第一項所稱醫療法人得與其他同質性醫療法人合併，指醫療財團法人間或醫療社團法人間之合併。

第二一條

①醫療財團法人之合併，依本法第三十九條第一項規定申請中央主管機關許可時，應檢附下列文件：

一　合併契約書。

二　合併計畫書。

三　合併前各醫療財團法人之捐助章程。
四　合併前各醫療財團法人之財產目錄及財務報表。
五　合併前各醫療財團法人董事會通過合併之會議紀錄。
六　合併後存續或另立醫療財團法人之捐助章程。
七　合併後存續或另立醫療財團法人之財務報表。
八　合併後存續或另立醫療財團法人二年內之業務計畫、預算書及所需營運資金。

②前項第七款之財務報表，應經會計師查核簽證。

第二二條

醫療財團法人經中央主管機關許可合併者，合併後之醫療財團法人向該管地方法院辦理法人登記前，應檢附下列文件，依本法第四十二條第二項或第四十四條第二項、第三項規定報請中央主管機關核定：

一　中央主管機關之許可函。
二　本法第三十三條第二項所定之章則。
三　董事會成立會議紀錄。
四　法人及董事印鑑。
五　董事名冊、願任董事同意書及其身分證明文件。

第二三條

①醫療社團法人之合併，依本法第三十九條第一項規定申請中央主管機關許可時，應檢附下列文件：

一　合併契約書。
二　合併計畫書。
三　合併前各醫療社團法人之組織章程。
四　合併前各醫療社團法人之財產目錄及財務報表。
五　合併前各醫療社團法人社員總會通過合併之會議紀錄。
六　合併後存續或另立醫療社團法人之組織章程。
七　合併後存續或另立醫療社團法人之財務報表、社員名冊與其出資額及持分比例。
八　合併後存續或另立醫療社團法人二年內之業務計畫、預算書及所需營運資金。

②前項第七款之財務報表及社員出資額，應經會計師查核簽證。

第二四條

醫療社團法人經中央主管機關許可合併者，合併後之醫療社團法人應檢附下列文件，依本法第四十七條第二項或第五十一條第一項、第二項規定報請中央主管機關登記，發給法人登記證書：

一　中央主管機關之許可函。
二　本法第三十三條第二項所定之章則。
三　董事會成立會議紀錄。
四　法人及董事印鑑。
五　董事名冊、願任董事同意書及其身分證明文件。

第二五條

醫療財團法人之設立，依本法第四十二條第一項規定申請中央主管機關許可時，應檢附下列文件：
一　捐助章程。
二　設立計畫書。
三　捐助人名冊與其所捐財產，及法人獲准登記成立時，即將所捐財產移轉為法人所有之承諾書或其他文件。
四　財產清冊及其證明文件，包括金融機構之存款憑證或其他足資證明之文件，土地、房屋或其他不動產之所有權證明文件。
五　達本法第三十二條所定必要財產條件之文件。
六　設立後二年內之業務計畫預算書及所需營運資金。

第二六條

本法第四十二條第一項所定捐助章程，應載明下列事項：
一　設立目的。
二　醫療財團法人之名稱及地址。
三　依本法第三十一條規定設立之醫療機構或附設其他機構之名稱及地址。
四　捐助財產。
五　關於董事之名額、任期等事項。
六　設有監察人者，關於監察人之名額、任期等事項。
七　關於管理方法事項。
八　章程訂立日期。

第二七條

醫療財團法人依本法第四十二條第二項規定報請中央主管機關核定時，應檢附下列文件一式三份：
一　中央主管機關之許可函。
二　本法第三十三條第二項所定之章則。
三　董事會成立會議紀錄。
四　法人及董事印鑑。
五　董事名冊、願任董事同意書及其身分證明文件。

第二八條

醫療財團法人捐助章程之變更，應檢附下列文件一式三份，依本法第四十四條第一項規定報請中央主管機關許可：
一　章程變更對照表。
二　董事會會議決議通過之會議紀錄。

第二九條

醫療財團法人改選或補選董事長或董事者，應自改選或補選之日起三十日內，檢附下列文件一式三份，依本法第四十四條第二項規定報請中央主管機關許可：
一　董事會決議通過改選或補選之會議紀錄。但董事長或董事之改選係由中央主管機關依本法第四十五條第一項規定選任者，得免檢附。

二　法人及董事印鑑。

三　董事名冊、願任董事同意書及其身分證明文件。

第三〇條

①本法第四十四第二項所稱財產，指設立基金及固定資產。

②醫療財團法人之財產或其他應登記事項如有變更，應於發生之日起三十日內，檢附有關文件，報請中央主管機關許可。

第三〇條之一

①本法第四十六條及第五十三條所定醫療救濟、社區醫療服務及其他社會服務事項之範圍如下：

一　貧困家庭、弱勢家庭、無依或路倒病人所需醫療費用，及其因病情所需之交通、輔具、照護、康復、喪葬或其他特殊需要之相關費用。

二　輔導病人或家屬團體之相關費用。

三　辦理社區醫療保健、健康促進及社區回饋等醫療服務之相關費用。

四　便民社會服務之相關費用。

五　配合政府政策辦理國際醫療援助之相關費用。

②醫療法人應於所設立醫療機構之適當處所及相關資訊通路公開前項費用之支用範圍及申請補助作業規定等事項。

③第一項各款費用之合計數，不得超過當年度提撥數之百分之四十。

第三一條

①醫療社團法人之設立，依本法第四十七條第一項規定申請中央主管機關許可時，應檢附下列文件：

一　組織章程。

二　設立計畫書。

三　發起人會議紀錄。

四　社員名冊與其出資額及持分比例。

五　達本法第三十二條所定必要財產條件之文件。

六　設立後二年內之業務計畫預算書及所需營運資金。

②私立醫療機構改設醫療社團法人，依本法第四十七條第一項規定申請中央主管機關許可時，應檢附下列文件：

一　前項第一款、第三款及第四款所定文件。

二　現況說明書，包括設立宗旨、設置地點、設置科別、各類病床之許可床數與已開放使用床數、基地面積、各樓層配置與樓地板面積、總樓地板面積、醫療機構組織架構、人員配置現況及前三年之醫療業務概況等事項。

三　原使用財產移轉爲法人財產之報表。

第三二條

本法第四十七條第一項所定組織章程，應載明下列事項：

一　設立宗旨或目的。

二　醫療社團法人之名稱及地址。

三　依本法第三十一條規定設立之醫療機構或附設其他機構之名稱及地址。
四　資本額。
五　訂有社員持分權益者，其持分、表決權及轉讓之處理事項。
六　盈餘及虧損分派社員之比例或標準。
七　關於社員總會召集之條件、程序與決議證明方法及社員資格之取得、喪失。
八　關於董事、監察人之名額、任期等事項；董事、監察人有報酬者，其報酬。
九　定有解散事由者，其事由。
十　訂立章程日期。

第三三條

醫療社團法人依本法第四十七條第二項規定報請中央主管機關登記，發給法人登記證書時，應檢附下列文件：
一　本法第三十三條第二項所定之章則。
二　社員總會成立會議紀錄。
三　董事會成立會議紀錄。
四　法人印鑑。
五　董事、監察人名冊、願任董事同意書、監察人同意書及其身分證明文件。

第三四條

醫療社團法人申請設立或變更登記之資本額，應經會計師查核簽證。

第三五條

本法第四十八條第四款所稱財產種類，指固定資產；第六款所稱財產總額，指資本額。

第三六條

醫療社團法人應在法人處所備置社員名冊，記載下列事項：
一　社員出資額、持分比例及其持分單號數。
二　社員姓名及其住所或居所。
三　繳納出資額之年、月、日。

第三七條

①醫療社團法人設立登記後，應發給持分單，編號並記載下列事項：
一　法人名稱。
二　設立登記之年、月、日。
三　社員姓名與其出資額及持分比例。
四　發給持分單之年、月、日。
②前項持分單，應由全體董事及監察人簽名或蓋章。

第三八條

醫療社團法人組織章程之變更，應檢附下列文件，依本法第五十一條第一項規定報請中央主管機關許可：

一　章程變更對照表。
二　社員總會會議決議通過之會議紀錄。

第三九條

①本法第五十一條第二項所稱財產，指固定資產。

②醫療社團法人之資本額、社員及其出資額如有變更，應於發生之日起三十日內，檢附有關文件，報請中央主管機關辦理變更登記。

第四〇條

醫療社團法人解散，應檢附下列文件，依本法第五十四條第二項規定報請中央主管機關備查或許可：

一　解散之事由及其相關文件。
二　社員總會通過解散之會議紀錄。
三　財產清冊及資產負債表。
四　剩餘財產之處理。

第四一條

醫院依本法第五十九條規定，於診療時間外照顧住院及急診病人，應指派醫師於病房及急診部門值班；設有加護病房、透析治療床或手術恢復室者，於有收治病人時，應另指派醫師值班。

第四二條

醫院依本法第六十二條第一項所定醫療品質管理制度，至少應包括下列事項：

一　醫療品質管理計畫之規劃、執行及評估。
二　醫療品質教育訓練。
三　院內感染管制制度。
四　設有醫事檢驗及血庫作業部門者，其作業品質管制制度。
五　病人安全制度。
六　人員設施依醫療機構設置標準規定，實施自主查核制度。

第四三條

醫院建立前條第三款所定院內感染管制制度，應依下列規定辦理：

一　按月製作調查報表。
二　指派醫師負責院內感染管制制度之實施。
三　指派曾受感染管制訓練之護理人員，負責執行感染管制例行工作；其人員配置依醫療機構設置標準規定辦理。

第四四條

醫院建立第四十二條第四款所定醫事檢驗及血庫作業品質管制制度，應訂定計畫，實施作業品質管制措施，定期檢討評估，並應製作紀錄，妥善保存。

第四五條

醫院建立第四十二條第五款所定病人安全制度，應依下列規定辦理：

一　推動實施病人安全作業指引及標準作業基準。

二　推行病人安全教育訓練。
三　建立院內病人安全通報及學習制度。
四　建立醫院危機管理機制。

第四六條

醫院依第四十二條第六款規定實施自主查核，其查核事項應包括第八條所定事項，並應按季辦理，作成查核紀錄，以備所在地直轄市或縣（市）主管機關查核。

第四七條

醫療機構之醫事人員執業時，應配戴身分識別證明。

第四八條

①本法第六十五條所稱組織檢體，指作成細胞抹片或切片之檢體。
②醫療機構依本法第六十五條規定將手術切取之器官及前項切片檢體送請病理檢查，應由解剖病理專科醫師作成報告。
③醫療機構於採取組織檢體或手術切取器官前，得請病人或其法定代理人、配偶、親屬或關係人填具聯絡方式，以利告知其檢查結果。

第四九條

①醫院、診所對於疾病之診斷，應依國際疾病傷害及死因分類之規定。
②醫院之病歷，應依前項分類規定，製作各項索引及統計分析。

第四九條之一

本法第七十一條所稱必要時提供中文病歷摘要，指病人要求提供病歷摘要時，除另有表示者外，應提供中文病歷摘要。

第五〇條

①醫院、診所依本法第七十三條第一項規定辦理轉診業務，應置適當人員，並對轉診病人作必要之處置。
②醫院、診所辦理前項轉診業務，應每月統計，並作成紀錄，以備主管機關之查核；醫院、診所接受病人轉診者，亦同。

第五一條

①醫院、診所於接受轉診病人後，應於三日內將處理情形及建議事項，通知原診治之醫院、診所。
②前項轉診病人接受住院診治者，醫院應於其出院後二星期內，將病歷摘要，送原診治之醫院、診所。

第五二條

①本法第七十三條第二項及第七十四條所定轉診病歷摘要、病歷摘要，應載明下列事項：
一　病人之個人基本資料。
二　主訴。
三　病史。
四　理學檢查、實驗室檢查、放射線檢查或超音波檢查之主要發現。
五　診斷。

六　治療經過，包括最近用藥或服用中之藥物與過去手術名稱及日期等。

七　注意事項、出院後醫囑或建議事項。

八　轉診病歷摘要並應載明轉診目的及建議轉診院所科別。

②醫院、診所開具前項轉診病歷摘要及病歷摘要時，應作成複製本併同病歷保存；收受轉診病歷摘要及病歷摘要時，應將其併同病歷保存。

第五三條

①醫院、診所對其診治之病人死亡者，應製給死亡證明書。

②醫院、診所對於就診或轉診途中死亡者，應參考原診治醫院、診所之病歷記載內容，於檢驗屍體後，製給死亡證明書。

③病人非前二項之情形死亡，無法取得死亡證明書者，由所在地衛生所或所在地直轄市或縣（市）主管機關指定之醫療機構檢驗屍體，製給死亡證明書。

④衛生所或所在地直轄市或縣（市）主管機關指定之醫療機構依前項規定檢驗屍體，得商洽原診治之醫院、診所，提供病歷摘要或診斷書參考，原診治之醫院、診所不得拒絕。

第五四條（刪除）

第五五條（刪除）

第五五條之一 106

中央主管機關依本法第七十八條規定，就新藥品人體試驗計畫之核准，必要時，得委任所屬機關或委託其他機構、法人辦理。

第五六條（刪除）

第五七條（刪除）

第五八條

本法第八十五條第一項第二款所定學歷，指在公立或立案之私立大學、獨立學院或符合教育部採認規定之國外大學、獨立學院醫學、中醫學、牙醫學或其他醫事相關系、科、所畢業，領有畢業證書之學歷；所定經歷，指在醫事機構或醫事校院、團體服務、進修，持有證明文件之經歷。

第五九條

本法第八十五條第一項第四款所定醫療廣告之診療科別，以經主管機關核准登記服務醫師之專科別爲限。

第六〇條

醫療機構依本法第八十五條第二項規定利用廣播、電視所爲之醫療廣告，應塡具申請書，檢同有關文件，向直轄市或縣（市）主管機關申請，經審查核准後，始得依廣播電視法及有關規定辦理。

第六〇條之一

本法第九十三條第二項所稱投資金額逾一定門檻，指醫療法人設立醫療機構投入之資金，除維持營運所必要之財產外，應足以購置危險性醫療儀器。

第六一條

中央主管機關會商中央教育主管機關依本法第九十五條第一項規定辦理教學醫院評鑑，應訂定教學醫院評鑑基準及作業程序，並得邀請有關學者、專家為之。

第六二條

①中央主管機關依本法第九十五條第二項規定辦理教學醫院評鑑，應將評鑑合格教學醫院名單與其合格有效期間及類別等有關事項，以公告方式公開之。

②前項公告，應載明教學醫院在其評鑑合格有效期間內，有違反法令或不符教學醫院評鑑基準情形，經主管機關令其限期改善屆期未改善或其違反情節重大者，中央主管機關得調降其教學醫院評鑑合格類別或註銷其教學醫院資格。

第六三條

教學醫院辦理本法第九十六條規定事項，應將訓練計畫及受訓、見習、實習人員之名冊，分別報請中央主管機關及中央教育主管機關備查。

第六四條

教學醫院依本法第九十七條規定，辦理研究發展及人才培訓，應訂定具體計畫實施。

第六五條

私立醫療機構負責醫師經依醫師法規定受廢止或撤銷執業執照處分時，主管機關應同時廢止或撤銷其開業執照。

第六六條

本細則自發布日施行。

醫院設立或擴充許可辦法

①民國 99 年 1 月 25 日行政院衛生署令訂定發布全文 13 條；並自發布日施行。
②民國 100 年 9 月 16 日行政院衛生署令修正發布第 3、5、6、9、11 條條文。
③民國 102 年 7 月 1 日行政院衛生署令修正發布第 2、3、6、8～10 條條文。
④民國 103 年 8 月 12 日衛生福利部令修正發布第 6 條條文。
⑤民國 107 年 11 月 6 日衛生福利部令修正發布全文 14 條；並自發布日施行。
⑥民國 110 年 5 月 28 日衛生福利部令修正發布全文 16 條；並自發布日施行。

第一條
本辦法依醫療法（以下稱本法）第十四條第二項規定訂定之。
第二條
①醫院設立，或其總樓地板面積擴充、一般病床數及國際醫療病床數擴充或減少時，應申請許可；其申請人之資格如下：
一　私立醫院：負責醫師。
二　公立醫院：代表人。
三　醫療法人設立之醫院或法人附設之醫院：法人。
②前項一般病床，依醫療機構設置標準第十五條第一款規定，分為急性一般病床、精神急性一般病床、慢性一般病床及精神慢性一般病床。
第三條
①醫院設立或擴充、減少一般病床數時，應向直轄市、縣（市）主管機關申請；其程序如下：
一　公立醫院、私立醫院或法人附設醫院：
㈠設立或擴充、減少後之一般病床數在九十九床以下：由直轄市、縣（市）主管機關許可。
㈡設立或擴充、減少後之一般病床數達一百床以上：由直轄市、縣（市）主管機關擬具意見，報中央主管機關許可。
㈢第十四條國際醫療病床數之設立或擴充、減少：由直轄市、縣（市）主管機關擬具意見，報中央主管機關許可。
二　醫療法人設立之醫院：由直轄市、縣（市）主管機關擬具意見，報中央主管機關許可。
②醫院擴充總樓地板面積，不涉及增減一般病床者，應向直轄市、縣（市）主管機關申請許可。
第四條

①法人或醫院有下列情形之一者，不得申請設立或增設一般病床：

一　一般病床數達一百床以上，且最近三年總平均占床率，未達百分之六十五。

二　經許可病床數，未全數開放使用。

三　一般病床數達五百床以上，且最近三年門診費用，逾門診及住診總費用百分之四十五。

四　同一法人附設或受委託經營之任一醫院，其經許可之一般病床數未全數開放使用。

五　法人附設醫療機構（包括本、分院及受委託經營）達十家或一般病床總床數達五千床。

②醫院許可病床數未能全數開放使用係因不可歸責於該醫院，或應國家政策需要者，不受前項第二款、第四款規定之限制。

③第一項第三款費用，得參酌全民健康保險及醫院提供自費醫療收入之統計資料認定之。

④本辦法中華民國一百十年五月二十八日修正施行前，法人附設醫療機構設立之家數已達十家或一般病床總床數已達五千床者，依既有家數及總床數辦理，不得再增設。

第五條

①醫院申請設立或擴充樓地板面積、擴充或減少一般病床數時，應檢具設立或擴充、減少計畫書及計畫摘要；其為醫療財團法人或醫療社團法人設立之醫院，並應分別檢具董事會或社員總會同意醫院設立或擴充、減少之會議紀錄。

②前項計畫書，應載明下列事項：

一　目的、地點、各類病床數、現況、未來發展方向及其他相關資料。

二　面積、病床數規模。

三　當地醫療資源概況、病人來源分析及營運後三年內醫療業務概況預估。

四　硬體工程說明，包括全院各建物位置圖，建築物平面圖，及各病房、診間與重要設施配置圖；申請擴充或減少者，並載明醫院現況及擴充、減少前後配置對照表。

五　人力資源及財務規劃；申請擴充或減少者，並提出最近三年之財務報告。

六　預定開業日期及病床開放期程。

③醫院申請減少一般病床者，得免附病人來源分析及營運後三年內醫療業務概況預估資料。

④醫院遷移時，應依設立程序重新申請許可。

第六條

①中央主管機關得依醫療區域之劃分，限制各級醫療區域內之一般病床數。但有下列情形之一者，不在此限：

一　依第十四條規定申請許可設置之國際醫療病床。

二　中醫、牙醫醫院，依醫療機構設置標準規定設置之病床。

三　經中央主管機關指定為重大流行疫情或緊急醫療使用之病床。

②前項醫療區域，分為一級、二級醫療區域及次醫療區域，其劃分規定如附表。

第七條

①中央主管機關應就急、慢性一般病床數予以限制；其規定如下：

一　急性一般病床：

㈠次醫療區域：每萬人不得逾五十床。但次醫療區域所屬二級醫療區域為醫療資源缺乏區域，經中央主管機關專案許可者，不在此限。

㈡一級醫療區域：急性一般病床達五百床以上醫院，其病床數，每萬人不得逾六床。

二　慢性一般病床：除本辦法中華民國九十九年一月二十五日發布施行前已許可設置者外，不得再增設。

②本辦法中華民國一百零七年十一月六日修正施行前，急性一般病床數逾前項第一款規定之次醫療區域，有醫院減設病床時，得在減設數之百分之五十內，供屬該次醫療區域之急性一般病床五百床以下醫院申請設立或擴充，並以急性一般病床二百五十床以下之醫院為優先；增設後急性一般病床數，不得大於五百床。

第八條

①中央主管機關應就急、慢性精神病床數，於二級醫療區域予以限制；其規定如下：

一　精神急性一般病床：每萬人不得逾四床。

二　精神慢性一般病床：每萬人不得逾六床。

三　精神急性一般病床及精神慢性一般病床合計：每萬人不得逾十床。

②本辦法中華民國一百零七年十一月六日修正施行前，二級醫療區域精神病床數已達前項第二款或第三款規定，而其所屬次醫療區域無精神急性一般病床者，得在該次醫療區域每萬人增加一床，及前項第一款規定之範圍內，申請設置精神急性一般病床，不受前項第三款規定之限制，並應符合前項第一款規定。

③本辦法中華民國一百零七年十一月六日修正施行前，精神急性一般病床數逾第一項第一款規定，有醫院減設該類病床時，得在減設數之百分之五十內，供屬該二級醫療區域內之醫院申請設立或擴充。

第九條

第七條第二項、前條第二項及第三項病床設置之申請，應向直轄市、縣（市）主管機關提出，經各該主管機關擬具意見，報中央主管機關許可，不適用第三條第一項第一款第一目規定。

第一〇條

醫院設立或擴充樓地板面積、擴充或減少一般病床數之申請經許可後，核定之主管機關應通知醫院所在地建築主管機關。

第一一條

經許可設置之病床，核定之主管機關得限定其完成開放使用之期日；屆期未完成者，得廢止其許可或減少其許可之病床數。

第一二條

①醫院經許可設置之病床，有下列情形之一者，得廢止其許可或減少其許可之病床數：

一　自許可之日起，逾三年未取得建造執照。

二　自取得建造執照之日起，逾五年未取得使用執照。

三　自取得使用執照之日起，許可設置或擴充之病床，逾二年未全數開放使用或開放使用後再行停止使用逾二年。

四　最近三年內，既有之任一一般病床之占床率，依全民健康保險統計資料顯示，未達百分之五十。

五　自許可之日起，因故遲延並經依第十三條規定許可展延，合計於十年內未完成設立或擴充。

六　經許可設置國際醫療病床違反第十四條規定，經命其限期改善而屆期未改善。

七　已完成開放使用後，因故停業一年以上。

八　經直轄市、縣（市）主管機關廢止或撤銷開業執照。

②主管機關同意設置病床之處分附有負擔者，醫院應於發文之日起一年內履行；屆期未履行者，主管機關得廢止其同意或減少其經同意之病床數。

③前項所定一年，於本辦法中華民國一百年九月十六日修正施行前，已經原則同意設置之病床，自本辦法上開修正施行之日起算。

第一三條

①醫院有下列情事之一，致未能依前二條限定之期程完成者，得檢具病床分期開放期程、執行進度與預定完成期限相關證明文件、資料，準用第三條第一項規定，申請展延：

一　依相關法規規定須辦理建院基地土地用途變更、環境影響評估、水土保持處理等事項，受相關目的事業主管機關辦理時效影響。

二　受不可抗力之災害影響。

三　前二款以外不可歸責於該醫院之事由。

四　經直轄市、縣（市）主管機關審核同意之事由。

②前項展延之申請，於前條第一項第一款至第三款各階段，各以一次爲限。

第一四條

①醫院得依第三條第一項所定程序，申請許可設置國際醫療病床。

②國際醫療病床應設置於醫院內獨立區域，並與非屬國際醫療之病床有明顯區隔。

③設置國際醫療病床所需之醫事人力，準用醫療機構設置標準第三條附表㈠人員之規定；醫療服務設施，準用醫療機構設置標準第

三條附表㈠急性一般病房之規定。

④國際醫療病床僅得收治不具本國籍，且非屬全民健康保險之保險對象。

⑤醫院設置國際醫療病床，不得作爲國際醫療以外之用途，且不得減損我國人民就醫權益。但中央主管機關於發生重大、緊急事件時，得令其一部或全部病床供作指定用途之使用。

第一五條

申請人以虛僞不實之文件、資料，依本辦法規定取得許可者，各該主管機關得撤銷其許可。

第一六條

本辦法自發布日施行。

人體試驗管理辦法

①民國 98 年 12 月 14 日行政院衛生署令訂定發布全文 16 條；並自發布日施行。

②民國 105 年 4 月 14 日衛生福利部令修正發布第 3-1 條條文。

第一條

本辦法依醫療法（以下稱本法）第七十九條之一規定訂定之。

第二條

新藥品、新醫療器材於辦理查驗登記前，或醫療機構將新醫療技術，列入常規醫療處置項目前，應施行人體試驗研究（以下稱人體試驗）。

第三條

①醫療機構施行人體試驗，應擬訂計畫，向中央主管機關申請核准。

②前項計畫，應載明下列事項：

一　主題。

二　目的。

三　方法：

㈠接受人體試驗者（以下稱受試者）之條件、招募方法及數目。

㈡實施方式。

㈢人體試驗期間及預計進度。

㈣治療效果之評估及統計方法。

㈤受試者之追蹤及必要之復健計畫。

四　受試者同意書內容。

五　主持人及協同主持人之學、經歷及其所受訓練之資料。

六　有關之國內、外已發表之文獻報告。

七　其他國家已核准施行者，其證明文件。

八　所需藥品或儀器設備，包括必須進口之藥品或儀器名稱、數量。

九　預期效果。

十　可能引起之損害及其救濟措施。

第三條之一　105

①醫療機構為治療危及生命或嚴重失能，且國內尚無具有療效之藥品、醫療器材或醫療技術可資適用之特定病人，得就經中央主管機關核准，且累積相當安全數據之人類細胞治療人體試驗，擬訂附屬計畫，連同已核准之原人體試驗計畫影本，依本法第七十八條第三項規定審查通過後，向中央主管機關申請核准使用於符合

相當適應症而未能符合原人體試驗受試者資格者。
②醫療機構得向前項特定病人收取費用，不適用第十一條規定。但其收取之費額，以足資處理、製造、取得、運送或貯存該特定病人施行人類細胞治療所需藥品、醫療器材或醫療技術之費用爲限。
③醫療機構不得假藉施行附屬計畫名義，施行常規醫療；亦不得違反經核准附屬計畫內所定收費規定，向特定病人收費。
④第一項附屬計畫，應載明下列事項：
一　原因、目的。
二　方法：包括特定病人之條件、收納方式、人數、實施方式、期間與進度、追蹤及必要之復健計畫。
三　可能引起之損害及其救濟措施。
四　收費者，其費用之成本分析、項目及金額；有補助者，其補助方式或金額。
⑤前項第二款特定病人之收納人數，不得超過原人體試驗受試者人數。
⑥附屬計畫主持人爲原人體試驗計畫主持人；其受試者同意書、計畫之公開、審查、迴避、查核、處分或終止、保存、通報、資料之銷毀或再利用及發表或宣傳，依本法及本辦法相關規定辦理。

第四條

①前條之主持人應具下列資格：
一　領有執業執照並從事臨床醫療五年以上之醫師、牙醫師或中醫師。
二　最近六年曾受人體試驗相關訓練三十小時以上；於體細胞或基因治療人體試驗之主持人，另加五小時以上之有關訓練。
三　最近六年研習醫學倫理相關課程九小時以上。
②曾受醫師懲戒處分，或因違反人體試驗相關規定，受停業一個月以上或廢止執業執照處分者，不得擔任主持人。

第五條

①依本法第七十九條第一項但書召募之成年或已結婚未成年之受試者，主持人應依下列順序取得其關係人之同意：
一　配偶。
二　父母。
三　同居之成年子女。
四　與受試者同居之祖父母。
五　與受試者同居之兄弟姊妹。
六　最近一年有同居事實之其他親屬。
②前項關係人之同意，不得違反受試者曾表示之意思。

第六條

①依本法第七十八條第三項規定會同審查人體試驗計畫（以下稱審查會）之人員名單及會議紀錄，應予公開。
②前項審查，應訂定作業規範並公開之。

第七條

人體試驗計畫之審查，應注意下列事項：

一　人體試驗設計應符合最低風險原則，並考量合理之風險、利益。
二　執行方式及內容符合科學原則。
三　受試者之條件及召募方式。
四　受試者之醫療照護及損害補償或其他救濟機制。
五　受試者之隱私保護。
六　受試者同意書內容及告知程序。
七　易受傷害族群之保護。
八　保障受試者安全之必要管理措施。

第八條

審查人員有下列情形之一者，應即迴避：

一　為人體試驗計畫之主持人、協同主持人或委託人。
二　與主持人有配偶、四親等內之血親或三親等內之姻親或曾有此關係。
三　與人體試驗計畫委託人有聘僱關係。
四　其他經審查會認有利益迴避之必要者。

第九條

①審查會對其審查通過之人體試驗應每年至少查核一次。

②前項查核發現有下列情事之一者，得令其限期改善或終止人體試驗：

一　未依規定經審查會通過或中央主管機關核可，自行變更人體試驗內容。
二　顯有影響受試者權益、安全之事實。
三　不良事件發生數或嚴重度顯有異常。
四　有足以影響人體試驗成果評估之事件。
五　人體試驗未完成前，有具體事實證明並無實益、風險高於潛在利益，或顯有實益致不利於對照組。

③中央主管機關知有前項情事，得令其終止人體試驗。

第一〇條

審查會應將人體試驗計畫、會議紀錄、查核紀錄等相關文件，保存至人體試驗完成後至少三年。

第一一條

醫療機構不得向受試者收取人體試驗有關之任何費用。

第一二條

①受試者於人體試驗施行期間發生下列情事，或任何時間發生與人體試驗有關之下列情事時，醫療機構應通報中央主管機關：

一　死亡。
二　危及生命。
三　永久性身心障礙。
四　受試者之胎兒或新生兒先天性畸形。

五　需住院或延長住院之併發症。

六　其他可能導致永久性傷害之併發症。

②前項通報應於得知事實後七日內為之，並於十五日內檢具詳細調查資料送中央主管機關。

第一三條

①中央主管機關得令施行人體試驗之醫療機構提供人體試驗計畫摘要、收案數、性別比、年齡統計、受試者同意書審查結果及可能風險等有關資料，或對醫療機構進行必要之查核，醫療機構不得妨礙、規避或拒絕。

②前項查核，中央主管機關得委託相關團體為之。

第一四條

受試者之生物檢體、個人資料或其衍生物，於人體試驗結束後，應即銷毀。受試者同意提供再利用者，應經審查會審查通過，未去連結者應再次取得受試者書面同意。

第一五條

醫療機構於人體試驗期間，不得對外發表成果或為宣傳。

第一六條

本辦法自發布日施行。

醫療機構設置標準

①民國 76 年 9 月 16 日行政院衛生署令訂定發布全文 9 條。
②民國 78 年 10 月 9 日行政院衛生署令修正發布全文 12 條。
③民國 85 年 5 月 22 日行政院衛生署令修正發布全文 30 條。
④民國 86 年 9 月 3 日行政院衛生署令修正發布第 29 條條文及附表㈦。
⑤民國 87 年 2 月 4 日行政院衛生署令修正發布第 26、28 條條文及附表㈠、㈢。
⑥民國 92 年 5 月 14 日行政院衛生署令修正發布第 4 條附表㈡。
⑦民國 95 年 4 月 10 日行政院衛生署令修正發布第 6 條附表㈢。
⑧民國 101 年 1 月 20 日行政院衛生署令修正發布第 1、2 條條文；並增訂第 10-1 條條文。
⑨民國 101 年 4 月 9 日行政院衛生署令修正發布全文 23 條；並自 102 年 1 月 1 日施行。
⑩民國 102 年 1 月 4 日行政院衛生署令修正發布第 15、20 條條文及第 3 條附表㈠、第 6 條附表㈣、第 8 條附表㈥、第 9 條附表㈦；增訂第 21-1 條條文；並自 102 年 1 月 1 日施行。
⑪民國 102 年 3 月 27 日行政院衛生署令修正發布第 2 條條文及第 3 條附表㈠。
⑫民國 102 年 4 月 8 日行政院衛生署令修正發布第 3 條附表㈠。
⑬民國 102 年 12 月 12 日衛生福利部令修正發布第 6 條附表㈣、第 9 條附表㈦。
⑭民國 103 年 3 月 17 日衛生福利部令修正發布第 16 條條文。
⑮民國 104 年 7 月 9 日衛生福利部令修正發布第 16、23 條條文；並自發布日施行。
⑯民國 105 年 1 月 11 日衛生福利部令修正發布第 15、20 條條文及第 3 條附表㈠。
⑰民國 105 年 9 月 1 日衛生福利部令修正發布第 9 條附表㈦。
⑱民國 105 年 10 月 6 日衛生福利部令修正發布第 9 條附表㈦。
⑲民國 106 年 3 月 22 日衛生福利部令修正發布第 2、3、13、16 條條文及第 9 條附表七。
⑳民國 107 年 2 月 9 日衛生福利部令修正發布第 3 條附表㈠、第 9 條附表㈦。
㉑民國 108 年 2 月 1 日衛生福利部令修正發布第 23 條條文；增訂第 12-1 條條文；並自 108 年 5 月 1 日施行。
㉒民國 109 年 11 月 10 日衛生福利部令修正發布第 15 條條文及第 3 條附表㈠。
㉓民國 109 年 12 月 1 日衛生福利部令修正發布第 7 條條文。
㉔民國 112 年 2 月 17 日衛生福利部令修正發布第 4 ～ 6、8 ～ 12、15 條條文及第 3 條附表㈠。

第一條

本標準依醫療法（以下簡稱本法）第十二條第三項規定訂定之。

第二條

醫療機構分類如下：

一　醫院：

㈠醫院：指設有一科或數科診療科別，每科均有專科醫師之醫院。

㈡慢性醫院：指設有慢性一般病床，其收治之病人平均住院日在三十日以上之醫院。

㈢精神科醫院：指設有病床，主要收治罹患精神疾病病人之醫院。

㈣中醫醫院：指設有病床，主要從事中醫診療業務之醫院。

㈤牙醫醫院：指設有病床，專門從事牙醫診療業務之醫院。

㈥性侵害犯罪加害人強制治療醫院：指設有病床，專門收治性侵害犯罪加害人強制治療業務之醫院。

二　診所：

㈠診所：指由醫師從事門診診療業務之處所。

㈡中醫診所：指由中醫師從事中醫門診診療業務之處所。

㈢牙醫診所：指由牙醫師從事牙醫門診診療業務之處所。

㈣醫務室：指依法律規定，應對其員工或成員提供醫療衛生服務或緊急醫療救護之事業單位、學校、矯正機關或其他機關（構）所附設之機構。

㈤衛生所：指由直轄市、縣（市）政府設立，辦理各該轄區內有關衛生保健事項之處所。

三　其他醫療機構：

㈠捐血機構：指專門從事採集捐血人血液，並供應醫療機構用血之機構。

㈡病理機構：指專門從事解剖病理或臨床病理業務之機構。

㈢其他：指執行其他非以直接診治病人爲目的而由醫師辦理醫療保健業務之機構。

第三條

醫院設置基準，規定如附表㈠。

第四條 112

①慢性醫院不得設加護病房、手術室、急診等設施。

②慢性醫院設置基準，規定如附表㈡。

第五條 112

精神科醫院設置基準，規定如附表㈢。

第六條 112

中醫醫院設置基準，規定如附表㈣。

第七條

牙醫醫院設置基準，規定如附表㈤。

第八條 112

性侵害犯罪加害人強制治療醫院設置基準，規定如附表㈥。

第九條 112

診所設置基準，規定如附表㈦。

第一〇條 112
①醫務室、衛生所得依業務需要設置西醫、牙醫、中醫相關診療科別。
②醫務室、衛生所設置基準，除前項規定外，準用附表(七)規定。
第一一條 112
①捐血機構之設立，以公立醫療機構、醫療財團法人爲限。
②捐血機構設置基準，規定如附表(八)。
第一二條 112
本標準未訂定設置基準之醫療機構，其設置應符合中央主管機關之規定。
第一二條之一
①第三條醫院及第五條精神科醫院，應依住院病人人數，配置適當之護產人員；其急性一般病床之全日平均配置比例（以下簡稱護病比），按每一護產人員照護之病人人數，規定如下：
一　醫學中心：九人以下。
二　區域醫院及精神科教學醫院：十二人以下。
三　地區醫院及精神科醫院：十五人以下。
②醫院因護產人員離職、育嬰或其他原因異動，致不符前項護病比規定者，應自事實發生之日起三十日內補正；屆期未補正者，依本法第一百零二條規定處理。但因突發事故或其他不可抗力事件致不符合護病比者，不在此限。
③醫院應每月定期公告其前一月份之護病比。
第一三條
①公立或法人所設醫院附設之門診部，屬醫院之擴充，應依醫院設立或擴充許可辦法規定辦理。
②前項門診部與醫院爲同一直轄市、縣（市）行政區域者，無需另行請領開業執照；非屬同一行政區域者，應分別向所在地直轄市、縣（市）主管機關請領開業執照。
③第一項法人所設醫院附設之門診部，以離島或原住民族地區爲限。
④本標準中華民國一百零六年三月二十二日修正施行前，第二項前段之門診部已領有開業執照者，應於修正施行後一年內，向所在地主管機關申請廢止之；屆期未申請廢止者，由所在地主管機關廢止之。
第一四條
醫院設慢性病房者，其急性病房與慢性病房應有獨立空間區隔；慢性病房使用數樓層者，各樓層應爲連續使用，不得與急性病房交叉樓層設置。
第一五條 112
醫院病床分類如下：
一　一般病床：包括急性一般病床、精神急性一般病床、慢性一般病床、精神慢性一般病床。

二　特殊病床：包括加護病床、精神科加護病床、燒傷加護病床、燒傷病床、亞急性呼吸照護病床、慢性呼吸照護病床、隔離病床、骨髓移植病床、安寧病床、嬰兒病床、嬰兒床、血液透析床、腹膜透析床、手術恢復床、急診觀察床、性侵害犯罪加害人強制治療病床、急性後期照護病床、整合醫學急診後送病床、戒護病床及司法精神病床。

第一六條

①醫院病床之登記，分許可床數與開放床數。

②前項所定許可床數，依醫院設立或擴充許可辦法規定。

③開放床數之登記，一般病床不得超過原許可床數；慢性呼吸照護病床及血液透析床合計數，不得超過一般病床之許可床數。

④本標準中華民國一百零一年四月九日修正發布前，醫院特殊病床合計數已逾一般病床之許可床數者，其特殊病床種類可相互調整，不得再增設。

⑤公立、私立、醫療法人、法人附設醫院變更屬性，或私立醫院變更負責醫師，依本法規定重新申請開業執照時，其承受原醫院之病床有前項規定情形者，亦適用前項規定。

第一七條

①醫療機構開業執照，應登載下列事項：

一　申請人。

二　醫療機構名稱。

三　負責醫師。

四　診療科別。

五　開放使用床數。

六　其他依中央主管機關規定應登載事項。

②醫療機構之診療科別，非符合本標準規定者，不得申請設置。

第一八條

①醫院之診療科別，依專科醫師分科及甄審辦法所定之分科或細分科登記設置。

②前項辦法未規定之分科或細分科，醫院得依需要登記設置。但細分科之登記設置，應經依前項規定登記設置之診療科別，始得登記設置其細分科。

③依前項規定登記設置之診療科別，開業執照不予登載。

第一九條

醫師執業，應辦理登記其執業科別，並應以其執業醫療機構經核准登記之診療科別範圍內辦理登記。

第二〇條

①醫療機構之醫事人員，除醫療機構間之會診、支援外，前往他醫療機構執行業務，應依各該醫事人員法律規定，經事先報准，始得為之。

②前項所稱醫療機構間之會診、支援，指未固定排班提供診療者而言。

③第一項所定之事先報准，其為越區前往他醫療機構執行業務者，應報經所在地直轄市或縣（市）主管機關核准，並副知執行地直轄市或縣（市）主管機關。
④前項醫療機構所在地直轄市或縣（市）主管機關審核醫事人員越區執業申請案件，應副知執行地直轄市或縣（市）主管機關。

第二一條

醫師經事先報准前往他醫療機構執行業務之科別，不受第十七條規定應經核准登記之診療科別限制。

第二一條之一

醫療機構提供病人醫療服務，除前二條情形外，應以自行進用之醫事人員為之，不得委外辦理。

第二二條

醫療機構登記事項有變更，致不符本標準規定者，除依本法規定處理外，依下列規定辦理：

一　依開放床數應配置醫事人員之人數不符規定者，應於事實發生之日起三十日內補正，屆期未補正刪減其登記開放床數。
二　診療科別應配置專科醫師之人數不符規定者，應於事實發生之日起三十日內補正，屆期未補正廢止該診療科別之登記。

第二三條

①本標準自中華民國一百零二年一月一日施行。
②本標準修正條文，除中華民國一百零八年二月一日修正發布之條文，自一百零八年五月一日施行外，自發布日施行。

醫療機構電子病歷製作及管理辦法

①民國 94 年 11 月 24 日行政院衛生署令訂定發布全文 7 條；並自發布日施行。
②民國 97 年 12 月 25 日行政院衛生署令修正發布全文 8 條；並自發布日施行。
③民國 98 年 8 月 11 日行政院衛生署令修正發布全文 8 條；並自發布日施行。
④民國 111 年 7 月 18 日衛生福利部令修正發布全文 23 條；並自發布日施行。

第一章　總　則

第一條

本辦法依醫療法（以下簡稱本法）第六十九條規定訂定之。

第二條

醫療機構以電子文件方式製作及貯存之病歷（以下簡稱電子病歷），符合本辦法之規定者，得免另以書面方式製作。

第三條

①醫療機構實施電子病歷者，應建置電子病歷資訊系統（以下簡稱系統），並具備下列管理機制：
一　標準作業機制：系統建置、維護及稽核之標準作業程序。
二　權限管控機制：電子病歷製作、存取、增刪、查閱、複製、傳輸及其他使用權限之管控。
三　緊急應變機制：系統故障之預防、通報、應變、復原及其他緊急應變措施。
四　系統安全機制：確保系統安全、時間正確、系統備援與資料備份及其他保護措施。
五　傳輸加密機制：網路傳輸電子病歷，使用國際標準組織通用之加密機制。
六　安全事故處理機制：因應系統遭侵入、資料洩漏、毀損或其他安全事故之預防、通報與應變、檢討及修正措施。
②執行前項各款管理機制，應製作紀錄，妥善保存至少五年。

第四條

前條第一項第四款系統安全機制之其他保護措施，應包括下列事項：
一　使用者身分之確認。
二　個人資料顯示之隱碼或其他適當保護措施。
三　系統開發、上線、維護及應用軟體之驗證確認程序。
四　系統使用及資料存取之監控措施。

五　網路入侵系統之防範措施。
六　非法或異常使用之因應措施。

第五條

①醫療機構發生第三條第一項第六款安全事故時，並應以個人資料保護法施行細則第二十二條所定方式及內容，通知當事人或其法定代理人。
②前項安全事故影響醫療機構營運或當事人權益時，醫療機構應於知悉事故發生起七十二小時內通報直轄市、縣（市）主管機關。

第六條

①第三條第一項系統，醫療機構得委託大專校院、依法登記或立案之法人、機構或團體（以下併稱受託機構）建置及管理之，並由醫療機構負本法及本辦法規定之責任。
②前項醫療機構之委託，應訂定書面契約。但有下列情形之一者，得免訂定書面契約：
一　委託所屬醫療法人或其他法人之其他附設醫院。
二　委託所屬學校之其他附設醫院。
三　委託所屬機關設立之其他醫院。
③第一項受託機構，應通過中央主管機關認可之資訊安全標準驗證，並有證明文件。

第七條

前條第二項契約，應載明下列事項：
一　委託事項之範圍。
二　受託機構之權利義務。
三　受託機構應遵行第三條至第四條、第八條、第十三條至第十六條規定。
四　受託機構利用非自行開發之系統或資源者，其來源及授權證明。
五　病人隱私保障及資料保密與安全維護之措施。
六　受託機構遵行委託機構訂定之標準作業程序、風險管理、內部控制及稽核制度。
七　雙方終止及解除契約之事由及資料處理機制。
八　受託機構就委託事項，同意主管機關於指定期間內取得相關文件、資料或報告。
九　受託機構就委託事項，發現資通安全異常或缺失時，應立即通知委託機構。
十　受託機構就委託事項，不得再委託第三人爲之。但經醫療機構同意，並於契約載明再委託事項、期間及再受託者，且不免除原受託機構之義務時，不在此限。
十一　其他中央主管機關指定之事項。

第八條

①醫療機構就系統資料之蒐集、處理與利用及資料庫之使用，運用雲端服務或委託受託機構提供雲端服務時，應依下列規定辦理：

一　採取適當風險管控措施。
二　採取避免醫療業務中斷措施。
三　對雲端服務業者進行監督，並得視需要，委託受託機構或其他專業機構協助監督。
四　停止或終止雲端服務時，資料移轉回委託機構或其他雲端服務業者之機制。

②前項雲端服務之資料儲存地點，應設置於我國境內。但因特殊情形，經中央主管機關核准者，不在此限。

③第一項提供雲端服務者，應通過中央主管機關認可之資訊安全標準驗證，並有證明文件。

第九條

醫療機構實施電子病歷者，應敘明開始實施之日期及範圍，並檢附第六條第二項契約及第三項驗證通過之證明文件，於實施之日起十五日內報直轄市、縣（市）主管機關備查；變更實施範圍、受託機構或停止實施時亦同。

第一〇條

醫療機構實施電子病歷者，於接受醫院評鑑或申報全民健康保險給付時，醫院評鑑或全民健康保險之主管、主辦機關非有特殊理由，不得要求其提供電子病歷之列印或影印本。

第二章　病歷製作及簽章

第一一條

①醫療機構製作電子病歷，應符合下列規定：
一　輸入識別碼或其他識別方式，經電腦系統確認其身分及權限相符後，始得進行。
二　增刪電子病歷時，應能與增刪前明顯辨識，並保存個人使用紀錄及日期資料。
三　依本法第六十八條第一項所爲之簽名或蓋章，以電子簽章爲之。
四　病歷製作後，應於二十四小時內完成電子簽章。
五　電子簽章後，應進行存檔及備份。

②醫事人員因故無法於前項第四款時限內完成電子簽章時，應由醫療機構採用醫事機構憑證簽章代替；除有特殊情形外，醫事人員應於事後完成補簽。

第一二條

①電子簽章，除前條第二項規定外，應憑中央主管機關核發之醫事人員憑證爲之。但醫療機構訂有符合電子簽章法規定之其他簽章方式者，得依其方式爲之。

②前條第二項醫事機構憑證與前項醫事人員憑證及其附卡、備用卡之核發、換發、補發，由中央主管機關自行或委託民間團體辦理，並得收取費用；其費額，依醫事憑證收費標準之規定。

第三章　儲存、銷毀及交換

第一三條

本法第七十條第一項所定病歷保存期間內，電子病歷之存取、增刪、查閱、複製與其他相關事項，及其執行人員、時間與內容，應保存完整紀錄。

第一四條

醫療機構依本法第七十條第二項規定，將電子病歷移轉由承接者保存時，應將移轉之原因、對象、方法、時間、地點及受移轉對象得保有該電子病歷之合法依據，製作紀錄交由承接者至少保存五年。

第一五條

醫療機構儲存電子病歷之電腦、自動化機器或其他電子媒介物（以下併稱儲存媒體），於報廢、汰換或轉作其他用途時，應採取適當措施，確保電子病歷資料完全移除或清除，而無洩漏之虞；儲存媒體無法完全移除、清除或可事後還原資料者，應進行實體破壞，使其無法使用。

第一六條

①醫療機構依本法第七十條第二項、第四項銷毀電子病歷時，應記錄銷毀之人員、方法、時間及地點，並保存紀錄至少五年；委外銷毀時，亦同。

②執行前項銷毀，應派人全程監視確認已完全銷毀，並拍照存證。

第一七條

①醫療機構得將下列資料，以電子方式轉錄為電子檔案保存；轉錄後，應檢視電子檔案內容與原件相符，並以醫事機構憑證簽章封存後，報直轄市、縣（市）主管機關備查，始視同電子病歷：

一　依本法或其他醫療法規規定，應以書面同意且併同病歷保存之文件。

二　醫療機構電子病歷實施前既有之紙本病歷。

三　其他依法令規定應併同病歷保存之文件、資料。

②前項原件，得免以書面方式保存，且不受本法第七十條第一項保存期間之限制。

③醫療機構銷毀第一項原件紙本文件、資料時，應記錄銷毀之明細、方法、時間及地點，並保存紀錄至少五年。

第一八條

①中央主管機關或經中央主管機關認可之機關及公、私立機構，得設置電子病歷交換平臺，供醫療機構進行跨機構電子病歷交換或利用。

②醫療機構進行電子病歷交換或利用時，應以前項平臺為之。但第六條第二項但書各款醫療機構使用同一系統者，不在此限。

③第一項電子病歷交換格式、簽章與時戳及其他相關事項，由中央主管機關公告之。

第一九條

①醫療機構依前條第一項交換平臺為電子病歷交換或利用時，應經病人同意，始得為之。但病人情況緊急，無法取得或未能及時取得同意者，不在此限。
②前項病人為胎兒時，應得其母同意；為限制行為能力人或受輔助宣告之人時，應得其本人及法定代理人或輔助人同意；為無行為能力人或受監護宣告之人時，應得其法定代理人或監護人同意。
③第一項病人為無意思能力之成年人，未能依前項規定辦理時，應取得親屬或關係人之同意。

第四章　附　則

第二〇條

依本法或其他醫療法規規定，應以書面同意且併同病歷保存之文件，得依電子簽章法之規定，以電子方式為之；並得應相對人要求，交付紙本或以電子方式提供。

第二一條

電子病歷個人資料之保護，本辦法未規定者，依個人資料保護法、醫院個人資料檔案安全維護計畫實施辦法及其他相關法令之規定。

第二二條

①本辦法中華民國一百十一年七月十八日修正施行前，醫療機構已委託受託機構建置、管理系統者，應自修正施行之日起一年內，依第九條規定辦理。
②本辦法中華民國一百十一年七月十八日修正施行前，機關及公、私立機構已建置之電子病歷交換平臺，應自修正施行之日起一年內，取得第十八條第一項之認可，並符合第十八條第三項規定。

第二三條

本辦法自發布日施行。

醫療機構網際網路資訊管理辦法

①民國 99 年 2 月 4 日行政院衛生署令訂定發布全文 8 條；並自發布後六個月施行。

②民國 104 年 11 月 3 日衛生福利部令修正發布第 3、8 條條文；刪除第 5 條條文；並自發布日施行。

第一條

本辦法依醫療法（以下稱本法）第八十五條第三項規定訂定之。

第二條

①本辦法所稱醫療機構網際網路資訊（以下稱網路資訊），指醫療機構透過網際網路，提供之該機構醫療相關資訊。

②前項資訊之內容，除本法第八十五條第一項規定者外，得包括有關該醫療機構之一般資料及人員、設施、服務內容、預約服務、查詢或聯絡方式、醫療或健康知識等資訊。

第三條 104

①醫療機構提供網路資訊，應將其網域名稱、網址或網路工具及網頁內主要可供點閱之項目，報所在地主管機關備查；異動時亦同。

②前項網路資訊內容，除其他醫事法令另有規定外，不得登載其他業者或非同一醫療體系之醫療機構資訊。

③第一項備查之方式，得以電子郵件爲之。

第四條

前條網路資訊之首頁，應以明顯文字，聲明禁止任何網際網路服務業者轉錄其網路資訊之內容供人點閱。但以網路搜尋或超連結方式，進入醫療機構之網址（域）直接點閱者，不在此限。

第五條（刪除）104

第六條

網路資訊內容，應由醫療機構負責其正確性，不得有與事實不符或無法積極證明其爲眞實之內容。

第七條

網路資訊所載之醫療或健康知識，應標示製作或更新日期，並加註內容來源或主要科學文獻依據。

第八條 104

①本辦法自發布後六個月施行。

②本辦法修正條文自發布日施行。

醫療發展基金收支保管及運用辦法

①民國 80 年 6 月 28 日行政院令訂定發布全文 17 條。
②民國 86 年 7 月 30 日行政院令修正發布第 3、6、7、15、16 條條文。
③民國 94 年 5 月 12 日行政院令修正發布全文 12 條；並自發布日施行。
④民國 98 年 12 月 31 日行政院令修正發布第 3 條條文。
⑤民國 99 年 6 月 21 日行政院令修正發布第 4 條條文。
⑥民國 100 年 9 月 8 日行政院令修正發布第 2、6、10 條條文；並刪除第 5 條條文。
民國 102 年 7 月 19 日行政院公告第 2 條所列屬「行政院衛生署」之權責事項，自 102 年 7 月 23 日起改由「衛生福利部」管轄。
⑦民國 106 年 6 月 28 日行政院令修正發布第 2、12 條條文；並自 106 年 1 月 1 日施行。

第一條

爲促進醫療事業發展、提升醫療品質與效率及均衡醫療資源，特依醫療法第九十二條規定，設置醫療發展基金（以下簡稱本基金），並依同條及預算法第二十一條規定，訂定本辦法。

第二條 106

本基金爲預算法第四條第一項第二款所定之特種基金，隸屬於衛生福利特別收入基金項下，編製附屬單位預算之分預算，以衛生福利部爲管理機關。

第三條

本基金之來源如下：
一　由政府循預算程序之撥款。
二　菸品健康福利捐分配收入。
三　受贈收入。
四　本基金之孳息收入。
五　其他有關收入。

第四條

本基金之用途如下：
一　促進醫療事業發展之獎勵。
二　提升預防醫學與臨床醫學醫療服務品質及效率之獎勵。
三　爲均衡醫療資源，辦理山地離島、偏遠地區及其他醫療資源缺乏地區之獎勵。
四　管理及總務支出。
五　其他有關支出。

第五條（刪除）

第六條

本基金之保管及運用應注重收益性及安全性，其存儲並應依公庫法及其相關法令規定辦理。

第七條
本基金爲應業務需要，得購買政府公債、國庫券或其他短期票券。
第八條
本基金有關預算編製與執行及決算編造，應依預算法、會計法、決算法、審計法及相關法令規定辦理。
第九條
本基金會計事務之處理，應依規定訂定會計制度。
第一〇條
本基金年度決算如有賸餘，應依規定辦理分配。
第一一條
本基金結束時，應予結算，其餘存權益應解繳國庫。
第一二條 106
本辦法自發布日施行。但中華民國一百零六年六月二十八日修正發布之條文，自一百零六年一月一日施行。

醫院緊急災害應變措施及檢查辦法

①民國 77 年 1 月 15 日行政院衛生署令訂定發布全文 14 條。
②民國 93 年 12 月 20 日行政院衛生署令修正發布全文 14 條；並自 94 年 1 月 1 日施行。

第一條
本辦法依醫療法第二十五條第二項規定訂定之。

第二條
本辦法所稱緊急災害，指醫院遭遇下列災害，致影響醫療作業環境，造成醫院醫療需求之改變或提高：
一　天然災害：風災、震災、水災、土石流、旱災。
二　技術災害：火災、爆炸、游離輻射意外事故、危害物質事故、停電、停水。
三　戰爭災害、暴力威脅及恐怖攻擊事件。
四　重大傳染病群聚事件。
五　其他經主管機關認定之緊急災害。

第三條
①醫院應訂定緊急災害應變措施計畫。其內容應包括因應災害之預防、準備、應變與復原各階段之應變體系、應變組織與工作職責。
②前項緊急災害應變措施計畫，醫院應於每一年度開始前送直轄市、縣（市）主管機關備查。

第四條
為因應緊急災害事件，醫院應設置緊急災害應變組織與指揮架構，並依實際需要分設各組，執行下列事項：
一　指揮中心：整體緊急災害應變工作之決策、各應變組織部門之協調、考核與訊息之發布等。
二　參謀分析：擬定緊急災害應變策略與方案、災害狀況分析研判、人力調度與資料蒐集等。
三　醫療作業：對於病人持續提供醫療照護及災害傷患之急救等。
四　財務及行政：採購、出納、人事管理及財務分析等。
五　後勤及災害控制：物資之募集與調度、器材之搬運與供應及設施與環境維護等。

第五條
醫院發生緊急災害時，應立即採取應變措施，並迅速聯繫警察、消防、衛生及其他有關機關，即時支援搶救。

第六條

①醫院應訂定緊急災害發生時之疏散作業方式，規劃病人、員工及醫療設備疏散之路線、疏散地點及病人運送方式，並保障疏散過程中，相關人員之安全。

②前項疏散之路線，應隨時注意路線之安全、暢通，並繪製圖說，懸掛於明顯處所。

③醫院訂定第二條第四款緊急災害之疏散作業與路線，應依感染控制原則規劃。

第七條

醫院應指派適當人員，協助嬰幼兒及行動不便病人之疏散。

第八條

醫院應設置緊急災害之通訊設備及相關設施，並建立通訊與聯繫之標準作業方式。

第九條

醫院於緊急災害事件中，應繼續提供必要之醫療照顧與適當之轉診後送處理。

第一〇條

醫院每年至少應舉辦緊急災害應變措施講習一次，全體員工均應參加，並將緊急災害應變措施列爲新進員工講習項目；並得依其緊急災害應變組織與指揮架構，辦理人員之教育訓練。

第一一條

①醫院每年至少應舉行緊急災害應變措施演習及桌上模擬演練各一次，並製作成演習紀錄、演習自評表及檢討改善計畫，送直轄市、縣（市）主管機關備查。

②前項演習及桌上模擬演練之主題、時間與相關內容，應於醫院緊急災害應變措施計畫中載明。

第一二條

①直轄市、縣（市）主管機關對所轄醫院訂定之緊急災害應變措施計畫，應每年定期檢查；其檢查之方式可採實地訪查或書面檢查；其檢查項目、檢查方式、時間，由直轄市、縣（市）主管機關定之。

②前項檢查結果，如發現不符規定者，除依有關法令規定處理者外，得令限期改善，逾期不改善者，依醫療法有關規定處罰。

第一三條

中央衛生主管機關依醫療法有關規定辦理醫院評鑑時，應將醫院之緊急災害應變措施及直轄市、縣（市）主管機關依前條所爲檢查結果，列爲評鑑項目之一。

第一四條

本辦法自中華民國九十四年一月一日施行。

醫療事業發展獎勵辦法

①民國94年10月19日行政院衛生署令訂定發布全文19條；並自發布日施行。
②民國97年3月7日行政院衛生署令修正發布名稱及全文24條；並自發布日施行（原名稱：行政院衛生署醫療發展基金獎勵辦法）。
③民國98年12月31日行政院衛生署令修正發布全文23條；並自發布日施行。
④民國100年4月8日行政院衛生署令修正發布全文10條；並自發布日施行。
⑤民國101年12月28日行政院衛生署令修正發布第1、2、5條條文。
⑥民國102年12月30日衛生福利部令修正發布第3條條文。

第一條

本辦法依醫療法（以下簡稱本法）第九十一條第二項及緊急醫療救護法第五十六條第二項規定訂定之。

第二條

①本辦法所定獎勵措施，其項目如下：
一　緊急、重症醫療資源不足地區服務人力之改善。
二　緊急、重症醫療資源不足地區相關醫療設備、設施之增購或更新。
三　婦產科、兒科醫療資源及品質之改善。
四　弱勢族群及山地、離島地區醫療照護服務之改善。
五　醫療機構品質及效率之提升。
六　重要慢性疾病防治醫療品質之提升。
七　特殊或策略性醫療產業之發展。
八　藥事照護服務之發展及用藥品質之提升。
九　依本法中華民國九十三年四月二十八日修正施行前醫療發展基金相關規定許可在案之獎勵事項。
②前項第一款、第二款緊急醫療資源不足地區之認定，由中央主管機關依醫院緊急醫療能力分級標準，及醫療資源分布狀況公告之。

第三條 102

前條獎勵措施之方式如下：
一　改善服務人力之人事費用及訓練費用之補助。
二　增購或更新相關醫療設備、設施之費用或貸款利息之補助。
三　改善、提升醫療照護與疾病防治有關之服務、品質及效率所需費用之獎助。
四　改善、提升前條第一項第七款特殊或策略性醫療產業之人力品質、服務流程及病人安全或臺灣品牌特色形象推廣及行銷，所需費用之獎助。
五　改善、提升或推動獎勵措施項目，績效卓著之醫療機構，發給獎牌、獎狀或獎勵金，並得給予公開表揚。

第四條
①前二條之獎勵，中央主管機關得逐年訂定計畫實施之。
②前項計畫內容應包括申請期間、申請資料、獎勵細目與模式、獎勵對象、審查程序、經費核撥及核銷等相關作業程序。

第五條
①本辦法獎勵之對象如下：
一　醫療機構。
二　護理之家機構及居家護理機構。
三　精神復健機構。
四　衛生財團法人。
五　藥局。
②前項各款機構或法人申請獎勵時，公立機構，以其代表人爲申請人；私立機構，以負責醫事人員爲申請人；法人或其他團體附設機構，以該法人或團體爲申請人。

第六條
中央主管機關應邀集學者專家及有關機關（構）之代表，辦理申請獎勵案件之審查及輔導；並得委任、委託相關機關（構）或民間專業機構、團體爲之。

第七條
中央主管機關對受獎勵機構，爲檢查及瞭解其執行獎勵項目之情形或其財務狀況，得命提出相關文件、資料或報告；必要時，並得派員或會同有關機關實地勘查或查核，受獎勵機構不得規避、妨礙或拒絕。

第八條
受獎勵機構執行本辦法所定之獎勵項目，其有違反法令或辦理不善情事，經中央主管機關命其限期改善而屆期未改善者，中央主管機關得即予廢止或停止其全部或一部之獎勵；該機構三年內不得再申請相關獎勵。

第九條
本辦法中華民國一百年四月八日修正施行前，已辦理簽約之獎勵案件，依修正前之規定辦理。

第一〇條
本辦法自發布日施行。

危險性醫療儀器審查評估辦法

①民國72年7月7日行政院衛生署令訂定發布全文12條。
②民國77年7月22日行政院衛生署令修正發布名稱及全文11條（原名稱：醫院診所購置及使用精密醫療儀器設備輔導辦法）。
③民國97年7月14日行政院衛生署令修正發布名稱及全文8條；並自發布日施行（原名稱：醫療機構購置及使用昂貴或具有危險性醫療儀器審查及評估辦法）。
④民國98年8月12日行政院衛生署令修正發布名稱及全文8條；並自發布日施行（原名稱：具有危險性醫療儀器審查評估辦法）。
⑤民國99年7月9日行政院衛生署令修正發布第4條附表。
⑥民國106年8月11日衛生福利部令修正發布第4條附表。
⑦民國111年10月19日衛生福利部令增訂發布第6-1條條文。

第一條
本辦法依醫療法（以下簡稱本法）第九十三條第三項規定訂定之。

第二條
本法所稱具有危險性醫療儀器（以下稱危險性醫療儀器），指其使用應有嚴謹之規範，使用失當可導致人體健康或環境安全重大危害者。

第三條
危險性醫療儀器應指定管理醫師保管使用，其操作人員應接受專門訓練。

第四條
①危險性醫療儀器之項目、管理醫師及得設置之醫療機構（以下稱設置機構）之資格、條件，如附表。
②危險性醫療儀器之適應症、操作人員資格、條件及其他應遵行之相關事項依特定醫療技術檢查檢驗醫療儀器施行或使用管理辦法之規定。

第五條
①設置機構申請設置危險性醫療儀器，應塡具申請書，並檢具下列文件，向中央主管機關申請，經審查取得許可證明後，始得設置：
一　醫療機構開業執照及符合附表規定條件之證明文件影本。
二　管理醫師之資格證明文件影本。
三　儀器之圖樣及說明書。
四　醫療器材輸入或製造許可證明文件影本。
②前項第四款之許可證明，有特殊因素需併同建築物擴建工程申請，致無法先行取得者，得以中央主管機關同意輸入之證明文件

代之。

③第一項許可設置之危險性醫療儀器，中央主管機關得請設置機構於一定期間內提出使用報告書。

第六條

①中央主管機關對於危險性醫療儀器設置許可之審查，得邀集專家或委託專業團體為之。

②中央主管機關得公告限制同一醫療區或醫療次區內危險性醫療儀器之設置數。

第六條之一 111

①設置機構取得危險性醫療儀器設置許可證明者，應自許可之日起五年內完成啓用。

②設置機構有下列情事之一，致未能於前項所定五年內完成啓用者，得於屆滿前，敘明理由並檢具執行進度、預定完成期間及其他相關證明文件、資料，向中央主管機關申請展延；展延期間至多三年，並以一次為限：

一　依相關法規規定，應辦理建院基地土地用途變更、環境影響評估、水土保持處理、醫療器材查驗登記或其他事由，受相關目的事業主管機關辦理時效影響。

二　發生災害防救法第二條第一款所定災害、傳染病防治法第三條第一項所定傳染病，或其他重大變故。

三　其他不可歸責於設置機構之事由。

③未能於前二項所定期間內完成啓用者，中央主管機關得廢止其許可。

④第一項所定五年，於本辦法中華民國一百十一年十月十九日修正施行前，已取得危險性醫療儀器設置許可者，自本辦法上開修正施行之日起算。

第七條

危險性醫療儀器報廢或停止使用，設置機構應於事實發生日起三十日內，報中央主管機關備查。

第八條

本辦法自發布日施行。

特定醫療技術檢查檢驗醫療儀器施行或使用管理辦法

①民國 92 年 12 月 24 日行政院衛生署令訂定發布全文 11 條；並自發布日施行。
②民國 93 年 2 月 26 日行政院衛生署令修正發布全文 11 條；並自發布日施行。
③民國 93 年 6 月 23 日行政院衛生署令修正發布第 1、10 條條文及第 2 條附表第十一、十九項目。
④民國 94 年 6 月 8 日行政院衛生署令修正發布第 7、8 條條文及第 2 條附表第二十～二十二項目。
⑤民國 94 年 7 月 7 日行政院衛生署令修正發布第 2 條附表第二十三、二十四項目。
⑥民國 96 年 1 月 15 日行政院衛生署令修正發布第 2 條附表第二十三項目。
⑦民國 97 年 7 月 14 日行政院衛生署令修正發布第 2 條附表第二十五項目。
⑧民國 101 年 4 月 16 日行政院衛生署令修正發布第 2 條附表。
⑨民國 101 年 11 月 23 日行政院衛生署令修正發布第 10 條條文及第 2 條附表。
⑩民國 104 年 11 月 12 日衛生福利部令修正發布第 2 條附表。
⑪民國 104 年 12 月 29 日衛生福利部令修正發布第 11 條條文及第 2 條附表；第 2 條附表除項目十九～二十一有關操作醫師資格規定自 106 年 1 月 1 日施行外，餘自發布日施行。
⑫民國 105 年 12 月 9 日衛生福利部令修正發布第 11 條條文；有關 104 年 12 月 29 日修正發布之第 2 條附表，除項目十九～二十一有關操作醫師資格規定，自 108 年 1 月 1 日施行外，自發布日施行。
⑬民國 107 年 9 月 6 日衛生福利部令修正發布全文 34 條；除第 23～27 條自 108 年 1 月 1 日施行外，餘自發布日施行。
⑭民國 110 年 2 月 9 日衛生福利部令修正發布全文 44 條；並自發布日施行。

第一章　總　則

第一條

本辦法依醫療法（以下簡稱本法）第六十二條第二項規定訂定之。

第二條

本辦法用詞，定義如下：

一　人體細胞組織物：指人體細胞、組織、體液，或經非基因工程之實驗操作產生含有細胞之衍生物質。

二　特定醫療技術：指細胞治療技術、特定美容醫學手術或其他應限制操作機構及人員資格，始得施行之醫療技術。

三　細胞治療技術：指使用無結合藥物之人體細胞組織物，重建人體構造、機能或治療疾病之技術。但不包括下列技術：

㈠輸血。

㈡血液製劑。

㈢骨髓造血幹細胞移植、周邊血造血幹細胞移植。

㈣人工生殖。

㈤其他經中央主管機關公告之項目。

四　特定美容醫學手術：指眼、鼻、耳、顱顏、胸、腹之整形，植髮、削骨、拉皮、自體脂肪移植、抽脂、包皮環切術外之生殖器整形，或其他單純改善身體外觀之手術。

五　特定檢查、檢驗：指實驗室開發檢測（Laboratory Developed Tests，LDTs）或其他應限制操作機構及人員資格，始得施行之檢查、檢驗。

六　實驗室開發檢測：指為診察、診斷或治療特定病人或疾病之目的，由認證實驗室自行建立及使用之檢測。

七　特定實驗室：指由非醫療機構設立，經中央主管機關許可，提供實驗室開發檢測之實驗室。

第三條

①醫療機構施行非人體試驗之細胞治療技術，應檢具下列文件、資料，向中央主管機關申請核准後，經直轄市、縣（市）主管機關登記，始得為之：

一　操作醫師資格之證明。

二　細胞製備場所之證明。

三　第十三條或第十四條所定施行計畫。

②前項各款內容變更時，應依前項規定申請核准及登記後，始得施行。

第四條

醫療機構施行第二十五條所定特定美容醫學手術項目，應檢具下列文件、資料，向直轄市、縣（市）主管機關申請核准及登記後，始得為之：

一　手術醫師之專科醫師證書。

二　第二十七條、第二十八條醫師，其相關訓練證明。

三　緊急後送轉診計畫。

第五條

醫療機構施行第二章第三節所定其他特定醫療技術項目，應檢具下列文件、資料，向直轄市、縣（市）主管機關申請核准及登記後，始得為之：

一　施行醫師之專科醫師證書及附表一所定專業訓練證明。

二　操作設備之醫事人員證書及附表一所定專業訓練證明。

三　醫療器材許可證。

四　其他法令規定之證明文件、資料。

第六條

醫療機構施行或使用第三章第一節所定特定醫療儀器項目，應檢具下列文件、資料，向直轄市、縣（市）主管機關申請核准及登記後，始得為之：

一　施行醫師之專科醫師證書及附表二所定專業訓練證明。
二　操作之醫事人員證書及附表二所定專業訓練證明。
三　醫療器材許可證。
四　其他法令規定之證明文件、資料。

第七條

①醫療機構施行第三章第二節所定特定檢查、檢驗之實驗室開發檢測項目，應檢具下列文件、資料，向中央主管機關申請核准後，經直轄市、縣（市）主管機關登記，始得為之：

一　專任品質主管、專任技術人員及核發檢測報告人員之醫事人員證書及專業訓練證明。
二　專任檢測開發、分析、校正、生物資訊處理及其他相關人員之專業訓練證明。
三　第三十六條所定施行計畫。
四　第三十七條認證實驗室合格證明。

②前項各款內容變更時，應依前項規定申請核准及登記後，始得施行。

第八條

①醫療機構經登記施行或使用特定醫療技術、檢查、檢驗或醫療儀器後，發生終止或停止施行或使用、施行醫師或操作人員異動時，應於事實發生之日起三十日內，向原登記之直轄市、縣（市）主管機關申請變更登記；其屬第三條及前條情形者，應先向中央主管機關申請核准。

②未完成前項變更登記前，已終止或停止施行或使用之技術、檢查、檢驗或醫療儀器，不得繼續施行或使用；新施行醫師或操作人員之資格，於事實發生之日起三十日後未取得前項變更登記者，不得施行該技術、檢查、檢驗或操作儀器。

③醫療機構違反前二項規定者，除依本法第一百零三條第一項第二款、第一百零七條規定處罰外，直轄市、縣（市）主管機關應通知限期改善；經通知限期改善達二次，屆期仍未改善者，直轄市、縣（市）主管機關得廢止該項登記。

第九條

醫療機構施行或使用特定醫療技術、檢查、檢驗或醫療儀器，有逾越第二章及第三章規定之適應症者，除依本法第一百零三條第一項第二款、第一百零七條規定處罰外，直轄市、縣（市）主管機關並得廢止其登記。但有下列情形之一者，不在此限：

一　情況緊急。
二　經中央主管機關核准施行之人體試驗。
三　其他經中央主管機關核准。

第一〇條

醫療機構經依本辦法廢止登記者，自受廢止登記之日起二個月內，不得就同一項目重新申請登記施行或使用該特定醫療技術、檢查、檢驗或醫療儀器。

第一一條

特定醫療技術、檢查、檢驗或醫療儀器，屬可發生游離輻射設備或須使用放射性物質者，應符合游離輻射防護法相關規定。

第二章　特定醫療技術

第一節　細胞治療技術

第一二條

施行細胞治療技術之醫師，應為該疾病相關領域之專科醫師，並符合下列資格之一：

一　完成中央主管機關公告特定細胞治療技術相關之訓練課程。

二　曾參與執行與附表三特定細胞治療技術相關之人體試驗。

第一三條

①醫療機構依第三條規定，申請施行附表三所定細胞治療技術應檢具之施行計畫，其內容應載明下列事項：

一　機構名稱。

二　細胞治療項目。

三　適應症。

四　符合前條規定之專任操作醫師。

五　施行方式。

六　治療效果之評估及追蹤方式。

七　費用及其收取方式。

八　已發表之國內、外相關文獻報告。

九　同意書範本。

十　細胞製備場所。

十一　人體細胞組織物之成分、製程及管控方式。

十二　發生不良反應之救濟措施。

②中央主管機關必要時，得公開醫療機構前項經核准全部或一部計畫之內容。

第一四條

①醫療機構依第三條規定，申請施行附表三以外之細胞治療技術應檢具之施行計畫，其內容應載明下列事項：

一　機構名稱。

二　細胞治療項目。

三　適應症。

四　符合第十二條規定之專任操作醫師。

五　施行方式。

六　治療效果之評估及追蹤方式。

七　費用及其收取方式。
八　已自行或參與執行完成之人體試驗成果報告，及其他國內、外相關文獻報告。
九　同意書範本。
十　細胞製備場所。
十一　人體細胞組織物之成分、製程及管控方式。
十二　發生不良反應之救濟措施。

②中央主管機關必要時，得公開醫療機構前項經核准全部或一部計畫之內容。

第一五條

中央主管機關得就前二條申請案，核准其施行期間；醫療機構得於期限屆至前，申請展延。

第一六條

①醫療機構施行細胞治療技術，涉及細胞處理、培養或儲存者，應自行設置或委託細胞製備場所執行。

②前項細胞製備場所之設置，應符合中央主管機關公告之人體細胞組織優良操作相關規範。

③第一項細胞製備場所所屬機構，應檢具符合前項操作相關規定之文件、資料，向中央主管機關申請認可；該機構或場所名稱、地址、專責人員、細胞治療技術項目（適應症）或施行機構有新增或變更，或該場所擴建者，亦同。

④中央主管機關為前項認可時，得核定認可之內容及有效期間；機構得於期限屆至前，申請展延。

⑤中央主管機關對製備場所，得進行不定期查核，並得調閱相關文件、資料及紀錄；製備場所及其人員不得規避、妨礙或拒絕；查核結果未符合中央主管機關公告之人體細胞組織優良操作規範者，應令其限期改正，情節重大者，得停止或廢止該細胞製備場所之認可。

⑥前三項中央主管機關應辦理之事項，委任衛生福利部食品藥物管理署為之。

第一七條

①醫療機構施行細胞治療技術所使用之人體細胞、組織，應以器官保存庫提供者為限。但有下列情形之一者，不在此限：
一　為當次治療所取得。
二　自中央主管機關依前條第三項認可之細胞製備場所所取得。

②前項器官保存庫設置資格、條件、許可及其他相關事項，應依人體器官保存庫管理辦法之規定。

③第一項第二款認可之內容，應包括細胞處理、培養及儲存。

第一八條

①醫療機構應依第十三條、第十四條核准之計畫施行；除病歷外，應另製作相關紀錄，至少保存十年，並就中央主管機關公告細胞治療之項目及相關資料，登錄於中央主管機關建置之資訊系統。

②前項紀錄之內容，應包括治療之日時、場所、治療內容、不良反

應及其他中央主管機關指定之事項。

③病人接受細胞治療時，發生非預期嚴重不良反應者，醫療機構應於得知事實後七日內，通報中央主管機關。

第一九條

醫療機構施行細胞治療技術前，應向病人或其法定代理人、配偶、親屬或關係人，說明該技術之已知效果、風險、可能之不良反應、救濟措施及其他必要事項，經其同意，並簽具同意書。

第二〇條

①醫療機構執行細胞治療技術，應於每年度終了三個月或中央主管機關要求之期限內，提出施行結果報告。

②前項報告之內容，應包括下列事項：

一　治療案例數。

二　治療效果。

三　發生之不良反應或異常事件。

四　其他經中央主管機關指定之事項。

③中央主管機關必要時，得公開醫療機構之治療統計結果。

第二一條

①醫療機構有下列情形之一者，中央主管機關得停止或終止其施行細胞治療技術之全部或一部，並通知直轄市、縣（市）主管機關：

一　未依核准之計畫施行。

二　不良事件發生數或嚴重度顯有異常。

三　未依前條規定提出施行結果報告。

四　細胞製備場所違反本法或中央主管機關公告之人體細胞組織優良操作相關規範，顯有損害病人權益、安全之情事。

五　其他顯有影響病人權益、安全之情事。

②醫療機構申請停止或終止施行細胞治療技術之全部或一部者，應敘明理由，準用前項程序辦理。

③前二項停止或終止施行之技術，醫療機構應於中央主管機關所定期限內，檢具細胞、組織及檢體之後續處理計畫書，報請核定。

第二節　特定美容醫學手術

第二二條

醫療機構除為治療之目的，不得為未滿十八歲之人施行下列特定美容醫學手術：

一　眼整形。

二　鼻整形。

三　顱顏整形。

四　胸部整形。

五　植髮。

六　削骨。

七　拉皮。

八　抽脂。

九　包皮環切術外之生殖器整形。

第二三條

①醫療機構施行特定美容醫學手術前，應依本法第六十三條規定說明，經病人或其法定代理人、配偶、親屬或關係人同意，簽具同意書。

②前項同意，醫療機構應給予充分思考期，不得以強制、利誘或其他不正當方式為之。

第二四條

醫療機構施行特定美容醫學手術使用之藥物，應具有中央主管機關核准發給之藥物輸入或製造許可證明文件。

第二五條

施行下列特定美容醫學手術之醫師，應為專科醫師分科及甄審辦法之專科醫師，且每三年應接受美容醫學手術繼續教育課程至少二十四小時：

一　削骨。

二　中臉部、全臉部拉皮（full face lift）。

三　單次脂肪抽出量達一千五百毫升或單次脂肪及體液總抽出量達五千毫升。

四　腹部整形（abdominoplasty）。

五　鼻整形。

六　義乳植入之乳房整形。

七　全身拉皮手術。

第二六條

屬專科醫師分科及甄審辦法之專科醫師，得施行下列特定美容醫學手術：

一　臉部削骨：整形外科、耳鼻喉科、口腔顎面外科、眼科、神經外科及骨科。

二　臉部以外其他部位削骨：整形外科、骨科。

三　中臉部、全臉部拉皮（full face lift）：整形外科、耳鼻喉科、口腔顎面外科、眼科、皮膚科、骨科及外科。

四　單次脂肪抽出量達一千五百毫升或單次脂肪及體液總抽出量達五千毫升：整形外科、皮膚科、外科及婦產科。

五　腹部整形：整形外科、婦產科、外科及皮膚科。

六　鼻整形：耳鼻喉科、口腔顎面外科、皮膚科、外科及整形外科。

七　義乳植入之乳房整形：整形外科及外科。

八　全身拉皮手術：整形外科。

第二七條

屬專科醫師分科及甄審辦法之外科、婦產科、骨科、耳鼻喉科、眼科、皮膚科、神經外科、泌尿科、家庭醫學科、急診醫學科之專科醫師，施行前條各款之美容醫學手術，應符合下列條件：

一　參與前條各款之美容醫學手術達十例以上，並領有中央主管機關認可之專科醫學會發給之證明。

二　完成中央主管機關認可之學會所辦前條各款相關美容醫學手術訓練課程達三十二小時以上，並取得證明。

第二八條

屬專科醫師分科及甄審辦法之內科、兒科、神經科、精神科、復健科、麻醉科、放射診斷科、放射腫瘤科、解剖病理科、臨床病理科、核子醫學科、職業醫學科之專科醫師，施行第二十六條各款之美容醫學手術，應符合下列條件：

一　完成相當於外科專科醫師訓練三年時數之訓練課程。

二　參與第二十六條各款之美容醫學手術達十例以上，並領有中央主管機關認可之專科醫學會發給之證明。

三　完成中央主管機關認可之學會所辦第二十六條各款相關美容醫學手術訓練課程達三十二小時以上，並取得證明。

第二九條

①醫療機構施行第二十五條手術時，其屬全身麻醉或非全身麻醉之靜脈注射麻醉特定美容醫學手術者，應有專任或兼任之麻醉科專科醫師全程在場，且應於手術時親自執行麻醉業務。

②前項非全身麻醉之靜脈注射麻醉屬中度、輕度鎮靜者，得由手術醫師以外之其他受麻醉相關訓練之醫師執行，不受前項應有麻醉科專科醫師規定之限制。

③前項從事麻醉相關訓練之訓練機構，應向中央主管機關申請認可；受訓練之醫師應完成全部課程，並取得證明文件。

第三〇條

九十九床以下之醫院或診所施行第二十五條之特定美容醫學手術者，應訂定緊急後送轉診計畫，並與後送醫院簽訂協議書或契約。

第三一條

中華民國一百零八年一月一日前已施行第二十五條各款手術達三十例以上之醫師，並取得中央主管機關認可之專科醫學會、醫師公會全聯會發給之證明者，不受第二十六條資格、條件規定之限制。

第三節　其他特定醫療技術

第三二條

醫療機構施行細胞治療技術及特定美容醫學手術以外之其他特定醫療技術者，其項目、醫療機構條件、操作人員資格及其他應遵行事項，規定如附表一。

第三三條

醫療機構施行前條其他特定醫療技術，應符合醫療器材許可證記載之適應症。

第三章　特定檢查、檢驗及醫療儀器

第一節　特定醫療儀器

第三四條

醫療機構施行或設置特定醫療儀器之項目、醫療機構條件、操作人員資格及其他應遵行事項，規定如附表二。

第三五條

醫療機構施行或使用前條特定醫療儀器，除本辦法另有規定外，應符合醫療器材許可證記載之適應症。

第二節　特定檢查、檢驗之實驗室開發檢測

第三六條

①第七條第一項實驗室開發檢測項目，規定如附表四。

②醫療機構施行前項附表四之實驗室開發檢測項目，應擬訂施行計畫，載明下列事項：

一　醫療機構名稱。
二　第三十七條認證實驗室及施行地點。
三　認證實驗室負責人及品質主管。
四　檢測項目及報告範本。
五　醫療機構之報告簽署醫師。
六　費用及其收取方式。
七　同意書範本。
八　檢測結果於臨床應用之評估方式。

③中央主管機關必要時，得公開前項經核准施行計畫內容之全部或一部。

第三七條

①醫療機構施行實驗室開發檢測，應由經中央主管機關認證，或取得經中央主管機關公告相關認證資格之實驗室或醫事檢驗所（以下併稱認證實驗室）爲之。

②前項認證實驗室得由醫療機構或機關、機構、學校、法人設置。

③第一項施行實驗室開發檢測之認證實驗室爲特定實驗室，施行附表四檢測項目者，自中華民國一百十五年一月一日起，以經中央主管機關認證者爲限，始得施行實驗室開發檢測；該實驗室之作業場所樓地板面積擴充、認證事項新增或變更時，應檢具文件、資料，向中央主管機關申請變更。

④中央主管機關對第一項認證實驗室，得進行不定期查核，並得調閱相關文件、資料及紀錄；認證實驗室及其人員不得規避、妨礙或拒絕。

⑤施行實驗室開發檢測之實驗室設於境外者，該實驗室應符合前三項及實驗室所在國家、地區之規定，並向中央主管機關申請專案許可。

⑥第一項認證，中央主管機關得委任衛生福利部食品藥物管理署或委託其他機關、法人、團體爲之；第四項查核，中央主管機關得委任衛生福利部食品藥物管理署爲之。

第三八條

①醫療機構施行實驗室開發檢測，應由自行設置或委託認證實驗室為之；其委託認證實驗室為之者，該受託實驗室應置下列人員：

一　專任品質主管：一人，具醫事檢驗師或專科醫師資格，且有臨床檢驗品質管理及相關實驗室開發檢測經驗二年以上。

二　專任技術人員：一人以上，且具醫事檢驗師資格，並完成中央主管機關公告之訓練課程及時數，取得訓練單位發給之證明。

三　專任檢測開發、分析、校正、生物資訊處理及其他相關人員：一人以上，完成中央主管機關公告之訓練課程及時數，取得訓練單位發給之證明。

四　核發檢測報告人員：一人以上，經相關訓練之醫事檢驗師或專科醫師，並得由第一款、第二款人員擔任。

②前條第五項境外實驗室，其前項第二款、第三款人員之資格及訓練，得由中央主管機關認定，不受前項規定之限制。

第三九條

①施行實驗室開發檢測之認證實驗室，應依醫師開立之醫囑及其通過認證之檢測項目提供服務，並製作相關紀錄及出具檢測報告；其紀錄及報告，至少保存七年。

②前項檢測報告，應由核發報告人員簽名或蓋章；報告內容，應包括受檢者資料、日期、場所、檢測項目、檢測結果、檢測限制及其他中央主管機關指定之事項。

第四〇條

①受醫療機構委託施行實驗室開發檢測之認證實驗室，應依醫療機構之要求，提供原始檢測紀錄及結果報告，不得拒絕。

②前項紀錄及報告，不得提供或洩露予委託之醫療機構以外之第三人。但法律另有規定者，不在此限。

③第一項報告，醫療機構應併入病歷保存。

第四一條

①醫療機構施行第三十六條第二項之施行計畫，有下列情形之一者，中央主管機關得停止或終止施行實驗室開發檢測，並通知直轄市、縣（市）主管機關：

一　未依核准之計畫施行。

二　委託認證實驗室違反第三十七條第一項至第五項情形之一。

三　違反其他法規，嚴重影響病人權益、安全之情事。

②前項停止檢測期間，為六個月以上一年以下；經終止檢測者，應自終止日起二年後，始得重新申請施行檢測。

第四二條

①認證實驗室，有下列情形之一者，中央主管機關得停止或終止施行或受託施行實驗室開發檢測項目之一部；情節重大者，得停止或終止實驗室開發檢測項目之全部：

一　未依認證之檢測項目提供服務。

二　無醫囑或未依醫囑施行檢測。
三　未依第三十九條規定製作紀錄、出具報告，或簽名、蓋章。
四　製作不實紀錄，或出具不實報告。
五　違反第三十七條第三項規定，未取得中央主管機關認證或變更許可。
六　違反第三十七條第四項規定，規避、妨礙或拒絕中央主管機關查核。
七　未依第四十條第一項或第二項規定，提供紀錄或報告予醫療機構；或提供、洩露予委託之醫療機構以外之第三人。
八　違反其他法規嚴重影響受檢者權益、安全之情事。

②前項停止檢測期間，為六個月以上一年以下；經終止檢測者，應自終止日起二年後，始得重新申請施行檢測。

第四三條

本辦法中華民國一百十年二月九日修正施行前，已施行附表四檢測項目之醫療機構，有不符合第三十六條至第三十八條規定者，應自修正施行之日起三年內補正並依第七條規定申請核准、登記。

第四章　附　則

第四四條

本辦法自發布日施行。

通訊診察治療辦法

①民國107年5月11日衛生福利部令訂定發布全文8條；並自發布日施行。
②民國113年1月22日衛生福利部令修正發布全文22條；並自113年7月1日施行。

第一條
本辦法依醫師法（以下稱本法）第十一條第二項規定訂定之。
第二條
本法第十一條第一項但書所定山地、離島及偏僻地區如附表。
第三條
本法第十一條第一項但書所定特殊情形，爲病人有下列診察、治療（以下稱診療）需求之一者：
一　急性後期照護。
二　慢性病照護計畫收案病人。
三　長期照顧服務。
四　家庭醫師收治照護。
五　居家醫療照護。
六　疾病末期照護。
七　矯正機關收容照護。
八　行動不便照護。
九　災害、傳染病或其他重大變故照護。
十　國際醫療照護。
第四條
前條第一款所稱急性後期照護，指爲緊急外傷病人、急性冠心症病人、精神疾病急性病人、急性腦中風病人、慢性阻塞性肺病病人、慢性心衰竭病人、手術後病人或其他需急性後期照護之病人，於離開醫院、診所後三個月內施行之追蹤診療及照護。
第五條
第三條第二款所稱慢性病照護計畫收案病人，指爲主管機關或其所屬機關有關慢性病照護計畫收案之病人，因病情需要，施行之診療及照護。
第六條
第三條第三款所稱長期照顧服務，指爲與醫療機構訂有醫療服務契約之長期照顧服務機構、老人福利機構、身心障礙福利機構、護理機構或其他相類機構，就失智、失能或行動不便之機構住民，施行之診療及照護。
第七條
第三條第四款所稱家庭醫師收治照護，指爲主管機關或其所屬機關有關家庭醫師整合性照護計畫，符合參與醫療給付改善方案條件收案之病人，因病情需要由家庭醫師施行之診療及照護。

第八條

第三條第五款所稱居家醫療照護，指爲主管機關或其所屬機關有關居家照護、居家醫療照護整合計畫收案之病人，於執行之醫療團隊醫師診療後三個月內，因病情需要施行之診療及照護。

第九條

第三條第六款所稱疾病末期照護，指爲減輕或免除末期病人之生理、心理及靈性痛苦，施行之緩解性、支持性診療及照護。

第一〇條

第三條第七款所稱矯正機關收容照護，指爲矯正機關收容人，施行之診療及照護。

第一一條

第三條第八款所稱行動不便照護，指爲因失能、身心障礙或重大傷病，致外出就醫不便之病人，施行之診療及照護。

第一二條

第三條第九款所稱災害、傳染病或其他重大變故照護，指爲居住地區發生災害防救法第二條第一款所定災害、傳染病防治法第三條第一項所定傳染病，或其他重大變故，未能或不便至醫療機構就診之病人，施行之診療及照護。

第一三條

第三條第十款所稱國際醫療照護，指爲境外之我國或非我國籍病人，施行之諮詢、診療及照護。

第一四條

本法第十一條第一項但書所定急迫情形，爲具有下列情形之一者：

一　生命處於危急狀態。

二　其他緊急情況，有立即接受醫療處置之需要。

第一五條

①通訊診療之醫療項目如下：

一　詢問病情。

二　提供醫療諮詢。

三　診察、診斷、醫囑。

四　開立檢查、檢驗單。

五　會診。

六　精神科心理治療。

七　開立處方。

八　原有處方之調整或指導。

九　衛生教育。

十　其他中央主管機關指定之項目。

②前項第五款會診，指因病人病情之需要，由病人端之診療醫師以通訊方式，諮詢他醫療機構醫師之診療意見或提供處方建議；他

醫療機構醫師，得依醫師法第八條之二規定，免事先報所在地主管機關核准。

③以電子方式開立第一項第七款處方，其處方箋應符合中央主管機關公告之格式。

第一六條

①經通訊診療之病人符合下列情形之一者，醫師始得開立處方：

一　第三條第一款至第六款及第八款：病情穩定之複診病人。

二　第二條、第三條第七款、第九款、第十款及第十四條：初診及複診病人。

②前項開立之處方，不得包括管制藥品。但第二條、第三條第六款、第十四條及精神病之情形，不在此限。

第一七條

山地、離島、偏僻地區之指定醫師，除有急迫情形者外，應符合下列條件之一：

一　附表所列地區之衛生所、衛生室或公立醫療機構之醫師。

二　執行主管機關或其所屬機關有關山地離島地區醫療品質提升法令所定醫療機構之醫師。

三　其他經直轄市、縣（市）主管機關指定之醫師。

第一八條

①執行特殊情形通訊診療之醫療機構，應擬具通訊診療實施計畫，經直轄市、縣（市）主管機關核准後，始得實施；執行第三條第七款者，應先徵得矯正機關同意。

②前項實施計畫內容，應載明下列事項：

一　實施之主責醫師及其他醫事人員。

二　醫療項目。

三　實施對象。

四　實施期間。

五　合作之醫事機構、第六條所定機構或矯正機關。

六　通訊診療告知同意書範本。

七　個人資料保護及資料檔案安全維護措施。

八　其他主管機關指定事項。

③醫療機構執行通訊診療，經中央主管機關或所屬機關依其他法規規定核定者，得以核定文件替代第一項實施計畫，並報直轄市、縣（市）主管機關備查。

④第二項第一款醫事人員如有異動，應自事實發生之日起三十日內報直轄市、縣（市）主管機關備查。

第一九條

①通訊診療之實施，得以電信設備、電子通訊、網際網路或其他相類資通訊技術或設備爲之。

②通訊診療使用之資訊系統，涉及病歷資料之傳輸、交換、儲存或開立處方、檢查、檢驗單者，應具備個人身分驗證及符合國際標準組織通用之資料傳輸加密機制，且應符合醫療機構電子病歷製

作及管理辦法之相關規定。

③前項通訊診療資訊系統，醫療機構得委託機構、法人、團體或大學建置及管理，受託者應通過中央主管機關認可之資訊安全標準驗證；其委託，應訂定書面契約。

第二〇條

①醫療機構實施通訊診療時，應遵行下列事項：

一　取得通訊診療對象之知情同意。但有急迫情形者，不在此限。

二　醫師實施通訊診療時，應確認病人身分；第三條第一款至第六款及第八款情形，不得為初診病人。

三　醫師實施通訊診療，以在醫療機構內實施為原則，並確保病人之隱私。

四　依醫療法規定製作病歷，並註明以通訊方式進行診療。

五　護理人員、助產人員或其他醫事人員執行通訊診療醫囑時，應製作執行紀錄，併同病歷保存。

六　其他中央主管機關公告之事項。

②醫師評估病人之病情，不適宜以通訊方式診療時，得不施行通訊診療，並建議改以其他方式為之。

第二一條

本辦法所定通訊診療之病人，為全民健康保險之保險對象時，其保險給付，應依全民健康保險法及其相關法規之規定。

第二二條

本辦法自中華民國一百十三年七月一日施行。

再生醫療法

民國 113 年 6 月 19 日總統令制定公布全文 35 條。

第一章　總　則

第一條

為確保再生醫療之安全、品質及有效性，維護病人權益及醫療倫理，特制定本法。

第二條

本法所稱主管機關：在中央為衛生福利部；在直轄市為直轄市政府；在縣（市）為縣（市）政府。

第三條

本法用詞，定義如下：

一　再生醫療：指利用基因、細胞及其衍生物，用以治療、修復或替換人體細胞、組織及器官之製劑或技術。

二　再生醫療製劑（以下簡稱再生製劑）：指含有基因、細胞及其衍生物，供人體使用之製劑。

三　再生醫療技術（以下簡稱再生技術）：指於人體執行再生醫療之技術。但下列技術不包括在內：

㈠輸血。

㈡使用血液製劑。

㈢骨髓造血幹細胞移植、周邊血造血幹細胞移植。

㈣人工生殖。

㈤其他經中央主管機關公告之技術。

四　再生醫療人體試驗（以下簡稱人體試驗）：指教學醫院或經中央主管機關同意之醫療機構，以發現或證明再生製劑或再生技術於臨床、藥理之作用或疾病治療為目的，而對受試者人體所為之研究。

五　再生醫療細胞保存庫（以下簡稱細胞保存庫）：指為再生醫療所需，保存、處理或提供人體組織、細胞或其衍生物之場所或設施。

六　再生醫療生技醫藥公司：指生技醫藥產業依公司法設立，研發、製造或受託開發製造與再生醫療相關製劑或技術之公司。

第四條

①再生醫療之執行，應遵守再生醫療倫理規範；其內容，由中央主管機關公告之。

②中央主管機關應擬訂再生醫療發展政策及推動計畫，並定期檢討

修正，以推動再生醫療。
③各級主管機關得要求相關機關（構）、學校、法人或團體協助前項計畫之推動。

第五條

①中央主管機關應組成再生醫療審議會（以下簡稱審議會），置委員若干人，就醫、藥、生技、倫理、法律與其他相關專業學者專家及病友團體聘（派）兼之；由衛生福利部部長或部長就委員中指定一人擔任召集人。
②前項審議會辦理下列再生醫療事項：
一　發展、創新及推動政策之諮詢。
二　正確知識及觀念宣導之諮詢。
三　病人安全及醫療品質提升之諮詢。
四　人才培育推動之諮詢。
五　研究發展及獎勵、補助之諮詢、審議。
六　再生製劑及再生技術管理之諮詢。
七　核予再生製劑有附款許可之審議。
八　執行成效評估之諮詢。
九　其他再生醫療相關事項之諮詢。
③第一項審議會之組成、委員資格、議事、利益迴避及其他應遵行事項之辦法，由中央主管機關定之。
④第一項審議會任一性別委員，不得少於委員總數三分之一。

第六條

①中央主管機關得委託其他政府機關（構）、醫療機構、學術研究機構、學校或法人辦理下列事項；必要時得捐助設立財團法人爲之：
一　特定細胞提供者之篩選與其細胞之處理、保存及提供。
二　高技術性組織、細胞之處理及製造。
三　種源細胞之蒐集及保存。
四　人體組織、細胞提供之招募及推廣。
五　其他配合政府推動再生醫療相關政策之事項。
②前項其他政府機關（構）、醫療機構、學術研究機構、學校或法人之委託方式、資格條件由中央主管機關公告之。

第二章　再生醫療人體試驗及研究

第七條

醫療機構執行再生技術前，除有第八條第一項規定情形外，應進行並完成人體試驗。

第八條

①醫療機構執行再生技術，有下列情形之一者，免完成人體試驗：
一　治療危及生命或嚴重失能之疾病，且國內尚無適當之藥品、醫療器材或醫療技術。
二　本法施行前，醫療機構經中央主管機關核准執行之再生技術。

②前項第一款之條件、申請、案例數限制、倫理規範及其他應遵行事項，由中央主管機關公告之。但其治療應排除異種細胞、組織。

③醫療機構執行第一項第一款再生技術前，應逐案向中央主管機關申請核准，始得爲之。

④醫療機構執行再生技術有第一項第一款情形者，免依再生醫療製劑條例規定申請藥品許可證或有附款許可。

第九條

再生醫療研究涉及胚胎或胚胎幹細胞，不得以下列方式爲之：

一　以人工受精方式製造胚胎。

二　製造雜交體。

三　以其他物種細胞核植入去核之人類卵細胞。

四　繁衍研究用胚胎。

五　將研究用胚胎，植入人類或其他物種之子宮。

六　製造或繁衍具有人類生殖細胞之嵌合物種。

七　其他經中央主管機關公告禁止之材料或研究方式。

第一〇條

①中央主管機關或中央目的事業主管機關得就再生醫療之研究發展，給予獎勵或補助。

②前項獎勵或補助之對象、條件、申請程序、獎勵或補助方式、審查基準、廢止及其他相關事項之辦法，由中央主管機關會商中央目的事業主管機關定之。

第三章　再生醫療之執行

第一一條

非醫療機構，不得執行再生醫療。

第一二條

①醫療機構執行再生技術或使用中央主管機關指定之再生製劑，應向中央主管機關申請核准，經核准後並向直轄市、縣（市）主管機關登記，始得爲之。

②中央主管機關得就前項之核准，委任所屬機關或委託其他機關（構）、法人、團體辦理。

③第一項再生製劑之指定、申請核准之條件與程序、核准效期與展延、廢止、核准事項變更、費用審查與收取、退費及其他應遵行事項之辦法，由中央主管機關定之。

第一三條

執行再生醫療之醫師，應爲該疾病相關領域之專科醫師；其資格由中央主管機關公告之。

第一四條

①醫療機構執行再生技術，有細胞培養、處理及保存（以下併稱細胞操作）必要者，得自行或委託再生醫療生技醫藥公司或醫療機構（以下併稱受託機構）爲之。

②前項執行細胞操作之醫療機構、受託機構，免依藥事法之規定取得藥品製造業許可執照；其執行細胞操作，應經中央主管機關查核及許可後，始得為之。

③中央主管機關得就前項之查核、許可及其他相關管理事項，委任所屬機關或委託其他機關（構）、法人、團體辦理。

④第二項醫療機構、受託機構執行細胞操作之方法、設施、設備、管制措施、運銷、操作人員資格與應完成之相關訓練、查核、許可之申請條件與程序、核准效期與展延、廢止、許可事項變更及其他應遵行事項之辦法，由中央主管機關定之。

第一五條

①醫療機構執行再生醫療前，應向病人或其法定代理人、配偶、親屬或關係人，說明可能效果與不良反應、費用、救濟措施及相關必要事項。

②醫療機構執行再生醫療前，應經病人或其法定代理人、配偶、親屬或關係人同意，簽具同意書後，始得為之。

③前項同意書應具備之內容，由中央主管機關定之。

第一六條

①醫療機構使用中央主管機關指定之再生製劑或執行再生技術，應製作紀錄，至少保存十五年，並就中央主管機關指定之項目，登錄於中央主管機關建置之資訊系統。但未成年者之紀錄，至少應保存至其成年後十五年。

②前項紀錄內容，應包括使用或執行之日期、場所、程序、使用之再生製劑與執行之再生技術、嚴重不良事件及其他經中央主管機關指定之事項。

第四章　再生醫療組織細胞管理

第一七條

醫療機構或受託機構執行細胞操作，除組織、細胞取自經中央主管機關許可設置之細胞保存庫者外，應確保人體組織、細胞來源提供者之合適性。

第一八條

①細胞保存庫之設置，應經中央主管機關許可；其保存人體組織、細胞得收取費用，並應確保組織、細胞來源提供者之合適性。

②前項細胞保存庫設置之資格、申請條件與程序、保存項目、許可效期與展延、廢止、許可事項變更、應具備之設施、設備與人員資格、品質管理、費用審查與收取、退費、商業運用利益回饋及其他應遵行事項之辦法，由中央主管機關定之。

③前條及第一項提供者合適性之判定條件、篩選、測試項目及其他相關事項之辦法，由中央主管機關定之。

④中央主管機關得就第一項之許可及其他相關管理事項，委任所屬機關或委託其他機關（構）、法人、團體辦理。

第一九條

①醫療機構或細胞保存庫設置機構取得再生醫療組織、細胞來源之

提供者，以有意思能力之成年人爲限。但顯有益於治療特定人口群且未能以其他對象取代者，不在此限。

②前項之組織、細胞，應於取得前，獲得提供者之書面同意。

③前項書面同意，提供者爲限制行爲能力人或受輔助宣告之人時，應得其本人及法定代理人或輔助人書面同意；爲無行爲能力人或受監護宣告之人時，應得其法定代理人或監護人書面同意。

④提供者爲無意思能力之成年人，未能依前項規定辦理時，應按下列順序之人員，取得其書面同意：

一　配偶。

二　成年子女。

三　父母。

四　兄弟姊妹。

五　祖父母。

⑤前項第二款至第五款規定人員所爲之書面同意，得以一人爲之；同一順序之人意思表示不一致時，以與無意思能力之成年人同居親屬爲先，其同居親屬有二人以上者，以年長者爲先；無同居親屬者，以年長者爲先。

⑥第三項、第四項規定再生醫療組織、細胞來源之提供者爲限制行爲能力人、受輔助宣告之人、無行爲能力人、受監護宣告之人、或無意思能力之成年人，取得之書面同意應經公證始生效力。

⑦本條及第二十條書面同意之內容得以完整呈現，並於日後取出供查驗者，得以電子文件爲之。

第二〇條

①依前條規定取得同意前，應告知下列事項：

一　機構名稱。

二　組織、細胞之取得方式、可能產生之副作用與併發症、發生率與處理方法、禁忌、限制及其他相關應配合事項。

三　提供者合適性判定條件。

四　剩餘組織、細胞之後續處置或可能之使用範圍。

五　對提供行爲之補助內容及方式。

六　後續追蹤內容及方式。

七　退出、中止及終止之權利。

八　取得組織、細胞過程發生不良反應之醫療照護、補償及處理。

九　預期可能衍生之利益及歸屬。

十　個人資料保密措施。

十一　其他經中央主管機關公告之事項。

②前項同意之告知方式、程序及其他應遵行事項之辦法，由中央主管機關定之。

第五章　監督及救濟

第二一條

①招募再生醫療組織、細胞提供者之廣告（以下稱招募廣告），除招募再生製劑組織、細胞提供者之廣告限由藥商爲之外，以由經核准執行再生醫療之醫療機構或保存組織、細胞之細胞保存庫設置機構或受中央主管機關所託辦理第六條第一項第四款招募及推廣人體組織、細胞提供之其他政府機關（構）、醫療機構、學術研究機構、學校、法人或捐助設立之財團法人爲之爲限。
②再生醫療之廣告，限由經核准執行再生醫療之醫療機構爲之；再生製劑廣告，依藥事法藥品廣告之規定。

第二二條

①招募廣告及再生醫療廣告（以下併稱廣告），不得就醫療效能有誇大、不實或無科學實證之標示、宣傳。
②前項廣告，廣告者應於刊播前將其內容、刊播方式、刊播文件及影音錄製之內容，向中央主管機關建置之資訊系統登錄，經中央主管機關或其委任、委託之機關（構）或法人核准，委託傳播業者刊播並應提具核准文件後，始得爲之；刊播期間未經核准，不得變更原核准廣告內容或刊播方式。
③直轄市或縣（市）主管機關發現廣告內容有違反第一項或前項規定時，應令立即停止刊播並限期改善；屆期未改善者，應禁止其繼續刊播，並通知前項之中央主管機關、機關（構）或法人廢止其核准。
④第一項廣告得刊播與不得刊播之文字、言詞、圖畫或其他內容、招募對象、刊播方式、刊播地點及其他應遵行事項之辦法，由中央主管機關定之。
⑤第八條第一項第一款之再生技術，不得廣告。

第二三條

①傳播業者，不得刊播未經核准、與核准事項不符、已廢止核准、經令立即停止刊播或經禁止繼續刊播之廣告。
②傳播業者接受委託刊播廣告，應自廣告之日起六個月內，保存委託刊播廣告之內容、委託刊播機構名稱、地址、電話及前條第二項之核准文件影本資料；委託刊播者爲醫療機構者，並應保存開業執照字號。
③主管機關要求提供前項文件、資料時，傳播業者不得規避、妨礙或拒絕。

第二四條

①醫療機構執行第八條第一項及第十二條第一項再生技術者，應於每年度終了後六個月內或中央主管機關通知之期限內，提出結果報告。
②前項報告內容，應包括案例數、治療效果、不良事件及其他中央主管機關指定之事項。
③中央主管機關應每年公開第一項醫療機構之治療效果及統計之醫療品質資訊，以維護民衆權益。

第二五條

醫療機構使用中央主管機關指定之再生製劑或執行再生技術，應建立長期追蹤機制，發生嚴重不良反應時，應通報中央主管機關；其通報之期限、方式、內容及其他應遵行事項之辦法，由中央主管機關定之。

第二六條

①醫療機構有下列影響病人權益、安全情形之一者，中央主管機關得令其停止或終止執行再生醫療之全部或一部並公告之：

一　違反第八條第二項中央主管機關公告應遵行之事項，或未依第十二條第一項規定經中央主管機關核准之內容執行再生醫療。

二　不良事件發生案例數或嚴重度顯有異常。

三　未依前條前段規定進行通報。

四　執行細胞操作，未符合第十四條第四項所定辦法之規定。

五　其他影響病人權益、安全之情事。

②醫療機構自行停止或終止經依第十二條第一項規定核准之再生醫療全部或一部者，應事先敘明理由，向中央主管機關申請同意。

③前二項終止執行再生醫療之醫療機構，應於中央主管機關所定期限內，檢具內容包括組織、細胞、檢體及執行紀錄之後續處理計畫書，報中央主管機關核定；於核定後，應依後續處理計畫書執行。

第二七條

①醫療機構執行第八條第一項第二款或第十二條第一項之再生技術，應有發生不良反應致重大傷害或死亡之救濟措施；其方式、範圍及其他應遵行事項，由中央主管機關公告之。

②前項救濟措施，得以投保相關責任保險爲之。

第六章　罰　則

第二八條

①非醫療機構有下列情形之一者，處新臺幣二百萬元以上二千萬元以下罰鍰：

一　違反第十一條規定，執行再生醫療。

二　違反第二十一條第二項規定，爲再生醫療廣告。

②有下列情形之一者，處新臺幣二十萬元以上二百萬元以下罰鍰：

一　違反第七條規定，執行再生醫療前未進行或未完成人體試驗。

二　違反第八條第三項規定，未經中央主管機關核准，執行同條第一項第一款之再生技術。

三　違反第十四條第二項後段規定，未經許可執行細胞操作。

四　違反第十八條第一項前段規定，未經許可設置細胞保存庫。

五　違反第二十一條第一項規定，非經核准執行再生醫療之醫療機構、非保存組織、細胞之細胞保存庫設置機構或非受中央主管機關所託辦理第六條第一項第四款招募及推廣人體組織、細胞提供者，刊播招募廣告。

六　違反第二十一條第二項規定，非經核准執行再生醫療之醫療機構爲再生醫療廣告。
七　違反第二十二條第二項規定，未經核准或未向傳播業者提具核准文件，刊播廣告；或未經核准變更原核准之廣告內容或刊播方式。

③有第一項各款或前項第三款規定情形者，除依該項規定處罰外，並得公布其名稱；有第一項第一款違規之情形，另得沒入其執行再生醫療之設備及再生製劑。

第二九條

①有下列情形之一者，處新臺幣二十萬元以上二百萬元以下罰鍰，並令限期改善；屆期未改善者，按次處罰至改善爲止：
一　違反第十四條第四項所定辦法中有關細胞操作之方法、管制措施、運銷或許可事項變更之規定。
二　違反第十七條或第十八條第一項規定，未確保提供者之合適性。
三　違反第十八條第二項所定辦法中有關保存項目、許可事項變更、應具備之設施、設備、品質管理、費用收取、退費或商業運用利益回饋之規定。
四　違反第二十二條第三項規定，刊播已廢止核准、經令立即停止刊播或經禁止繼續刊播之廣告。
五　違反第二十二條第四項所定辦法中有關廣告刊播地點之規定。
六　違反第二十二條第五項規定，刊播第八條第一項第一款之再生技術廣告。
七　違反第二十三條第一項規定，刊播未經核准、與核准事項不符、已廢止核准、經令立即停止刊播或經禁止繼續刊播之廣告。

②依第一項規定令限期改善，改善期間或屆期未改善者，得令停止一部或全部細胞操作及保存；其情節重大有損害病人生命、身體或健康之事實，或有損害之虞者，並得廢止其一部或全部許可。

第三〇條

①醫療機構違反第十二條第一項規定，未經核准及登記執行再生技術或使用中央主管機關指定之再生製劑，處新臺幣十萬元以上一百萬元以下罰鍰，並得公布其名稱。

②有下列情形之一者，處新臺幣十萬元以上一百萬元以下罰鍰，並令限期改善；屆期未改善者，按次處罰至改善爲止：
一　違反第十二條第三項所定辦法中有關核准事項變更、費用收取或退費之規定。
二　違反第二十七條第一項規定，無救濟措施或其措施未符合中央主管機關公告之規定。

③有前項第一款規定情形者，除依該項規定處罰外，並得公布其名稱。

④依第二項規定令限期改善，改善期間或屆期未改善者，得令停止一部或全部再生醫療執行作業；其情節重大有損害病人生命、身體或健康之事實，或有損害之虞者，並得廢止其一部或全部核准事項。

第三一條

有下列情形之一者，處新臺幣五萬元以上五十萬元以下罰鍰：

一　以第九條規定之方式，進行涉及胚胎或胚胎幹細胞之再生醫療研究。

二　執行再生醫療之醫師未符合中央主管機關依第十三條後段規定公告之資格。

三　違反第十四條第四項所定辦法中有關細胞操作人員資格之規定。

四　違反第十八條第二項所定辦法中有關細胞保存庫人員資格之規定。

五　違反第十九條第一項規定，提供者非為有意思能力之成年人。

六　違反第二十三條第二項規定，未依規定期限保存資料或保存資料不全。

第三二條

有下列情形之一者，處新臺幣五萬元以上五十萬元以下罰鍰，並令限期改善；屆期未改善者，按次處罰至改善為止：

一　違反第十四條第四項所定辦法中有關細胞操作人員應完成相關訓練之規定。

二　違反第十五條第一項規定，執行再生醫療前，未為相關說明。

三　違反第十五條第二項規定，未於執行再生醫療前取得同意書。

四　未依第十六條第一項規定製作紀錄、保存或登錄資訊系統。

五　紀錄內容未包括第十六條第二項所定事項。

六　違反第十九條第二項規定，未於取得組織、細胞前獲得提供者之書面同意；或未依同條第三項至第六項有關同意權行使之規定辦理。

七　未依第二十條第一項規定，於取得同意前，告知該項所列事項。

八　違反第二十條第二項所定辦法中有關告知方式、程序之規定。

九　違反第二十三條第三項規定，規避、妨礙或拒絕提供接受委託刊播之廣告文件、資料。

十　未依第二十四條第一項所定期限提出結果報告。

十一　結果報告內容未包括第二十四條第二項所定事項。

十二　違反第二十五條前段規定，發生嚴重不良反應未為通報；或未依同條後段所定辦法規定通報。

十三　未遵行中央主管機關依第二十六條第一項規定所為停止或終止執行再生醫療全部或一部之命令。

十四　違反第二十六條第二項規定，未事先申請同意而自行停止或終止經核准之再生醫療。

十五　違反第二十六條第三項規定，未檢具後續處理計畫書報中央主管機關核定，或未依核定之後續處理計畫書執行。

第三三條

本法所定罰鍰，於私立醫療機構，處罰其負責醫師；於醫療法人設立之醫療機構，處罰醫療法人。

第七章　附　則

第三四條

本法施行細則，由中央主管機關定之。

第三五條

本法施行日期，由行政院定之。

人體生物資料庫管理條例

①民國 99 年 2 月 3 日總統令制定公布全文 31 條；並自公布日施行。
②民國 100 年 1 月 26 日總統令修正公布第 29、30 條條文。
③民國 101 年 8 月 8 日總統令公布刪除第 29 條條文。
民國 102 年 7 月 19 日行政院公告第 2 條所列屬「行政院衛生署」之權責事項，自 102 年 7 月 23 日起改由「衛生福利部」管轄。
④民國 108 年 6 月 12 日總統令修正公布第 2、5 條條文。
⑤民國 110 年 1 月 20 日總統令修正公布第 6 條條文。

第一章　總　則

第一條

為規範人體生物資料庫（以下稱生物資料庫）之設置、管理及運用，保障生物資料庫參與者之權益，促進醫學發展，增進人民健康福祉，特制定本條例。

第二條

本條例所稱主管機關，為衛生福利部。

第三條

本條例用詞，定義如下：

一　生物檢體：指自人體採集之細胞、組織、器官、體液或經實驗操作所產生，足以辨識參與者生物特徵之衍生物質。
二　參與者：指提供生物檢體與個人資料及其他有關資料、資訊予生物資料庫之自然人。
三　生物醫學研究：指與基因等生物基本特徵有關之醫學研究。
四　生物資料庫：指為生物醫學研究之目的，以人口群或特定群體為基礎，內容包括參與者之生物檢體、自然人資料及其他有關之資料、資訊；且其生物檢體、衍生物或相關資料、資訊為後續運用之需要，以非去連結方式保存之資料庫。
五　編碼：指以代碼取代參與者姓名、國民身分證統一編號、病歷號等可供辨識之個人資訊，使達到難以辨識個人身分之作業方式。
六　加密：指將足以辨識參與者個人身分之資料、訊息，轉化為無可辨識之過程。
七　去連結：指於生物檢體、資料、資訊編碼後，使其與可供辨識參與者之個人資料、資訊，永久無法以任何方式連結、比對之作業。
八　設置者：指設置、管理生物資料庫者。
九　移轉：指設置者將生物資料庫及其與參與者間之權利義務讓予第三人。

第二章　生物資料庫之設置

第四條

①生物資料庫之設置者，以政府機關、醫療或學術機構、研究機構、法人（以下統稱機構）爲限，並應向主管機關申請許可。

②前項申請者之資格、申請程序、許可設置之條件、審查基準、定期查核、相關管理及其他應遵行事項之辦法，由主管機關定之。

第五條

①設置者應設倫理委員會，就生物資料庫之管理等有關事項進行審查及監督。

②前項委員會應置審查委員九人至十五人，其中二分之一以上應爲法律專家、社會工作人員、資通安全管理人員及其他社會公正人士；並應有三分之二以上爲非本機構之人員。

③生物資料庫有關資料、資訊之運用，應擬定計畫，經其倫理委員會審查通過後，再報經主管機關邀集法律專家、社會工作人員、資通安全管理人員及其他社會公正人士等人員審查通過後，始得爲之。

④前項各類別人員數不得低於五分之一；單一性別之人員數，不得低於三分之一。

⑤第三項之審查，主管機關得委託民間專業機關（構）、團體辦理。

⑥第二項、第三項之審查人員，於有利益迴避之必要時，應行迴避。

第三章　生物檢體之採集及參與者之保護

第六條 110

①生物檢體之採集，應遵行醫學及研究倫理，並應將相關事項以可理解之方式告知參與者，載明於同意書，取得其書面同意後，始得爲之。

②前項參與者應爲有行爲能力之成年人。但特定群體生物資料庫之參與者，不受此限。

③前項但書之參與者，於未滿七歲者或受監護宣告之人，設置者應取得其法定代理人之同意；於滿七歲以上之未成年人，或受輔助宣告之人，應取得本人及其法定代理人之同意。

④第一項同意書之內容，應經設置者之倫理委員會審查通過後，報主管機關備查。

第七條

前條應告知之事項如下：

一　生物資料庫設置之法令依據及其內容。

二　生物資料庫之設置者。

三　實施採集者之身分及其所服務單位。

四　被選爲參與者之原因。

五　參與者依本條例所享有之權利及其得享有之直接利益。

六　採集目的及其使用之範圍、使用之期間、採集之方法、種類、數量及採集部位。
七　採集可能發生之併發症及危險。
八　自生物檢體所得之基因資料，對參與者及其親屬或族群可能造成之影響。
九　對參與者可預期產生之合理風險或不便。
十　本條例排除之權利。
十一　保障參與者個人隱私及其他權益之機制。
十二　設置者之組織及運作原則。
十三　將來預期連結之參與者特定種類之健康資料。
十四　生物資料庫運用有關之規定。
十五　預期衍生之商業運用。
十六　參與者得選擇於其死亡或喪失行為能力時，其生物檢體及相關資料、資訊是否繼續儲存及使用。
十七　其他與生物資料庫相關之重要事項。

第八條

①參與者得要求停止提供生物檢體、退出參與或變更同意使用範圍，設置者不得拒絕。

②參與者退出時，設置者應銷毀該參與者已提供之生物檢體及相關資料、資訊；其已提供第三人者，第三人應依照設置者之通知予以銷毀。但有下列情形之一者，不在此限：
一　經參與者書面同意繼續使用之部分。
二　已去連結之部分。
三　為查核必要而須保留之同意書等文件，經倫理委員會審查同意。

第九條

參與者死亡或喪失行為能力時，除另有約定者外，生物資料庫仍得依原同意範圍繼續儲存，並使用其生物檢體及相關資料、資訊。

第一〇條

依本條例所為之生物檢體或資料、資訊之蒐集、處理，參與者不得請求資料、資訊之閱覽、複製、補充或更正。但屬可辨識參與者個人之資料者，不在此限。

第四章　生物資料庫之管理

第一一條

①生物檢體或相關資料、資訊遭竊取、洩漏、竄改或受其他侵害情事時，設置者應即查明及通報主管機關，並以適當方式通知相關參與者。

②設置者應訂定前項情事發生時之救濟措施，並報主管機關核定。

第一二條

採集、處理、儲存或使用生物檢體之人員，不得洩漏因業務而知悉或持有參與者之秘密或其他個人資料、資訊。

第一三條

①設置者應依主管機關公告之生物資料庫資訊安全規範，訂定其資訊安全管理規定，並公開之。

②前項管理規定應經倫理委員會審查通過，並報主管機關備查。

第一四條

①設置者不得將生物資料庫之一部或全部移轉與他人，但經主管機關審查核准者不在此限。

②主管機關爲前項審查時，應審酌下列事項：

一　參與者之權益。

二　設置者與受移轉機構之性質。

三　受移轉機構保護參與者權益之能力。

四　參與者明示或可得推知之意思。

③生物資料庫有停止營運之規劃時，應於一年前檢具後續處理計畫書，報主管機關核可後，始得爲之。

第一五條

①生物資料庫中之生物檢體除其衍生物外，不得輸出至境外。

②生物資料庫中資料之國際傳輸及前項衍生物之輸出，應報經主管機關核准。

③生物資料庫提供第三人使用時，應於其使用合約中載明前二項規定。

第五章　生物資料庫之運用

第一六條

①生物醫學研究以人口群或特定群體爲基礎者，其材料不得取自未經許可設置之生物資料庫。

②設置者自行或提供第三人使用生物檢體及相關資料、資訊，應於參與者同意之範圍、期間、方法內爲之。

第一七條

以公益爲目的或政府捐補助設置之生物資料庫，於提供第三人使用生物檢體及相關資料、資訊時，應符合公平原則。

第一八條

①設置者就其所有之生物檢體及相關資料、資訊爲儲存、運用、揭露時，應以編碼、加密、去連結或其他無法辨識參與者身分之方式爲之。

②設置者就參與者姓名、國民身分證統一編號及出生年月日等可辨識個人之資料，應予加密並單獨管理；於與其生物檢體及相關資料、資訊相互比對運用時，應建立審核與控管程序，並應於爲必要之運用後立即回復原狀。

③設置者爲不同來源之資料、資訊互爲比對時，應依第一項規定爲之，並應於比對後，立即回復原狀。

④參與者同意書、終止參與研究聲明書等無法與可辨識參與者之資料分離之文件，不適用前三項規定。但設置者應採取其他必要之

保密措施。
⑤第二項及第三項之比對、運用，適用第五條第三項規定。

第一九條

設置者之成員及其利害關係人於有利益衝突之事項，應行迴避。

第二〇條

生物資料庫之生物檢體、衍生物及相關資料、資訊，不得作爲生物醫學研究以外之用途。但經依第五條第三項規定審查通過之醫學研究，不在此限。

第二一條

①設置者及生物資料庫之商業運用產生之利益，應回饋參與者所屬之人口群或特定群體。
②前項回饋辦法由主管機關定之。

第二二條

設置者應定期公布使用生物資料庫之研究及其成果。

第六章　罰　則

第二三條

①違反第四條第一項規定，未經主管機關許可，擅自設置生物資料庫者，處新臺幣二百萬元以上一千萬元以下罰鍰；其生物檢體及其他生物資料庫儲存之資料、資訊，應予銷毀。但符合第四條第二項所定辦法之設置資格及條件而可補正相關程序者，得先限期令其補正。
②違反第十四條第一項規定；或未依同條第三項規定，生物資料庫之停止營運未於限期內檢具後續處理計畫書報經主管機關核准，或未依核准計畫書之內容爲之，處新臺幣二百萬元以上一千萬元以下罰鍰。
③違反第十五條第一項規定；或未依同條第二項規定報請主管機關核准者，處新臺幣二百萬元以上一千萬元以下罰鍰；其已輸出境外之生物檢體及相關資訊、資料，應立即銷毀。
④違反第三十條規定，未就應予銷毀之生物檢體與相關資料、資訊予以銷毀者，處新臺幣二百萬元以上一千萬元以下罰鍰。
⑤前四項情節重大者，主管機關並得廢止其設置許可。

第二四條

①設置者有下列情形之一者，處新臺幣五十萬元以上二百五十萬元以下罰鍰，並得限期令其改正；屆期未改正者，按次處罰之：
一　違反第五條第一項、第三項規定，未設置倫理委員會，或生物資料庫管理及運用事項未受倫理委員會之審查及監督，或未經主管機關審查通過；違反同條第二項規定，倫理委員會組成不合法；違反同條第六項規定應迴避而未迴避。
二　違反第六條第一項至第三項或第七條規定，進行生物檢體之採集；或違反第六條第四項同意書未經倫理委員會審查通過。

三　違反第十二條規定，洩漏因業務而知悉或持有參與者之秘密或其他個人資料、資訊。
四　違反第十三條第一項規定，未訂定或公開資訊安全規定，或生物檢體及相關資料、資訊之管理違反資訊安全規定；或未依同條第二項經倫理委員會審查通過，或送主管機關備查。
五　違反第十八條第一項規定，處理生物檢體及相關資訊、資料未以無法識別參與者身分之方式；或違反同條第四項規定，對於無法與可辨識參與者資料分離之文件，未採取必要之保密措施；或違反同條第五項規定。
六　違反第十八條第二項規定，未就參與者個人基本資料加密並單獨管理、於相互比對運用時未建立審核及控管程序、於運用後未立即回復原狀；或違反同條第三項規定，於比對時未以無法識別參與者身分之方式為之，未於比對後立即回復原狀。
七　違反第二十條規定，將生物資料庫之生物檢體、衍生物及相關資料、資訊作為生物醫學研究以外之用途。

②有前項各款之情形者，主管機關並得令其於改正前停止營運；其情節重大者，並得廢止設置許可。

第二五條

①設置者有下列情形之一者，處新臺幣二十萬元以上一百萬元以下罰鍰，並得限期令其改正；屆期未改正者，按次處罰之：
一　違反第八條第一項規定，拒絕參與者相關要求；或違反同條第二項規定，未銷毀或通知第三人銷毀參與者退出時已提供之生物檢體及相關資料、資訊。
二　違反第十六條第二項規定，於參與者同意之範圍、期間、方法以外，為生物檢體及相關資料、資訊之自行或提供第三人使用。
三　違反第二十一條第二項訂定之辦法。
四　違反第二十二條規定未定期公布研究及其成果。

②非以人口群或特定群體為基礎之生物醫學研究，違反第二十九條規定而為生物檢體之採集及使用者，處新臺幣二十萬元以上一百萬元以下罰鍰，並得限期令其改正；屆期未改正者，按次處罰之。

第二六條

有下列情形之一者，處新臺幣六萬元以上三十萬元以下罰鍰，並得限期令其改正；屆期未改正者，按次處罰之：
一　設置者以外之人違反第五條第三項規定。
二　設置者違反第六條第四項規定，同意書未報主管機關備查。
三　違反第十一條第一項規定，對於生物檢體或相關資訊、資料受侵害情事未通報主管機關或未即查明並以適當方式通知參與者；或違反同條第二項規定。
四　設置者以外之人違反第十二條規定，洩漏因業務而知悉或持有參與者之秘密或其他個人資料、資訊。

五　違反第十六條第一項規定，以人口群或特定群體為基礎之生物醫學研究材料，未取自經許可設置之生物資料庫。

第二七條

①設置者經依前四條規定處罰者，其實際為行為之人處新臺幣三萬元以上三十萬元以下罰鍰。

②前項行為之人如具醫事人員資格者，並依醫事人員專門職業法規規定懲處之。

第二八條

生物資料庫之設置，違反主管機關依第四條第二項授權所定辦法之設置條件及管理規定者，除本條例另有處罰規定外，主管機關應限期令其改正，必要時並得令其於改正前停止營運；其情節重大者，得廢止設置許可。

第七章　附　則

第二九條（刪除）

第三〇條

本條例施行前已設置之生物資料庫，應於中華民國一百零一年二月五日前補正相關程序；屆期未補正者，應將生物檢體與相關資料、資訊銷毀，不得再利用。但生物資料庫補正相關程序時，因參與者已死亡或喪失行為能力而無從補正生物檢體採集程序者，其已採集之生物檢體與相關資料、資訊，經倫理委員會審查通過並報主管機關同意，得不予銷毀。

第三一條

本條例自公布日施行。

人體生物資料庫設置許可管理辦法

①民國 100 年 1 月 31 日行政院衛生署令訂定發布全文 13 條；並自發布日施行。

②民國 110 年 10 月 5 日衛生福利部令修正發布全文 14 條；並自發布日施行。

第一條

本辦法依人體生物資料庫管理條例（以下稱本條例）第四條第二項規定訂定之。

第二條

機構具有下列資格之一，並置有生物醫學主管及資訊主管者，得於經本條例第五條第一項所定倫理委員會（以下稱倫理委員會）審查同意後，向主管機關申請設置人體生物資料庫（以下稱生物資料庫）：

一　職掌司法、衛生或生物技術之產業、科學發展有關之政府機關。

二　通過教學醫院評鑑之醫院。

三　公私立專科以上學校。

四　以研究生命科學爲目的設立之中央政府所屬機構或全國性財團法人、社團法人。

第三條

前條申請者，應檢具設置計畫書，向主管機關提出申請；其計畫書內容應載明下列事項：

一　設置者名稱與地址及代表人姓名。

二　生物資料庫名稱與地址及代表人姓名與相關基本資料。

三　設置期程。

四　預計採集、保存之生物檢體種類、數量及相關資料、資訊。

五　倫理委員會之組織及委員名單。

六　生物資料庫組織、人員、運作管理及相關作業程序。

七　生物資料庫之設施、設備與保存場所之平面簡圖及有關之環境管制與監控。

八　生物檢體及有關資料、資訊之處理作業程序。

九　資訊安全管理規定。

十　參與者同意書內容及權益保障措施。

十一　參與者生物檢體或相關資料、資訊遭竊取、洩漏、竄改或受其他侵害情事時之通報機制及救濟措施之規範。

十二　商業運用利益回饋相關規範。

十三　其他經主管機關公告之項目。

第四條

①生物資料庫之生物醫學主管及資訊主管，其資格及職責如下：

一　生物醫學主管：

㈠具醫師、醫事檢驗師證書或生物、生命科學相關系、所、院碩士以上學位，且有生物醫學相關領域實務經驗三年以上。

㈡督導、維護生物資料庫生物檢體之採集、保存、運用、銷毀之品質管理，及其他與生物資料庫之生物醫學有關事項。

二　資訊主管：

㈠具資訊相關系、所、院碩士以上學位，並具資訊相關領域實務經驗三年以上。

㈡督導、維護生物資料庫資料、資訊之安全管理，及其他與生物資料庫之資訊安全有關事項。

②生物資料庫之生物檢體，保存於二個以上處所時，應於每一處所置生物醫學主管一人。但處所於同一或毗鄰建築物者，不在此限。

③本條例第五條第一項之倫理委員會委員，不得兼任生物資料庫之職務。

第五條

①第三條申請之審查基準如下：

一　計畫之完整性及可行性。

二　參與者權益保障之周延性。

三　倫理委員會審查過程之適當性。

②主管機關爲審查生物資料庫設置申請案件，得視需要派員勘驗。

第六條

①生物資料庫設置之申請，經主管機關審查通過後，發給許可證明；其許可證明效期最長爲三年。

②前項許可證明應載明下列事項：

一　設置者名稱與地址及代表人姓名。

二　生物資料庫名稱與地址及代表人姓名與相關基本資料。

三　生物檢體之保存處所。

四　許可證明之效期。

第七條

①主管機關對生物資料庫之運作，得定期或不定期查核，並公布其結果。

②前項查核，主管機關得委託民間專業機構、團體辦理。

③主管機關依第一項進行查核時，設置者及相關人員不得規避、妨礙或拒絕。

第八條

①生物資料庫設置許可證明效期屆滿擬申請展延者，應於有效期間屆滿六個月前，檢具下列文件、資料，向主管機關申請展延：

一　原許可證明影本。
二　許可證明效期內通過查核之證明。
三　設置計畫書所記載之事項有變更，其變更後設置計畫書。
②前項申請，經審查通過者，每次展延以三年爲限。

第九條

①下列核定事項之變更，設置者應於變更前一個月內報主管機關核定：
一　生物醫學主管或資訊主管。
二　生物檢體、資料或資訊保存處所。
三　參與者生物檢體或相關資料、資訊遭竊取、洩漏、竄改或受其他侵害情事時之通報機制及救濟措施之規範。
四　參與者同意書。
五　資訊安全管理規定。
②下列事項有變更時，設置者應於變更後一個月內報主管機關備查：
一　設置者名稱及代表人姓名。
二　生物資料庫名稱及代表人姓名。
三　門牌經戶政機關整編。

第一〇條

①設置者違反本條例第二十三條、第二十四條或第二十八條規定，情節重大，受主管機關廢止設置許可處分者，應即停止營運，並於廢止日起三個月內，檢具後續處理計畫書，報主管機關核定後據以辦理。
②生物資料庫有停止營運之規劃時，設置者應依本條例第十四條第三項規定辦理。

第一一條

設置者依本條例第十四條第一項規定，申請生物資料庫之一部或全部移轉予其他設置者，準用第二條至第五條之規定。

第一二條

設置者得依生物資料庫資訊安全相關規定，將資訊業務委任其他政府機關（構）、醫療或學術機構、研究機構、法人辦理。

第一三條

①主管機關得委託其他政府機關（構）、醫療或學術機構、研究機構、法人，設置生物資料庫整合平臺。
②設置者參加前項整合平臺，得經整合平臺相互提供生物檢體、自然人資料及其他有關資料、資訊，並得委託整合平台之設置者辦理本條例第五條第三項整合平臺計畫申請案之審查。

第一四條

本辦法自發布日施行。

人體研究法

①民國100年12月28日總統令制定公布全文26條；並自公布日施行。
民國102年7月19日行政院公告第3條第1項所列屬「行政院衛生署」之權責事項，自102年7月23日起改由「衛生福利部」管轄。
②民國108年1月2日總統令修正公布第3條條文。

第一章　總　則

第一條

①為保障人體研究之研究對象權益，特制定本法。
②人體研究實施相關事宜，依本法之規定。但其他法律有特別規定者，從其規定。

第二條

人體研究應尊重研究對象之自主權，確保研究進行之風險與利益相平衡，對研究對象侵害最小，並兼顧研究負擔與成果之公平分配，以保障研究對象之權益。

第三條 108

①本法之主管機關為衛生福利部。
②人體研究之監督、查核、管理、處分及研究對象權益保障等事項，由主持人體研究者（以下簡稱研究主持人）所屬機關（構）、學校、法人或團體（以下簡稱研究機構）之中央目的事業主管機關管轄。

第四條

本法用詞，定義如下：
一　人體研究（以下簡稱研究）：指從事取得、調查、分析、運用人體檢體或個人之生物行為、生理、心理、遺傳、醫學等有關資訊之研究。
二　人體檢體：指人體（包括胎兒及屍體）之器官、組織、細胞、體液或經實驗操作產生之衍生物質。
三　去連結：指將研究對象之人體檢體、自然人資料及其他有關之資料、資訊（以下簡稱研究材料）編碼或以其他方式處理後，使其與可供辨識研究對象之個人資料、資訊，永久不能以任何方式連結、比對之作業。

第二章　研究計畫之審查

第五條

①研究主持人實施研究前，應擬定計畫，經倫理審查委員會（以下簡稱審查會）審查通過，始得為之。但研究計畫屬主管機關公告得免審查之研究案件範圍者，不在此限。

②前項審查，應以研究機構設立之審查會爲之。但其未設審查會者，得委託其他審查會爲之。
③研究計畫內容變更時，應經原審查通過之審查會同意後，始得實施。

第六條

前條研究計畫，應載明下列事項：
一　計畫名稱、主持人及研究機構。
二　計畫摘要、研究對象及實施方法。
三　計畫預定進度。
四　研究對象權益之保障、同意之方式及內容。
五　研究人力及相關設備需求。
六　研究經費需求及其來源。
七　預期成果及主要效益。
八　研發成果之歸屬及運用。
九　研究人員利益衝突事項之揭露。

第七條

①審查會應置委員五人以上，包含法律專家及其他社會公正人士；研究機構以外人士應達五分之二以上；任一性別不得低於三分之一。
②審查會開會時，得邀請研究計畫相關領域專家，或研究對象所屬特定群體之代表列席陳述意見。
③審查會之組織、議事、審查程序與範圍、利益迴避原則、監督、管理及其他應遵行事項之辦法，由主管機關定之。

第八條

①研究計畫之審查，依其風險程度，分爲一般程序及簡易程序。
②前項得以簡易程序審查之研究案件範圍，以主管機關公告者爲限。

第九條

研究人員未隸屬研究機構或未與研究機構合作所爲之研究計畫，應經任一研究機構之審查會或非屬研究機構之獨立審查會審查通過，始得實施。

第一〇條

研究於二個以上研究機構實施時，得由各研究機構共同約定之審查會，負審查、監督及查核之責。

第一一條

①審查會應獨立審查。
②研究機構應確保審查會之審查不受所屬研究機構、研究主持人、委託人之不當影響。

第三章　研究對象權益之保障

第一二條

①研究對象除胎兒或屍體外，以有意思能力之成年人爲限。但研究

顯有益於特定人口群或無法以其他研究對象取代者，不在此限。

②研究計畫應依審查會審查通過之同意方式及內容，取得前項研究對象之同意。但屬主管機關公告得免取得同意之研究案件範圍者，不在此限。

③研究對象爲胎兒時，第一項同意應由其母親爲之；爲限制行爲能力人或受輔助宣告之人時，應得其本人及法定代理人或輔助人之同意；爲無行爲能力人或受監護宣告之人時，應得其法定代理人或監護人之同意；爲第一項但書之成年人時，應依下列順序取得其關係人之同意：

一　配偶。
二　成年子女。
三　父母。
四　兄弟姊妹。
五　祖父母。

④依前項關係人所爲之書面同意，其書面同意，得以一人行之；關係人意思表示不一致時，依前項各款先後定其順序。前項同一順序之人，以親等近者爲先，親等同者，以同居親屬爲先，無同居親屬者，以年長者爲先。

第一三條

以屍體爲研究對象，應符合下列規定之一：

一　死者生前以書面或遺囑同意者。
二　經前條第三項所定關係人以書面同意者。但不得違反死者生前所明示之意思表示。
三　死者生前有提供研究之意思表示，且經醫師二人以上之書面證明者。但死者身分不明或其前條第三項所定關係人不同意者，不適用之。

第一四條

①研究主持人取得第十二條之同意前，應以研究對象或其關係人、法定代理人、監護人、輔助人可理解之方式告知下列事項：

一　研究機構名稱及經費來源。
二　研究目的及方法。
三　研究主持人之姓名、職稱及職責。
四　研究計畫聯絡人姓名及聯絡方式。
五　研究對象之權益及個人資料保護機制。
六　研究對象得隨時撤回同意之權利及撤回之方式。
七　可預見之風險及造成損害時之救濟措施。
八　研究材料之保存期限及運用規劃。
九　研究可能衍生之商業利益及其應用之約定。

②研究主持人取得同意，不得以強制、利誘或其他不正當方式爲之。

第一五條

①以研究原住民族爲目的者，除依第十二條至第十四條規定外，並

應諮詢、取得各該原住民族之同意；其研究結果之發表，亦同。
②前項諮詢、同意與商業利益及其應用之約定等事項，由中央原住民族主管機關會同主管機關定之。

第四章　研究計畫之管理

第一六條

研究機構對審查通過之研究計畫施行期間，應為必要之監督；於發現重大違失時，應令其中止或終止研究。

第一七條

①審查會對其審查通過之研究計畫，於計畫執行期間，每年至少應查核一次。
②審查會發現研究計畫有下列情事之一者，得令其中止並限期改善，或終止其研究，並應通報研究機構及中央目的事業主管機關：
一　未依規定經審查會通過，自行變更研究計畫內容。
二　顯有影響研究對象權益或安全之事實。
三　不良事件之發生頻率或嚴重程度顯有異常。
四　有事實足認研究計畫已無必要。
五　發生其他影響研究風險與利益評估之情事。
③研究計畫完成後，有下列情形之一者，審查會應進行調查，並通報研究機構及中央目的事業主管機關：
一　嚴重晚發性不良事件。
二　有違反法規或計畫內容之情事。
三　嚴重影響研究對象權益之情事。

第一八條

①中央目的事業主管機關應定期查核審查會，並公布其結果。
②前項之查核，中央目的事業主管機關得委託民間專業機構、團體辦理。
③審查會未經查核通過者，不得審查研究計畫。

第一九條

①研究材料於研究結束或第十四條第一項第八款所定之保存期限屆至後，應即銷毀。但經當事人同意，或已去連結者，不在此限。
②使用未去連結之研究材料，逾越原應以書面同意使用範圍時，應再依第五條、第十二條至第十五條規定，辦理審查及完成告知、取得同意之程序。
③未去連結之研究材料提供國外特定研究使用時，除應告知研究對象及取得其書面同意外，並應由國外研究執行機構檢具可確保遵行我國相關規定及研究材料使用範圍之擔保書，報請審查會審查通過後，經主管機關核准，始得為之。

第二〇條

中央目的事業主管機關對研究計畫之實施，認有侵害研究對象權益之虞，得隨時查核或調閱資料；研究機構與相關人員不得妨礙、拒絕或規避。

第二一條

研究主持人及研究有關人員，不得洩露因業務知悉之秘密或與研究對象有關之資訊。

第五章　罰　則

第二二條

①研究機構所屬之研究主持人或其他成員，有下列情形之一者，由中央目的事業主管機關處該研究機構新臺幣十萬元以上一百萬元以下罰鍰：

一　違反第五條第一項、第八條、第九條或第十條規定，執行應經審查會審查而未審查通過之研究。

二　違反第十九條第一項規定，未於研究結束或保存期限屆至後，銷毀未去連結之研究材料。

三　違反第十九條第二項規定，使用未去連結之研究材料，逾越原始同意範圍時，未再辦理審查、告知及取得同意之程序。

四　違反第十九條第三項規定，研究材料提供國外使用未取得研究對象之書面同意。

②有前項各款情形，其情節重大者，各該目的事業主管機關得令其終止研究，並得公布研究機構名稱。

第二三條

研究機構審查會或獨立審查會違反下列規定之一者，由中央目的事業主管機關處該研究機構或獨立審查會新臺幣六萬元以上六十萬元以下罰鍰，並應令其限期改善，屆期不改正者，得命其解散審查會；情節重大者，處一個月以上一年以下停止審查處分：

一　違反第七條第一項規定。

二　違反第七條第三項所定審查會審查程序與範圍、利益迴避原則、監督、管理或其他遵行事項之規定。

三　違反第十七條規定，未對經審查通過之研究監督及查核。

四　違反第十八條第三項規定。

第二四條

研究機構或其所屬之研究主持人、其他成員有下列情形之一者，由中央目的事業主管機關處該研究機構新臺幣五萬元以上五十萬元以下罰鍰，並得命其中止或終止研究：

一　違反第十二條或第十三條規定。

二　違反第十四條規定，未以可理解方式告知各該事項，或以強制、利誘或其他不當方式取得同意。

三　違反第十五條第一項規定。

四　違反第十六條規定，對審查通過之研究未為必要之監督。

五　違反第十九條第三項規定，未經主管機關核准，將研究材料提供國外使用。

六　違反第二十條規定，妨礙、拒絕或規避查核或提供資料。

七　違反第二十一條規定，洩露因業務知悉研究對象之秘密或與研究對象有關之資訊。

第二五條

研究機構經依第二十二條或前條規定處罰者，併處該研究主持人或所屬成員同一規定罰鍰之處罰。其情節重大者，受處分人於處分確定後，一年內不得申請政府機關或政府捐助成立之財團法人研究經費補助。

第六章　附　則

第二六條

本法自公布日施行。

人體研究倫理審查委員會組織及運作管理辦法

①民國 101 年 8 月 17 日行政院衛生署令訂定發布全文 17 條；並自發布日施行。
②民國 107 年 5 月 7 日衛生福利部令修正發布第 2、3、6、7 條條文。

第一條
本辦法依人體研究法（以下簡稱本法）第七條第三項規定訂定之。

第二條 107
①本法第三條第二項所定研究機構，得設一個以上倫理審查委員會（以下簡稱審查會）。
②前項審查會得設分組（以下簡稱分組審查會）運作並統一接受中央目的事業主管機關查核；分組審查會會議之議決結果視同原審查會會議之議決。
③第一項研究機構，包括學校、醫院、公務機關（構）、法人、團體。

第三條 107
①研究機構應訂定審查會委員遴聘條件、程序、任期、任務、開會程序、議決方式、運作及其他相關事項等規定。
②審查會委員之姓名、職業及與研究機構之關係，應予公開，並報中央目的事業主管機關備查。

第四條
審查會審查研究計畫，應先綜合評估研究目的、研究性質、蒐集資料、資訊或檢體之適當性及侵害程度等事項，判斷其爲本法第五條第一項所定得免審查、本法第八條所定簡易程序審查或一般程序審查案件。

第五條
審查會應訂定並公開審查研究計畫時之各項標準作業程序，包括接觸或擷取使用各種文件、檔案與資料庫之權限及程序，並定期查核、檢討。

第六條 107
①審查會或分組審查會召開一般程序審查會議時，其出席委員應包括機構外之非具生物醫學科學背景委員一人以上。
②五人以上，不足七人之審查會或分組審查會，應有三分之二以上之委員出席；七人以上之審查會或分組審查會，應有半數以上之委員出席，始得開會。
③出席委員均爲單一性別時，不得進行會議。

第七條 107

①審查會應符合下列事項：

一　審查委員、行政事務人員及諮詢專家，應簽署保密協定。

二　審查委員及行政事務人員，應定期接受教育訓練課程。

三　具有適當之行政事務人員，並定明其工作職掌。

四　具備處理行政事務之處所及適當之檔案儲存空間。

②前項第二款教育訓練課程證明文件，應經審查會審查，並妥善保存。

第八條

審查委員遇有下列情形之一者，應即迴避，不得參加審查：

一　為受審研究計畫或其子計畫之主持人、協同主持人或委託人。

二　與受審研究計畫主持人有配偶、四親等內之血親或三親等內之姻親或曾有此關係。

三　與受審研究計畫委託廠商具有聘僱關係。

四　有具體事實，足認有偏頗之虞。

五　其他經審查會決議應予迴避者。

第九條

研究計畫之審查，應至少包括下列事項：

一　主持人資格。

二　研究對象之條件及召募方式。

三　計畫之內容及其執行方式與場所。

四　本法第十四條所定告知同意事項、告知對象、同意方式及程序。

五　研究對象之保護，包括諮詢及投訴管道等。

第一〇條

前條審查會會議之議決方式，以多數決為原則；以投票方式表決時，應記錄其正、反等表決情形。未出席會議之委員，不得參與表決。

第一一條

①本法第八條所定簡易程序審查，應由委員一人以上為之。

②前項簡易程序審查案件，委員得代表審查會行使核准之決定，並將結果提審查會報告。

③前項審查案件，委員未為核准之決定時，應經一般程序審查。

第一二條

①審查會之會議紀錄，應予公開。

②前項公開之內容，應至少包括會議日期、出席與缺席委員姓名、研究計畫名稱、討論內容摘要及決議事項。

第一三條

①審查會應依本法第十七條第一項規定，每年至少一次定期查核研究計畫之執行情形；研究計畫有下列情形之一者，審查會應即查核：

一　足以影響研究對象權益、安全或福祉之情事。
二　研究對象發生嚴重不良事件或反應。
三　出現影響計畫風險利益評估之重要事件或資訊。

②前項查核，得以書面或實地查證方式爲之。

第一四條

①審查會依前條規定查核結果，應以書面通知計畫主持人；其有變更原審查決定者，並應載明。

②審查會查核結果有本法第十七條第二項、第三項所定應通報情形者，應於作成決定後十四日內，通報研究機構及中央目的事業主管機關。

第一五條

審查會應要求計畫主持人於計畫完成後，提報執行情形及結果。

第一六條

審查會應保存計畫審查、查核、期中及期末報告等相關資料至計畫結束後三年，並供中央目的事業主管機關隨時調閱。

第一七條

本辦法自發布日施行。

人體器官移植條例

①民國76年6月19日總統令制定公布全文25條。
②民國82年5月21日總統令修正公布第8、16～18條條文。
③民國91年7月10日總統令修正公布第3、6、8～10、14、16～18、20～22條條文；並增訂第1-1、10-1、18-1條條文。
④民國92年1月29日總統令增訂公布第8-1、14-1、16-1條條文。
⑤民國100年12月21日總統令修正公布第6、10-1、11條條文。
民國102年7月19日行政院公告第1-1條所列屬「行政院衛生署」之權責事項，自102年7月23日起改由「衛生福利部」管轄。
⑥民國104年7月1日總統令修正公布第6、8、9～10-1、12、14、16～18-1條條文。
⑦民國110年1月20日總統令修正公布第8、25條條文；並自112年1月1日施行。

第一條
為恢復人體器官之功能或挽救生命，使醫師得摘取屍體或他人之器官施行移植手術，特制定本條例。本條例未規定者，適用其他法律之規定。

第一條之一
本條例所稱衛生主管機關：在中央為行政院衛生署；在直轄市為直轄市政府；在縣（市）為縣（市）政府。

第二條
施行移植手術應依據確實之醫學知識，符合本國醫學科技之發展，並優先考慮其他更為適當之醫療方法。

第三條
①本條例所稱器官，包括組織。
②依本條例移植之器官，其類目由中央衛生主管機關依實際需要指定之。

第四條
①醫師自屍體摘取器官施行移植手術，必須在器官捐贈者經其診治醫師判定病人死亡後為之。
②前項死亡以腦死判定者，應依中央衛生主管機關規定之程序為之。

第五條
前條死亡判定之醫師，不得參與摘取、移植手術。

第六條
①醫師自屍體摘取器官，應符合下列規定之一：
一　經死者生前以書面或遺囑同意。
二　經死者最近親屬以書面同意。
②前項第一款書面同意應包括意願人同意註記於全民健康保險憑證

（以下稱健保卡），其格式由中央主管機關定之；經意願人書面表示同意者，中央主管機關應將其加註於健保卡，該意願註記之效力與該書面同意正本相同。但意願人得隨時自行以書面撤回其意願之意思表示，並應通報中央主管機關廢止該註記。

③經註記於健保卡之器官捐贈意願，與意願人臨床醫療過程中明示之意思表示不一致時，以意願人明示之意思表示為準。

④第一項第一款書面同意，應由醫療機構或衛生機關以掃描電子檔存記於中央主管機關之資料庫。

⑤中央主管機關應責成中央健康保險署，並應會商戶政單位或監理單位對申請或換發身分證、駕照或健保卡等證件之成年人，詢問其器官捐贈意願，其意願註記及撤回依第二項至第四項規定辦理。

第七條

非病死或可疑為非病死之屍體，非經依法相驗，認為無繼續勘驗之必要者，不得摘取其器官。但非病死之原因，診治醫師認定顯與摘取之器官無涉，且俟依法相驗，將延誤摘取時機者，經檢察官及最近親屬書面同意，得摘取之。

第八條 110

①醫院自活體摘取器官施行移植手術，除第二項另有規定外，應符合下列各款規定：

一　捐贈者應為二十歲以上，且有意思能力。

二　經捐贈者於自由意志下出具書面同意，及其最近親屬之書面證明。

三　捐贈者經專業之心理、社會、醫學評估，確認其條件適合，並提經醫院醫學倫理委員會審查通過。

四　受移植者為捐贈者五親等以內之血親或配偶。

②十八歲以上之人，得捐贈部分肝臟予其五親等以內之親屬。

③第一項第三款所定醫院醫學倫理委員會，應置委員五人以上，包含法律專家學者及其他社會公正人士，醫院以外人士應達五分之二以上；任一性別委員不得低於三分之一。委員會之組織、議事、審查程序與範圍、利益迴避原則、監督、管理及其他應遵行事項之辦法，由中央主管機關定之。

④第一項第四款所定配偶，應與捐贈者生有子女或結婚二年以上。但待移植者於結婚滿一年後始經醫師診斷須接受移植治療者，不在此限。

⑤腎臟之待移植者未能於第一項第四款規定範圍內，覓得合適之捐贈者時，得於二組以上待移植者之配偶及該款所定血親之親等範圍內，進行組間之器官互相配對、交換及捐贈，並施行移植手術，不受該款規定之限制。

⑥前項器官互相配對、交換與捐贈之運作程序及其他應遵行事項之辦法，由第十條之一第二項之專責機構擬訂，報中央主管機關核定發布。

第八條之一

①前三條規定所稱最近親屬，其範圍如下：

一　配偶。

二　直系血親卑親屬。

三　父母。

四　兄弟姊妹。

五　祖父母。

六　曾祖父母或三親等旁系血親。

七　一親等直系姻親。

②前項最近親屬依第六條第二款或第七條但書規定所爲書面同意，不得與死者生前明示之意思相反。

③前項書面同意，最近親屬得以一人行之；最近親屬意思表示不一致時，依第一項各款先後定其順序。後順序者已爲書面同意時，先順序者如有不同之意思表示，應於器官摘取前以書面爲之。

第九條

①醫師自活體摘取器官前，應注意捐贈者之健康安全，並以可理解之方式向捐贈者及其親屬說明手術之目的、施行方式、成功率、摘取器官之範圍、手術過程、可能之併發症及危險。

②醫師施行器官移植時，應善盡醫療上必要之注意。

③捐贈者於捐贈器官後，有定期爲追蹤檢查之必要時，移植醫院或醫師應協助安排。

第一〇條

①醫院、醫師應經中央主管機關核定其資格及器官之類目，始得施行器官之摘取、移植手術。但配合第十條之一第二項設立之全國性眼角膜保存庫之眼角膜摘取，得由眼角膜摘取技術員爲之。

②前項醫院應具備之條件、醫師及眼角膜摘取技術員之資格、申請程序、核定之期限、廢止及其他應遵行事項之辦法，由中央主管機關定之。

③施行器官移植之醫院，應每六個月依中央主管機關公告之方式及格式，通報下列事項：

一　摘取器官之類目。

二　捐贈者及受移植者之基本資料。

三　受移植者之存活狀況。

四　移植器官之機能狀況。

五　摘取器官及施行移植手術之醫師或眼角膜摘取技術員姓名。

六　其他經中央主管機關指定之項目。

④病人至中華民國領域外接受器官移植後，於國內醫院接受移植後續治療者，應提供移植之器官類目、所在國家、醫院及醫師等書面資料予醫院；醫院並應準用前項規定完成通報。

第一〇條之一

①醫療機構應將表示捐贈器官意願者及待移植者之相關資料，通報中央主管機關；其方式，由中央主管機關定之。

②中央主管機關應捐助成立專責機構，推動器官捐贈、辦理器官之分配及受理前項、前條第三項與第四項通報、保存及運用等事項，必要時並得設立全國性之器官保存庫。器官分配之內容、基準、作業程序及其他應遵行事項之辦法，由中央主管機關定之。

③主管機關、醫療機構與有關機構、團體及其人員，因業務而知悉之表示捐贈器官意願者、待移植者及受移植者之姓名及相關資料，不得無故洩漏。

④醫院為配合器官捐贈風氣之推動，應主動建立勸募之機制，向有適合器官捐贈之潛在捐贈者家屬詢問器官捐贈之意願，以增加器官捐贈之來源。

⑤中央主管機關得對死後捐贈者之親屬，酌予補助喪葬費；其補助標準，由中央主管機關定之。

第一一條

①摘取器官之醫療機構，應將完整之醫療紀錄記載於捐贈者病歷，並應善盡醫療及禮俗上必要之注意。

②器官捐贈者所在之醫療機構應於受移植者之醫療機構施行移植手術前，提供捐贈者移植相關書面檢驗報告予受移植者之醫療機構，受移植者之醫療機構並應併同受移植者之病歷保存。

第一二條

任何人提供或取得移植之器官，應以無償方式為之。

第一三條

經摘取之器官不適宜移植者，應依中央衛生主管機關所定之方法處理之。

第一四條

①經摘取之器官及其衍生物得保存供移植使用者，應保存於人體器官保存庫。

②前項人體器官保存庫之設置，應經中央主管機關許可；其設置者之資格、條件、申請程序、應具備之設施、許可之審查與廢止及其他應遵行事項之辦法，由中央主管機關定之。

③人體器官保存庫保存器官，得酌收費用；其收費應經直轄市或縣（市）主管機關核定。

第一四條之一

①人體器官、組織、細胞應經中央衛生主管機關核准，始得輸入或輸出。

②前項輸入或輸出人體器官、組織、細胞之申請條件、程序及其他應遵行事項之辦法，由中央衛生主管機關定之。

第一五條

捐贈器官供移植之死者親屬，直轄市或縣（市）政府得予表揚。其家境清寒者，並得酌予補助其喪葬費。

第一六條

①仲介器官移植或器官之提供、取得，違反第十二條規定者，處一年以上五年以下有期徒刑，得併科新臺幣三十萬元以上一百五十萬元以下罰金。

②中華民國人民在中華民國領域外犯前項之罪者，不問犯罪地之法律有無處罰之規定，均依本條例處罰。

③醫事人員違反第一項規定且情節重大者，並得廢止其醫事人員證書。

④有下列情形之一者，處新臺幣二十萬元以上一百萬元以下罰鍰，其爲醫事人員且情節重大者，並得廢止其醫事人員證書：

一　醫師違反第四條第一項或第五條規定。

二　醫療機構以僞造或虛僞不實之內容，通報第十條之一第一項之資料。

三　違反第十四條第一項規定。

⑤違反前項第一款或第二款規定者，中央主管機關並得廢止醫院或醫師施行器官摘取、移植手術之資格。

第一六條之一

①有下列情形之一者，處新臺幣六萬元以上三十萬元以下罰鍰，其輸入之器官、組織、細胞，應立即封存，於一個月內退運出口、沒入或就地銷燬：

一　未經中央主管機關核准輸入或輸出人體器官、組織、細胞。

二　無中央主管機關核准輸入或輸出人體器官、組織、細胞之證明文件，而販賣、供應、運送、寄藏、媒介、轉讓或意圖販賣而陳列。

②醫院、醫師或病人有下列情形之一者，處新臺幣三萬元以上十五萬元以下罰鍰：

一　違反第九條第一項規定。

二　違反第十條第三項或第四項規定。

三　違反第十條之一第二項所定器官分配基準或第三項規定。

四　違反第十一條第二項規定。

五　違反第十三條規定。

第一七條

①有下列情形之一者，處新臺幣十二萬元以上六十萬元以下罰鍰；其爲醫師者，並得處一個月以上一年以下停業處分或廢止其執業執照：

一　以僞造或虛僞不實之資格、條件等文件申請施行器官摘取、移植手術之核定。

二　違反第十條第一項規定。

三　違反第十條第二項所定醫院、醫師及眼角膜摘取技術員應遵行事項之辦法。

四　違反第十條之一第二項所定器官分配內容及應遵行事項之規定。

②違反前項第一款、第三款或第四款規定者，中央主管機關並得廢止醫院、醫師或眼角膜摘取技術員施行器官摘取、移植手術之資格。

第一八條

①有下列情形之一者，處新臺幣九萬元以上四十五萬元以下罰鍰：

一　醫院或醫師違反第六條第一項、第七條或第八條規定。

二　於廣告物、出版品、廣播、電視、電子訊號、電腦網路或其他媒體，散布、播送或刊登器官買賣、其他交易或仲介訊息。

②媒體經營者違反前項第二款規定者，亦同。

第一八條之一

有下列情形之一者，處新臺幣十萬元以上五十萬元以下罰鍰，並令限期改善或退還收取之費用；屆期未改善或未退還者，按次處罰，情節重大者，並得廢止其許可：

一　違反第十四條第二項所定人體器官保存庫設置者條件、應具備之設施及其他應遵行事項之規定。

二　違反第十四條第三項收費規定，超額或自立名目收費。

第一九條

違反本條例規定而涉及刑事責任者，依有關法律處理之。

第二〇條

本條例所定之罰鍰，於非法人之私立醫院，處罰其負責醫師。

第二一條

本條例所定之罰鍰、停業及廢止執業執照，由直轄市或縣（市）衛生主管機關處罰之。

第二二條

依本條例所處之罰鍰，經限期繳納，屆期未繳納者，依法移送強制執行。

第二三條

器官移植手術屬於人體試驗部分，應依醫療法有關規定辦理。

第二四條

本條例施行細則，由中央衛生主管機關定之。

第二五條 110

①本條例自公布日施行。

②本條例中華民國一百零九年十二月二十九日修正之條文，自一百十二年一月一日施行。

人體器官移植條例施行細則

①民國 77 年 3 月 11 日行政院衛生署令訂定發布全文 11 條。
②民國 92 年 3 月 20 日行政院衛生署令修正發布全文 13 條；並自發布日施行。
③民國 113 年 1 月 22 日衛生福利部令修正發布全文 11 條；並自發布日施行。

第一條
本細則依人體器官移植條例（以下簡稱本條例）第二十四條規定訂定之。

第二條
醫院、醫師施行器官移植手術，應優先考慮以屍體捐贈之器官爲之。

第三條
依本條例移植之器官，其類目如下：
一　泌尿系統之腎臟。
二　消化系統之肝臟、胰臟、腸。
三　心臟血管系統之心臟。
四　呼吸系統之肺臟。
五　骨骼肌肉系統之骨骼、肢體。
六　感官系統之眼角膜、視網膜。
七　其他經中央衛生主管機關依實際需要指定之類目。

第四條
①本條例第六條第一項第一款所定書面同意之方式，得以填具器官捐贈卡，或依電子簽章法規定，以電子文件爲之。
②前項器官捐贈卡，由中央衛生主管機關訂定其格式，並得印製提供使用。

第五條
①醫師摘取器官，不得及於其他非必要之部位。但移植眼角膜、視網膜時，得摘取眼球。
②醫師摘取器官後，應回復外觀或就摘取部位予以適當處理。

第六條
醫院依本條例第八條第一項第三款規定對捐贈者之心理評估，應有精神科專科醫師參與；對捐贈者之醫學評估，應由未參與移植手術之醫師爲之。

第七條
①本條例第八條第一項第三款所定提經醫院醫學倫理委員會審查通過，其審查事項如下：
一　捐贈者與受移植者之年齡及親屬關係。

二　捐贈者之心理、社會、醫學評估狀況。
三　捐贈者之書面同意及其最近親屬之書面證明。
四　捐贈者爲配偶時，符合本條例第八條第四項規定之要件。
五　受移植者之書面同意；其無意思能力者，應有最近親屬之書面同意。
六　受移植者之移植適應症及禁忌症。
七　其他經中央衛生主管機關指定之事項。

②前項醫學倫理委員會，得以各該醫院人體試驗之相關委員會爲之。

③施行活體摘取器官移植手術之醫師，不得參與第一項醫學倫理委員會之審查。

第八條

本條例第十條之一第一項所稱捐贈器官意願者，指同條第四項所稱經醫院勸募願意捐贈器官之潛在捐贈者；所稱待移植者，指經移植醫院診斷符合移植適應症須器官移植者。

第九條

醫師摘取之器官，經檢驗不適宜移植者，應依下列方法處理：
一　具傳染性病原之器官，應予以焚燬並作完全消毒。
二　不具傳染性病原之器官，得提供醫學校院、教學醫院或研究機構作研究之用，或予以焚燬。

第一〇條

①捐贈器官之死者親屬依本條例第十五條規定申請補助喪葬費，應檢具鄉（鎮、市、區）公所家境清寒證明文件，及醫院開立之捐贈器官證明文件，向直轄市、縣（市）衛生主管機關爲之。

②前項家境清寒，包括低收入戶、中低收入戶或經里長開具清寒證明者。

第一一條

本細則自發布日施行。

人體器官移植分配及管理辦法

①民國 103 年 9 月 10 日衛生福利部令訂定發布全文 13 條；並自 103 年 10 月 1 日施行。
②民國 107 年 3 月 21 日衛生福利部令修正發布第 5 條附表。
③民國 107 年 12 月 28 日衛生福利部令修正發布第 13 條條文及第 5 條附表；並自發布日施行。

第一條
本辦法依人體器官移植條例（以下簡稱本條例）第十條之一第二項規定訂定之。

第二條
①中央主管機關依本條例第十條之一第二項捐助成立之專責機構為財團法人器官捐贈移植登錄中心（以下簡稱器捐登錄中心）。
②器捐登錄中心依本條例第十條之一第二項所定辦理事項如下：
一　推動器官之捐贈。
二　建置及維護器官捐贈移植登錄系統（以下簡稱登錄系統）之資料庫。
三　受理施行移植手術醫院之摘取器官類目、移植病例與捐贈器官之基本資料、移植病例之成效與存活情形、施行手術之醫師及其他中央主管機關指定項目等事項之通報。
四　受理醫院通報潛在捐贈者及待移植者之相關資料。
五　辦理屍體器官捐贈之分配。
六　協調醫院之器官捐贈、摘取及移植等事項。
七　定期檢討器官勸募成效、器官捐贈與分配、資料通報、保存及運用等事項，並將檢討報告報請中央主管機關備查。
八　其他中央主管機關指定與本條例有關之事項。
③登錄系統資料庫應蒐集、保存前項第三款至第五款之事項，中央主管機關得通知器捐登錄中心提供利用該系統產出之資料分析報告。

第三條
①醫院具二種以上經中央主管機關核定可施行器官移植類目資格，且具專任之腦死判定資格醫師者，得向器捐登錄中心申請為器官勸募責任醫院。
②前項申請應檢具器官勸募計畫書及下列文件：
一　醫院開業執照。
二　可施行器官移植類目資格之核定函。
三　具腦死判定醫師資格之證明文件。
四　醫院評鑑及教學醫院評鑑證明文件。
五　其他經中央主管機關指定之必要文件。

③前項勸募計畫書之內容，應包括下列事項：
一　潛在捐贈者之發覺、評估及醫療照護。
二　器官勸募。
三　腦死判定。
四　協助司法相驗。
五　器官捐贈者家屬之心理輔導。
六　器官捐贈者與受移植者資料通報。
七　配對排序名單器官分配作業。
八　合作醫院之選擇與人員訓練。
九　器官勸募之品質管理。
④經審查符合規定者，器捐登錄中心應報中央主管機關備查。
⑤中央主管機關必要時得限制各區域內器官勸募責任醫院之家數。
⑥器官勸募責任醫院得與該區域內之合作醫院組成器官勸募網絡組織。

第四條

醫院應依器捐登錄中心規定之項目、內容、方式及時間，通報器官捐贈者、待移植者及受移植者等資料於登錄系統。

第五條

①進行器官分配，待移植者與器官捐贈者應先符合絕對因素後，再依序比較相對因素。
②各器官類目之絕對因素及相對因素，規定如附表。

第六條

第三條第五項及前條第二項附表地理位置所定區域，劃分如下：
一　北區：宜蘭縣、基隆市、臺北市、新北市、桃園縣、新竹縣、新竹市、金門縣、連江縣。
二　中區：苗栗縣、臺中市、彰化縣、南投縣、雲林縣。
三　南區：嘉義縣、嘉義市、臺南市、高雄市、屏東縣、澎湖縣。
四　東區：花蓮縣、臺東縣。

第七條

器捐登錄中心應依醫學原理、醫療技術及專業水準訂定各器官類目之器官捐贈者基準及待移植者之絕對與相對禁忌症、適應症與疾病嚴重度分級或評分基準等事項，並報請中央主管機關備查。

第八條

①醫院應配合登錄系統依第五條第二項附表及前條規定產生之配對排序名單，辦理器官分配事宜。但指定捐贈移植之器官，不在此限。
②前項分配之通知作業程序，由器捐登錄中心定之。器官勸募責任醫院與醫院進行通知作業程序，應確實記錄起始時間、回復時間及內容。

第九條

①醫院施行屍體器官指定捐贈移植手術，應符合下列各款規定：

一　待移植者為登錄系統之有效登錄狀態者。
二　待移植者與捐贈者以五親等以內之血親、姻親或配偶為限。配偶應與捐贈者生有子女或結婚二年以上。但結婚滿一年後始經醫師診斷須接受移植治療者，不在此限。
三　待移植者如為同意捐贈之決定者應予迴避，並依本條例第八條之一規定辦理。
四　於醫學考量許可下，同意捐贈之器官數應大於指定數。
五　經醫院醫學倫理委員會審查通過。

②醫院應於前項手術完成七日內，將器官捐贈者與受移植者親屬關係之證明文件及委員審查意見送交器捐登錄中心，並應於醫院醫學倫理委員會審查完畢十日內將審查結果送交器捐登錄中心，完成資料通報。

③第一項第三款未指定捐贈之器官，依前條規定辦理分配。

第一〇條

醫師施行器官移植手術，應向待移植者或其親屬說明手術之原因、必要性、施行方式、成功率、可能之併發症、危險、其他可能替代治療方式，及是否為相對禁忌症之捐贈器官，並取得書面同意，始得為之。如拒絕接受手術，醫院應記錄於登錄系統。

第一一條

施行移植手術醫院提供受移植者之病歷複製本，不得包括本條例第十一條第二項併同保存之器官捐贈者相關書面檢驗報告。

第一二條

醫院或醫師違反第四條或第八條至第十一條規定之一者，主管機關得停止施行該器官類目之移植手術一個月以上三個月以下。

第一三條 107

①本辦法自中華民國一百零三年十月一日施行。

②本辦法修正條文第五條附表自發布日施行。

人體器官組織細胞輸入輸出管理辦法

民國 94 年 7 月 12 日行政院衛生署令訂定發布全文 14 條；並自發布日施行。

第一條

①本辦法依人體器官移植條例第十四條之一第二項規定訂定之。

②感染性器官、組織、細胞之輸入或輸出，應依傳染病防治法及其相關規定辦理。

第二條

①申請輸入或輸出器官、組織、細胞，以法人、醫療機構、教學研究機構及其他經中央衛生主管機關核准者爲限。

②申請輸入或輸出之器官、組織、細胞，其用途以人體移植、教學、研究、保存及其他經中央衛生主管機關核准者爲限。

第三條

申請輸入或輸出器官、組織、細胞供人體移植者，其來源應以無償捐贈方式爲之。

第四條

死刑犯捐贈之器官、組織、細胞，不得申請輸入或輸出。

第五條

本國之人類胚胎幹細胞或胚胎幹細胞株，不得申請輸出。但經中央衛生主管機關核准者，不在此限。

第六條

申請輸入或輸出器官、組織、細胞者，應塡具申請書，載明下列事項，向中央衛生主管機關提出申請：

一　輸入或輸出國別。

二　輸入或輸出器官、組織、細胞類別及其用途。

三　輸入或輸出之期間。

四　輸入或輸出之數量、容量、批次。

五　輸入或輸出之運送方式。

第七條

①申請輸入器官、組織、細胞者，應檢附下列文件：

一　輸出國主管機關出具同意輸出之文件或足以證明輸出國未管制輸出之文件。

二　輸入器官、組織、細胞之檢驗證明文件。

三　其他依規定應檢附之文件。

②前項第二款之檢驗證明文件，應包括之檢驗項目如附表；其申請分批輸入者，檢驗證明文件得於輸入前七日內補正。

③申請輸入人體移植用途之器官、組織、細胞者，除前項文件外，

應另檢附下列文件：
一　來源單位合法設立之證明文件。
二　來源單位證明捐贈者同意捐贈之文件。
三　捐贈者年齡、器官組織或細胞摘取時間等資料。
④申請輸入眼角膜者，前項第三款之文件得於輸入後三十日內補正。

第八條

申請輸入或輸出器官、組織、細胞，其核准效期至多以三年為限。

第九條

申請輸入或輸出器官、組織、細胞者，因業務而知悉或持有他人秘密，不得無故洩漏。

第一〇條

有下列情形之一者，中央衛生主管機關得撤銷或廢止原核發之輸入或輸出核准文件：
一　以虛偽不實文件申請取得核准文件。
二　輸入或輸出之器官、組織、細胞與核准文件登載內容不符。
三　違反前條規定，洩漏他人秘密。
四　將原申請非移植用途之器官、組織或細胞，轉為人體移植用。

第一一條

人體移植用器官、組織、細胞之輸入，申請單位應就實際輸入數量，使用或分配情形，製作紀錄妥為保存至少十年，供中央衛生主管機關查核。

第一二條

申請輸入或輸出器官、組織、細胞，其申請者有下列情形之一者，三年內不得輸入或輸出：
一　未經核准，擅自輸入或輸出器官、組織、細胞。
二　曾經中央衛生主管機關撤銷或廢止輸入或輸出核准文件二次以上。

第一三條

本辦法發布施行前，已取得中央衛生主管機關核發之輸入或輸出核准文件者，其核准文件有效期限屆滿前，原輸入、輸出核准事項仍屬有效。

第一四條

本辦法自發布日施行。

施行器官摘取移植手術核定及管理辦法

①民國 106 年 4 月 12 日衛生福利部令訂定發布全文 16 條；並自發布日施行。
②民國 107 年 4 月 12 日衛生福利部令修正發布第 10、11、15 條條文。

第一條
本辦法依人體器官移植條例（以下簡稱本條例）第十條第二項規定訂定之。

第二條
①醫院申請施行器官摘取、移植手術資格核定，應檢具計畫書，向中央主管機關提出。
②前項計畫書之內容，應包括下列事項：
一　醫院評鑑及教學醫院評鑑合格效期內之證明書影本。
二　器官類目。
三　施行方法：
㈠捐贈者及待移植者之選擇方法。
㈡手術方法。
㈢治療方法。
四　醫院相關儀器設備。
五　移植醫師與主要協同專業人員，及其學、經歷及所受訓練證明文件。
六　器官勸募實施方案。
七　其他中央主管機關規定應檢附之文件。
③施行器官摘取、移植手術醫院資格如附表一。
④第一項申請，應連同醫師資格一併申請。

第三條
①醫師申請施行器官摘取、移植手術資格核定，應由其執業登記之醫院向中央主管機關提出。
②前項醫院應具中央主管機關核定爲該器官類目移植之資格。但醫院爲前條第四項申請者，不在此限。
③施行器官摘取、移植手術醫師資格如附表二。
④第一項申請，應檢附下列文件：
一　醫師證書及專科醫師證書影本。
二　附表二之次專科及指導醫師證明文件影本。
三　附表二所列相關手術與移植手術之案例清冊及訓練證明文件影本。
四　其他中央主管機關規定應檢附之文件。
⑤前項第三款之案例，中央主管機關必要時得命其檢附病歷或手術

紀錄影本。

⑥經核定之摘取、移植醫師，得至其他醫院或適當處所摘取捐贈者器官，無需經事先報准。

第四條

①申請施行眼角膜摘取技術員之資格核定，應由全國性眼庫所屬之機構向中央主管機關提出。

②施行眼角膜摘取技術員資格如附表三。

③第一項申請，應檢附下列文件：

一　護理師或醫事檢驗師證書影本。

二　於全國性眼庫或國外眼角膜保存庫擔任技術性相關職務六個月以上之證明文件影本。

三　於全國性眼庫執行摘取動物眼角膜五十例以上之證明文件影本。

四　附表三所列眼角膜摘取手術之案例清冊及訓練證明文件影本。

五　附表三所列眼角膜摘取技術員十六小時課程教育證明影本。

六　經中央主管機關指定之醫學相關團體眼角膜摘取技術員筆試及實地測驗合格之證明文件影本。

七　其他中央主管機關規定應檢附之文件。

④眼角膜摘取技術員，以執行全國性眼庫之眼角膜摘取為限。

第五條

①申請案件不符規定得予補正者，中央主管機關應通知申請者於二個月內補正；屆期未補正者，不予受理。

②申請者得於補正期間屆滿前敘明理由，向中央主管機關申請展延；其展延期間最長為一個月，並以一次為限。

第六條

中央主管機關受理第二條至第四條申請後，應依申請者不同，審查其資格是否與附表一至附表三資格相符，並將結果以書面通知申請者。

第七條

經中央主管機關核定施行器官摘取、移植手術之醫院（以下簡稱核定施術醫院），有效期間為六年。

第八條

①核定施術醫院於效期內有器官摘取、移植手術醫師異動情形者，應於事實發生後三十日內，檢具相關文件，重新報請中央主管機關備查。

②核定施術醫院，因器官摘取、移植手術醫師異動，未依前項規定辦理，或異動醫師與第二條第三項附表一規定資格不符者，停止其施行器官摘取、移植手術，醫院應於半年內補正；屆期未補正者，廢止其資格。

第九條

核定施術醫院有效期間之展延，應於效期屆滿前六個月內，向中央主管機關申請；逾期者，應依第二條規定重新申請核定。

第一〇條 107

①前條申請，應檢附下列文件、資料：

一 原核定函影本。

二 醫院最近六年施行該器官類目之手術案例數。

三 更新之第二條第一項計畫書。

②醫院依核定之器官類目，效期內施行心臟移植手術未達一例、肝臟移植手術（活體及屍體）未達四例、腎臟移植手術未達六例或眼角膜移植手術未達十例者，中央主管機關得不予同意其展延申請。

第一一條 107

核定施術醫院於效期內有下列情形之一者，中央主管機關得撤銷或廢止其資格：

一 以虛僞不實之文件申請。

二 違反本條例、本辦法或其他法律之規定，情節重大。

第一二條

經核定之器官摘取、移植手術醫師或眼角膜摘取技術員，有下列情形之一者，中央主管機關得撤銷或廢止其資格：

一 以虛僞不實之文件申請。

二 證照租借他人使用。

三 眼角膜摘取技術員執行非全國性眼庫之眼角膜摘取業務。

四 其他執行業務違反本條例、本辦法或其他法律之規定，情節重大。

第一三條

經中央主管機關撤銷或廢止其施行器官摘取、移植手術之醫院、醫師及眼角膜摘取技術員資格者，二年內不得再申請核定。但醫院有下列情形之一者，不在此限：

一 依第八條第二項廢止資格，而重新申請。

二 依第九條後段重新申請。

第一四條

核定函遺失或污損致無法辨識者，應檢附下列資料，向中央主管機關申請補發或換發：

一 申請遺失補發者，應檢附確係遺失之切結書。

二 申請污損換發者，應檢附原核定函正本。

第一五條 107

本辦法施行前，已經中央主管機關核定具施行器官摘取、移植手術醫院資格者，除心臟、肺臟、胰臟及小腸器官類目，應於中華民國一百零七年十二月三十一日前，依第二條規定，重新提出申請，其餘肝臟、腎臟及眼角膜器官類目，應於一百零八年十二月三十一日前爲之。

第一六條

本辦法自發布日施行。

活體腎臟交換捐贈移植手術管理辦法

民國108年2月14日衛生福利部令訂定發布全文11條；並自發布日施行。

第一條

本辦法依人體器官移植條例（以下簡稱本條例）第八條第六項規定訂定之。

第二條

①醫院施行活體腎臟交換、捐贈、移植（以下簡稱活腎交換移植）手術前，應將下列相關文件、資料，提本條例第八條第三項之醫院醫學倫理委員會（以下簡稱醫倫會）進行第一次審查：

一　交換捐贈者及待移植者參與活腎交換移植同意書。

二　交換捐贈者與待移植者之姓名、出生年月日、性別、親屬關係之資料及證明。

三　交換捐贈者之心理、社會、醫學評估資料。

四　待移植者之移植適應症及禁忌症之評估資料。

五　依本條例第九條第一項說明之證明文件、資料。

六　其他中央主管機關指定之事項。

②前項第一款、第二款文件、資料，醫院得要求捐贈者及待移植者提出。

③醫倫會應就第一項文件、資料，依器官捐贈移植醫院醫學倫理委員會組織及運作管理辦法（以下簡稱醫倫辦法）第六條規定審查之。

第三條

活腎交換移植手術經醫倫會審查通過者，醫院應將審查通過之文件、資料及其他相關證明文件，傳輸至本條例第十條之一第二項所定專責機構（以下簡稱專責機構）建置之器官捐贈移植登錄系統（以下簡稱登錄系統），進行配對。

第四條

①經前條登錄系統交換配對符合者，專責機構應通知醫院。

②捐贈者所在醫院應將配對符合之文件、資料、醫學評估報告及影像報告檔案，送交專責機構，並由專責機構分別提供施行器官摘取、移植手術醫院（以下簡稱施術醫院），經該施術醫院評估配對符合者，提該醫院醫倫會進行第二次配對審查。

③醫倫會應就前項文件、資料，依醫倫辦法第六條規定審查之。

第五條

①醫倫會依前條第二項審查通過者，施術醫院應檢附第二條第一項、第三條及下列文件、資料，報中央主管機關審查許可：

一　第一次及第二次醫倫會審查結果。
二　登錄系統移植配對結果文件、資料。
三　其他經中央主管機關指定之文件、資料。

②前項許可，中央主管機關得委託專責機構為之。

第六條

①中央主管機關或專責機構為辦理前條第一項審查，應成立活腎交換移植手術審查會（以下簡稱審查會）。

②前項審查會置委員九人至十三人，由中央主管機關就醫學、法學與其他專家學者及機關代表聘（派）兼之，並指定委員一人為召集人。委員中法學專家學者，不得少於二人；任一性別委員，亦不得少於委員總數三分之一。

③委員應訂有任期，連聘得連任。

④審查會召開會議，由召集人召集並擔任主席；召集人未能出席時，得指定委員一人擔任之。

⑤審查會開會，應有委員過半數出席；其決議，應經出席委員過半數同意。

⑥委員應親自出席會議，不得委託代理人代理。

第七條

①審查會委員有下列情形之一者，應予迴避，不得參加審查：
一　捐贈者或待移植者之評估人員。
二　施行器官摘取或移植手術之醫師。
三　與捐贈者或待移植者有配偶、四親等內血親、三親等內姻親或曾有此關係。
四　有具體事實，足認有偏頗之虞。
五　其他經審查會決議應予迴避者。

②審查會會議，得邀請前項第一款、第二款人員或專家學者列席諮詢，並就配對結果、臨床檢驗報告、捐贈者或待移植者實際情形及其他相關事項，提出綜合評估或建議，並於提供諮詢後離席。

第八條

①中央主管機關或專責機構許可進行本辦法之活腎交換移植手術後，應通知施術醫院；醫師於手術施行前，應依醫療法規定踐行告知義務，經取得書面同意後，始得為之。

②捐贈者或待移植者於器官摘取或移植手術施行前，得以書面撤回前項同意，並由醫院記錄於登錄系統。

第九條

施術醫院施行活腎交換移植手術，應先共同訂定日期及時間，並同時施行手術。

第一〇條

本辦法所需書表格式及活腎交換移植相關之執行規定，由專責機構擬訂，報中央主管機關定之。

第一一條

本辦法自發布日施行。

人體器官保存庫管理辦法

①民國 98 年 2 月 2 日行政院衛生署令訂定發布全文 22 條；並自發布日施行。
②民國 101 年 10 月 2 日行政院衛生署令修正發布第 8、11、14、19 條條文；並刪除第 21 條條文。

第一條
本辦法依人體器官移植條例第十四條第二項規定訂定之。

第二條
①以移植爲目的，從事人體器官（含人體組織、細胞）及其衍生物之處理或保存，應依本辦法申請設置人體器官保存庫（以下簡稱保存庫）。
②生殖細胞之保存依人工生殖法規定辦理。

第三條
①法人、醫療機構、研究機構（以下統稱機構）得申請設置保存庫。
②前項設有保存庫之機構，應置醫學主管與品質主管。

第四條
①保存庫之醫學主管應爲具移植、基礎或臨床免疫醫學、保存庫、血庫或相關領域實務經驗一年以上之醫師，其職責如下：
一　捐贈者合適性之審查。
二　人體器官放行之審查。
三　簽認器官保存有關之醫學與技術標準作業程序。
四　器官移植有關不良反應事件之審查與評估。
五　其他與保存庫醫學有關事項之審查。
②醫學主管不得兼任其他機構保存庫之醫學主管。

第五條
①保存庫之品質主管應爲具保存庫、血庫或相關領域實務經驗一年以上之醫師、醫事檢驗師或具生物相關系所學位者，其職責如下：
一　建立及維持保存庫品質管理系統。
二　訂定器官保存有關之醫學與技術標準作業程序。
三　調查器官移植有關之不良反應事件。
四　辦理其他與保存庫品質保證有關事項。
②品質主管不得由醫學主管兼任，亦不得兼任其他保存庫之品質主管。

第六條
保存庫應設置於獨立劃分之區域，並備有專用之保存設備。

第七條

人體器官保存前，應完成下列病原體感染之檢驗：
一　人類免疫缺乏病毒。
二　B型肝炎病毒。
三　C型肝炎病毒。
四　梅毒螺旋菌。

第八條 101

①保存庫保存人體器官應備齊下列文件一併保存：
一　捐贈者之同意書。但有下列情形之一者不在此限：
㈠移轉之器官，已檢具原採集保存庫許可證明文件。
㈡輸入之器官，已檢具來源單位之捐贈者同意之證明文件。
二　捐贈者合適性證明文件。
三　輸入之器官，經核准輸入之證明文件。
四　前條所定之檢驗及其他必要處理之報告。
五　人體器官保存狀態之說明或紀錄。
②前項文件，於人體器官移轉至其他保存庫，應將影本一併移轉。
③保存庫之人體器官經銷燬或經使用後已無餘留物或衍生物保存者，前二項文件，應至少再保存十年。

第九條

機構設置保存庫，應檢具下列文件，向中央衛生主管機關申請許可：
一　設置計畫書，內容應包括機構負責人、機構及保存庫地址、保存庫類別、預估保存量、醫學主管、品質主管、設置進度、品質管理系統、組織與人員、作業程序、設施與場所、環境管制與監控、設備、標示管制、採集、貯存、配送、收受、追蹤及銷燬之說明。
二　醫學主管及品質主管之資格證明文件。
三　作業及保存場所之平面簡圖。

第一〇條

前條之申請經書面審查通過後，機構應於六個月內完成保存庫之設置及試運轉，並報請中央衛生主管機關實地履勘。

第一一條 101

①中央衛生主管機關對實地履勘通過之保存庫，發給三年效期之許可證明。
②前項許可證明應記載下列事項：
一　機構名稱、地址。
二　機構代表人或負責人。
三　保存庫類別。
四　保存庫設置地點。
五　醫學主管及品質主管。
③前項第一款、第二款或第五款記載之事項變更時，應於事實發生日起三十日內申請變更登記；第三款或第四款記載之事項變更時，應重新申請許可。

④機構應於保存庫許可證明效期屆滿前三個月，向中央衛生主管機關申請展延。其經審查通過者，每次展延以三年爲限。

第一二條

保存庫之設置及運作，應符合人體器官、組織及細胞優良操作規範（如附件）。

第一三條

機構及其保存庫人員，因職務或執行業務知悉或持有他人秘密，不得無故洩漏。

第一四條 101

①中央衛生主管機關得對機構之保存庫進行檢查，並調閱相關紀錄及文件，機構及其人員不得規避、妨礙或拒絕。

②有實施國外保存庫檢查之必要者，中央衛生主管機關得向存放來自該國外保存庫人體器官之機構要求配合檢查並提供輸入來源之相關文件，其應檢具之文件，準用第九條各款規定辦理。

第一五條

保存庫有停止營運之規劃時，應於三個月前檢具後續處理計畫書，報中央衛生主管機關核定。

第一六條

機構不得刊登內容誇大不實之保存庫廣告。

第一七條

保存庫發生明顯影響保存器官之功能或安全事件時，應即通報中央衛生主管機關，並即爲妥適之處置。

第一八條

違反本辦法，經中央衛生主管機關撤銷或廢止保存庫許可之機構，一年內不得再申請設置保存庫。

第一九條 101

機構申請保存庫設置許可、變更、展延或國外保存庫檢查，應繳納費用；其收費項目及費額，依人體器官保存庫審查費收費標準之規定。

第二〇條

中央衛生主管機關得委任或委託其他機關或法人團體辦理下列事項：

一　第九條、第十條及第十一條第三項規定之保存庫設置申請許可之書面審查及實地履勘相關事項。

二　第十一條第三項及第四項規定之申請變更登記及設置許可效期展延之審查相關事項。

三　第十四條規定之檢查相關事項。

第二一條（刪除）101

第二二條

本辦法自發布日施行。

醫療事故預防及爭議處理法

民國111年6月22日總統令制定公布全文45條。
民國112年12月12日行政院令發布定自113年1月1日施行。

第一章　總　則

第一條
為保障醫病雙方權益、促進醫病和諧關係、改善醫療執業環境、確保病人安全、提升醫療品質，並建立妥速醫療爭議處理機制，特制定本法。

第二條
本法所稱主管機關：在中央為衛生福利部；在直轄市為直轄市政府；在縣（市）為縣（市）政府。

第三條
本法用詞，定義如下：
一　醫療事故：指病人接受醫事機構之醫事服務，發生重大傷害或死亡之結果。但不包括因疾病本身或醫療處置不能避免之結果。
二　醫療爭議：指病人方之當事人認為醫療不良結果應由醫事人員、醫事機構負責所生之爭議。
三　醫事機構：指醫療法第十條第一項所定醫事人員，依其專門職業法規規定申請核准開業之機構。
四　醫療機構：指依醫療法設立之醫院及診所。
五　當事人：指與醫療爭議有關之醫事人員、醫事機構、病人或其他依法得提起訴訟之人。

第四條
①中央主管機關應委託政府捐助設立之財團法人，辦理第九條醫事專業諮詢及第二十一條第二項醫療爭議評析；必要時，得捐助成立財團法人辦理之。
②前項財團法人辦理醫事專業諮詢及醫療爭議評析時，應秉持公正、客觀及中立立場，並遵守利益迴避規範。
③前二項提供醫事專業諮詢與醫療爭議評析之作業程序、人員資格、收費基準、免納費用條件、利益迴避規範及其他相關事項之辦法，由中央主管機關定之。
④第一項財團法人提供之醫事專業諮詢及醫療爭議評析，除醫療爭議當事人均同意外，不得於本案訴訟採為證據或裁判基礎，亦不得採為相關行政處分之基礎。

第五條

中央主管機關得隨時要求第四條第一項之財團法人提出業務及財務報告，並得隨時派員檢查其業務狀況、會計帳簿或其他相關資料。

第二章　說明、溝通及關懷

第六條

①醫療機構應組成醫療事故關懷小組，於醫療事故發生之翌日起五個工作日內，向病人、家屬或其代理人說明、溝通，並提供協助及關懷服務。但九十九床以下醫院及診所，得指定專業人員或委由專業機構、團體為之。

②前項醫療事故關懷小組人員、專業人員、專業機構與團體之資格條件及其他應遵行之事項，由中央主管機關公告之。

③病人、家屬或其代理人因語言、文化因素或有聽覺、語言功能或其他障礙致溝通困難時，應由受有相關訓練之人員協助說明、溝通及關懷。

④醫療機構為第一項之說明、溝通、協助及關懷服務，應製作紀錄，並至少保存三年。

⑤病人符合藥害救濟法、生產事故救濟條例或傳染病防治法預防接種受害之救濟對象者，醫療機構應主動提供相關資訊及協助。

第七條

依前條規定進行說明、溝通、提供協助及關懷服務過程中，醫療機構、醫療事故關懷小組、專業人員、專業機構或團體、醫事人員或其代理人所為遺憾、道歉、讓步或其他為緩和醫病緊張關係所為之陳述，除醫療爭議當事人均同意外，不得於本案訴訟採為證據或裁判基礎，亦不得採為相關行政處分之基礎。

第八條

醫療機構對於與醫療爭議有關之員工，應提供關懷及具體協助，並保護其在醫療爭議處理過程中，不受強暴、脅迫、恐嚇、公然侮辱或傷害。

第九條

當事人就醫療爭議得檢具病歷複製本並繳納費用，向第四條第一項之財團法人申請醫事專業諮詢。

第一〇條

①醫療爭議發生時，醫事機構應於病人或其代理人、法定代理人、繼承人申請病歷複製本之翌日起七個工作日內，提供病人之病歷及併同保存之同意書複製本。

②前項資料複製所需費用，由申請人負擔。

第一一條

中央主管機關應辦理下列事項：

一　強化醫事機構關懷人員說明、溝通及關懷之訓練講習。

二　獎勵依第六條第一項規定辦理成效優良之個人、醫療機構、專業機構或團體。

第三章　醫療爭議調解

第一二條

①直轄市、縣（市）主管機關應組成醫療爭議調解會（以下簡稱調解會），辦理醫療爭議之調解。

②調解會應由具有醫學、法律或其他具專業知識及信望素孚之公正人士九人至四十五人組成之；其中醫學以外之委員，或任一性別之委員，各不得少於委員總數三分之一。

③調解委員聘期爲三年，並得連任之；聘期中出缺時，得予補聘，期間至原聘期屆滿爲止。

④調解會運作之經費，由直轄市、縣（市）主管機關編列預算，中央主管機關得依其財力級次補助之。

第一三條

①當事人申請調解，應檢具申請書向調解會爲之；塡寫申請書有困難者，調解會得指派人員協助之。

②前項調解會之管轄如下：

一　病人住（居）所及醫事機構所在地均在同一直轄市、縣（市）者，由該直轄市、縣（市）調解會調解。

二　病人住（居）所及醫事機構所在地不在同一直轄市、縣（市）者，由該醫事機構所在地直轄市、縣（市）調解會調解。

三　經當事人均同意，並經接受申請之直轄市、縣（市）調解會同意者，得由該直轄市、縣（市）調解會調解，不受前二款之限制。

第一四條

①醫療爭議之調解，應於受理申請文件、資料齊備之日起算四十五日內召開調解會議，並於三個月內完成；必要時，得延長三個月，並以一次爲限。但經當事人合意者，得再延長一次。

②未於前項規定期間內完成調解者，視爲調解不成立。

③調解會辦理醫療爭議之調解，得分組爲之；調解委員之資格條件與第一項調解會之運作、調解程序、醫療爭議調解申請書應載明事項、表單格式及其他相關事項之辦法，由中央主管機關定之。

第一五條

①當事人因醫療爭議提起民事訴訟前，應依本法申請調解，不適用醫療法第九十九條第一項第三款及鄉鎮市調解條例之規定。

②當事人未依前項規定申請調解而逕行起訴，第一審法院應移付管轄之調解會先行調解。調解期間，訴訟程序停止進行。

③當事人申請調解且調解不成立，於調解不成立證明書送達之翌日起六個月內起訴者，視爲自申請調解時，已經起訴。

第一六條

①檢察官偵查或法院審理之醫療爭議刑事案件，應移付管轄之調解會先行調解。調解期間停止偵查、審判。

②前項移付調解，應通知被告、告訴人、病人與其家屬、自訴人及

檢察官。必要時，檢察官或法院得將相關卷證資料函送調解會。

③當事人申請調解而調解不成立，於調解不成立證明書送達之翌日起六個月內就醫療爭議刑事案件提起告訴者，視爲自申請調解時，已經提出告訴。

④醫療爭議刑事案件曾依本法調解不成立，或有刑事訴訟法第一百六十一條第二項、第二百五十二條第一款至第九款、第三百零二條至第三百零四條、第三百二十六條第一項及第三項、第三百二十九條第二項、第三百三十四條、第三百三十五條規定情形，不適用第一項前段移付先行調解之規定。

第一七條

①調解會收受調解申請書、檢察官或法院移付調解之案件，應於收受之翌日起七個工作日內將受理調解之事實通知雙方當事人。

②調解會得要求調解事件之當事人提出該事件有損害賠償請求權之人之名冊及聯絡方式，並通知名冊上之人員參加調解。

③與調解事件有利害關係之第三人，經調解會通知或同意，得參加調解程序。

④同一原因事實之醫療爭議有多數調解案時，調解會得併案調解，其受理日，自併案時起算。

第一八條

①調解程序不公開之。但當事人另有約定者，不在此限。

②調解委員及辦理調解相關業務之人員，因執行職務而知悉、持有他人之秘密，無正當理由不得洩漏。

③同一原因事實之醫療爭議，一方當事人分別與多數之他方當事人進行調解時，當事人於一案調解中所爲之陳述、讓步及該案之調解結果，非經其同意，不得於另案調解中洩漏或援用。

④一方當事人未得調解委員及他方當事人之同意，不得將調解過程錄音、錄影或使用其他方式傳播。

第一九條

①當事人經調解會通知到場進行調解者，應親自或委託代理人到場，並得各推舉一人至三人列席協同調解。

②醫事機構應指派具調解決策權之代表，出席調解會議。

③醫事機構無正當理由不得有禁止或妨礙其所屬人員進行或成立調解之行爲或措施。

④醫事機構不得因其所屬人員申請或同意調解，或因調解成立或不成立，予以不利之處置。

第二〇條

當事人無正當理由於調解期日不到場且未委託代理人到場者，視爲調解不成立。

第二一條

①直轄市、縣（市）主管機關因調解之需要，得限期令醫事機構提供所需之病歷、診療紀錄或其他相關文件、資料；醫事機構不得規避、妨礙、拒絕或作虛僞之證明、報告或陳述。

②調解會調解時，得邀請醫學、法律、心理、社會工作或其他相關

專業人員列席陳述意見，或就醫療爭議之爭點向第四條第一項之財團法人申請醫療爭議評析。

第二二條

①調解委員應本客觀、公正、和平及懇切之態度，對當事人說明調解程序及相關法律效果，並爲適當之勸導，力謀調解之成立。

②調解過程中，當事人、其代理人或其他到場之人以強暴、脅迫、恐嚇、公然侮辱或其他非法之方法，滋擾調解處所與周圍之安寧或秩序者，調解委員得請求警察機關排除或制止之。

③調解委員或列席協同調解之人，有以強暴、脅迫或詐術進行調解，阻止起訴、告訴或自訴或其他涉嫌犯罪之行爲，當事人得依法訴究。

④當事人之代理人或協同調解之人有第二項行爲者，調解委員得禁止其代理或列席。

第二三條

調解程序中，調解委員所爲之勸導及當事人所爲遺憾、道歉、不利於己之陳述或讓步，除醫療爭議當事人均同意外，不得於本案訴訟採爲證據或裁判基礎，亦不得採爲相關行政處分之基礎。

第二四條

①調解委員有下列情形之一者，應自行迴避：

一　本人或其配偶、前配偶、直系血親、四親等以內之血親或姻親、家屬爲當事人或其法定代理人、代理人。

二　與當事人或其法定代理人服務於同一機構或團體。

②調解委員未依前項規定迴避，調解會應令其迴避，並另爲指定；經當事人申請者，亦同。

③當事人認調解委員顯有偏頗之虞，經他方當事人之同意，得向調解會申請另爲指定；他方當事人不同意者，視爲調解不成立。

第二五條

①調解會於調解不成立時，應作成調解不成立證明書，並由直轄市、縣（市）主管機關於調解不成立之日起算七個工作日內，將該證明書發給當事人。

②檢察官或法院移付調解之事件，直轄市、縣（市）主管機關應於調解不成立時，陳報該管檢察官或法院，並檢還所送卷證。屬法院移付調解者，應續行訴訟程序。

第二六條

①調解會於調解成立時，應於成立當日作成調解書，由當事人、代理人及出席調解委員簽名或蓋章。

②前項調解書，應載明下列事項：

一　當事人姓名、性別、出生年月日、身分證明文件字號、住所或居所；當事人爲醫事機構者，其名稱、負責人及機構所在地；當事人非病人本人者，其與病人之關係。

二　有法定代理人或代理人者，其姓名、身分證明文件字號、住所或居所。

三　有利害關係之第三人參加者，其姓名、身分證明文件字號、

　　住所或居所。
四　出席調解委員姓名。
五　調解事由。
六　調解成立之內容。
七　調解處所。
八　調解成立之年、月、日。

第二七條

①直轄市、縣（市）主管機關應於調解成立之日起算七個工作日內，將調解書及卷證送請移付或管轄之法院核定。
②法院應儘速審核前項調解書，認應予核定者，除抽存一份外，併調解事件卷證發還直轄市、縣（市）主管機關。直轄市、縣（市）主管機關應於收受之翌日起三個工作日內，將核定之調解書寄送當事人。
③檢察官或法院移付調解之事件，直轄市、縣（市）主管機關應於調解書經法院核定後，陳報該管檢察官或法院，並檢還所送卷證。
④法院因調解內容牴觸法令、違背公共秩序或善良風俗，或不能強制執行而未予核定者，視為調解不成立，並將其理由通知直轄市、縣（市）主管機關。
⑤調解文書之送達，準用民事訴訟法關於送達之規定。

第二八條

①調解經法院核定後，當事人就同一民事事件不得再行起訴或於刑事訴訟程序附帶提起民事訴訟；其已繫屬法院者，訴訟終結。
②調解經法院核定後，當事人就醫療爭議刑事案件，不得提起告訴或自訴。
③告訴乃論之醫療爭議刑事案件於偵查中或第一審法院辯論終結前，調解成立，並於調解書上記載當事人同意撤回意旨，經法院核定者，視為於調解成立時撤回告訴或自訴。
④經法院核定之民事調解，與民事確定判決有同一之效力；經法院核定之刑事調解，以給付金錢或其他代替物或有價證券之一定數量為標的者，其調解書得為執行名義。

第二九條

①調解經法院核定後，有無效或得撤銷之原因時，當事人應於知悉該原因之日起三十日內向原核定法院提起宣告調解無效或撤銷調解之訴。但調解經法院核定已逾五年者，不得提起。
②調解經法院核定後，當事人逕就同一醫療爭議案件向調解會再行申請調解者，調解會應不予受理。
③法院移付而成立之民事調解，經核定後，有無效或得撤銷之原因者，當事人得請求續行訴訟程序。
④民事訴訟法第五百零二條及強制執行法第十八條第二項規定，於第一項情形，準用之。

第三〇條

依本章所為之醫療爭議調解程序，不收取任何費用。

第三一條

已繫屬於法院之醫療爭議民事事件，經依本法移付調解成立，並經法院核定者，原告得於法院核定調解書送達之日起算三個月內，向法院聲請退還已繳裁判費三分之二。

第三二條

①直轄市、縣（市）主管機關應將調解會辦理之調解案件，通報中央主管機關；其通報程序、內容、期限、方式及其他相關事項之辦法，由中央主管機關定之。

②中央主管機關得就前項通報內容建立資料庫，並進行統計分析，每年公布結果。

③前項資料庫之資料，除醫療爭議當事人均同意外，不得於本案訴訟採爲證據或裁判基礎，亦不得採爲相關行政處分之基礎。

第四章　醫療事故預防

第三三條

①醫院應建立病人安全管理制度、訂定推動計畫，加強內部人員通報病人安全事件，並就醫療事故風險進行分析、預防及管控，提升醫療品質及保障病人安全。

②病人安全事件之通報人，醫療機構應對其身分予以保密，並不得對之解聘（僱）、不予續聘（僱）或爲其他不利之行爲。

③第一項病人安全事件通報、分析及其相關預防管控措施，不得於醫療爭議本案訴訟採爲證據或裁判基礎，亦不得採爲相關行政處分之基礎。

④醫院辦理第一項之病人安全管理制度及推動計畫成效優良者，主管機關得予以獎勵。

第三四條

①醫療機構應就重大醫療事故，分析其根本原因、提出改善方案，並通報主管機關。

②前項應通報之重大醫療事故、通報程序、內容及其他應遵行事項之辦法，由中央主管機關定之。

③第一項重大醫療事故通報、根本原因分析及改善方案，不得於醫療爭議本案訴訟採爲證據或裁判基礎，亦不得採爲相關行政處分之基礎。

第三五條

①醫事機構發生醫療事故或有發生之虞，且有下列情形之一者，中央主管機關應自行或委託政府捐助設立之財團法人組成專案小組進行調查，並提出報告後公布之：

一　於一定期間內，反覆於同一醫事機構發生或有發生之虞。

二　跨醫事機構或跨直轄市、縣（市）發生或有發生之虞。

三　危害公共衛生及安全或有危害之虞。

四　其他經中央主管機關認定之情形。

②前項專案調查，得通知醫療事故有關人員到場說明及提供資料，被調查之醫事機構、法人、團體及有關人員，不得規避、妨礙或

拒絕。

③第一項調查報告之內容，以發現事實眞相、共同學習爲目的，而非究責個人，且不得作爲有罪判決判斷之唯一依據。

④第一項專案小組之組織與運作、調查程序、報告及其他應遵行事項之辦法，由中央主管機關定之。

第三六條

①中央主管機關應自行或委託政府捐助設立之財團法人建立醫療事故自主通報系統，受理民衆通報；對於通報者之身分及資料來源，應予保密。

②前項通報之條件、方式、程序、內容、處理及其他相關事項之辦法，由中央主管機關定之。

第三七條

醫療事故有關人員涉及違反法律所定之行政或刑事責任，應就其有無主動通報、積極配合調查或提供資料，爲處罰或科刑輕重之審酌。

第五章　罰　則

第三八條

醫事機構對直轄市、縣（市）主管機關依第二十一條第一項規定所爲之要求爲規避、妨礙或拒絕，或作虛僞之證明、報告或陳述，由該管主管機關處新臺幣五萬元以上二十五萬元以下罰鍰，並令其限期改善；屆期未改善者，得按次處罰。

第三九條

有下列情形之一者，由直轄市、縣（市）主管機關處新臺幣二萬元以上十萬元以下罰鍰，並令其限期改善；屆期未改善者，得按次處罰：

一　一百床以上醫院違反第六條第一項規定，未組成醫療事故關懷小組。

二　醫事機構依第十條第一項規定提供之資料虛僞不實。

三　醫事機構違反第十九條第二項規定，未指派代表出席會議。

四　醫事機構違反第十九條第三項規定，無正當理由而有禁止或妨礙所屬人員進行或成立調解之行爲或措施。

五　醫事機構違反第十九條第四項規定，對其所屬人員予以不利之處置。

六　醫療機構違反第三十三條第二項規定，對病人安全事件通報人之身分未予保密，或對其有解聘（僱）、不予續聘（僱）或爲其他不利之行爲。

第四〇條

醫事機構、法人、團體或有關人員，規避、妨礙或拒絕專案小組依第三十五條第二項規定通知到場說明或提供資料者，由中央主管機關處新臺幣二萬元以上十萬元以下罰鍰，並令其限期改善；屆期未改善者，得按次處罰。

第四一條

有下列情形之一者，由直轄市、縣（市）主管機關令其限期改善；屆期未改善者，處新臺幣一萬元以上五萬元以下罰鍰，並得按次處罰：

一　醫療機構違反中央主管機關依第六條第二項規定公告之資格條件。

二　醫療機構違反第六條第四項規定，未製作紀錄或紀錄未保存至少三年。

三　醫療機構違反第八條規定，未對與醫療爭議有關之員工提供關懷或具體協助。

四　醫事機構未依第十條第一項規定期限提供資料。

五　調解委員或辦理調解相關業務之人員違反第十八條第二項規定，無正當理由洩漏秘密。

六　當事人違反第十八條第三項規定，於另案調解中，未經他方當事人同意，洩漏或援用其於本案之陳述、讓步或調解結果。

七　當事人違反第十八條第四項規定，未經調解委員及他方當事人同意，以錄音、錄影或使用其他方式傳播調解過程。

八　醫療機構違反第三十四條第一項規定，未就重大醫療事故分析其根本原因、提出改善方案，或未通報主管機關。

第四二條

當事人違反第十九條第一項規定，無正當理由不於調解期日到場且未委託代理人到場者，由直轄市、縣（市）主管機關處新臺幣三千元以上一萬五千元以下罰鍰。

第六章　附　則

第四三條

本法施行前，已經開始偵查或審判之醫療爭議案件，不適用本法。

第四四條

本法施行細則，由中央主管機關定之。

第四五條

本法施行日期，由行政院定之。

安寧緩和醫療條例

①民國89年6月7日總統令制定公布全文15條；並自公布日起施行。
②民國91年12月11日總統令修正公布第3、7條條文。
③民國100年1月26日總統令修正公布第1、7條條文；增訂第6-1條條文；並刪除第13條條文。
④民國102年1月9日總統令修正公布第1、3～5、6-1～9條條文。
民國102年7月19日行政院公告第2條所列屬「行政院衛生署」之權責事項，自102年7月23日起改由「衛生福利部」管轄。
⑤民國110年1月20日總統令修正公布第5條條文。

第一條

為尊重末期病人之醫療意願及保障其權益，特制定本條例。

第二條

本條例所稱主管機關：在中央為行政院衛生署；在直轄市為直轄市政府；在縣（市）為縣（市）政府。

第三條

本條例專用名詞定義如下：

一　安寧緩和醫療：指為減輕或免除末期病人之生理、心理及靈性痛苦，施予緩解性、支持性之醫療照護，以增進其生活品質。

二　末期病人：指罹患嚴重傷病，經醫師診斷認為不可治癒，且有醫學上之證據，近期內病程進行至死亡已不可避免者。

三　心肺復甦術：指對臨終、瀕死或無生命徵象之病人，施予氣管內插管、體外心臟按壓、急救藥物注射、心臟電擊、心臟人工調頻、人工呼吸等標準急救程序或其他緊急救治行為。

四　維生醫療：指用以維持末期病人生命徵象，但無治癒效果，而只能延長其瀕死過程的醫療措施。

五　維生醫療抉擇：指末期病人對心肺復甦術或維生醫療施行之選擇。

六　意願人：指立意願書選擇安寧緩和醫療或作維生醫療抉擇之人。

第四條

①末期病人得立意願書選擇安寧緩和醫療或作維生醫療抉擇。

②前項意願書，至少應載明下列事項，並由意願人簽署：

一　意願人之姓名、國民身分證統一編號及住所或居所。

二　意願人接受安寧緩和醫療或維生醫療抉擇之意願及其內容。

三　立意願書之日期。

③意願書之簽署，應有具完全行為能力者二人以上在場見證。但實施安寧緩和醫療及執行意願人維生醫療抉擇之醫療機構所屬人員

不得為見證人。

第五條 110

①成年且具行為能力之人，得預立第四條之意願書。

②前項意願書，意願人得預立醫療委任代理人，並以書面載明委任意旨，於其無法表達意願時，由代理人代為簽署。

第六條

意願人得隨時自行或由其代理人，以書面撤回其意願之意思表示。

第六條之一

①經第四條第一項或第五條之意願人或其醫療委任代理人於意願書表示同意，中央主管機關應將其意願註記於全民健康保險憑證（以下簡稱健保卡），該意願註記之效力與意願書正本相同。但意願人或其醫療委任代理人依前條規定撤回意願時，應通報中央主管機關廢止該註記。

②前項簽署之意願書，應由醫療機構、衛生機關或受中央主管機關委託之法人以掃描電子檔存記於中央主管機關之資料庫後，始得於健保卡註記。

③經註記於健保卡之意願，與意願人臨床醫療過程中書面明示之意思表示不一致時，以意願人明示之意思表示為準。

第七條

①不施行心肺復甦術或維生醫療，應符合下列規定：

一　應由二位醫師診斷確為末期病人。

二　應有意願人簽署之意願書。但未成年人簽署意願書時，應得其法定代理人之同意。未成年人無法表達意願時，則應由法定代理人簽署意願書。

②前項第一款之醫師，應具有相關專科醫師資格。

③末期病人無簽署第一項第二款之意願書且意識昏迷或無法清楚表達意願時，由其最近親屬出具同意書代替之。無最近親屬者，應經安寧緩和醫療照會後，依末期病人最大利益出具醫囑代替之。同意書或醫囑均不得與末期病人於意識昏迷或無法清楚表達意願前明示之意思表示相反。

④前項最近親屬之範圍如下：

一　配偶。

二　成年子女、孫子女。

三　父母。

四　兄弟姐妹。

五　祖父母。

六　曾祖父母、曾孫子女或三親等旁系血親。

七　一親等直系姻親。

⑤末期病人符合第一項至第四項規定不施行心肺復甦術或維生醫療之情形時，原施予之心肺復甦術或維生醫療，得予終止或撤除。

⑥第三項最近親屬出具同意書，得以一人行之；其最近親屬意思表

示不一致時，依第四項各款先後定其順序。後順序者已出具同意書時，先順序者如有不同之意思表示，應於不施行、終止或撤除心肺復甦術或維生醫療前以書面為之。

第八條

醫師應將病情、安寧緩和醫療之治療方針及維生醫療抉擇告知末期病人或其家屬。但病人有明確意思表示欲知病情及各種醫療選項時，應予告知。

第九條

醫師應將第四條至前條規定之事項，詳細記載於病歷；意願書或同意書並應連同病歷保存。

第一〇條

醫師違反第七條規定者，處新臺幣六萬元以上三十萬元以下罰鍰，並得處一個月以上一年以下停業處分或廢止其執業執照。

第一一條

醫師違反第九條規定者，處新臺幣三萬元以上十五萬元以下罰鍰。

第一二條

本條例所定之罰鍰、停業及廢止執業執照，由直轄市、縣（市）主管機關處罰之。

第一三條（刪除）

第一四條

本條例施行細則，由中央主管機關定之。

第一五條

本條例自公布日施行。

安寧緩和醫療條例施行細則

①民國 90 年 4 月 25 日行政院衛生署令訂定發布全文 8 條；並自發布日起施行。

②民國 104 年 1 月 16 日衛生福利部令修正發布全文 9 條；並自發布日施行。

第一條

本細則依安寧緩和醫療條例（以下簡稱本條例）第十四條規定訂定之。

第二條

經診斷爲本條例第三條第二款之末期病人者，醫師應於其病歷記載下列事項：

一　治療過程。

二　與該疾病相關之診斷。

三　診斷當時之病況、生命徵象及不可治癒之理由。

第三條

本條例第六條之一第一項但書所稱廢止該註記，其方式準用同條第二項規定。

第四條

本條例第七條第一項第一款所稱之二位醫師，不以在同一時間診斷或同一醫療機構之醫師爲限。

第五條

本條例第七條第二項所稱相關專科醫師，指與診斷病人所罹患傷病相關專業領域之專科醫師。

第六條

本條例第七條第六項所稱得以一人行之，於同條第四項所定同一款之最近親屬有二人以上時，指其中一人依同條第三項規定出具同意書者，即爲同意不施行、終止或撤除心肺復甦術或維生醫療。

第七條

本條例第八條所稱家屬，指醫療機構實施安寧緩和醫療或提供維生醫療抉擇時，在場之家屬。

第八條

①本條例第九條所定之意願書或同意書，應以正本爲之。但病人轉診者，由原診治醫療機構留具影本，正本隨同病人轉診。

②意願書已依本條例第六條之一第二項規定，以掃描電子檔存記於中央主管機關資料庫者，診治醫療機構得下載列印，並等同前項之正本。

③病人在同一或不同醫療機構就醫時，其能提出前次簽署同意書之

影本或複寫本者，無需重複簽署。診治醫療機構應將該影本或複寫本，連同病歷保存。

第九條

本細則自發布日施行。

病人自主權利法

①民國 105 年 1 月 6 日總統令制定公布全文 19 條；並自公布後三年施行。
②民國 108 年 6 月 12 日總統令修正公布第 15、19 條條文；並自公布日施行。
③民國 110 年 1 月 20 日總統令修正公布第 10、19 條條文；並自公布日施行。

第一條

為尊重病人醫療自主、保障其善終權益，促進醫病關係和諧，特制定本法。

第二條

本法所稱主管機關：在中央為衛生福利部；在直轄市為直轄市政府；在縣（市）為縣（市）政府。

第三條

本法名詞定義如下：

一　維持生命治療：指心肺復甦術、機械式維生系統、血液製品、為特定疾病而設之專門治療、重度感染時所給予之抗生素等任何有可能延長病人生命之必要醫療措施。

二　人工營養及流體餵養：指透過導管或其他侵入性措施餵養食物與水分。

三　預立醫療決定：指事先立下之書面意思表示，指明處於特定臨床條件時，希望接受或拒絕之維持生命治療、人工營養及流體餵養或其他與醫療照護、善終等相關意願之決定。

四　意願人：指以書面方式為預立醫療決定之人。

五　醫療委任代理人：指接受意願人書面委任，於意願人意識昏迷或無法清楚表達意願時，代理意願人表達意願之人。

六　預立醫療照護諮商：指病人與醫療服務提供者、親屬或其他相關人士所進行之溝通過程，商討當病人處於特定臨床條件、意識昏迷或無法清楚表達意願時，對病人應提供之適當照護方式以及病人得接受或拒絕之維持生命治療與人工營養及流體餵養。

七　緩和醫療：指為減輕或免除病人之生理、心理及靈性痛苦，施予緩解性、支持性之醫療照護，以增進其生活品質。

第四條

①病人對於病情、醫療選項及各選項之可能成效與風險預後，有知情之權利。對於醫師提供之醫療選項有選擇與決定之權利。

②病人之法定代理人、配偶、親屬、醫療委任代理人或與病人有特別密切關係之人（以下統稱關係人），不得妨礙醫療機構或醫師

依病人就醫療選項決定之作爲。

第五條

①病人就診時，醫療機構或醫師應以其所判斷之適當時機及方式，將病人之病情、治療方針、處置、用藥、預後情形及可能之不良反應等相關事項告知本人。病人未明示反對時，亦得告知其關係人。

②病人爲無行爲能力人、限制行爲能力人、受輔助宣告之人或不能爲意思表示或受意思表示時，醫療機構或醫師應以適當方式告知本人及其關係人。

第六條

病人接受手術、中央主管機關規定之侵入性檢查或治療前，醫療機構應經病人或關係人同意，簽具同意書，始得爲之。但情況緊急者，不在此限。

第七條

醫療機構或醫師遇有危急病人，除符合第十四條第一項、第二項及安寧緩和醫療條例相關規定者外，應先予適當急救或採取必要措施，不得無故拖延。

第八條

①具完全行爲能力之人，得爲預立醫療決定，並得隨時以書面撤回或變更之。

②前項預立醫療決定應包括意願人於第十四條特定臨床條件時，接受或拒絕維持生命治療或人工營養及流體餵養之全部或一部。

③預立醫療決定之內容、範圍及格式，由中央主管機關定之。

第九條

①意願人爲預立醫療決定，應符合下列規定：

一　經醫療機構提供預立醫療照護諮商，並經其於預立醫療決定上核章證明。

二　經公證人公證或有具完全行爲能力者二人以上在場見證。

三　經註記於全民健康保險憑證。

②意願人、二親等內之親屬至少一人及醫療委任代理人應參與前項第一款預立醫療照護諮商。經意願人同意之親屬亦得參與。但二親等內之親屬死亡、失蹤或具特殊事由時，得不參與。

③第一項第一款提供預立醫療照護諮商之醫療機構，有事實足認意願人具心智缺陷或非出於自願者，不得爲核章證明。

④意願人之醫療委任代理人、主責照護醫療團隊成員及第十條第二項各款之人不得爲第一項第二款之見證人。

⑤提供預立醫療照護諮商之醫療機構，其資格、應組成之諮商團隊成員與條件、程序及其他應遵循事項之辦法，由中央主管機關定之。

第一〇條 110

①意願人指定之醫療委任代理人，應以成年且具行爲能力之人爲限，並經其書面同意。

②下列之人，除意願人之繼承人外，不得爲醫療委任代理人：

一　意願人之受遺贈人。
二　意願人遺體或器官指定之受贈人。
三　其他因意願人死亡而獲得利益之人。

③醫療委任代理人於意願人意識昏迷或無法清楚表達意願時，代理意願人表達醫療意願，其權限如下：
一　聽取第五條之告知。
二　簽具第六條之同意書。
三　依病人預立醫療決定內容，代理病人表達醫療意願。

④醫療委任代理人有二人以上者，均得單獨代理意願人。

⑤醫療委任代理人處理委任事務，應向醫療機構或醫師出具身分證明。

第一一條

①醫療委任代理人得隨時以書面終止委任。

②醫療委任代理人有下列情事之一者，當然解任：
一　因疾病或意外，經相關醫學或精神鑑定，認定心智能力受損。
二　受輔助宣告或監護宣告。

第一二條

①中央主管機關應將預立醫療決定註記於全民健康保險憑證。

②意願人之預立醫療決定，於全民健康保險憑證註記前，應先由醫療機構以掃描電子檔存記於中央主管機關之資料庫。

③經註記於全民健康保險憑證之預立醫療決定，與意願人臨床醫療過程中書面明示之意思表示不一致時，應完成變更預立醫療決定。

④前項變更預立醫療決定之程序，由中央主管機關公告之。

第一三條

意願人有下列情形之一者，應向中央主管機關申請更新註記：
一　撤回或變更預立醫療決定。
二　指定、終止委任或變更醫療委任代理人。

第一四條

①病人符合下列臨床條件之一，且有預立醫療決定者，醫療機構或醫師得依其預立醫療決定終止、撤除或不施行維持生命治療或人工營養及流體餵養之全部或一部：
一　末期病人。
二　處於不可逆轉之昏迷狀況。
三　永久植物人狀態。
四　極重度失智。
五　其他經中央主管機關公告之病人疾病狀況或痛苦難以忍受、疾病無法治癒且依當時醫療水準無其他合適解決方法之情形。

②前項各款應由二位具相關專科醫師資格之醫師確診，並經緩和醫療團隊至少二次照會確認。

③醫療機構或醫師依其專業或意願，無法執行病人預立醫療決定時，得不施行之。
④前項情形，醫療機構或醫師應告知病人或關係人。
⑤醫療機構或醫師依本條規定終止、撤除或不施行維持生命治療或人工營養及流體餵養之全部或一部，不負刑事與行政責任；因此所生之損害，除有故意或重大過失，且違反病人預立醫療決定者外，不負賠償責任。

第一五條

醫療機構或醫師對前條第一項第一款及第五款之病人，於開始執行預立醫療決定前，應向有意思能力之意願人確認該決定之內容及範圍。

第一六條

醫療機構或醫師終止、撤除或不施行維持生命治療或人工營養及流體餵養時，應提供病人緩和醫療及其他適當處置。醫療機構依其人員、設備及專長能力無法提供時，應建議病人轉診，並提供協助。

第一七條

醫療機構或醫師應將其所執行第十二條第三項、第十四條及第十五條規定之事項，詳細記載於病歷；同意書、病人之書面意思表示及預立醫療決定應連同病歷保存。

第一八條

本法施行細則，由中央主管機關定之。

第一九條 110

①本法自公布後三年施行。
②本法修正條文，自公布日施行。

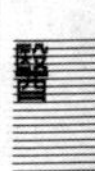

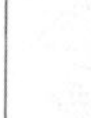

病人自主權利法施行細則

民國107年10月3日衛生福利部令訂定發布全文17條；並自108年1月6日施行。

第一條

本細則依病人自主權利法（以下簡稱本法）第十八條規定訂定之。

第二條

①本法第三條第四款意願人，應符合本法第八條第一項規定，具完全行為能力，並依本法第九條第一項規定，參加全民健康保險，領有全民健康保險憑證。

②本法第三條第六款所稱病人，指前項意願人。

第三條

病人為無行為能力或限制行為能力者，其法定代理人不受本法第四條第二項不得妨礙醫療選項決定之限制。但病人具完全行為能力時，已預立醫療決定者，應受本法第四條第二項規定之限制。

第四條

醫療機構或醫師依本法第五條告知時，因病人及在場關係人之語言、文化因素，或有聽覺、語言功能或其他障礙，致溝通困難者，得由受有相關訓練之人員協助。

第五條

①本法第六條所定同意，應以病人同意為優先，病人未明示反對時，得以關係人同意為之。

②病人為限制行為能力人、受輔助宣告，或意思表示能力，顯有不足者，除病人同意外，應經關係人同意。

③病人為無行為能力、意識昏迷或無法清楚表達意願者，應經關係人同意。

第六條

意願人依本法第八條第一項規定，以書面撤回或變更預立醫療決定者，應向醫療機構為之；醫療機構應以掃描電子檔存記於本法第十二條第二項中央主管機關之資料庫，並由中央主管機關更新註記於全民健康保險憑證。

第七條

①醫療委任代理人不為本法第十條第三項第三款代理意願人表達醫療意願，或經醫療機構確認無法聯繫時，意願人之預立醫療決定，不予執行。

②意願人委任醫療委任代理人二人以上者，得就本法第十條第三項第三款預立醫療決定所定權限，指定順位；先順位者不為意思表示或無法聯繫時，由後順位者行使之。後順位者已為意思表示

後，先順位者不得提出不同意思表示。

第八條

意願人於臨床醫療過程中，其書面明示之意思表示，與本法第十二條第一項全民健康保險憑證之預立醫療決定註記，或同條第二項預立醫療決定掃描電子檔不一致時，意願人依第六條撤回或變更前，醫療機構應依其書面明示之意思表示爲之。但意願人書面意思表示之內容，係選擇不接受維持生命治療或人工營養及流體餵養者，於撤回或變更程序完成前，醫師仍應依原預立醫療決定註記或醫療決定掃描電子檔之內容爲之。

第九條

意願人之預立醫療決定，依本法第十二條第二項規定存記於中央主管機關資料庫者，其掃描電子檔之效力，與預立醫療決定正本相同。

第一〇條

①本法第十四條第一項第一款所定末期病人，依安寧緩和醫療條例第三條第二款規定。

②前項末期病人之確診，應由二位與該疾病診斷或治療相關之專科醫師爲之。

第一一條

①本法第十四條第一項第二款所稱不可逆轉之昏迷狀況，指因腦部病變，經檢查顯示符合下列情形之一之持續性重度昏迷：

一　因外傷所致，經診察其意識超過六個月無恢復跡象。

二　非因外傷所致，經診察其意識超過三個月無恢復跡象。

三　有明確醫學證據確診腦部受嚴重傷害，極難恢復意識。

②前項診察及確診，應由二位神經醫學相關之專科醫師爲之。

第一二條

①本法第十四條第一項第三款所稱永久植物人狀態，指因腦部病變，經檢查顯示符合下列情形之一之植物人狀態：

一　因外傷所致，其植物人狀態超過六個月無改善跡象。

二　非因外傷所致，其植物人狀態超過三個月無改善跡象。

②前項確診，應由二位神經醫學相關之專科醫師爲之。

第一三條

①本法第十四條第一項第四款所稱極重度失智，指確診失智程度嚴重，持續有意識障礙，導致無法進行生活自理、學習或工作，並符合下列情形之一者：

一　臨床失智評估量表（Clinical Dementia Rating）達三分以上。

二　功能性評估量表（Functional Assessment Staging Test）達七分以上。

②前項確診，應由二位神經或精神醫學相關之專科醫師爲之。

第一四條

①本法第十四條第一項第五款所定情形，由中央主管機關召開會議後公告之。

②前項會議前，病人、關係人、病友團體、醫療機構、醫學專業團

體得檢具相關文件、資料，向中央主管機關提出建議。

第一五條

本法第十四條第二項所定緩和醫療團隊至少二次照會確認，為在相關專科醫師確診後，協助確認本法第八條第二項病人之預立醫療決定及其內容。

第一六條

醫療機構或醫師依本法第十四條第三項規定不施行病人預立醫療決定時，應建議病人轉診，並提供協助。

第一七條

本細則自本法施行之日施行。

提供預立醫療照護諮商之醫療機構管理辦法

民國107年10月3日衛生福利部令訂定發布全文10條；並自108年1月6日施行。

第一條

本辦法依病人自主權利法（以下簡稱本法）第九條第五項規定訂定之。

第二條

①直轄市、縣（市）主管機關應就符合下列條件之醫院，指定其為預立醫療照護諮商機構（以下簡稱諮商機構），提供預立醫療照護諮商：

一　一般病床二百床以上。

二　經醫院評鑑通過之醫院。

②前項以外之醫院、診所具特殊專長，或位於離島、山地或其他偏遠地區，向直轄市、縣（市）主管機關申請並經同意者，得為諮商機構，提供預立醫療照護諮商，不受前項規定之限制。

第三條

前條第一項諮商機構，應指定預立醫療照護諮商專責單位，並符合下列規定：

一　諮商處所應有明顯區隔之獨立空間，並具隱密性；設施、設備具舒適及便利性。

二　提供臨櫃、語音及網路掛號服務。

三　提供預立醫療照護諮商資訊網頁。

第四條

①諮商機構應組成預立醫療照護諮商團隊（以下簡稱諮商團隊），至少包括下列人員：

一　醫師一人：應具有專科醫師資格。

二　護理人員一人：應具有二年以上臨床實務經驗。

三　心理師或社會工作人員一人：應具有二年以上臨床實務經驗。

②第二條第二項諮商機構，得就前項第二款或第三款人員擇一設置。

③第一項人員，應完成中央主管機關公告之預立醫療照護諮商訓練課程。

第五條

諮商機構於諮商前，應提供意願人下列資訊及資料：

一　依本法規定應參與及得參與諮商之人員。

二　意願人得指定醫療委任代理人，並備妥醫療委任書。
三　預立醫療決定書及相關法令資料。
四　諮商費用之相關資訊。
五　其他協助意願人作成預立醫療決定之相關資料。

第六條

①諮商團隊應向意願人及參與者爲下列之說明：
一　意願人依本法擁有知情、選擇及決定權。
二　終止、撤除或不施行維持生命治療或人工營養及流體餵養應符合之特定臨床條件。
三　預立醫療決定書之格式及其法定程序。
四　預立醫療決定書之變更及撤回程序。
五　醫療委任代理人之權限及終止委任、當然解任之規定。
②諮商機構應就諮商之過程作成紀錄，並經意願人及參與者簽名；其紀錄應併同病歷保存。
③諮商機構於完成諮商後，應於決定書上核章交予意願人。但經諮商團隊判斷意願人具有心智缺陷而無意思能力，或非出於自願者，依本法第九條第三項規定，不得爲核章證明。

第七條

簽署預立醫療決定之意願人爲住院病人者，其直接負責該意願人照護之主治醫師及護理人員，依本法第九條第四項規定，不得爲見證人。

第八條

意願人無二親等內親屬，或二親等內親屬因死亡、失蹤或具特殊事由無法參與預立醫療照護諮商時，應由意願人以書面提出無法參與之事由或檢具相關證明。

第九條

諮商機構得經直轄市、縣（市）主管機關核准，酌收諮商費用。

第一〇條

本辦法自本法施行之日施行。

緊急醫療救護法

①民國 84 年 8 月 9 日總統令制定公布全文 55 條。
②民國 89 年 2 月 9 日總統令修正公布第 4、5、8 ～ 11、15、20、24、30、31、41、52 條條文。
③民國 91 年 1 月 30 日總統令修正公布第 15、41、48 ～ 50 條條文；並增訂第 48-1、53-1 條條文。
④民國 94 年 2 月 5 日總統令修正公布第 6 條條文；並增訂第 22-1 條條文。
⑤民國 96 年 7 月 11 日總統令修正公布全文 58 條；並自公布日施行。
⑥民國 102 年 1 月 16 日總統令修正公布第 3、5、8、12、17、22、24、25、30、32、33 條條文；並增訂第 14-1、14-2 條條文。
民國 102 年 7 月 19 日行政院公告第 2 條第 1 項所列屬「行政院衛生署」之權責事項，自 102 年 7 月 23 日起改由「衛生福利部」管轄。

第一章　總　則

第一條
為健全緊急醫療救護體系，提昇緊急醫療救護品質，以確保緊急傷病患之生命及健康，特制定本法。

第二條
①本法所稱衛生主管機關：在中央為行政院衛生署；在直轄市為直轄市政府；在縣（市）為縣（市）政府。
②本法所稱消防主管機關：在中央為內政部；在直轄市為直轄市政府；在縣（市）為縣（市）政府。

第三條 102
本法所稱緊急醫療救護，包括下列事項：
一　緊急傷病、大量傷病患或野外地區傷病之現場緊急救護及醫療處理。
二　送醫途中之緊急救護。
三　重大傷病患或離島、偏遠地區難以診治之傷病患之轉診。
四　醫療機構之緊急醫療。

第四條
本法所稱緊急醫療救護人員（以下簡稱救護人員），指醫師、護理人員、救護技術員。

第二章　緊急醫療救護體系

第五條 102
①為促進緊急醫療救護設施及人力均衡發展，中央衛生主管機關應會同中央消防主管機關劃定緊急醫療救護區域，訂定全國緊急醫療救護計畫。其中，野外地區緊急救護應予納入。

②中央衛生主管機關爲整合緊急醫療救護資源，強化緊急應變機制，應建立緊急醫療救護區域協調指揮體系，並每年公布緊急醫療品質相關統計報告。

第六條

直轄市、縣（市）政府應依轄區內之緊急醫療救護資源，配合前條第一項之全國緊急醫療救護計畫，訂定緊急醫療救護實施方案，辦理緊急醫療救護業務。

第七條

各級衛生主管機關對災害及戰爭之預防應變措施，應配合規劃辦理緊急醫療救護有關事項；必要時，得結合全民防衛動員準備體系，實施緊急醫療救護。

第八條 102

中央衛生主管機關得邀集醫療機構、團體與政府機關代表及學者專家，爲下列事項之諮詢或審查：

一　緊急醫療救護體系建置及緊急醫療救護區域劃定之諮詢。

二　化學災害、輻射災害、燒傷、空中救護及野外地區之緊急醫療救護等特殊緊急醫療救護之諮詢。

三　急救教育訓練及宣導之諮詢。

四　第三十八條醫院醫療處理能力分級標準及評定結果之審查。

五　其他有關中央或緊急醫療救護區域之緊急醫療救護業務之諮詢。

第九條

①中央衛生主管機關應依第五條第二項之緊急醫療救護區域協調指揮體系，委託醫療機構於各區域內組成區域緊急醫療應變中心（以下簡稱區域應變中心），辦理下列業務：

一　即時監控區域內災害有關緊急醫療之事件。

二　即時掌握區域內緊急醫療資訊及資源狀況。

三　建置區域內災害醫療資源之資料庫。

四　協助規劃災害有關緊急醫療事件之復健工作。

五　定期辦理年度重大災害有關緊急醫療之演練。

六　跨直轄市、縣（市）之災害發生時，協助中央衛生主管機關調度區域內緊急醫療資源，進行應變工作。

七　協助中央衛生主管機關指揮區域內急救責任醫院派遣相關人員，協助處理大量緊急傷病患。

八　其他有關區域緊急醫療災害應變事項。

②前項第六款與第七款調度、指揮之啓動要件、指揮體系架構、應變程序及其他應配合事項之辦法，由中央衛生主管機關定之。

第一〇條

直轄市、縣（市）衛生主管機關得邀集醫療機構、團體與政府機關代表及學者專家，爲下列事項之諮詢或審查：

一　緊急醫療救護資源規劃及實施方案之諮詢。

二　急救責任醫院之指定方式及考核事項之諮詢。

三　轉診爭議事項之審查。
四　緊急傷病患救護作業程序之諮詢。
五　救護技術員督導考核事項之諮詢。
六　其他有關緊急醫療救護事項之諮詢。

第一一條

①中央衛生主管機關應將醫院緊急醫療業務及協助到院前緊急醫療業務納入醫院評鑑。

②直轄市、縣（市）衛生主管機關對轄區內醫療機構之緊急醫療業務，應定期實施督導考核。

第一二條 102

直轄市、縣（市）消防機關之救災救護指揮中心，應由救護人員二十四小時執勤，處理下列緊急救護事項：
一　建立緊急醫療救護資訊。
二　提供緊急傷病患送達醫療機構前之緊急傷病諮詢。
三　受理緊急醫療救護申請。
四　指揮救護隊或消防分隊執行緊急傷病患送達醫療機構前之緊急救護。
五　聯絡醫療機構接受緊急傷病患。
六　聯絡救護運輸工具之設置機關（構）執行緊急救護業務。
七　協調有關機關執行緊急救護業務。
八　遇緊急傷病、大量傷病患或野外地區救護時，派遣當地救護運輸工具設置機關（構）之救護車及救護人員出勤，並通知直轄市、縣（市）衛生主管機關。

第一三條

直轄市、縣（市）消防主管機關應依其轄區人口分佈、地理環境、交通及醫療設施狀況，劃分救護區，並由救護隊或消防分隊執行緊急傷病患送達醫療機構前之緊急救護業務。

第一四條

前條救護隊或消防分隊，每隊至少應配置救護車一輛及救護人員七名，其中專職人員不得少於半數。

第一四條之一 102

①中央衛生主管機關公告之公共場所，應置有自動體外心臟電擊去顫器或其他必要之緊急救護設備。

②場所管理權人或法人負責人於購置設備後，應送衛生主管機關備查後，登錄於救災救護指揮中心。

③前二項必要之緊急救護設備之項目、設置方式、管理、使用訓練及其他有關事項之辦法，由中央衛生主管機關定之。

④第一項公共場所購置自動體外心臟電擊去顫器或其他必要之緊急救護設備，必要時得獎勵或補助。

第一四條之二 102

①救護人員以外之人，爲免除他人生命之急迫危險，使用緊急救護設備或施予急救措施者，適用民法、刑法緊急避難免責之規定。

②救護人員於非值勤期間，前項規定亦適用之。

第三章　救護運輸工具

第一五條

救護車分爲一般救護車及加護救護車；其裝備標準、用途及有關事項之管理辦法，由中央衛生主管機關定之。

第一六條

①救護車之設置，應向所在地直轄市、縣（市）衛生主管機關申請許可登記，並向所在地公路監理機關申請特屬救護車車輛牌照；其許可登記事項變更時，亦同。

②救護車之設置，以下列機關（構）爲限：

一　消防機關。

二　衛生機關。

三　軍事機關。

四　醫療機構。

五　護理機構。

六　救護車營業機構。

七　經直轄市或縣（市）衛生主管機關認定需要設置救護車之機構或公益團體。

③醫療或護理機構委託前項救護車設置機關（構）載送傷病患，應與受託人負連帶責任。

④第二項第三款至第七款之救護車設置機關（構），其申請設置救護車之許可條件與程序、跨直轄市、縣（市）營運之管理、許可之期限與展延之條件、廢止許可之情形與救護車營業機構之設立及其他應遵行事項之辦法，由中央衛生主管機關定之。但軍事機關之軍用救護車設置及管理，依國防部之規定。

第一七條 102

①救護車應裝設警鳴器、車廂內外監視錄影器及紅色閃光燈，車身爲白色，兩側漆紅色十字及機關（構）名稱，車身後部應漆許可字號。未經所在地直轄市、縣（市）衛生主管機關核准，不得爲其他標識。

②前項救護車非因情況緊急，不得使用警鳴器及紅色閃光燈。

第一八條

救護車於救護傷病患及運送病人時，應有救護人員二名以上出勤；加護救護車出勤之救護人員，至少應有一名爲醫師、護理人員或中級以上救護技術員。

第一九條

①救護車應定期施行消毒，並維持清潔。

②救護車於運送傳染病或疑似傳染病之病人或運送受化學、輻射物質污染之病人後，應依其情況，施行必要之消毒或去汙處理。

③醫院收治前項傳染病或疑似傳染病之病人，於一定傳染病，經依傳染病防治法規定報告該管主管機關並經其證實後，應通知運送

救護車所屬之機關（構），採行必要措施；其一定傳染病之範圍，由中央衛生主管機關考量控制疫情與保護救護人員及第三人安全之需要公告之。

第二〇條

救護車執行勤務，應依據所在地直轄市、縣（市）衛生主管機關訂定之收費標準收費。

第二一條

①直轄市、縣（市）衛生主管機關對所轄救護車之人員配置、設備及救護業務，應每年定期檢查；必要時，得不定期爲之。

②救護車設置機關（構）對前項檢查，不得規避、妨礙或拒絕。

第二二條 102

救護直昇機、救護飛機、救護船（艦）及其他救護車以外之救護運輸工具，其救護之範圍、應配置之配備、查核、申請與派遣救護之程序、停降地點與接駁方式、救護人員之資格與訓練、執勤人數、執勤紀錄之製作與保存、檢查及其他應遵行事項之辦法，由中央衛生主管機關會同有關機關定之。

第二三條

中央衛生主管機關爲因應離島、偏遠地區緊急醫療救護之需要，得會同有關機關規劃設置救護直昇機之停機坪。

第四章　救護技術員

第二四條 102

①救護技術員分爲初級、中級及高級三類。

②前項各級救護技術員之受訓資格、訓練、繼續教育、得施行之救護項目、應配合措施及其他應遵行事項之辦法，由中央衛生主管機關定之。

③前項訓練之訓練課程，應包括野外地區之救護訓練。

第二五條 102

①直轄市、縣（市）消防主管機關爲辦理下列事項，應指定醫療指導醫師，其中並得增加具野外醫學專業者，建立醫療指導制度：

一　各級救護技術員執行緊急救護之教育、訓練、督導及考核。

二　訂定各級救護技術員品質指標、執行品質監測。

三　核簽高級救護員依據預立醫療流程施行緊急救護之救護紀錄表。

②前項所定醫療指導醫師之資格、訓練及其他相關事項之辦法，由中央衛生主管機關會同中央消防主管機關定之。

第二六條

救護技術員施行緊急救護，以下列地點爲限：

一　緊急傷病或大量傷病患之現場。

二　送醫或轉診途中。

三　抵達送醫目的醫療機構而醫護人員尚未處置前。

第二七條

①救護技術員應依緊急傷病患救護作業程序，施行救護。

②前項緊急傷病患救護作業程序，由直轄市、縣（市）衛生主管機關定之。

第二八條

非救護技術員不得使用救護技術員名稱。

第五章　救護業務

第二九條

救護人員應依救災救護指揮中心指示前往現場急救，並將緊急傷病患送達就近適當醫療機構。

第三〇條 102

①直轄市、縣（市）衛生主管機關應訂定大量傷病患救護（含野外地區緊急救護）辦法，並定期辦理演習。

②前項演習，得聯合消防等有關機關舉行，並請當地醫療機構及救護車設置機關（構）配合辦理。

第三一條

直轄市、縣（市）衛生及消防等有關機關對發生於其鄰近地區之大量傷病患，應予支援。

第三二條 102

①直轄市、縣（市）政府遇大量傷病患或野外緊急救護，應依災害規模及種類，建立現場指揮協調系統，施行救護有關工作。

②前項大量傷病患或野外緊急救護處理涉及軍事機密時，應會商軍事機關處理之。

第三三條 102

遇大量傷病患或野外緊急救護，參與現場急救救護人員及救護運輸工具設置機關（構），均應依現場指揮協調系統之指揮，施行救護。

第三四條

①救護人員施行救護，應填具救護紀錄表，分別交由該救護車設置機關（構）及應診之醫療機構保存至少七年。

②前項醫療機構應將救護紀錄表併病歷保存。

第三五條

救護技術員及其他參與緊急醫療救護業務之機關（構）所屬人員，因業務而知悉或持有他人之秘密，不得無故洩漏。

第六章　醫院緊急醫療業務

第三六條

①醫院為有效調度人力與設備，應建立緊急傷病患處理作業流程及內部協調指揮系統，遇有緊急傷病患時應即檢視，並依其醫療能力予以救治或採取必要措施，不得無故拖延；其無法提供適切治療時，應先做適當處置，並協助安排轉診至適當之醫療機構或報請救災救護指揮中心協助。

②前項轉診，其要件、跨直轄市、縣（市）行政區之醫院聯繫與協調、轉診方式與醫療照護及其他應遵行事項之辦法，由中央衛生

主管機關定之。

第三七條

①直轄市、縣（市）衛生主管機關應依轄區內醫院之緊急醫療設備及專長，指定急救責任醫院。

②非急救責任醫院，不得使用急救責任醫院名稱。

第三八條

①中央衛生主管機關應辦理醫院緊急醫療處理能力分級評定；醫院應依評定等級提供醫療服務，不得無故拖延。

②前項分級標準，由中央衛生主管機關依緊急醫療之種類定之。

第三九條

①急救責任醫院應辦理下列事項：

一　全天候提供緊急傷病患醫療照護。

二　接受醫療機構間轉診之緊急傷病患。

三　指派專責醫師指導救護人員執行緊急救護工作。

四　緊急醫療救護訓練。

五　依中央衛生主管機關規定提供緊急醫療救護資訊。

六　其他經衛生主管機關指派之緊急救護相關業務。

②前項第五款緊急醫療救護資訊項目、通報方式、時間及其他相關事項之辦法，由中央衛生主管機關定之。

第四〇條

遇緊急傷病或大量傷病患救護，或爲協助其轉診服務，救災救護指揮中心得派遣當地醫院救護車及救護人員出勤，醫院不得無故拒絕。

第七章　罰　則

第四一條

①救護車設置機關（構）有下列情形之一者，處新臺幣十萬元以上五十萬元以下罰鍰，並通知其限期改善；屆期未改善者，得按次處罰至改善爲止：

一　違反中央衛生主管機關依第十五條授權所定辦法有關救護車裝備標準及用途之規定。

二　違反中央衛生主管機關依第十六條第四項授權所定辦法有關救護車設置、營運管理及救護車營業機構設立規定。

三　違反第十八條規定。

②前項各款情形，其情節重大者，得直接廢止其救護車之設置許可，並由所在地直轄市、縣（市）衛生主管機關通知公路監理機關吊銷其全部救護車之牌照；屬救護車營業機構者，並廢止其設立許可。

③非屬第十六條第二項所定之機關（構）擅自設置救護車者，處新臺幣十萬元以上五十萬元以下罰鍰；並由所在地直轄市、縣（市）衛生主管機關通知公路監理機關吊銷其車輛牌照。

第四二條

有下列情形之一者，處新臺幣六萬元以上三十萬元以下罰鍰：

一　救護車設置機關（構）違反第十七條第二項、第三十四條第一項或違反依第二十條所定標準超額收費。
二　醫院違反第三十六條第一項規定，未立即依其醫療能力救治緊急傷病患或未作適當處置而逕予轉診。
三　醫院違反第三十八條第一項規定，未依中央衛生主管機關評定之緊急醫療處理能力分級提供緊急醫療服務。

第四三條

有下列情形之一者，處新臺幣五萬元以上二十五萬元以下罰鍰：
一　救護車設置機關（構）違反第二十一條第二項或第三十三條規定。
二　醫院違反第四十條規定。

第四四條

有下列情形之一者，處新臺幣一萬元以上五萬元以下罰鍰，並通知限期改善；屆期未改善者，按次處罰至改善為止：
一　醫療機構違反第三十四條第二項規定。
二　急救責任醫院違反第三十九條第一項規定。

第四五條

有下列情形之一者，處新臺幣一萬元以上五萬元以下罰鍰：
一　救護技術員違反第二十六條或第二十七條第一項規定。
二　救護人員違反第二十九條或第三十三條規定。
三　救護技術員及其他參與緊急醫療救護業務之機關（構）所屬人員違反第三十五條規定。
四　醫院違反第三十六條第二項所定轉診辦法之轉診要件、方式及應辦理之醫院聯繫與協調事項或第三十七條第二項規定。

第四六條

救護車設置機關（構）違反第十七條第一項、第十九條第一項或第二項規定者，處新臺幣五千元以上二萬五千元以下罰鍰，並通知其限期改善；屆期未改善者，按次處罰至改善為止。

第四七條

有下列情形之一者，處新臺幣五千元以上二萬五千元以下罰鍰：
一　違反第二十八條規定。
二　救護人員違反第三十四條第一項規定。

第四八條

違反第十八條、第三十六條、第三十八條第一項或第四十條規定者，除依第四十一條第一項、第四十二條、第四十三條或第四十五條規定處罰外，對其行為人亦處以各該條之罰鍰。但行為人為私立醫療機構之負責醫師者，不另處罰。

第四九條

適用第十六條第四項所定辦法之救護車設置機關（構）有下列情形之一者，廢止其全部救護車之設置許可；其屬救護車營業機構者，並廢止其設立許可：
一　容留未具救護人員資格者擅自執行救護業務。

二　從事有傷風化或危害人體健康等不正當業務。
三　利用救護車從事犯罪行為。
四　違反第二十條規定，超收救護車服務費用經查屬實，而未依限將超收部分退還傷病患。

第五〇條

直轄市、縣（市）衛生主管機關依前條規定廢止救護車設置許可時，應通知公路監理機關吊銷其車輛牌照。

第五一條

救護車設置機關（構）受廢止其救護車之設置許可處分者，於三年內不得再申請設置。

第五二條

本法所定之罰鍰、救護車及民間救護車機構設置許可之廢止，由直轄市、縣（市）衛生主管機關為之。

第八章　附　則

第五三條

直轄市、縣（市）衛生及消防主管機關應編列預算，執行本法所規定緊急醫療救護工作。

第五四條

中央衛生及消防主管機關為均衡各區緊急醫療救護水準，得補助地方衛生及消防主管機關辦理該轄區緊急醫療救護實施方案之經費。

第五五條

直轄市、縣（市）衛生主管機關依本法受理救護車設置登記及救護車營業機構設立許可，應收取審查費、登記費及證照費；其收費標準，由中央衛生主管機關定之。

第五六條

①中央衛生主管機關為均衡緊急醫療資源、提升緊急醫療業務品質及效率，對於緊急醫療資源不足地區，應採取獎勵措施。
②前項緊急醫療資源不足地區之認定、獎勵措施之項目、方式及其他應遵行事項之辦法，由中央衛生主管機關定之。

第五七條

本法施行細則，由中央衛生主管機關會同中央消防主管機關定之。

第五八條

本法自公布日施行。

緊急醫療救護法施行細則

①民國 85 年 7 月 3 日行政院衛生署令訂定發布全文 17 條。
②民國 88 年 12 月 6 日行政院衛生署令修正發布第 3、7 條條文。
③民國 92 年 12 月 31 日行政院衛生署令修正發布第 14 條條文；並刪除第 16 條條文。
④民國 97 年 11 月 19 日行政院衛生署、內政部令會銜修正發布全文 10 條；並自發布日施行。

第一條

本細則依緊急醫療救護法（以下簡稱本法）第五十七條規定訂定之。

第二條

本法用詞，定義如下：

一　緊急傷病：指具有急性及嚴重性症狀，如未即時給予醫療救護處理，將導致個人健康、身體功能嚴重傷害或身體器官機能嚴重異常之傷病。

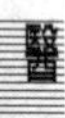

二　緊急傷病患：指緊急傷病之患者。但不包括醫院已收治住院者。

三　大量傷病患：指單一事故、災害發生之傷病患人數達十五人以上，或預判可能達十五人以上者。

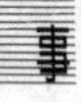

四　重大傷病患：指傷害或疾病狀況具生命威脅之危險，需專業醫療團隊予以立即處置者。

五　離島、偏遠地區難以診治之傷病患：指依該離島、偏遠地區之醫療設備、設施及醫事人員能力，無法提供適切治療者。

第三條

直轄市、縣（市）衛生主管機關依本法第十一條第二項規定辦理轄區內醫療機構緊急醫療業務督導考核，應每年至少辦理一次。

第四條

①公路監理機關依本法第十六條第一項規定發給救護車牌照時，應將核准車號通知當地衛生主管機關。

②本法第十六條第二項第一款、第二款所定之救護車設置機關，應填具申請書，向所在地直轄市、縣（市）衛生主管機關申請許可登記；變更登記時，亦同。

第五條

①救護車違反本法第十七條第二項規定者，由警察機關取締後，移送當地衛生主管機關依本法第四十二條第一款規定處理。

②警察機關依前項取締時，準用舉發違反道路交通管理事件通知單之格式，並載明違反本法第十七條第二項規定之事由。

第六條

①救護車依本法第十九條第一項規定所施行之定期消毒，每月應至少一次，並留存紀錄以供衛生主管機關查核。

②醫院收治本法第十九條第三項所定一定傳染病或疑似一定傳染病之病人，經依傳染病防治法規定報告該管主管機關並經其證實後，應於二十四小時內將結果及應採行之必要措施，通知運送救護車所屬之機關（構）。

第七條

救護車設置機（關）構依本法第二十條規定收取費用時，應掣給收費憑證。

第八條

設有急診科之醫院應依本法第三十六條第一項規定，建立下列機制：

一　院內指揮組織架構與人員職掌。

二　因應緊急傷病患或大量傷病患事故之人力、設備或設施調度原則。

三　假日及夜間時段之應變措施。

第九條

①急救責任醫院依本法第三十九條第一項第三款規定，指派之專責醫師指導救護人員執行緊急救護工作，得以電話或其他通訊方式給予線上醫療指導。

②前項線上指導之內容，專責醫師及救護人員應分別製作紀錄，並依規定保存。

第一〇條

本細則自發布日施行。

區域緊急醫療應變中心作業辦法

民國 97 年 4 月 22 日行政院衛生署令訂定發布全文 8 條；並自發布日施行。

第一條

本辦法依緊急醫療救護法第九條第二項規定訂定之。

第二條

①區域緊急醫療應變中心（以下簡稱區域應變中心）應與區域內各直轄市、縣（市）衛生、消防主管機關及救災救護指揮中心建立聯繫管道，分享資訊，並於災害發生時協助之。

②區域應變中心應定期聯繫區域內之急救責任醫院，掌握區域內緊急醫療資源狀況，以建置及更新區域內緊急醫療救護資訊資料庫。

第三條

①區域應變中心應置負責人一人，並明定標準作業流程。

②前項負責人應指定急診醫學科專科醫師一名為執行長，推動該中心之工作。

③區域應變中心應有輪值醫師數名，由該醫療機構熟諳緊急醫療救護體系運作之醫師擔任，於災害發生時，研判災害種類、影響程度及可能之應變措施，並報告執行長，以為決策之依據。

④區域應變中心之輪值勤務人員，需二十四小時輪值，即時監控區域內災害有關緊急醫療之事件，並協助建置及更新區域內之災害醫療救護資源資料庫。

第四條

區域應變中心有下列情況之一時，應啓動相關應變措施，並依災害之種類及影響程度，執行第五條或第六條之任務：

一　發生跨直轄市、縣（市）之災害，經中央衛生主管機關指示，或應地方衛生主管機關之請求，並經中央衛生主管機關同意者。

二　發生大量緊急傷病患，有調度跨直轄市、縣（市）緊急醫療救護資源之必要，並報經中央衛生主管機關同意者。

第五條

依災害之種類及影響程度，區域應變中心應於災害發生時執行下列事項：

一　持續監控災害之發展及蒐集傷病患處理情形，並將相關資訊提供予中央衛生主管機關。

二　應地方衛生主管機關之請求，提供前款資訊或區域內緊急醫療資源之現況資料。

三　應地方消防機關或救災救護指揮中心之請求，協助蒐集及提供轄區內救護車設置機關（構）之相關資訊，以供其調度。
四　其他經中央衛生主管機關指示辦理之災害應變相關措施。

第六條

①災害應變有調度跨直轄市、縣（市）緊急醫療救護資源之必要時，區域應變中心應即通報中央衛生主管機關，並採行下列措施：
一　第五條第一款至第三款規定之事項。
二　依直轄市、縣（市）衛生主管機關之通知，協助聯繫鄰近直轄市、縣（市）衛生、消防主管機關，請求支援。
三　將地方衛生主管機關依前款請求協助之情事，立即通報中央衛生主管機關。
四　通知區域內之急救責任醫院，進行災害之緊急醫療應變準備措施。
五　協助地方衛生主管機關通知區域內之急救責任醫院派遣相關人員至災害現場、指定場所或指定醫療機構執行緊急醫療救護工作。
六　其他經中央衛生主管機關指示辦理之災害應變相關措施。

②前項跨直轄市、縣（市）之資源調度涉有其他區域應變中心時，應通知該區域應變中心，以啓動相關應變措施。

第七條

區域應變中心應協助區域內地方政府規劃及執行災害應變之教育訓練。

第八條

本辦法自發布日施行。

緊急醫療救護資訊通報辦法

①民國 97 年 3 月 25 日行政院衛生署令訂定發布全文 9 條；並自發布日施行。

②民國 112 年 4 月 27 日衛生福利部令修正發布全文 9 條；並自發布日施行。

第一條

本辦法依緊急醫療救護法（以下簡稱本法）第三十九條第二項規定訂定之。

第二條

①急救責任醫院應通報下列緊急醫療救護資訊：

一　醫療處置能力資訊。

二　品質指標監測資訊。

三　大量傷病患及特殊事件之緊急傷病患收治處置資訊。

四　其他依中央衛生主管機關公告指定應通報資訊。

②前項第三款所稱特殊事件，指符合災害防救法第二條所定災害類別或於二家以上傳播媒體播放之非大量傷病患事件。

③第一項應通報之項目、內容及通報時間，規定如附表。

第三條

前條第一項第三款所定大量傷病患及特殊事件之緊急醫療救護資訊通報作業，應依下列流程進行：

一　直轄市、縣（市）消防主管機關（以下簡稱地方消防主管機關）之救災救護指揮中心接獲報案，經初步判定係大量傷病患事件或有擴大之虞時，應通知當地衛生、消防主管機關及相關機關（構）。當地衛生或消防主管機關應於中央衛生主管機關緊急醫療管理系統（以下簡稱本系統）內建立災害事件檔。

二　非大量傷病患事件，直轄市、縣（市）衛生主管機關（以下簡稱地方衛生主管機關）判定為特殊事件時，應於本系統建立災害事件檔。

三　地方衛生主管機關知悉事件發生後，應聯繫轄區內急救責任醫院，了解傷病患收治、處理情形，並告知醫院有關本系統災害事件檔建立情形，及通報中央衛生主管機關區域緊急醫療應變中心。

四　區域緊急醫療應變中心得協助地方衛生主管機關及急救責任醫院，進行相關資料蒐集。

五　急救責任醫院接獲地方衛生主管機關通知災害事件檔建立後，應提供聯繫窗口聯絡方式，並於傷病患收治三十分鐘內，提供當時事件相關之收治傷病患初步檢傷人數及資料。聯繫窗口應負責與地方衛生或消防主管機關聯繫，及更新傷病患處置資料至完成傷病患醫療緊急處置爲止。

六　地方衛生主管機關應主動查核急救責任醫院所通報之傷病患緊急處置資料，並指導醫院於完成緊急醫療處置後，更新最後處置資料及追蹤後續動向。

第四條

依本辦法通報之傷病患，如需送至災害或事故發生地轄區外之急救責任醫院收治時，發生地衛生主管機關應通知收治地衛生主管機關；收治地衛生主管機關應通知轄區內該收治傷病患之急救責任醫院依前條規定進行傷病患通報作業。

第五條

①發生跨直轄市、縣（市）之災害或緊急傷病患事故或有發生之虞時，中央衛生主管機關得於本系統建立災害事件檔，並通知相關地方衛生主管機關及區域緊急醫療應變中心。

②相關地方衛生主管機關於接獲前項通知後，應通知所轄急救責任醫院將傷亡資料登錄於該事件檔，並於災害、事故狀況解除後，通報最後傷亡統計，辦理結案。

第六條

緊急醫療救護資訊通報作業，於通訊傳輸設備故障時，得以其他方式先行通報，並於故障排除後二十四小時內，完成通報資訊登錄作業。

第七條

大量傷病患或特殊事件發生時，地方衛生主管機關應協助非急救責任醫院通報所收治傷病患之緊急醫療救護資訊。

第八條

第三條至第五條之通知，得以電話、傳眞、衛星電話、網際網路或其他科技通訊方式爲之。

第九條

本辦法自發布日施行。

緊急傷病患轉診實施辦法

民國97年7月17日行政院衛生署令訂定發布全文11條；並自發布日施行。

第一條

本辦法依緊急醫療救護法（以下簡稱本法）第三十六條第二項規定訂定之。

第二條

①本辦法所稱指定後送醫院（以下稱後送醫院），指地方衛生主管機關依轄區內緊急醫療需要，劃分責任區，並考量醫療機構緊急醫療處置能力、設備及專長，依後送順序指定接受轉入特定緊急傷病患（以下稱傷病患）之醫院。

②前項指定之劃分遇有跨轄區情事，由相關地方衛生主管機關協調定之，必要時得由中央衛生主管機關協助指定。

第三條

①本法第三十六條所稱無法提供適切治療，指下列情事之一：

一　因設備、人員、及其專長能力之限制，難以確定緊急傷病之病因或提供完整之診療時。

二　傷病患負荷量過大，經調度院內人員、設備或設施，仍不能提供必要之處置時。

②前項轉診調度情形，應記載於病歷，以備查核。

第四條

①醫院辦理轉診，應先聯繫後送醫院。後送醫院不得拒絕接受其轉診。

②病患或其家屬要求醫院將緊急傷病患轉診至非後送醫院時，醫院應告知其可能之風險，並記載於病歷。

③後送醫院於傷病患緊急情事消失後，得經傷病患本人或其親屬之同意，協助其轉回原診治醫院。

④依本法第三十八條第二項所訂分級標準評定之最高等級之後送醫院非有前二項所定情事，不得將緊急傷病患轉出。

第五條

醫院辦理轉診，應將其原因與風險告知傷病患本人或其親屬，並記載於病歷。傷病患意識不清且親屬不在場時，應於病歷內一併載明。

第六條

①傷病患經處置，病況仍未穩定，而有下列條件情事之一者，醫院得協助其轉診：

一　傷病患本人要求轉診。

二　傷病患本人無意思表達能力，但其在場之親屬要求轉診。

②醫院辦理前項轉診，應告知轉診之風險，並取得傷病患本人或其在場親屬之書面同意。

第七條

①醫院辦理轉診應妥適聯絡接受轉診之醫院，並提供病人病情、醫療處置等有關資料。

②前項聯絡過程，應作成紀錄。

第八條

醫院辦理轉診應協助病患選擇及安排適當之救護運輸工具、救護人員，並提供適當之維生設備及藥品、醫材。

第九條

①醫院辦理轉診應填具轉診單（如附表），併同病歷摘要交付隨行救護人員；必要時得先以傳真或電子文件方式送達接受轉診之醫院。

②前項救護人員應於轉診單上記載救護紀錄，併同病歷摘要交付接受轉診之醫院。

第一〇條

游離輻射傷害、毒性化學物質傷害傷病患之轉診，應先完成除污處理。

第一一條

本辦法自發布日施行。

公共場所必要緊急救護設備管理辦法

①民國 102 年 7 月 11 日行政院衛生署令訂定發布全文 14 條；並自發布日施行。
②民國 112 年 5 月 10 日衛生福利部衛部令修正發布全文 14 條；並自發布日施行。

第一條

本辦法依緊急醫療救護法（以下簡稱本法）第十四條之一第三項規定訂定之。

第二條

本辦法用詞，定義如下：

一　公共場所必要緊急救護設備：指放置於公共場所，提供民衆使用急救突發性心跳停止之設備。

二　自動體外心臟電擊去顫器（Automated External Defibrillator，以下簡稱AED）：指經中央衛生主管機關查驗登記，取得醫療器材輸入或製造許可證，具備電腦自動判讀個案心臟搏動及體外電擊去顫功能之設備。

第三條

公共場所必要緊急救護設備項目，包含AED或其他經中央衛生主管機關公告之設備。

第四條

公共場所應於設置AED之日起七日內，至中央衛生主管機關指定之資料庫（以下簡稱資料庫）進行登錄；其異動時，亦同。

第五條

①公共場所設置AED時，應符合下列規定：

一　置放於場所內明顯、方便取得使用之處，並附AED操作程序。

二　前款AED置放之處，離地高度至少一百二十公分。

三　AED應有保護外框、警報及警鈴功能，並有獨立電源；機體應標示產品序號及條碼。

四　設置AED之場所，於平面圖上標示其位置。

五　設置AED之場所，於其重要入口及AED置放處，設有明顯指示標示；其標示樣式及顏色，規定如附件一。

六　前款標示，離地高度為二百公分至二百五十公分。

七　AED不得設置於水源旁。

②公共場所為長距離交通工具者，其AED之設置，得免受前項第二款、第三款前段及第六款規定之限制。

第六條

①公共場所，應指定負責AED之管理員（以下簡稱管理員），並登錄於資料庫；管理員異動時，亦同。
②管理員應接受並完成中央衛生主管機關公告之AED相關訓練，每二年應接受複訓一次，並登錄於資料庫。

第七條

①公共場所應至少每半年檢查AED電池、耗材之有效日期及功能，維持機器正常運作，並製作檢查紀錄，妥善保存至少二年；檢查結果，應登錄於資料庫。
②AED每次使用結束，應即補充當次耗材。

第八條

公共場所於使用AED急救結束後，應填寫AED使用紀錄，並於急救結束日起七日內，登錄於資料庫及上傳AED使用之電子資料。

第九條

中央衛生主管機關應製作AED訓練教材，供宣導訓練。

第一〇條

①直轄市、縣（市）目的事業主管機關就其主管經公告設置AED之場所，應進行第五條及第七條規定之檢查。
②公共場所負責人、管理員或其他從業人員就前項檢查，不得規避、妨礙或拒絕，並應提供必要之協助。

第一一條

①公共場所應自中央衛生主管機關依本法第十四條之一第一項公告指定之日起一年內，完成AED設置；未能依期限完成設置者，應檢具書面理由，向中央目的事業主管機關申請延期，並於該機關核准之期限內完成設置。
②公共場所未依第三條設置AED，或違反第五條規定者，該公共場所之直轄市、縣（市）目的事業主管機關應予勸導，並令其限期改善；屆期未改善者，應將名單報中央各目的事業主管機關督導改善。

第一二條

①直轄市、縣（市）衛生主管機關得辦理AED安心場所之認證。
②設置AED場所百分之七十員工完成接受AED相關訓練者，得向直轄市、縣（市）衛生主管機關申請前項認證；通過認證者，由直轄市、縣（市）衛生主管機關核發證書（樣式如附件二），其有效期限為二年，逾期失其效力。

第一三條

設置AED之公共場所，其各級目的事業主管機關對於設置AED訓練、宣導及推廣等相關實務，績效卓著者，得加以表揚或獎勵。

第一四條

本辦法自發布日施行。

救護技術員管理辦法

①民國97年7月29日行政院衛生署令訂定發布全文17條；並自發布日施行。
②民國113年5月15日衛生福利部令修正發布全文19條；並自114年1月1日施行。

第一條

本辦法依緊急醫療救護法（以下簡稱本法）第二十四條第二項規定訂定之。

第二條

申請參加各級救護技術員訓練，應具下列資格：

一　初級救護技術員：國民中學以上學校畢業或具同等學力者。

二　中級救護技術員：高級中等以上學校畢業或具同等學力，並領有效期內之初級救護技術員證書者。

三　高級救護技術員：從事中級救護技術員緊急救護連續四年以上者；或專科以上學校畢業，並領有效期內之中級救護技術員證書一年以上者。

第三條

前條各級救護技術員之訓練課程模組別、科目別、內容及時數如附表一至附表三。

第四條

①辦理初級、中級救護技術員訓練或繼續教育課程，以下列機關、機構、學校、法人或團體爲限：

一　各級衛生、消防主管機關。

二　設有醫療、衛生、消防或其他相關科、系、所、學位學程之專科以上學校。

三　醫院：

㈠辦理初級救護技術員訓練或繼續教育課程：醫院緊急醫療能力分級標準（以下簡稱分級標準）所定一般級以上，且具教學醫院資格之急救責任醫院。

㈡辦理初級、中級救護技術員訓練或繼續教育課程：分級標準所定之中度級以上急救責任醫院。

四　其他經中央衛生主管機關認可之機關、機構、法人或團體。

②辦理高級救護技術員訓練或繼續教育課程，以下列機關、機構爲限：

一　前項第一款機關。

二　依分級標準所定之重度級急救責任醫院。

三　其他經中央衛生主管機關認可之機關、機構。

③申請第一項第四款之認可，應具備下列條件：

一　機關：職掌與緊急醫療救護相關之中央四級以上機關，或地方二級以上機關。

二　機構：本辦法發布施行前，經中央衛生主管機關許可，辦理初級或中級以上救護技術員訓練或繼續教育課程之急救責任醫院。

三　法人、團體：設立主旨與緊急醫療救護相關之人民團體，或以中央衛生主管機關為目的事業主管機關之法人，且團體之理事或法人之董事，三分之一以上具有第十二條所定師資資格；或本辦法發布施行前，經中央衛生主管機關許可，辦理初級或中級救護技術員訓練或繼續教育課程之法人、團體。

④申請第二項第三款之認可，應具備下列條件：

一　機關：職掌與緊急醫療救護相關之中央二級機關。

二　機構：本辦法發布施行前，經中央衛生主管機關許可，辦理高級救護技術員訓練或繼續教育課程之急救責任醫院。

第五條

申請前條第一項第四款或第二項第三款資格之認可，應於辦理訓練或繼續教育課程三個月前，檢具相關文件、資料，向中央衛生主管機關提出；每次認可期間以三年為限。

第六條

①符合第四條規定之機關、機構、學校、法人或團體，辦理各級救護技術員訓練或繼續教育課程，應於辦理一個月前，檢具計畫書及相關文件、資料，向中央衛生主管機關提出，經審查核准後，始得為之。但第四條第一項第一款機關及第二款學校辦理初級、中級救護技術員訓練或繼續教育課程，得免予申請。

②前項計畫書內容，應包括實施期間、級別名稱、師資、課程大綱與時數、場所、訓練器材與設備、收費方式及其他相關事項。

第七條

前二條申請之受理、審查及核准，中央衛生主管機關得委託救護技術專業機構、法人或團體（以下併稱受託機構）為之。

第八條

①完成初級、中級救護技術員訓練課程合格之人員，應由第四條第一項機關、機構、學校、法人或團體發給證書。

②完成高級救護技術員訓練課程合格之人員，應由第四條第二項訓練機關、機構檢具完成訓練人員名冊，送醫事專業法人、團體甄試通過後，由該專業法人、團體（以下併稱甄試機構）發給證書。

③前項甄試機構，由中央衛生主管機關指定公告之。

④領有國外發給高級救護技術員證書者，得經中央衛生主管機關審查，免除全部或一部訓練課程，並由該機關檢具審查合格之人員名冊，依第二項規定甄試通過後，由甄試機構發給證書。

第九條

①各級救護技術員證書有效期間為三年；其格式如附表四至附表六。
②第四條第一項機關、機構、學校、法人、團體或甄試機構，應於發給證書後一個月內，將學員基本資料及訓練資料，登錄於中央衛生主管機關指定之資料庫（以下簡稱資料庫）。

第一〇條

①各級救護技術員於證書效期三年內，完成下列繼續教育課程者，得申請證書效期之展延：
一　初級救護技術員：完成附表一所列科目達二十四小時以上，且其中十二小時以上為模組二　四及六之科目。
二　中級救護技術員：完成附表二所列科目達七十二小時以上，且其中三十六小時以上為模組二　四　五及七之科目。
三　高級救護技術員：完成附表三所列科目達九十六小時以上，且其中四十八小時以上為模組二　四及五之科目。
②前項繼續教育及展延之受理、審查，由第四條第一項或第二項機關、機構、學校、法人、團體為之；完成後應將學員繼續教育資料，登錄於資料庫。
③第一項展延之有效期間，每次為三年。未於規定期限內完成原級別之繼續教育課程時數，而達較低級別救護技術員繼續教育課程時數者，得發給該較低級別救護技術員證書。

第一一條

因懷孕、重大疾病或服兵役，未能於前條第一項規定期限內完成原級別之繼續教育課程時數者，得於證書效期屆滿三個月前，檢具證書影本、書面理由及相關證明文件，向第四條第一項機關、機構、學校、法人、團體或甄試機構申請展延證書有效期限；其展延期間為一年。

第一二條

各級救護技術員訓練及繼續教育課程之師資，應符合下列條件之一：
一　實際從事緊急醫療救護工作三年以上之醫師、護理人員或高級、中級救護技術員。
二　具有與訓練及繼續教育課程相關之非醫事專業三年以上教學或實務經驗之人員。
三　衛生及消防主管機關遴薦或指派之人員。

第一三條

初級救護技術員得施行之救護項目如下：
一　傷病檢視及檢傷分類。
二　生命徵象評估及血氧濃度監測。
三　基本心肺復甦術。
四　清除呼吸道異物。
五　抽吸呼吸道分泌物。
六　使用口咽、鼻咽人工呼吸道。

七　給予氧氣。
八　傷口清洗、止血及包紮。
九　傷病患姿勢擺位及體溫維持。
十　頸椎減移、脊椎減移及骨折固定。
十一　現場傷病患脫困及搬運。
十二　送醫照護。
十三　使用心電圖監視器或十二導程心電圖。
十四　使用自動體外心臟電擊去顫器。
十五　使用自動心肺復甦機。
十六　血糖監測及給予口服葡萄糖。
十七　心理支持。
十八　急產接生。
十九　燒燙傷口處置。
二十　沖洗眼睛。

第一四條

中級救護技術員得施行之救護項目如下：
一　初級救護技術員得施行之救護項目。
二　周邊輸液路徑之設置及維持。
三　給予注射用葡萄糖液、乳酸林格氏液或生理食鹽水。
四　使用聲門上呼吸道。
五　協助使用吸入型支氣管擴張劑、自備腎上腺素注射筆或硝化甘油舌下含片。
六　潮氣末二氧化碳監測。

第一五條

①高級救護技術員得施行之救護項目如下：
一　中級救護技術員得施行之救護項目。
二　依預立醫療流程執行注射、給藥、氣管插管、電擊及使用體外心臟節律器。
三　經直轄市、縣（市）衛生主管機關申請，報中央衛生主管機關核定之項目。

②高級救護技術員執行前項第二款及第三款所定之救護項目後，應將救護紀錄表送交醫療指導醫師核簽。

第一六條

救護技術員施行救護時，應佩帶救護技術員證書。

第一七條

①各級救護技術員證書遺失、損壞，得由本人持相關證明文件及近六個月一吋正面脫帽半身照片，分別向第四條第一項機關、機構、學校、法人、團體或甄試機構申請補發、換發。

②第四條第一項機關、機構、學校、法人、團體或甄試機構應將前項領取補發、換發證書人員之相關資料，登錄於資料庫。

第一八條

①各級衛生主管機關得對第四條第一項及第二項機關、機構、學

校、法人、團體進行查核；中央衛生主管機關得對甄試機構、受託機構進行查核。

②各級衛生主管機關就前項查核結果認有改善必要者，應通知限期改善；其有規避、妨礙或拒絕接受查核，或屆期未改善者，得令停止或終止辦理訓練、繼續教育、甄試或第五條、第六條業務一年。

第一九條

本辦法自中華民國一百十四年一月一日施行。

救護車及救護車營業機構設置設立許可管理辦法

①民國 89 年 11 月 17 日行政院衛生署令訂定發布全文 22 條；並自發布之日起施行。
②民國 92 年 10 月 6 日行政院衛生署令發布刪除第 12 條條文。
③民國 95 年 1 月 4 日行政院衛生署令修正發布第 6、8 條條文。
④民國 97 年 9 月 5 日行政院衛生署令修正發布名稱及全文 17 條；並自發布日施行（原名稱：民間救護車機構管理辦法）。
⑤民國 101 年 1 月 17 日行政院衛生署令修正發布全文 22 條；除第 6 條第 4 項自 102 年 1 月 1 日施行，第 7、8 條自 101 年 7 月 1 日施行外，自發布日施行。
⑥民國 103 年 8 月 4 日衛生福利部令修正發布第 11 ～ 14、17、19 條條文；並增訂第 19-1、21-1 條條文。

第一條

本辦法依緊急醫療救護法（以下簡稱本法）第十六條第四項規定訂定之。

第二條

本辦法適用於本法第十六條第二項第三款至第七款所定機關（構）或公益團體（以下稱團體）。但設置軍用救護車之軍事機關不在此限。

第三條

醫療、護理機構或其他經地方衛生主管機關認定之團體，申請設置救護車者，應以運送該機構之傷病患為限。但有下列情形之一者，不在此限：

一　遇有緊急傷病或大量傷病患救護，經救災救護指揮中心或地方衛生主管機關派遣者。
二　依緊急傷病患轉診實施辦法規定，醫院間之轉診。
三　報經地方衛生主管機關備查，互為轉診機構間傷病患運送。

第四條

①機關（構）或團體申請設置救護車，應檢具下列文件及登記費，向所在地衛生主管機關申請許可；變更時，亦同：

一　載明執行勤務區域範圍之申請書。
二　負責人身分證明文件。
三　管理人證照及身分證明文件。
四　專責救護人員證照、身分證明文件及救護車駕駛之職業駕駛執照。
五　其他經地方衛生主管機關指定之文件。

②地方衛生主管機關許可救護車設置或異動時，應通知公路監理機

關。

第五條

①機關（構）或團體取得設置救護車或變更登記許可後，應持許可文件向公路監理機關辦理登檢領照或變更登記。

②公路監理機關發給救護車牌照時，應將核准車號通知原許可之衛生主管機關。

第六條

①申請設置許可之救護車，應以一年內出廠者為限。

②救護車設置許可之有效期間為五年，效期展延應於期滿前二個月內，檢具第四條第一項所定之文件、行車執照及登記費，向原許可之衛生主管機關申請。

③前項展延效期為一年，期滿申請再展延，準用前項之規定。

④經許可設置之救護車，自首次發給汽車行車執照日起滿十年者，應廢止其設置許可。

第七條

救護車駕駛人應領有職業駕駛執照，且人數不得少於該機構或團體救護車之數量。

第八條

救護車未出勤時，應停放在設置登記之停車處所。

第九條

地方衛生主管機關許可設置救護車，應建立檔案，登載下列事項：

一　設置之機關（構）名稱、地址、負責人及救護車管理人（以下稱管理人）之姓名、身分證統一編號。

二　救護車設置許可日期及字號。

三　救護車種類。

四　救護車字號。

五　救護車牌照號碼、廠牌、型式、引擎號碼、車身號碼、出廠年月、購入日期、行車執照指定檢驗日期及登記營業之區域範圍。

第一〇條

①設置救護車之機關（構）應置救護車管理人一人，管理救護車執行勤務有關事項。

②管理人應具下列資格之一：

一　醫師或護理人員。

二　高級救護技術員。

三　有三年以上服務經驗之中級救護技術員。

③管理人因故不能執行業務時，應即指定合格之代理人，並於事實發生之日起十日內報請所在地衛生主管機關備查。代理人之代理期間不得逾三十日。

第一一條　103

①設立救護車營業機構，應檢具籌設申請表（如附表）、設立計畫

書，向所在地直轄市、縣（市）衛生主管機關申請籌設許可，並繳交審查費。

②前項計畫書，應載明下列事項：

一　機構名稱、地址及聯絡電話。

二　負責人及管理人姓名、國民身分證統一編號、出生年月日、住址。

三　救護車及救護人員設置數。

四　足以容納設置之救護車數量之停車處所圖說。

五　營運區域範圍。

六　營運規劃合理性。

七　其他中央主管機關指定事項。

③前項第三款所置救護車數應達六輛以上，救護人員數應達十二人以上。

第一二條 103

①許可籌設之救護車營業機構，應自許可日起六個月內，完成設立計畫書所載事項，並檢具登記費、執照費、及下列相關證明文件，申請實地查核：

一　公司登記。

二　專責救護人員姓名及其證照。

三　管理人姓名及其證照。

四　符合第七條規定之救護車駕駛人數及其職業駕駛執照。

五　辦事處所及停車處所之登記資料等文件。

六　其他經地方衛生主管機關指定之文件。

②前項申請，經查核通過後，由地方衛生主管機關許可設立並發給開業執照後，始得營業。

③許可之救護車營業機構於六個月內未完成第一項所定事項或經查核未通過者，廢止其籌設之許可，並通知公司主管機關。

④救護車營業機構應將開業執照懸掛於營業處所明顯處。

第一三條 103

①地方衛生主管機關對於許可設立之救護車營業機構，應建立下列資料：

一　機構名稱、地址及聯絡電話。

二　負責人及管理人姓名、國民身分證統一編號、出生年月日、住址及管理人之醫事人員證書或救護技術員證書字號。

三　所屬救護人員姓名、國民身分證統一編號及其救護技術員資格。

四　救護車之數量及牌照號碼、廠牌、出廠年月、型式、車身號碼。

五　營運區域範圍。

六　救護車停車處所。

②前項資料有變更者，除第五款變更應依第十四條規定辦理外，救護車營業機構應自變更事實發生之日起三十日內，向原許可設立

之衛生主管機關申請變更記載。

第一四條 103

①救護車營業機構欲跨至其他直轄市、縣（市）之營運，應檢具跨區營運申請書，向所在地與欲跨縣市衛生主管機關提出申請，經所在地及欲跨縣市衛生主管機關同意後，始得跨區營運。

②救護車營業機構跨縣市營運，應符合下列規定：

一　跨縣市營運，係跨至其他縣市接病人。

二　以救護車營業機構所在地直轄市、縣（市）之鄰接直轄市、縣（市）爲範圍。

三　欲跨縣市當地無救護車營業機構，或欲跨縣市衛生主管機關認爲現有之救護車不足以因應緊急救護需要。

第一五條

救護車設置機關（構）或團體，對救護紀錄表應依本法第三十四條第一項規定，妥善保管。

第一六條

救護車營業機構應以公司組織經營並應定名爲○○○救護車公司。

第一七條 103

①地方衛生主管機關撤銷或廢止救護車營業機構之開業執照，應通知公司主管機關。

②前項經撤銷或廢止開業執照之營業機構，應即向所在地公路監理機關辦理其救護車牌照繳銷相關異動登記，並於十五日內報地方衛生主管機關備查；未依規定辦理者，地方衛生主管機關應通知公路監理機關逕行註銷。

第一八條

①設置救護車之機關（構），有下列情形之一者，應於事實發生之日起三十日內，向原許可設置之地方衛生主管機關辦理變更登記：

一　機關（構）之名稱、負責人、地址變更。

二　救護車停止或恢復使用。

三　機關（構）停業、歇業、裁撤或解散者。

四　救護車受註銷牌照處分或繳銷牌照者。

五　救護車過戶者。

②救護車設置機關（構）應持衛生主管機關核發之變更登記文件，向公路監理機關辦理相關異動登記。

③地方衛生主管機關依第一項規定許可救護車異動時，應通知公路監理機關。

第一九條 103

救護車設置機關（構）應於其救護車明顯處張貼收費標準，收取費用時應開給收費憑證或統一發票。

第一九條之一 103

救護車設置機構除對所屬車輛、駕駛人及僱用之從業人員，應負管理責任外，其營運應遵守下列規定：

一　不得載運違禁物品。

二　不得使用不符合本法及交通相關法規規定之車輛，從事救護服務。

第二〇條

地方衛生主管機關得請設置救護車機關（構）對其人員配置、救護車裝備、相關收費、衛生安全、出勤作業紀錄等提出報告或提供相關資料。

第二一條

①第六條第四項，自中華民國一百零二年一月一日施行；第七條及第八條，自一百零一年七月一日施行。

②救護車駕駛人與人數及救護車停車處所，與第七條或第八條規定不符者，應於前項所定第七條、第八條之施行日前補正或改善完竣。

第二一條之一 103

①本辦法中華民國一百零三年八月四日修正施行前已設立之公司，其登記之救護車營業項目，未依本辦法領得開業執照者，應自本辦法修正施行之日起六個月內，依本辦法規定，向地方衛生主管機關申請許可及核發開業執照；屆期未辦理者，由各該衛生主管機關通知公司主管機關廢止其公司登記或部分登記事項。

②本辦法中華民國一百零三年八月四日修正施行前，已取得跨縣市營運許可之救護車營業機構，與第十四條第二項規定不符者，應自本辦法修正施行之日起六個月內，依本辦法規定辦理補正。

第二二條

本辦法除另定施行日期者外，自發布日施行。

救護直昇機管理辦法

民國 92 年 6 月 26 日行政院衛生署、內政部、交通部令會銜訂定發布全文 16 條；並自發布日施行。

第一條

本辦法依緊急醫療救護法第二十二條規定訂定之。

第二條

本辦法所稱空中救護，其範圍如下：

一　空中緊急救護：緊急傷病患到院前之現場與送醫之緊急救護。

二　空中轉診：離島、偏遠地區醫院重大傷病患之轉診。

三　移植器官之緊急運送。

第三條

本辦法所稱救護直昇機，係指執行空中救護任務之直昇機，分爲專用救護直昇機及非專用救護直昇機。

第四條

爲促進空中救護品質，中央衛生主管機關應建立空中救護審核機制，必要時並得委託專業團體或機構辦理。

第五條

專用救護直昇機應配備之救護裝備，如附表一。非專用救護直昇機應配備之救護裝備，如附表二。

第六條

①申請空中緊急救護或空中轉診之空中救護適應症，如附表三。

②空中轉診，除應符合前項空中救護適應症外，以該地區之醫院依其設備及專長無法提供完整治療，且非經空中轉診將影響緊急醫療救護時效者爲限。

③前項申請空中轉診之醫院，應與接受轉診之醫院先行聯絡協調，預作接受轉診之準備。

第七條

①空中緊急救護，由當地消防局救護指揮中心塡具空中緊急救護申請表，格式如附表四，傳眞向內政部消防署救災救護指揮中心申請。

②空中轉診，由重大傷病患之就診醫院塡具空中轉診申請表，格式如附表五，並敘明與接受轉診醫院聯絡安排情形，傳眞向內政部消防署救災救護指揮中心申請，並副知當地衛生局。

③內政部消防署救災救護指揮中心應依中央衛生主管機關委託專業團體或機構之審核通知，派遣救護直昇機出勤。

④第一項及第二項之空中緊急救護或空中轉診，地方政府或相關機

構與民間救護直昇機設置機構訂有合約者，逕申請當地衛生局或相關機構派遣該合約民間救護直昇機設置機構為之。

第八條

①移植器官之緊急運送，由器官移植醫院填具移植器官緊急運送申請表，格式如附表六，傳眞向內政部消防署救災救護指揮中心申請，並副知當地衛生局。

②申請移植器官緊急運送，以在夜間無民航機飛行時或臨時須緊急運送者為限。

第九條

救護直昇機執行空中緊急救護，以送至就近區域之北部、中部、南部或東部救護區之適當醫院為之。但病人病情特殊，須送至其他救護區之適當醫院者，不在此限。

第一〇條

①救護直昇機執行空中救護業務，得在醫院直昇機飛行場降落。

②醫院直昇機飛行場依當時狀況不適合直昇機起降或醫院無直昇機飛行場，在鄰近直昇機飛行場或機場起降時，當地消防局救護指揮中心應派遣救護車接送。但空中轉診或移植器官之緊急運送，由原申請醫院協調送達地之醫院派遣救護車接送。

第一一條

①救護直昇機執行空中緊急救護或空中轉診時，除駕駛員外，至少應有一名空中救護人員隨機執行救護。

②前項空中救護人員，應具有下列各款之一之資格：

一　醫師。

二　護理人員。

三　高級救護技術員。

四　中級救護技術員。

③救護直昇機執行空中轉診，第一項之空中救護人員，依病人病情需要，得由申請空中轉診之醫院，派遣醫師或護理人員隨機救護，或協調接受轉診醫院派遣醫師或護理人員為之。

第一二條

救護直昇機執行空中緊急救護或空中轉診，病人家屬得隨行，但以一人為限。

第一三條

空中救護人員隨機執行救護業務，應填具空中救護紀錄表（如附表七）一式三份，一份交予收受醫院連同病歷保存；一份由救護直昇機設置機構留存；一份交予內政部消防署救災救護指揮中心留存。

第一四條

①中央衛生主管機關得指定適當機構辦理空中救護人員之訓練。

②前項空中救護人員訓練課程，由中央衛生主管機關定之。

第一五條

①救護直昇機應維持清潔並定期施行消毒。

②救護直昇機於運送傳染病或疑似傳染病之病人或運送受化學、輻

射物質污染之病人後，應依其情況，施行必要之消毒或去污處理。

第一六條

本辦法自發布日施行。

解剖屍體條例

①民國 37 年 12 月 21 日總統令制定公布全文 11 條。
②民國 73 年 6 月 16 日總統令修正公布全文 10 條。

第一條

凡因學術研究之必要，須解剖屍體者，依本條例行之。

第二條

①公立或已立案之私立醫學院，得執行屍體大體解剖。

②左列醫學院、醫院或機構，得由從事病理研究之醫師，主持執行屍體病理剖驗：

一　公立或已立案之私立醫學院或其附設醫院。

二　公立醫院或經認可爲教學醫院之私立醫院。

三　經中央衛生主管機關核准，得以解剖之病理研究或醫療機構。

第三條

①執行大體解剖及病理剖驗，以合於左列規定之屍體爲限：

一　爲研究死因，必須剖驗並經其親屬同意之病屍體。

二　生前有合法遺囑願供學術研究之病屍體。

三　經親屬同意願供解剖之病屍體。

四　無親屬請領之病屍體。

五　經檢察官相驗認無勘驗必要，並經其親屬同意或無親屬請領之變屍體。

六　經監獄長官許可，無親屬請領或生前有合法遺囑或經其親屬同意之受刑人屍體。

七　急性傳染病或疑似急性傳染病致死之屍體，需經病理剖驗，其親屬無正當理由，不得拒絕。

②前項無親屬請領之屍體，應由該管警察機關或衛生機關，通知所在地醫學院組成之屍體收集機構，負責分配各醫學院收領，並登報公告，限於二十五日內認領。自登報公告日起滿一個月，無親屬認領者，得由醫學院執行大體解剖。

③前項屍體，非經證明屍壞不能供大體解剖或病理剖驗之用者，不得交由地方政府收埋。但該地區無屍體收集機構者，不在此限。

第四條

①前條第一項各款屍體，除由檢察官交付者外，均須於收領後立即塡具報告書（格式如附表），報告該管檢察官。

②屍體報告書送達該管檢察官後，非經六小時不得施行防腐處置或執行解剖。其無親屬請領之屍體，除防腐處置外，仍應依前條第二項規定辦理。

③檢察官收受前項送達後，得於六小時內以書面禁止防腐處置或執行解剖。

第五條

①大體解剖及病理剖驗之屍體，得酌留屍體之一部分，供學術研究之用。

②病理剖驗，非經其親屬同意，不得毀損屍體外形。但於第三條第一項第一款及第七款之情形，不在此限。

第六條

解剖屍體，如發現其死因為法定傳染病或他殺、自殺、誤殺、災變時，應於二十四小時內報告該管主管機關。

第七條

①執行大體解剖或病理剖驗之醫學院、醫院或機構，須立簿冊，記載左列事項：

一　大體解剖或病理剖驗第×例。

二　屍體姓名、出生年月日、性別、籍貫、身分證統一編號、死亡日期、住址、職業及指紋，必要時並予照相。

三　死亡證明書字號。

四　屍體來歷。

五　解剖或剖驗原因。

六　解剖年月日。

七　剖驗診斷。

八　解剖後之處置。

九　解剖者姓名。

②前項第二款所列事項無法查明時，填載未詳字樣。

第八條

解剖之屍體，無親屬請領者，應由執行解剖之醫學院、醫院或機構妥為殮葬及標記。

第九條

執行解剖之醫學院、醫院或機構，應於每年一月底以前，將上年內所解剖之屍體，按第七條簿冊所載事項，造冊彙報該管衛生機關，轉報中央衛生主管機關備查。

第一〇條

本條例自公布日施行。

二、人員管理類

醫師法

①民國 32 年 9 月 22 日國民政府制定公布全文 40 條。
②民國 37 年 12 月 28 日總統令修正公布第 26、27 條條文。
③民國 56 年 6 月 2 日總統令修正公布全文 43 條。
民國 64 年 5 月 24 日行政院令發布定自 64 年 9 月 11 日起施行。
④民國 68 年 6 月 6 日總統令修正公布第 39 ～ 41 條條文；增訂第 41-1 條條文；並自 68 年 7 月 20 日施行。
⑤民國 70 年 6 月 12 日總統令修正公布第 35 條條文；增訂第 28-1 條條文；並自 70 年 7 月 10 日施行。
⑥民國 75 年 12 月 26 日總統令修正公布第 3 ～ 5、8、10 ～ 12、18、20、25、27 ～ 30 條條文暨第一章章名；增訂第 7-1 ～ 7-3、8-1、8-2、11-1、28-2、28-3、29-1、29-2 條條文；刪除第 28-1 條條文；並自 76 年 12 月 21 日施行。
⑦民國 81 年 7 月 29 日總統令修正公布第 1、5、27、28、28-2、28-3、29、29-1、35、37 條條文；刪除第 41-1 條條文；並自 81 年 9 月 1 日施行。
⑧民國 89 年 7 月 19 日總統令修正公布第 5、7-3 條條文。
民國 89 年 11 月 17 日行政院令發布定自 89 年 11 月 20 日起施行。
⑨民國 91 年 1 月 16 日總統令修正公布全文 43 條；並自公布日起施行。
⑩民國 96 年 12 月 12 日總統令修正公布第 37 條條文。
⑪民國 98 年 5 月 13 日總統令修正公布第 14 條條文。
⑫民國 101 年 12 月 19 日總統令修正公布第 32 條條文。
民國 102 年 7 月 19 日行政院公告第 7-3 條所列屬「行政院衛生署」之權責事項，自 102 年 7 月 23 日起改由「衛生福利部」管轄。
⑬民國 105 年 11 月 30 日總統令修正公布第 28 條條文。
⑭民國 107 年 12 月 19 日總統令修正公布第 7-3、8-1 條條文。
⑮民國 109 年 1 月 15 日總統令修正公布第 8、41-3 條條文。
⑯民國 111 年 6 月 22 日總統令修正公布第 4-1、8-2、10、27、28 條條文；增訂第 41-6、41-7 條條文；並刪除第 30、41-2 條條文。

第一章　總　則

第一條

中華民國人民經醫師考試及格並依本法領有醫師證書者，得充醫師。

第二條

①具有下列資格之一者，得應醫師考試：

一　公立或立案之私立大學、獨立學院或符合教育部採認規定之國外大學、獨立學院醫學系、科畢業，並經實習期滿成績及格，領有畢業證書者。

二　八十四學年度以前入學之私立獨立學院七年制中醫學系畢

業，經修習醫學必要課程及實習期滿成績及格，得有證明文件，且經中醫師考試及格，領有中醫師證書者。

三　中醫學系選醫學系雙主修畢業，並經實習期滿成績及格，領有畢業證書，且經中醫師考試及格，領有中醫師證書者。

②前項第三款中醫學系選醫學系雙主修，除九十一學年度以前入學者外，其人數連同醫學系人數，不得超過教育部核定該校醫學生得招收人數。

第三條

①具有下列資格之一者，得應中醫師考試：

一　公立或立案之私立大學、獨立學院或符合教育部採認規定之國外大學、獨立學院中醫學系畢業，並經實習期滿成績及格，領有畢業證書者。

二　本法修正施行前，經公立或立案之私立大學、獨立學院醫學系、科畢業，並修習中醫必要課程，得有證明文件，且經醫師考試及格，領有醫師證書者。

三　醫學系選中醫學系雙主修畢業，並經實習期滿成績及格，領有畢業證書，且經醫師考試及格，領有醫師證書者。

②前項第三款醫學系選中醫學系雙主修，其人數連同中醫學系人數，不得超過教育部核定該校中醫學生得招收人數。

③經中醫師檢定考試及格者，限於中華民國一百年以前，得應中醫師特種考試。

④已領有僑中字中醫師證書者，應於中華民國九十四年十二月三十一日前經中醫師檢覈筆試及格，取得台中字中醫師證書，始得回國執業。

第四條

公立或立案之私立大學、獨立學院或符合教育部採認規定之國外大學、獨立學院牙醫學系、科畢業，並經實習期滿成績及格，領有畢業證書者，得應牙醫師考試。

第四條之一　111

①依第二條至前條規定，以國外學歷參加考試者，應先經教育部學歷甄試通過，始得參加醫師考試。但於美國、日本、歐洲、加拿大、南非、澳洲、紐西蘭、新加坡及香港等國家或地區之醫學院、校修畢全程學業取得畢業證書，且有下列情形之一者，免經教育部學歷甄試：

一　於該國家或地區取得合法註冊醫師資格及實際執行臨床醫療業務五年以上。

二　中華民國一百十一年十二月三十一日以前已於該國家或地區之醫學院、校入學。

②依前項規定以國外學歷參加醫師考試者，應取得中央主管機關指定之教學醫院臨床實作適應訓練期滿成績及格證明文件。

③前項臨床實作適應訓練之科別、期間、每年接受申請訓練人數、指定教學醫院、訓練容額、選配分發申請程序、文件與分發順序

原則、成績及格基準、第一項第一款實際執行臨床醫療業務之認定、應檢附證明文件及其他應遵行事項之辦法，由中央主管機關定之。

第四條之二

具有醫師、中醫師、牙醫師等多重醫事人員資格者，其執業辦法，由中央主管機關定之。

第五條

有下列各款情事之一者，不得充醫師；其已充醫師者，撤銷或廢止其醫師證書：

一　曾犯肅清煙毒條例或麻醉藥品管理條例之罪，經判刑確定。

二　曾犯毒品危害防制條例之罪，經判刑確定。

三　依法受廢止醫師證書處分。

第六條

經醫師考試及格者，得請領醫師證書。

第七條

請領醫師證書，應具申請書及資格證明文件，送請中央主管機關核發之。

第七條之一

①醫師經完成專科醫師訓練，並經中央主管機關甄審合格者，得請領專科醫師證書。

②前項專科醫師之甄審，中央主管機關得委託各相關專科醫學會辦理初審工作。領有醫師證書並完成相關專科醫師訓練者，均得參加各該專科醫師之甄審。

③專科醫師之分科及甄審辦法，由中央主管機關定之。

第七條之二

①非領有醫師證書者，不得使用醫師名稱。

②非領有專科醫師證書者，不得使用專科醫師名稱。

第七條之三

本法所稱主管機關：在中央為衛生福利部；在直轄市為直轄市政府；在縣（市）為縣（市）政府。

第二章　執　業

第八條

①醫師應向執業所在地直轄市、縣（市）主管機關申請執業登記，領有執業執照，始得執業。

②醫師執業，應接受繼續教育，並每六年提出完成繼續教育證明文件，辦理執業執照更新。但有特殊理由，未能於執業執照有效期限屆至前申請更新，經檢具書面理由及證明文件，向原發執業執照機關申請延期更新並經核准者，得於有效期限屆至之日起六個月內，補行申請。

③第一項申請執業登記之資格、條件、應檢附文件、執業執照發給、換發、補發與前項執業執照更新及其他應遵行事項之辦法，

由中央主管機關定之。
④第二項醫師接受繼續教育之課程內容、積分、實施方式、完成繼續教育證明文件及其他應遵行事項之辦法，由中央主管機關會商相關醫療團體定之。

第八條之一

①有下列情形之一者，不得發給執業執照；已領者，撤銷或廢止之：
一　經撤銷或廢止醫師證書。
二　經廢止醫師執業執照，未滿一年。
三　有客觀事實認不能執行業務，經直轄市、縣（市）主管機關邀請相關專科醫師及學者專家組成小組認定。
②前項第三款原因消失後，仍得依本法規定申請執業執照。

第八條之二 111

醫師執業，應在所在地主管機關核准登記之醫療機構、長期照顧服務機構、精神復健機構或其他經中央主管機關認可之機構為之。但有下列情形之一者，不在此限：
一　急救。
二　執業機構間之會診、支援。
三　應邀出診。
四　各級主管機關指派執行緊急醫療或公共衛生醫療業務。
五　其他事先報所在地主管機關核准。

第九條

①醫師執業，應加入所在地醫師公會。
②醫師公會不得拒絕具有會員資格者入會。

第一〇條 111

①醫師歇業或停業時，應自事實發生之日起三十日內報請原發執業執照機關備查。
②前項停業期間，以一年為限；停業逾一年者，應於屆至日次日起三十日內辦理歇業。
③醫師未依前項後段規定辦理歇業時，其原執業執照失其效力，並由原發執業執照機關註銷之。
④醫師變更執業處所或復業者，準用第八條第一項關於執業之規定。
⑤醫師死亡者，由原發執業執照機關註銷其執業執照。

第三章　義　務

第一一條

①醫師非親自診察，不得施行治療、開給方劑或交付診斷書。但於山地、離島、偏僻地區或有特殊、急迫情形，為應醫療需要，得由直轄市、縣（市）主管機關指定之醫師，以通訊方式詢問病情，為之診察，開給方劑，並囑由衛生醫療機構護理人員、助產人員執行治療。

②前項但書所定之通訊診察、治療，其醫療項目、醫師之指定及通訊方式等，由中央主管機關定之。

第一一條之一

醫師非親自檢驗屍體，不得交付死亡證明書或死產證明書。

第一二條

①醫師執行業務時，應製作病歷，並簽名或蓋章及加註執行年、月、日。

②前項病歷，除應於首頁載明病人姓名、出生年、月、日、性別及住址等基本資料外，其內容至少應載明下列事項：

一　就診日期。

二　主訴。

三　檢查項目及結果。

四　診斷或病名。

五　治療、處置或用藥等情形。

六　其他應記載事項。

③病歷由醫師執業之醫療機構依醫療法規定保存。

第一二條之一

醫師診治病人時，應向病人或其家屬告知其病情、治療方針、處置、用藥、預後情形及可能之不良反應。

第一三條

醫師處方時，應於處方箋載明下列事項，並簽名或蓋章：

一　醫師姓名。

二　病人姓名、年齡、藥名、劑量、數量、用法及處方年、月、日。

第一四條

醫師對於診治之病人交付藥劑時，應於容器或包裝上載明病人姓名、性別、藥名、劑量、數量、用法、作用或適應症、警語或副作用、執業醫療機構名稱與地點、調劑者姓名及調劑年、月、日。

第一五條

醫師診治病人或檢驗屍體，發現罹患傳染病或疑似罹患傳染病時，應依傳染病防治法規定辦理。

第一六條

醫師檢驗屍體或死產兒，如為非病死或可疑為非病死者，應報請檢察機關依法相驗。

第一七條

醫師如無法令規定之理由，不得拒絕診斷書、出生證明書、死亡證明書或死產證明書之交付。

第一八條（刪除）

第一九條

醫師除正當治療目的外，不得使用管制藥品及毒劇藥品。

第二〇條

醫師收取醫療費用，應由醫療機構依醫療法規規定收取。

第二一條

醫師對於危急之病人，應即依其專業能力予以救治或採取必要措施，不得無故拖延。

第二二條

醫師受有關機關詢問或委託鑑定時，不得為虛偽之陳述或報告。

第二三條

醫師除依前條規定外，對於因業務知悉或持有他人病情或健康資訊，不得無故洩露。

第二四條

醫師對於天災、事變及法定傳染病之預防事項，有遵從主管機關指揮之義務。

第四章　獎　懲

第二四條之一

醫師對醫學研究與醫療有重大貢獻者，主管機關應予獎勵，其獎勵辦法，由中央主管機關定之。

第二五條

醫師有下列情事之一者，由醫師公會或主管機關移付懲戒：

一　業務上重大或重複發生過失行為。

二　利用業務機會之犯罪行為，經判刑確定。

三　非屬醫療必要之過度用藥或治療行為。

四　執行業務違背醫學倫理。

五　前四款及第二十八條之四各款以外之業務上不正當行為。

第二五條之一

①醫師懲戒之方式如下：

一　警告。

二　命接受額外之一定時數繼續教育或臨床進修。

三　限制執業範圍或停業一個月以上一年以下。

四　廢止執業執照。

五　廢止醫師證書。

②前項各款懲戒方式，其性質不相牴觸者，得合併為一懲戒處分。

第二五條之二

①醫師移付懲戒事件，由醫師懲戒委員會處理之。

②醫師懲戒委員會應將移付懲戒事件，通知被付懲戒之醫師，並限其於通知送達之翌日起二十日內提出答辯或於指定期日到會陳述；未依限提出答辯或到會陳述者，醫師懲戒委員會得逕行決議。

③被懲戒人對於醫師懲戒委員會之決議有不服者，得於決議書送達之翌日起二十日內，向醫師懲戒覆審委員會請求覆審。

④醫師懲戒委員會、醫師懲戒覆審委員會之懲戒決議，應送由該管主管機關執行之。

⑤醫師懲戒委員會、醫師懲戒覆審委員會之委員，應就不具民意代表身分之醫學、法學專家學者及社會人士遴聘之，其中法學專家學者及社會人士之比例不得少於三分之一。

⑥醫師懲戒委員會由中央或直轄市、縣（市）主管機關設置，醫師懲戒覆審委員會由中央主管機關設置；其設置、組織、會議、懲戒與覆審處理程序及其他應遵行事項之辦法，由中央主管機關定之。

第二六條（刪除）

第二七條 111

①違反第八條第二項、第九條或第十條第一項規定者，處新臺幣二萬元以上十萬元以下罰鍰，並令其限期改善；屆期未改善者，按次處罰。

②違反第八條第一項、第八條之二或依第十條第四項準用第八條第一項關於執業之規定者，處新臺幣二萬元以上十萬元以下罰鍰。

第二八條 111

未取得合法醫師資格，執行醫療業務，除有下列情形之一者外，處六個月以上五年以下有期徒刑，得併科新臺幣三十萬元以上一百五十萬元以下罰金：

一　在中央主管機關認可之醫療機構，於醫師指導下實習之醫學院、校學生或畢業生。

二　在醫療機構於醫師指示下之護理人員、助產人員或其他醫事人員。

三　合於第十一條第一項但書規定。

四　臨時施行急救。

五　領有中央主管機關核發效期內之短期行醫證，且符合第四十一條之六第二項所定辦法中有關執業登錄、地點及執行醫療業務應遵行之規定。

六　外國醫事人員於教學醫院接受臨床醫療訓練或從事短期臨床醫療教學，且符合第四十一條之七第四項所定辦法中有關許可之地點、期間及執行醫療業務應遵行之規定。

第二八條之一（刪除）

第二八條之二

違反第七條之三規定者，處新臺幣三萬元以上十五萬元以下罰鍰。

第二八條之三（刪除）

第二八條之四

醫師有下列情事之一者，處新臺幣十萬元以上五十萬元以下罰鍰，得併處限制執業範圍、停業處分一個月以上一年以下或廢止其執業執照；情節重大者，並得廢止其醫師證書：

一　執行中央主管機關規定不得執行之醫療行爲。

二　使用中央主管機關規定禁止使用之藥物。

三　聘僱或容留違反第二十八條規定之人員執行醫療業務。

四　將醫師證書、專科醫師證書租借他人使用。

五　出具與事實不符之診斷書、出生證明書、死亡證明書或死產證明書。

第二九條

違反第十一條至第十四條、第十六條、第十七條或第十九條至第二十四條規定者，處新臺幣二萬元以上十萬元以下罰鍰。但醫師違反第十九條規定使用管制藥品者，依管制藥品管理條例之規定處罰。

第二九條之一

醫師受停業處分仍執行業務者，廢止其執業執照；受廢止執業執照處分仍執行業務者，得廢止其醫師證書。

第二九條之二

本法所定之罰鍰、限制執業範圍、停業及廢止執業執照，由直轄市或縣（市）主管機關處罰之；廢止醫師證書，由中央主管機關處罰之。

第三〇條（刪除）111

第五章　公　會

第三一條

醫師公會分直轄市及縣（市）公會，並得設醫師公會全國聯合會於中央政府所在地。

第三二條

①醫師公會之區域，依現有之行政區域，在同一區域內同級之公會，以一個為限。但於行政區域調整變更前已成立者，不在此限。

②醫師、中醫師及牙醫師應分別組織公會。

第三三條

直轄市、縣（市）醫師公會，以在該管區域內執業醫師二十一人以上之發起組織之；其不滿二十一人者，得加入鄰近區域之公會或共同組織之。

第三四條（刪除）

第三五條

醫師公會全國聯合會應由三分之一以上之直轄市、縣（市）醫師公會完成組織後，始得發起組織。

第三六條

各級醫師公會由人民團體主管機關主管。但其目的事業，應受主管機關之指導、監督。

第三七條

①各級醫師公會置理事、監事，均於召開會員（代表）大會時，由會員（代表）大會選舉之，並分別成立理事會、監事會，其名額如下：

一　縣（市）醫師公會之理事不得超過二十一人。

二　直轄市醫師公會之理事不得超過二十七人。
三　醫師公會全國聯合會之理事不得超過四十五人。各縣（市）、直轄市醫師公會至少一名理事。
四　各級醫師公會之理事名額不得超過全體會員（代表）人數二分之一。
五　各級醫師公會之監事名額不得超過各該公會理事名額三分之一。

②各級醫師公會得置候補理事、候補監事，其名額不得超過各該公會理事、監事名額三分之一。

③理事、監事名額在三人以上者，得分別互選常務理事、常務監事，其名額不得超過理事或監事總額三分之一，並應由理事就常務理事中選舉一人爲理事長；其不置常務理事者，就理事中互選之。常務監事在三人以上者，應互選一人爲監事會召集人。

④理事、監事任期均爲三年，其連選連任者，不得超過二分之一；理事長之連任，以一次爲限。

第三七條之一

①醫師公會每年召開會員（代表）大會一次，必要時得召開臨時大會。

②醫師公會會員人數超過三百人時，得依章程之規定就會員分布狀況劃定區域，按其會員人數比率選定代表，召開會員代表大會，行使會員大會之職權。

第三八條

醫師公會應訂定章程，造具會員名冊及選任職員簡歷名冊，送請所在地人民團體主管機關立案，並分送中央及所在地主管機關備查。

第三九條

各級醫師公會之章程，應載明下列事項：
一　名稱、區域及會所所在地。
二　宗旨、組織任務或事業。
三　會員之入會及出會。
四　會員應納之會費及繳納期限。
五　理事、監事名額、權限、任期及其選任、解任。
六　會員（代表）大會及理事會、監事會會議之規定。
七　會員應遵守之公約。
八　貧民醫藥扶助之實施規定。
九　經費及會計。
十　章程之修改。
十一　其他處理會務之必要事項。

第四〇條

①直轄市、縣（市）醫師公會對上級醫師公會之章程及決議，有遵守義務。

②各級醫師公會有違反法令、章程或上級醫師公會章程、決議者，

人民團體主管機關得爲下列之處分：
一　警告。
二　撤銷其決議。
三　撤免其理事、監事。
四　限期整理。
③前項第一款、第二款處分，亦得由主管機關爲之。

第四一條
醫師公會之會員有違反法令或章程之行爲者，公會得依章程、理事會、監事會或會員（代表）大會之決議處分。

第四一條之一（刪除）

第四一條之二（刪除）111

第六章　附　則

第四一條之三
①外國人得依中華民國法律，應醫師考試。
②前項考試及格，領有醫師證書之外國人，在中華民國執行醫療業務，應經中央主管機關許可，並應遵守中華民國關於醫療之相關法令、醫學倫理規範及醫師公會章程；其執業之許可及管理辦法，由中央主管機關定之。
③違反前項規定者，除依法懲處外，中央主管機關並得廢止其許可。

第四一條之四
中央或直轄市、縣（市）主管機關依本法核發證書或執照時，得收取證書費或執照費；其費額，由中央主管機關定之。

第四一條之五
①本法修正施行前依臺灣省乙種醫師執業辦法規定領有臺灣省乙種醫師證書者，得繼續執行醫療業務，不適用第二十八條之規定。
②前項臺灣省乙種醫師執業之管理，依本法有關醫師執業之規定。

第四一條之六　111
①有中央主管機關公告之特殊或緊急情事時，領有美國、日本、歐洲、加拿大、南非、澳洲、紐西蘭、新加坡及香港等國家或地區醫師證書或許可執業證明，執行臨床醫療業務十年以上者，得向中央主管機關申請發給短期行醫證，效期不得逾一年；效期屆滿有展延必要者，得向中央主管機關申請展延。
②前項短期行醫證之申請資格、程序、應檢附之文件資料、核發、效期、廢止、展延、變更、執業登錄、地點、人數限制、執行醫療業務規定及其他應遵行事項之辦法，由中央主管機關定之。

第四一條之七　111
①教學醫院接受外國醫事人員臨床醫療訓練者，應指派訓練類別之醫事人員於現場指導，並取得病人同意。
②教學醫院邀請外國醫事人員從事短期臨床醫療教學，其臨床醫療教學過程中涉及執行醫療業務者，應事先取得病人同意，並指派本國醫師於現場。

③前二項情形，教學醫院應向中央主管機關申請許可後，始得為之。
④前三項教學醫院與外國醫事人員應具備之資格、申請許可應檢附之文件、程序、許可之地點、期間、廢止、執行醫療業務規定及其他應遵行事項之辦法，由中央主管機關定之。

第四二條

本法施行細則，由中央主管機關定之。

第四三條

本法自公布日施行。

醫師法施行細則

①民國 34 年 7 月 21 日社會部、衛生署令會同訂定發布全文 9 條。
②民國 47 年 12 月 15 日內政部修正發布第 2 條條文。
③民國 58 年 4 月 3 日內政部修正發布。
④民國 64 年 9 月 4 日行政院衛生署令修正發布全文 22 條。
⑤民國 66 年 10 月 14 日行政院衛生署令修正發布全文 23 條。
⑥民國 68 年 10 月 29 日行政院衛生署令增訂發布第 8-1 條條文。
⑦民國 71 年 3 月 25 日行政院衛生署令修正發布第 2、3、9、16、23、24 條條文。
⑧民國 73 年 12 月 1 日行政院衛生署令修正發布第 16 條條文。
⑨民國 77 年 1 月 22 日行政院衛生署令修正發布第 1 ～ 3、5、9、11、12、14 ～ 17、19 ～ 21 條條文；並刪除第 4、6、8-1 條條文。
⑩民國 91 年 7 月 17 日行政院衛生署令修正發布全文 14 條；並自發布日施行。
⑪民國 95 年 1 月 11 日行政院衛生署令修正發布第 13 條條文。
⑫民國 98 年 9 月 16 日行政院衛生署令增訂發布第 1-1 ～ 1-5 條條文。
⑬民國 99 年 2 月 2 日行政院衛生署令修正發布第 2、3 條條文。
⑭民國 99 年 6 月 15 日行政院衛生署令增訂發布第 1-6 條條文。
⑮民國 100 年 9 月 23 日行政院衛生署令修正發布第 1-1 條條文。
⑯民國 104 年 9 月 3 日衛生福利部令修正發布第 1-1 條條文。
⑰民國 110 年 10 月 4 日衛生福利部令修正發布第 13 條條文；並增訂第 4-1 條條文。

第一條

本細則依醫師法（以下簡稱本法）第四十二條規定訂定之。

第一條之一

①本法第二條至第四條所稱符合教育部採認規定之國外大學、獨立學院醫學系、科、中醫學系、牙醫學系、科（以下簡稱醫學系科），指依大學辦理國外學歷採認辦法第十二條參照同辦法第四條及第九條規定，經認定其醫學系科入學資格、畢業學校、修業期限、修習課程、經教育專業評鑑團體認可情形等，與國內同級同類學校規定相當者；所稱實習期滿成績及格，指在經教學醫院評鑑通過，得提供臨床實作訓練之醫療機構，於醫師指導下完成第一條之二至第一條之四所定之科別及週數或時數之臨床實作，各科別考評成績均及格，並持有醫療機構開立之證明。
②前項國外大學、獨立學院醫學系科，與國內同級同類學校規定相當之採認原則、不予採認情形及認定方式，由中央主管機關會同考選部及教育部定之。
③有下列情形之一者，第一項臨床實作訓練考評，應包括由中央主管機關認可教學醫院所辦理之臨床技能測驗：
一　在國內醫學系或中醫學系選醫學系雙主修，於中華民國一百

零一年八月一日以後始能畢業。

二　持外國學歷畢業生經選配分發，於一百零二年一月一日以後始能完成臨床實作訓練。

④中央主管機關得就第一項之實習，辦理臨床實作訓練申請人與醫療機構間之選配分發，並得就該業務委託民間專業機構或團體辦理。

⑤第二項規定，適用於中華民國一百零六年一月一日以後在國外開始修習醫學系科之學生。

第一條之二

①本法第二條所稱實習期滿，其臨床實作之科別及週數或時數如下：

一　內科十二週或四百八十小時以上。
二　外科十二週或四百八十小時以上。
三　婦產科四週或一百六十小時以上。
四　小兒科四週或一百六十小時以上。
五　其他選修科別至少三科，每科二週或八十小時以上。

②前項週數或時數，合計應達四十八週或一千九百二十小時以上。

第一條之三

①本法第三條所稱實習期滿，其臨床實作之科別及週數或時數如下：

一　中醫內科十八週或七百二十小時以上。
二　中醫傷科八週或三百二十小時以上。
三　針灸學科九週或三百六十小時以上。
四　中醫婦兒科九週或三百六十小時以上。

②前項週數或時數，合計應達四十五週或一千八百小時以上。

第一條之四

本法第四條所稱實習期滿，其臨床實作之科別及週數或時數如下：

一　兒童牙科二週或八十小時以上。
二　口腔顎面外科八週或三百二十小時以上。
三　齒顎矯正科二週或八十小時以上。
四　贗復科八週或三百二十小時以上。
五　牙周病科四週或一百六十小時以上。
六　牙髓病科四週或一百六十小時以上。
七　牙體復形科二週或八十小時以上。
八　其他選修科別至少三科，合計至少十八週或七百二十小時以上。

第一條之五

前三條所定之臨床實作時數，不包括夜間與假日之值班。

第一條之六

①於本法第二條至第四條所定國外大學、獨立學院相關學系畢業，領有國外專科醫師證書後，曾在國外醫學院擔任專任教職，或國

外醫學院指定之醫院擔任專任主治醫師者，得向中央主管機關申請專案審查，就其領有之國外專科醫師證書科別，抵減第一條之二至第一條之四所定臨床實作訓練之科別及週數或時數。但得抵減之週數或時數，不得逾該科別三分之二。

②前項審查應由中央主管機關邀集相關專科醫師、醫學專家、學者及相關部會代表為之，其中專科醫師及醫學專家、學者合計之比例，不得少於二分之一。

第二條

依本法第七條規定請領醫師證書、中醫師證書或牙醫師證書者，應填具申請書，檢附考試院頒發之醫師、中醫師或牙醫師考試及格證書，並繳納證書費，送請中央主管機關核發。

第三條

①醫師、中醫師或牙醫師證書滅失或遺失者，應填具申請書，並繳納證書費，向中央主管機關申請補發。

②醫師、中醫師或牙醫師證書損壞者，應填具申請書，並繳納證書費，連同原證書，向中央主管機關申請換發。

第四條

醫師執業，其登記執業之醫療機構以一處為限。

第四條之一 110

本法第八條第二項但書所稱特殊理由，指有下列情形之一，致影響繼續教育積分之取得者：

一　罹患重大疾病。

二　分娩、育嬰、懷孕安胎休養。

三　出國進修。

四　中央流行疫情指揮中心成立期間，指揮官所為之指示、限制或其他措施。

五　其他經中央主管機關公告之事由。

第五條

醫師歇業、停業，依本法第十條第一項規定報請備查時，應填具申請書，並檢具執業執照及有關文件，送由原發執業執照機關依下列規定辦理：

一　歇業：註銷其執業登記及執業執照。

二　停業：登記其停業日期及理由後，發還其執業執照。

第六條

本法第二十二條所稱有關機關，係指衛生、司法或司法警察機關。

第七條

醫師公會全國聯合會理事、監事之當選，不以直轄市、縣（市）醫師公會選派參加之會員代表為限。

第八條

直轄市、縣（市）醫師公會選派參加醫師公會全國聯合會之會員代表，不以其理事、監事為限。

第九條

①直轄市、縣（市）醫師公會選派參加醫師公會全國聯合會之會員代表人數，由醫師公會全國聯合會按各直轄市、縣（市）醫師公會會員人數比率定之。但直轄市、縣（市）醫師公會選派參加醫師公會全國聯合會之會員代表按比率分配不足一人者，得選派一人參加。
②前項會員代表人數，於醫師公會全國聯合會章程中定之。

第一〇條

本法及本細則所定證書、執業執照及申請書格式，由中央主管機關定之。

第一一條

本法第三條第一項第二款規定，包括下列情形之一者：
一　本法中華民國九十一年一月十八日修正生效前，經醫師考試及格，領有醫師證書，並已修習中醫必要課程部分學分，且於本法修正生效後一年內完成全部學分，得有證明文件者。
二　本法中華民國九十一年一月十八日修正生效前，已修習中醫必要課程全部學分，得有證明文件，於本法修正生效後經醫師考試及格，領有醫師證書者。
三　本法中華民國九十一年一月十八日修正生效前，已入學之醫學系學生，經修習中醫必要課程部分學分，且於畢業時完成全部學分，得有證明文件，並經醫師考試及格，領有醫師證書者。

第一二條

①本法中華民國九十一年一月十八日修正生效前，已自本法第四條之一所定之地區或國家以外之外國醫學系、牙醫學系畢業或已入學學生於本法修正生效後畢業，並依本法修正生效前教育部所定「國外學歷查證認定作業要點」第十點規定，於本法修正生效前或後，通過美國醫學系畢業生教育委員會（Educational Commission for Foreign Medical Graduates）辦理之美國醫師執照考試（United States Medical Licensing Examination）（USMLE）及外國醫學系畢業生醫學科學考試（Foreign Medical Graduate Examination in the Medical Sciences）（FMGEMS）之第一階段基礎醫學及第二階段臨床醫學考試，或通過美國牙醫師學會（The American Dental Association）之國家牙醫師考試聯合委員會（Joint Commission on National Dental Examination）辦理之第一階段及第二階段考試者，得免經本法第四條之一規定之教育部學歷甄試。
②前項所稱外國醫學系、牙醫學系，以依本法第二條、第四條規定符合教育部採認規定者爲限。

第一三條 110

①本法第四條之一所稱歐洲，指歐洲聯盟會員國及英國。
②持外國學歷參加考試者，其在本法第四條之一所定地區或國家之學歷，應以實際在該等地區或國家修畢全程學業始予認定。

第一四條

本細則自發布日施行。

醫師獎勵辦法

民國 95 年 3 月 1 日行政院衛生署令訂定發布全文 6 條；並自發布日施行。

第一條

本辦法依醫師法（以下簡稱本法）第二十四條之一規定訂定之。

第二條

①本法第二十四條之一所稱醫師對醫學研究與醫療有重大貢獻事項，指有下列情形之一者：

一　對人體健康、疾病預防與治療之研究，具重大貢獻。
二　對臨床醫療服務有重大貢獻。
三　對山地離島醫療服務有重大貢獻。
四　對醫學倫理制度有重大貢獻。
五　對醫學教育制度有重大貢獻。
六　協助辦理醫療衛生政策事項有重大貢獻。
七　具其他特殊事蹟。

②醫師以同一事由接受獎勵者，其獎勵以一次為限。

③醫師經依本法懲戒有案者，不得為獎勵對象。

第三條

①醫師之獎勵，得以下列方式為之：

一　書面嘉獎。
二　頒發獎狀。
三　頒發獎牌。

②前項第二款及第三款之獎勵，應以公開方式為之。

第四條

中央主管機關依本辦法對醫師之獎勵，每年辦理一次。

第五條

中央主管機關辦理醫師獎勵之審查，應邀請醫療相關專家、團體及社會公正人士共同參與。

第六條

本辦法自發布日施行。

醫師懲戒辦法

①民國 64 年 9 月 5 日行政院函訂定發布全文 21 條條文。
②民國 77 年 1 月 8 日行政院衛生署令修正發布第 2、3 條條文。
③民國 91 年 10 月 9 日行政院衛生署令修正發布全文 25 條；並自發布日施行。

第一章　通　則

第一條
本辦法依醫師法第二十五條之二第六項規定訂定之。

第二條
①醫師懲戒委員會，由直轄市、縣（市）主管機關設置之。但醫師、中醫師、牙醫師執業人數合計未滿一千人之縣（市），得由中央主管機關設置。
②醫師懲戒覆審委員會，由中央主管機關設置之。

第三條
①醫師懲戒委員會置委員七人至十五人，其中一人爲主任委員；醫師懲戒覆審委員會置委員七人至十一人，其中一人爲主任委員。
②前項主任委員、委員，由各該設置機關遴聘之。
③第一項委員，應就不具民意代表身分之醫學（含醫師、中醫師、牙醫師）、法學專家學者、社會人士遴聘之，其中法學專家學者及社會人士之比例不得少於三分之一。

第四條
①醫師懲戒委員會、醫師懲戒覆審委員會委員任期二年。
②醫師懲戒委員會委員不得同時擔任醫師懲戒覆審委員會委員。

第五條
醫師懲戒委員會、醫師懲戒覆審委員會開會時，以主任委員爲主席，主任委員因故不能出席時，得指定委員一人爲主席。

第六條
醫師懲戒委員會、醫師懲戒覆審委員會置執行秘書一人、幹事若干人，由各該設置機關就其職員中派兼之。

第二章　懲戒處理程序

第七條
①醫師公會或主管機關移付懲戒時，應提出理由書，敘明事實及移付懲戒之理由。
②醫師公會移付懲戒前已先行處分者，應於理由書載明公會先行處分情形。

第八條

醫師懲戒委員會應將移付懲戒事件，通知被付懲戒醫師，並限其於通知送達之翌日起二十日內提出答辯或於指定期日到會陳述，未依限提出答辯或到會陳述者，醫師懲戒委員會得逕行決議。

第九條

醫師懲戒委員會受理懲戒事件，應由委員二人先行審查，並作成審查意見，提醫師懲戒委員會會議審議。

第一〇條

醫師懲戒委員會審議懲戒事件時，得邀請有關醫學專家學者列席諮詢。

第一一條

被付懲戒醫師於指定期日到會陳述者，應於陳述後先行退席。

第一二條

醫師懲戒委員會議之審議及決議，應有委員二分之一以上親自出席，出席委員二分之一以上同意。但廢止執業執照或醫師證書者，應有委員三分之二以上親自出席，出席委員三分之二以上同意。

第一三條

①醫師懲戒委員會議對外不公開，與會人員對於討論內容均應嚴守秘密。

②醫師懲戒委員會委員對懲戒事件有利害關係者，應行迴避。

第一四條

醫師懲戒委員會對醫師懲戒事件，得衡酌醫師公會之處分情形，作適當之懲戒。

第一五條

①醫師懲戒委員會之懲戒決議，應作成決議書。

②前項決議書應記載下列事項：

一　被懲戒醫師之姓名、性別、出生年月日、國民身分證統一編號。

二　執業機構名稱、地址及執業執照字號。

三　懲戒之案由。

四　決議主文。

五　事實理由及法律依據。

六　出席委員。

七　決議之年、月、日。

八　不服決議之救濟方法、期限及受理機關。

③前項第一款所稱國民身分證統一編號，於被付懲戒醫師為外國人者，為其護照號碼。

第一六條

醫師懲戒委員會應將決議書送達移付懲戒之醫師公會、主管機關及被付懲戒醫師。

第三章　懲戒覆審處理程序

第一七條

①被懲戒醫師對於醫師懲戒委員會之決議不服者，得於決議書送達之翌日起二十日內請求覆審。

②被懲戒醫師請求覆審，應提出理由書及繕本於原懲戒之醫師懲戒委員會，逾期未聲請覆審者，即行確定。

第一八條

①醫師懲戒委員會應將請求覆審理由書繕本送達於原移付懲戒之主管機關或醫師公會。

②前項受送達人得於二十日內提出意見書。

第一九條

醫師懲戒委員會於接受意見書或提出之期限已滿後，應速將請求覆審理由書及懲戒全卷送交醫師懲戒覆審委員會。

第二〇條

醫師懲戒覆審委員會之覆審程序，除本章有特別規定外，準用第二章之規定。

第四章　執行程序

第二一條

醫師懲戒委員會、醫師懲戒覆審委員會之懲戒決議，應送由下列各該主管機關執行之：

一　廢止醫師證書，送由中央主管機關執行之。

二　其餘之懲戒方式，送由各該直轄市、縣（市）主管機關執行之。

第二二條

主管機關執行醫師懲戒委員會、醫師懲戒覆審委員會之懲戒決議，應將執行命令及決議書刊登公報，副本並分送其所屬醫師公會。

第五章　附　則

第二三條

醫師懲戒委員會、醫師懲戒覆審委員會之主任委員及委員均為無給職。但得依規定支給審查費、出席費及差旅費。

第二四條

醫師懲戒委員會、醫師懲戒覆審委員會辦理事務所需經費，由設置機關編列預算支應。

第二五條

本辦法自發布日施行。

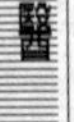

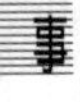

專科醫師分科及甄審辦法

①民國 77 年 6 月 29 日行政院衛生署令訂定發布全文 21 條。
②民國 95 年 4 月 12 日行政院衛生署令發布刪除第 9 條條文。
③民國 99 年 6 月 9 日行政院衛生署令修正發布第 2～4、15、16 條條文。
④民國 100 年 1 月 17 日行政院衛生署令修正發布第 2、5～7、19 條條文；增訂第 2-1、2-2 條條文；並刪除第 18、20 條條文。
⑤民國 106 年 4 月 13 日衛生福利部令修正發布第 2、2-1 條條文。
⑥民國 106 年 11 月 30 日衛生福利部令修正發布第 4 條條文。
⑦民國 107 年 10 月 5 日衛生福利部令修正發布第 2、2-1、5、6、8 條條文；並刪除第 4 條條文。

第一章　總　則

第一條
本辦法依醫師法第七條之一第三項規定訂定之。

第二條 107
①醫師於接受專科醫師訓練前，應先通過專門職業及技術人員高等考試醫師牙醫師中醫師藥師考試分階段考試規則所定醫師第二階段考試（以下稱第二階段考試），並完成畢業後綜合臨床醫學訓練（以下稱一般醫學訓練）；其訓練期間如下：
一　自國內大學醫學系六年制、學士後醫學系四年制或中醫學系選醫學系雙主修七年制畢業：二年。
二　中華民國一百年二月一日以後自國內大學醫學系七年制、學士後醫學系五年制或中醫學系選醫學系雙主修八年制畢業：一年。
三　一百年一月三十一日以前自國內大學醫學系七年制、學士後醫學系五年制或中醫學系選醫學系雙主修八年制畢業：
㈠一百零一年六月三十日以前接受一般醫學訓練：依中央衛生主管機關公告之該年度一般醫學訓練計畫所定期間。
㈡於一百零一年七月一日以後接受一般醫學訓練：一年。
四　自國外大學醫學系畢業：
㈠一百年六月三十日以前接受一般醫學訓練：依中央衛生主管機關公告之該年度一般醫學訓練計畫所定訓練期間。
㈡一百年七月一日以後接受一般醫學訓練：一年。
㈢一百零九年八月一日以後接受一般醫學訓練：二年。
②醫師領有外國之專科醫師證書，經中央衛生主管機關認可者，得不受前項應先完成一般醫學訓練規定之限制。

第二條之一 107

①中醫學系選醫學系雙主修應屆畢業生，於通過中醫師考試，未通過醫師第二階段考試前，得先接受一般醫學訓練；於接受一般醫學訓練日起六個月內，未通過醫師第二階段考試者，應即中止接受訓練；其訓練資歷，以採計六個月爲限。
②中華民國一百年七月三十一日以前，自國內醫學系、中醫學系選醫學系雙主修畢業者，得於畢業後接受一般醫學訓練；於一百零一年六月三十日以前，未領有醫師證書者，應即中止接受訓練，並停止採計訓練年資。
③符合前項情事之畢業生，得不受第一項規定之限制。

第二條之二
①中央衛生主管機關得就一般醫學訓練，辦理訓練申請人與受理訓練之醫療機構間之選配及分發，並得委託民間專業機構、團體辦理。
②前項選配分發之申請資格、程序、作業方式、受理訓練之醫療機構名稱及其年度配額，由中央衛生主管機關每年公告之。

第二章　專科醫師分科

第三條
醫師之專科分科如下：
一　家庭醫學科。
二　內科。
三　外科。
四　兒科。
五　婦產科。
六　骨科。
七　神經外科。
八　泌尿科。
九　耳鼻喉科。
十　眼科。
十一　皮膚科。
十二　神經科。
十三　精神科。
十四　復健科。
十五　麻醉科。
十六　放射診斷科。
十七　放射腫瘤科。
十八　解剖病理科。
十九　臨床病理科。
二十　核子醫學科。
二一　急診醫學科。
二二　職業醫學科。
二三　整形外科。

第四條（刪除）107

第三章　專科醫師訓練

第五條 107

專科醫師訓練，應於中央衛生主管機關認定之專科醫師訓練醫院爲之。

第六條 107

前條專科醫師訓練醫院（以下稱訓練機構）之認定，由中央衛生主管機關訂定基準，定期辦理，並將符合規定之訓練機構名單、資格有效期間、訓練容量及其他相關事項公告之。

第七條

專科醫師訓練機構應依中央衛生主管機關規定之專科醫師訓練課程基準，擬定訓練計畫，辦理專科醫師訓練；其接受專科醫師訓練之人數，應依核定訓練容量爲之。

第四章　專科醫師甄審及證書效期

第八條 107

①醫師依本辦法所定之分科完成專科醫師訓練，或領有外國之專科醫師證書經中央衛生主管機關認可者，得參加各該分科之專科醫師甄審。

②前項甄審，各科每年至少應辦理一次。但中央衛生主管機關得依專科醫師人力供需情況增減之。

第九條（刪除）

第一〇條

專科醫師甄審以筆試爲之，並得實施口試、測驗或實地考試。但具有外國之專科醫師資格經審查該外國專科醫師制度、訓練過程與我國相當者，得免筆試、口試、測驗或實地考試。

第一一條

①中央衛生主管機關辦理專科醫師甄審，應訂定甄審原則，其內容包括左列事項：

一　申請專科醫師甄審之資格。

二　實施甄審之程序及步驟。

三　甄審方式、測驗科目、計分及合格標準。

四　專科醫師證書之有效期限。

五　專科醫師證書有效期限之展延條件及每次展延之期限。

②前項第四款、第五款所定專科醫師證書有效期限及每次展延之期限，最短爲三年，最長爲六年。

③第一項專科醫師甄審，中央衛生主管機關得邀請專家、學者組成甄審小組爲之。

第一二條

前條第一項第五款所定專科醫師證書有效期限之展延條件，應斟酌各科特性訂定，並包括參加左列學術活動或繼續教育之最低標準：

一　參加衛生主管機關、醫學院、教學醫院及相關醫學會辦理之繼續教育課程。

二　參加國內外相關專科學術研討會。

三　擔任臨床教學工作或專題演講。

四　於醫學雜誌發表醫學論著。

第一三條

①中央衛生主管機關得依醫師法第七條之一第二項規定，委託專科醫學會辦理專科醫師甄審之初審工作。

②專科醫學會接受委託後，其初審工作應依中央衛生主管機關所定甄審原則，並組織甄審委員會辦理之。

③前項初審工作每次辦理時間、地點及甄審委員會委員之人選，應於辦理初審之日起一個月前，報請中央衛生主管機關備查。

第一四條

專科醫學會接受委託辦理專科醫師甄審之初審工作結果，應造具申請甄審者之名冊，連同甄審資格及成績，報請中央衛生主管機關複審。

第一五條

①經專科醫師甄審合格者，得向中央衛生主管機關申請發給專科醫師證書；專科醫師證書遺失、損壞，申請補發、換發者，亦同。

②前項專科醫師證書之發給或補發、換發，應載明其專科分科別及有效期限。

第一六條

①專科醫師得於其專科醫師證書有效期限屆至前六個月內，檢具符合第十一條第一項第五款規定條件之證明文件，向中央衛生主管機關申請更新。但有特殊理由，未能於期限前申請更新，經檢具書面理由及證明文件，向中央衛生主管機關申請延期更新並經核准者，得於其專科醫師證書有效期限屆至之日起一年內，補行申請。

②中央衛生主管機關得委託民間相關專業機構、團體辦理前項專科醫師證書更新申請之審查。

第一七條

專科醫學會接受委託辦理專科醫師甄審之初審工作，有違反法令或不遵中央衛生主管機關監督時，中央衛生主管機關得終止委託。

第五章　附　則

第一八條（刪除）

第一九條

醫師證書經依法撤銷或廢止者，同時撤銷或廢止其專科醫師證書。

第二〇條（刪除）

第二一條

本辦法自發布日施行。

牙醫專科醫師分科及甄審辦法

①民國 107 年 10 月 5 日衛生福利部令訂定發布全文 22 條；並自發布日施行。
②民國 110 年 10 月 4 日衛生福利部令修正發布第 12、20 條條文。
③民國 110 年 12 月 28 日衛生福利部令修正發布第 20 條條文。
④民國 112 年 5 月 2 日衛生福利部令修正發布第 3、6 條條文。

第一章　總　則

第一條

本辦法依醫師法第七條之一第三項規定訂定之。

第二條

本辦法所稱牙醫專科醫師訓練機構，指中央主管機關認定公告，訓練牙醫師成為牙醫專科醫師之醫院及診所。

第三條 112

①牙醫師於接受牙醫專科醫師訓練前，應先通過專門職業及技術人員高等考試牙醫師考試分階段考試規則所定牙醫師第二階段考試（以下稱第二階段考試），並完成二年畢業後綜合臨床醫學訓練（以下稱一般醫學訓練）。

②牙醫師有下列情形之一者，得不受前項應先完成一般醫學訓練規定之限制：

一　接受口腔顎面外科、口腔病理科或齒顎矯正科專科醫師訓練，於中華民國九十九年一月三十一日以前，已自國內、外大學牙醫學系畢業，於一百零一年六月三十日以前接受牙醫專科醫師訓練，或牙醫師領有外國之牙醫專科醫師證書經中央主管機關認可。

二　接受牙周病科、兒童牙科、牙髓病科、贋復補綴牙科、牙體復形科、家庭牙醫科、特殊需求者口腔醫學科或植牙科專科醫師訓練，於一百零七年七月三十一日以前，已自國內、外大學牙醫學系畢業。

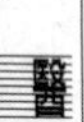
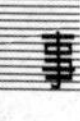

第四條

①國內牙醫學系應屆畢業生，於領有牙醫師證書前，得先接受一般醫學訓練，於畢業年度之十二月三十一日以前，未通過牙醫師第二階段考試者，應即中止接受訓練；其訓練資歷，以採計六個月為限。

②中華民國九十九年七月三十一日以前，自國內牙醫學系畢業，並接受一般醫學訓練，於一百年六月三十日以前，未領有牙醫師證書者，應即中止接受訓練，並停止採計訓練年資。

③符合前項情事之畢業生，得不受第一項規定之限制。

第五條

①中央主管機關得就一般醫學訓練，辦理申請人與訓練機構間之選配及分發，並得委託民間專業機構、團體辦理。

②前項選配分發之申請資格、程序、作業方式、受理訓練之醫療機構名稱及其年度配額，由中央主管機關每年公告之。

第二章　牙醫專科醫師分科

第六條 112

牙醫師之專科分科如下：

一　口腔顎面外科。
二　口腔病理科。
三　齒顎矯正科。
四　牙周病科。
五　兒童牙科。
六　牙髓病科。
七　贗復補綴牙科。
八　牙體復形科。
九　家庭牙醫科。
十　特殊需求者口腔醫學科。
十一　植牙科。
十二　其他經中央主管機關認定之牙醫專科。

第七條

牙醫專科分科之認定基準如下：

一　具有一般牙醫學系畢業生養成教育之進階知識及技術。
二　與已認證專科或數專科合併之進階知識及技術有明確區分。
三　於牙醫學系有必修課程，且於教學醫院有分科。
四　對臨床牙醫醫療照護有直接助益。
五　具有至少全時二年或非全時三年之進階訓練課程。
六　其他經中央主管機關於政策上認定者。

第三章　牙醫專科醫師訓練

第八條

牙醫專科醫師訓練，應於中央主管機關認定之牙醫專科醫師訓練機構爲之。

第九條

前條牙醫專科醫師訓練機構之認定，由中央主管機關訂定基準，定期辦理，並將符合規定之訓練機構名單、資格有效期間、訓練容量及其他相關事項公告之。

第一〇條

牙醫專科醫師訓練機構應依中央主管機關規定之牙醫專科醫師訓練課程基準，訂定訓練計畫後辦理訓練；其接受牙醫專科醫師訓練之人數，應按中央主管機關依前條公告之訓練容量爲之。

第四章　牙醫專科醫師甄審及證書效期

第一一條

①牙醫師依本辦法所定之分科完成牙醫專科醫師訓練，或領有外國之牙醫專科醫師證書經中央衛生主管機關認可者，得參加各該分科之牙醫專科醫師甄審。

②前項甄審，各科每年至少應辦理一次。但中央主管機關得依牙醫專科醫師人力供需情況增減之。

第一二條

①牙醫專科醫師甄審，以筆試及口試爲之，並得實施操作、實地考試。但領有非我國之牙醫專科醫師證書，且經中央主管機關審查該地區、國家之牙醫專科醫師制度、訓練過程與我國相當者，得免筆試、口試、操作或實地考試。

②牙醫專科醫師甄審考試，應公布相關實證醫學文獻，並建置題庫爲之。

第一三條

①中央主管機關辦理牙醫專科醫師甄審，應訂定甄審原則；其內容包括下列事項：

一　申請牙醫專科醫師甄審之資格。

二　實施甄審之程序及步驟。

三　甄審方式、測驗科目、計分及合格基準。

四　牙醫專科醫師證書之有效期間。

五　牙醫專科醫師證書有效期間之展延條件及每次展延之期間。

②前項第四款、第五款所定牙醫專科醫師證書有效期間及每次展延之期間，最短爲三年，最長爲六年。

③第一項牙醫專科醫師甄審，中央主管機關得邀請專家學者組成甄審小組爲之。

第一四條

前條第一項第五款展延條件，應斟酌各科特性訂定，並符合下列各款學術活動或繼續教育之一之最低基準：

一　參加主管機關、大學醫學院、教學醫院及相關醫學會辦理之繼續教育課程。

二　參加國內、外相關牙醫專科學術研討會。

三　擔任臨床教學工作或專題演講。

四　發表醫學論著於醫學雜誌。

第一五條

中央主管機關得依醫師法第七條之一第二項規定，委託具備下列條件之牙醫專科醫學會辦理牙醫專科醫師甄審之初審工作：

一　具有初審甄審能力，且其運作能顯示該專科屬性。

二　具有召開國際性學術會議能力。

三　其成員及醫學會之運作符合相關法令或規章。

四　依各牙醫專科之特性，確保訓練品質一致，提出改善城鄉差距之相關具體措施。

第一六條

①牙醫專科醫學會接受委託後，其初審工作應依中央主管機關所定甄審原則，並組織甄審委員會辦理之。

②前項初審工作每次辦理時間、地點及甄審委員會委員之人選，應於辦理初審之日起一個月前，報請中央主管機關備查。

③牙醫專科醫學會接受委託辦理牙醫專科醫師甄審之初審工作結果，應造具申請甄審者之名冊，連同甄審資格及成績，報中央主管機關複審。

第一七條

①牙醫師經牙醫專科醫師甄審合格者，得向中央主管機關申請發給牙醫專科醫師證書；牙醫專科醫師證書遺失、損壞，申請補發、換發者，亦同。

②前項牙醫專科醫師證書之發給或補發、換發，應載明其牙醫專科分科別及有效期間。

第一八條

①牙醫專科醫師得於其牙醫專科醫師證書有效期間屆至前六個月內，檢具符合第十三條第一項第五款規定條件之證明文件，向中央主管機關申請更新。但有特殊理由，未能於期間前申請更新，經檢具書面理由及證明文件，向中央主管機關申請延期更新並經核准者，得於其牙醫專科醫師證書有效期間屆至之日起一年內，補行申請。

②中央主管機關得委由民間相關專業機構、團體，辦理前項牙醫專科醫師證書更新申請之審查。

第一九條

牙醫專科醫學會接受委託辦理牙醫專科醫師甄審之初審工作，有違反法令或不遵行中央主管機關監督者，中央主管機關得終止委託。

第五章　附　則

第二〇條

牙醫師具有下列資格之一，自第十三條第一項各該牙醫專科醫師甄審原則發布生效之日起三年內，申請牙醫專科醫師甄審者，得免筆試、口試、操作或實地考試：

一　至申請日止，具教育部審定講師以上資格滿三年，且曾在教學醫院擔任各該牙醫專科臨床教學工作三年以上，經中央主管機關審查合格。

二　至申請日止，擔任各該牙醫專科臨床工作滿五年，且最近三年內在醫學雜誌發表與該專科有關論著二篇以上，經中央主管機關審查合格。

三　各該牙醫專科醫師甄審原則發布生效日前，已領有各該牙醫專科醫學會所發牙醫專科醫師證書，經中央主管機關審查合格。

第二一條

牙醫師證書經依法撤銷或廢止者，同時撤銷或廢止其牙醫專科醫師證書。

第二二條

本辦法自發布日施行。

領有醫師證書之外國人執業管理辦法

①民國 79 年 4 月 13 日行政院衛生署令訂定發布全文 16 條。
②民國 80 年 2 月 13 日行政院衛生署令修正發布第 4、14 條條文。
③民國 87 年 6 月 17 日行政院衛生署令修正發布全文 9 條。
④民國 88 年 7 月 8 日行政院衛生署令增訂發布第 3-1、3-2 條條文。
⑤民國 99 年 6 月 24 日行政院衛生署令修正發布名稱及全文 7 條；並自發布日施行（原名稱：外國人及華僑醫師執業管理辦法）。
⑥民國 109 年 9 月 10 日衛生福利部令修正發布名稱及第 2 條條文（原名稱：領有醫師證書之外國人及華僑執業管理辦法）。

第一條

本辦法依醫師法（以下稱本法）第四十一條之三第二項規定訂之。

第二條 109

外國人領有中華民國醫師證書者（以下稱持證人員），經向就業服務主管機關取得聘僱許可，並向中央主管機關申請許可後，得在本國境內執行醫療業務。

第三條

前條之申請，應檢具文件如下：

一　申請書。
二　醫師證書正本及其影本一份（正本驗畢後發還）。
三　就業服務主管機關核發之聘僱許可證明文件影本一份。
四　擬登記執業之醫療機構出具之證明文件。

第四條

中央主管機關許可前條之申請，得視國內醫療資源分布狀況，限制其服務地區。

第五條

①申請經許可後，持證人員應檢具下列文件及執業執照費，向所在地直轄市、縣（市）主管機關申請執業登記：

一　申請書。
二　醫師證書正本及其影本一份（正本驗畢後發還）。
三　中央主管機關許可執行醫療業務證明文件影本一份。
四　最近三個月內之一吋正面脫帽半身照片二張。
五　執業機構出具之證明文件。
六　執業所在地醫師公會會員證明文件。
七　繼續教育證明文件。

②直轄市、縣（市）主管機關於完成持證人員之執業登記後，應通報中央主管機關。

第六條

①前條執業執照之效期，不得逾聘僱許可之效期。
②除前項規定外，其執業執照之更新及其他有關事項，準用本法第二章之規定。

第七條

本辦法自發布日施行。

醫事人員執業登記及繼續教育辦法

①民國 102 年 7 月 1 日行政院衛生署令訂定發布全文 23 條；並自發布日施行。
②民國 104 年 12 月 30 日衛生福利部令修正發布第 1、2、7、13、14、18、22、23 條條文；並刪除第 12 條條文；除第 13 條第 2 項第 2 款第 2 目所定醫事人員為藥師及藥劑生者，自 106 年 1 月 1 日施行外，餘自發布日施行。
③民國 105 年 10 月 7 日衛生福利部令修正發布第 1、2、13 條條文。
④民國 111 年 8 月 26 日衛生福利部令修正發布第 14 條附表。

第一章　總　則

第一條 105

本辦法依醫師法第八條第三項與第四項、藥師法第七條第三項至第四項及第四十條、護理人員法第八條第三項、物理治療師法第七條第三項、職能治療師法第七條第三項、醫事檢驗師法第七條第三項、醫事放射師法第七條第三項、營養師法第七條第三項與第四項、助產人員法第九條第三項、心理師法第七條第三項與第八條第二項、呼吸治療師法第七條第二項與第八條第二項、語言治療師法第七條第三項、聽力師法第七條第三項、牙體技術師法第九條第三項及驗光人員法第七條第三項規定訂定之。

第二條 105

①本辦法所稱醫事人員，指醫師、中醫師、牙醫師、藥師、藥劑生、護理師、護士、物理治療師、物理治療生、職能治療師、職能治療生、醫事檢驗師、醫事檢驗生、醫事放射師、醫事放射士、營養師、助產師、助產士、心理師、呼吸治療師、語言治療師、聽力師、牙體技術師及牙體技術生、驗光師及驗光生。
②本辦法所稱多重醫事人員，指領有二種以上醫事人員證書者。

第二章　執業登記

第三條

領有醫事人員證書，且未有各該醫事人員法律所定不得發給執業執照情形之一者，得申請醫事人員執業登記。

第四條

醫事人員申請執業登記，應填具申請書，並檢附下列文件及繳納執業執照費，向所在地直轄市、縣（市）主管機關申請，發給執業執照：

一　醫事人員證書正本及其影本一份（正本驗畢後發還）。
二　身分證明文件影本一份。

三　最近三個月內之一吋正面脫帽半身照片二張。
四　擬執業機構出具之證明文件。
五　執業所在地醫事人員公會會員證明文件。
六　完成第十三條第一項各款繼續教育之證明文件。
七　中央主管機關發給且仍在有效期間內之專科醫事人員證書。但醫事人員無專科制度者，得免檢附。

第五條

醫事人員申請執業登記，有下列情形之一者，得免檢具前條第六款規定之文件：
一　領得醫事人員證書五年內申請執業登記。
二　物理治療師（生）或職能治療師（生）於中華民國九十七年五月二十三日前、護理師及護士於九十七年六月二十日前，已取得該類醫事人員證書，且於該日期起算五年內申請首次執業登記。
三　醫事人員歇業後重新申請執業登記之日期，未逾原執業處所執業執照所載應更新日期。

第六條

①醫事人員申請執業登記，其依第四條第六款所定繼續教育證明文件，有下列情形之一者，得以該類醫事人員申請執業登記前一年內接受第十三條第一項各款繼續教育課程總積分達六分之一以上之證明文件代之：
一　領得醫事人員證書逾五年，首次申請執業登記。
二　醫事人員於下列各目日期前，已取得各該類醫事人員證書，且逾該日期起算五年始申請首次執業登記：
㈠醫事檢驗師（生）或醫事放射師（士）：中華民國八十九年七月十一日。
㈡心理師：九十二年三月十九日。
㈢呼吸治療師：九十二年五月十三日。
㈣營養師：九十四年四月八日。
㈤助產師（士）：九十四年四月十五日。
㈥物理治療師（生）或職能治療師（生）：九十七年五月二十三日。
㈦護理師及護士：九十七年六月二十日。
三　醫事人員連續歇業期間逾二年。於具有多重醫事人員或兼具有師級及生（士）級之同一類醫事人員資格者，須分別均逾二年。

②專科醫師依前項規定應備之文件，得以申請執業登記前一年內接受第十三條第一項第二款至第四款所定繼續教育課程積分達三點以上之證明文件代之，不受前項規定之限制。

第七條

①醫事人員辦理執業執照更新，應於其執業執照應更新日期屆滿前六個月內，填具申請書，並檢具下列文件及繳納執業執照費，向

原發執業執照機關申請換領執業執照：
一　原領執業執照。
二　最近三個月內之一吋正面脫帽半身照片二張。
三　執業所在地醫事人員公會會員證明文件。
四　完成第十三條第二項所定繼續教育之證明文件或下列其他相關證明文件：
㈠專科醫師、專科牙醫師：完成第十三條第二項第二款第二目所定繼續教育之證明文件。
㈡專科護理師：中央主管機關發給，且仍在有效期間內之專科護理師證書。
②醫師符合下列各款情形，除應依前項規定辦理外，並應檢具畢業後綜合臨床醫學訓練（以下稱一般醫學訓練）證明文件：
一　中華民國一百零八年七月一日以後始領有醫師證書，且未領有專科醫師證書者。
二　於首次辦理執業執照更新時，或因歇業逾首次執業執照應更新日期，於新發給之執業執照更新時。

第八條

①領得醫事人員證書未逾五年而申請執業登記者，其執業執照之更新日期爲自各該證書發證屆滿第六年之翌日。
②中華民國九十七年五月二十三日前已取得物理治療師（生）或職能治療師（生）證書，且於該日期起算五年內，申請執業登記者，其執業執照之更新日期不得逾一百零三年五月二十二日。
③九十七年六月二十日前已取得護理師或護士證書，且於該日期起算五年內，申請執業登記者，其執業執照之更新日期不得逾一百零三年六月十九日。
④醫事人員歇業後重新申請執業登記，執業登記日期未逾原發執業執照所載應更新日期者，以該日期爲新發執業執照應更新日期；逾原發執業執照所載應更新日期者，其執業執照應更新日期自執業登記日期起算六年。但依第六條規定辦理執業登記者，其執業執照之更新日期爲自執業登記屆滿第六年之翌日。
⑤醫事人員辦理執業執照更新，其新發之執業執照應更新日期爲自原發執業執照屆滿第六年之翌日。

第九條

①醫事人員執業執照滅失或遺失時，應塡具申請書、具結書，繳納執業執照費並檢具最近三個月內之一吋正面脫帽半身照片二張，向原發執業執照機關申請補發。
②醫事人員執業執照損壞時，應塡具申請書，繳納執業執照費並檢具最近三個月內之一吋正面脫帽半身照片二張及原執業執照，向原發執業執照機關申請換發。

第一〇條

①醫事人員停業及歇業之程序及應備文件等相關事項，依各該醫事人員法律施行細則之規定辦理。

②醫事人員停業後申請復業，應檢具原執業執照，向原發執業執照機關辦理。

第一一條

①具有多重醫事人員資格者，得依其多重身分同時辦理執業登記，並應符合下列規定：

一　執業登記場所，以同一處所爲限；執業場所並應符合各該醫事人員執業場所相關設置標準之規定，該場所依法規得供該類醫事人員辦理執業登記。

二　應依法律規定分別加入各該醫事人員公會，且應分別完成第十三條第一項各款所定之繼續教育積分。

三　擇一資格爲其主要執業類別，據以計算其執業之場所相關設置標準規定應具備之人力。

四　停業、歇業或報准前往其他處所執行業務，應以主要執業登記類別辦理。

五　兼具師級及士（生）級之同一類醫事人員資格者，其執業登記僅得擇一資格辦理。

②具有醫師、中醫師、牙醫師等多重醫事人員資格者，其執業登記，依具有多重醫事人員資格者執業管理辦法之規定辦理，不適用前項規定。

第一二條（刪除）

第三章　繼續教育

第一三條 105

①醫事人員執業，應接受下列課程之繼續教育：

一　專業課程。

二　專業品質。

三　專業倫理。

四　專業相關法規。

②醫事人員每六年應完成前項繼續教育課程之積分數如下：

一　物理治療生、職能治療生、醫事檢驗生、醫事放射士、牙體技術生及驗光生：

㈠達七十二點。

㈡前項第二款至第四款繼續教育課程之積分數，合計至少七點，其中應包括感染管制及性別議題之課程；超過十四點者，以十四點計。

二　前款以外之醫事人員：

㈠達一百二十點。

㈡前項第二款至第四款繼續教育課程之積分數，合計至少十二點，其中應包括感染管制及性別議題之課程；超過二十四點者，以二十四點計。

③兼具醫師、中醫師、牙醫師多重醫師資格者變更資格申請執業登記時，對於第一項第二款至第四款繼續教育課程積分，應予採

認；對於第一項第一款性質相近之專業課程積分，得相互認定。
第一四條
①醫事人員繼續教育之實施方式及其積分，如附表。
②前項及前條第一項、第二項之繼續教育課程及積分，應由經中央主管機關認可之醫事人員團體辦理審查認定及採認。
第一五條
①申請認可辦理前二條繼續教育課程與積分審查認定及採認之各該類醫事人員團體，應符合下列規定：
一 為全國性之醫事人員學會、各該類醫事人員相關學會或公會。
二 設立滿三年。
三 會員中各該類醫事人員全國執業人數，應達下列各目比率或人數之一：
(一)醫師及助產人員：百分之十以上。
(二)中醫師及醫事放射師：百分之四十以上。
(三)護理人員：三千人以上。
(四)前三目以外醫事人員：百分之二十以上。
②各該類醫事人員團體申請前二條認可，應檢具申請函及包括下列文件、資料之計畫書，向中央主管機關提出，經核定後，始得為之：
一 設立證明文件、組織章程、組織概況及會員人數資料。
二 醫事人員繼續教育課程與積分採認人力配置、處理流程、委員會組成、職責及會議召開之作業方式。
三 醫事人員繼續教育課程及積分採認之作業監督方法。
四 醫事人員繼續教育課程及積分採認之相關文件保存。
五 醫事人員繼續教育課程品質管理方式。
六 收費項目及金額。
七 其他經中央主管機關指定之文件、資料。
第一六條
中央主管機關受理前條申請之審查，得至該醫事人員團體實地訪查作業情形。
第一七條
經認可得辦理完成繼續教育積分審查認定及繼續教育課程與積分採認業務之醫事人員團體，應依核定之計畫書，辦理醫事人員繼續教育課程及積分採認與收費；並適時查核採認之課程，確實依其申請之課程內容實施。
第一八條
①經認可之醫事人員團體有下列情事之一者，中央主管機關得廢止其認可：
一 未依規定或計畫書審查醫事人員繼續教育課程及積分，情節重大。
二 未依計畫書收費項目及金額收費，致生超收費用或擅立項目收費。

三　規避、妨礙或拒絕中央主管機關之查核。

四　不符合第十五條第一項第三款規定。

②違反前項第一款規定，未依規定採認之醫事人員繼續教育課程及積分，不生採認之效果。

③經中央主管機關依第一項規定廢止認可之醫事人員團體，一年內不得重新申請認可。

第一九條

①第十三條第一項第一款所定繼續教育積分，於專科醫師，依專科醫師分科及甄審辦法之規定。

②專科醫師於中華民國九十六年八月十七日醫師執業登記及繼續教育辦法修正施行前，已依專科醫師分科及甄審辦法，規定取得之專業品質、專業倫理或專業相關法規課程之積點，合於本辦法規定者，得予採認。

③專科護理師依專科護理師分科及甄審辦法規定參加課程或訓練取得之積點，合於本辦法規定者，得予採認。

第二〇條

醫事人員受懲戒處分應接受一定時數繼續教育者，不得以本辦法所定應接受之繼續教育抵充。

第四章　附　則

第二一條

本辦法施行前，已領有執業執照之醫事人員，其應辦理執業執照更新日期，依原發執業執照所載應更新日期。

第二二條

①本辦法施行前，已依各該類醫事人員執業登記及繼續教育辦法規定，申請認可為各該類醫事人員繼續教育積分審查認定及繼續教育課程與積分採認之醫事人員團體者，免依第十五條規定，重新提出申請認可。

②本辦法修正施行前，已依藥師執業登記及繼續教育辦法所採認之繼續教育課程及積分，得由原審查認定及採認之醫事人員團體，依第十三條規定，辦理課程及積分之分類。

第二三條

①本辦法自發布日施行。

②中華民國一百零四年十二月三十日修正發布之條文，除第十三條第二項第二款第二目所定醫事人員為藥師及藥劑生者，自一百零六年一月一日施行外，自發布日施行。

具有多重醫事人員資格者執業管理辦法

①民國 93 年 4 月 16 日行政院衛生署令訂定發布全文 6 條；並自發布日施行。

②民國 98 年 11 月 12 日行政院衛生署令修正發布名稱及全文 5 條；並自發布日施行（原名稱：多重醫事人員資格者執業管理辦法）。

第一條

本辦法依醫師法第四條之二規定訂定之。

第二條

具有醫師、中醫師、牙醫師等多重醫事人員資格者（以下稱多重醫事資格者）執業，應擇一資格辦理執業登記。

第三條

①多重醫事資格者依前條規定辦理執業登記，除法律另有規定外，得在同一執業處所執行其他醫事資格之業務。

②前項人員執行其他醫事資格之業務，以該執業處所符合各該醫事資格執業處所之設置標準，並經直轄市、縣（市）主管機關審查合格，註記於執業執照者為限。

第四條

①多重醫事資格者於全民健康保險（以下稱健保）醫事服務機構執業，申請醫療給付，應依健保有關法令之規定為之。

②因多重醫事資格執業致前項醫療給付之診療項目健保不為給付或限制給付時，醫事服務機構應於告知病人，取得其同意後為之。

第五條

本辦法自發布日施行。

心理師法

①民國 90 年 11 月 21 日總統令制定公布全文 64 條；並自公布日施行。
民國 102 年 7 月 19 日行政院公告第 3 條所列屬「行政院衛生署」之權責事項，自 102 年 7 月 23 日起改由「衛生福利部」管轄。
②民國 105 年 11 月 30 日總統令修正公布第 43 條條文。
③民國 107 年 12 月 26 日總統令修正公布第 3、9 條條文。
④民國 109 年 1 月 15 日總統令修正公布第 60 條條文。

第一章　總　則

第一條

①中華民國國民經臨床心理師考試及格並依本法領有臨床心理師證書者，得充臨床心理師。
②中華民國國民經諮商心理師考試及格並依本法領有諮商心理師證書者，得充諮商心理師。
③本法所稱之心理師，指前二項之臨床心理師及諮商心理師。

第二條

①公立或立案之私立大學、獨立學院或符合教育部採認規定之國外大學、獨立學院臨床心理所、系、組或相關心理研究所主修臨床心理，並經實習至少一年成績及格，得有碩士以上學位者，得應臨床心理師考試。
②公立或立案之私立大學、獨立學院或符合教育部採認規定之國外大學、獨立學院諮商心理所、系、組或相關心理研究所主修諮商心理，並經實習至少一年成績及格，得有碩士以上學位者，得應諮商心理師考試。

第三條

本法所稱主管機關：在中央爲衛生福利部；在直轄市爲直轄市政府；在縣（市）爲縣（市）政府。

第四條

請領臨床心理師或諮商心理師證書，應檢具申請書及資格證明文件，送請中央主管機關核發之。

第五條

非領有臨床心理師或諮商心理師證書者，不得使用臨床心理師或諮商心理師之名稱。

第六條

有下列各款情事之一者，不得充臨床心理師或諮商心理師；其已充任者，撤銷或廢止其臨床心理師或諮商心理師證書：

一　曾受本法所定撤銷或廢止臨床心理師或諮商心理師證書處分者。

二　因業務上有關之故意犯罪行為，經有罪判決確定者。

第二章　執　業

第七條

①心理師應向執業所在地直轄市、縣（市）主管機關申請執業登記，領有執業執照，始得執業。

②心理師應先於中央主管機關指定之機構執業，接受二年以上臨床實務訓練。

③第一項申請執業登記之資格、條件、應檢附文件、執業執照發給、補發、換發及其他應遵行事項之辦法，由中央主管機關定之。

第八條

①心理師執業，應接受繼續教育，並每六年提出完成繼續教育證明文件，辦理執業執照更新。

②前項心理師接受繼續教育之課程內容、積分、實施方式、完成繼續教育證明文件、執業執照更新及其他應遵行事項之辦法，由中央主管機關定之。

第九條

①有下列情形之一者，不得發給執業執照；已領者，撤銷或廢止之：

一　經撤銷或廢止臨床心理師或諮商心理師證書。

二　經廢止臨床心理師或諮商心理師執業執照未滿一年。

三　有客觀事實認不能執行業務，經直轄市、縣（市）主管機關邀請相關專科醫師、心理師及學者專家組成小組認定。

②前項第三款原因消失後，仍得依本法規定申請執業執照。

第一〇條

心理師執業以一處為限，並應在所在地直轄市、縣（市）主管機關核准登記之醫療機構、心理治療所、心理諮商所或其他經主管機關認可之機構為之。但機構間之支援或經事先報准者，不在此限。

第一一條

①心理師歇業或停業時，應自事實發生之日起三十日內報請原發執業執照機關備查。

②心理師變更執業處所或復業者，準用第七條關於執業之規定。

③心理師死亡者，由原發執業執照機關註銷其執業執照。

第一二條

①心理師執業，應加入所在地臨床心理師或諮商心理師公會。

②臨床心理師或諮商心理師公會，不得拒絕具有會員資格者入會。

第一三條

①臨床心理師之業務範圍如下：

一　一般心理狀態與功能之心理衡鑑。

二　精神病或腦部心智功能之心理衡鑑。

三　心理發展偏差與障礙之心理諮商與心理治療。
四　認知、情緒或行為偏差與障礙之心理諮商與心理治療。
五　社會適應偏差與障礙之心理諮商與心理治療。
六　精神官能症之心理諮商與心理治療。
七　精神病或腦部心智功能之心理治療。
八　其他經中央主管機關認可之臨床心理業務。

②前項第六款與第七款之業務，應依醫師開具之診斷及照會或醫囑為之。

第一四條

①諮商心理師之業務範圍如下：
一　一般心理狀態與功能之心理衡鑑。
二　心理發展偏差與障礙之心理諮商與心理治療。
三　認知、情緒或行為偏差與障礙之心理諮商與心理治療。
四　社會適應偏差與障礙之心理諮商與心理治療。
五　精神官能症之心理諮商與心理治療。
六　其他經中央主管機關認可之諮商心理業務。

②前項第五款之業務，應依醫師開具之診斷及照會或醫囑為之。

第一五條

心理師執行業務時，應製作紀錄，並載明下列事項：
一　個案當事人之姓名、性別、出生年月日、國民身分證統一編號及地址。
二　執行臨床心理或諮商心理業務之情形及日期。
三　其他依規定應載明之事項。

第一六條

心理師執行業務發現個案當事人疑似罹患精神官能症、精神病或腦部心智功能不全疾病時，應予轉診。

第一七條

心理師或其執業機構之人員，對於因業務而知悉或持有個案當事人之秘密，不得無故洩漏。

第一八條

心理師執行業務時，不得施行手術、電療、使用藥品或其他醫療行為。

第一九條

①心理師應謹守專業倫理，維護個案當事人福祉。

②心理師執行業務時，應尊重個案當事人之文化背景，不得因其性別、族群、社經地位、職業、年齡、語言、宗教或出生地不同而有差別待遇；並應取得個案當事人或其法定代理人之同意，及告知其應有之權益。

第三章　開　業

第二〇條

①臨床心理師得設立心理治療所，執行臨床心理業務。

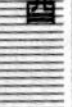

②諮商心理師得設立心理諮商所，執行諮商心理業務。
③申請設立心理治療所或心理諮商所之臨床心理師或諮商心理師，應依第七條規定，經臨床實務訓練，並取得證明文件，始得爲之。
④臨床心理師或諮商心理師設立心理治療所或心理諮商所，應向所在地直轄市、縣（市）主管機關申請核准登記，發給開業執照。
⑤心理治療所及心理諮商所之設置標準，由中央主管機關定之。

第二一條

①心理治療所或心理諮商所應以其申請人爲負責心理師，並對該所業務負督導責任。
②心理治療所或心理諮商所負責心理師因故不能執行業務時，應指定合於負責心理師資格者代理之。代理期間超過一個月者，應報請原發開業執照機關備查。
③前項代理期間，最長不得逾一年。

第二二條

①心理治療所或心理諮商所名稱之使用或變更，應經原發給開業執照之所在地直轄市、縣（市）主管機關核准。
②非心理治療所或心理諮商所，不得使用心理治療所、心理諮商所或類似之名稱。

第二三條

①心理治療所或心理諮商所歇業、停業時，應自事實發生之日起三十日內，報請原發開業執照機關備查。
②心理治療所或心理諮商所之登記事項有變更時，應報請原發開業執照機關核准變更登記。
③心理治療所或心理諮商所遷移或復業者，準用第二十條第四項關於設立之規定。

第二四條

心理治療所或心理諮商所應將其開業執照、收費標準及所屬臨床心理師、諮商心理師之臨床心理師證書、諮商心理師證書，揭示於明顯處。

第二五條

心理治療所或心理諮商所對於執行業務之紀錄及醫師開具之診斷、照會或醫囑，應妥爲保管，並至少保存十年。

第二六條

①心理治療所或心理諮商所收取費用，應開給收費明細表及收據。
②心理治療所或心理諮商所不得違反收費標準，超額或自立名目收費。
③前項收費標準，由直轄市、縣（市）主管機關定之。

第二七條

①心理治療所或心理諮商所之廣告內容，以下列事項爲限：
一　心理治療所或心理諮商所之名稱、開業執照字號、地址、電話及交通路線。
二　臨床心理師、諮商心理師之姓名及其證書字號。

三　業務項目。

四　其他經中央主管機關公告容許登載或宣播之事項。

②非心理治療所或心理諮商所，不得為心理治療或心理諮商廣告。

第二八條

①心理治療所或心理諮商所不得以不正當方法，招攬業務。

②心理師及其執業機構之人員，不得利用業務上之機會，獲取不正當利益。

第二九條

心理治療所或心理諮商所應依法令規定或依主管機關之通知，提出報告；並接受主管機關對其人員、設備、衛生、安全、收費情形、作業等之檢查及資料蒐集。

第三〇條

經主管機關依第十條規定認可之機構，設有臨床心理或諮商心理單位或部門者，準用本章之規定。

第四章　罰　則

第三一條

①違反第七條第一項、第八條第一項、第十條、第十一條第一項、第二項、第十二條第一項或第十五條規定者，處新臺幣一萬元以上五萬元以下罰鍰。

②違反第七條第一項、第八條第一項、第十一條第一項、第二項或第十二條第一項規定者，除依前項規定處罰外，並令其限期改善；屆期未改善者，處一個月以上一年以下停業處分。

③臨床心理師公會或諮商心理師公會違反第十二條第二項規定者，由人民團體主管機關處新臺幣一萬元以上五萬元以下罰鍰，並令其限期改善；屆期未改善者，按日連續處罰。

第三二條

心理師受停業處分仍執行業務者，廢止其執業執照；受廢止執業執照處分仍執行業務者，廢止其臨床心理師證書或諮商心理師證書。

第三三條

心理治療所或心理諮商所有下列各款情形之一者，廢止其開業執照：

一　容留未具臨床心理師或諮商心理師資格人員擅自執行臨床心理師業務或諮商心理師業務。

二　受停業處分而不停業。

第三四條

①違反第二十二條第一項、第二十三條第一項、第二項、第二十四條、第二十五條、第二十九條規定或未符合依第二十條第五項所定之標準者，處新臺幣一萬元以上五萬元以下罰鍰。

②違反第二十二條第一項、第二十三條第一項、第二項、第二十四條規定或未符合依第二十條第五項所定之標準者，除依前項規定處罰外，並令其限期改善；屆期未改善者，處一個月以上一年以

下停業處分。

第三五條

①違反第二十條第四項、第二十三條第三項、第二十六條第一項、第二項、第二十七條第一項或第二十八條規定者，處新臺幣二萬元以上十萬元以下罰鍰。

②違反第二十六條第一項、第二項或第二十八條第一項規定者，除依前項規定處罰外，並令其限期改善或將超收部分退還個案當事人；屆期未改善或退還者，處一個月以上一年以下停業處分或廢止其開業執照。

第三六條

違反第五條、第十七條、第二十二條第二項或第二十七條第二項規定者，處新臺幣三萬元以上十五萬元以下罰鍰。

第三七條

心理師違反第七條第一項、第十條、第十一條第一項、第二項、第十五條、第十七條或第二十七條第二項規定之一，經依第三十一條或前條規定處罰者，對其執業機構亦處以各該條之罰鍰。但其他法律另有處罰規定者，從其規定。

第三八條

①心理治療所或心理諮商所受停業處分或廢止開業執照者，應同時對其負責心理師予以停業處分或廢止其執業執照。

②心理治療所或心理諮商所之負責心理師受停業處分或廢止其執業執照時，應同時對該心理治療所或心理諮商所予以停業處分或廢止其開業執照。

第三九條

心理治療所或心理諮商所受廢止開業執照處分，仍繼續開業者，廢止其負責心理師之臨床心理師證書或諮商心理師證書。

第四〇條

心理師將其證照租借他人使用者，廢止其臨床心理師證書或諮商心理師證書。

第四一條

心理師於業務上有違法或不正當行爲者，除本法另有規定外，處新臺幣二萬元以上十萬元以下罰鍰；其情節重大者，並處一個月以上一年以下停業處分或廢止其執業執照。

第四二條

①未取得臨床心理師或諮商心理師資格，擅自執行臨床心理師或諮商心理師業務者，處二年以下有期徒刑，得併科新臺幣三萬元以上十五萬元以下罰金。但醫師或在中央主管機關認可之醫院、機構於醫師、臨床心理師、諮商心理師指導下實習之下列人員，不在此限：

一　大學以上醫事或心理相關系、科之學生。

二　大學或獨立學院臨床心理、諮商心理所、系、組或相關心理研究所主修臨床心理或諮商心理之學生或自取得碩士以上學位日起三年內之畢業生。

②護理人員、職能治療師、職能治療生、社會工作師或其他專門職業及技術人員等依其專門職業法律規定執行業務，涉及執行本法所定業務時，不視爲違反前項規定。

③從事心理輔導工作者，涉及執行第十四條第一項第二款至第四款所定業務，不視爲違反第一項規定。

第四三條

①臨床心理師違反第十三條第二項或諮商心理師違反第十四條第二項規定者，處一年以下有期徒刑，得併科新臺幣三萬元以上十五萬元以下罰金。

②心理師違反第十八條規定者，處一年以上三年以下有期徒刑，得併科新臺幣三萬元以上十五萬元以下罰金。

第四四條

本法所定之罰鍰，於心理治療所或心理諮商所，處罰其負責心理師。

第四五條

本法所定之罰鍰、停業、廢止執業執照或開業執照，除本法另有規定外，由直轄市、縣（市）主管機關爲之；撤銷或廢止臨床心理師證書或諮商心理師證書，由中央主管機關爲之。

第四六條

依本法所處之罰鍰，經限期繳納，屆期未繳納者，依法移送強制執行。

第五章　公　會

第四七條

臨床心理師公會或諮商心理師公會之主管機關爲人民團體主管機關。但其目的事業，應受主管機關之指導、監督。

第四八條

①臨床心理師公會或諮商心理師公會分直轄市及縣（市）公會，並得設全國聯合會。

②臨床心理師公會或諮商心理師公會會址應設於各該公會主管機關所在地區。但經各該主管機關核准者，不在此限。

第四九條

臨床心理師公會或諮商心理師公會之區域，依現有之行政區域；在同一區域內，同級之公會以一個爲限。

第五〇條

直轄市、縣（市）臨床心理師公會或諮商心理師公會，由該轄區域內臨床心理師、諮商心理師各九人以上發起組織之；其未滿九人者，得加入鄰近區域之公會。

第五一條

臨床心理師公會或諮商心理師公會全國聯合會之設立，應由各三分之一以上之直轄市、縣（市）臨床心理師公會、諮商心理師公會完成組織後，始得發起組織。

第五二條

①臨床心理師公會或諮商心理師公會置理事、監事，均於召開會員（會員代表）大會時，由會員（會員代表）選舉之，並分別成立理事會、監事會，其名額如下：

一　縣（市）臨床心理師公會或諮商心理師公會之理事不得超過十五人。

二　直轄市臨床心理師公會或諮商心理師公會之理事不得超過二十五人。

三　臨床心理師公會或諮商心理師公會全國聯合會之理事不得超過三十五人。

四　各級臨床心理師公會或諮商心理師公會之理事名額不得超過全體會員（會員代表）人數二分之一。

五　各級臨床心理師公會或諮商心理師公會之監事名額不得超過各該公會理事名額三分之一。

②各級臨床心理師公會或諮商心理師公會得置候補理事、候補監事，其名額不得超過各該公會理事、監事名額三分之一。

③理事、監事名額在三人以上時，得分別互選常務理事及常務監事；其名額不得超過理事或監事總額三分之一，並應由理事就常務理事中選舉一人爲理事長；其不置常務理事者，就理事中互選之。常務監事在三人以上時，應互推一人爲監事會召集人。

第五三條

理事、監事任期均爲三年，其連選連任者不得超過二分之一；理事長之連任，以一次爲限。

第五四條

①臨床心理師公會或諮商心理師公會全國聯合會理事、監事之當選，不以直轄市、縣（市）臨床心理師公會或諮商心理師公會選派參加之會員代表爲限。

②直轄市、縣（市）臨床心理師公會或諮商心理師公會選派參加其全國聯合會之會員代表，不以其理事、監事爲限。

第五五條

①臨床心理師公會或諮商心理師公會每年召開會員（會員代表）大會一次，必要時，得召集臨時大會。

②臨床心理師公會或諮商心理師公會會員人數超過三百人以上時，得依章程之規定就會員分布狀況劃定區域，按其會員人數比例選出代表，召開會員代表大會，行使會員大會之職權。

第五六條

臨床心理師公會或諮商心理師公會應訂立章程，造具會員名冊及選任職員簡歷冊，送請所在地人民團體主管機關立案，並分送中央及直轄市、縣（市）主管機關備查。

第五七條

各級臨床心理師公會及諮商心理師公會之章程應載明下列事項：

一　名稱、區域及會所所在地。

二　宗旨、組織及任務。

三　會員之入會及出會。
四　會員代表之產生及其任期。
五　理事、監事名額、權限、任期及其選任、解任。
六　會員（會員代表）大會及理事會、監事會會議之規定。
七　會員應遵守之專業倫理規範與公約。
八　經費及會計。
九　章程之修改。
十　其他依法令規定應載明或處理會務之必要事項。

第五八條
①直轄市、縣（市）臨床心理師公會或諮商心理師公會對臨床心理師公會或諮商心理師公會全國聯合會之章程、專業倫理規範及決議，有遵守義務。
②臨床心理師公會或諮商心理師公會有違反法令、章程、專業倫理規範或其全國聯合會章程、決議者，人民團體主管機關得為下列處分：
一　警告。
二　撤銷其決議。
三　撤免其理事、監事。
四　限期整理。
③前項第一款、第二款處分，亦得由主管機關為之。

第五九條
臨床心理師公會或諮商心理師公會會員有違反法令、章程或專業倫理規範之行為者，公會得依章程、理事會、監事會或會員（會員代表）大會決議予以處分。

第六章　附　則

第六〇條 109
①外國人得依中華民國法律，應臨床心理師或諮商心理師考試。
②前項考試及格，領有臨床心理師或諮商心理師證書之外國人，在中華民國執行業務，應經中央主管機關許可，並應遵守中華民國關於臨床心理及諮商心理之相關法令、專業倫理規範及臨床心理師公會或諮商心理師公會章程；其執業之許可及管理辦法，由中央主管機關定之。
③違反前項規定者，除依法處罰外，中央主管機關並得廢止其許可。

第六一條
①具有下列資格之一，經中央主管機關審查合格者，得應臨床心理師特種考試：
一　本法公布施行前，曾在醫療機構從事臨床心理業務滿二年，並具專科以上學校畢業資格。
二　本法公布施行前，曾在醫療機構從事臨床心理業務滿一年，並具大學、獨立學院相關心理所、系、組碩士以上學位。

②具有下列資格之一，經中央主管機關審查合格者，得應諮商心理師特種考試：
一　本法公布施行前，曾在醫療機構、大專院校之輔導或諮商中心、社區性心理衛生中心從事諮商心理業務滿二年，並具大學、獨立學院以上學校畢業資格。
二　本法公布施行前，曾在醫療機構、大專院校之輔導或諮商中心、社區性心理衛生中心從事諮商心理業務滿一年，並具大學、獨立學院相關心理、諮商、輔導所、系、組碩士以上學位。
三　本法公布施行前，曾在政府立案有心理諮商或心理輔導業務之機構，從事諮商心理業務滿三年，並具大學、獨立學院以上學校畢業資格。
③前二項特種考試，於本法公布施行後五年內舉辦三次。
④大學或獨立學院臨床心理、諮商心理所、系、組或相關心理研究所主修臨床心理或諮商心理之畢業生及符合第一項、第二項規定資格者，於本法公布施行之日起五年內，免依第四十二條第一項規定處罰。
⑤本法公布施行前，經公務人員高等考試三級考試公職臨床心理師考試及格者，得申請專門職業及技術人員高等考試臨床心理師考試全部科目免試。

第六二條

中央或直轄市、縣（市）主管機關依本法核發證書或執照時，得收取證書費或執照費；其費額，由中央主管機關定之。

第六三條

本法施行細則，由中央主管機關定之。

第六四條

本法自公布日施行。

心理師法施行細則

①民國 91 年 6 月 3 日行政院衛生署令訂定發布全文 17 條；並自發布日施行。
②民國 99 年 2 月 2 日行政院衛生署令修正發布第 2、3 條條文。
③民國 100 年 6 月 28 日行政院衛生署令增訂發布第 1-1 ～ 1-7 條條文。

第一條

本細則依心理師法（以下簡稱本法）第六十三條規定訂定之。

第一條之一 100

①本法第二條第一項所稱實習至少一年成績及格，指在經教學醫院評鑑通過，得辦理臨床心理實作訓練之醫療機構，完成第一條之四所定項目及週數或時數之實作訓練，經考評及格，並持有該機構開立之證明。

②前項實習，醫療機構得在全部實習週數或時數二分之一範圍內，安排其於經中央主管機關指定之臨床心理師執業機構爲之。

第一條之二 100

本法第二條第二項所稱實習至少一年成績及格，指在經教學醫院評鑑通過，得辦理諮商心理實作訓練之醫療機構，或中央主管機關指定之諮商心理師執業機構，完成第一條之五所定項目及週數或時數之實作訓練，經考評及格，並持有該機構與就學學校共同開立之證明。

第一條之三 100

本細則中華民國一百年六月二十八日修正之條文施行前，已進入本法第二條所定學校所、系、組之學生，其實習之認定，不適用前二條規定。

第一條之四 100

①本法第二條第一項所定實習，應包括下列各款之實作訓練：

一　一般心理狀態及功能之心理衡鑑。
二　心理發展、社會適應或認知、情緒、行爲等偏差與障礙之心理諮商及心理治療。
三　精神官能症之心理諮商及心理治療。
四　精神病之心理衡鑑及心理治療。
五　腦部心智功能之心理衡鑑及心理治療。
六　其他臨床心理有關之自選項目。

②前項實習，應於執業達二年以上之臨床心理師指導下爲之；其實習週數或時數，合計應達四十八週或一千九百二十小時以上。

第一條之五 100

①本法第二條第二項所定實習，應包括下列各款之實作訓練：

一　個別、婚姻或家庭諮商及心理治療。

二　團體諮商及心理治療。
三　個案評估及心理衡鑑。
四　心理諮詢、心理衛生教育及預防推廣工作。
五　諮商心理機構或單位之專業行政。
六　其他諮商心理有關之自選項目，包括精神官能症之心理諮商與心理治療、危機處理或個案管理等。

②前項實習，應於執業達二年以上之諮商心理師指導下為之；其實習週數或時數，合計應達四十三週或一千五百小時以上；前項第一款至第三款之實作訓練期間，應達九週或三百六十小時以上。

第一條之六 100

前二條所定實作訓練週數或時數，不包括夜間及假日之值班，並應以全職方式連續為之。

第一條之七 100

①於本法第二條所定國外大學、獨立學院臨床（諮商）心理所、系、組或相關心理研究所主修臨床（諮商）心理，取得博士學位，領有各該心理師證書，且博士學程修習中，已在國外完成相當於第一條之四、第一條之五所定之實作訓練內容者，得向中央主管機關申請專案審查，就其領有之國外心理師證書，抵減第一條之四第二項或第一條之五第二項所定實作訓練之週數或時數。但得抵減之週數或時數，不得逾三分之二。

②前項專案審查，中央主管機關應邀集各該心理師、心理學專家、學者及相關機關代表為之；其中心理師及心理學專家、學者合計之比率，不得少於二分之一。

第二條

依本法第四條規定請領臨床心理師或諮商心理師證書者，應填具申請書，檢附考試院頒發之臨床心理師或諮商心理師考試及格證書，並繳納證書費，送請中央主管機關核發。

第三條

①臨床心理師或諮商心理師證書滅失或遺失者，應填具申請書，並繳納證書費，向中央主管機關申請補發。

②臨床心理師或諮商心理師證書損壞者，應填具申請書，並繳納證書費，連同原證書，向中央主管機關申請換發。

第四條

本法第七條第二項、第二十條第三項所定臨床實務訓練之年資採計，以領有臨床心理師或諮商心理師證書及執業執照者為限。但本法公布施行前，於中央主管機關公告指定之機構實際執行業務之執業年資，得併予採計。

第五條

心理師歇業、停業，依本法第十一條第一項規定報請備查時，應填具申請書，並檢具執業執照及有關文件，送由原發執業執照機關依下列規定辦理：
一　歇業：註銷其執業登記及執業執照。
二　停業：登記其停業日期及理由後，發還其執業執照。

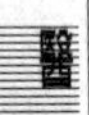
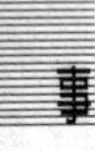

第六條

①臨床心理師或諮商心理師依本法第二十條第四項規定申請設立心理治療所或心理諮商所，應填具申請書，並檢具下列書件及開業執照費，向所在地直轄市、縣（市）主管機關申請核准登記：

一　建築物平面簡圖。

二　建築物合法使用證明文件。

三　符合本法第二十條第三項所定之資格證明文件。

四　臨床心理師或諮商心理師證書及其影本一份（正本驗畢後發還）。

五　國民身分證及其影本一份（正本驗畢後發還）。

六　其他依規定應檢附之文件。

②直轄市或縣（市）主管機關對於前項之申請，派員履勘後，核與規定相符者，發給開業執照。

第七條

①心理治療所或心理諮商所開業執照滅失或遺失時，應填具申請書，並檢具開業執照費，向原發開業執照機關申請補發。

②開業執照損壞時，應填具申請書，並檢具開業執照費，連同原開業執照，向原發開業執照機關申請換發。

第八條

①直轄市、縣（市）主管機關依本法第二十條第四項規定核准心理治療所或心理諮商所設立登記，其應行登記事項如下：

一　名稱、地址及開業執照字號。

二　負責心理師之姓名、出生年月日、證書字號、執業執照字號。

三　所屬臨床心理師、諮商心理師人數及其姓名、出生年月日、證書字號、執業執照字號。

四　其他依規定應行登記事項。

②前項登記事項變更時，應自事實發生之日起三十日內，依本法第二十三條第二項規定，報請原發開業執照機關核准變更登記。

第九條

心理治療所或心理諮商所歇業、停業，依本法第二十三條第一項規定報請備查時，應填具申請書，並檢具開業執照及有關文件，送由原發開業執照機關依下列規定辦理：

一　歇業：註銷其開業登記及開業執照。

二　停業：於其開業執照註明其停業日期及理由後發還。

第一〇條

①心理治療所或心理諮商所遷移者，應依本法第二十三條第三項規定，重行申請核准設立登記，發給開業執照，始得為之。

②心理治療所或心理諮商所申請停業後復業或受停業處分期滿後復業，應依本法第二十三條第三項規定，填具申請書，並檢具原開業執照，報經原發開業執照機關派員履勘，核與心理治療所或心理諮商所之設置標準規定相符，並於開業執照註明其復業日期，

始得為之。

第一一條

心理治療所或心理諮商所歇業、停業或受停業、撤銷、廢止開業執照處分者，其所屬臨床心理師或諮商心理師，應依本法第十一條第一項或第二項規定辦理歇業、停業或變更執業處所。

第一二條

心理治療所或心理諮商所歇業或受撤銷、廢止開業執照處分者，其原掛招牌應予拆除。

第一三條

主管機關人員執行本法第二十九條規定之檢查及資料蒐集時，應出示身分證明文件。

第一四條

①直轄市、縣（市）主管機關對轄區內心理治療所或心理諮商所之業務，應擬訂計畫實施督導考核，每年至少一次，並應將其計畫報請中央主管機關備查。

②前項督導考核，必要時得委託相關機構或團體辦理。

第一五條

本法第六十一條第五項所稱公職臨床心理師考試及格，指臨床心理科、臨床心理師考試及格或九十年公務人員高等考試三級考試公職臨床心理師筆試及格。

第一六條

本法及本細則所定證書、執業執照、開業執照及申請書之格式，由中央主管機關定之。

第一七條

本細則自發布日施行。

呼吸治療師法

①民國91年1月16日總統令制定公布全文43條；並自公布日起施行。
②民國100年6月15日總統令修正公布第14、18、23條條文；增訂第二章之一章名及第16-1～16-14、23-1、23-2、24-1、24-2條條文；並刪除第40條條文。
民國102年7月19日行政院公告第3條所列屬「行政院衛生署」之權責事項，自102年7月23日起改由「衛生福利部」管轄。
③民國105年11月30日總統令修正公布第18條條文。
④民國107年12月19日總統令修正公布第3、9、16-4條條文。
⑤民國109年1月15日總統令修正公布第39條條文。

第一章　總　則

第一條

中華民國國民經呼吸治療師考試及格，並依本法領有呼吸治療師證書者，得充任呼吸治療師。

第二條

公立或立案之私立大學、獨立學院或符合教育部採認規定之國外大學、獨立學院呼吸照護（治療）系、所、組，並經實習期滿成績及格，領有畢業證書者，得應呼吸治療師考試。

第三條

本法所稱主管機關：在中央為衛生福利部；在直轄市為直轄市政府；在縣（市）為縣（市）政府。

第四條

請領呼吸治療師證書，應檢具申請書及資格證明文件，送請中央主管機關核發之。

第五條

非領有呼吸治療師證書者，不得使用呼吸治療師名稱。

第六條

曾受本法所定撤銷或廢止呼吸治療師證書處分者，不得充任呼吸治療師；其已充任者，撤銷或廢止其呼吸治療師證書。

第二章　執　業

第七條

①呼吸治療師執業，應向所在地直轄市、縣（市）主管機關申請執業登記，領有執業執照，始得執業。
②前項申請執業登記之資格、條件、應檢附文件、執業執照發給、換發、補發與其他應遵行事項之辦法，由中央主管機關定之。

第八條

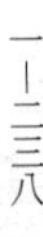

①呼吸治療師執業，應接受繼續教育，並每六年提出完成繼續教育證明文件，辦理執業執照更新。
②前項呼吸治療師接受繼續教育之課程內容、積分、實施方式、完成繼續教育證明文件、執業執照更新與其他應遵行事項之辦法，由中央主管機關定之。

第九條

①有下列情形之一者，不得發給執業執照；已領者，撤銷或廢止之：
一　經撤銷或廢止呼吸治療師證書。
二　經廢止呼吸治療師執業執照，未滿一年。
三　有客觀事實認不能執行業務，經直轄市、縣（市）主管機關邀請相關專科醫師、呼吸治療師及學者專家組成小組認定。
②前項第三款原因消失後，仍得依本法規定申請執業執照。

第一〇條

呼吸治療師執業以一處爲限，並應在所在地主管機關核准登記之醫療機構或其他經主管機關認可必須聘請呼吸治療師之機構爲之。但機構間之支援或經事先報准者，不在此限。

第一一條

①呼吸治療師歇業或停業時，應自事實發生之日起三十日內報請原發執業執照機關備查。
②呼吸治療師變更執業處所或復業者，準用關於執業之規定。
③呼吸治療師死亡者，由原發執業執照機關註銷其執業執照。

第一二條

①呼吸治療師執業，應加入所在地呼吸治療師公會。
②呼吸治療師公會不得拒絕具有會員資格者入會。

第一三條

①呼吸治療師之業務範圍如下：
一　呼吸治療之評估及測試。
二　機械通氣治療。
三　氣體治療。
四　呼吸功能改善治療。
五　其他經中央主管機關認可之呼吸治療業務。
②呼吸治療師執行業務，應在醫師指示下行之。

第一四條

①呼吸治療師執行業務時，應製作紀錄，並於紀錄上簽名或蓋章，並載明下列事項：
一　病人之姓名、性別、出生年月日及地址。
二　執行呼吸治療之方法及時間。
三　醫師指示之內容。
②前項業務紀錄應由呼吸治療師之執業機構保管，並至少保存七年。但個案當事人爲未成年人，應保存至其成年後至少七年。

第一五條

呼吸治療師受衛生、司法或司法警察機關詢問時，不得爲虛僞之陳述或報告。

第一六條

呼吸治療師對於因業務而知悉或持有他人之秘密，不得無故洩漏。

第二章之一　居家呼吸照護所

第一六條之一

①居家呼吸照護所之設立，應以呼吸治療師爲申請人，向所在地直轄市或縣（市）主管機關申請核准登記，發給開業執照，始得爲之。但醫療法人所設之居家呼吸照護所，以醫療法人爲申請人。

②前項申請設立居家呼吸照護所之呼吸治療師，須在中央主管機關指定之醫療機構執行業務五年以上，始得爲之。

③前項執行業務年資之採計，以領有呼吸治療師證書並依法向直轄市、縣（市）主管機關辦理執業登記者爲限。但於本法公布施行前已執行業務者，其實際服務年資得併予採計。

④居家呼吸照護所服務項目、人員條件、設施、設備及其他應遵行事項之設置標準，由中央主管機關定之。

第一六條之二

居家呼吸照護所應以其申請人爲負責人，對其業務負督導責任。但醫療法人所設之居家呼吸照護所，應由醫療法人指定符合前條第二項規定之呼吸治療師爲負責人。

第一六條之三

①居家呼吸照護所負責人因故不能執行業務，應指定合於負責呼吸治療師資格者代理之。代理期間超過一個月者，應報請原發開業執照機關備查。

②前項代理期間，最長不得逾一年。

第一六條之四

①居家呼吸照護所名稱之使用或變更，應經主管機關核准。

②非居家呼吸照護所不得使用居家呼吸照護所或類似之名稱。

第一六條之五

居家呼吸照護所不得使用下列名稱：

一　在同一直轄市或縣（市）區域內，他人已登記使用之居家呼吸照護所名稱。

二　在同一直轄市或縣（市）區域內，與被廢止開業執照未滿一年或受停業處分之居家呼吸照護所相同或類似之名稱。

三　易使人誤認其與政府機關、公益團體有關或有妨害公共秩序或善良風俗之名稱。

第一六條之六

①居家呼吸照護所應與鄰近醫院訂定合作關係之契約。

②前項醫院以經中央主管機關評鑑合格者爲限。

③第一項契約終止、解除或內容有變更時，應另訂新約，並於契約

終止、解除或內容變更之日起十五日內，檢具新約，向直轄市、縣（市）主管機關報備。

第一六條之七

①居家呼吸照護所停業、歇業或其登記事項變更時，應於事實發生之日起三十日內，報請原發開業執照機關備查。

②居家呼吸照護所遷移或復業者，準用關於設立之規定。

第一六條之八

居家呼吸照護所應將其開業執照、收費標準及其呼吸治療師證書，懸掛於明顯處所。

第一六條之九

居家呼吸照護所收取費用之標準及項目，由直轄市、縣（市）主管機關核定之。

第一六條之一〇

①居家呼吸照護所收取費用，應掣給收費明細表及收據。

②居家呼吸照護所不得違反收費標準、超額或擅立收費項目收費。

第一六條之一一

①居家呼吸照護所之廣告，其內容以下列事項爲限：

一　居家呼吸照護所之名稱、開業執照字號、地址、電話及交通路線。

二　呼吸治療師之姓名及其證書字號。

三　其他經中央主管機關公告容許登載或宣播事項。

②非居家呼吸照護所不得爲居家呼吸照護業務之廣告。

第一六條之一二

居家呼吸照護所不得以不正當方法招攬業務。

第一六條之一三

居家呼吸照護所應依法令或依主管機關之通知，提出報告；並接受主管機關對其人員、設備、衛生、安全、收費情形、作業等之檢查及資料蒐集。

第一六條之一四

居家呼吸照護所之人員，對於因業務而知悉或持有他人之秘密，不得無故洩漏。

第三章　獎　懲

第一七條

呼吸治療師之獎勵辦法，由中央主管機關定之。

第一八條

①未取得呼吸治療師資格，擅自執行呼吸治療業務者，處三年以下有期徒刑，得併科新臺幣三萬元以上十五萬元以下罰金。但在呼吸治療師指導下實習之各相關系、所、組學生或第二條所定之系、所、組自取得學位日起一年內之畢業生，不在此限。

②護理人員、物理治療師、醫事檢驗師或其他專門職業及技術人員等依其專門職業法律規定執行業務，涉及本法所定業務時，不視

為違反前項規定。

第一九條

①呼吸治療師違反第十三條第二項規定者，處一年以下有期徒刑，得併科新臺幣三萬元以上十五萬元以下罰金。

②犯前項之罪者，並處一個月以上一年以下停業處分；其情節重大者，並得廢止其執業執照或其呼吸治療師證書。

第二〇條

呼吸治療師將其證照租借他人使用者，廢止其呼吸治療師證書。

第二一條

呼吸治療師有下列各款情形之一者，處新臺幣一萬元以上五萬元以下罰鍰，其情節重大者，並處一個月以上一年以下停業處分或廢止其執業執照：

一　違反第十五條規定者。

二　於業務上有違法或不正當行為者。

第二二條

①違反第七條第一項、第八條第一項、第十條、第十一條第一項、第二項、第十二條第一項或第十四條規定者，處新臺幣一萬元以上五萬元以下罰鍰。

②違反第七條第一項、第八條第一項、第十一條第一項、第二項、第十二條第一項規定者，除依前項規定處罰外，並令其限期改善；經處罰及令其限期改善三次仍未遵循者，處一個月以上一年以下之停業處分。

③呼吸治療師公會違反第十二條第二項規定者，由人民團體主管機關處新臺幣一萬元以上五萬元以下罰鍰，並令其限期改善；屆期未改善者，按日連續處罰。

第二三條

①違反第五條、第十六條、第十六條之一第一項、第十六條之四第二項、第十六條之七第二項、第十六條之十第二項、第十六條之十一、第十六條之十二或第十六條之十四規定者，處新臺幣二萬元以上十萬元以下罰鍰。

②違反第十六條之十第二項規定者，除依前項規定處罰外，並限期令其將超收部分退還；屆期未退還者，按次處罰。

第二三條之一

居家呼吸照護所有下列各款情形之一者，處新臺幣二萬元以上十萬元以下罰鍰；其情節重大者，並得廢止其開業執照：

一　容留未具呼吸治療師資格人員擅自執行呼吸治療業務。

二　受停業處分而不停業。

第二三條之二

①違反第十六條之三第一項、第十六條之四第一項、第十六條之六第三項、第十六條之七第一項、第十六條之八、第十六條之十第一項、第十六條之十三規定者，處新臺幣一萬元以上五萬元以下罰鍰。

②違反第十六條之三第一項、第十六條之四第一項、第十六條之八

規定者，或未符合依第十六條之一第四項所定之標準者，除依前項規定處罰外，並限期令其改善；屆期未改善者，處一個月以上一年以下停業處分。

第二四條

呼吸治療師受停業處分仍執行業務者，廢止其執業執照；受廢止執業執照處分仍執行業務者，廢止其呼吸治療師證書。

第二四條之一

①居家呼吸照護所之負責呼吸治療師受停業處分或廢止執業執照時，應同時對其居家呼吸照護所予以停業處分或廢止其開業執照。

②居家呼吸照護所受停業處分或廢止開業執照者，應同時對其負責呼吸治療師予以停業處分或廢止其開業執照。

第二四條之二

本法所定之罰鍰，於居家呼吸照護所，除醫療法人設立者外，處罰其負責呼吸治療師。

第二五條

本法所定之罰鍰、停業或廢止執業執照，除本法另有規定外，由直轄市、縣（市）主管機關爲之；撤銷或廢止呼吸治療師證書，由中央主管機關爲之。

第二六條

依本法所處之罰鍰，經通知限期繳納，逾期仍未繳納者，依法移送強制執行。

第四章　公　會

第二七條

呼吸治療師公會之主管機關爲人民團體主管機關。但其目的事業，應受主管機關之指導、監督。

第二八條

①呼吸治療師公會分直轄市及縣（市）公會，並得設呼吸治療師公會全國聯合會。

②呼吸治療師公會會址應設於各該公會主管機關所在地。但經各該主管機關核准者，不在此限。

第二九條

呼吸治療師公會之區域，依現有之行政區域；在同一區域內，同級之公會以一個爲限。

第三〇條

直轄市、縣（市）呼吸治療師公會，由該轄區域內呼吸治療師二十一人以上發起組織之；其未滿二十一人者，得加入鄰近區域之公會。

第三一條

呼吸治療師公會全國聯合會之設立，應由直轄市及七個以上之縣（市）呼吸治療師公會完成組織後，始得發起組織。

第三二條

①呼吸治療師公會置理事、監事，均於召開會員（會員代表）大會時，由會員（會員代表）選舉之，並分別成立理事會、監事會，其名額如下：

一　縣（市）呼吸治療師公會之理事不得超過十五人。

二　直轄市呼吸治療師公會之理事不得超過二十五人。

三　呼吸治療師公會全國聯合會之理事不得超過三十五人。

四　各級呼吸治療師公會之理事名額不得超過全體會員（會員代表）人數二分之一。

五　各級呼吸治療師公會之監事名額不得超過各該公會理事名額三分之一。

②各級呼吸治療師公會得置候補理事、候補監事，其名額不得超過各該公會理事、監事名額三分之一。

③理事、監事名額在三人以上時，得分別互選常務理事及常務監事；其名額不得超過理事或監事總額三分之一，並應由理事就常務理事中選舉一人為理事長；其不置常務理事者，就理事中互選之。常務監事在三人以上時，應互選一人為監事會召集人。

第三三條

①理、監事任期均為三年，其連選連任者不得超過二分之一；理事長之連任，以一次為限。

②呼吸治療師公會全國聯合會理事、監事之當選，不以直轄市、縣（市）呼吸治療師公會選派參加之會員代表為限。

③直轄市、縣（市）呼吸治療師公會選派參加其全國聯合會之會員代表，不以其理事、監事為限。

第三四條

①呼吸治療師公會每年召開會員（會員代表）大會一次，必要時得召集臨時大會。

②呼吸治療師公會會員人數超過三百人以上時，得依章程之規定就會員分布狀況劃定區域，按其會員人數比率選出代表，召開會員代表大會，行使會員大會之職權。

第三五條

①呼吸治療師公會應訂立章程，造具會員名冊及選任職員簡歷冊，送請所在地人民團體主管機關立案，並分送中央及直轄市、縣（市）主管機關備查。

②呼吸治療師公會全國聯合會應訂定呼吸治療師倫理規範，提經會員（會員代表）大會通過後，報請中央主管機關備查。

第三六條

各級呼吸治療師公會之章程應載明下列事項：

一　名稱、區域及會所所在地。

二　宗旨、組織及任務。

三　會員之入會及出會。

四　會員代表之產生及其任期。

五　理事、監事名額、權限、任期及其選任、解任。

六　會員（會員代表）大會及理事會、監事會會議之規定。
七　會員應遵守之公約。
八　經費及會計。
九　章程之修改。
十　其他依法令規定應載明或處理會務之必要事項。

第三七條

①直轄市、縣（市）呼吸治療師公會對呼吸治療師公會全國聯合會之章程及決議，有遵守義務。
②呼吸治療師公會有違反法令、章程或其全國聯合會章程、決議者，人民團體主管機關得為下列處分：
一　警告。
二　撤銷其決議。
三　撤免其理事、監事。
四　限期整理。
③前項第一款、第二款處分，亦得由主管機關為之。

第三八條

呼吸治療師公會會員有違反法令或章程之行為者，公會得依章程、理事會、監事會或會員（會員代表）大會決議予以處分。

第五章　附　則

第三九條 109

①外國人得依中華民國法律，應呼吸治療師考試。
②前項考試及格，領有呼吸治療師證書之外國人，在中華民國執行呼吸治療業務，應經中央主管機關許可，並應遵守中華民國關於呼吸治療及醫療之相關法令及呼吸治療師公會章程；其執業之許可及管理辦法，由中央主管機關定之。
③違反前項規定者，除依法處罰外，中央主管機關並得廢止其許可。

第四〇條（刪除）

第四一條

中央或直轄市、縣（市）主管機關依本法核發證書或執照時，得收取證書費或執照費；其費額由中央主管機關定之。

第四二條

本法施行細則，由中央主管機關定之。

第四三條

本法自公布日施行。

呼吸治療師法施行細則

①民國 91 年 5 月 31 日行政院衛生署令訂定發布全文 6 條；並自發布日施行。
②民國 99 年 2 月 2 日行政院衛生署令修正發布第 2、3 條條文。
③民國 101 年 5 月 16 日行政院衛生署令修正發布全文 13 條；並自發布日施行。

第一條
本細則依呼吸治療師法（以下簡稱本法）第四十二條規定訂定之。

第二條
依本法第四條規定請領呼吸治療師證書者，應填具申請書，檢附考試院頒發之呼吸治療師考試及格證書，並繳納證書費，送請中央主管機關核發。

第三條
①呼吸治療師證書滅失或遺失者，應填具申請書，並繳納證書費，向中央主管機關申請補發。
②呼吸治療師證書損壞者，應填具申請書，並繳納證書費，連同原證書，向中央主管機關申請換發。

第四條
呼吸治療師歇業、停業，依本法第十一條第一項規定報請備查時，應填具申請書，並檢同執業執照及有關文件，送由原發執業執照機關依下列規定辦理：
一　歇業：註銷其執業登記及執業執照。
二　停業：登記其停業日期及理由後，發還其執業執照。

第五條
本法第十六條之一第一項所定居家呼吸照護所核准登記事項如下：
一　名稱、地址及開業執照字號。
二　負責呼吸治療師之姓名、出生年月日、證書字號、國民身分證統一編號及住址。
三　其他依規定應行登記事項。

第六條
①居家呼吸照護所開業執照滅失或遺失者，應填具申請書，並繳納開業執照費，向原發給開業執照機關申請補發。
②開業執照損壞者，應填具申請書，並繳納開業執照費，連同原開業執照，向原發給開業執照機關申請換發。

第七條
本法第十六條之六所定契約，其內容應包括急救、急診、轉診及定期出診等事項。

第八條

①居家呼吸照護所停業、歇業或其登記事項變更，依本法第十六條之七第一項規定報請備查時，應填具申請書，並檢附開業執照及有關文件，送由原發給開業執照機關依下列規定辦理：

一　停業：於其開業執照註明停業日期及理由後發還。

二　歇業：註銷其開業登記及開業執照。

三　登記事項變更：辦理變更登記。

②前項第三款登記事項變更，如需換發開業執照，申請人應依規定繳納執照費。

第九條

居家呼吸照護所停業、歇業或受停業、撤銷或廢止開業執照處分者，其所屬呼吸治療師，應依本法第十一條規定辦理停業、歇業或變更執業處所。

第一〇條

居家呼吸照護所歇業或受撤銷、廢止開業執照處分者，應將其招牌拆除。

第一一條

主管機關依本法第十六條之十三規定執行檢查及資料蒐集時，其檢查及資料蒐集人員應出示有關執行職務之證明文件或顯示足資辨別之標誌。

第一二條

本法及本細則所定證書、執業執照及申請書之格式，由中央主管機關定之。

第一三條

本細則自發布日施行。

物理治療師法

①民國 84 年 2 月 3 日總統令制定公布全文 60 條。
②民國 88 年 12 月 22 日總統令修正公布第 3、26、54 條條文。
③民國 91 年 6 月 12 日總統令修正公布第 19、39、47 條條文；並增訂第 21-1、52-1、58-1 條條文。
④民國 96 年 1 月 29 日總統令修正公布第 6 ～ 8、10、21-1、22、32 ～ 42、44、46、47、49 ～ 51、53 ～ 56、59、60 條條文；增訂第 20-1、55-1、55-2、56-1、58-2 條條文；刪除第 45 條條文；並自公布日施行。
民國 102 年 7 月 19 日行政院公告第 3 條所列屬「行政院衛生署」之權責事項，自 102 年 7 月 23 日起改由「衛生福利部」管轄。
⑤民國 105 年 11 月 30 日總統令修正公布第 32 條條文。
⑥民國 107 年 12 月 26 日總統令修正公布第 3、4、7 ～ 9、12、17、19、21、26、28、30、44、46、54、55-1、58 ～ 59 條條文。
⑦民國 109 年 1 月 15 日總統令修正公布第 58-2 條條文。
⑧民國 112 年 2 月 8 日總統令修正公布第 9、12、19 條條文。

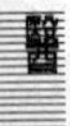

第一章　總　則

第一條

①中華民國國民經物理治療師考試及格並依本法領有物理治療師證書者，得充物理治療師。
②前項考試得以檢覈行之；其檢覈辦法，由考試院會同行政院定之。

第二條

①中華民國國民經物理治療生考試及格並依本法領有物理治療生證書者，得充物理治療生。
②前項考試得以檢覈行之；其檢覈辦法，由考試院會同行政院定之。

第三條

本法所稱主管機關：在中央為衛生福利部；在直轄市為直轄市政府；在縣（市）為縣（市）政府。

第四條

請領物理治療師或物理治療生證書，應具申請書及資格證明文件，送請中央主管機關核發之。

第五條

非領有物理治療師或物理治療生證書者，不得使用物理治療師或物理治療生名稱。

第六條

曾受本法所定廢止物理治療師或物理治療生證書處分者，不得充

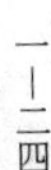

物理治療師或物理治療生。

第二章　執　業

第七條

①物理治療師應向執業所在地直轄市、縣（市）主管機關申請執業登記，領有執業執照，始得執業。

②物理治療師執業，應每六年接受一定時數繼續教育，始得辦理執業執照更新。

③第一項申請執業登記之資格、條件、應檢附文件、執業執照發給、換發、補發、更新與前項繼續教育之課程內容、積分、實施方式、完成繼續教育之認定及其他應遵行事項之辦法，由中央主管機關定之。

第八條

①有下列情形之一者，不得發給執業執照；已領者，撤銷或廢止之：

一　經撤銷或廢止物理治療師證書。

二　經廢止物理治療師執業執照未滿一年。

三　有客觀事實認不能執行業務，經直轄市、縣（市）主管機關邀請相關專科醫師、物理治療師及學者專家組成小組認定。

②前項第三款原因消失後，仍得依本法規定申請執業執照。

第九條 112

物理治療師執業以一處爲限，並應在所在地主管機關核准登記之醫療機構、物理治療所或其他經主管機關認可得聘請物理治療師之機構爲之。但機構間之支援或經事先報准者，不在此限。

第一〇條

①物理治療師停業或歇業時，應於事實發生之日起三十日內，報請原發執業執照機關備查。

②前項停業之期間，以一年爲限；逾一年者，應辦理歇業。

③物理治療師變更執業處所或復業者，準用關於執業之規定。

④物理治療師死亡者，由原發執業執照機關註銷其執業執照。

第一一條

①物理治療師或物理治療生執業，應加入所在地物理治療師公會或物理治療生公會。

②物理治療師公會或物理治療生公會不得拒絕具有會員資格者入會。

第一二條 112

①物理治療師業務如下：

一　物理治療之評估及測試。

二　物理治療目標及內容之擬定。

三　操作治療。

四　運動治療。

五　冷、熱、光、電、水、超音波等物理治療。

六　牽引、振動或其他機械性治療。
七　義肢、輪椅、助行器、裝具之使用訓練及指導。
八　其他經中央主管機關認可之物理治療業務。
②物理治療師執行業務，應依醫師開具之診斷、照會或醫囑爲之。但非以疾病治療爲目的者，不在此限。

第一三條
物理治療師對於醫師開具之診斷、照會或醫囑，如有疑點，應詢明醫師確認後，始得對病人施行物理治療。

第一四條
物理治療師執行業務時，遇有病人危急或不適繼續施行物理治療者，應即停止並聯絡醫師，或建議病人由醫師再行診治。

第一五條
物理治療師執行業務時，應製作紀錄，記載病人之姓名、性別、出生年月日、醫師之診斷、照會或醫囑，施行物理治療之情形與日期。

第一六條
物理治療師受衛生、司法或司法警察機關詢問時，不得爲虛僞之陳述或報告。

第一七條
①物理治療生業務如下：
一　運動治療。
二　冷、熱、光、電、水、磁等物理治療。
三　牽引、振動或其他機械性治療。
四　其他經中央主管機關認可之物理治療業務。
②物理治療生執行業務，應依醫師開具之診斷及書面指示爲之。

第一八條
物理治療生執行前條業務，準用本章物理治療師執業規定。

第三章　物理治療所

第一九條 112
①物理治療所之設立，應以物理治療師爲申請人，向所在地直轄市或縣（市）主管機關申請核准登記，發給開業執照，始得爲之。
②前項申請設立物理治療所之物理治療師，須在中央主管機關指定之機構執行業務二年以上，始得爲之。
③前項執行業務年資之採計，以領有物理治療師證書並依法向直轄市、縣（市）主管機關辦理執業登記者爲限。但於本法公布施行前已執行業務者，其實際服務年資得併予採計。
④物理治療所設置標準，由中央主管機關定之。

第二〇條
物理治療所應以其申請人爲負責物理治療師，對其業務負督導責任。

第二〇條之一

①物理治療所負責人因故不能執行業務，應指定合於負責物理治療師資格者代理之。代理期間超過一個月者，應報請原發開業執照機關備查。
②前項代理期間，最長不得逾一年。
第二一條
①物理治療所名稱之使用或變更，應經主管機關核准。
②非物理治療所不得使用物理治療所或類似之名稱。
第二一條之一
物理治療所不得使用下列名稱：
一　在同一直轄市或縣（市）區域內，他人已登記使用之物理治療所名稱。
二　在同一直轄市或縣（市）區域內，與被廢止開業執照未滿一年或受停業處分之物理治療所相同或類似之名稱。
三　易使人誤認其與政府機關、公益團體有關或有妨害公共秩序或善良風俗之名稱。
第二二條
①物理治療所停業、歇業或其登記事項變更時，應於事實發生之日起三十日內，報請原發照機關備查。
②物理治療所遷移或復業者，準用關於設立之規定。
第二三條
物理治療所應將其開業執照、收費標準及其物理治療師或物理治療生證書，懸掛於明顯處所。
第二四條
物理治療所應保持整潔，秩序安寧，不得妨礙公共衛生及安全。
第二五條
物理治療所對於物理治療紀錄、醫師開具之診斷及書面指示，應指定適當場所及人員保管，並至少保存十年。
第二六條
物理治療所收取費用標準，由直轄市、縣（市）主管機關核定之。
第二七條
①物理治療所收取費用，應掣給收費明細表及收據。
②物理治療所不得違反收費標準，超額收費。
第二八條
①物理治療所之廣告，其內容以下列各款事項為限：
一　物理治療所之名稱、開業執照字號、地址、電話及交通路線。
二　物理治療師或物理治療生之姓名及其證書字號。
三　其他經中央主管機關公告容許登載或宣播事項。
②非物理治療所，不得為物理治療廣告。
第二九條
物理治療所不得以不正當方法，招攬業務。

第三〇條

物理治療所應依法令規定或依主管機關之通知，提出報告；並接受主管機關對其人員、設備、衛生、安全、收費情形、作業等之檢查及資料蒐集。

第三一條

物理治療師、物理治療生或物理治療所之人員，對於因業務而知悉或持有他人之秘密，不得無故洩漏。

第四章　罰　則

第三二條

①未取得物理治療師或物理治療生資格而執行物理治療業務者，處三年以下有期徒刑，得併科新臺幣三萬元以上十五萬元以下罰金。但在物理治療師指導下實習之相關物理治療系、組、科學生或取得畢業證書日起六個月內之畢業生，不在此限。

②犯前項之罪因而致人於死或重傷者，應依刑法加重其刑至二分之一。

第三三條

①物理治療師違反第十二條第二項或物理治療生違反第十七條第二項規定者，處二年以下有期徒刑，得併科新臺幣三萬元以上十五萬元以下罰金。

②犯前項之罪因而致人於死或重傷者，應依刑法加重其刑至二分之一。

③犯前二項之罪者，並處一個月以上一年以下停業處分；其情節重大者，並得廢止其執業執照或其物理治療師或物理治療生證書。

第三四條

物理治療師、物理治療生將其證照租借他人使用者，廢止其物理治療師或物理治療生證書；其涉及刑事責任者，並應移送該管檢察機關依法辦理。

第三五條

物理治療師、物理治療生有下列各款情事之一者，處新臺幣二萬元以上十萬元以下罰鍰；其情節重大者，並處一個月以上一年以下停業處分或廢止其執業執照；其涉及刑事責任者，並應移送該管檢察機關依法辦理：

一　違反第十六條規定。

二　於業務上有違法或不正當行為。

第三六條

①違反第七條第一項、第二項、第九條、第十條第一項、第三項、第十一條第一項、第十五條規定之一者，處新臺幣一萬元以上五萬元以下罰鍰。

②違反第七條第一項、第二項、第十條第一項、第三項、第十一條第一項規定之一者，除依前項規定處罰外，並限期令其改善；經三次處罰及限期令其改善仍未遵行者，處一個月以上一年以下停業處分。

③物理治療師公會或物理治療生公會違反第十一條第二項規定者，由人民團體主管機關處新臺幣一萬元以上五萬元以下罰鍰。

第三七條

物理治療師、物理治療生受停業處分仍執行業務者，廢止其執業執照；受廢止執業執照處分仍執行業務者，得廢止其物理治療師或物理治療生證書。

第三八條

物理治療所有下列各款情形之一者，處新臺幣二萬元以上十萬元以下罰鍰；其情節重大者，並得廢止其開業執照：

一　容留未具物理治療師或物理治療生資格人員擅自執行物理治療業務。

二　受停業處分而不停業。

第三九條

①違反第二十條之一第一項、第二十一條第一項、第二十二條第一項、第二十三條至第二十五條、第二十七條第一項或第三十條規定之一或未符合第十九條第四項所定之標準者，處新臺幣一萬元以上五萬元以下罰鍰。

②違反第二十條之一第一項、第二十一條第一項、第二十二條第一項、第二十三條或第二十四條規定之一或未符合依第十九條第四項所定之標準者，除依前項規定處罰外，並限期令其改善；屆期未改善者，處一個月以上一年以下停業處分。

第四〇條

①違反第五條、第十九條第一項、第二十一條第二項、第二十二條第二項、第二十七條第二項、第二十八條、第二十九條或第三十一條規定之一者，處新臺幣二萬元以上十萬元以下罰鍰。

②違反第二十七條第二項規定者，除依前項規定處罰外，並限期令其將超收部分退還；屆期未退還者，按次連續處罰。

第四一條

①物理治療所之負責物理治療師受停業處分或廢止執業執照時，應同時對其物理治療所予以停業處分或廢止其開業執照。

②物理治療所受停業處分或廢止開業執照者，應同時對其負責物理治療師予以停業處分或廢止其執業執照。

第四二條

物理治療所受廢止開業執照處分，仍繼續開業者，得廢止其負責物理治療師之物理治療師證書。

第四三條

本法所定之罰鍰，於物理治療所，處罰其負責物理治療師。

第四四條

本法所定之罰鍰、停業、撤銷或廢止執業執照、開業執照，除本法另有規定外，由直轄市或縣（市）主管機關處罰之；廢止物理治療師或物理治療生證書，由中央主管機關處罰之。

第四五條（刪除）

第五章　公　會

第四六條

物理治療師公會，由人民團體主管機關主管。但其目的事業，應受主管機關之指導、監督。

第四七條

物理治療師公會分直轄市及縣（市）公會，並得設物理治療師公會全國聯合會。

第四八條

物理治療師公會之區域，依現有之行政區域，在同一區域內，同級之公會以一個為限。

第四九條

直轄市、縣（市）物理治療師公會，由在該管區域內執業物理治療師九人以上之發起組織之；其不滿九人者，得加入鄰近區域之公會或共同組織之。

第五〇條

物理治療師公會全國聯合會之設立，應由三分之一以上之直轄市、縣（市）物理治療師公會完成組織後，始得發起組織。

第五一條

①物理治療師公會置理事、監事，均於召開會員（會員代表）大會時，由會員（會員代表）選舉之，並分別成立理事會、監事會，其名額如下：

一　直轄市、縣（市）物理治療師公會之理事，不得超過二十七人。

二　物理治療師公會全國聯合會之理事，不得超過三十五人。

三　各級物理治療師公會之理事名額，不得超過全體會員（會員代表）人數二分之一。

四　各級物理治療師公會之監事名額，不得超過各該公會理事名額三分之一。

②各級物理治療師公會得置候補理事、候補監事；其名額不得超過各該公會理事、監事名額三分之一。

③理事、監事名額在三人以上時，得分別互選常務理事及常務監事；其名額不得超過理事或監事總額三分之一，並應由理事就常務理事中選舉一人為理事長；其不置常務理事者，就理事中互選之。常務監事在三人以上者，應互選一人為監事會召集人。

第五二條

理、監事任期均為三年，其連選連任者不得超過二分之一，理事長之連任，以一次為限。

第五二條之一

①上級物理治療師公會理事、監事之當選，不以下級物理治療師公會選派參加之會員代表為限。

②下級物理治療師公會選派參加上級物理治療師公會之會員代表，不以該下級物理治療師公會之理事、監事為限。

第五三條

①物理治療師公會每年召開會員（會員代表）大會一次，必要時得召開臨時大會。

②物理治療師公會會員人數超過三百人時，得依章程之規定就會員分布狀況劃定區域，按會員人數比率選出代表，召開會員代表大會，行使會員大會之職權。

第五四條

物理治療師公會應訂立章程，造具會員名冊及選任職員簡歷名冊，送請所在地人民團體主管機關立案，並分送中央及所在地主管機關備查。

第五五條

各級物理治療師公會之章程，應載明下列事項：

一　名稱、區域及會所所在地。

二　宗旨、組織、任務或事業。

三　會員之入會及出會。

四　會員應納之會費及繳納期限。

五　會員代表之產生及其任期。

六　理事、監事名額、權限、任期及其選任、解任。

七　會員（會員代表）大會及理事會、監事會會議之規定。

八　會員應遵守之公約。

九　經費及會計。

十　章程之修改。

十一　其他依法令規定應載明或處理會務之必要事項。

第五五條之一

①物理治療師公會違反法令或章程者，人民團體主管機關得為下列之處分：

一　警告。

二　撤銷其決議。

三　撤免其理事、監事。

四　限期整理。

②前項第一款、第二款處分，亦得由主管機關為之。

第五五條之二

直轄市、縣（市）物理治療師公會對物理治療師公會全國聯合會之章程及決議，有遵守義務。

第五六條

物理治療師公會會員有違反法令或章程之行為者，公會得依章程、理事會、監事會或會員（會員代表）大會之決議處分。

第五六條之一

本法中華民國九十六年一月九日修正之條文施行前已立案之物理治療師公會全國聯合會，應自本法修正施行之日起四年內，依本法規定完成改組；已立案之省物理治療師公會及省物理治療生公會，應併辦理解散。

第五七條

物理治療生公會，其組織準用本章物理治療師公會之規定。

第六章　附　則

第五八條

①本法公布施行前曾在醫療機構從事物理治療業務滿三年，並具專科以上學校畢業資格，經中央主管機關審查合格者，得應物理治療師特種考試。

②本法公布施行前曾在醫療機構從事物理治療業務滿三年，並具高中、高職畢業資格，經中央主管機關審查合格者，得應物理治療生特種考試。

③前二項特種考試，於本法公布施行後五年內舉辦三次爲限。

第五八條之一

中央、直轄市或縣（市）主管機關依本法核發證書或執照時，得收取證書費或執照費；其費額，由中央主管機關定之。

第五八條之二

①外國人得依中華民國法律，應物理治療師考試。

②前項考試及格，領有物理治療師證書之外國人，在中華民國執行物理治療業務，應經中央主管機關許可，並應遵守中華民國關於物理治療與醫療之相關法令及物理治療師公會章程；其執業之許可及管理辦法，由中央主管機關定之。

③違反前項規定者，除依法處罰外，中央主管機關並得廢止其許可。

第五九條

本法施行細則，由中央主管機關定之。

第六〇條

本法自公布日施行。

物理治療師法施行細則

①民國 84 年 7 月 12 日行政院衛生署令訂定發布全文 24 條。
②民國 96 年 12 月 20 日行政院衛生署令修正發布全文 12 條；並自發布日施行。

第一條
本細則依物理治療師法（以下簡稱本法）第五十九條規定訂定之。

第二條
依本法第四條規定請領物理治療師或物理治療生證書者，應填具申請書，檢附考試院頒發之物理治療師或物理治療生考試及格證書，並繳納證書費，送請中央衛生主管機關核發。

第三條
①物理治療師或物理治療生證書滅失或遺失者，應填具申請書，並繳納證書費，向中央衛生主管機關申請補發。
②物理治療師或物理治療生證書損壞者，應填具申請書，並繳納證書費，連同原證書，向中央衛生主管機關申請換發。

第四條
物理治療師或物理治療生停業、歇業，依本法第十條第一項、第十八條規定報請備查時，應填具申請書，並檢附執業執照及有關文件，送由原發給執業執照機關依下列規定辦理：
一　停業：登記其停業日期及理由後，發還其執業執照。
二　歇業：註銷其執業登記及執業執照。

第五條
①依本法第十九條第一項規定申請設立物理治療所者，應填具申請書，檢附下列書件，並繳納開業執照費，向所在地直轄市或縣（市）衛生主管機關申請核准登記：
一　物理治療師證書正本及影本；正本驗畢後發還。
二　國民身分證正本及影本；正本驗畢後發還。
三　物理治療所平面配置圖及建築物合法使用證明文件。
四　依本法第十九條第二項所定物理治療師之執行業務證明文件。
五　其他依規定應檢具之文件。
②直轄市或縣（市）主管機關對於前項之申請，經派員履勘後，核與規定相符者，發給開業執照。

第六條
本法第十九條第一項所定物理治療所核准登記事項如下：
一　名稱、地址及開業執照字號。

二　負責物理治療師之姓名、出生年月日、證書字號、身分證統一編號及住址。

三　其他依規定應行登記事項。

第七條

①物理治療所開業執照滅失或遺失者，應填具申請書，並繳納開業執照費，向原發給開業執照機關申請補發。

②開業執照損壞者，應填具申請書，並繳納開業執照費，連同原開業執照，向原發給開業執照機關申請換發。

第八條

①物理治療所停業、歇業或其登記事項變更，依本法第二十二條第一項規定報請備查時，應填具申請書，並檢附開業執照及有關文件，送由原發給開業執照機關依下列規定辦理：

一　停業：於其開業執照註明停業日期及理由後發還。

二　歇業：註銷其開業登記及開業執照。

三　登記事項變更：辦理變更登記。

②前項第三款登記事項變更，如需換發開業執照，申請人應依規定繳納執照費。

第九條

物理治療所停業、歇業或受停業、撤銷或廢止開業執照處分者，其所屬物理治療師或物理治療生，應依本法第十條第一項、第三項或第十八條規定辦理停業、歇業或變更執業處所。

第一〇條

物理治療所歇業或受撤銷、廢止開業執照處分者，應將其招牌拆除。

第一一條

衛生主管機關依本法第三十條規定執行檢查及資料蒐集時，其檢查及資料蒐集人員應出示有關執行職務之證明文件或顯示足資辨認身分之標誌。

第一二條

本細則自發布日施行。

語言治療師法

①民國 97 年 7 月 2 日總統令制定公布全文 61 條；並自公布日施行。
民國 102 年 7 月 19 日行政院公告第 3 條所列屬「行政院衛生署」之權責事項，自 102 年 7 月 23 日起改由「衛生福利部」管轄。
②民國 107 年 12 月 19 日總統令修正公布第 3、8 條條文。
③民國 109 年 1 月 15 日總統令修正公布第 57 條條文。

第一章 總 則

第一條

中華民國國民經語言治療師考試及格並依本法領有語言治療師證書者，得充語言治療師。

第二條

公立或立案之私立大學、獨立學院或符合教育部採認規定之國外大學、獨立學院語言治療學系、組、研究所或相關語言治療學系、組、研究所主修語言治療，並經實習至少六個月或至少三百七十五小時，成績及格，領有畢業證書者，得應語言治療師考試。

第三條

本法所稱主管機關：在中央為衛生福利部；在直轄市為直轄市政府；在縣（市）為縣（市）政府。

第四條

請領語言治療師證書者，應檢具申請書及資格證明文件，送請中央主管機關核發之。

第五條

非領有語言治療師證書者，不得使用語言治療師之名稱。

第六條

曾受本法所定廢止語言治療師證書處分者，不得充語言治療師。

第二章 執 業

第七條

①語言治療師應向執業所在地直轄市或縣（市）主管機關申請執業登記，領有執業執照，始得執業。
②語言治療師執業，應接受繼續教育，並每六年完成一定時數之繼續教育，始得辦理執業執照更新。
③第一項申請執業登記之資格、條件、應檢附文件、執業執照發給、換發、補發、前項語言治療師接受繼續教育之課程內容、積分、實施方式、完成繼續教育之認定、執業執照更新及其他應遵行事項之辦法，由中央主管機關定之。

第八條

①有下列情形之一者，不得發給執業執照；已領者，撤銷或廢止之：

一　經撤銷或廢止語言治療師證書。

二　經廢止語言治療師執業執照未滿一年。

三　有客觀事實認不能執行業務，經直轄市、縣（市）主管機關邀請相關專科醫師、語言治療師及學者專家組成小組認定。

②前項第三款原因消失後，仍得依本法規定申請執業執照。

第九條

語言治療師執業以一處爲限，並應在所在地直轄市、縣（市）主管機關核准登記之醫療機構、語言治療所或其他經中央主管機關認可公告之機構爲之。但機構間之支援或經事先報准者，不在此限。

第一〇條

①語言治療師停業或歇業時，應自事實發生之日起三十日內，報請原發執業執照機關備查。

②前項停業期間，以一年爲限；逾一年者，應辦理歇業。

③語言治療師變更執業處所或復業者，準用關於執業之規定。

④語言治療師死亡者，由原發執業執照機關註銷其執業執照。

第一一條

①語言治療師執業，應加入所在地語言治療師公會。

②語言治療師公會，不得拒絕具有會員資格者入會。

第一二條

①語言治療師業務如下：

一　構音、語暢、嗓音、共鳴障礙之評估與治療。

二　語言理解、表達障礙之評估與治療。

三　吞嚥障礙之評估與治療。

四　溝通障礙輔助系統使用之評估與訓練。

五　語言發展遲緩之評估與治療。

六　語言、說話與吞嚥功能之儀器操作。

七　其他經中央主管機關認可之語言治療師業務。

②前項業務，應經醫師診斷後，依醫師之照會或醫囑爲之。

第一三條

①語言治療師執行業務時，應親自製作紀錄，簽名或蓋章及加註執行年、月、日，並載明下列事項：

一　醫師照會、醫囑內容或轉介事項。

二　執行業務之情形。

三　其他依規定應載明之事項。

②前項紀錄應併同個案當事人之姓名、性別、出生年月日、國民身分證統一編號及地址保存。

第一四條

語言治療師受有關機關詢問或委託鑑定時，不得爲虛僞之陳述或報告。

第一五條

語言治療師或其執業機構之人員，對於因業務而知悉或持有個案當事人秘密，不得無故洩漏。

第三章　開　業

第一六條

①語言治療所之開業，應向所在地直轄市或縣（市）主管機關申請核准登記，發給開業執照。

②營利法人不得申請設立語言治療所。

③語言治療所之申請條件、程序及設置標準，由中央主管機關定之。

第一七條

①語言治療所應置負責語言治療師，對該機構業務，負督導責任。

②負責語言治療師，以在中央主管機關指定之機構執行業務二年以上者爲限。

③前項執行業務年資之採計，以領有語言治療師證書，並依法向直轄市、縣（市）主管機關辦理執業登記者爲限。但於本法公布施行前已執行業務者，其實際服務年資得併予採計。

第一八條

①語言治療所之負責語言治療師因故不能執行業務時，應指定合於前條第二項規定資格者代理之。代理期間超過四十五日者，應由被代理者報請原發開業執照機關備查。

②前項代理期間，最長不得逾一年。

第一九條

①語言治療所之名稱使用、變更，應以所在地直轄市、縣（市）主管機關核准者爲限；其名稱使用、變更原則，由中央主管機關定之。

②非語言治療所，不得使用語言治療所或類似之名稱。

第二〇條

①語言治療所停業或歇業時，應自事實發生之日起三十日內，報請原發開業執照機關備查。

②前項停業期間，以一年爲限；逾一年者，應辦理歇業。

③語言治療所登記事項如有變更，應於事實發生之日起三十日內，報請原發開業執照機關核准變更登記。

④語言治療所遷移或復業者，準用關於設立之規定。

第二一條

語言治療所應將其開業執照及收費標準，揭示於明顯處。

第二二條

語言治療所執行業務之紀錄及醫師開具之照會單或醫囑單，應妥爲保管，並至少保存七年。但個案當事人爲未成年人，應保存至其成年後至少七年。

第二三條

①語言治療所收取醫療費用之標準，由直轄市、縣（市）主管機關核定之。
②語言治療所收取費用，應開給載明收費項目及金額之收據。
③語言治療所不得違反收費標準，超額或擅立項目收費。

第二四條
①語言治療所之廣告，其內容以下列事項爲限：
一　語言治療所之名稱、開業執照字號、地址、電話及交通路線。
二　語言治療師之姓名及其證書字號。
三　業務項目。
四　其他經中央主管機關公告容許登載或宣傳之事項。
②非語言治療所，不得爲語言治療廣告。

第二五條
①語言治療所不得以不正當方法，招攬業務。
②語言治療師及其執業機構之人員，不得利用業務上之機會，獲取不正當利益。

第二六條
語言治療所應依法令規定或依主管機關之通知，提出報告；並接受主管機關對其人員、設備、衛生、安全、收費情形、作業等之檢查及資料蒐集。

第二七條
經中央主管機關依第九條規定認可之機構，設有語言治療單位或部門者，準用本章之規定。

第四章　罰　則

第二八條
語言治療師將其證照租借他人使用者，廢止其語言治療師證書；其涉及刑事責任者，並應移送該管檢察機關依法辦理。

第二九條
語言治療所容留未具語言治療師資格之人員，擅自執行語言治療師業務者，廢止其開業執照。

第三〇條
違反第五條、第十五條、第十九條第二項、第二十四條第二項規定者，處新臺幣三萬元以上十五萬元以下罰鍰。

第三一條
未取得語言治療師資格，擅自執行語言治療師業務者，除下列情形外，本人及其雇主各處新臺幣三萬元以上十五萬元以下罰鍰：
一　醫師。
二　於中央主管機關認可之醫療機構、機構在醫師、語言治療師指導下實習之各相關系、組、研究所之學生或第二條所定之系、組、研究所自取得學位日起五年內之畢業生。
三　特殊教育教學教師從事學生教學工作，涉及執行本法所定業務。

第三二條

①違反第十六條第一項、第二十條第四項、第二十三條第二項、第三項、第二十四條第一項或第二十五條規定者，處新臺幣二萬元以上十萬元以下罰鍰。

②違反第二十三條第二項、第三項或第二十五條第一項規定者，除依前項規定處罰外，並令其限期改善或將超收部分退還當事人；屆期未改善或退還者，處一個月以上一年以下停業處分或廢止其開業執照。

第三三條

語言治療師有下列各款情事之一者，處新臺幣二萬元以上十萬元以下罰鍰；其情節重大者，並處一個月以上一年以下停業處分或廢止其執業執照；其涉及刑事責任者，移送該管檢察機關依法辦理：

一　違反第十四條規定。

二　於業務上有違法或不正當行為。

第三四條

①語言治療師違反第七條第一項、第二項、第九條、第十條第一項、第三項或第十一條第一項規定者，處新臺幣一萬元以上五萬元以下罰鍰，並令其限期改善；屆期未改善者，處一個月以上一年以下停業處分。

②語言治療師公會違反第十一條第二項規定者，由人民團體主管機關處新臺幣一萬元以上五萬元以下罰鍰，並令其限期改善；屆期未改善者，按日連續處罰。

第三五條

語言治療所違反第十八條第一項、第十九條第一項、第二十條第一項、第三項、第二十一條、第二十六條規定或其設置未符合依第十六條第三項所定之標準者，處新臺幣一萬元以上五萬元以下罰鍰，並令其限期改善；屆期仍未改善者，處一個月以上一年以下停業處分。

第三六條

語言治療師違反第十二條第二項、第十三條或語言治療所違反第二十二條規定者，處新臺幣一萬元以上五萬元以下罰鍰。

第三七條

語言治療師違反第七條第一項、第九條、第十條第一項、第三項、第十三條或第十五條規定之一，經依第三十四條或第三十條規定處罰者，對其執業機構亦處以各該條之罰鍰。但其他法律另有處罰規定者，從其規定。

第三八條

語言治療師受停業處分仍執行業務者，廢止其執業執照；受廢止執業執照處分仍執行業務者，廢止其語言治療師證書。

第三九條

語言治療所受停業處分而未停業者，廢止其開業執照；受廢止開業執照處分，仍繼續開業者，廢止其負責語言治療師之語言治療師證書。

第四〇條

①語言治療所受停業處分或廢止開業執照者，應同時對其負責語言治療師予以停業處分或廢止其執業執照。

②語言治療所之負責語言治療師受停業處分或廢止其執業執照者，應同時對該語言治療所予以停業處分或廢止其開業執照。

第四一條

本法所定之罰鍰，於語言治療師申請設立之語言治療所，處罰其負責語言治療師。

第四二條

本法所定罰鍰、停業、廢止執業執照或開業執照之處分，由直轄市、縣（市）主管機關爲之；撤銷或廢止語言治療師證書，由中央主管機關爲之。

第五章　公　會

第四三條

語言治療師公會由人民團體主管機關主管。但其目的事業應受主管機關之指導、監督。

第四四條

語言治療師公會分直轄市及縣（市）公會，並得設全國聯合會。

第四五條

語言治療師公會之區域，依現有之行政區域；在同一區域內，同級之公會以一個爲限。

第四六條

直轄市、縣（市）語言治療師公會，以在該區域內語言治療師九人以上之發起組織之；其未滿九人者，得加入鄰近區域之公會或共同組織之。

第四七條

語言治療師公會全國聯合會之設立，應由三分之一以上之直轄市、縣（市）語言治療師公會完成組織後，始得發起組織。

第四八條

①語言治療師公會置理事、監事，均於召開會員（會員代表）大會時，由會員（會員代表）選舉之，並分別成立理事會、監事會，其名額如下：

一　縣（市）語言治療師公會之理事不得超過十五人。

二　直轄市語言治療師公會之理事不得超過二十五人。

三　語言治療師公會全國聯合會之理事不得超過三十五人。

四　各級語言治療師公會之理事名額不得超過全體會員（會員代表）人數二分之一。

五　各級語言治療師公會之監事名額不得超過各該公會理事名額三分之一。

②各級語言治療師公會得置候補理事、候補監事，其名額不得超過

各該公會理事、監事名額三分之一。
③理事、監事名額在三人以上時，得分別互選常務理事及常務監事；其名額不得超過理事或監事總額三分之一，並應由理事就常務理事中選舉一人爲理事長；其不置常務理事者，就理事中互選之。常務監事在三人以上時，應互推一人爲監事會召集人。

第四九條
理事、監事任期均爲三年，其連選連任者不得超過二分之一；理事長之連任，以一次爲限。

第五〇條
①語言治療師公會全國聯合會理事、監事之當選，不以直轄市、縣（市）語言治療師公會選派參加之會員代表爲限。
②直轄市、縣（市）語言治療師公會選派參加語言治療師公會全國聯合會之會員代表，不以其理事、監事爲限。

第五一條
①語言治療師公會每年召開會員（會員代表）大會一次，必要時得召集臨時大會。
②語言治療師公會會員人數超過三百人以上時，得依章程之規定就會員分布狀況劃定區域，按會員人數比例選出代表，召開會員代表大會，行使會員大會之職權。

第五二條
語言治療師公會應訂立章程，造具會員名冊及選任職員簡歷名冊，送請所在地人民團體主管機關立案，並分送中央及所在地主管機關備查。

第五三條
各級語言治療師公會之章程應載明下列各項：
一　名稱、區域及會所所在地。
二　宗旨、組織及任務。
三　會員之入會或出會。
四　會員應納之會費及繳納期限。
五　會員代表之產生及其任期。
六　理事、監事名額、權限、任期及其選任、解任。
七　會員（會員代表）大會及理事會、監事會會議之規定。
八　會員應遵守之專業倫理規範與公約。
九　經費及會計。
十　章程之修改。
十一　其他依法令規定應載明或處理會務之必要事項。

第五四條
直轄市、縣（市）語言治療師公會對語言治療師公會全國聯合會之章程及決議，有遵守義務。

第五五條
①語言治療師公會有違反法令、章程者，人民團體主管機關得爲下列處分：

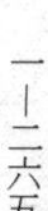

一　警告。
二　撤銷其決議。
三　撤免其理事、監事。
四　限期整理。

②前項第一款、第二款處分，亦得由主管機關為之。

第五六條

語言治療師公會會員有違反法令或章程之行為者，公會得依章程、理事會、監事會或會員（會員代表）大會之決議處分。

第六章　附　則

第五七條 109

①外國人得依中華民國法律，應語言治療師考試。

②前項考試及格，領有語言治療師證書之外國人，在中華民國執行業務，應依法經申請許可後，始得為之，並應遵守中華民國關於語言治療師之相關法令、專業倫理規範及語言治療師公會章程。

第五八條

①本法公布施行前曾在醫療機構、社會福利機構、學校、捐助或組織章程明定辦理語言治療業務之財團法人或社會團體、聽語或聽障文教基金會，從事語言治療業務滿二年，並具專科以上學校畢業資格，經中央主管機關審查合格者，得應語言治療師特種考試。

②前項特種考試，於本法公布施行後五年內舉辦五次。

③符合第一項規定者，於本法公布施行之日起五年內，免依第三十一條規定處罰。

④本法公布施行前，經公務人員高等考試三級考試或特種考試三等考試公職語言治療師考試及格者，得申請專門職業及技術人員高等考試語言治療師考試全部科目免試。

第五九條

中央或直轄市、縣（市）主管機關依本法核發證書或執照時，得收取證書費或執照費；其收費標準，由中央主管機關定之。

第六〇條

本法施行細則，由中央主管機關定之。

第六一條

本法自公布日施行。

語言治療師法施行細則

民國98年1月21日行政院衛生署令訂定發布全文13條；並自發布日施行。

第一條

本細則依語言治療師法（以下簡稱本法）第六十條規定訂定之。

第二條

依本法第四條規定請領語言治療師證書者，應填具申請書，檢附考試院頒發之語言治療師考試及格證書，並繳納證書費，送請中央主管機關核發。

第三條

①語言治療師證書滅失或遺失者，應填具申請書，並繳納證書費，向中央主管機關申請補發。

②語言治療師證書損壞者，應填具申請書，並繳納證書費，連同原證書，向中央主管機關申請換發。

第四條

語言治療師停業、歇業，依本法第十條第一項規定報請備查時，應填具申請書，並檢附執業執照及有關文件，送由原發給執業執照機關依下列規定辦理：

一　停業：登記其停業日期及理由後，發還其執業執照。

二　歇業：註銷其執業登記及執業執照。

第五條

①依本法第十六條第一項規定申請設立語言治療所，應填具申請書，檢附下列書件，並繳納開業執照費，向所在地直轄市或縣（市）主管機關申請核准登記：

一　語言治療師證書正本及影本；正本驗畢後發還。

二　國民身分證正本及影本；正本驗畢後發還。

三　語言治療所平面配置圖及建築物合法使用證明文件。

四　依本法第十七條第二項所定語言治療師之執行業務證明文件。

五　其他依規定應檢具之文件。

②直轄市或縣（市）主管機關對於前項之申請，經派員履勘後，核與規定相符者，發給開業執照。

第六條

本法第十六條第一項所定語言治療所核准登記事項如下：

一　名稱、地址及開業執照字號。

二　負責語言治療師之姓名、出生年月日、證書字號、身分證統一編號及住址。

三　其他依規定應行登記事項。

第七條

①語言治療所開業執照滅失或遺失者，應填具申請書，並繳納開業執照費，向原發給開業執照機關申請補發。

②開業執照損壞者，應填具申請書，並繳納開業執照費，連同原開業執照，向原發給開業執照機關申請換發。

第八條

①語言治療所停業、歇業或其登記事項變更，依本法第二十條第一項規定報請備查時，應填具申請書，並檢附開業執照及有關文件，送由原發給開業執照機關依下列規定辦理：

一　停業：於其開業執照註明停業日期及理由後發還。

二　歇業：註銷其開業登記及開業執照。

三　登記事項變更：辦理變更登記。

②前項第三款登記事項變更，如需換發開業執照，申請人應依規定繳納執照費。

第九條

語言治療所停業、歇業或受停業、撤銷或廢止開業執照處分者，其所屬語言治療師，應依本法第十條第一項或第三項規定辦理停業、歇業或變更執業處所。

第一〇條

語言治療所歇業或受撤銷、廢止開業執照處分者，應將其招牌拆除。

第一一條

主管機關依本法第二十六條規定執行檢查及資料蒐集時，其檢查及資料蒐集人員應出示有關執行職務之證明文件或顯示足資辨別之標誌。

第一二條

本法第五十八條第一項所稱醫療機構，指從事語言治療業務之醫院、診所；所稱社會福利機構，指依身心障礙者權益保障法、老人福利法或兒童及少年福利法所設立之機構；所稱從事語言治療業務，指從事本法第十二條第一項各款之一之語言治療業務；所稱具專科以上學校畢業資格，指在公立或立案之私立專科以上學校或符合教育部採認規定之國外專科以上學校畢業領有畢業證書者。

第一三條

本細則自發布日施行。

營養師法

①民國 73 年 5 月 9 日總統令制定公布全文 35 條；並自 76 年 2 月 2 日施行。
②民國 81 年 5 月 8 日總統令修正公布第 1、7、15～17、24、35 條條文。
③民國 91 年 5 月 15 日總統令修正公布第 3 條條文。
④民國 91 年 6 月 12 日總統令修正公布第 20 條條文；並增訂第 27-1、33-1 條條文。
⑤民國 93 年 5 月 5 日總統令修正公布全文 58 條；並自公布日施行。
民國 102 年 7 月 19 日行政院公告第 2 條所列屬「行政院衛生署」之權責事項，自 102 年 7 月 23 日起改由「衛生福利部」管轄。
⑥民國 107 年 12 月 26 日總統令修正公布第 2、8 條條文。
⑦民國 109 年 1 月 15 日總統令修正公布第 55 條條文。
⑧民國 112 年 4 月 26 日總統令修正公布第 13 條條文。

第一章　總　則

第一條
中華民國人民經營養師考試及格，並依本法領有營養師證書者，得充營養師。

第二條
本法所稱主管機關：在中央為衛生福利部；在直轄市為直轄市政府；在縣（市）為縣（市）政府。

第三條
經營養師考試及格者，得請領營養師證書。

第四條
請領營養師證書，應具申請書及資格證明文件，送請中央主管機關審核後發給之。

第五條
非領有營養師證書者，不得使用營養師名稱。

第六條
有下列情事之一者，不得充營養師；其已充營養師者，撤銷或廢止其營養師證書：
一　曾犯肅清煙毒條例或麻醉藥品管理條例之罪，經判刑確定。
二　曾犯毒品危害防制條例之罪，經判刑確定。
三　依本法受廢止營養師證書處分。

第二章　執　業

第七條
①營養師應向執業所在地直轄市或縣（市）主管機關申請執業登

記，領有執業執照，始得執業。

②營養師執業，應接受繼續教育，並每六年提出完成繼續教育證明文件，辦理執業執照更新。

③第一項申請執業登記之資格、條件、應檢附文件、執業執照發給、換發、補發與前項執業執照更新及其他應遵行事項之辦法，由中央主管機關定之。

④第二項營養師接受繼續教育之課程內容、積分、實施方式、完成繼續教育證明文件及其他應遵行事項之辦法，由中央主管機關定之。

第八條

①有下列情形之一者，不得發給執業執照；已領者，撤銷或廢止之：

一　經撤銷或廢止營養師證書。

二　經廢止營養師執業執照未滿一年。

三　有客觀事實認不能執行業務，經直轄市、縣（市）主管機關邀請相關專科醫師、營養師及學者專家組成小組認定。

②前項第三款原因消失後，仍得依本法規定申請執業執照。

第九條

①營養師執業，應加入所在地營養師公會。

②營養師公會不得拒絕具有會員資格者入會。

第一〇條

營養師執業以一處為限，並應在醫療機構、營養諮詢機構、學校或其他經主管機關認可之機構、場所為之。但機構、場所間之支援或經事先報准者，不在此限。

第一一條

①營養師停業、歇業時，應於事實發生之日起三十日內，報請原發執業執照機關備查。

②前項停業之期間，以一年為限；逾一年者，應辦理歇業。

③營養師變更執業處所或復業者，準用關於執業之規定。

④營養師死亡者，由原發執業執照機關註銷其執業執照。

第一二條

①營養師業務如下：

一　對個別對象健康狀況之營養評估。

二　對個別對象營養需求所為之飲食設計及諮詢。

三　對特定群體營養需求所為之飲食設計及其膳食製備、供應之營養監督。

四　臨床治療飲食之設計及製備、供應之營養監督。

②前項第三款所稱特定群體，係指需自團體膳食設施固定接受膳食之群體，其類別、人數、用膳餐次及營養師設置之相關規定，由中央主管機關定之。

第一三條 112

①營養師應親自執行業務，不得由他人代理。

②營養師以通訊方式執行前條業務，應事前報經執業登記所在地直轄市、縣（市）主管機關核准，始得為之。
③前項通訊方式之執行條件、應檢附資料及其他應遵行事項之辦法，由中央主管機關定之。

第一四條

①營養師執行業務，應製作紀錄；於醫療機構執業者，並應製作紀錄摘要併入病歷。
②前項紀錄及由醫師開具之診斷、照會或醫囑，應由該營養師執業之機構，指定適當場所及人員，妥善保管至少五年。
③第一項紀錄及紀錄摘要，其格式及內容，由中央主管機關定之。

第一五條

營養師受衛生、司法或司法警察機關詢問時，不得為虛偽之陳述或報告。

第一六條

營養師及營養諮詢機構之人員，對於因業務知悉或持有他人之秘密，不得無故洩漏。

第三章　營養諮詢機構之設置及管理

第一七條

營養諮詢機構，應以曾在教學醫院或營養諮詢機構執行營養師業務三年以上之營養師為申請人，向所在地直轄市或縣（市）主管機關申請核准登記，取得開業執照，始得設立。

第一八條

營養諮詢機構，應以其申請人為負責營養師，對其業務負督導責任。

第一九條

①營養諮詢機構名稱之使用、變更，應經所在地直轄市、縣（市）主管機關核准；其使用、變更原則，由中央主管機關定之。
②非營養諮詢機構，不得使用營養諮詢機構或類似名稱。

第二〇條

①營養諮詢機構停業、歇業或登記事項變更時，應自事實發生之日起三十日內，報請原發開業執照機關備查。
②營養諮詢機構遷移或復業者，準用關於設立之規定。

第二一條

營養諮詢機構應將其開業執照、收費標準及所屬營養師之營養師證書，懸掛或揭示於明顯處所。

第二二條

營養諮詢機構，應保持整潔、安寧，不得妨礙公共衛生及安全。

第二三條

①營養諮詢機構收取費用，應開給載明收費項目及金額之收據。
②營養諮詢機構不得違反其所定之收費標準，超額或擅立收費項目收費。

第二四條

營養諮詢機構之廣告不得誇大不實。

第二五條

營養諮詢機構，應依法令或依主管機關之通知，提出報告；並接受主管機關對其人員、設施、衛生安全、收費情形、作業等之檢查及資料蒐集。

第四章　罰　則

第二六條

①營養師將其證照租借他人使用者，廢止其營養師證書；其涉及刑事責任者，並應移送該管檢察機關依法辦理。

②營養師於業務上有不正當行爲者，處一個月以上一年以下停業處分；其情節重大者，得廢止其執業執照；其涉及刑事責任者，並應移送該管檢察機關依法辦理。

第二七條

違反第五條規定者，處新臺幣三萬元以上十五萬元以下罰鍰。

第二八條

①違反第七條第一項、第二項、第九條第一項、第十條、第十一條第一項或第三項規定之一者，處新臺幣一萬元以上五萬元以下罰鍰。

②經依前項規定處罰者，除違反第十條規定者外，並應令其限期改善；經連續三次令其限期改善仍未改善者，處一個月以上一年以下停業處分。

③營養師公會違反第九條第二項規定者，由人民團體主管機關處新臺幣一萬元以上五萬元以下罰鍰；並令其限期改善；屆期不改善者，得按次處罰至改善爲止。

第二九條

未取得營養師資格，擅自執行第十二條第一項各款營養師業務者，本人及其雇主各處新臺幣五萬元以上二十五萬元以下罰鍰。但在營養師指導下實習之學生或取得畢業證書日起五年內之畢業生，不在此限。

第三〇條

違反第十三條規定者，處新臺幣三萬元以上十五萬元以下罰鍰。再次違反者，處一個月以上一年以下停業處分。

第三一條

①違反第十四條第一項、第二項、第十九條第一項、第二十條第一項、第二十一條、第二十二條、第二十三條第一項或第二十五條規定之一者，處新臺幣一萬元以上五萬元以下罰鍰。

②經依前項規定處罰者，除違反第二十三條第一項規定者外，並應令其限期改善；屆期未改善者，處一個月以上一年以下停業處分。

第三二條

營養師受停業處分仍執行業務者，廢止其執業執照；受廢止執業執照處分仍執行業務者，廢止其營養師證書。

第三三條

①違反第十五條至第十七條、第十九條第二項、第二十條第二項、第二十三條第二項或第二十四條規定之一者，處新臺幣三萬元以上十五萬元以下罰鍰。

②違反第二十三條第二項規定者，除依前項規定處罰外，並令其限期將超收或擅自收取之費用退還諮詢人；屆期未退還者，處一個月以上一年以下停業處分或廢止其開業執照。

第三四條

營養諮詢機構有下列情形之一者，處新臺幣二萬元以上十萬元以下罰鍰；其情節重大者，並得廢止其開業執照：

一　容留未具營養師資格人員擅自執行營養師業務。

二　從事違法之業務。

三　受停業處分而不停業。

第三五條

①營養諮詢機構之負責營養師受停業處分或廢止執業執照者，應同時對其營養諮詢機構予以停業處分或廢止其開業執照。

②營養諮詢機構受停業處分或廢止開業執照者，應同時對其負責營養師予以停業處分或廢止其執業執照。

第三六條

營養諮詢機構受廢止開業執照處分，仍繼續開業者，廢止其負責營養師之營養師證書。

第三七條

本法所定之罰鍰，於營養諮詢機構，處罰其負責營養師；於其他機構、場所，處罰其負責人。

第三八條

本法所定之罰鍰、停業、撤銷或廢止執業執照、開業執照，除第二十八條第三項另有規定外，由直轄市、縣（市）主管機關處罰之；廢止營養師證書，由中央主管機關處罰之。

第三九條

依本法所處之罰鍰，經限期繳納，屆期未繳納者，依法移送強制執行。

第五章　公　會

第四〇條

各級營養師公會，由人民團體主管機關主管。但其目的事業，應受主管機關之指導、監督。

第四一條

營養師公會分直轄市及縣（市）公會，並得設營養師公會全國聯合會。

第四二條

營養師公會區域，依現有行政區域；在同一區域內同級之公會，以一個為限。

第四三條

直轄市、縣（市）營養師公會之設立，由在該管區域內執業營養師九人以上發起組織之；其不滿九人者，得加入鄰近區域之公會或共同組織之。

第四四條

營養師公會全國聯合會之設立，應由三分之一以上之直轄市、縣（市）營養師公會完成組織後，始得發起組織。

第四五條

①各級營養師公會置理事、監事，均於召開會員（會員代表）大會時，由會員（會員代表）選舉之，並分別成立理事會、監事會，其名額如下：

一　直轄市、縣（市）營養師公會之理事，不得超過二十七人。

二　營養師公會全國聯合會之理事，不得超過三十五人。

三　各級營養師公會之理事名額不得超過全體會員（會員代表）人數二分之一。

四　各級營養師公會之監事名額，不得超過各該公會理事名額三分之一。

②各級營養師公會得置候補理事、候補監事，其名額不得超過各該公會理事、監事名額三分之一。

③理事、監事名額在三人以上者，得分別互選常務理事及常務監事；其名額不得超過理事或監事總額三分之一，並應由理事就常務理事中選舉一人為理事長；其不置常務理事者，就理事中互選之；常務監事在三人以上者，應互選一人為監事會召集人。

第四六條

理事、監事任期均為三年，其連選連任者，不得超過二分之一；理事長之連任，以一次為限。

第四七條

①營養師公會全國聯合會理事、監事之人選，不以直轄市、縣（市）營養師公會選派參加之會員代表為限。

②直轄市、縣（市）營養師公會選派參加營養師公會全國聯合會之會員代表，不以其理事、監事為限。

第四八條

①營養師公會每年召開會員（會員代表）大會一次；必要時得召開臨時大會。

②營養師公會會員人數超過三百人時，得依章程之規定，就會員分布狀況劃定區域，按其會員人數比率選定會員代表，召開會員代表大會，行使會員大會之職權。

第四九條

①營養師公會應訂定章程，造具會員名冊及選任職員簡歷名冊，送請所在地人民團體主管機關立案，並分送中央及所在地主管機關備查。

②營養師公會全國聯合會應訂定營養師倫理規範，提經會員（會員代表）大會通過後，報請中央主管機關備查。

第五〇條

各級營養師公會之章程，應載明下列事項：

一　名稱、區域及會所所在地。

二　宗旨、組織、任務或事業。

三　會員之入會及出會。

四　會員應納之會費及繳納期限。

五　會員代表之產生及其任期。

六　理事、監事名額、權限、任期及其選任、解任。

七　會員（會員代表）大會及理事會、監事會會議之規定。

八　會員應遵守之公約。

九　經費及會計。

十　章程之修改。

十一　其他依法令規定應載明或處理會務之必要事項。

第五一條

①營養師公會違反法令或章程者，人民團體主管機關得為下列之處分：

一　警告。

二　撤銷其決議。

三　撤免其理事、監事。

四　限期整理。

②前項第一款、第二款處分，亦得由主管機關為之。

第五二條

直轄市、縣（市）營養師公會對營養師公會全國聯合會之章程及決議，有遵守義務。

第五三條

營養師公會會員有違反法令或章程之行為者，公會得依章程、理事會、監事會或會員（會員代表）大會之決議處分。

第五四條

本法修正施行前已立案之營養師公會全國聯合會，應於本法修正施行之日起三年內，依本法規定完成改組；已立案之省營養師公會應併辦理解散。

第六章　附　則

第五五條

①外國人得依中華民國法律，應營養師考試。

②前項考試及格，領有營養師證書之外國人，在中華民國執行營養師業務，應經中央主管機關許可，並應遵守中華民國關於營養師及醫療之相關法令及營養師公會章程；其執業之許可及管理辦法，由中央主管機關定之。

③違反前項規定者，除依法處罰外，中央主管機關並得廢止其許可。

第五六條

中央或直轄市、縣（市）主管機關依本法核發證書或執照時，得收取證書費或執照費；其費額，由中央主管機關定之。

第五七條

本法施行細則，由中央主管機關定之。

第五八條

本法自公布日施行。

營養師法施行細則

①民國 75 年 2 月 28 日行政院衛生署、內政部、教育部令會銜訂定發布全文 15 條。
②民國 81 年 12 月 31 日行政院衛生署、內政部、教育部令會銜修正發布第 4、15 條條文。
③民國 94 年 3 月 3 日行政院衛生署令修正發布全文 15 條；並自發布日施行。

第一條
本細則依營養師法（以下簡稱本法）第五十七條規定訂定之。

第二條
依本法第四條規定請領營養師證書者，應填具申請書，並檢附考試院頒發之營養師考試及格證書及證書費，送請中央主管機關核發之。

第三條
①營養師證書滅失或遺失者，應填具申請書，並檢附證書費，向中央主管機關申請補發。
②營養師證書損壞者，應填具申請書，並檢附證書費，連同原證書，向中央主管機關申請換發。

第四條
營養師停業、歇業，依本法第十一條第一項規定報請備查時，應填具申請書，並檢附執業執照及有關文件，送由原核發執業執照機關依下列規定辦理：
一　停業：登記其停業日期及理由後，發還其執業執照。
二　歇業：註銷其執業登記及執業執照。

第五條
①依本法第十七條規定申請設立營養諮詢機構者，應填具申請書，並檢附下列書件及開業執照費，向所在地直轄市、縣（市）主管機關申請核准登記：
一　總樓地板面積，不小於二十平方公尺，且具獨立空間之建築物平面簡圖。
二　建築物合法使用證明文件。
三　申請人曾在教學醫院或營養諮詢機構執行營養師業務三年以上之證明文件。
四　營養師證書及其影本一份（正本驗畢後發還）。
五　國民身分證及其影本一份（正本驗畢後發還）。
六　其他依規定應檢附之文件。
②直轄市或縣（市）主管機關對於前項之申請，經派員履勘後，核與規定相符者，發給開業執照。

第六條

營養諮詢機構之開業，應行登記事項如下：

一　名稱、地址及開業執照字號。

二　負責營養師之姓名、出生年月日、證書字號、執業執照字號。

三　所屬營養師人數及其姓名、出生年月日、證書字號、執業執照字號。

四　其他依規定應行登記事項。

第七條

營養諮詢機構不得使用下列之名稱：

一　在同一直轄市或縣（市）區域內，他人已登記使用之營養諮詢機構名稱。

二　在同一直轄市或縣（市）區域內，與被廢止開業執照或受停業處分之營養諮詢機構相同或類似之名稱。

三　易使人誤認其與政府機關、公益團體有關或有妨害公共秩序或善良風俗之名稱。

第八條

①營養諮詢機構開業執照滅失或遺失者，應填具申請書，並檢附開業執照費，向原發開業執照機關申請補發。

②開業執照損壞者，應填具申請書，並檢附開業執照費，連同原開業執照，向原發開業執照機關申請換發。

第九條

營養諮詢機構停業、歇業或登記事項變更，依本法第二十條第一項規定報請備查時，應填具申請書，並檢附開業執照及有關文件，送由原發開業執照機關依下列規定辦理：

一　停業：於其開業執照註明其停業日期及理由後發還。

二　歇業：註銷其開業登記及開業執照。

三　登記事項變更：辦理變更登記。

第一〇條

營養諮詢機構停業、歇業或受停業、撤銷、廢止開業執照處分者，其所屬營養師，應申請變更執業處所或依第四條規定辦理停業、歇業。

第一一條

營養諮詢機構歇業或受撤銷、廢止開業執照處分者，其原掛招牌，應予拆除。

第一二條

①營養諮詢機構負責營養師因故不能執行業務，應指定合於負責營養師資格者代理之。代理期間超過一個月者，應向原發開業執照機關報備。

②前項代理期間，不得逾一年。逾一年者，應辦理開業執照負責營養師變更登記。

第一三條

主管機關人員執行本法第二十五條規定之檢查及資料蒐集時，應出示身分證明文件。

第一四條

①直轄市、縣（市）衛生主管機關對轄區內營養諮詢機構之業務，應擬訂計畫實施督導考核，每年至少一次，並應將其計畫報請中央主管機關備查。

②前項督導考核，必要時得委託相關機構或團體辦理。

第一五條

本細則自發布日施行。

職能治療師法

①民國 86 年 5 月 21 日總統令制定公布全文 61 條。
②民國 88 年 12 月 22 日總統令修正公布第 3、26、54 條條文。
③民國 92 年 1 月 29 日總統令修正公布第 19、47 條條文；並增訂第 21-1、52-1 條條文。
④民國 96 年 1 月 29 日總統令修正公布第 6 ～ 8、10、21-1、22、32 ～ 35、37、39 ～ 41、44、46、47、49 ～ 51、53 ～ 56、60 條條文；增訂第 20-1、55-1、55-2、56-1、58-1 條條文；並刪除第 45 條條文。
民國 102 年 7 月 19 日行政院公告第 3 條所列屬「行政院衛生署」之權責事項，自 102 年 7 月 23 日起改由「衛生福利部」管轄。
⑤民國 107 年 12 月 26 日總統令修正公布第 3、4、7、8、12、17、19、21、26、28、30、44、46、54、55-1、58 ～ 60 條條文。
⑥民國 109 年 1 月 15 日總統令修正公布第 58-1 條條文。
⑦民國 112 年 12 月 27 日總統令修正公布第 9、12、61 條條文；刪除第 56-1、58 條條文；並自公布日施行。

第一章　總　則

第一條
①中華民國國民經職能治療師考試及格並依本法領有職能治療師證書者，得充職能治療師。
②前項考試得以檢覈行之；其檢覈辦法，由考試院會同行政院定之。

第二條
①中華民國國民經職能治療生考試及格並依本法領有職能治療生證書者，得充職能治療生。
②前項考試得以檢覈行之；其檢覈辦法，由考試院會同行政院定之。

第三條
本法所稱主管機關：在中央為衛生福利部；在直轄市為直轄市政府；在縣（市）為縣（市）政府。

第四條
請領職能治療師或職能治療生證書，應具申請書及資格證明文件，送請中央主管機關核發之。

第五條
非領有職能治療師或職能治療生證書者，不得使用職能治療師或職能治療生名稱。

第六條
曾受本法所定廢止職能治療師或職能治療生證書處分者，不得充職能治療師或職能治療生。

第二章　執　業

第七條

①職能治療師應向執業所在地直轄市、縣（市）主管機關申請執業登記，領有執業執照，始得執業。

②職能治療師執業，應每六年接受一定時數繼續教育，始得辦理執業執照更新。

③第一項申請執業登記之資格、條件、應檢附文件、執業執照發給、換發、補發、更新與前項繼續教育之課程內容、積分、實施方式、完成繼續教育之認定及其他應遵行事項之辦法，由中央主管機關定之。

第八條

①有下列情形之一者，不得發給執業執照；已領者，撤銷或廢止之：

一　經撤銷或廢止職能治療師證書。

二　經廢止職能治療師執業執照未滿一年。

三　有客觀事實認不能執行業務，經直轄市、縣（市）主管機關邀請相關專科醫師、職能治療師及學者專家組成小組認定。

②前項第三款原因消失後，仍得依本法規定申請執業執照。

第九條 112

職能治療師執業以一處爲限，並應在所在地主管機關核准登記之醫療機構、職能治療所或其他經主管機關認可得聘請職能治療師之機構爲之。但機構間之支援或經事先報准者，不在此限。

第一〇條

①職能治療師停業或歇業時，應自事實發生之日起三十日內，報請原發執業執照機關備查。

②前項停業之期間，以一年爲限；逾一年者，應辦理歇業。

③職能治療師變更執業處所或復業者，準用關於執業之規定。

④職能治療師死亡者，由原發執業執照機關註銷其執業執照。

第一一條

①職能治療師或職能治療生執業，應加入所在地職能治療師公會或職能治療生公會。

②職能治療師公會或職能治療生公會不得拒絕其有會員資格者入會。

第一二條 112

①職能治療師業務如下：

一　職能治療評估。

二　作業治療。

三　產業治療。

四　娛樂治療。

五　感覺統合治療。

六　人造肢體使用之訓練及指導。

七　副木及功能性輔具之設計、製作、使用訓練及指導。

八　其他經中央主管機關認可之職能治療業務。

②職能治療師執行業務，應依醫師開具之診斷、照會或醫囑爲之。但非以疾病治療爲目的者，不在此限。

第一三條

職能治療師對醫師開具之診斷、照會或醫囑，如有疑點，應詢明醫師確認後，始得對病人施行職能治療。

第一四條

職能治療師發現病人不適繼續施行職能治療，應即停止，並建議病人由醫師再行診治。

第一五條

職能治療師執業時，應製作紀錄，並載明下列事項：

一　病人之姓名、性別、出生年月日及地址。

二　施行職能治療情形及時間。

三　醫師之姓名及診斷、照會或醫囑。

第一六條

職能治療師受衛生、司法或司法警察機關詢問時，不得爲虛僞之陳述或報告。

第一七條

①職能治療生業務如下：

一　作業治療。

二　產業治療。

三　娛樂治療。

四　其他經中央主管機關認可之職能治療業務。

②職能治療生執行業務，應依醫師開具之診斷及書面指示或在職能治療師監督指導下爲之。

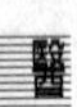

第一八條

職能治療生執行前條業務，準用本章職能治療師執業規定。

第三章　職能治療所

第一九條

①職能治療所之設立，應以職能治療師爲申請人，向所在地直轄市或縣（市）主管機關申請核准登記，發給開業執照，始得爲之。

②前項申請設立職能治療所之職能治療師，須在中央主管機關指定之醫療機構執行業務二年以上，始得爲之。

③職能治療所設置標準，由中央主管機關定之。

④第二項執行業務年資之採計，以領有職能治療師證書並依法向直轄市、縣（市）主管機關辦理執業登記者爲限。但於本法公布施行前已執行業務者，其實際服務年資得併予採計。

第二〇條

職能治療所應以其申請人爲負責人，對其業務負督導責任。

第二〇條之一

①職能治療所負責人因故不能執行業務，應指定合於負責職能治療

師資格者代理之。代理期間超過一個月者，應報請原發開業執照機關備查。
②前項代理期間，最長不得逾一年。

第二一條
①職能治療所名稱之使用或變更，應經主管機關核准。
②非職能治療所，不得使用職能治療所或類似之名稱。

第二一條之一
職能治療所不得使用下列名稱：
一　在同一直轄市或縣（市）區域內，他人已登記使用之職能治療所名稱。
二　在同一直轄市或縣（市）區域內，與被廢止開業執照未滿一年或受停業處分之職能治療所相同或類似之名稱。
三　易使人誤認其與政府機關、公益團體有關或有妨害公共秩序或善良風俗之名稱。

第二二條
①職能治療所停業、歇業或其登記事項變更時，應自事實發生之日起三十日內，報請原發開業執照機關備查。
②職能治療所遷移或復業者，準用關於設立之規定。

第二三條
職能治療所應將其開業執照、收費標準及其職能治療師或職能治療生證書，懸掛於明顯處所。

第二四條
職能治療所應保持整潔，秩序安寧，並不得妨礙公共衛生及安全。

第二五條
職能治療所對於職能治療紀錄、醫師開具之診斷、照會或醫囑，應指定適當場所及人員保管，並至少保存三年。

第二六條
職能治療所之收費標準，由直轄市、縣（市）主管機關核定之。

第二七條
①職能治療所收取費用，應掣給收費明細表及收據。
②職能治療所不得違反收費標準，超額收費。

第二八條
①職能治療所之廣告，其內容以下列事項為限：
一　職能治療所之名稱、開業執照字號、地址、電話及交通路線。
二　職能治療師或職能治療生之姓名及其證書字號。
三　其他經中央主管機關公告容許登載或宣播事項。
②非職能治療所，不得為職能治療廣告。

第二九條
職能治療所不得以不正當方法，招攬業務。

第三〇條

職能治療所應依法令規定或依主管機關之通知，提出報告；並接受主管機關對其人員、設備、衛生、安全、收費情形、作業等之檢查及資料蒐集。

第三一條

職能治療師、職能治療生或職能治療所之人員，對於因業務而知悉或持有他人之秘密，不得無故洩漏。

第四章　罰　則

第三二條

職能治療師或職能治療生將其證照租借他人使用者，廢止其職能治療師或職能治療生證書；其涉及刑事責任者，並應移送該管檢察機關依法辦理。

第三三條

職能治療師或職能治療生有下列情事之一者，處新臺幣二萬元以上十萬元以下罰鍰；其情節重大者，並處一個月以上一年以下停業處分或廢止其執業執照；其涉及刑事責任者，並應移送該管檢察機關依法辦理：

一　違反第十六條規定。

二　於業務上有違法或不正當行為。

第三四條

①違反第七條第一項、第二項、第九條、第十條第一項、第三項、第十一條第一項或第十五條規定者，處新臺幣一萬元以上五萬元以下罰鍰。

②違反第七條第一項、第二項、第十條第一項、第三項或第十一條第一項規定者，除依前項規定處罰外，並限期令其改善；經處罰及限期令其改善三次仍未遵行者，處一個月以上一年以下停業處分。

③職能治療師公會或職能治療生公會違反第十一條第二項規定者，由人民團體主管機關處新臺幣一萬元以上五萬元以下罰鍰。

第三五條

職能治療師或職能治療生受停業處分仍執行業務者，廢止其執業執照；受廢止執業執照處分仍執行業務者，得廢止其職能治療師或職能治療生證書。

第三六條

①違反第二十一條第一項、第二十二條第一項、第二項、第二十三條至第二十五條、第二十七條第一項、第三十條規定或未符合依第十九條第三項所定之標準者，處新臺幣一萬元以上五萬元以下罰鍰。

②違反第二十一條第一項、第二十二條第一項、第二項、第二十三條、第二十四條規定或未符合依第十九條第三項所定之標準者，除依前項規定處罰外，並限期令其改善；屆期仍未改善者，處一個月以上一年以下停業處分。

第三七條

①違反第十九條第一項、第二十條之一第一項、第二十二條第三項、第二十七條第二項、第二十八條第一項或第二十九條規定者，處新臺幣二萬元以上十萬元以下罰鍰。
②違反第二十七條第二項規定者，除依前項規定處罰外，並限期令其將超收部分退還病人；屆期未退還者，處一個月以上一年以下停業處分或廢止其開業執照。

第三八條

違反第五條、第二十一條第二項、第二十八條第二項或第三十一條規定者，處新臺幣三萬元以上十五萬元以下罰鍰。

第三九條

①職能治療所之負責人受停業處分或廢止執業執照者，應同時對其職能治療所予以停業處分或廢止其開業執照。
②職能治療所受停業處分或廢止開業執照者，應同時對其負責人予以停業處分或廢止其執業執照。

第四〇條

職能治療所受停業處分而未停業者，廢止其開業執照；受廢止開業執照處分，仍繼續開業者，得廢止其負責人之職能治療師證書。

第四一條

①未取得職能治療師或職能治療生資格，擅自執行職能治療業務者，處二年以下有期徒刑，得併科新臺幣三萬元以上十五萬元以下罰金。但在職能治療師指導下實習之相關職能治療系、科、組學生或取得畢業證書日起六個月內之畢業生，不在此限。
②犯前項之罪因而致人於死或重傷者，應依刑法加重其刑至二分之一。

第四二條

①職能治療師違反第十二條第二項或職能治療生違反第十七條第二項規定者，處一年以下有期徒刑，得併科新臺幣三萬元以上十五萬元以下罰金。
②犯前項之罪因而致人於死或重傷者，應依刑法加重其刑至二分之一。

第四三條

本法所定之罰鍰，於職能治療所，處罰其負責人。

第四四條

本法所定之罰鍰、停業、撤銷或廢止執業執照、開業執照，除本法另有規定外，由直轄市或縣（市）主管機關處罰之；廢止職能治療師或職能治療生證書，由中央主管機關處罰之。

第四五條（刪除）

第五章　公　會

第四六條

職能治療師公會，由人民團體主管機關主管。但其目的事業，應受主管機關之指導、監督。

第四七條

職能治療師公會分直轄市及縣（市）公會，並得設職能治療師公會全國聯合會。

第四八條

職能治療師公會之區域，依現有之行政區域；在同一區域內，同級之公會以一個為限。

第四九條

直轄市、縣（市）職能治療師公會，由在該管區域內執業職能治療師九人以上之發起組織之；其未滿九人者，得加入鄰近區域之公會或共同組織之。

第五〇條

職能治療師公會全國聯合會之設立，應由三分之一以上之直轄市、縣（市）職能治療師公會完成組織後，始得發起組織。

第五一條

①職能治療師公會置理事、監事，均於召開會員（會員代表）大會時，由會員（會員代表）選舉之，並分別成立理事會、監事會，其名額如下：

一　直轄市、縣（市）職能治療師公會之理事，不得超過二十七人。

二　職能治療師公會全國聯合會之理事，不得超過三十五人。

三　各級職能治療師公會之理事名額，不得超過全體會員（會員代表）人數二分之一。

四　各級職能治療師公會之監事名額，不得超過各該公會理事名額三分之一。

②各級職能治療師公會得置候補理事、候補監事；其名額不得超過各該公會理事、監事名額三分之一。

③理事、監事名額在三人以上時，得分別互選常務理事及常務監事；其名額不得超過理事或監事總額三分之一，並應由理事就常務理事中選舉一人為理事長；其不置常務理事者，就理事中互選之。常務監事在三人以上者，應互選一人為監事會召集人。

第五二條

理事、監事任期均為三年，其連選連任者不得超過二分之一；理事長之連任，以一次為限。

第五二條之一

①上級職能治療師公會理事、監事之當選，不以下級職能治療師公會選派參加之會員代表為限。

②下級職能治療師公會選派參加上級職能治療師公會之會員代表，不以該下級職能治療師公會之理事、監事為限。

第五三條

①職能治療師公會每年召開會員（會員代表）大會一次，必要時得召開臨時大會。

②職能治療師公會會員人數超過三百人時，得依章程之規定就會員

分布狀況劃定區域，按會員人數比率選出代表，召開會員代表大會，行使會員大會之職權。

第五四條

職能治療師公會應訂立章程，造具會員名冊及選任職員簡歷名冊，送請所在地人民團體主管機關立案，並分送中央及所在地主管機關備查。

第五五條

各級職能治療師公會之章程，應載明下列各項：

一　名稱、區域及會所所在地。
二　宗旨、組織、任務。
三　會員之入會及出會。
四　會員應納之會費及繳納期限。
五　會員代表之產生及其任期。
六　理事、監事名額、權限、任期及其選任、解任。
七　會員（會員代表）大會及理事會、監事會會議之規定。
八　會員應遵守之公約。
九　經費及會計。
十　章程之修改。
十一　其他依法令規定應載明或處理會務之必要事項。

第五五條之一

①職能治療師公會違反法令或章程者，人民團體主管機關得為下列之處分：

一　警告。
二　撤銷其決議。
三　撤免其理事、監事。
四　限期整理。

②前項第一款、第二款處分，亦得由主管機關為之。

第五五條之二

直轄市、縣（市）職能治療師公會對職能治療師公會全國聯合會之章程及決議，有遵守義務。

第五六條

職能治療師公會之會員有違反法令或章程之行為者，公會得依章程、理事會、監事會或會員（會員代表）大會之決議處分。

第五六條之一（刪除）112

第五七條

職能治療生公會，其組織準用本章職能治療師公會之規定。

第六章　附　則

第五八條（刪除）112

第五八條之一　109

①外國人得依中華民國法律，應職能治療師考試。

②前項考試及格，領有職能治療師證書之外國人，在中華民國執行

職能治療業務，應經中央主管機關許可，並應遵守中華民國關於職能治療與醫療之相關法令及職能治療師公會章程；其執業之許可及管理辦法，由中央主管機關定之。

③違反前項規定者，除依法處罰外，中央主管機關並得廢止其許可。

第五九條

中央或直轄市、縣（市）主管機關依本法核發證書或執照時，得收取證書費或執照費；其費額，由中央主管機關定之。

第六〇條

本法施行細則，由中央主管機關定之。

第六一條 112

本法自公布日施行。

職能治療師法施行細則

①民國 86 年 10 月 22 日行政院衛生署令訂定發布全文 25 條。
②民國 96 年 12 月 20 日行政院衛生署令修正發布全文 12 條；並自發布日施行。

第一條
本細則依職能治療師法（以下簡稱本法）第六十條規定訂定之。
第二條
依本法第四條規定請領職能治療師或職能治療生證書者，應填具申請書，檢附考試院頒發之職能治療師或職能治療生考試及格證書，並繳納證書費，送請中央衛生主管機關核發。
第三條
①職能治療師或職能治療生證書滅失或遺失者，應填具申請書，並繳納證書費，向中央衛生主管機關申請補發。
②職能治療師或職能治療生證書損壞者，應填具申請書，並繳納證書費，連同原證書，向中央衛生主管機關申請換發。
第四條
職能治療師或職能治療生停業、歇業，依本法第十條第一項、第十八條規定報請備查時，應填具申請書，並檢附執業執照及有關文件，送由原發給執業執照機關依下列規定辦理：
一　停業：登記其停業日期及理由後，發還其執業執照。
二　歇業：註銷其執業登記及執業執照。
第五條
①依本法第十九條第一項規定申請設立職能治療所，應填具申請書，檢附下列書件，並繳納開業執照費，向所在地直轄市或縣（市）衛生主管機關申請核准登記：
一　職能治療師證書正本及影本；正本驗畢後發還。
二　國民身分證正本及影本；正本驗畢後發還。
三　職能治療所平面配置圖及建築物合法使用證明文件。
四　依本法第十九條第二項所定職能治療師之執行業務證明文件。
五　其他依規定應檢具之文件。
②直轄市或縣（市）衛生主管機關對於前項之申請，經派員履勘後，核與規定相符者，發給開業執照。
第六條
本法第十九條第一項所定職能治療所核准登記事項如下：
一　名稱、地址及開業執照字號。
二　負責職能治療師或職能治療生之姓名、出生年月日、證書字號、身分證統一編號及住址。

三　其他依規定應行登記事項。

第七條

①職能治療所開業執照滅失或遺失者，應填具申請書，並繳納開業執照費，向原發給開業執照機關申請補發。

②開業執照損壞者，應填具申請書，並繳納開業執照費，連同原開業執照，向原發給開業執照機關申請換發。

第八條

①職能治療所停業、歇業或其登記事項變更，依本法第二十二條第一項規定報請備查時，應填具申請書，並檢附開業執照及有關文件，送由原發給開業執照機關依下列規定辦理：

一　停業：於其開業執照註明停業日期及理由後發還。

二　歇業：註銷其開業登記及開業執照。

三　登記事項變更：辦理變更登記。

②前項第三款登記事項變更，如需換發開業執照，申請人應依規定繳納開業執照費。

第九條

職能治療所停業、歇業或受停業、撤銷或廢止開業執照處分者，其所屬職能治療師或職能治療生，應依本法第十條第一項、第三項或第十八條規定辦理停業、歇業或變更執業處所。

第一〇條

職能治療所歇業或受撤銷、廢止開業執照處分者，應將其招牌拆除。

第一一條

衛生主管機關依本法第三十條規定執行檢查及資料蒐集時，其檢查及資料蒐集人員應出示有關執行職務之證明文件或顯示足資辨別之標誌。

第一二條

本細則自發布日施行。

醫事放射師法

①民國89年2月3日總統令制定公布全文62條；並自公布日起施行。
②民國91年6月12日總統令修正公布第10、19、38、41條條文；並增訂第20-1、21-1、53-1條條文。
③民國96年1月29日總統令修正公布第6～8、10、21-1、22、34、36～38、40、46、49、53、57、58、61條條文；增訂第57-1、57-2、60-1條條文；並刪除第47條條文。
民國102年7月19日行政院公告第3條所列屬「行政院衛生署」之權責事項，自102年7月23日起改由「衛生福利部」管轄。
④民國105年11月30日總統令修正公布第34條條文。
⑤民國107年12月26日總統令修正公布第3、4、7～9、12、18、19、21、26、28、31、33、46、48、56、57-1、60～61條條文。
⑥民國108年4月10日總統令修正公布第50條條文。
⑦民國109年1月15日總統令修正公布第60-1條條文。

第一章　總　則

第一條
①中華民國國民經醫事放射師考試及格，並依本法領有醫事放射師證書者，得充任醫事放射師。
②中華民國國民於本法公布施行前，經醫用放射線技術師考試或檢覈及格者，得依本法請領醫事放射師證書，充任醫事放射師。

第二條
中華民國國民於本法公布施行前，經醫用放射線技術士考試或檢覈及格者，得依本法請領醫事放射士證書，充任醫事放射士。

第三條
本法所稱主管機關：在中央為衛生福利部；在直轄市為直轄市政府；在縣（市）為縣（市）政府。

第四條
請領醫事放射師或醫事放射士證書，應具申請書及資格證明文件，送請中央主管機關核發之。

第五條
非領有醫事放射師或醫事放射士證書者，不得使用醫事放射師或醫事放射士名稱。

第六條
曾受本法所定廢止醫事放射師或醫事放射士證書處分者，不得充任醫事放射師或醫事放射士。

第二章　執　業

第七條

①醫事放射師執業，應向所在地直轄市或縣（市）主管機關申請執業登記，領有執業執照，始得執業。
②醫事放射師執業，應每六年接受一定時數繼續教育，始得辦理執業執照更新。
③第一項申請執業登記之資格、條件、應檢附文件、執業執照發給、換發、補發、更新與前項繼續教育之課程內容、積分、實施方式、完成繼續教育之認定及其他應遵行事項之辦法，由中央主管機關定之。
④醫事放射師依第一項規定領有執業執照者，免再申領游離輻射相關法規所定之訓練證明或相關操作執照。

第八條

①有下列情形之一者，不得發給執業執照；已領者，撤銷或廢止之：
一　經撤銷或廢止醫事放射師證書。
二　經廢止醫事放射師執業執照未滿一年。
三　有客觀事實認不能執行業務，經直轄市、縣（市）主管機關邀請相關專科醫師、醫事放射師及學者專家組成小組認定。
②前項第三款原因消失後，仍得依本法規定申請執業執照。

第九條

醫事放射師執業以一處為限，並應在所在地主管機關核准登記之醫療機構、醫事放射所或其他經主管機關認可之機構為之。但機關間之支援或經事先報准者，不在此限。

第一〇條

①醫事放射師停業或歇業時，應自事實發生之日起三十日內，報請原發執業執照機關備查。
②前項停業之期間，以一年為限；逾一年者，應辦理歇業。
③醫事放射師變更執業處所或復業者，準用關於執業之規定。
④醫事放射師死亡者，由原發執業執照機關註銷其執業執照。

第一一條

①醫事放射師或醫事放射士執業，應加入所在地醫事放射師公會或醫事放射士公會。
②醫事放射師公會或醫事放射士公會不得拒絕具有會員資格者入會。

第一二條

①醫事放射師業務如下：
一　放射線診斷之一般攝影。
二　核子醫學體外檢查。
三　放射線診斷之特殊攝影及造影。
四　放射線治療。
五　核子醫學診斷之造影及體內分析檢查。
六　核子醫學治療。
七　磁振及非游離輻射診斷之造影。

八　其他經中央主管機關認定之項目。
②醫事放射師執行前項第一款、第二款業務，應依醫師開具之會檢單爲之。但自費至醫事放射所檢查者，不在此限；執行前項第三款至第八款業務，應配合醫師行之。
③第一項各款所稱之攝影及造影，包括其影像之獲取、處理及品質管理。
④第二項但書規定於本法公布施行之日起，試行五年，屆期重新檢討。

第一三條
①醫事放射師受理醫師開具之會檢單，如有疑點，應詢明原開具會檢單之醫師確認後，始得執行，並應按會檢單上之檢查項目執行，不得擅自更改檢查項目。
②前項會檢單，以執行一次爲限；執行後，醫事放射師應於會檢單上簽名或蓋章，並填註執行時間。

第一四條
醫事放射師執行業務時，應製作紀錄，並載明下列事項：
一　病人之姓名、性別、出生年月日及地址。
二　檢查或治療之照射方法等情形及時間。
三　醫師之姓名及會檢內容。

第一五條
醫事放射師受衛生、司法或司法警察機關詢問時，不得爲虛僞之陳述或報告。

第一六條
①醫事放射士業務如下：
一　放射線診斷之一般攝影。
二　核子醫學體外檢查。
三　放射線診斷之特殊攝影及造影。
四　放射線治療。
五　核子醫學診斷之造影及體內分析檢查。
六　核子醫學治療。
②醫事放射士執行前項第一款、第二款業務，應依醫師開具之會檢單爲之。但自費至醫事放射所檢查者，不在此限。執行前項第三款至第六款業務，應配合醫師行之。
③第一項各款所稱之攝影及造影，包括其影像之獲取、處理及品質管理。
④第二項但書規定於本法公布施行之日起，試行五年，屆期重新檢討。

第一七條
醫事放射士執行前條業務，準用本章醫事放射師執業之規定。

第三章　醫事放射所

第一八條
①醫事放射所之設立，應向所在地主管機關申請核准登記，發給開

業執照，始得為之。
②醫事放射所設置標準，由中央主管機關會商行政院原子能委員會及有關機關定之。

第一九條
①具有下列資格之一者，得申請設立醫事放射所：
一　在中央主管機關指定之醫療機構執行業務二年以上之醫事放射師。
二　在中華民國七十九年十二月三十一日前已執業或自行開業，其場所輻射安全經行政院原子能委員會審查合格准予登記之醫事放射師或醫事放射士。
②前項第一款執行業務年資之採計，以領有醫事放射師或醫事放射士證書並依法向直轄市、縣（市）主管機關辦理執業登記者為限。但於本法公布施行前已執行業務者，其實際服務年資得併予採計。

第二〇條
醫事放射所應以申請設立者為負責人，對其業務負督導責任。

第二〇條之一
①醫事放射所負責醫事放射師或醫事放射士因故不能執行業務，應指定合於負責人資格者代理之。代理期間超過一個月者，應報請原發開業執照機關備查。
②前項代理期間，最長不得逾一年。

第二一條
①醫事放射所名稱之使用或變更，應經主管機關核准。
②非醫事放射所不得使用醫事放射所或類似之名稱。

第二一條之一
醫事放射所不得使用下列名稱：
一　在同一直轄市或縣（市）區域內，他人已登記使用之醫事放射所名稱。
二　在同一直轄市或縣（市）區域內，與被廢止開業執照未滿一年或受停業處分之醫事放射所相同或類似之名稱。
三　易使人誤認其與政府機關、公益團體有關或有妨害公共秩序或善良風俗之名稱。

第二二條
①醫事放射所停業、歇業或登記事項變更時，應自事實發生之日起三十日內，報請原發開業執照機關備查。
②醫事放射所遷移或復業者，準用關於設立之規定。

第二三條
醫事放射所應將其開業執照、收費標準及其醫事放射師或醫事放射士證書，懸掛於明顯處所。

第二四條
醫事放射所應保持整潔，秩序安寧，不得妨礙公共衛生及安全。

第二五條

醫事放射所對於醫事放射紀錄、醫師開具之會檢單，應指定適當場所及人員保管，並至少保存三年。

第二六條

醫事放射所之收費標準，由直轄市、縣（市）主管機關核定之。

第二七條

①醫事放射所收取費用，應掣給收費明細表及收據。

②醫事放射所不得違反收費標準，超額收費。

第二八條

醫事放射所之廣告，其內容以下列事項爲限：

一　醫事放射所之名稱、開業執照字號、地址、電話及交通路線。

二　醫事放射師或醫事放射士之姓名及其證書字號。

三　其他經中央主管機關公告容許登載或宣播事項。

第二九條

非醫事放射所，不得爲醫事放射廣告。

第三〇條

醫事放射所不得以不正當方法，招攬業務。

第三一條

醫事放射所應依法令規定或依主管機關之通知，提出報告；並接受主管機關對其人員、設備、衛生、安全、收費情形、作業等之檢查及資料蒐集。

第三二條

醫事放射師、醫事放射士或醫事放射所之人員，對於因業務而知悉或持有他人之秘密，不得無故洩漏。

第四章　獎　懲

第三三條

醫事放射師或醫事放射士之獎勵辦法，由中央主管機關定之。

第三四條

①未取得或經廢止醫事放射師或醫事放射士證書而執行醫事放射業務者，處三年以下有期徒刑，得併科新臺幣三萬元以上十五萬元以下罰金。但在醫療機構於醫事放射師指導下實習之醫事放射系、科、組學生或取得畢業證書日起六個月內之畢業生，不在此限。

②犯前項之罪因而致人於死或重傷者，應依刑法加重其刑至二分之一。

第三五條

①醫事放射師違反第十二條第二項或醫事放射士違反第十六條第二項規定者，處二年以下有期徒刑，得併科新臺幣三萬元以上十五萬元以下罰金。

②犯前項之罪因而致人於死或重傷者，應依刑法加重其刑至二分之一。

③犯前二項之罪者，並處一個月以上一年以下停業處分；其情節重大者，並得廢止其執業執照或其醫事放射師或醫事放射士證書。

第三六條

醫事放射師或醫事放射士將其證照租借他人使用者，廢止其醫事放射師或醫事放射士證書；其涉及刑事責任者，並應移送該管檢察機關依法辦理。

第三七條

醫事放射師或醫事放射士有下列各款情事之一者，處新臺幣二萬元以上十萬元以下罰鍰；其情節重大者，並處一個月以上一年以下停業處分或廢止其執業執照；其涉及刑事責任者，並應移送該管檢察機關依法辦理：

一　違反第十五條規定。

二　於業務上有違法或不正當行爲。

第三八條

①違反第七條第一項、第二項、第九條、第十條第一項、第三項、第十一條第一項、第十三條第二項或第十四條規定者，處新臺幣一萬元以上五萬元以下罰鍰。

②違反第七條第一項、第二項、第十條第一項、第三項或第十一條第一項規定者，除依前項規定處罰外，並令其限期改善；經處罰及令其限期改善三次仍未遵行者，處一個月以上一年以下停業處分。

③醫事放射師公會或醫事放射士公會違反第十一條第二項規定者，由人民團體主管機關處新臺幣一萬元以上五萬元以下罰鍰。

第三九條

醫事放射師或醫事放射士受停業處分仍執行業務者，廢止其執業執照；受廢止執業執照處分仍執行業務者，得廢止其醫事放射師或醫事放射士證書。

第四〇條

醫事放射所有下列各款情形之一者，處新臺幣二萬元以上十萬元以下罰鍰；其情節重大者，並得廢止其開業執照：

一　容留未取得或經廢止醫事放射師或醫事放射士證書人員擅自執行醫事放射業務。

二　受停業處分而不停業。

第四一條

①違反第二十條之一第一項、第二十一條第一項、第二十二條第一項、第二項、第二十三條至第二十五條、第二十七條第一項、第三十一條規定或未符合依第十八條第二項所定之標準者，處新臺幣一萬元以上五萬元以下罰鍰。

②違反第二十條之一第一項、第二十一條第一項、第二十二條第一項、第二項、第二十三條、第二十四條規定或未符合依第十八條第二項所定之標準者，除依前項規定處罰外，並令其限期改善；屆期未改善者，處一個月以上一年以下停業處分。

第四二條
①違反第五條、第十八條第一項、第二十一條第二項、第二十二條第三項、第二十七條第二項、第二十八條至第三十條或第三十二條規定者，處新臺幣二萬元以上十萬元以下罰鍰。
②違反第二十七條第二項規定者，除依前項規定處罰外，並令其限期將超收部分退還病人；屆期未將超收部分退還病人者，處一個月以上一年以下停業處分或廢止其開業執照。

第四三條
①醫事放射所之負責人受停業處分或廢止執業執照時，應同時對其醫事放射所予以停業處分或廢止其開業執照。
②醫事放射所受停業處分或廢止開業執照者，應同時對其負責人予以停業處分或廢止其執業執照。

第四四條
醫事放射所受廢止開業執照處分，仍繼續開業者，得廢止其負責人之醫事放射師或醫事放射士證書。

第四五條
本法所定之罰鍰，於醫事放射所，處罰其負責人。

第四六條
本法所定之罰鍰、停業、撤銷或廢止執業執照、開業執照，除本法另有規定外，由直轄市或縣（市）主管機關處罰之；廢止醫事放射師或醫事放射士證書，由中央主管機關處罰之。

第四七條（刪除）

第五章　公　會

第四八條
醫事放射師公會之主管機關為人民團體主管機關。但其目的事業，應受主管機關之指導、監督。

第四九條
醫事放射師公會分直轄市及縣（市）公會，並得設醫事放射師公會全國聯合會。

第五〇條
醫事放射師公會之區域，依現有之行政區域，在同一區域內，同級之公會以一個為限。但於行政區域調整變更前已成立者，不在此限。

第五一條
直轄市、縣（市）醫事放射師公會，由該轄區域內醫事放射師二十一人以上發起組織之；其未滿二十一人者，得加入鄰近區域之公會。

第五二條
醫事放射師公會全國聯合會之設立，應由直轄市、七個以上之縣（市）醫事放射師公會完成組織後，始得發起組織。

第五三條

①醫事放射師公會置理事、監事，均於召開會員（會員代表）大會時，由會員（會員代表）選舉之，並分別成立理事會、監事會，其名額如下：

一　直轄市、縣（市）醫事放射師公會之理事，不得超過二十七人。

二　醫事放射師公會全國聯合會之理事，不得超過三十五人。

三　各級醫事放射師公會之理事名額，不得超過全體會員（會員代表）人數二分之一。

四　各級醫事放射師公會之監事名額，不得超過各該公會理事名額三分之一。

②各級醫事放射師公會得置候補理事、候補監事，其名額不得超過各該公會理事、監事名額三分之一。

③理事、監事名額在三人以上時，得分別互選常務理事及常務監事；其名額不得超過理事或監事總額三分之一，並應由理事就常務理事中選舉一人爲理事長；其不置常務理事者，就理事中互選之。常務監事在三人以上者，應互選一人爲監事會召集人。

第五三條之一

①醫事放射師公會全國聯合會理事、監事之當選，不以直轄市、縣（市）醫事放射師公會選派參加之會員代表爲限。

②直轄市、縣（市）醫事放射師公會選派參加醫事放射師公會全國聯合會之會員代表，不以其理事、監事爲限。

第五四條

理事、監事任期均爲三年，其連選連任者不得超過二分之一；理事長之連任，以一次爲限。

第五五條

①醫事放射師公會每年召開會員（會員代表）大會一次，必要時得召集臨時大會。

②醫事放射師公會會員人數超過三百人以上時，得依章程之規定就會員分布狀況劃定區域，按會員人數比例選出代表，召開會員代表大會，行使會員大會之職權。

第五六條

醫事放射師公會應訂立章程，造具會員名冊及選任職員簡歷冊，送請所在地人民團體主管機關立案，並分送中央及地方主管機關備查。

第五七條

各級醫事放射師公會之章程，應載明下列事項：

一　名稱、區域及會所所在地。

二　宗旨、組織及任務。

三　會員之入會及出會。

四　會員應納之會費及繳納期限。

五　會員代表之產生及其任期。

六　理事、監事名額、權限、任期及其選任、解任。

七　會員（會員代表）大會及理事會、監事會會議之規定。
八　會員應遵守之公約。
九　經費及會計。
十　章程之修改。
十一　其他依法令規定應載明或處理會務之必要事項。

第五七條之一

①醫事放射師公會違反法令或章程者，人民團體主管機關得爲下列之處分：
一　警告。
二　撤銷其決議。
三　撤免其理事、監事。
四　限期整理。
②前項第一款、第二款處分，亦得由主管機關爲之。

第五七條之二

直轄市、縣（市）醫事放射師公會對醫事放射師公會全國聯合會之章程及決議，有遵守義務。

第五八條

醫事放射師公會會員有違反法令或章程之行爲者，公會得依章程、理事會、監事會或會員（會員代表）大會之決議處分。

第五九條

醫事放射士公會，其組織準用本章醫事放射師公會之規定。

第六章　附　則

第六〇條

中央或直轄市、縣（市）主管機關依本法核發證書或執照時，得收取證書費或執照費；其費額，由中央主管機關定之。

第六〇條之一　109

①外國人得依中華民國法律，應醫事放射師考試。
②前項考試及格，領有醫事放射師證書之外國人，在中華民國執行醫事放射業務，應經中央主管機關許可，並應遵守中華民國關於醫事放射與醫療之相關法令及醫事放射師公會章程；其執業之許可及管理辦法，由中央主管機關定之。
③違反前項規定者，除依法處罰外，中央主管機關並得廢止其許可。

第六一條

本法施行細則，由中央主管機關定之。

第六二條

本法自公布日施行。

醫事放射師法施行細則

①民國 89 年 11 月 1 日行政院衛生署令訂定發布全文 20 條；並自發布日起施行。
②民國 96 年 12 月 20 日行政院衛生署令修正發布全文 12 條；並自發布日施行。

第一條

本細則依醫事放射師法（以下簡稱本法）第六十一條規定訂定之。

第二條

依本法第四條規定請領醫事放射師證書、醫事放射士證書者，應填具申請書，檢附考試院頒發之醫事放射師、醫用放射線技術師或醫用放射線技術士考試及格證書，並繳納證書費，送請中央衛生主管機關核發。

第三條

①醫事放射師或醫事放射士證書滅失或遺失者，應填具申請書，並繳納證書費，向中央衛生主管機關申請補發。
②醫事放射師或醫事放射士證書損壞者，應填具申請書，並繳納證書費，連同原證書，向中央衛生主管機關申請換發。

第四條

醫事放射師或醫事放射士停業、歇業，依本法第十條第一項、第十七條規定報請備查時，應填具申請書，並檢附執業執照及有關文件，送由原發給執業執照機關依下列規定辦理：
一　停業：登記其停業日期及理由後，發還其執業執照。
二　歇業：註銷其執業登記及執業執照。

第五條

①依本法第十八條第一項規定申請設立醫事放射所者，應填具申請書，檢附下列書件，並繳納開業執照費，向所在地直轄市或縣（市）主管機關申請核准登記：
一　醫事放射師或醫事放射士證書正本及影本；正本驗畢後發還。
二　國民身分證正本及影本；正本驗畢後發還。
三　醫事放射所平面配置圖及建築物合法使用證明文件。
四　依本法第十九條所定醫事放射師或醫事放射士之執行業務證明文件。
五　其他依規定應檢具之文件。
②直轄市或縣（市）衛生主管機關對於前項之申請，經派員履勘後，核與規定相符者，發給開業執照。

第六條
本法第十八條第一項所定醫事放射所核准登記事項如下：
一　名稱、地址及開業執照字號。
二　負責醫事放射師或醫事放射士之姓名、出生年月日、證書字號、身分證統一編號及住址。
三　其他依規定應行登記事項。
第七條
①醫事放射所開業執照滅失或遺失者，應填具申請書，並繳納開業執照費，向原發給開業執照機關申請補發。
②開業執照損壞者，應填具申請書，並繳納開業執照費，連同原開業執照，向原發給開業執照機關申請換發。
第八條
①醫事放射所停業、歇業或其登記事項變更，依本法第二十二條第一項規定報請備查時，應填具申請書，並檢附開業執照及有關文件，送由原發給開業執照機關依下列規定辦理：
一　停業：於其開業執照註明停業日期及理由後發還。
二　歇業：註銷其開業登記及開業執照。
三　登記事項變更：辦理變更登記。
②前項第三款登記事項變更，如需換發開業執照，申請人應依規定繳納執照費。
第九條
醫事放射所停業、歇業或受停業、撤銷或廢止開業執照處分者，其所屬醫事放射師或醫事放射士，應依本法第十條第一項、第三項或第十七條規定辦理停業、歇業或變更執業處所。
第一〇條
醫事放射所歇業或受撤銷、廢止開業執照處分者，應將其招牌拆除。
第一一條
衛生主管機關依本法第三十一條規定執行檢查及資料蒐集時，其檢查及資料蒐集人員應出示有關執行職務之證明文件或顯示足資辨認身分之標誌。
第一二條
本細則自發布日施行。

醫事檢驗師法

①民國 89 年 2 月 3 日總統令制定公布全文 63 條；並自公布日起施行。
②民國 91 年 6 月 12 日總統令修正公布第 10、19、37、40、41 條條文；並增訂第 20-1、21-1、52-1、61-1 條條文。
③民國 96 年 1 月 29 日總統令修正公布第 6 ～ 8、10、21-1、22、33 ～ 39、42、43、45、48、52、56 條條文；增訂第 56-1、56-2、60-1 條條文；並刪除第 46、61 條條文。
民國 102 年 7 月 19 日行政院公告第 3 條所列屬「行政院衛生署」之權責事項，自 102 年 7 月 23 日起改由「衛生福利部」管轄。
④民國 103 年 6 月 18 日總統令修正公布第 3、49 條條文。
⑤民國 105 年 11 月 30 日總統令修正公布第 33 條條文。
⑥民國 107 年 12 月 19 日總統令修正公布第 3、4、7 ～ 9、12、17、19、21、25、27、29、31、45、47、55、56-1、60、60-1、61-1、62 條條文。
⑦民國 109 年 1 月 15 日總統令修正公布第 60-1 條條文。

第一章　總　則

第一條
①中華民國國民經醫事檢驗師考試及格並依本法領有醫事檢驗師證書者，得充醫事檢驗師。
②前項考試得以檢覈行之；其檢覈辦法，由考試院會同行政院定之。

第二條
①中華民國國民經醫事檢驗生考試及格並依本法領有醫事檢驗生證書者，得充醫事檢驗生。
②前項考試得以檢覈行之；其檢覈辦法，由考試院會同行政院定之。

第三條
本法所稱主管機關：在中央為衛生福利部；在直轄市為直轄市政府；在縣（市）為縣（市）政府。

第四條
請領醫事檢驗師或醫事檢驗生證書，應具申請書及資格證明文件，送請中央主管機關核發之。

第五條
非領有醫事檢驗師或醫事檢驗生證書者，不得使用醫事檢驗師或醫事檢驗生名稱。

第六條
曾受本法所定廢止醫事檢驗師或醫事檢驗生證書處分者，不得充醫事檢驗師或醫事檢驗生。

第二章 執 業

第七條

①醫事檢驗師執業，應向所在地直轄市或縣（市）主管機關申請執業登記，領有執業執照，始得執業。

②醫事檢驗師執業，應每六年接受一定時數繼續教育，始得辦理執業執照更新。

③第一項申請執業登記之資格、條件、應檢附文件、執業執照發給、換發、補發、更新與前項繼續教育之課程內容、積分、實施方式、完成繼續教育之認定及其他應遵行事項之辦法，由中央主管機關定之。

第八條

①有下列情形之一者，不得發給執業執照；已領者，撤銷或廢止之：

一　經撤銷或廢止醫事檢驗師證書。

二　經廢止醫事檢驗師執業執照未滿一年。

三　有客觀事實認不能執行業務，經直轄市、縣（市）主管機關邀請相關專科醫師、醫事檢驗師及學者專家組成小組認定。

②前項第三款原因消失後，仍得依本法規定申請執業執照。

第九條

醫事檢驗師執業以一處爲限，並應在所在地主管機關核准登記之醫療機構、醫事檢驗所或其他經主管機關認可必須聘請醫事檢驗師之機構爲之。但機構間之支援或經事先報准者，不在此限。

第一〇條

①醫事檢驗師停業或歇業時，應於事實發生之日起三十日內，報請原發執業執照機關備查。

②前項停業之期間，以一年爲限；逾一年者，應辦理歇業。

③醫事檢驗師變更執業處所或復業者，準用第七條關於執業之規定。

④醫事檢驗師死亡者，由原發執業執照機關註銷其執業執照。

第一一條

①醫事檢驗師或醫事檢驗生執業，應加入所在地醫事檢驗師公會或醫事檢驗生公會。

②醫事檢驗師公會或醫事檢驗生公會不得拒絕具有會員資格者入會。

第一二條

①醫事檢驗師業務如下：

一　一般臨床檢驗。

二　臨床生化檢驗。

三　臨床血清檢驗。

四　臨床免疫檢驗。

五　臨床血液檢驗。

六　輸血檢驗及血庫作業。

七　臨床微生物檢驗。
八　臨床生理檢驗。
九　醫事檢驗業務之諮詢。
十　臨床檢驗試劑之諮詢。
十一　其他經中央主管機關認可之醫事檢驗業務。

②醫事檢驗師執行業務，應依醫師開具之檢驗單爲之。但經中央主管機關指定或自費至醫事檢驗所檢驗之項目，不在此限。

③前項但書規定於本法公布施行之日起，試行五年，屆期重新檢討。

第一三條

醫事檢驗師受理醫師開具之檢驗單檢驗，如有疑點應詢明原開具檢驗單之醫師確認後，始得檢驗，並應按檢驗單上之檢驗項目檢驗，不得擅自更改檢驗項目。

第一四條

①醫事檢驗師檢驗，應製作檢驗結果紀錄，出具檢驗報告，並於檢驗報告上簽名或蓋章。

②醫事檢驗師對於醫師所開之檢驗單，以檢驗一次爲限；檢驗後，醫事檢驗師應於檢驗單上簽名或蓋章，並添註檢驗日期。

第一五條

醫事檢驗師非親自檢驗，不得出具檢驗報告，並不得作不實檢驗報告。

第一六條

醫事檢驗師受衛生、司法或司法警察機關詢問時，不得爲虛僞之陳述或報告。

第一七條

①醫事檢驗生業務如下：
一　一般臨床檢驗。
二　臨床生化檢驗。
三　臨床血清檢驗。
四　臨床血液檢驗。
五　輸血檢驗。
六　臨床微生物檢驗。
七　臨床生理檢驗。
八　其他經中央主管機關認可之醫事檢驗業務。

②醫事檢驗生執行業務，應依醫師開具之檢驗單爲之。但經中央主管機關指定或自費至醫事檢驗所檢驗之項目，不在此限。

③前項但書規定於本法公布施行日起，試行五年，屆期重新檢討。

第一八條

醫事檢驗生執行前條業務，準用本章醫事檢驗師執業規定。

第三章　醫事檢驗所

第一九條

①醫事檢驗所之設立，應以醫事檢驗師或醫事檢驗生為申請人，向所在地直轄市或縣（市）主管機關申請核准登記，發給開業執照，始得為之。
②前項申請人，醫事檢驗師須在醫療機構或醫事檢驗所執行業務二年以上；醫事檢驗生須在醫療機構或醫事檢驗所執行業務五年以上，始得為之。
③前項執行業務年資之採計，以領有醫事檢驗師或醫事檢驗生證書並依法向直轄市、縣（市）主管機關辦理執業登記者為限。但於本法公布施行前已執行業務者，其實際服務年資得併予採計。
④醫事檢驗所設置標準，由中央主管機關定之。

第二〇條

醫事檢驗所應以其申請人為負責醫事檢驗師或負責醫事檢驗生，對其業務負督導責任。

第二〇條之一

①醫事檢驗所負責醫事檢驗師或醫事檢驗生因故不能執行業務，應指定合於負責醫事檢驗師或醫事檢驗生資格者代理之。代理期間超過一個月者，應報請原發開業執照機關備查。
②前項代理期間，最長不得逾一年。

第二一條

①醫事檢驗所名稱之使用或變更，應經主管機關核准。
②非醫事檢驗所不得使用醫事檢驗所或類似之名稱。

第二一條之一

醫事檢驗所不得使用下列名稱：

一　在同一直轄市或縣（市）區域內，他人已登記使用之醫事檢驗所名稱。
二　在同一直轄市或縣（市）區域內，與被廢止開業執照未滿一年或受停業處分之醫事檢驗所相同或類似之名稱。
三　易使人誤認其與政府機關、公益團體有關或有妨害公共秩序或善良風俗之名稱。

第二二條

①醫事檢驗所停業、歇業或其登記事項變更時，應於事實發生之日起三十日內，報請原發開業執照機關備查。
②醫事檢驗所遷移或復業者，準用關於設立之規定。

第二三條

醫事檢驗所應將其開業執照、收費標準及其醫事檢驗師或醫事檢驗生證書，懸掛於明顯處所。

第二四條

醫事檢驗所應保持整潔，秩序安寧，不得妨礙公共衛生及安全。

第二五條

①醫事檢驗所應建立醫事檢驗品管制度。
②前項品管制度，應接受主管機關之督導及評估。

第二六條

醫事檢驗所對檢驗結果紀錄、醫師開具之檢驗單、檢驗報告副本及醫事檢驗品管紀錄，應至少保存三年。

第二七條

醫事檢驗所收取檢驗費用之標準，由直轄市、縣（市）主管機關定之。

第二八條

①醫事檢驗所收取檢驗費用，應開給收費明細表及收據。

②醫事檢驗所不得違反收費標準，超額收費。

第二九條

①醫事檢驗所之廣告，其內容以下列事項為限：

一　醫事檢驗所之名稱、開業執照字號、地址、電話及交通路線。

二　醫事檢驗師或醫事檢驗生之姓名及其證書字號。

三　其他經中央主管機關公告容許登載或宣播事項。

②非醫事檢驗所，不得為醫事檢驗廣告。

第三〇條

醫事檢驗所不得以不正當方法，招攬業務。

第三一條

醫事檢驗所應依法令規定或依主管機關之通知，提出報告；並接受主管機關對其人員、設備、衛生、安全、收費情形、作業等之檢查及資料蒐集。

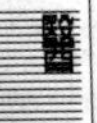

第三二條

醫事檢驗師、醫事檢驗生或醫事檢驗所之人員，對於因業務而知悉或持有他人之秘密，不得無故洩漏。

第四章　罰　則

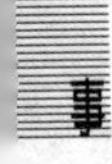

第三三條

①未取得醫事檢驗師或醫事檢驗生資格而執行醫事檢驗業務者，處三年以下有期徒刑，得併科新臺幣三萬元以上十五萬元以下罰金。但在醫事檢驗師指導下實習之相關醫事檢驗系、組、科學生或取得畢業證書日起六個月內之畢業生，不在此限。

②犯前項之罪因而致人於死或重傷者，應依刑法加重其刑至二分之一。

第三四條

①醫事檢驗師違反第十二條第二項或醫事檢驗生違反第十七條第二項規定者，處三年以下有期徒刑，得併科新臺幣一萬元以上五萬元以下罰金。

②犯前項之罪因而致人於死或重傷者，應依刑法加重其刑至二分之一。

③犯前二項之罪者，並處一個月以上一年以下停業處分；其情節重大者，並得廢止其執業執照或其醫事檢驗師或醫事檢驗生證書。

第三五條

醫事檢驗師、醫事檢驗生將其證照租借他人使用者，廢止其醫事檢驗師或醫事檢驗生證書；其涉及刑事責任者，並應移送該管檢察機關依法辦理。

第三六條

醫事檢驗師、醫事檢驗生有下列各款情形之一者，處新臺幣一萬元以上五萬元以下罰鍰；其情節重大者，並處一個月以上一年以下停業處分或廢止其執業執照；其涉及刑事責任者，並應移送該管檢察機關依法辦理：

一　違反第十五條或第十六條規定之一。

二　於業務上有違法或不正當行為。

第三七條

①違反第七條第一項、第二項、第九條、第十條第一項、第三項、第十一條第一項或第十四條規定者，處新臺幣一萬元以上五萬元以下罰鍰。

②違反第七條第一項、第二項、第十條第一項、第三項或第十一條第一項規定者，除依前項規定處罰外，並令其限期改善；經處罰及令其限期改善三次仍未遵行者，處一個月以上一年以下停業處分。

③醫事檢驗師公會或醫事檢驗生公會違反第十一條第二項規定者，由人民團體主管機關處新臺幣一萬元以上五萬元以下罰鍰。

第三八條

醫事檢驗師、醫事檢驗生受停業處分仍執行業務者，廢止其執業執照；受廢止執業執照處分仍執行業務者，得廢止其醫事檢驗師或醫事檢驗生證書。

第三九條

醫事檢驗所有下列各款情形之一者，處新臺幣二萬元以上十萬元以下罰鍰；其情節重大者，並得廢止其開業執照：

一　容留未具醫事檢驗師或醫事檢驗生資格人員擅自執行醫事檢驗業務。

二　受停業處分而不停業。

第四〇條

①違反第二十條之一第一項、第二十一條第一項、第二十二條第一項、第二十三條至第二十六條、第二十八條第一項或第三十一條規定之一或未符合依第十九條第四項所定之標準者，處新臺幣一萬元以上五萬元以下罰鍰。

②違反第二十條之一第一項、第二十一條第一項、第二十二條第一項、第二十三條至第二十五條或第三十一條規定之一或未符合依第十九條第四項所定之標準者，除依前項規定處罰外，並限期令其改善；屆期未改善者，處一個月以上一年以下停業處分。

第四一條

①違反第五條、第十九條第一項、第二十一條第二項、第二十二條第二項、第二十八條第二項、第二十九條、第三十條或第三十二條規定之一者，處新臺幣二萬元以上十萬元以下罰鍰。

②違反第二十八條第二項規定者，除依前項規定處罰外，並限期令

其將超收部分退還；屆期未退還者，按次連續處罰。

第四二條

①醫事檢驗所之負責醫事檢驗師或負責醫事檢驗生受停業處分或廢止執業執照時，應同時對其醫事檢驗所予以停業處分或廢止其開業執照。

②醫事檢驗所受停業處分或廢止開業執照者，應同時對其負責醫事檢驗師或負責醫事檢驗生予以停業處分或廢止其執業執照。

第四三條

醫事檢驗所受廢止開業執照處分仍繼續開業者，得廢止其負責醫事檢驗師或負責醫事檢驗生之醫事檢驗師或醫事檢驗生證書。

第四四條

本法所定之罰鍰，於醫事檢驗所，處罰其負責醫事檢驗師或負責醫事檢驗生。

第四五條

本法所定之罰鍰、停業、撤銷或廢止執業執照、開業執照，除本法另有規定外，由直轄市或縣（市）主管機關處罰之；廢止醫事檢驗師或醫事檢驗生證書，由中央主管機關處罰之。

第四六條（刪除）

第五章　公　會

第四七條

醫事檢驗師公會之主管機關為人民團體主管機關。但其目的事業，應受主管機關之指導、監督。

第四八條

醫事檢驗師公會分直轄市及縣（市）公會，並得設醫事檢驗師公會全國聯合會。

第四九條

醫事檢驗師公會之區域，依現有之行政區域，在同一區域內，同級之公會以一個為限。但於行政區域調整變更前已成立者，不在此限。

第五〇條

直轄市、縣（市）醫事檢驗師公會，由該轄區域內醫事檢驗師二十一人以上發起組織之；其未滿二十一人者，得加入鄰近區域之公會。

第五一條

醫事檢驗師公會全國聯合會之設立，應由直轄市及七個以上之縣（市）醫事檢驗師公會完成組織後，始得發起組織。

第五二條

①醫事檢驗師公會置理事、監事，均於召開會員（會員代表）大會時，由會員（會員代表）選舉之，並分別成立理事會、監事會，其名額如下：

一　直轄市、縣（市）醫事檢驗師公會之理事，不得超過二十七人。

二　醫事檢驗師公會全國聯合會之理事，不得超過三十五人。
三　各級醫事檢驗師公會之理事名額，不得超過全體會員（會員代表）人數二分之一。
四　各級醫事檢驗師公會之監事名額，不得超過各該公會理事名額三分之一。

②各級醫事檢驗師公會得置候補理事、候補監事，其名額不得超過各該公會理事、監事名額三分之一。

③理事、監事名額在三人以上時，得分別互選常務理事及常務監事；其名額不得超過理事或監事總額三分之一，並應由理事就常務理事中選舉一人為理事長；其不置常務理事者，就理事中互選之。常務監事在三人以上者，應互選一人為監事會召集人。

第五二條之一

①醫事檢驗師公會全國聯合會理事、監事之當選，不以直轄市、縣（市）醫事檢驗師公會選派參加之會員代表為限。

②直轄市、縣（市）醫事檢驗師公會選派參加醫事檢驗師公會全國聯合會之會員代表，不以其理事、監事為限。

第五三條

理事、監事任期均為三年，其連選連任者不得超過二分之一；理事長之連任，以一次為限。

第五四條

①醫事檢驗師公會每年召開會員（會員代表）大會一次，必要時得召集臨時大會。

②醫事檢驗師公會會員人數超過三百人以上時，得依章程之規定就會員分布狀況劃定區域，按其會員人數比例選出代表，召開會員代表大會，行使會員大會之職權。

第五五條

醫事檢驗師公會應訂立章程，造具會員名冊及選任職員簡歷冊，送請所在地人民團體主管機關立案，並分送中央及直轄市、縣（市）主管機關備查。

第五六條

各級醫事檢驗師公會之章程，應載明下列事項：

一　名稱、區域及會所所在地。
二　宗旨、組織及任務。
三　會員之入會及出會。
四　會員應納之會費及繳納期限。
五　會員代表之產生及其任期。
六　理事、監事名額、權限、任期及其選任、解任。
七　會員（會員代表）大會及理事會、監事會會議之規定。
八　會員應遵守之公約。
九　經費及會計。
十　章程之修改。
十一　其他依法令規定應載明或處理會務之必要事項。

第五六條之一
①醫事檢驗師公會違反法令或章程者，人民團體主管機關得為下列之處分：
一　警告。
二　撤銷其決議。
三　撤免其理事、監事。
四　限期整理。
②前項第一款、第二款處分，亦得由主管機關為之。
第五六條之二
直轄市、縣（市）醫事檢驗師公會對醫事檢驗師公會全國聯合會之章程及決議，有遵守義務。
第五七條
醫事檢驗師公會會員有違反法令或章程之行為者，公會得依章程、理事會、監事會或會員（會員代表）大會決議予以處分。
第五八條
本法公布施行前已立案之醫事檢驗師公會全國聯合會，應於本法公布施行之日起三年內，依本法規定完成改組。已立案之省醫事檢驗師公會應並辦理解散，其賸餘財產歸屬於醫事檢驗師公會全國聯合會。
第五九條
醫事檢驗生公會，其組織準用本章醫事檢驗師公會之規定。

第六章　附　則

第六〇條
①中華民國五十六年七月一日以前曾在醫療機構從事第十七條第一項所定醫事檢驗生業務，經中央主管機關審查認可者，得應醫事檢驗生特種考試。
②前項特種考試，以本法施行後五年內舉辦五次為限。
③依第一項規定，經審查認可得應醫事檢驗生特種考試者，在未取得醫事檢驗生資格前，於本法施行後五年內得繼續從事醫事檢驗生業務。
第六〇條之一 109
①外國人得依中華民國法律，應醫事檢驗師考試。
②前項考試及格，領有醫事檢驗師證書之外國人，在中華民國執行醫事檢驗業務，應經中央主管機關許可，並應遵守中華民國關於醫事檢驗與醫療之相關法令及醫事檢驗師公會章程；其執業之許可及管理辦法，由中央主管機關定之。
③違反前項規定者，除依法處罰外，中央主管機關並得廢止其許可。
第六一條（刪除）
第六一條之一
中央或直轄市、縣（市）主管機關依本法核發證書或執照時，得收取證書費或執照費；其費額，由中央主管機關定之。

第六二條

本法施行細則，由中央主管機關定之。

第六三條

本法自公布日施行。

醫事檢驗師法施行細則

①民國 89 年 9 月 1 日行政院衛生署令訂定發布全文 22 條；並自發布日起施行。
②民國 96 年 12 月 20 日行政院衛生署令修正發布全文 12 條；並自發布日施行。

第一條

本細則依醫事檢驗師法（以下簡稱本法）第六十二條規定訂定之。

第二條

依本法第四條規定請領醫事檢驗師或醫事檢驗生證書者，應填具申請書，檢附考試院頒發之醫事檢驗師或醫事檢驗生考試及格證書，並繳納證書費，送請中央衛生主管機關核發。

第三條

①醫事檢驗師或醫事檢驗生證書滅失或遺失者，應填具申請書，並繳納證書費，向中央衛生主管機關申請補發。
②醫事檢驗師或醫事檢驗生證書損壞者，應填具申請書，並繳納證書費，連同原證書，向中央衛生主管機關申請換發。

第四條

醫事檢驗師或醫事檢驗生停業、歇業，依本法第十條第一項、第十八條規定報請備查時，應填具申請書，並檢附執業執照及有關文件，送由原發給執業執照機關依下列規定辦理：
一　停業：登記其停業日期及理由後，發還其執業執照。
二　歇業：註銷其執業登記及執業執照。

第五條

①依本法第十九條第一項規定申請設立醫事檢驗所，應填具申請書，檢附下列書件，並繳納開業執照費，向所在地直轄市或、縣（市）衛生主管機關申請核准登記：
一　醫事檢驗師或醫事檢驗生證書正本及影本；正本驗畢後發還。
二　國民身分證正本及影本；正本驗畢後發還。
三　醫事檢驗所平面配置圖及建築物合法使用證明文件。
四　依本法第十九條第二項所定醫事檢驗師或醫事檢驗生之執行業務證明文件。
五　其他依規定應檢具之文件。
②直轄市或縣（市）衛生主管機關對於前項之申請，經派員履勘後，核與規定相符者，發給開業執照。

第六條

本法第十九條第一項所定醫事檢驗所核准登記事項如下：

一　名稱、地址及開業執照字號。
二　負責醫事檢驗師或醫事檢驗生之姓名、出生年月日、證書字號、身分證統一編號及住址。
三　其他依規定應行登記事項。

第七條

①醫事檢驗所開業執照滅失或遺失者，應塡具申請書，並繳納開業執照費，向原發給開業執照機關申請補發。
②開業執照損壞者，應塡具申請書，並繳納開業執照費，連同原開業執照，向原發給開業執照機關申請換發。

第八條

①醫事檢驗所停業、歇業或其登記事項變更，依本法第二十二條第一項規定報請備查時，應塡具申請書，並檢附開業執照及有關文件，送由原發給開業執照機關依下列規定辦理：
一　停業：於其開業執照註明停業日期及理由後發還。
二　歇業：註銷其開業登記及開業執照。
三　登記事項變更：辦理變更登記。
②前項第三款登記事項變更，如需換發開業執照，申請人應依規定繳納開業執照費。

第九條

醫事檢驗所停業、歇業或受停業、撤銷或廢止開業執照處分者，其所屬醫事檢驗師或醫事檢驗生，應依本法第十條第一項、第三項或第十八條規定辦理停業、歇業或變更執業處所。

第一〇條

醫事檢驗所歇業或受撤銷、廢止開業執照處分者，應將其招牌拆除。

第一一條

衛生主管機關依本法第三十一條規定執行檢查及資料蒐集時，其檢查及資料蒐集人員應出示有關執行職務之證明文件或顯示足資辨別之標誌。

第一二條

本細則自發布日施行。

藥師法

①民國 32 年 9 月 30 日國民政府制定公布全文 37 條。
②民國 37 年 12 月 28 日總統令修正公布第 20、21 條條文。
③民國 68 年 3 月 26 日總統令修正公布全文 43 條及名稱（原名稱：藥劑師法）。
④民國 88 年 12 月 22 日總統令修正公布第 3、15、40、41 條條文。
⑤民國 92 年 2 月 6 日總統令修正公布第 27、40 條條文；並增訂第 34-1、41-1 條條文。
⑥民國 96 年 3 月 21 日總統令修正公布第 3、5 ～ 10、12、15、19、21 ～ 25、27、31 ～ 33、35 ～ 42 條條文；增訂第 20-1、21-1、21-2、41-2、41-3 條條文；並刪除第 2、26、30 條條文。
⑦民國 100 年 1 月 26 日總統令修正公布第 19、43 條條文；並自公布後三個月施行。
⑧民國 101 年 6 月 27 日總統令修正公布第 2 條條文。
⑨民國 102 年 5 月 8 日總統令修正公布第 28 條條文。
民國 102 年 7 月 19 日行政院公告第 3 條所列屬「行政院衛生署」之權責事項，自 102 年 7 月 23 日起改由「衛生福利部」管轄。
⑩民國 103 年 7 月 16 日總統令修正公布第 11 條條文。
⑪民國 107 年 12 月 19 日總統令修正公布第 3、8、32 條條文。
⑫民國 109 年 1 月 15 日總統令修正公布第 41-3 條條文。

第一章　總　則

第一條
中華民國人民經藥師考試及格者，得充藥師。

第二條
具有下列資格之一，得應藥師考試：
一　公立或立案之私立大學、獨立學院或符合教育部採認規定之國外大學、獨立學院藥學系畢業，並經實習期滿成績及格，領有畢業證書者。
二　本法中華民國一百零一年六月五日修正施行前，於專科學校藥學科畢業，並經實習期滿成績及格，領有畢業證書者。

第三條
本法所稱主管機關：在中央為衛生福利部；在直轄市為直轄市政府；在縣（市）為縣（市）政府。

第四條
經藥師考試及格者，得請領藥師證書。

第五條
①請領藥師證書，應具申請書及資格證明文件，送請中央主管機關核發之。

②非領有藥師證書者，不得使用藥師名稱。

第六條

有下列情事之一者，不得充藥師；其已充藥師者，撤銷或廢止其藥師證書：

一　曾犯肅清煙毒條例或管制藥品管理條例之罪，經判刑確定者。

二　曾犯毒品危害防制條例之罪，經判刑確定者。

三　依本法受廢止證書之處分者。

第二章　執　業

第七條

①藥師應向執業所在地直轄市、縣（市）主管機關申請執業登記，領有執業執照，始得執業。

②藥師執業，應接受繼續教育，並每六年提出完成繼續教育證明文件，辦理執業執照更新。

③第一項申請執業登記之資格、條件、應檢附文件、執業執照發給、換發、補發與前項執業執照更新及其他應遵行事項之辦法，由中央主管機關定之。

④第二項藥師接受繼續教育之課程內容、積分、實施方式、完成繼續教育證明文件及其他應遵行事項之辦法，由中央主管機關定之。

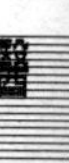

第八條

①有下列情形之一者，不得發給執業執照；已領者，撤銷或廢止之：

一　經撤銷或廢止藥師證書。

二　經撤銷或廢止藥師執業執照未滿一年。

三　有客觀事實認不能執行業務，經直轄市、縣（市）主管機關邀請相關專科醫師、藥師及學者專家組成小組認定。

四　受停業處分仍執行業務。

②前項第三款原因消失後，仍得依本法規定申請執業執照。

第九條

①藥師非加入所在地藥師公會，不得執業。

②藥師公會不得拒絕具有會員資格者入會。

第一〇條

①藥師停業或歇業時，應自事實發生之日起三十日內，報請原發執業執照之主管機關備查。

②前項停業之期間，以一年為限；逾一年者，應辦理歇業。

③藥師變更執業處所或復業者，準用關於執業之規定。

④藥師死亡者，由原發執業執照之主管機關註銷其執業執照。

第一一條

①藥師執業以一處為限，並應在所在地主管機關核准登記之醫療機構、依法規定之執業處所或其他經主管機關認可之機構為之。但

於醫療機構、藥局執業者，有下列情形之一，並經事先報准，得於執業處所外執行業務：

一　藥癮治療或傳染病防治服務。

二　義診或巡迴醫療服務。

三　藥事照護相關業務。

四　於矯正機關及經中央主管機關公告之無藥事人員執業之偏遠地區，執行調劑業務。

五　其他經中央主管機關認定之公益或緊急需要。

②前項但書執行業務之辦法，由中央主管機關定之。

第一二條

①藥師執行調劑業務，非有正當理由，不得拒絕為調劑。

②藥局標示為日夜調劑者，其藥師應日夜為之。

第一三條

藥師受有關機關詢問或委託鑑定時，不得為虛偽之陳述或報告。

第一四條

藥師對於因業務而知悉他人之秘密，不得無故洩漏。

第三章　業務及責任

第一五條

①藥師業務如下：

一　藥品販賣或管理。

二　藥品調劑。

三　藥品鑑定。

四　藥品製造之監製。

五　藥品儲備、供應及分裝之監督。

六　含藥化粧品製造之監製。

七　依法律應由藥師執行之業務。

八　藥事照護相關業務。

②中藥製劑之製造、供應及調劑，除依藥事法有關規定辦理外，亦得經由修習中藥課程達適當標準之藥師為之；其標準由中央主管機關會同中央教育主管機關定之。

③藥師得販賣或管理一定等級之醫療器材。

④前項所稱一定等級之醫療器材之範圍及種類，由中央主管機關定之。

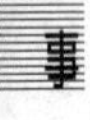

第一六條

藥師受理處方，應注意處方上年、月、日、病人姓名、性別、年齡、藥名、劑量、用法、醫師署名或蓋章等項；如有可疑之點，應詢明原處方醫師確認後方得調劑。

第一七條

藥師調劑，應按照處方，不得錯誤，如藥品未備或缺乏時，應通知原處方醫師，請其更換，不得任意省略或代以他藥。

第一八條

藥師對於醫師所開處方，祇許調劑一次，其處方箋應於調劑後簽名蓋章，添記調劑年、月、日，保存三年，含有痳醉或毒劇藥品者保存五年。如有依第十六條、第十七條規定詢問或請醫師更換之情事，並應予註明。

第一九條

藥師交付藥劑時，應於容器或包裝上記明下列各項：

一　病人姓名、性別。

二　藥品名稱、劑量、數量、用法。

三　作用或適應症。

四　警語或副作用。

五　藥局地點、名稱及調劑者姓名。

六　調劑年、月、日。

第二〇條

藥師應親自主持其所經營之藥局業務，受理醫師處方或依中華藥典、國民處方選輯之處方調劑。

第二〇條之一

①負責主持經營藥局之藥師，應具備二年以上實際調劑執業經驗，始得提供藥品調劑服務。

②醫療機構聘藥師提供藥事服務者，其藥師至少應有一人具備二年以上實際調劑執業經驗，始得提供藥品調劑服務。

第四章　懲　處

第二一條

藥師有下列情事之一者，由藥師公會或主管機關移付懲戒：

一　藥師未親自執業而將證照租借他人使用者。

二　業務上重大或重複發生過失行爲。

三　明知爲僞藥或禁藥而販賣者。

四　利用業務機會之犯罪行爲，經判刑確定。

五　藉其藥事專業身分爲產品代言，而背書、影射產品具誇大不實之效能，致有誤導消費者誤信廣告內容而購買之虞者。

六　違反藥學倫理規範者。

七　前六款以外之其他業務上不正當行爲。

第二一條之一

①藥師懲戒之方式如下：

一　警告。

二　命接受額外之一定時數繼續教育或臨床進修。

三　限制執業範圍或停業一個月以上一年以下。

四　廢止執業執照。

五　廢止藥師證書。

②前項各款懲戒方式，其性質不相抵觸者，得合併爲一懲戒處分。

第二一條之二

①藥師移付懲戒事件，由藥師懲戒委員會處理之。

②藥師懲戒委員會應將移付懲戒事件，通知被付懲戒之藥師，並限其於通知送達之翌日起二十日內提出答辯或於指定期日到會陳述；未依限提出答辯或到會陳述者，藥師懲戒委員會得逕行決議。
③被懲戒人對於藥師懲戒委員會之決議有不服者，得於決議書送達翌日起二十日內，向藥師懲戒覆審委員會請求覆審。
④藥師懲戒委員會、藥師懲戒覆審委員會之懲戒決議，應送由該管主管機關執行之。
⑤藥師懲戒委員會、藥師懲戒覆審委員會之委員，應就不具民意代表身分之藥學、法學專家學者及社會人士遴聘之，其中法學專家學者及社會人士之比例不得少於三分之一。
⑥藥師懲戒委員會由中央或直轄市、縣（市）主管機關設置，藥師懲戒覆審委員會由中央主管機關設置；其設置、組織、會議、懲戒與覆審處理程序及其他應遵行事項之辦法，由中央主管機關定之。

第二二條
①違反第七條第一項、第二項、第九條第一項、第十條第一項、第十二條至第十四條或第十六條至第十九條規定者，處新臺幣二千元以上一萬元以下罰鍰。
②違反第十二條至第十四條規定者，除依前項規定處罰外，其再次違反或情節重大者，得廢止其執業執照；必要時，並得由中央主管機關廢止其藥師證書。
③藥師公會違反第九條第二項規定者，由人民團體主管機關處新臺幣一萬元以上五萬元以下罰鍰。

第二三條
違反第五條第二項、第十一條或第二十條之規定者，處新臺幣三萬元以上十五萬元以下罰鍰。

第二四條
未取得藥師資格擅自執行第十五條第一項之藥師業務者，處新臺幣六萬元以上三十萬元以下罰鍰。

第二五條
本法所定警告、罰鍰、停業、撤銷或廢止執業執照，除本法另有規定外，由直轄市及縣（市）主管機關為之；撤銷或廢止藥師證書，由中央主管機關為之。

第二六條（刪除）

第五章　公　會

第二七條
藥師公會分直轄市及縣（市）公會，並得設藥師公會全國聯合會。

第二八條
藥師公會之區域，依現有之行政區域，在同一區域內，同級之公會以一個為限。但於行政區域調整變更前已成立者，不在此限。

第二九條

直轄市及縣（市）藥師公會以在該轄區域內藥師九人以上之發起組織之；其不滿九人者，得加入鄰近區域之公會或共同組織之。

第三〇條（刪除）

第三一條

藥師公會全國聯合會應由二分之一以上之直轄市、縣（市）藥師公會完成組織後，始得發起組織。

第三二條

各級藥師公會由人民團體主管機關主管。但其目的事業，應受主管機關之指導、監督。

第三三條

①各級藥師公會置理事、監事，均於召開會員（會員代表）大會時，由會員（會員代表）選舉之，並分別成立理事會、監事會，其名額如下：

一　直轄市、縣（市）藥師公會之理事不得超過二十七人。

二　藥師公會全國聯合會之理事不得超過三十五人。

三　各級藥師公會之理事名額不得超過全體會員（會員代表）人數二分之一。

四　各級藥師公會之監事名額不得超過各該公會理事名額三分之一。

②各級藥師公會得置候補理事、候補監事；其名額不得超過各該公會理事、監事名額三分之一。

③理事、監事名額在三人以上時，得分別互選常務理事及常務監事；其名額不得超過理事或監事總額三分之一，並應由理事就常務理事中選舉一人為理事長；其不置常務理事者，就理事中互選之。常務監事在三人以上者，應互選一人為監事會召集人。

第三四條

理、監事任期均為三年，其連選連任者不得超過二分之一，理事長之連任，以一次為限。

第三四條之一

①上級藥師公會理事、監事之當選不限於下級藥師公會選派參加之會員代表。

②下級藥師公會選派參加上級藥師公會之會員代表，不限於下級藥師公會之理事、監事。

第三五條

①藥師公會每年開會員（會員代表）大會一次，必要時得召開臨時大會。

②藥師公會會員人數超過三百人以上時，得依章程之規定就會員分布狀況劃定區域，按其會員人數比例選定代表，召開會員代表大會，行使會員大會之職權。

第三六條

藥師公會應訂立章程，造具會員名冊及選任職員簡歷名冊，送請所在地人民團體主管機關立案，並分送中央及所在地主管機關備查。

第三七條

各級藥師公會之章程，應載明下列事項：

一　名稱、區域及會所所在地。
二　宗旨、組織、任務或事業。
三　會員之入會及出會。
四　會員應繳納之會費及繳納期限。
五　會員代表之產生及任期。
六　理事、監事名額、權限、任期及其選任、解任。
七　會員（會員代表）大會及理事會、監事會會議之規定。
八　會員應遵守之公約。
九　經費及會計。
十　章程之修改。
十一　其他依法令規定應載明或處理會務之必要事項。

第三八條

①直轄市、縣（市）藥師公會對上級藥師公會之章程及決議，有遵守義務。

②各級藥師公會有違反法令、章程或上級藥師公會章程、決議者，人民團體主管機關得為下列之處分：

一　警告。
二　撤銷其決議。
三　撤免其理事、監事。
四　限期整理。

③前項第一款、第二款處分，亦得由主管機關為之。

第三九條

藥師公會會員有違反法令或章程之行為者，公會得依章程、理事會、監事會或會員（會員代表）大會之決議處分。

第六章　附　則

第四〇條

①依藥事法所定之藥劑生，其資格、執業、組織及管理辦法，由中央主管機關定之。

②藥劑生違反依前項規定所定辦法者，依各該處罰藥師規定之方式及額度處罰之。

第四一條

中藥之販賣、監製及調劑，由中央主管機關依藥事法有關規定，訂定辦法管理之。

第四一條之一

中央或直轄市、縣（市）主管機關依本法核發證書或執照時，得收取證書費或執照費；其費額，由中央主管機關定之。

第四一條之二

本法修正施行前已立案之全國藥師公會聯合會及省藥師公會，應於本法修正施行之日起一年內，依本法規定完成改組或辦理解散。

第四一條之三 109

①外國人得依中華民國法律，應藥師考試。

②前項考試及格，領有藥師證書之外國人，在中華民國執行藥師業務，應經中央主管機關許可，並應遵守中華民國關於藥事及醫療之相關法令及藥師公會章程；其執業之許可及管理辦法，由中央主管機關定之。

③違反前項規定者，除依法處罰外，中央主管機關並得廢止其許可。

第四二條

本法施行細則，由中央主管機關定之。

第四三條

①本法自公布日施行。

②本法中華民國一百年一月十日修正之第十九條條文，自公布後三個月施行。

藥師法施行細則

①民國 34 年 7 月 21 日社會部、衛生署令會銜訂定發布全文 8 條。
②民國 47 年 12 月 25 日內政部令修正發布第 2 條條文。
③民國 67 年 2 月 17 日行政院衛生署令增訂發布第 8 條條文；原第 8 條改為第 9 條。
④民國 70 年 7 月 28 日內政部、行政院衛生署令會銜修正發布名稱及全文 30 條（原名稱：藥劑師法施行細則）。
⑤民國 89 年 7 月 20 日行政院衛生署、內政部令會銜修正發布第 7、9 條條文。
⑥民國 89 年 9 月 25 日行政院衛生署、內政部令會銜增訂發布第 18-1 條條文。
⑦民國 98 年 3 月 5 日行政院衛生署令修正發布全文 16 條。

第一條

本細則依藥師法（以下簡稱本法）第四十二條規定訂定之。

第二條

依本法第五條規定請領藥師證書者，應填具申請書，檢附考試院頒發之藥師考試及格證書，並繳納證書費，送請中央主管機關核發。

第三條

①藥師證書滅失或遺失者，應填具申請書，並繳納證書費，向中央主管機關申請補發。
②藥師證書損壞者，應填具申請書，並繳納證書費，連同原證書，向中央主管機關申請換發。

第四條

藥師停業、歇業，依本法第十條第一項規定報請備查時，應填具申請書，並檢附執業執照及有關文件，送由原發給執業執照機關依下列規定辦理：

一　停業：登記其停業日期及理由後，發還其執業執照。
二　歇業：註銷其執業登記及執業執照。

第五條

本法第十三條所稱有關機關，指衛生、司法或司法警察等機關。

第六條

藥師執行本法第十五條第一項第一款所定藥品販賣或管理業務之職責如下：

一　關於藥品貯藏、陳列管理及衛生安全之指導、檢查事項。
二　關於藥品拆封販賣之指導事項。
三　關於對購用藥品者應注意事項之說明。
四　關於買入、賣出藥品品質之鑑別事項。
五　於藥商執行關於藥品查驗登記申請書所載全配方、適應症、用法用量、注意事項、配方來源及其他所需資料文件之審核事項。

六　其他有關藥物管理之技術指導事項。

第七條

藥師執行本法第十五條第一項第二款所定藥品調劑業務，除依照本法第十二條、第十六條至第二十條及藥事法相關規定辦理外，並應在其作業處所標示受理調劑作業時間及佩戴藥師執業執照。其不在時，應有暫停受理調劑之標示。

第八條

藥師執行本法第十五條第一項第三款所定藥品鑑定業務，應作成鑑定書，載明下列事項，由藥師簽章：

一　藥師姓名、地址、藥師證書及執業執照字號。其屬委託鑑定者，並應載明委託人姓名、住所。

二　藥品名稱、成分、含量、劑量、劑型、包裝、數量。

三　取量及賸餘數量。

四　鑑定方法。

五　鑑定結果或情形。

六　鑑定日期。

第九條

①藥師執行本法第十五條第一項第四款或第六款所定藥品或含藥化粧品製造之監製，其職責如下：

一　關於申請製造藥品或含藥化粧品查驗登記所需樣品之試製及其品質管制紀錄、檢驗（定）規格、檢驗成績，以及申請書所載原料名稱、分量、製法、效能、用法、用量、配方依據、類似製品之審核事項。

二　關於原料、物料之檢查、鑑別及保管技術之指導事項。

三　關於製造之指導、檢驗設備之維護及建議改良事項。

四　關於製造、加工、品質管制程序及技術之擬訂與作業之監督事項。

五　關於成品庫存、保存之檢查與指導事項。

六　其他有關藥學技術事項。

②藥師執行前項各款事項，應簽章負責作成紀錄，由藥品或含藥化粧品製造業者列入檔案以備查考。

第一〇條

藥師執行本法第十五條第一項第五款所定藥品儲備之監督職責如下：

一　關於儲備數量、儲藏處所溫度、濕度、通風情形及防止日曬、雨水與鼠蟲害等設施之檢查及指導改良事項。

二　關於各類藥品儲備方法之指導及定期抽查檢驗事項。

第一一條

藥師執行本法第十五條第一項第五款所定藥品供應之監督職責如下：

一　關於依藥品種類、性質及供應對象，提示保管使用須加注意之事項。

二　關於運送藥品所需處理技術之指導事項。

第一二條

藥師執行本法第十五條第一項第五款所定藥品分裝之監督職責如下：

一　關於申請原料藥分裝所需檢驗方法、有關文獻、分裝用容器、標籤實樣及申請書所載原料藥品名、有效期間之審核事項。

二　關於分裝場所、設備、容器及包裝物料之檢查事項。

三　關於分裝技術之指導事項。

四　關於分裝藥品之封緘事項。

五　關於分裝藥品，依規定所作紀錄及報備之簽證事項。

第一三條

藥師執行本法第十五條第一項第八款所定藥事照護相關業務，其職責如下：

一　為增進藥物療程之效益及生活品質，考量藥物使用情形及評估療效之藥事服務事項。

二　於醫療機構、護理機構、藥局或依老人福利法所定之老人福利機構，執行藥品安全監視、給藥流程評估、用藥諮詢及藥物治療流程評估等相關藥事服務事項。

第一四條

本法第十七條所稱他藥，指不同成分、含量、劑量或劑型之藥品而言。

第一五條

藥師受本法第二十一條之一第一項第五款廢止藥師證書處分時，其兼領有藥劑生證書者，一併廢止其藥劑生證書。

第一六條

本細則自發布日施行。

藥師懲戒及懲戒覆審委員會設置審議辦法

①民國 96 年 12 月 21 日行政院衛生署令訂定發布全文 26 條；並自發布日施行。

②民國 97 年 10 月 6 日行政院衛生署令修正發布第 2 條條文。

第一章　總　則

第一條

本辦法依藥師法第二十一條之二第六項規定訂定之。

第二條 97

①藥師懲戒委員會由直轄市、縣（市）主管機關設置之。但藥師執業人數合計未滿一百人之縣（市），得免設藥師懲戒委員會，其藥師懲戒事項，由中央主管機關設置之藥師懲戒委員會辦理之。

②依藥事法所定之藥劑生，其執業人數計入前項之執業人數。

③藥師懲戒覆審委員會，由中央主管機關設置之。

第三條

①藥師懲戒委員會置委員七人至十五人，其中一人爲主任委員；藥師懲戒覆審委員會置委員七人至十一人，其中一人爲主任委員。

②前項主任委員、委員，由各該設置機關遴聘之。

③第一項委員，應就不具民意代表身分之藥學專家（含藥師、藥劑生）學者及法學專家學者、社會人士遴聘之，其中法學專家學者及社會人士之比例不得少於三分之一。

第四條

①藥師懲戒委員會、藥師懲戒覆審委員會委員任期二年。

②藥師懲戒委員會委員不得同時擔任藥師懲戒覆審委員會委員。

第五條

藥師懲戒委員會、藥師懲戒覆審委員會開會時，以主任委員爲主席；主任委員因故不能出席時，由委員互推一人爲主席。

第六條

藥師懲戒委員會、藥師懲戒覆審委員會置執行秘書一人、幹事若干人，由各該設置機關就其所屬人員派兼之。

第七條

藥師懲戒委員會、藥師懲戒覆審委員會之主任委員及委員均爲無給職。

第八條

懲戒處理程序及懲戒覆審處理程序關於迴避及文書之送達，除本辦法另有規定外，準用行政程序法之規定。

第二章　懲戒處理程序

第九條

①藥師公會或主管機關移付懲戒時，應提出理由書，敘明事實及移付懲戒之理由。

②藥師公會移付懲戒前已先行處分者，應於理由書載明公會先行處分情形。

第一〇條

藥師懲戒委員會應將移付懲戒事件，通知被付懲戒之藥師，並限其於通知送達之翌日起二十日內提出答辯或於指定期日到會陳述，未依限提出答辯或到會陳述者，藥師懲戒委員會得逕行決議。

第一一條

藥師懲戒委員會受理懲戒事件，應由委員二人先行審查，並作成審查意見，提藥師懲戒委員會議審議。

第一二條

藥師懲戒委員會審議懲戒事件時，得邀請有關專家學者或相關人士列席諮詢。

第一三條

①被付懲戒藥師於指定期日到會陳述意見者，應於陳述後先行退席。

②前項規定之陳述意見，應作成書面紀錄。

第一四條

①藥師懲戒委員會議之審議及決議，應有委員二分之一以上親自出席，出席委員二分之一以上同意。但廢止執業執照或藥師證書者，應有委員三分之二以上親自出席，出席委員三分之二以上同意。

②前項委員有第八條迴避之事由者，不計入應出席委員之人數。

第一五條

藥師懲戒委員會議對外不公開，與會人員對於討論內容均應嚴守秘密。

第一六條

藥師懲戒委員會對藥師懲戒事件，得衡酌藥師公會之處分情形，作適當之懲戒。

第一七條

①藥師懲戒委員會之懲戒決議，應作成決議書。

②前項決議書應記載下列事項：

一　被懲戒藥師之姓名、性別、出生年月日、國民身分證統一編號。

二　執業機構名稱、地址及執業執照字號。

三　懲戒之案由。

四　決議主文。

五　事實理由及法律依據。

六　出席委員。

七　決議之年、月、日。

八　不服決議之救濟方法、期限及受理機關。

③前項第一款所稱國民身分證統一編號，於被付懲戒藥師爲外國人者，爲其護照號碼。

第一八條

藥師懲戒委員會應將決議書正本送達移付懲戒之藥師公會、主管機關及被付懲戒之藥師。

第三章　懲戒覆審處理程序

第一九條

①被懲戒藥師對於藥師懲戒委員會之決議不服者，得於決議書送達之翌日起二十日內，請求覆審。

②被懲戒藥師請求覆審，應提出理由書及繕本於原懲戒之藥師懲戒委員會，逾期未申請覆審者，即行確定。

第二〇條

①藥師懲戒委員會應將請求覆審理由書繕本送達於原移付懲戒之藥師公會或主管機關。

②前項受送達人得於二十日內提出意見書。

第二一條

藥師懲戒委員會於接受意見書或前條所定期間屆滿後，應速將請求覆審理由書及懲戒全卷送交藥師懲戒覆審委員會。

第二二條

藥師懲戒覆審委員會之覆審程序，除本章有特別規定外，準用第二章之規定。

第四章　執行程序

第二三條

藥師懲戒委員會、藥師懲戒覆審委員會之懲戒決議，應送由下列各該主管機關執行之：

一　廢止藥師證書，送由中央主管機關執行之。

二　其餘之懲戒方式，送由各該直轄市、縣（市）主管機關執行之。

第二四條

主管機關執行藥師懲戒委員會、藥師懲戒覆審委員會之懲戒決議，應將決議書刊登政府公報，副本並分送其所屬藥師公會。

第五章　附　則

第二五條

藥師懲戒委員會、藥師懲戒覆審委員會辦理事務所需經費，由設置機關編列預算支應。

第二六條

本辦法自發布日施行。

藥師於執業處所外執行業務管理辦法

民國 103 年 9 月 24 日衛生福利部令訂定發布全文 6 條；並自發布日施行。

第一條

本辦法依藥師法（以下稱本法）第十一條第二項規定訂定之。

第二條

①藥師有本法第十一條第一項但書各款情形之一，於執業處所外執行業務（以下簡稱支援）者，應事先報請所在地直轄市、縣（市）主管機關核准。

②所在地直轄市、縣（市）主管機關於審理前項申請時，應考量申請人原執業處所之人力配置、業務執行、支援者工作時數分配之適當性、支援期間是否過長及支援之必要性等因素。

③所在地直轄市、縣（市）主管機關核准第一項申請後，其為越區者，並應副知支援地直轄市、縣（市）主管機關。

第三條

執業於醫療機構或藥局之藥師，經事先報准於執業處所外執行業務者，應依下列規定為之：

一　被支援之醫療機構或藥局，除有藥事法第一百零二條規定所定情形外，應已聘有至少一名專任藥師或藥劑生。

二　支援者原執業之醫療機構或藥局，除暫時停止藥師業務者外，應至少留有一名藥師或藥劑生於醫療機構或藥局執行業務。

三　工作時數，應依勞動基準法相關規定，且其時數應加總計算。

第四條

本法第十一條第一項第一款及第二款所稱服務，指執行本法第十五條第一項第二款所定藥品調劑業務。

第五條

本法第十一條第一項第五款所定緊急需要，包括專任藥師因傷病或其他個人因素請假之情形。

第六條

本辦法自發布日施行。

藥劑生資格及管理辦法

①民國 34 年 7 月 21 日社會部、衛生署令訂定發布全文 8 條。
②民國 47 年 12 月 15 日內政部令修正發布第 4 條條文。
③民國 70 年 9 月 1 日行政院衛生署令修正發布名稱及全文 19 條（原名稱：藥劑生管理規則）。
④民國 89 年 3 月 3 日行政院衛生署令修正發布第 5、11、12、14、15、17 條條文。
⑤民國 98 年 2 月 17 日行政院衛生署令修正發布全文 17 條；並自發布日施行。
⑥民國 103 年 9 月 24 日衛生福利部令修正發布第 9 條條文。
⑦民國 108 年 11 月 11 日衛生福利部令修正發布第 8 條條文。

第一條
本辦法依藥師法第四十條之規定訂定之。

第二條
中華民國人民經藥劑生考試及格者，得充藥劑生，並得請領藥劑生證書。

第三條
請領藥劑生證書，應填具申請書，檢附考試院頒發之藥劑生考試及格證書，並繳納證書費，送請中央主管機關核發。

第四條
①藥劑生證書滅失或遺失者，應填具申請書，並繳納證書費，向中央主管機關申請補發。
②藥劑生證書損壞者，應填具申請書，並繳納證書費，連同原證書，向中央主管機關申請換發。

第五條
有下列情事之一者，不得充藥劑生；其已充藥劑生者，撤銷或廢止其藥劑生證書：
一　曾犯肅清煙毒條例或管制藥品管理條例之罪，經判刑確定者。
二　曾犯毒品危害防制條例之罪，經判刑確定者。
三　依本辦法受廢止證書之處分者。

第六條
①藥劑生非加入所在地藥劑生公會，不得執業。
②藥劑生公會不得拒絕具有會員資格者入會。

第七條
①藥劑生應向執業所在地直轄市、縣（市）主管機關申請執業登記，領有執業執照，始得執業。
②藥劑生執業，應接受繼續教育，並每六年提出完成繼續教育證明

文件，辦理執業執照更新。

③藥劑生申請執業執照及實施繼續教育，準用藥師執業登記及繼續教育辦法之規定。

第八條 108

①有下列情形之一者，不得發給執業執照；已領者，撤銷或廢止之：

一 經撤銷或廢止藥劑生證書。

二 經撤銷或廢止藥劑生執業執照未滿一年。

三 有客觀事實認不能執行業務，經直轄市、縣（市）主管機關邀請相關專科醫師、藥師、藥劑生及學者專家組成小組認定。

四 受停業處分仍執行業務。

②前項第三款原因消失後，仍得依本法規定申請執業執照。

第九條

藥劑生執業之處所，準用藥師法第十一條相關規定。

第一〇條

①藥劑生執行調劑業務，非有正當理由，不得拒絕爲調劑。

②藥局標示爲日夜調劑者，其藥劑生應日夜爲之。

第一一條

藥劑生對於因業務而知悉他人之秘密，不得無故洩漏。

第一二條

①藥劑生停業或歇業時，應自事實發生之日起三十日內，報請原發執業執照之主管機關備查。

②前項停業之期間，以一年爲限；逾一年者，應辦理歇業。

③藥劑生變更執業處所或復業者，準用關於執業之規定。

④藥劑生死亡者，由原發執業執照之主管機關註銷其執業執照。

第一三條

①藥劑生業務如下：

一 依藥事法第二十八條第一項但書所定得由專任藥劑生管理之藥品買賣。

二 依藥事法第三十七條第二項但書所定得由藥劑生爲之之藥品調劑。

三 依藥事法第二十八條第二項所定中藥販賣業者之藥品及其買賣。

四 前三款相關之藥品安全監視、給藥流程評估、用藥諮詢及其他依法得由藥劑生執行之業務。

②藥劑生得販賣或管理一定等級之醫療器材之範圍及種類，準用藥師法相關規定。

第一四條

①藥劑生違反本辦法之規定者，依藥事法及藥師法之規定處罰；其再次違反或情節重大者，並得撤銷其執業執照。必要時，得由中央主管機關廢止其藥劑生證書，其兼領有藥師證書者，一併廢止

其藥師證書。

②藥劑生之懲戒，適用藥師懲戒及懲戒覆審委員會設置審議辦法之規定。

第一五條

藥劑生公會之組織、會務及設立等有關事項，準用藥師法關於公會之規定。

第一六條

藥劑生之管理，本辦法未規定者，依藥事法及準用藥師法有關規定辦理。

第一七條

本辦法自發布日施行。

聽力師法

①民國 98 年 1 月 23 日總統令制定公布全文 61 條；並自公布日施行。
民國 102 年 7 月 19 日行政院公告第 3 條所列屬「行政院衛生署」之權責事項，自 102 年 7 月 23 日起改由「衛生福利部」管轄。
②民國 107 年 12 月 19 日總統令修正公布第 3、8 條條文。
③民國 109 年 1 月 15 日總統令修正公布第 57 條條文。

第一章　總　則

第一條

中華民國國民經聽力師考試及格並依本法領有聽力師證書者，得充聽力師。

第二條

公立或立案之私立大學、獨立學院或符合教育部採認規定之國外大學、獨立學院聽力學系、組、研究所或相關聽力學系、組、研究所主修聽力學，並經實習至少六個月或至少三百七十五小時成績及格，領有畢業證書者，得應聽力師考試。

第三條

本法所稱主管機關：在中央爲衛生福利部；在直轄市爲直轄市政府；在縣（市）爲縣（市）政府。

第四條

請領聽力師證書者，應檢具申請書及資格證明文件，送請中央主管機關核發之。

第五條

非領有聽力師證書者，不得使用聽力師之名稱。

第六條

曾受本法所定廢止聽力師證書處分者，不得充聽力師。

第二章　執　業

第七條

①聽力師應向執業所在地直轄市或縣（市）主管機關申請執業登記，領有執業執照，始得執業。
②聽力師執業，應接受繼續教育，並每六年完成一定時數之繼續教育，始得辦理執業執照更新。
③第一項申請執業登記之資格、條件、應檢附文件、執業執照發給、換發、補發、前項聽力師接受繼續教育之課程內容、積分、實施方式、完成繼續教育之認定、執業執照更新及其他應遵行事項之辦法，由中央主管機關定之。

第八條

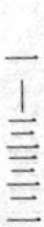

①有下列情形之一者，不得發給執業執照；已領者，撤銷或廢止之：

一　經撤銷或廢止聽力師證書。

二　經廢止聽力師執業執照未滿一年。

三　有客觀事實認不能執行業務，經直轄市、縣（市）主管機關邀請相關專科醫師、聽力師及學者專家組成小組認定。

②前項第三款原因消失後，仍得依本法規定申請執業執照。

第九條

聽力師執業以一處爲限，並應在所在地直轄市、縣（市）主管機關核准登記之醫療機構、聽力所或其他經中央主管機關認可公告之機構爲之。但機構間之支援或經事先報准者，不在此限。

第一〇條

①聽力師停業或歇業時，應自事實發生之日起三十日內，報請原發執業執照機關備查。

②前項停業期間，以一年爲限；逾一年者，應辦理歇業。

③聽力師變更執業處所或復業者，準用關於執業之規定。

④聽力師死亡者，由原發執業執照機關註銷其執業執照。

第一一條

①聽力師執業，應加入所在地聽力師公會。

②聽力師公會，不得拒絕具有會員資格者入會。

第一二條

①聽力師業務如下：

一　聽覺系統評估。

二　非器質性聽覺評估。

三　內耳前庭功能評估。

四　聽覺輔助器使用評估。

五　人工耳蝸（電子耳）之術前與術後聽力學評量。

六　聽覺創健、復健。

七　其他經中央主管機關認可之聽力師業務。

②前項業務，應經醫師診斷後，依醫師之照會或醫囑爲之。

第一三條

①聽力師執行業務時，應親自製作紀錄，簽名或蓋章及加註執行年、月、日，並載明下列事項：

一　醫師照會、醫囑內容或轉介事項。

二　執行業務之情形。

三　其他依規定應載明之事項。

②前項紀錄應併同個案當事人之姓名、性別、出生年月日、國民身分證統一編號及地址保存。

第一四條

聽力師受有關機關詢問或委託鑑定時，不得爲虛僞之陳述或報告。

第一五條

聽力師或其執業機構之人員，對於因業務而知悉或持有個案當事人秘密，不得無故洩漏。

第三章 開 業

第一六條

①聽力所之開業，應向所在地直轄市或縣（市）主管機關申請核准登記，發給開業執照。

②營利法人不得申請設立聽力所。

③聽力所之申請條件、程序及設置標準，由中央主管機關定之。

第一七條

①聽力所應置負責聽力師，對該機構業務，負督導責任。

②負責聽力師以在中央主管機關指定之機構執行業務二年以上者為限。

③前項執行業務年資之採計，以領有聽力師證書，並依法向直轄市、縣（市）主管機關辦理執業登記者為限。但於本法公布施行前已執行業務者，其實際服務年資得併予採計。

第一八條

①聽力所之負責聽力師因故不能執行業務時，應指定合於前條第二項規定資格者代理之。代理期間超過四十五日者，應由被代理者報請原發開業執照機關備查。

②前項代理期間，最長不得逾一年。

第一九條

①聽力所之名稱使用、變更，應以所在地直轄市、縣（市）主管機關核准者為限；其名稱使用、變更原則，由中央主管機關定之。

②非聽力所，不得使用聽力所或類似之名稱。

第二〇條

①聽力所停業或歇業時，應自事實發生之日起三十日內，報請原發開業執照機關備查。

②前項停業期間，以一年為限；逾一年者，應辦理歇業。

③聽力所登記事項如有變更，應於事實發生之日起三十日內，報請原發開業執照機關核准變更登記。

④聽力所遷移或復業者，準用關於設立之規定。

第二一條

聽力所應將其開業執照及收費標準，揭示於明顯處。

第二二條

聽力所執行業務之紀錄及醫師開具之照會單或醫囑單，應妥為保管，並至少保存七年。但個案當事人為未成年人，應保存至其成年後至少七年。

第二三條

①聽力所收取醫療費用之標準，由直轄市、縣（市）主管機關核定之。

②聽力所收取費用，應開給載明收費項目及金額之收據。

③聽力所不得違反收費標準，超額或擅立項目收費。

第二四條
①聽力所之廣告，其內容以下列事項爲限：
一　聽力所之名稱、開業執照字號、地址、電話及交通路線。
二　聽力師之姓名及其證書字號。
三　業務項目。
四　其他經中央主管機關公告容許登載或宣傳之事項。
②非聽力所不得爲聽力廣告。

第二五條
①聽力所不得以不正當方法，招攬業務。
②聽力師及其執業機構之人員，不得利用業務上之機會，獲取不正當利益。

第二六條
聽力所應依法令規定或依主管機關之通知，提出報告；並接受主管機關對其人員、設備、衛生、安全、收費情形、作業等之檢查及資料蒐集。

第二七條
經中央主管機關依第九條規定認可之機構，設有聽力師業務之單位或部門者，準用本章之規定。

第四章　罰　則

第二八條
聽力師將其證照租借他人使用者，廢止其聽力師證書；其涉及刑事責任者，並應移送該管檢察機關依法辦理。

第二九條
聽力所容留未具聽力師資格之人員，擅自執行聽力師業務者，廢止其開業執照。

第三〇條
違反第五條、第十五條、第十九條第二項、第二十四條第二項規定者，處新臺幣三萬元以上十五萬元以下罰鍰。

第三一條
①未取得聽力師資格，擅自執行聽力師業務者，除下列情形外，本人及其雇主各處新臺幣三萬元以上十五萬元以下罰鍰：
一　醫師。
二　於中央主管機關認可之醫療機構、機構在醫師、聽力師指導下實習之各相關系、組、研究所之學生或第二條所定之系、組、研究所自取得學位日起五年內之畢業生。
三　從事助聽器驗配工作之聽覺輔助器從業人員，爲執行聽覺輔助器驗配，從事聽覺輔助器評估調整所必要之聽力測試。但於十二歲以下之兒童，應依醫囑爲之。
②聽力師從事前項第三款業務時，免依第三十六條規定處罰。

第三二條
①違反第十六條第一項、第二十條第四項、第二十三第二項、第三

項、第二十四條第一項或第二十五條規定者，處新臺幣二萬元以上十萬元以下罰鍰。

②違反第二十三條第二項、第三項或第二十五條第一項規定者，除依前項規定處罰外，並令其限期改善或將超收部分退還當事人；屆期未改善或退還者，處一個月以上一年以下停業處分或廢止其開業執照。

第三三條

聽力師有下列各款情事之一者，處新臺幣二萬元以上十萬元以下罰鍰；其情節重大者，並處一個月以上一年以下停業處分或廢止其執業執照；其涉及刑事責任者，移送該管檢察機關依法辦理：

一　違反第十四條規定。

二　於業務上有違法或不正當行為。

第三四條

①聽力師違反第七條第一項、第二項、第九條、第十條第一項、第三項或第十一條第一項規定者，處新臺幣一萬元以上五萬元以下罰鍰，並令其限期改善；屆期未改善者，處一個月以上一年以下停業處分。

②聽力師公會違反第十一條第二項規定者，由人民團體主管機關處新臺幣一萬元以上五萬元以下罰鍰，並令其限期改善；屆期未改善者，按日連續處罰。

第三五條

聽力所違反第十八條第一項、第十九條第一項、第二十條第一項、第三項、第二十一條、第二十六條規定或其設置未符合依第十六條第三項所定之標準者，處新臺幣一萬元以上五萬元以下罰鍰，並令其限期改善；屆期仍未改善者，處一個月以上一年以下停業處分。

第三六條

聽力師違反第十二條第二項、第十三條或聽力所違反第二十二條規定者，處新臺幣一萬元以上五萬元以下罰鍰。

第三七條

聽力師違反第七條第一項、第九條、第十條第一項、第三項、第十三條或第十五條規定，經依第三十四條或第三十條規定處罰者，對其執業機構亦處以各該條之罰鍰。但其他法律另有處罰規定者，從其規定。

第三八條

聽力師受停業處分仍執行業務者，廢止其執業執照；受廢止執業執照處分，仍執行業務者，廢止其聽力師證書。

第三九條

聽力所受停業處分而未停業者，廢止其開業執照；受廢止開業執照處分，仍繼續開業者，廢止其負責聽力師之聽力師證書。

第四〇條

①聽力所受停業處分或廢止開業執照者，應同時對其負責聽力師予以停業處分或廢止其執業執照。

②聽力所之負責聽力師受停業處分或廢止其執業執照者，應同時對該聽力所予以停業處分或廢止其開業執照。

第四一條

本法所定之罰鍰，於聽力師申請設立之聽力所，處罰其負責聽力師。

第四二條

本法所定罰鍰、停業、廢止執業執照或開業執照之處分，由直轄市、縣（市）主管機關爲之；撤銷或廢止聽力師證書，由中央主管機關爲之。

第五章　公　會

第四三條

聽力師公會由人民團體主管機關主管。但其目的事業應受主管機關之指導、監督。

第四四條

聽力師公會分直轄市及縣（市）公會，並得設全國聯合會。

第四五條

聽力師公會之區域，依現有之行政區域；在同一區域內，同級之公會以一個爲限。

第四六條

直轄市、縣（市）聽力師公會，以在該區域內聽力師九人以上之發起組織之；其未滿九人者，得加入鄰近區域之公會或共同組織之。

第四七條

聽力師公會全國聯合會之設立，應由三分之一以上之直轄市、縣（市）聽力師公會完成組織後，始得發起組織。

第四八條

①聽力師公會置理事、監事，均於召開會員（會員代表）大會時，由會員（會員代表）選舉之，並分別成立理事會、監事會，其名額如下：

一　縣（市）聽力師公會之理事不得超過十五人。

二　直轄市聽力師公會之理事不得超過二十五人。

三　聽力師公會全國聯合會之理事不得超過三十五人。

四　各級聽力師公會之理事名額不得超過全體會員（會員代表）人數二分之一。

五　各級聽力師公會之監事名額不得超過各該公會理事名額三分之一。

②各級聽力師公會得置候補理事、候補監事；其名額不得超過各該公會理事、監事名額三分之一。

③理事、監事名額在三人以上時，得分別互選常務理事及常務監事；其名額不得超過理事或監事總額三分之一，並應由理事就常務理事中選舉一人爲理事長；其不置常務理事者，就理事中互選

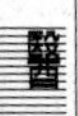

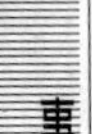

之。常務監事在三人以上時，應互推一人爲監事會召集人。

第四九條

理事、監事任期均爲三年，其連選連任者不得超過二分之一；理事長之連任，以一次爲限。

第五〇條

①聽力師公會全國聯合會理事、監事之當選，不以直轄市、縣（市）聽力師公會選派參加之會員代表爲限。

②直轄市、縣（市）聽力師公會選派參加聽力師公會全國聯合會之會員代表，不以其理事、監事爲限。

第五一條

①聽力師公會每年召開會員（會員代表）大會一次，必要時得召集臨時大會。

②聽力師公會會員人數超過三百人以上時，得依章程之規定就會員分布狀況劃定區域，按會員人數比例選出代表，召開會員代表大會，行使會員大會之職權。

第五二條

聽力師公會應訂立章程，造具會員名冊及選任職員簡歷名冊，送請所在地人民團體主管機關立案，並分送中央及所在地主管機關備查。

第五三條

各級聽力師公會之章程應載明下列各項：

一　名稱、區域及會所所在地。

二　宗旨、組織及任務。

三　會員之入會或出會。

四　會員應納之會費及繳納期限。

五　會員代表之產生及其任期。

六　理事、監事名額、權限、任期及其選任、解任。

七　會員（會員代表）大會及理事會、監事會會議之規定。

八　會員應遵守之專業倫理規範與公約。

九　經費及會計。

十　章程之修改。

十一　其他依法令規定應載明或處理會務之必要事項。

第五四條

直轄市、縣（市）聽力師公會對聽力師公會全國聯合會之章程及決議，有遵守義務。

第五五條

①聽力師公會有違反法令、章程者，人民團體主管機關得爲下列處分：

一　警告。

二　撤銷其決議。

三　撤免其理事、監事。

四　限期整理。

②前項第一款、第二款處分，亦得由主管機關為之。

第五六條

聽力師公會會員有違反法令或章程之行為者，公會得依章程、理事會、監事會或會員（會員代表）大會之決議處分。

第六章　附　則

第五七條 109

①外國人得依中華民國法律，應聽力師考試。

②前項考試及格，領有聽力師證書之外國人，在中華民國執行業務，應依法經申請許可後，始得為之，並應遵守中華民國關於聽力師之相關法令、專業倫理規範及聽力師公會章程。

第五八條

①本法公布施行前曾在醫療機構、社會福利機構、學校、捐助或組織章程明定辦理聽力業務之財團法人或社會團體、聽語或聽障文教基金會等機構或團體工作之人員或聽覺輔助器從業人員，從事聽力業務滿二年，並具專科以上學校畢業資格，經中央主管機關審查合格者，得應聽力師特種考試。

②前項特種考試，於本法公布施行後五年內舉辦五次。

③符合第一項規定者，於本法公布施行之日起五年內，免依第三十一條規定處罰。

第五九條

中央或直轄市、縣（市）主管機關依本法核發證書或執照時，得收取證書費或執照費；其收費標準，由中央主管機關定之。

第六〇條

本法施行細則，由中央主管機關定之。

第六一條

本法自公布日施行。

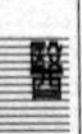
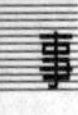

聽力師法施行細則

民國 98 年 7 月 20 日行政院衛生署令訂定發布全文 13 條；並自發布日施行。

第一條

本細則依聽力師法（以下簡稱本法）第六十條規定訂定之。

第二條

依本法第四條規定請領聽力師證書者，應填具申請書，檢附考試院頒發之聽力師考試及格證書，並繳納證書費，送請中央主管機關核發。

第三條

①聽力師證書滅失或遺失者，應填具申請書，並繳納證書費，向中央主管機關申請補發。

②聽力師證書損壞者，應填具申請書，並繳納證書費，連同原證書，向中央主管機關申請換發。

第四條

聽力師停業、歇業，依本法第十條第一項規定報請備查時，應填具申請書，並檢附執業執照及有關文件，送由原發給執業執照機關依下列規定辦理：

一　停業：登記其停業日期及理由後，發還其執業執照。

二　歇業：註銷其執業登記及執業執照。

第五條

①依本法第十六條第一項規定申請設立聽力所，應填具申請書，檢附下列書件，並繳納開業執照費，向所在地直轄市或縣（市）主管機關申請核准登記：

一　聽力師證書正本及影本；正本驗畢後發還。

二　國民身分證正本及影本；正本驗畢後發還。

三　聽力所平面配置圖及建築物合法使用證明文件。

四　依本法第十七條第二項所定聽力師之執行業務證明文件。

五　其他依規定應檢具之文件。

②直轄市或縣（市）主管機關對於前項之申請，經派員履勘後，核與規定相符者，發給開業執照。

第六條

本法第十六條第一項所定聽力所核准登記事項如下：

一　名稱、地址及開業執照字號。

二　負責聽力師之姓名、出生年月日、證書字號、國民身分證統一編號及住址。

三　其他依規定應行登記事項。

第七條
①聽力所開業執照滅失或遺失者，應塡具申請書，並繳納開業執照費，向原發給開業執照機關申請補發。
②開業執照損壞者，應塡具申請書，並繳納開業執照費，連同原開業執照，向原發給開業執照機關申請換發。
第八條
①聽力所停業、歇業或其登記事項變更，依本法第二十條第一項規定報請備查時，應塡具申請書，並檢附開業執照及有關文件，送由原發給開業執照機關依下列規定辦理：
一　停業：於其開業執照註明停業日期及理由後發還。
二　歇業：註銷其開業登記及開業執照。
三　登記事項變更：辦理變更登記。
②前項第三款登記事項變更，如需換發開業執照，申請人應依規定繳納執照費。
第九條
聽力所停業、歇業或受停業、撤銷或廢止開業執照處分者，其所屬聽力師，應依本法第十條第一項或第三項規定辦理停業、歇業或變更執業處所。
第一〇條
聽力所歇業或受撤銷、廢止開業執照處分者，應將其招牌拆除。
第一一條
主管機關依本法第二十六條規定執行檢查及資料蒐集時，其檢查及資料蒐集人員應出示有關執行職務之證明文件或顯示足資辨別之標誌。
第一二條
本法第五十八條第一項所稱社會福利機構，指依身心障礙者權益保障法、老人福利法或兒童及少年福利法所設立之機構；所稱從事聽力業務，指從事本法第十二條第一項各款之一之聽力業務；所稱具專科以上學校畢業資格，指在公立或立案之私立專科以上學校或符合教育部採認規定之國外專科以上學校畢業領有畢業證書者。
第一三條
本細則自發布日施行。

驗光人員法

①民國 105 年 1 月 6 日總統令制定公布全文 59 條；並自公布日施行。
②民國 107 年 12 月 19 日總統令修正公布第 8 條條文。
③民國 109 年 1 月 15 日總統令修正公布第 55 條條文。

第一章　總　則

第一條
①中華民國國民經驗光師考試及格，並依本法領有驗光師證書者，得充驗光師。
②中華民國國民經驗光生考試及格，並依本法領有驗光生證書者，得充驗光生。
③本法所稱之驗光人員，指前二項之驗光師及驗光生。

第二條
①公立或立案之私立專科以上學校或符合教育部採認規定之國外專科以上學校驗光或視光系、科畢業，並經實習期滿成績及格，領有畢業證書者，得應驗光師考試。
②公立或立案之私立高級醫事職業以上學校或符合教育部採認規定之國外高級醫事職業以上學校醫用光學技術、驗光、或視光系、科畢業，並經實習期滿成績及格，領有畢業證書者，得應驗光生考試。

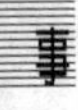

第三條
本法所稱主管機關：在中央為衛生福利部；在直轄市為直轄市政府；在縣（市）為縣（市）政府。

第四條
請領驗光人員證書，應檢具申請書及資格證明文件，送請中央主管機關核發之。

第五條
非領有驗光人員證書者，不得使用驗光人員名稱。

第六條
曾受本法所定廢止驗光人員證書處分者，不得充驗光人員。

第二章　執　業

第七條
①驗光人員應向執業所在地直轄市、縣（市）主管機關申請執業登記，領有執業執照，始得執業。
②驗光人員執業，應每六年接受一定時數之繼續教育，始得辦理執業執照更新。
③第一項申請執業登記之資格、條件、應檢附文件、執業執照發

給、換發、補發與前項執業執照更新、繼續教育之課程內容、積分、實施方式、完成繼續教育之認定及其他應遵行事項之辦法，由中央主管機關定之。

第八條

①有下列情形之一者，不得發給執業執照；已領照者，撤銷或廢止之：

一　經撤銷或廢止驗光人員證書。

二　經廢止驗光人員執業執照未滿一年。

三　有客觀事實認不能執行業務，經直轄市、縣（市）主管機關邀請相關專科醫師、驗光人員及學者專家組成小組認定。

②前項第三款原因消失後，仍得依本法規定申請執業執照。

第九條

驗光人員執業以一處爲限，並應在所在地直轄市、縣（市）主管機關核准登記之醫療機構、驗光所、眼鏡公司（商號）或其他經中央主管機關認可之機構爲之。但機構間之支援或經事先報准者，不在此限。

第一〇條

①驗光人員停業或歇業時，應自事實發生之日起三十日內，報請原發執業執照機關備查。

②前項停業之期間，以一年爲限；逾一年者，應辦理歇業。

③驗光人員變更執業處所或復業者，準用第七條關於執業之規定。

④驗光人員死亡者，由原發執業執照機關註銷其執業執照。

第一一條

①驗光師或驗光生執業，應加入所在地驗光師公會或驗光生公會。

②驗光師公會或驗光生公會不得拒絕具有入會資格者入會。

第一二條

①驗光師之業務範圍如下：

一　非侵入性之眼球屈光狀態測量及相關驗光，包含爲一般隱形眼鏡配鏡所爲之驗光；十五歲以下者應於眼科醫師指導下爲之。但未滿六歲兒童之驗光，不得爲之。

二　一般隱形眼鏡之配鏡。

三　低視力者輔助器具之教導使用。

四　其他依醫師開具之照會單或醫囑單所爲之驗光。

②驗光生之業務範圍如下：

一　一般性近視、遠視、散光及老花之驗光，包含爲一般隱形眼鏡配鏡所爲之驗光；十五歲以下者應於眼科醫師指導下爲之。但未滿六歲兒童之驗光，不得爲之。

二　一般隱形眼鏡之配鏡。

三　其他依醫師開具之照會單或醫囑單所爲之驗光。

③驗光人員執行業務，發現視力不能矯正至正常者，應轉介至醫療機構診治。

第一三條

驗光人員執行業務，應製作紀錄，簽名或蓋章及加註執行年、月、日，並應依當事人要求，提供驗光結果報告及簽名或蓋章。

第一四條

驗光人員受衛生、司法或司法警察機關詢問時，不得為虛偽之陳述或報告。

第三章　開　業

第一五條

①驗光所之設立，應以驗光人員為申請人，向所在地直轄市、縣（市）主管機關申請核准登記，發給開業執照，始得為之。

②前項申請設立驗光所之驗光師，以在第九條所定之機構執行業務二年以上者為限；申請設立驗光所之驗光生，以在第九條所定之機構執行業務五年以上者為限。

③前項執行業務年資之採計，以領有驗光人員證書並依法向直轄市、縣（市）主管機關辦理執業登記者為限。但於本法公布施行前已執行業務者，其實際服務年資得併予採計。

④驗光所之名稱使用、變更，應以所在地直轄市、縣（市）主管機關核准者為限。

⑤非驗光所，不得使用驗光所或類似之名稱。

⑥驗光所之名稱使用與變更、申請條件、程序及設置標準，由中央主管機關定之。

⑦經中央主管機關依第九條規定認可之機構，設有驗光業務之單位或部門者，準用前項之規定。

第一六條

驗光所應以其申請人為負責驗光人員，對該機構業務負督導責任。

第一七條

①驗光所之負責驗光人員因故不能執行業務時，應指定合於第十五條第二項規定資格者代理之。代理期間超過四十五日者，應由被代理者報請原發開業執照機關備查。

②前項代理期間，最長不得逾一年。

第一八條

①驗光所停業或歇業時，應自事實發生之日起三十日內，報請原發開業執照機關備查。

②前項停業期間，以一年為限；逾一年者，應辦理歇業。

③驗光所登記事項如有變更，應於事實發生之日起三十日內，報請原發開業執照機關核准變更登記。

④驗光所遷移或復業者，準用關於設立之規定。

第一九條

驗光所應將其開業執照及收費標準，揭示於明顯處。

第二〇條

驗光所執行業務之紀錄及醫師開具之照會單或醫囑單，應妥為保管，並至少保存三年。

第二一條
①驗光所收取驗光費用之標準，由直轄市、縣（市）主管機關核定之。
②驗光所收取費用，應開給載明收費項目及金額之收據。
③驗光所不得違反收費標準，超額或擅立項目收費。
第二二條
①驗光所之廣告，其內容以下列事項為限：
一　驗光所之名稱、開業執照字號、地址、電話及交通路線。
二　驗光人員之姓名及證書字號。
三　其他經中央主管機關公告容許登載或宣播事項。
②非驗光所，不得為驗光廣告。
第二三條
①驗光所不得以不正當方法，招攬業務。
②驗光所之驗光人員及其他人員，不得利用業務上之機會，獲取不正當利益。
第二四條
驗光人員及其執業機構之人員，對於因業務而知悉或持有他人秘密，不得無故洩漏。
第二五條
驗光所應依法令規定或依主管機關之通知，提出報告；並接受主管機關對其人員、設備、衛生、安全、收費情形、作業等之檢查及資料蒐集。

第四章　公　會

第二六條
驗光師公會由人民團體主管機關主管。但其目的事業，應受主管機關之指導、監督。
第二七條
驗光師公會分直轄市及縣（市）公會，並得設驗光師公會全國聯合會。
第二八條
驗光師公會之區域，依現有之行政區域；在同一區域內，同級之公會以一個為限。
第二九條
直轄市、縣（市）驗光師公會，由該轄區域內驗光師二十一人以上發起組織之；其未滿二十一人者，得加入鄰近區域之公會或共同組織之。
第三〇條
驗光師公會全國聯合會之設立，應由三分之一以上之直轄市、縣（市）驗光師公會完成組織後，始得發起組織。
第三一條
①驗光師公會置理事、監事，均於召開會員（會員代表）大會時，

由會員（會員代表）選舉之，並分別成立理事會、監事會，其名額如下：
一　縣（市）驗光師公會之理事不得超過二十一人。
二　直轄市驗光師公會之理事不得超過二十七人。
三　驗光師公會全國聯合會之理事不得超過三十五人。
四　各級驗光師公會之理事名額不得超過全體會員（會員代表）人數二分之一。
五　各級驗光師公會之監事名額不得超過各該公會理事名額三分之一。

②各級驗光師公會得置候補理事、候補監事，其名額不得超過各該公會理事、監事名額三分之一。

③理事、監事名額在三人以上時，得分別互選常務理事及常務監事；其名額不得超過理事或監事總額三分之一，並應由理事就常務理事中選舉一人爲理事長；其不置常務理事者，就理事中互選之。常務監事在三人以上時，應互選一人爲監事會召集人。

第三二條

理事、監事任期均爲三年，其連選連任者不得超過二分之一；理事長之連任，以一次爲限。

第三三條

①驗光師公會全國聯合會理事、監事之當選，不以直轄市、縣（市）驗光師公會選派參加之會員代表爲限。

②直轄市、縣（市）驗光師公會選派參加驗光師公會全國聯合會之會員代表，不以其理事、監事爲限。

第三四條

①驗光師公會每年召開會員（會員代表）大會一次，必要時得召集臨時大會。

②驗光師公會會員人數超過三百人以上時，得依章程之規定就會員分布狀況劃定區域，按其會員人數比率選出代表，召開會員代表大會，行使會員大會之職權。

第三五條

驗光師公會應訂立章程，造具會員名冊及選任職員簡歷名冊，送請所在地人民團體主管機關立案，並分送中央及所在地主管機關備查。

第三六條

各級驗光師公會之章程應載明下列事項：
一　名稱、區域及會所所在地。
二　宗旨、組織及任務。
三　會員之入會或出會。
四　會員應納之會費及繳納期限。
五　會員代表之產生及其任期。
六　理事、監事名額、權限、任期及其選任、解任。
七　會員（會員代表）大會及理事會、監事會會議之規定。

八　會員應遵守之專業倫理規範與公約。
九　經費及會計。
十　章程之修改。
十一　其他依法令規定應載明或處理會務之必要事項。

第三七條

直轄市、縣（市）驗光師公會對驗光師公會全國聯合會之章程及決議，有遵守義務。

第三八條

①驗光師公會有違反法令、章程者，人民團體主管機關得為下列處分：
一　警告。
二　撤銷其決議。
三　撤免其理事、監事。
四　限期整理。
②前項第一款、第二款處分，亦得由主管機關為之。

第三九條

驗光師公會會員有違反法令或章程之行為者，公會得依章程、理事會、監事會或會員（會員代表）大會之決議處分。

第四〇條

驗光生公會，其組織準用本章驗光師公會之規定。

第五章　罰　則

第四一條

驗光人員將其證照租借他人使用者，廢止其驗光人員證書。

第四二條

驗光所容留未具驗光人員資格人員，擅自執行驗光人員業務者，廢止其開業執照。

第四三條

不具驗光人員資格，擅自執行驗光業務者，處新臺幣三萬元以上十五萬元以下罰鍰。但有下列情形之一者，不罰：
一　於中央主管機關認可之機構，在醫師、驗光師指導下實習之相關醫學、驗光或視光系、科學生或自取得學位日起五年內之畢業生。
二　視力表量測或護理人員於醫師指示下為之。

第四四條

有下列各款情事之一者，處新臺幣三萬元以上十五萬元以下罰鍰：
一　違反第五條規定，未領有驗光人員證書，使用驗光人員名稱。
二　違反第十五條第五項規定，非驗光所，使用驗光所或類似名稱。
三　違反第二十二條第二項規定，非驗光所，為驗光廣告。

四　違反第二十四條規定，驗光人員或其執業機構之人員無故洩漏因業務知悉或持有之他人秘密。

第四五條

驗光人員有下列各款情事之一者，處新臺幣二萬元以上十萬元以下罰鍰；其情節重大者，並處一個月以上一年以下停業處分或廢止其執業執照：
一　違反第十二條第一項第一款但書或第二項第一款但書規定，為未滿六歲之兒童驗光。
二　違反第十二條第三項規定，未將當事人轉介至醫療機構。
三　違反第十四條規定，為虛偽之陳述或報告。

第四六條

①驗光所有下列各款情事之一者，處新臺幣二萬元以上十萬元以下罰鍰：
一　違反第十五條第一項規定，驗光人員設立驗光所，未向主管機關申請開業。
二　違反第十八條第四項規定，遷移或復業，未辦理開業登記。
三　違反第二十一條第二項規定，收取驗光費用，未開給收費明細表及收據。
四　違反第二十一條第三項規定，違反收費標準，超額或擅立項目收費。
五　廣告內容違反第二十二條第一項規定。
六　違反第二十三條規定，以不正當方法招攬業務，或驗光所人員利用業務上之機會獲取不正當利益。

②有前項第三款或第四款或第六款情形之一者，除依前項規定處罰外，並令其限期改善或將超收部分退還當事人；屆期未改善或退還者，處一個月以上一年以下停業處分或廢止其開業執照。
③違反第二十三條第二項規定者，除依第一項規定處罰外，對其行為人亦處以第一項之罰鍰。

第四七條

①驗光人員有下列各款情事之一者，處新臺幣一萬元以上五萬元以下罰鍰，並令其限期改善；屆期未改善者，處一個月以上一年以下停業處分：
一　違反第七條第一項規定，未辦理執業登記而執行業務。
二　違反第七條第二項規定，執業執照到期未辦理更新仍繼續執行業務。
三　無第九條但書規定情形，而在登記執業地點以外之其他地點執行業務。
四　違反第十條第一項規定，未於停業或歇業事實發生之日起三十日內，報請原發執業執照機關備查。
五　違反第十條第三項規定，變更執業處所或復業，未辦理執業登記。
六　違反第十一條第一項規定，執業時未加入所在地公會。

②驗光師公會或驗光生公會違反第十一條第二項規定者，由人民團體主管機關處新臺幣一萬元以上五萬元以下罰鍰，並令其限期改善；屆期未改善者，按次處罰。

第四八條

驗光所有下列各款情事之一者，處新臺幣一萬元以上五萬元以下罰鍰，並令其限期改善；屆期未改善者，處一個月以上一年以下停業處分：

一　違反第十五條第四項規定，使用或變更驗光所名稱未經所在地直轄市、縣（市）主管機關核准。

二　違反第十五條第六項所定之驗光所設置標準。

三　違反第十六條規定，負責驗光人員對驗光所業務未負督導責任。

四　違反第十七條第一項規定，負責驗光人員因故不能執行業務，未指定符合資格者代理或代理期間超過四十五日未報請主管機關備查。

五　違反第十八條第一項、第三項規定，未於停業、歇業或登記事項變更事實發生之日起三十日內，報請原發開業執照機關備查或核准。

六　違反第十九條規定，未將開業執照、收費標準，揭示於明顯處。

七　違反第二十五條規定，未提出報告、拒絕檢查或資料蒐集。

第四九條

有下列各款情事之一者，處新臺幣一萬元以上五萬元以下罰鍰：

一　驗光人員違反第十三條規定，執行業務，未製作紀錄、未依當事人要求提供驗光結果報告、或未依規定於紀錄、驗光結果報告簽名或蓋章，並加註執行年、月、日。

二　驗光所違反第二十條規定，對執行業務之紀錄、醫師開具之照會單或醫囑單，未妥為保管或保存未滿三年。

第五〇條

驗光人員受停業處分仍執行業務者，廢止其執業執照；受廢止執業執照處分仍執行業務者，得廢止其驗光人員證書。

第五一條

驗光所受停業處分而未停業者，廢止其開業執照；受廢止開業執照處分，仍繼續開業者，得廢止其負責驗光人員之驗光人員證書。

第五二條

①驗光所受停業處分或廢止開業執照者，應同時對其負責驗光人員予以停業處分或廢止其執業執照。

②驗光所之負責驗光人員受停業處分或廢止其執業執照時，應同時對該驗光所予以停業處分或廢止其開業執照。

第五三條

本法所定之罰鍰，於驗光所，處罰其負責驗光人員。

第五四條

本法所定之罰鍰、停業或廢止執業執照或開業執照，除本法另有規定外，由直轄市或縣（市）主管機關處罰之；廢止驗光師證書，由中央主管機關為之。

第六章　附　則

第五五條 109

①外國人得依中華民國法律，應驗光人員考試。

②前項考試及格，領有驗光人員證書之外國人，在中華民國執行業務，應依法經申請許可後，始得為之，並應遵守中華民國關於驗光人員之相關法令、專業倫理規範及驗光師公會或驗光生公會章程。

第五六條

①本法公布施行前曾在醫療機構或眼鏡行從事驗光業務滿三年，並具專科以上學校畢業資格，經中央主管機關審查合格者，得應驗光師特種考試。

②具下列資格之一，經中央主管機關審查合格者，得應驗光生特種考試：

一　本法公布施行前，曾在醫療機構或眼鏡行從事驗光業務滿三年，並具高中、高職以上學校畢業資格。

二　本法公布施行前，曾在醫療機構或眼鏡行從事驗光業務滿六年以上，並參加經中央主管機關指定相關團體辦理之繼續教育達一百六十小時以上。

③前二項特種考試，以本法公布施行後五年內舉辦五次為限。

④符合第一項、第二項規定且曾應驗光師、驗光生特種考試者，於本法公布施行之日前已登記經營驗光業務之公司（商號）或醫療機構從事驗光業務，自本法公布施行起十年內免依第四十三條處罰。

⑤前項公司（商號），於十年期滿之翌日起，由登記機關廢止其公司（商業）登記之全部或部分登記事項，不得繼續經營驗光業務。

第五七條

中央或直轄市、縣（市）主管機關依本法核發證書或執照時，得收取證書費或執照費；其收費標準，由中央主管機關定之。

第五八條

本法施行細則，由中央主管機關定之。

第五九條

本法自公布日施行。

驗光人員法施行細則

①民國 105 年 10 月 6 日衛生福利部令訂定發布全文 21 條；並自發布日施行。

②民國 107 年 1 月 25 日衛生福利部令修正發布第 6 條條文。

第一條

本細則依驗光人員法（以下簡稱本法）第五十八條規定訂定之。

第二條

依本法第四條規定請領驗光人員證書者，應填具申請書，檢附考試院頒發之驗光人員考試及格證書，並繳納證書費，送請中央主管機關核發。

第三條

①驗光人員證書滅失或遺失者，應填具申請書，並繳納證書費，向中央主管機關申請補發。

②驗光人員證書毀損者，應填具申請書，並繳納證書費，連同原證書，向中央主管機關申請換發。

第四條

①本法第九條所稱眼鏡公司（商號），指公司（商號）登記為眼鏡批發業或眼鏡零售業者。

②前項眼鏡公司（商號），應於機構內設立驗光所，始得執行驗光業務。但本法第五十六條第四項另有規定者，從其規定。

第五條

驗光人員停業、歇業，依本法第十條第一項規定報請備查時，應填具申請書，並檢附執業執照及有關文件，送由原發給執業執照機關依下列規定辦理：

一　停業：登記其停業日期及理由後，發還其執業執照。

二　歇業：註銷其執業登記，並收回執業執照。

第六條 107

①本法第十二條第一項第一款及第二項第一款所定驗光人員為六歲以上十五歲以下者驗光，應於眼科醫師指導下，依下列方式之一為之：

一　由驗光人員與眼科醫師訂定契約合作。

二　由驗光人員參加中央主管機關委託專業法人、團體或機構辦理之特定課程訓練，取得完成訓練證明；發現有特定狀況時，應出具轉介單，至眼科醫師處檢查。

②驗光人員對於六歲以上十五歲以下者第一次驗光及配鏡，應於醫師確診為非假性近視，始得為之。

③驗光人員執行業務，發現視力不能矯正者，依本法第十二條第三項規定轉介至醫療機構診治時，應填具轉介單。

第七條

本法第十二條第一項第二款及第二項第二款所稱一般隱形眼鏡，指非用於治療或診斷之隱形眼鏡。

第八條

①本法第十二條第一項第三款所稱低視力者，指依身心障礙者鑑定作業辦法第五條附表二身心障礙類別、鑑定向度、程度分級與基準，其視覺功能之障礙程度達1以上者。

②本法第十二條第一項第三款所稱低視力者輔助器具，指以驗光輔助視覺功能之各式光學器具。

第九條

①依本法第十五條第一項規定申請設立驗光所，應填具申請書，檢附下列書件，並繳納開業執照費，向所在地直轄市、縣（市）主管機關申請核准登記：

一　驗光人員證書正本及其影本一份；正本驗畢後發還。
二　國民身分證正本及其影本一份；正本驗畢後發還。
三　驗光所平面配置圖及建築物合法使用證明文件。
四　依本法第十五條第二項所定驗光人員執行業務證明文件。
五　其他依規定應檢具之文件。

②直轄市、縣（市）主管機關對於前項之申請，應派員履勘後，核與規定相符者，始得發給開業執照。

第一〇條

本法第十五條第一項所定驗光所核准登記事項如下：

一　名稱、地址及開業執照字號。
二　負責驗光人員之姓名、出生年月日、國民身分證統一編號、住址及證書字號。
三　執行業務之項目。
四　其他依規定應行登記事項。

第一一條

本法第十五條第六項所定驗光所名稱之使用、變更，其名稱應標明驗光所，且不得使用下列名稱：

一　單獨使用外文之名稱。
二　在同一直轄市、縣（市）區域內，他人已登記使用之名稱。
三　使用在同一直轄市、縣（市）區域內，與被撤銷或廢止開業執照未滿一年或受停業處分驗光所相同或類似之名稱。
四　使用疾病之名稱。
五　使用妨害公共秩序、善良風俗之名稱。
六　使用易使人誤會其與政府機關、公益團體有關之名稱。
七　其他經中央主管機關規定不得使用之名稱。

第一二條

①驗光所開業執照滅失或遺失者，應填具申請書，並繳納開業執照費，向原發給開業執照機關申請補發。

②驗光所開業執照毀損者，應填具申請書，並繳納補發執照費，連同原開業執照，向原發給開業執照機關申請核發。

第一三條

①驗光所停業、歇業或其登記事項變更，依本法第十八條第一項規定報請備查或依同條第三項規定辦理核准變更登記時，應填具申請書，並檢附開業執照及有關文件，送由原發給開業執照機關依下列規定辦理：

一　停業：於其開業執照註明停業日期及理由後發還。

二　歇業：註銷其開業登記，並收回開業執照。

三　登記事項變更：辦理變更登記。

②前項第三款登記事項變更，如需換發開業執照，申請人應依規定繳納換發執照費。

第一四條

驗光所停業、歇業或受停業、撤銷或廢止開業執照處分者，其所屬驗光人員，應依本法第十條第一項或第三項規定辦理停業、歇業或變更執業處所。

第一五條

①眼鏡公司（商號）內設立驗光所者，該驗光所得與眼鏡公司（商號）共用招牌。

②驗光所歇業或受撤銷、廢止開業執照處分者，應將其招牌拆除。

第一六條

主管機關人員執行本法第二十五條規定之檢查及資料蒐集時，應出示有關執行職務之證明文件或顯示足資辨別之標誌。

第一七條

本法第四十三條所稱驗光業務，指本法第十二條第一項及第二項各款之業務。

第一八條

本法第五十六條第一項及第二項所稱醫療機構，指依醫療法所設立之醫院、診所；所稱眼鏡行，指公司或商號登記為眼鏡批發業、眼鏡零售業或驗光配鏡服務業者。

第一九條

①本法第五十六條第一項所稱從事驗光業務，指從事本法第十二條第一項各款之一之驗光業務；所稱具專科以上學校畢業資格，指在公立或立案之私立專科以上學校或符合教育部採認規定之國外專科以上學校畢業領有畢業證書者。

②本法第五十六條第二項所稱從事驗光業務，指從事本法第十二條第二項各款之一之驗光業務；所稱具高中、高職以上學校畢業資格，指在公立、立案之私立或國外普通型高級中等學校、技術型高級中等學校或綜合型高級中等學校以上學校畢業領有畢業證書者。

第二〇條

本法第五十六條第四項規定之公司（商號），由符合同條第一項、第二項規定，且曾應驗光師、驗光生特種考試者執行驗光業務，不以設立驗光所為限。

第二一條

本細則自發布日施行。

公共衛生師法

民國 109 年 6 月 3 日總統令制定公布全文 40 條；並自公布日施行。

第一章　總　則

第一條

爲建立公共衛生專業服務體系，明確公共衛生師之權利義務，提升公共衛生專業及發展，以促進民衆健康，特制定本法。

第二條

本法所稱主管機關：在中央爲衛生福利部；在直轄市爲直轄市政府；在縣（市）爲縣（市）政府。

第三條

中華民國國民經公共衛生師考試及格，並依本法領有公共衛生師證書者，得充任公共衛生師。

第四條

①具下列資格之一者，得應公共衛生師考試：

一　公立或立案之私立大學、獨立學院或符合教育部採認規定之國外大學、獨立學院公共衛生學系、所、組、學位學程畢業，領有畢業證書。

二　公立或立案之私立大學、獨立學院或符合教育部採認規定之國外大學、獨立學院醫事或與公共衛生相關學系、所、組、學位學程畢業，領有畢業證書，並曾修習公共衛生十八學分以上，有證明文件。

三　公立或立案之私立大學、獨立學院或符合教育部採認規定之國外大學、獨立學院醫事或與公共衛生相關學系、所、組、學位學程畢業，領有畢業證書，並曾從事公共衛生相關工作滿三年以上，有證明文件。

②前項第二款所稱公共衛生學分與第二款、第三款所稱醫事或與公共衛生相關學系、所、組、學位學程及第三款所稱公共衛生相關工作範圍、年資之認定，由中央主管機關爲之。

第五條

有下列情形之一者，不得充任公共衛生師；已充任者，撤銷或廢止其公共衛生師證書：

一　曾經撤銷或廢止公共衛生師證書。

二　因業務上有關之犯罪行爲，受一年有期徒刑以上刑之判決確定，而未受緩刑之宣告。

第六條

非領有公共衛生師證書者，不得使用公共衛生師名稱。

第七條
請領公共衛生師證書，應填具申請書及檢具資格證明文件，送中央主管機關核發之。

第二章 執 業

第八條
①公共衛生師執業，依下列方式之一爲之。但機構、場所間之支援，不在此限：
一 受聘於醫事、健康照護或長期照顧機構、公共衛生師事務所及其他經主管機關認可之機構、場所。
二 受聘於前款以外依法規應進用公共衛生師之機關（構）。
②公共衛生師已於前項規定之處所執業累計二年以上者，得向直轄市、縣（市）主管機關申請許可單獨或與其他公共衛生師聯合設立公共衛生師事務所。但於本法施行前已執行公共衛生業務者，其實際服務年資得併予採計。
③公共衛生師事務所應以其申請人爲負責公共衛生師，對該事務所業務負督導責任。
④第二項公共衛生師事務所之名稱使用與變更、申請設立許可之條件、程序、許可之核發或廢止、收費規定、廣告內容限制及其他應遵行事項之辦法，由中央主管機關定之。
第九條
①公共衛生師執業，應依前條所定方式擇一處所，向該處所所在地直轄市、縣（市）主管機關申請執業登記，領有執業執照，始得爲之。
②公共衛生師執業，應接受繼續教育，並每六年提出完成繼續教育證明文件，辦理執業執照更新。
③申請執業登記應檢附之文件、執業執照之發給、換發、補發、更新與前項繼續教育訓練之課程內容、積分、實施方式、完成繼續教育之認定及其他相關事項之辦法，由中央主管機關定之。
第一〇條
①有下列情形之一者，不得發給執業執照；已領者，撤銷或廢止之：
一 經撤銷或廢止公共衛生師證書。
二 經廢止公共衛生師執業執照未滿一年。
三 有客觀事實認不能執行業務，經直轄市、縣（市）主管機關邀請相關專科醫師、公共衛生師及學者專家組成小組認定。
②前項第三款原因消失後，仍得依本法規定申請執業執照。
第一一條
①公共衛生師執業，應加入執業登記處所所在地公共衛生師公會。
②公共衛生師公會不得拒絕具有入會資格者入會。
第一二條
①公共衛生師停業或歇業時，應自事實發生之日起算三十日內，報

請原發執業執照機關備查。

②前項停業期間，以一年為限；逾一年者，應於屆至日次日起三十日內辦理歇業，屆期未辦理歇業時，原發執業執照機關得逕予廢止其執業執照。

③公共衛生師變更執業處所或復業者，準用第九條關於執業之規定。

④公共衛生師死亡者，由原發執業執照機關註銷其執業執照。

第一三條

①公共衛生師執行下列業務：

一　社區與場域之環境健康風險及方案之規劃、推動或評估。

二　社區與場域之疫病調查及防治方案之規劃、推動或評估。

三　社區與場域之民眾健康狀態調查及健康促進方案之規劃、推動或評估。

四　社區與場域之食品安全風險調查及品質管理方案之規劃、推動或評估。

五　其他經中央主管機關認可之公共衛生事務。

②前項業務，有下列情形之一者，不受本法規定之限制：

一　醫事人員或其他專門職業及技術人員依其業務執行。

二　政府機關（構）自行、委託或補助執行。

三　學校、機構、法人或團體依研究計畫執行。

四　軍事機關及所屬醫療機構涉及國防安全事務考量部分之執行。

③公共衛生師執行第一項業務，不得涉及醫療行為。但兼具醫事人員資格者，不在此限。

第一四條

①主管機關因突發緊急或重大公共衛生事件，得指定公共衛生師辦理前條第一項業務，公共衛生師非有正當理由，不得拒絕。

②公共衛生師辦理前項指定業務所生之費用或損失，主管機關應給與相當之補償；其補償之申請資格、程序、費用或損失範圍之認定、補償方式及其他相關事項之辦法，由中央主管機關定之。

第一五條

①公共衛生師執行業務，應製作紀錄及報告，並簽名或蓋章及加註執行年月日；受委託辦理者，並應記載委託人姓名或名稱、住所及委託事項。

②前項紀錄及報告，應由執業之機構或場所至少保存三年。

第一六條

①公共衛生師不得有下列行為：

一　將公共衛生師證書或執業執照租借他人使用。

二　受有關機關詢問或委託評估時，為虛偽之陳述或報告。

三　無正當理由洩漏因業務所知悉或持有他人之秘密。

四　對於委託事件有不正當行為或違背其業務應盡之義務。

五　利用業務上之機會，獲取不正當利益。

六　發表或散布有關公共衛生不實訊息。
②前項第三款規定，於停止執行業務後，亦適用之。
③第一項第三款及前項規定，於公共衛生師執業處所之人員，亦適用之。

第一七條

主管機關得檢查公共衛生師之業務或令其報告，公共衛生師不得規避、妨礙或拒絕。

第一八條

①公共衛生師執行業務，應遵守公共衛生專業倫理規範。
②前項倫理規範，由公共衛生師公會全國聯合會擬訂，提請會員（會員代表）大會通過後，報中央主管機關備查。
③公共衛生師有下列情事之一者，由公共衛生師公會或主管機關移付懲戒：
一　業務上重大或重複發生過失行爲。
二　利用業務機會之犯罪行爲，經判刑確定。
三　違反第十六條第一項各款行爲。
四　違反第一項倫理規範。
④公共衛生師懲戒之方式如下：
一　警告。
二　命接受第九條第二項以外一定時數之繼續教育或進修。
三　限制執業範圍或停業一個月以上一年以下。
四　廢止執業執照。
五　廢止公共衛生師證書。
⑤前項各款懲戒方式，其性質不相牴觸者，得合併爲一懲戒處分。

第一九條

①公共衛生師移付懲戒事件，由公共衛生師懲戒委員會處理之。
②公共衛生師懲戒委員會應將移付懲戒事件，通知被付懲戒之公共衛生師，並限其於通知送達之翌日起二十日內提出答辯或於指定期日到會陳述；未依限提出答辯或到會陳述者，公共衛生師懲戒委員會得逕行決議。
③被懲戒人對於公共衛生師懲戒委員會之決議有不服者，得於決議書送達之翌日起二十日內，向公共衛生師懲戒覆審委員會請求覆審。
④公共衛生師懲戒委員會、公共衛生師懲戒覆審委員會之懲戒決議，應送由該管主管機關執行之。
⑤公共衛生師懲戒委員會、公共衛生師懲戒覆審委員會之委員，應就不具民意代表身分之公共衛生學、法學專家學者及社會人士遴聘之，其中法學專家學者及社會人士之比例不得少於三分之一。
⑥公共衛生師懲戒委員會由中央或直轄市、縣（市）主管機關設置，公共衛生師懲戒覆審委員會由中央主管機關設置；其設置、組織、會議、懲戒與覆審處理程序及其他相關事項之辦法，由中央主管機關定之。

第三章　公　會

第二〇條

公共衛生師公會由職業團體主管機關主管。但其目的事業應受主管機關之指導、監督。

第二一條

①公共衛生師公會得設直轄市及縣（市）公會，並得設公共衛生師公會全國聯合會。

②公共衛生師公會之區域，依現有之行政區域；在同一區域內，同級之公會以一個爲限。

③直轄市、縣（市）公共衛生師公會，由該轄區域內公共衛生師二十一人以上發起組織之；其未滿二十一人者，得加入鄰近區域之公會或共同組織之。

④公共衛生師公會全國聯合會之設立，應由三分之一以上之直轄市、縣（市）公共衛生師公會完成組織後，始得發起組織。

第二二條

公共衛生師公會之章程，應載明下列事項：

一　名稱、區域及會所所在地。

二　宗旨、組織及任務。

三　會員之入會及退會。

四　會員代表之產生及其任期。

五　理事、監事之名額、權限、任期及選任、解任。

六　會員大會或會員代表大會及理事會、監事會會議之規定。

七　會員之權利及義務。

八　會員應遵守之專業倫理規範。

九　會費、經費及會計。

十　章程之修改。

十一　其他處理會務之必要事項。

第二三條

①公共衛生師公會置理事、監事，於召開會員（會員代表）大會時，由會員（會員代表）選舉之，並分別成立理事會、監事會，其名額如下：

一　縣（市）公共衛生師公會之理事不得超過二十一人。

二　直轄市公共衛生師公會之理事不得超過二十七人。

三　公共衛生師公會全國聯合會之理事不得超過三十五人。

四　各級公共衛生師公會之理事名額不得超過全體會員（會員代表）人數二分之一。

五　各級公共衛生師公會之監事名額不得超過各該公會理事名額三分之一。

②公共衛生師公會得置候補理事、候補監事，其名額不得超過各該公會理事、監事名額三分之一。

③理事、監事名額在三人以上時，得分別互選常務理事及常務監事；其名額不得超過理事或監事總額三分之一。常務監事在三人

以上時，應互選一人爲監事會召集人。

④公共衛生師公會應置理事長一人，除章程另有規定，依下列方式之一產生：

一　由理事就常務理事中選舉之；其不設常務理事者，由理事互選之。

二　由會員（會員代表）選舉；當選者原非理事或常務理事，應爲當然之理事及常務理事。

第二四條

①理事、監事任期爲三年，其連選連任者，不得超過二分之一；理事長連選得連任一次。

②上級公共衛生師公會理事、監事之當選，不以下級公共衛生師公會選派參加之會員代表爲限。

③下級公共衛生師公會選派參加上級公共衛生師公會之會員代表，不以該下級公共衛生師公會之理事、監事爲限。

第二五條

①公共衛生師公會每年召開會員（會員代表）大會一次，必要時，得召集臨時大會。

②公會會員人數超過三百人以上時，得依章程之規定就會員分布狀況劃定區域，按其會員人數比率選出代表，召開會員代表大會，行使會員大會之職權。

第二六條

公共衛生師公會應訂立章程，造具會員名冊及選任職員簡歷冊，送請所在地職業團體主管機關立案，並分送中央及直轄市、縣（市）主管機關備查。

第二七條

①公共衛生師公會違反法令或章程者，職業團體主管機關得爲下列處分：

一　警告。

二　撤銷其決議。

三　撤免其理事、監事。

四　限期整理。

②前項第一款及第二款處分，亦得由主管機關爲之。

第二八條

公共衛生師公會會員違反法令或章程者，公會得依理事會、監事會或會員（會員代表）大會之決議予以勸告、警告或停權之處分。

第四章　罰　則

第二九條

違反第十六條第一項第一款規定，將公共衛生師證書或執業執照租借他人使用者，廢止其公共衛生師證書。

第三〇條

有下列各款情事之一者，處新臺幣三萬元以上十五萬元以下罰鍰：

一　違反第六條規定，非領有公共衛生師證書者，使用公共衛生師名稱。

二　公共衛生師違反第十六條第一項第三款或第二項規定，無正當理由洩漏因業務所知悉或持有他人之秘密。

三　公共衛生師執業處所人員依第十六條第三項規定違反第十六條第一項第三款或第二項規定，無正當理由洩漏因業務所知悉或持有他人之秘密。

四　公共衛生師違反第十六條第一項第四款規定，對於委託事件有不正當行為或違背其業務應盡之義務。

第三一條

公共衛生師有下列各款情事之一者，處新臺幣二萬元以上十萬元以下罰鍰；其情節重大者，並處一個月以上一年以下停業處分或廢止其執業執照：

一　違反第十四條第一項規定，受主管機關指定辦理公共衛生師業務，無正當理由拒絕。

二　違反第十六條第一項第二款規定，受有關機關詢問或委託評估時，為虛偽之陳述或報告。

三　違反第十六條第一項第五款規定，利用業務上之機會，獲取不正當利益。

第三二條

①公共衛生師有下列各款情事之一者，處新臺幣一萬元以上五萬元以下罰鍰，並令其限期改善；屆期未改善者，處一個月以上一年以下停業處分：

一　違反第九條第一項規定，未領有執業執照，執行公共衛生師業務。

二　違反第九條第二項規定，未依規定完成繼續教育辦理執業執照更新。

三　違反第十一條第一項規定，執業時未加入公會。

四　違反第十二條第一項規定，停業或歇業，未於事實發生之日起算三十日內，報請原發執業執照機關備查。

五　違反第十二條第三項規定，變更執業處所或復業，未辦理執業登記。

六　違反第十七條規定，規避、妨礙或拒絕主管機關檢查或報告。

②公共衛生師公會違反第十一條第二項規定者，由職業團體主管機關處新臺幣一萬元以上五萬元以下罰鍰，並令其限期改善；屆期未改善者，按次處罰。

第三三條

公共衛生師事務所違反第八條第四項所定辦法中有關名稱使用或變更、申請設立許可之條件、收費規定或廣告內容限制之規定者，處新臺幣一萬元以上五萬元以下罰鍰，並令其限期改善；屆期未改善者，處一個月以上一年以下停業處分。

第三四條

有下列各款情事之一者，處新臺幣一萬元以上五萬元以下罰鍰：

一　公共衛生師違反第八條第二項規定，設立公共衛生師事務所，未向直轄市、縣（市）主管機關申請許可。

二　公共衛生師違反第十五條第一項規定，執行業務未製作紀錄或報告。

三　公共衛生師執業之機構、場所違反第十五條第二項規定，執行業務之紀錄或報告未保存或保存未滿三年。

第三五條

公共衛生師受停業處分仍執行業務者，得廢止其執業執照；受廢止執業執照處分仍執行業務者，得廢止其公共衛生師證書。

第三六條

本法所定之罰鍰，於公共衛生師事務所，處罰其負責公共衛生師。

第三七條

本法所定之罰鍰、停業及廢止執業執照，由直轄市或縣（市）主管機關處罰之；廢止公共衛生師證書，由中央主管機關處罰之。

第五章　附　則

第三八條

①外國人得依中華民國法律，應公共衛生師考試。

②前項考試及格，領有公共衛生師證書之外國人，在中華民國執行公共衛生業務，應經中央主管機關許可，並應遵守中華民國之相關法令、專業倫理規範及公共衛生師公會章程。

第三九條

本法施行細則，由中央主管機關定之。

第四〇條

本法自公布日施行。

公共衛生師法施行細則

民國 111 年 2 月 15 日衛生福利部令訂定發布全文 6 條；並自發布日施行。

第一條

本細則依公共衛生師法（以下稱本法）第三十九條規定訂定之。

第二條

依本法第七條規定請領公共衛生師證書時，得以中央主管機關建置之電子方式為之。

第三條

①公共衛生師證書滅失或毀損者，應塡具申請書，並繳納證書費，毀損者並檢附原證書，向中央主管機關申請補發或換發。

②前項申請，得以中央主管機關建置之電子方式為之。

第四條

①公共衛生師歇業、停業，依本法第十二條第一項規定報請備查時，應塡具申請書，並檢附執業執照及相關文件、資料，報由原發執業執照機關依下列規定辦理：

一　歇業：註銷其執業登記，並收回執業執照。

二　停業：登記其停業期間及理由後，發還其執業執照。

②公共衛生師停業後申請復業，應塡具申請書，並檢附原執業執照，向原發執業執照機關辦理。

③第一項報請備查及第二項復業之申請程序，得以中央主管機關建置之電子方式為之。

第五條

公共衛生師公會於其章程修正、會員名冊及選任職員異動時，應送中央或所在地職業團體主管機關，並分送各該主管機關備查。

第六條

本細則自發布日施行。

公共衛生師執業登記及繼續教育辦法

民國 111 年 2 月 22 日衛生福利部令訂定發布全文 19 條；並自發布日施行。

第一章　總　則

第一條

本辦法依公共衛生師法（以下稱本法）第九條第三項規定訂定之。

第二條

本法所定公共衛生師執業執照格式，由中央主管機關定之。

第三條

領有公共衛生師證書，且無本法所定不得發給執業執照情形之一者，得申請公共衛生師執業登記及執業執照。

第二章　執業登記及更新

第四條

公共衛生師申請執業登記及執業執照，應填具申請書，並檢附下列文件、資料，及繳納執業執照費，向直轄市、縣（市）主管機關提出：

一　公共衛生師證書正本及其影本一份；正本驗畢後發還。

二　身分證明文件影本一份。

三　最近三個月內之一吋正面脫帽半身照片二張。

四　執業機構出具之聘用證明。

五　執業機構所在地公共衛生師公會會員證明文件。

六　除第五條規定外，其完成第十一條所定繼續教育證明文件。

第五條

公共衛生師申請執業登記，有下列情形之一者，得免檢具前條第六款所定之文件：

一　領得公共衛生師證書五年內申請執業登記。

二　歇業後重新申請執業登記之日期，未逾原登記執業處所之執業執照所載應更新日期。

第六條

公共衛生師辦理執業執照更新，應於其執業執照應更新日期屆至前六個月內，填具申請書，並檢附下列文件、資料，及繳納執業執照費，向原發執業執照機關申請換發執業執照：

一　原領執業執照。

二　最近三個月內之一吋正面脫帽半身照片二張。

三　執業登記所在地公共衛生師公會會員證明文件。

四　完成第十一條所定繼續教育之證明文件。

第七條

公共衛生師申請執業執照及辦理執業執照更新，得以中央主管機關建置之電子方式爲之。

第八條

①領得公共衛生師證書後申請執業執照者，其執照應登載之更新日期，爲自執業登記屆滿第六年之翌日。

②公共衛生師歇業後申請執業執照，符合第五條第二款所定情形者，其執業執照應更新之日期，與原發執業執照所載應更新之日期同；逾原發執業執照所載應更新之日期者，其執業執照應更新之日期，爲自重行申請執業登記屆滿第六年之翌日。

第九條

公共衛生師辦理執業執照更新，其新發執業執照應更新之日期，爲自原發執業執照屆滿第六年之翌日。

第一〇條

公共衛生師執業執照滅失或毀損者，應塡具申請書，並檢具最近三個月內之正面脫帽半身照片二張，繳納執業執照費，滅失者並塡具具結書，毀損者並檢具原執業執照，向原發執業執照機關申請補發或換發。

第三章　繼續教育

第一一條

①公共衛生師執業，應接受下列課程之繼續教育：

一　專業課程。

二　專業品質。

三　專業倫理。

四　專業法規。

②公共衛生師每六年應完成前項繼續教育課程，其積分合計達一百二十點。

③前項積分屬第一項第二款至第四款之繼續教育課程，合計應達十二點，其中應包括感染管制及性別議題之課程；逾二十四點者，以二十四點計。

④公共衛生師領得證書逾五年始申請執業執照者，應於申請前一年內，至少完成前項繼續教育課程積分合計達二十點。

第一二條

①公共衛生師繼續教育之實施方式及積分，規定如附表。

②前項及前條第一項至第三項之繼續教育課程及積分，應由經中央主管機關認可之公共衛生相關專業團體辦理審查認定及採認。

第一三條

①公共衛生師繼續教育課程之認定及積分之採認（以下稱課程認定、積分採認），應由經中央主管機關認可之公共衛生相關專業

團體（以下稱辦理團體）辦理。
②前項辦理團體之資格如下：
　一　全國性之公共衛生有關學會或公共衛生師公會。
　二　設立滿三年。
　三　會員中執業公共衛生師占全國執業人數，達百分之十以上。
第一四條
①申請認可之辦理團體，應塡具申請書，並檢附計畫書，連同相關文件、資料，向中央主管機關提出，經核定後，始得爲之。
②前項計畫書，應載明下列事項：
　一　依法立案或登記之日期與文號、組織章程或捐助章程、組織概況及會員人數資料。
　二　課程認定、積分採認之人力配置、處理流程、任務編組之組成、職責及會議召開之作業方式。
　三　課程認定、積分採認作業之監督方式。
　四　課程認定、積分採認相關文件之保存方式。
　五　課程品質之控管方式。
　六　收費項目及金額。
　七　其他中央主管機關指定之文件、資料。
第一五條
中央主管機關得隨時查核辦理團體業務辦理情形；必要時，得派員實地訪查。
第一六條
①辦理團體有下列情事之一者，中央主管機關得廢止其認可：
　一　未符合第十三條第二項第三款規定。
　二　未依核定之作業規定或計畫書辦理課程認定、積分採認，情節重大。
　三　未依核定之計畫書收費項目及金額收費、超收費用或擅立項目收費。
　四　規避、妨礙或拒絕中央主管機關依前條規定之查核或訪查。
②有前項第二款規定情事者，其課程、積分，不予認定或採認。
③經中央主管機關依第一項規定廢止認可之辦理團體，於廢止日後一年內不得申請認可辦理課程認定、積分採認。
第一七條
公共衛生師受懲戒處分應接受一定時數之繼續教育時，不得以本辦法所定應接受之繼續教育抵充。

第四章　附　則

第一八條
①領有我國公共衛生師證書之外國人，經向就業服務主管機關取得聘僱許可，並準用第四條至第五條規定領有執業執照者，始得依本法第三十八條第二項規定於我國執業。
②前項執業執照之應更新日期，不得逾聘僱許可之期間。

③除前項規定外，其執業執照之更新及其他有關事項，準用本法第二章之規定。

第一九條

本辦法自發布日施行。

公共衛生師懲戒及懲戒覆審委員會設置審議辦法

民國 111 年 3 月 2 日衛生福利部令訂定發布全文 25 條；並自發布日施行。

第一章　總　則

第一條

本辦法依公共衛生師法（以下稱本法）第十九條第六項規定訂定之。

第二條

①公共衛生師懲戒委員會，由直轄市、縣（市）主管機關設置之。

②公共衛生師懲戒覆審委員會，由中央主管機關設置之。

第三條

①公共衛生師懲戒委員會、公共衛生師懲戒覆審委員會，各置委員七人至十一人，其中一人爲主任委員。

②前項主任委員、委員，由各該設置機關遴聘之。

第四條

①前條第一項委員之任期爲二年，期滿得連任。

②公共衛生師懲戒委員會委員，不得同時擔任公共衛生師懲戒覆審委員會委員。

第五條

公共衛生師懲戒委員會、公共衛生師懲戒覆審委員會開會時，以主任委員爲主席；主任委員未能出席時，由委員互推一人爲主席。

第六條

公共衛生師懲戒委員會、公共衛生師懲戒覆審委員會，各置執行秘書及幹事各一人，由各該設置機關就其所屬人員派兼之。

第七條

公共衛生師懲戒委員會、公共衛生師懲戒覆審委員會之主任委員及委員，均爲無給職。但得支給審查費、出席費及交通費。

第八條

懲戒處理程序及懲戒覆審處理程序關於迴避之事項，依行政程序法之規定。

第二章　懲戒處理程序

第九條

公共衛生師公會或主管機關移付懲戒時，應以書面敘明事實及移付懲戒之理由；公共衛生師公會移付懲戒前，已依章程或相關規定處分者，應一併載明處分情形。

第一〇條

公共衛生師懲戒委員會受理懲戒事件，應由委員二人先行審查，作成審查意見後，提公共衛生師懲戒委員會審議。

第一一條

公共衛生師懲戒委員會審議懲戒事件時，得邀請相關專家學者或人員列席諮詢。

第一二條

①被付懲戒人於指定期日到會陳述意見者，應於陳述後先行退席。
②前項陳述意見，應列入會議紀錄。

第一三條

①公共衛生師懲戒委員會應有二分之一以上委員出席，始得開會；出席委員過半數同意，始得決議。但廢止執業執照或公共衛生師證書之決議，應有委員三分之二以上出席，出席委員三分之二以上同意。
②懲戒委員會之決議，以無記名方式為之。
③第一項委員有應迴避之事由時，不得參與討論及表決。

第一四條

公共衛生師懲戒委員會會議於決議書發送前，對外不公開；與會人員對於討論事項、會議內容及決議，均應予保密。

第一五條

公共衛生師懲戒委員會審議懲戒事件，得衡酌公共衛生師公會之處分情形，為適當之懲戒決議。

第一六條

①公共衛生師懲戒委員會之懲戒決議，應作成決議書。
②前項決議書，應記載下列事項：
一　被付懲戒人之姓名、性別、出生年月日、國民身分證統一編號或外國人之護照號碼。
二　執業機構名稱、地址及執業執照字號。
三　懲戒之案由。
四　決議主文。
五　事實、懲戒理由及法律依據。
六　出席委員及迴避之情形。
七　決議之年、月、日。
八　不服決議之救濟方法、請求期限及受理機關。

第一七條

公共衛生師懲戒委員會之決議書正本，應送達被付懲戒人與其所屬之公共衛生師公會及執業登記主管機關。

第三章　懲戒覆審處理程序

第一八條

①被付懲戒人請求覆審，應附具覆審理由書向原懲戒之公共衛生師懲戒委員會提出；本法第十九條第三項所定期間屆滿未請求覆審者，即爲確定。

②覆審理由書已逾前項法定期間送達者，應不予受理。

第一九條

公共衛生師懲戒委員會應將覆審理由書影本，送達原移付懲戒之公共衛生師公會或主管機關；受送達人就被付懲戒人請求事項，應於送達日起二十日內提出意見書。

第二〇條

公共衛生師懲戒委員會於接受前條意見書，或於前條所定期間屆滿後未收受意見書者，應將覆審理由書及懲戒書卷送公共衛生師懲戒覆審委員會。

第二一條

公共衛生師懲戒覆審委員會之覆審處理程序，準用第十條至第十六條規定。

第二二條

公共衛生師懲戒覆審委員會之決議書正本，應送達原懲戒之公共衛生師懲戒委員會、被付懲戒人與其所屬之公共衛生師公會及執業登記主管機關。

第四章　執行程序

第二三條

公共衛生師懲戒委員會、公共衛生師懲戒覆審委員會之懲戒決議，其廢止公共衛生師證書，由中央主管機關爲之；其他懲戒，由各該執業登記直轄市、縣（市）主管機關爲之。

第二四條

主管機關應將懲戒決議及執行結果刊登政府公報，並副知被付懲戒人所屬之公共衛生師公會。

第五章　附　則

第二五條

本辦法自發布日施行。

公共衛生師事務所設立許可及管理辦法

民國 110 年 11 月 10 日衛生福利部令訂定發布全文 19 條；並自發布日施行。

第一條

本辦法依公共衛生師法（以下稱本法）第八條第四項規定訂定之。

第二條

公共衛生師事務所設立許可之條件如下：

一　申請人爲符合本法第八條第二項之公共衛生師。

二　設立處所之消防設備及安全設施，應符合法規規定。

三　其他中央主管機關指定之條件。

第三條

公共衛生師依本法第八條第二項規定，申請設立公共衛生師事務所，應塡具申請書，並檢附下列文件、資料，及繳納登記證費，向直轄市、縣（市）主管機關申請許可發給登記證：

一　公共衛生師證書正本及影本；正本驗畢後發還。

二　符合本法第八條第二項之資格證明文件。

三　公共衛生師事務所預定使用之名稱。

四　公共衛生師事務所預定場址之所有或使用權利證明文件正本及影本；正本驗畢後發還。

五　其他符合前條各款之證明文件、資料。

第四條

前條第三款名稱，應標明公共衛生師事務所；其使用，不得有下列情形之一：

一　與同一直轄市、縣（市）其他公共衛生師事務所相同或類似名稱。

二　在同一直轄市、縣（市），他人被撤銷、廢止開業執照未滿一年或受停業處分公共衛生師事務所之名稱。

三　單獨使用外文名稱。

四　疾病名稱。

五　有妨害公共秩序、善良風俗之名稱。

六　易使人誤認與政府機關或公益團體有關之名稱。

第五條

①第三條登記證，應記載下列事項：

一　公共衛生師事務所或聯合事務所之名稱、地址及登記證字號。

二　負責公共衛生師之姓名及其公共衛生師證書字號。

三　設立日期。
四　執行之業務。
五　其他中央主管機關指定應記載事項。
②前項登記證格式，由中央主管機關定之。

第六條

本法第八條第二項公共衛生師聯合設立事務所者，應由二人以上公共衛生師，分別依第三條及第四條規定申領登記證，合用辦公處所及事務所名稱，個別承接業務及承擔責任。

第七條

①公共衛生師事務所設立後，有停業、歇業或登記證應記載事項變更時，負責公共衛生師應自事實發生之日起三十日內，塡具申請書，並檢附登記證及有關文件、資料，報原發登記證機關依下列規定辦理：
一　停業：於登記證註明停業日期後發還。
二　歇業：繳回登記證。
三　登記證應記載事項變更：換發登記證。
②前項停業期間，以三年爲限；逾三年者，應於屆至日起三十日內辦理歇業。
③公共衛生師事務所停業後復業時，應自事實發生之日起三十日內，報原發登記證機關備查。

第八條

公共衛生師事務所於同一直轄市、縣（市）遷移時，應向原發登記證機關申請變更登記；於不同直轄市、縣（市）遷移時，準用關於設立之規定。

第九條

公共衛生師事務所，應將登記證揭示於場所內之明顯處。

第一〇條

公共衛生師事務所依規定歇業或受撤銷、廢止登記證處分時，其有樹立招牌廣告者，應將其招牌廣告拆除。

第一一條

公共衛生師事務所經直轄市、縣（市）主管機關撤銷或廢止其登記證時，應繳回登記證。未繳回時，直轄市、縣（市）主管機關應予公告註銷；未依第七條第一項第二款繳回登記證者，亦同。

第一二條

非公共衛生師事務所，不得使用公共衛生師事務所或類似名稱。

第一三條

公共衛生師事務所登記證滅失或毀損者，負責公共衛生師應自事實發生之日起三十日內，塡具申請書，繳納登記證費，毀損者並檢附原登記證，向原發登記證機關申請補發或換發。

第一四條

公共衛生師事務所登記證租借他人使用者，廢止其登記證。

第一五條

①公共衛生師事務所收取費用，應依其負責公共衛生師加入之直轄市、縣（市）公共衛生師公會訂定之收費基準為之。
②前項收費基準，由各公會報所在地直轄市、縣（市）主管機關核定。

第一六條

①公共衛生師事務所收取費用，應給予收據。
②公共衛生師事務所不得違反收費基準，超收費用。
③超收費用經查屬實者，直轄市、縣（市）主管機關除依本法第三十三條規定處理外，並應限期返還超收之金額。

第一七條

公共衛生師事務所，應將收費基準揭示於場所內明顯處。

第一八條

①公共衛生師事務所之廣告，其內容以下列事項為限：
一　公共衛生師事務所之名稱、登記證字號、業務範圍、地址、電話及交通路線。
二　公共衛生師之姓名及證書與執業執照字號。
三　其他中央主管機關指定容許登載或宣傳事項。
②非公共衛生師事務所，不得為前項廣告。

第一九條

本辦法自發布日施行。

貳、護理及健康照護

護理人員法

①民國 80 年 5 月 17 日總統令制定公布全文 57 條。
②民國 89 年 11 月 8 日總統令修正公布第 5 ～ 7、21、28 條條文；並增訂第 7-1 條條文。
③民國 91 年 6 月 12 日總統令修正公布第 32、33、38、43 條條文；並增訂第 18-1、19-1、23-1、50-1、55-1 條條文。
④民國 96 年 1 月 29 日總統令修正公布第 6、8、9、11、22、29 ～ 35、40、41、43、47 ～ 49、51 ～ 55、56、57 條條文；增訂第 18-2、30-1、54-1、55-2、55-3 條條文；刪除第 42、46 條條文；並自公布日施行。
⑤民國 100 年 12 月 21 日總統令修正公布第 16 條條文。
民國 102 年 7 月 19 日行政院公告第 5 條所列屬「行政院衛生署」之權責事項，自 102 年 7 月 23 日起改由「衛生福利部」管轄。
⑥民國 102 年 12 月 11 日總統令修正公布第 25、44、47 條條文。
⑦民國 103 年 8 月 20 日總統令修正公布第 24 條條文。
⑧民國 104 年 1 月 14 日總統令修正公布第 5、23-1、28、33 條條文；並增訂第 23-2、31-1、31-2 條條文。
⑨民國 107 年 12 月 19 日總統令修正公布第 9 條條文。
⑩民國 109 年 1 月 15 日總統令修正公布第 8、55-3 條條文；並刪除第 15 條條文。
⑪民國 112 年 6 月 21 日總統令修正公布第 37 條條文。

第一章　總　則

第一條
①中華民國人民經護理人員考試及格，並依本法領有護理人員證書者，得充護理人員。
②前項考試得以檢覈行之；其檢覈辦法，由考試院會同行政院定之。

第二條
本法所稱護理人員，指護理師及護士。

第三條
經護理人員考試及格者，得請領護理人員證書。

第四條
請領護理人員證書，應具申請書及資格證明文件，送請中央主管機關審核後發給之。

第五條
本法所稱主管機關：在中央為衛生福利部；在直轄市為直轄市政府；在縣（市）為縣（市）政府。

第六條
有下列情形之一者，不得充護理人員；其已充護理人員者，撤銷或廢止其護理人員證書：

一　曾犯肅清煙毒條例或麻醉藥品管理條例之罪，經判刑確定。

二　曾犯毒品危害防制條例之罪，經判刑確定。

三　依本法受廢止護理人員證書處分。

第七條

①非領有護理師或護士證書者，不得使用護理師或護士名稱。

②非領有專科護理師證書者，不得使用專科護理師名稱。

第七條之一

①護理師經完成專科護理師訓練，並經中央主管機關甄審合格者，得請領專科護理師證書。

②前項專科護理師之甄審，中央主管機關得委託各相關專科護理學會辦理初審工作。領有護理師證書並完成相關專科護理師訓練者，均得參加各該專科護理師之甄審。

③專科護理師之分科及甄審辦法，由中央主管機關定之。

第二章　執　業

第八條 109

①護理人員應向執業所在地直轄市、縣（市）主管機關申請執業登記，領有執業執照，始得執業。

②護理人員執業，應每六年接受一定時數繼續教育，始得辦理執業執照更新。但有特殊理由，未能於執業執照有效期限屆至前申請更新，經檢具書面理由及證明文件，向原發執業執照機關申請延期更新並經核准者，得於有效期限屆至之日起六個月內，補行申請。

③第一項申請執業登記之資格、條件、應檢附文件、執業執照發給、換發、補發、更新與前項繼續教育之課程內容、積分、實施方式、完成繼續教育之認定及其他應遵行事項之辦法，由中央主管機關定之。

第九條

①有下列情形之一者，不得發給執業執照；已領者，撤銷或廢止之：

一　經撤銷或廢止護理人員證書。

二　經廢止護理人員執業執照未滿一年。

三　有客觀事實認不能執行業務，經直轄市、縣（市）主管機關邀請相關專科醫師、護理人員及學者專家組成小組認定。

②前項第三款原因消失後，仍得依本法規定申請執業執照。

第一〇條

①護理人員非加入所在地護理人員公會，不得執業。

②護理人員公會不得拒絕具有會員資格者入會。

第一一條

①護理人員停業或歇業時，應自事實發生之日起三十日內，報請原發執業執照機關備查。

②前項停業之期間，以一年爲限；逾一年者，應辦理歇業。
③護理人員變更執業處所或復業者，準用關於執業之規定。
④護理人員死亡者，由原發執業執照機關註銷其執業執照。

第一二條

護理人員執業，應在所在地主管機關核准登記之醫療機構、護理機構或其他經中央主管機關認可之機構爲之。但急救、執業機構間之支援或經事先報准者，不在此限。

第一三條

護理人員執業，其登記執業之處所，以一處爲限。

第三章　護理機構之設置及管理

第一四條

爲減少醫療資源浪費，因應連續性醫療照護之需求，並發揮護理人員之執業功能，得設置護理機構。

第一五條（刪除）109

第一六條

①護理機構之設置或擴充，應先經主管機關許可；其申請人之資格、審查程序與基準、撤銷、廢止及其他應遵行事項之辦法，由中央主管機關定之。
②護理機構之分類及設置標準，由中央主管機關定之。

第一七條

護理機構之開業，應依左列規定，向所在地直轄市或縣（市）主管機關申請核准登記，發給開業執照：

一　公立護理機構：由其代表人爲申請人。
二　財團法人護理機構：由該法人爲申請人。
三　私立護理機構：由個人設置者，以資深護理人員爲申請人；由其他法人依有關法律規定附設者，以該法人爲申請人。

第一八條

①護理機構名稱之使用或變更，應以主管機關核准者爲限。
②非護理機構不得使用護理機構或類似護理機構之名稱。

第一八條之一

①護理機構廣告，其內容以左列事項爲限：

一　護理機構之名稱、開業執照字號、地址、電話及交通路線。
二　負責護理人員之姓名、性別、學歷、經歷、護理人員證書及執業執照字號。
三　業務項目及執業時間。
四　開業、歇業、停業、復業、遷移及其年、月、日。
五　其他經中央主管機關公告容許事項。

②非護理機構，不得爲護理業務之廣告。

第一八條之二

護理機構不得使用下列名稱：

一　在同一直轄市或縣（市）區域內，他人已登記使用之護理機構名稱。

二　在同一直轄市或縣（市）區域內，與被廢止開業執照未滿一年或受停業處分之護理機構相同或類似之名稱。

三　易使人誤認其與政府機關、公益團體有關或有妨害公共秩序或善良風俗之名稱。

第一九條

①護理機構應置負責資深護理人員一人，對其機構護理業務，負督導責任，其資格條件由中央主管機關定之。

②私立護理機構由前項資深護理人員設置者，以其申請人為負責人。

第一九條之一

①護理機構負責護理人員因故不能執行業務，應指定合於負責人資格者代理之。代理期間超過一個月者，應報請原發開業執照機關備查。

②前項代理期間，最長不得逾一年。

第二〇條

①護理機構應與鄰近醫院訂定轉介關係之契約。

②前項醫院以經主管機關依法評鑑合格者為限。

③第一項契約終止、解除或內容有變更時，應另訂新約，並於契約終止、解除或內容變更之日起十五日內，檢具新約，向原發開業執照機關報備。

第二一條

①護理機構之收費標準，由直轄市、縣（市）主管機關核定之。但公立護理機構之收費標準，由該管主管機關分別核定。

②護理機構不得違反收費標準，超額收費。

第二二條

①護理機構停業、歇業或其登記事項變更時，應於事實發生之日起三十日內，報請原發開業執照機關備查。

②護理機構遷移或復業者，準用關於設立之規定。

第二三條

護理機構應依法令規定或依主管機關之通知，提出報告，並接受主管機關對其人員配置、設備、收費、作業、衛生、安全、紀錄等之檢查及資料蒐集。

第二三條之一

①中央主管機關應辦理護理機構評鑑。直轄市、縣（市）主管機關對轄區內護理機構業務，應定期實施督導考核。

②護理機構對前項評鑑及督導考核，不得規避、妨礙或拒絕。

③第一項之評鑑、督導考核，必要時，得委託相關機構或團體辦理。

第二三條之二

①中央主管機關辦理護理機構評鑑，應將各機構評鑑之結果、有效期間及類別等事項公告之。

②護理機構於評鑑合格有效期間內，違反本法或依本法所發布之命令，經主管機關令其限期改善，屆期未改善或其違反情節重大者，中央主管機關得調降其評鑑合格類別或廢止其評鑑合格資格。
③護理機構評鑑之標準，包括對象、項目、評等、方式等，與評鑑結果之撤銷、廢止及其他應遵行事項之辦法，由中央主管機關定之。

第四章　業務與責任

第二四條
①護理人員之業務如下：
一　健康問題之護理評估。
二　預防保健之護理措施。
三　護理指導及諮詢。
四　醫療輔助行為。
②前項第四款醫療輔助行為應在醫師之指示下行之。
③專科護理師及依第七條之一接受專科護理師訓練期間之護理師，除得執行第一項業務外，並得於醫師監督下執行醫療業務。
④前項所定於醫師監督下得執行醫療業務之辦法，由中央主管機關定之。

第二五條
①護理人員執行業務時，應製作紀錄。
②前項紀錄應由該護理人員執業之機構依醫療法第七十條辦理。

第二六條
護理人員執行業務時，遇有病人危急，應立即聯絡醫師。但必要時，得先行給予緊急救護處理。

第二七條
護理人員受有關機關詢問時，不得為虛偽之陳述或報告。

第二八條
除依前條規定外，護理人員或護理機構及其人員對於因業務而知悉或持有他人秘密，非依法、或經當事人或其法定代理人之書面同意者，不得洩漏。

第五章　懲　處

第二九條
護理機構有下列情形之一者，處新臺幣二萬元以上十萬元以下罰鍰；其情節重大者，並得廢止其開業執照：
一　容留未具護理人員資格者擅自執行護理業務。
二　從事有傷風化或危害人體健康等不正當業務。
三　超收費用經查屬實，而未依限將超收部分退還。
四　受停業處分而不停業。

第三〇條

護理人員受停業處分仍執行業務者，廢止其執業執照；受廢止執業執照處分仍執行業務者，廢止其護理人員證書。

第三〇條之一

①護理人員將證照租借予不具護理人員資格者使用，廢止其護理人員證書；租借予前述以外之人使用者，處新臺幣二萬元以上十萬元以下罰鍰，得併處一個月以上一年以下之停業處分或廢止其執業執照。

②前項情形涉及刑事責任者，並應移送該管檢察機關依法辦理。

第三一條

護理機構受廢止開業執照處分，仍繼續開業者，得由中央主管機關吊扣其負責護理人員證書二年。

第三一條之一

違反依第十六條第二項所定設置標準者，應令其限期改善；屆期未改善者，處新臺幣六萬元以上三十萬元以下罰鍰，並再令其限期改善；屆期仍未改善者，得處一個月以上一年以下停業處分；停業期滿仍未改善者，得廢止其設置許可。

第三一條之二

護理機構依第二十三條之一第一項規定接受評鑑，經評鑑不合格者，除違反依第十六條第二項所定設置標準，依前條規定處罰外，應令其限期改善；屆期未改善者，其屬收住式護理機構，處新臺幣六萬元以上三十萬元以下罰鍰，其他護理機構，處新臺幣六千元以上三萬元以下罰鍰，並得按次處罰；情節重大者，得處一個月以上一年以下停業處分，停業期滿仍未改善者，得廢止其設置許可。

第三二條

違反第十六條第一項、第十七條、第十八條第一項、第十八條之一第一項、第二十條第三項、第二十二條或第二十三條規定者，處新臺幣一萬五千元以上十五萬元以下罰鍰，並得限期令其改善；屆期未改善或情節重大者，處一個月以上一年以下之停業處分或廢止其開業執照。

第三三條

①違反第八條第一項、第二項、第十條第一項、第十二條、第十九條之一第一項、第二十三條之一第二項或第二十五條至第二十八條規定者，處新臺幣六千元以上三萬元以下罰鍰，並令其限期改善；屆期未改善者，處一個月以上一年以下之停業處分。

②護理人員公會違反第十條第二項規定者，由人民團體主管機關處新臺幣一萬元以上五萬元以下罰鍰。

第三四條

護理機構受廢止開業執照處分者，其負責護理人員於一年內不得申請設置護理機構。

第三五條

護理人員於業務上有違法或不正當行為者，處一個月以上一年以下之停業處分；其情節重大者，得廢止其執業執照；其涉及刑事責任者，並應移送該管檢察機關依法辦理。

第三六條

①違反第十八條第二項或第二十一條第二項規定者，處新臺幣一萬五千元以上十五萬元以下罰鍰。

②違反第二十一條第二項規定者，並應限期退還超額收費。

第三七條 112

①未取得護理人員資格，執行護理人員業務者，處三年以下有期徒刑，得併科新臺幣三萬元以上十五萬元以下罰金。但在護理人員指導下實習之高級護理職業以上學校之學生或畢業生，不在此限。

②僱用前項未取得護理人員資格者，處新臺幣一萬五千元以上十五萬元以下罰鍰。

第三八條

違反第七條或第十八條之一第二項規定者，處新臺幣一萬元以上六萬元以下罰鍰，並令限期改善；屆期未改善者，按次連續處罰。

第三九條

違反第十一條第一項規定者，處新臺幣三千元以上三萬元以下罰鍰。

第四〇條

護理人員受廢止執業執照之處分時，應自事實發生之日起三日內將執照繳銷；其受停業之處分者，應將執照送由主管機關將停業理由及期限記載於該執照背面，仍交由本人收執，期滿後方准復業。

第四一條

本法所定之罰鍰、停業、撤銷或廢止執業執照、開業執照，除本法另有規定外，由直轄市、縣(市)主管機關處罰之；撤銷、廢止或吊扣護理人員證書，由中央主管機關處罰之。

第四二條（刪除）

第六章　公　會

第四三條

護理人員公會分直轄市及縣（市）公會，並得設護理人員公會全國聯合會。

第四四條

護理人員公會之區域，依現有之行政區域，在同一區域內，同級之公會以一個為限。但於行政區域調整變更前已成立者，不在此限。

第四五條

直轄市及縣（市）護理人員公會，由該轄區域內護理人員九人以上發起組織之；未滿九人者，得加入鄰近區域之公會或共同組織之。

第四六條（刪除）

第四七條

①護理人員公會全國聯合會應由三分之一以上之直轄市、縣（市）護理人員公會完成組織後，始得發起組織。

②前項護理人員公會聯合會成立後，本法第四十五條之直轄市及縣（市）護理人員公會應加入之。

第四八條

各級護理人員公會，由人民團體主管機關主管。但其目的事業，應受主管機關之指導、監督。

第四九條

①各級護理人員公會置理事、監事，均於召開會員（會員代表）大會時，由會員（會員代表）選舉之，並分別成立理事會、監事會，其名額如下：

一　直轄市、縣（市）護理人員公會之理事，不得超過二十七人。

二　護理人員公會全國聯合會之理事，不得超過三十五人。

三　各級護理人員公會之理事名額，不得超過全體會員（會員代表）人數二分之一。

四　各級護理人員公會之監事名額，不得超過各該公會理事名額三分之一。

②各級護理人員公會得置候補理事、候補監事；其名額不得超過各該公會理事、監事名額三分之一。

③理事、監事名額在三人以上者，得分別互選常務理事、常務監事，其名額不得超過理事或監事總額三分之一，並應由理事就常務理事中選舉一人爲理事長；其不置常務理事者，就理事中互選之。常務監事在三人以上者，應互選一人爲監事會召集人。

第五〇條

理、監事任期均爲三年，連選連任者不得超過二分之一；理事長之連任，以一次爲限。

第五〇條之一

①上級護理人員公會理事、監事之當選，不限於下級護理人員公會選派參加之會員代表。

②下級護理人員公會選派參加上級護理人員公會之會員代表，不限於該下級護理人員公會之理事、監事。

第五一條

護理人員公會每年召開會員（會員代表）大會一次，必要時得召開臨時大會。護理人員公會會員人數超過三百人時，得依章程之規定，就會員分布狀況劃定區域，按其會員人數比率選定代表，召開會員代表大會，行使會員大會之職權。

第五二條

護理人員公會應訂立章程，造具會員名冊及選任職員簡歷名冊，送請所在地人民團體主管機關立案，並分送中央及所在地主管機關備查。

第五三條

各級護理人員公會之章程，應載明下列事項：

一　名稱、區域及會所所在地。

二　宗旨、組織、任務或事業。

三　會員之入會及出會。

四　會員應納之會費及繳納期限。

五　會員代表之產生及其任期。

六　理事、監事名額、權限、任期及其選任、解任。

七　會員（會員代表）大會及理事會、監事會會議之規定。

八　會員應遵守之公約。

九　經費及會計。

十　章程之修改。

十一　其他依法令規定應載明或處理會務之必要事項。

第五四條

①護理人員公會違反法令或章程者，人民團體主管機關得為下列之處分：

一　警告。

二　撤銷其決議。

三　撤免其理事、監事。

四　限期整理。

②前項第一款、第二款處分，亦得由主管機關為之。

第五四條之一

直轄市、縣（市）護理人員公會對護理人員公會全國聯合會之章程及決議，有遵守義務。

第五五條

護理人員公會之會員有違反法令或章程之行為者，公會得依章程、理事會、監事會或會員（會員代表）大會之決議處分。

第五五條之一

中央或直轄市、縣（市）主管機關依本法核發證書或執照時，得收取證書費或執照費；其費額，由中央主管機關定之。

第五五條之二

本法中華民國九十六年一月九日修正之條文施行前已立案之護理人員公會全國聯合會，應自本法修正施行之日起四年內，依本法規定完成改組；已立案之省護理人員公會，應併辦理解散。

第五五條之三　109

①外國人得依中華民國法律，應護理人員考試。

②前項考試及格，領有護理人員證書之外國人，在中華民國執行護理業務，應經中央主管機關許可，並應遵守中華民國關於護理與醫療之相關法令及護理人員公會章程；其執業之許可及管理辦法，由中央主管機關定之。

③違反前項規定者，除依法處罰外，中央主管機關並得廢止其許可。

第七章　附　則

第五六條

本法施行細則，由中央主管機關定之。

第五七條

本法自公布日施行。

護理人員法施行細則

①民國 81 年 4 月 29 日行政院衛生署、內政部令會銜訂定發布全文 35 條。
②民國 87 年 9 月 9 日行政院衛生署、內政部令會銜修正發布第 8、15 條條文。
③民國 89 年 1 月 20 日行政院衛生署、內政部令會銜修正發布第 21 條條文。
④民國 90 年 5 月 10 日行政院衛生署、內政部令會銜修正發布第 8 條條文。
⑤民國 97 年 3 月 21 日行政院衛生署令修正發布全文 18 條；並自發布日施行。
⑥民國 105 年 11 月 3 日衛生福利部令修正發布第 7 條條文。
⑦民國 110 年 10 月 12 日衛生福利部令修正發布全文 16 條；並自發布日施行。

第一條

本細則依護理人員法（以下簡稱本法）第五十六條規定訂定之。

第二條

依本法第四條規定請領護理人員證書者，應塡具申請書，檢附考試院頒發之護理人員考試及格證書，並繳納證書費，向中央主管機關申請核發。

第三條

①護理人員證書滅失或毀損者，應塡具申請書，並繳納證書費，向中央主管機關申請補發。
②護理人員證書損壞者，應塡具申請書，並繳納證書費，連同原證書，向中央主管機關申請換發。

第四條

護理人員停業、歇業，依本法第十一條第一項規定報請備查時，應塡具申請書，並檢附執業執照及有關文件、資料，送由原發給執業執照機關依下列規定辦理：
一　停業：登記其停業日期及理由後，發還其執業執照。
二　歇業：註銷其執業登記及執業執照。

第五條

護理人員執業時，應配戴身分識別證明或顯示足以識別其身分之標誌。

第六條

本法第十七條所定護理機構核准登記事項如下：
一　名稱、地址及開業執照字號。
二　申請人之姓名、國民身分證統一編號、出生年月日、住址；申請人爲法人者，其名稱、事務所所在地及其代表人姓名。

三　負責資深護理人員之姓名、國民身分證統一編號、出生年月日、證書字號及住址。
四　依本法第十六條規定申請審核許可之床數、總樓地板面積、日期及字號。
五　依本法第二十條規定訂定契約醫院之名稱、地址及開業執照字號。
六　業務項目。
七　其他中央主管機關指定之事項。

第七條

①本法第十八條所定護理機構名稱之使用或變更，應依下列規定辦理：
一　護理機構，依護理機構分類設置標準所定之分類，標明其名稱。
二　財團法人護理機構，冠以「財團法人」字樣。
三　依本法第十七條第三款由其他法人依有關法律規定附設者，冠以其法人名稱，並加註「附設」字樣。
四　其他經中央主管機關核准使用之名稱。

②本辦法中華民國一百十年十月十二日修正施行前，主管機關已核准護理機構冠以醫療機構附設之名稱者，得繼續使用原名稱。

第八條

①護理機構開業執照滅失或遺失者，應填具申請書，並繳納開業執照費，向原發給開業執照機關申請補發。

②開業執照損壞者，應填具申請書，並繳納開業執照費，連同原開業執照，向原發給開業執照機關申請換發。

第九條

本法第十九條第一項所定護理機構負責資深護理人員之資格條件，應具備從事臨床護理工作年資七年以上，或以護理師資格登記執業從事臨床護理工作年資四年以上。

第一〇條

本法第二十條第一項所稱契約，其內容應包括緊急醫療、轉診、出診或其他有關醫療照護事項。

第一一條

①護理機構停業、歇業或其登記事項變更，依本法第二十二條第一項規定報請備查時，應填具申請書，並檢附開業執照及有關文件、資料，送由原發給開業執照機關依下列規定辦理：
一　停業：於其開業執照註明停業日期及理由後發還。
二　歇業：註銷其開業登記及開業執照。
三　登記事項變更：辦理變更登記。

②前項第三款登記事項變更，需換發開業執照時，申請人應依規定繳納開業執照費。

③護理機構停業或歇業時，第一項應檢附文件、資料，包括對於其服務對象予以適當轉介之說明。

第一二條

護理機構停業、歇業或受停業、撤銷、廢止開業執照處分者，其所屬護理人員，應依本法第十一條第一項、第三項規定辦理停業、歇業或變更執業處所。

第一三條

護理機構歇業或受撤銷、廢止開業執照處分者，應將其招牌拆除。

第一四條

主管機關依本法第二十三條規定執行檢查及蒐集資料時，其檢查及蒐集資料人員應出示有關執行職務之證明文件或顯示足資辨別之標誌。

第一五條

直轄市或縣（市）主管機關依本法第二十三條之一規定辦理護理機構業務督導考核，應訂定計畫實施，每年至少辦理一次。

第一六條

本細則自發布日施行。

專科護理師分科及甄審辦法

①民國 93 年 10 月 27 日行政院衛生署令訂定發布全文 15 條；並自發布日施行。
②民國 95 年 12 月 28 日行政院衛生署令修正發布第 5、6、8～10 條條文；並增訂第 14-1 條條文。
③民國 96 年 6 月 12 日行政院衛生署令修正發布第 10 條條文。
④民國 96 年 11 月 15 日行政院衛生署令修正發布全文 20 條；並自發布日施行。
⑤民國 99 年 4 月 20 日行政院衛生署令修正發布第 10 條條文；並刪除第 19 條條文。
⑥民國 100 年 2 月 25 日行政院衛生署令修正發布全文 14 條；並自發布日施行。
⑦民國 101 年 6 月 4 日行政院衛生署令修正發布第 4 條附表一。
⑧民國 103 年 3 月 19 日衛生福利部令修正發布第 12 條條文。
⑨民國 104 年 11 月 3 日衛生福利部令修正發布全文 19 條；並自發布日施行。
⑩民國 107 年 4 月 2 日衛生福利部令修正發布第 15 條條文。
⑪民國 109 年 9 月 26 日衛生福利部令修正發布第 2、7、12 條條文。
⑫民國 112 年 1 月 5 日衛生福利部令修正發布全文 22 條；除第 3 條第 2、3 項自發布日施行外，自發布後一年施行。
⑬民國 112 年 6 月 26 日衛生福利部令修正發布第 2、3、10、12、21、22 條條文及第 9 條附表。

第一章　總　則

第一條

本辦法依護理人員法第七條之一第三項規定訂定之。

第二條 112

專科護理師之分科如下：

一　內科。
二　精神科。
三　兒科。
四　外科。
五　婦產科。
六　麻醉科。
七　家庭科。

第三條 112

①護理師具備下列資格之一者，得參加該科專科護理師之甄審：

一　國內完成專科護理師訓練者：於訓練醫院完成專科護理師訓練；訓練前應具備下列臨床護理師工作年資（以下簡稱工作年資）：

(一)具護理學士學位：三年以上。
(二)具護理碩士以上學位：二年以上。

二　完成專科護理師碩士學程者：於中央主管機關公告之國內大學護理研究所完成專科護理師碩士學程，且就讀前具備工作年資二年以上。

三　國外完成專科護理師訓練者：於美國、加拿大、南非、澳洲、紐西蘭、歐盟、英國、日本，或其他與我國專科護理師制度相當之國家完成訓練，且持有證明文件，並具備工作年資二年以上。

②中華民國一百十二年十二月三十一日以前，麻醉科專科護理師之訓練，得於中央主管機關所認定訓練醫院以外之醫院爲之，且應具備工作年資四年以上，其中二年以上爲從事麻醉護理業務。

③工作年資，以在我國登記執業後，從事臨床護理師工作者爲限。

第二章　訓練醫院及訓練課程

第四條

①教學醫院得塡具申請表單，並檢附相關文件、資料，向中央主管機關申請認定爲訓練醫院；經認定者，發給訓練醫院證明文件，有效期間爲四年。

②中央主管機關應定期公告訓練醫院名單、有效期間及其他相關事項。

③主管機關得不定期至訓練醫院檢查及輔導。

第五條

①訓練醫院應設專科護理師之專責培育單位，辦理下列事項：

一　專科護理師訓練計畫、執行及成效之定期檢討。

二　訓練課程與師資之安排、執行及檢討。

三　接受專科護理師訓練期間之護理師，其指導、輔導及管理之規劃。

四　訓練品質之維護及監測。

五　預立醫療流程訂定之參與。

六　訓練期間勞動權益之規劃及檢討。

②前項專責培育單位成員，由護理及醫療部門主管組成，並由副院長以上人員擔任召集人，護理及醫療部門主管分任副召集人。

③專責培育單位，得與專科護理師於醫師監督下執行醫療業務辦法第四條所定專科護理師作業小組，合併設立。

第六條

①訓練醫院應遵行下列事項：

一　實施訓練前擬具訓練計畫，以電子方式申報至中央主管機關建置或指定之資訊平臺。

二　接受專科護理師訓練期間之護理師名單登錄造冊，送直轄市、縣（市）主管機關備查。

三　定期召開專科護理師專責培育單位會議。

四　定期檢討及評值教學計畫與訓練成果。

五　其他專科護理師培育相關事項。

②前項第二款登錄之內容，包括國民身分證統一編號、護理師證書字號、專科護理師訓練科別、訓練起迄時間及工作年資相關事項。

第七條

訓練醫院有下列情形之一者，中央主管機關得撤銷或廢止其訓練醫院之認定：

一　申請認定之文件、資料，有虛僞不實。

二　規避、妨礙或拒絕主管機關依第四條第三項所定之檢查、輔導。

三　喪失認定時應具備之訓練醫院條件。

四　未依專科護理師於醫師監督下執行醫療業務辦法所定預立醫療流程執行業務，經主管機關通知限期改善，屆期未改善。

五　違反本辦法或其他專科護理師相關法規規定，經主管機關通知限期改善，屆期未改善。

第八條

①訓練醫院經中央主管機關撤銷或廢止認定者，一年內不受理其認定之申請。

②訓練醫院認定經撤銷或廢止者，其已開設之訓練課程應立即停辦，並向中央主管機關提報轉銜訓練計畫；轉銜訓練計畫經核定者，始得安排參加訓練計畫者接受轉銜訓練。

③前項轉銜訓練計畫未提報、未經核定即執行，或未落實執行，致參加訓練之護理師權益受損者，自撤銷或廢止訓練醫院認定之日起三年內，不受理其認定之申請。

第九條

訓練醫院之訓練課程（以下簡稱訓練課程），包括學科訓練及臨床訓練；訓練課程內容及時數，規定如附表。

第一〇條　112

①前條訓練課程之訓練期間至少六個月，至多十二個月。結束訓練課程後，訓練醫院認有必要時，得進行補充臨床訓練；其補充臨床訓練，應於訓練課程完成日起十八個月內爲之。

②補充臨床訓練，應於原訓練醫院爲之；其訓練師資資格、師資與受訓人員比例，規定如附表。

第三章　甄審作業

第一一條

①專科護理師甄審，以每年辦理一次爲原則；甄審之日期、地點與報名方式及其他相關事項，中央主管機關應於甄審日一個月前公告之。

②前項甄審，包括筆試及口試。筆試及格者，始得參加口試；筆試及格之效期保留二年。

③筆試成績，以科目總成績計算平均六十分，且每一科目成績皆達五十分以上者爲及格。
④口試成績，以六十分爲及格。

第一二條 112

前條筆試，包括下列科目：

一　專科護理通論：包括專科護理師角色與職責及專科護理師相關政策與法規。

二　進階專科護理：

(一)內科、精神科、兒科、外科、婦產科及家庭科專科護理師：包括進階藥理學、進階病理生理學及健康問題診斷與處置。

(二)麻醉科專科護理師：包括麻醉相關進階藥理學、進階病理生理學及健康問題診斷與處置。

第一三條

報名專科護理師甄審，應檢具下列專科護理師訓練證明文件之一：

一　具備第三條第一項第一款資格：完成訓練課程之證明影本；護理學士、碩士或博士畢業者，最高護理學歷之畢業證書影本。

二　具備第三條第一項第二款資格：專科護理師碩士學程各科目修課學分及格證明及訓練醫院臨床訓練證明。

三　具備第三條第一項第三款資格：與國內專科護理師制度相當之國家發給之證明文件。

四　具備第三條第二項資格：從事麻醉護理業務之服務證明影本及麻醉護理訓練完成之證明文件。

第一四條

專科護理師甄審之有關文件、資料，得以電子方式保存；其蒐集、處理及利用，應依個人資料保護法及相關法規之規定辦理。

第四章　專科護理師證書及更新

第一五條

①經專科護理師甄審合格者，得向中央主管機關申請發給專科護理師證書。
②前項證書，應記載下列事項：

一　專科別。

二　證書字號。

三　姓名、性別。

四　國民身分證統一編號。

五　出生年月日。

六　證書有效期間。

七　發證日期。

第一六條

①專科護理師證書，應每六年更新一次。
②前項更新，應於專科護理師證書效期屆滿前六個月內，檢具效期屆至日前六年內完成第十七條所定繼續教育之證明，向中央主管機關申請。但有特殊理由，經檢具書面理由及證明文件，向中央主管機關申請延期更新並經核准者，得於其專科護理師證書有效期限屆至之日起一年內，補行申請。

第一七條

①專科護理師應每六年接受下列專科護理繼續教育課程，其醫事人員執業登記及繼續教育辦法積分應達一百二十點以上：
一　專業課程。
二　品質課程。
三　人文倫理。
四　醫事法規。
②前項第二款至第四款繼續教育課程之積分，應包含感染控制及性別議題之課程；其積分合計應達十二點以上，逾二十四點部分，不予採計。

第一八條

①專科護理師繼續教育之實施方式，除依醫事人員執業登記及繼續教育辦法第十四條第一項規定辦理外，其為研究所專科護理師相關學分課程部分，每學期積分超過十五點者，以十五點計。
②於中央主管機關認定之醫療資源不足地區執業或因公派駐國外從事外交有關國際醫療之專科護理師，其繼續教育課程積分，得加倍採計。

第一九條

護理師證書經依法撤銷或廢止者，應併予撤銷或廢止其專科護理師證書。

第五章　附　則

第二〇條

訓練醫院之認定、專科護理師之甄審、繼續教育課程積分之認定及證書更新申請，其審查作業，中央主管機關得委由相關專業機構或團體辦理。

第二一條 112

本辦法中華民國一百十三年一月五日以前已具備專科護理師甄審資格者，得依該日期以前之規定參加甄審。

第二二條 112

本辦法除第三條第二項及第三項自發布日施行外，自中華民國一百十三年一月五日施行。

專科護理師於醫師監督下執行醫療業務辦法

①民國104年10月19日衛生福利部令訂定發布全文8條；並自105年1月1日施行。
②民國106年5月8日衛生福利部令修正發布第8條條文及第3條附表；並自發布日施行。
③民國113年3月12日衛生福利部令修正發布全文10條；並自發布日施行。

第一條

本辦法依護理人員法（以下稱本法）第二十四條第四項規定訂定之。

第二條

①本法第二十四條第三項所稱醫師監督下執行醫療業務（以下稱執行醫療業務），指專科護理師或接受專科護理師訓練期間之護理師（以下稱訓練專科護理師），於醫師監督下執行第六條所列之醫療業務。
②前項監督，指醫師對專科護理師或訓練專科護理師所為之指示、指導或督促；監督時，不以醫師親自在場為必要。

第三條

專科護理師於專科護理師證書有效期限內，訓練專科護理師於訓練醫院之訓練期間內，始得執行醫療業務。

第四條

①醫療機構或護理機構，以專科護理師及訓練專科護理師執行醫療業務者，應成立專科護理師執行醫療業務委員會（以下稱委員會）。
②醫療機構之委員會，應由醫師、專科護理師及護理部門主管組成，以副院長以上人員為召集人。
③護理機構之委員會，應由醫師及專科護理師組成，以護理機構負責人為召集人。

第五條

①委員會應辦理下列事項：

一　訂定專科護理師及訓練專科護理師執行醫療業務時之標準作業程序，包括監督之醫師、醫囑、紀錄及回報病人狀況與處置結果之機制。
二　訂定專科護理師及訓練專科護理師得執行第六條醫療業務之範圍及其特定訓練。
三　以紙本或電子方式，擬訂預立醫療流程之內容及標準作業程序。

四　定期檢討專科護理師及訓練專科護理師所執行醫療業務之適當性及品質。

②醫療機構或護理機構應就前項第三款擬訂之預立醫療流程之內容及標準作業程序，予以核定。

第六條

專科護理師及訓練專科護理師執行醫療業務之範圍如下：

一　非侵入性醫療之處置：

㈠預立醫療流程內容所規範相關醫囑表單之開立。

㈡檢驗、檢查之初步綜合判斷。

㈢醫療之諮詢。

㈣製作醫療相關病歷、手術及麻醉紀錄。

㈤協助精神醫療治療。

㈥石膏固定及拆除。

二　侵入性醫療之處置：其類型及項目，規定如附表一及附表二。

第七條

第五條第三款預立醫療流程之內容，應包括下列事項：

一　執行前條醫療業務之範圍。

二　病人症狀、病史、身體評估及其他情境或診斷。

三　得執行之相關醫囑表單。

四　執行醫療之處置及措施。

五　回報監督醫師病人狀況及處置結果。

六　書寫醫療處置紀錄。

七　監督之醫師及其監督方式。

八　專科護理師及訓練專科護理師應具備之特定訓練標準、要件及能力評值方法。

第八條

①專科護理師及訓練專科護理師執行預立醫療流程後，監督醫師應於二十四小時內完成核對及簽署；執行其他醫療業務，監督醫師亦應於二十四小時內完成紙本或電子醫囑記錄。

②前項核對、簽署及記錄，護理機構得以資通訊或傳真方式為之。

第九條

專科護理師及訓練專科護理師執行醫療業務時，應配戴或顯示足以識別其身分之標誌。

第一〇條

本辦法自發布日施行。

護理機構分類設置標準

①民國 82 年 8 月 27 日行政院衛生署令訂定發布全文 14 條。
②民國 85 年 3 月 27 日行政院衛生署令修正發布第 11 條附表。
③民國 87 年 6 月 17 日行政院衛生署令修正發布全文 11 條。
④民國 92 年 10 月 27 日行政院衛生署令修正發布第 8 條附表。
⑤民國 97 年 9 月 23 日行政院衛生署令修正發布名稱及第 2、3、9 條條文；並刪除第 10 條條文（原名稱：護理機構設置標準）。
⑥民國 100 年 12 月 2 日行政院衛生署令修正發布第 8 條附表；並增訂第 10-1 條條文。
⑦民國 102 年 8 月 9 日衛生福利部令修正發布第 8 條附表。
⑧民國 109 年 7 月 22 日衛生福利部令修正發布全文 8 條；並自發布日施行。
⑨民國 111 年 9 月 6 日衛生福利部令修正發布第 3 條附表二。

第一條
本標準依護理人員法（以下簡稱本法）第十六條第二項規定訂定之。

第二條
①護理機構分類如下：
一　居家護理所：至受照顧者居（住）所提供護理及健康照護服務，並得於所內提供照護之服務、諮詢、指導、訓練或其他相關服務之機構。
二　護理之家：提供受照顧者入住，並全時予以護理及健康照護服務之下列機構：
㈠一般護理之家。
㈡精神護理之家。
㈢產後護理之家。
②前項護理及健康照護服務，包括個案之護理需求評估、健康促進、疾病預防與照護、長期失能、失智、安寧及其他全人照護。
③於第一項第一款居家護理所內提供服務者，以護理人員為限。

第三條
護理機構之設置基準如下：
一　居家護理所設置基準如附表一。
二　護理之家設置基準如附表二。

第四條
①產後護理之家，其服務對象以下列人員為限：
一　產後未滿二個月之產婦。
二　出生未滿二個月之嬰幼兒。
②前項服務對象，經醫師診斷有特殊需求者，得不受前項各款二個月之限制。

第五條

護理機構於其服務對象有醫療需求者，應轉介醫師診療；並得依其照護需求，轉介相關醫事人員提供服務。

第六條

護理機構就前條醫師診療及相關醫事人員依法執行業務之紀錄，應連同護理紀錄妥善保存。

第七條

護理機構之負責資深護理人員，應督導其機構所屬護理人員及其他人員，善盡業務上必要之注意。

第八條

本標準自發布日施行。

護理機構設置或擴充許可辦法

①民國 101 年 12 月 19 日行政院衛生署令訂定發布全文 14 條；並自發布日施行。
②民國 110 年 10 月 12 日衛生福利部令修正發布全文 17 條；並自發布日施行。

第一條

本辦法依護理人員法（以下稱本法）第十六條第一項規定訂定之。

第二條

①依本法第十六條第一項規定申請護理機構設置或擴充許可，應向所在地直轄市、縣（市）主管機關提出。
②前項擴充，指護理之家擴增總樓地板面積或增設床數。

第三條

前條第一項申請人如下：
一　公立護理機構：代表人。
二　財團法人護理機構：該法人。
三　私立護理機構：
㈠個人設置者：負責資深護理人員。
㈡其他法人依有關法律附設者：該法人。

第四條

①護理機構設置或擴充後之規模在一百床以上者，由所在地直轄市、縣（市）主管機關初審通過後，報中央主管機關許可。
②護理機構設置或擴充經許可後，有下列情形之一者，應重新依第二條第一項及前項規定申請許可：
一　地點變更。
二　床數變更。
三　前條第三款第一目負責資深護理人員變更。
③前項第三款情形，其新舊負責資深護理人員，簽訂概括承受全部權利義務契約者，得依本法施行細則第十一條規定辦理變更登記，免依前項規定重新申請許可。

第五條

依第二條第一項申請設置或擴充之護理機構爲護理之家者，申請人應塡具申請書，並檢具下列文件、資料：
一　設置或擴充計畫書及計畫摘要。
二　財團法人護理之家，其董事會同意設置或擴充之會議紀錄。
三　其他法人依有關法律附設之護理之家，其董事會或社員總會同意設置或擴充之會議紀錄，及該法人主管機關同意函。

第六條

前條第一款設置或擴充計畫書，應載明或附具下列事項、資料：

一　護理機構名稱、設置類別、申請人、設立床數、組織架構、人員配置及其他相關基本資料。
二　設置或擴充目的、當地資源概況、住民來源分析、住民轉介流程、服務品質管理及營運後三年內機構業務預估。
三　建築地址（地號）、建物位置圖、基地面積、建築面積、設置或擴充前後之總樓地板與各樓層地板面積及樓層平面配置圖；擴充者，其擴充前後配置對照表。
四　土地使用取得情形，包括用途類別、用途變更及應否實施環境影響評估。
五　經費需求、來源及使用計畫。
六　設置進度、預定開業日期與床數開放期程、收費及服務契約。
七　申請擴充者，其最近三年之財務報告。
八　其他護理機構分類設置標準所定之事項。

第七條

依本法第十七條規定申請護理之家開業，應塡具申請書，並檢附下列文件、資料，向所在地直轄市、縣（市）主管機關提出；經核准登記，並繳納開業執照費後，發給開業執照：

一　護理之家平面簡圖，並以平方公尺註明樓層、各隔間面積、用途說明及總面積。
二　主管機關許可設置或擴充文件。
三　建築物合法使用證明文件。
四　負責資深護理人員之證明文件。
五　配置之醫事人員及相關人員名冊。
六　設施、設備之項目。
七　依本法第二十條規定與醫院所訂定之契約。
八　其他主管機關指定之文件、資料。

第八條

依第二條第一項申請設置之護理機構爲居家護理所者，應塡具申請書，並檢附下列文件、資料，向所在地直轄市、縣（市）主管機關提出；經核准登記，並繳納開業執照費後，發給開業執照：

一　設置計畫書。
二　財團法人居家護理所，其董事會同意設置之會議紀錄。
三　其他法人附設之居家護理所，其董事會或社員總會同意設置之會議紀錄，及該法人主管機關同意函。
四　負責資深護理人員之證明文件。
五　配置之醫事人員及相關人員名冊。
六　建築物合法使用證明文件。
七　其他主管機關指定之文件、資料。

第九條

前條第一款設置計畫書，應載明或附具下列事項、資料：
一　護理機構名稱、設置類別、申請人、組織架構、人員配置或其他相關基本資料。
二　設置目的、當地資源概況、服務對象之條件、服務區域、病人轉介流程、服務品質管理及營運後三年內機構業務預估。
三　機構地址、總樓地板面積及樓層平面配置圖。
四　經費需求、來源及使用計畫。
五　設置進度、預定開業日期及收費。

第一〇條

①申請人申請於原住民族地區設置居家護理所，經直轄市、縣（市）主管機關認定該場所確無危險之虞者，該申請人於領有第八條第六款建築物合法使用證明文件前，得以取得執業之建築師、土木工程科技師或結構工程科技師出具之結構安全鑑定證明文件，及經直轄市、縣（市）消防主管機關查驗合格之簡易消防安全設備配置平面圖替代之；並每年報直轄市、縣（市）主管機關備查。

②前項原住民族地區之適用範圍，由中央原住民族主管機關公告之。

第一一條

護理之家有下列情形之一者，不得申請擴充床數：
一　依所在地直轄市、縣（市）主管機關認定其最近三年之平均占床率未達百分之六十五。
二　前一年度或最近一次中央主管機關評鑑結果不合格。
三　前一年度或最近一次直轄市、縣（市）主管機關督導考核不合格。

第一二條

護理之家經許可設置或擴充之床數，有下列情形之一者，主管機關得廢止許可或核減已許可之床數：
一　自許可之日起，逾三年未取得建造執照。
二　自取得建造執照之日起，逾五年未取得使用執照。
三　自取得使用執照之日起，許可設置或擴充之床數，逾二年未全數開放使用或開放使用後再停止使用逾二年。
四　最近三年內，已開放床數之占床率，經所在地直轄市、縣（市）主管機關認定未達百分之五十。
五　已完成開放使用後，停業一年以上。但因不可抗力之災害、傳染病或其他事件所致者，不在此限。
六　經直轄市、縣（市）主管機關廢止或撤銷開業執照。

第一三條

①護理之家有下列情形之一，致未能依前條第三款限定之日期完成開放使用者，得檢具相關文件、資料及床數分期開放之具體計畫書，申請展延：
一　依法應辦理機構基地土地用途變更、環境影響評估、水土保

持處理或其他事項，受相關目的事業主管機關辦理時效影響。

二　受不可抗力之災害、傳染病或其他事件影響。

三　其他不可歸責於該機構之事由。

②前項展延之申請，準用第二條及第四條第一項有關申請設置或擴充許可之規定；因前條第一款至第三款情形申請展延者，各以一次為限。

第一四條

第十二條第一款至第三款規定期間及前條許可展延期間，合計不得逾十年。

第一五條

申請人以詐欺或虛偽不實之文件、資料，取得本辦法所定許可者，主管機關得撤銷其許可。

第一六條

①中華民國一百零六年六月三日長期照顧服務法施行後，有下列情事之一者，應依該法及其相關法規之規定辦理：

一　申請設置機構住宿式長期照顧服務機構。

二　已許可設置之一般護理之家及精神護理之家，申請擴充總樓地板面積或遷移。

②公立一般護理之家及公立精神護理之家，其申請擴充總樓地板面積或遷移，仍依本法及本辦法之規定辦理，不適用前項第二款規定。

第一七條

本辦法自發布日施行。

護理機構評鑑辦法

①民國 104 年 7 月 3 日衛生福利部令訂定發布全文 12 條；並自 105 年 1 月 1 日施行。
②民國 106 年 3 月 22 日衛生福利部令修正發布全文 12 條；並自發布日施行。
③民國 109 年 11 月 12 日衛生福利部令修正發布全文 12 條；並自發布日施行。
④民國 111 年 2 月 10 日衛生福利部令修正發布第 6 ～ 8 條條文。

第一條
本辦法依護理人員法（以下稱本法）第二十三條之二第三項規定訂定之。

第二條
依本法設立之護理機構，均應依本辦法接受中央主管機關辦理之評鑑。

第三條
護理機構應接受中央主管機關之評鑑；其評鑑時間及評鑑合格有效期間，規定如下：
一　新設立或停業後復業：
㈠評鑑時間：自開業或復業之日起滿一年後之一年內。
㈡評鑑合格有效期間：自評鑑合格當年之次年起四年。
二　經評鑑合格：
㈠再次接受評鑑時間：評鑑合格有效期間內之最後一年。
㈡評鑑合格有效期間：自評鑑合格當年之次年起四年。
三　原評鑑合格受撤銷或廢止處分：
㈠評鑑時間：自處分送達護理機構之日起一年內。
㈡評鑑合格有效期間：自評鑑合格當年之次年起四年。

第四條
護理機構經評鑑不合格者，其應再接受評鑑之時間及評鑑合格有效期間，規定如下：
一　第一次不合格：
㈠評鑑時間：評鑑不合格公告之日起一年內完成評鑑。
㈡評鑑合格有效期間：自評鑑合格當年之次年起三年。
二　連續二年不合格：
㈠評鑑時間：評鑑不合格公告之日起一年內完成評鑑。
㈡評鑑合格有效期間：自評鑑合格當年之次年起二年。
三　連續三年以上不合格：
㈠評鑑時間：評鑑不合格公告之日起一年內完成評鑑。
㈡評鑑合格有效期間：自評鑑合格當年之次年起一年。

第五條

①護理機構於同一場所連續經營期間內，其負責人有變更者，前二條所定應接受評鑑時間，應就各負責人任職期間合併計算。

②護理之家於同一場所連續經營期間內，其負責人有變更者，前二條所定評鑑合格有效期間，得延續至屆滿之日。

③居家護理所於同一直轄市、縣（市）轄區，且同一負責人連續經營期間內有遷移者，前二條評鑑合格有效期間，得延續至屆滿之日。

第六條 111

①中央主管機關應按護理機構類別，依下列規定，辦理評鑑工作：

一　訂定評鑑項目之評鑑基準。

二　訂定評鑑作業程序。

三　辦理評鑑說明會。

四　進行評鑑，並作成評鑑紀錄。

五　召開評定會議，議決評鑑結果。

六　公告評鑑結果、有效期間及其他相關事項。

②前項第三款及第四款之評鑑業務，中央主管機關得委託專業性或與評鑑業務相關之機構、團體爲之。

③第一項第二款所定作業程序，應於評鑑起始日三個月前公告。

④第一項第四款評鑑，得以實地訪查、線上檢核、集中測驗、書面審查或其他方式爲之。

第七條 111

①中央主管機關辦理評鑑時，得聘請醫護、管理與環境安全之專家學者及具護理機構實務經驗者爲評鑑委員。

②評鑑委員應依相關法規規定，遵守利益迴避原則；對評鑑工作所獲悉之各項資訊，應負保密義務，除法規另有規定外，不得洩漏。

第八條 111

①護理機構評鑑之項目如下：

一　經營管理效能。

二　專業照護品質。

三　安全維護及設施設備。

四　個案權益保障。

五　創新照護措施。

②居家護理所之評鑑，得不包括前項第三款及第五款所定項目。

③第一項評鑑項目之評鑑基準，中央主管機關應於評鑑前一年十二月公告之。

第九條

①護理機構評鑑結果，分爲合格及不合格。

②前項評鑑結果，其評等類別，中央主管機關得依政策目標或機構類別、特色，於第六條第三項評鑑作業程序定之。

第一〇條

①護理機構對評鑑結果不服者，應自收受通知之次日起十四日內，先向中央主管機關提出申復。
②護理機構不服前項評鑑申復之決定者，得依法提起訴願及行政訴訟。

第一一條

①護理機構於評鑑合格效期內，經直轄市、縣（市）主管機關認有違反護理機構設立標準或其他法令規定，情節重大或經限期改善而屆期未改善者，中央主管機關得廢止原評鑑處分。
②護理機構接受評鑑所提供之文件或資料，有虛偽不實者，中央主管機關得撤銷原評鑑處分。

第一二條

本辦法自發布日施行。

助產人員法

①民國 32 年 9 月 30 日國民政府制定公布全文 32 條。
②民國 37 年 12 月 28 日總統令修正公布第 18、19 條條文。
③民國 74 年 5 月 27 日總統令修正公布全文 46 條。
④民國 81 年 4 月 27 日總統令修正公布第 6、27 ～ 29、36 條條文。
⑤民國 89 年 7 月 19 日總統令修正公布第 3、6、15、41 條條文。
⑥民國 91 年 6 月 12 日總統令修正公布第 10、28、32 條條文；並增訂第 13-1、39-1、44-1 條條文。
⑦民國 92 年 7 月 2 日總統令修正公布名稱及全文 62 條；並自公布日施行（原名稱：助產士法）。
民國 102 年 7 月 19 日行政院公告第 4 條所列屬「行政院衛生署」之權責事項，自 102 年 7 月 23 日起改由「衛生福利部」管轄。
⑧民國 105 年 11 月 30 日總統令修正公布第 36 條條文。
⑨民國 106 年 1 月 4 日總統令修正公布第 4、12、18、34、35、45 條條文；並增訂第 12-1 條條文。
⑩民國 107 年 12 月 19 日總統令修正公布第 10 條條文。
⑪民國 109 年 1 月 15 日總統令修正公布第 59 條條文。

第一章　總　則

第一條
中華民國人民，經助產人員考試及格並依本法領有助產人員證書者，得充助產人員。

第二條
本法所稱助產人員，指助產師及助產士。

第三條
①具有下列資格之一者，得應助產師考試：
一　公立或立案之私立專科學校護理助產合訓科、大學或獨立學院助產學系或符合教育部採認規定之國外大學、獨立學院助產學系、組畢業，並經實習期滿成績及格，領有畢業證書者。
二　領有護理師、護士或助產士證書，於公立或立案之私立大學、獨立學院助產研究所或符合教育部採認規定之國外大學、獨立學院助產研究所畢業，並經實習期滿成績及格，領有畢業證書者。
②公立或立案之私立高級醫事職業以上學校助產科、助產特科、護理助產合訓科畢業，並經實習期滿成績及格，領有畢業證書者，得應助產士考試。

第四條
本法所稱主管機關：在中央為衛生福利部；在直轄市為直轄市政

府；在縣（市）為縣（市）政府。

第五條

經助產人員考試及格者，得請領助產人員證書。

第六條

請領助產人員證書，應具申請書及資格證明文件，送請中央主管機關核發之。

第七條

有下列情事之一者，不得充助產人員；其已充助產人員者，撤銷或廢止其助產人員證書：

一　曾犯墮胎罪，經判刑確定。
二　曾犯肅清煙毒條例或麻醉藥品管理條例之罪，經判刑確定。
三　曾犯毒品危害防制條例之罪，經判刑確定。
四　受撤銷或廢止助產人員考試及格。
五　依本法受撤銷或廢止助產人員證書處分。

第八條

非領有助產師或助產士證書者，不得使用助產師或助產士之名稱。

第二章　執　業

第九條

①助產人員執業，應向所在地直轄市、縣（市）主管機關申請執業登記，領有執業執照，始得執業。

②助產人員執業，應接受繼續教育，並每六年提出完成繼續教育證明文件，辦理執業執照更新。

③第一項助產人員執業，其申請執業登記資格、條件、應檢附文件、執業執照發給、補發、換發與其他應遵行事項及前項助產人員接受繼續教育之課程內容、積分、實施方式、完成繼續教育之證明文件、執業執照更新與其他應遵行事項之辦法，由中央主管機關定之。

第一〇條

①有下列情事之一者，不得請領執業執照；其已領取者，應撤銷或廢止之：

一　經撤銷或廢止助產人員證書。
二　經廢止助產人員執業執照未滿一年。
三　有客觀事實認不能執行業務，經直轄市、縣（市）主管機關邀請相關專科醫師、助產人員及學者專家組成小組認定。

②前項第三款原因消失後，仍得依本法規定申請執業執照。

第一一條

①助產人員非加入所在地助產人員公會，不得執業。

②助產人員公會不得拒絕具有會員資格者入會。

第一二條

①助產人員執業登記處所，以一處為限。

②助產人員執業，應在所在地主管機關核准登記之助產機構、醫療機構、產後護理機構或其他經中央主管機關認可之機構為之。但急救、執業機構間之支援、應邀出外執行業務或經事先報准者，不在此限。

第一二條之一

①助產人員停業或歇業時，應自事實發生之日起三十日內，報請原發執業執照機關備查。

②前項停業之期間，以一年為限；逾一年者，應辦理歇業。

③助產人員變更執業處所或復業者，準用關於執業之規定。

④助產人員死亡者，由原發執業執照機關註銷其執業執照。

第三章　助產機構之設置及管理

第一三條

①助產人員得設立助產機構執行業務。

②助產人員申請設立助產機構執行業務，須在中央主管機關指定之醫療機構、助產機構執行助產業務二年以上，始得為之。

③助產機構之設置標準，由中央主管機關定之。

第一四條

助產人員申請設立助產機構，應向所在地直轄市或縣（市）主管機關申請核准登記，發給開業執照。

第一五條

①助產機構應以其申請設立之助產人員為負責人，對其業務負督導責任。

②助產機構負責人因故不能執行業務，應指定助產人員代理。代理期間超過一個月者，應報請原發開業執照機關備查。

③前項代理期間，最長不得逾一年。

第一六條

①助產機構名稱之使用或變更，應經所在地直轄市、縣（市）主管機關核准。

②非助產機構，不得使用助產機構或類似之名稱。

第一七條

助產機構不得使用下列名稱：

一　在同一直轄市或縣（市）區域內，他人已登記使用之助產機構名稱。

二　在同一直轄市或縣（市）區域內，與被廢止開業執照未滿一年或受停業處分之助產機構相同或類似之名稱。

三　易使人誤認其與政府機關、公益團體有關或有妨害公共秩序或善良風俗之名稱。

第一八條

①助產機構停業、歇業或登記事項變更時，應自事實發生之日起三十日內，報請原發開業執照機關備查。

②前項停業之期間，以一年為限；逾一年者，應於屆至日起三十日內辦理歇業。

③助產機構未依前項規定辦理歇業時，主管機關得逕予歇業。
④助產機構遷移或復業者，準用關於設立之規定。

第一九條

①助產機構收取費用，應開給收費明細表及收據。
②助產機構不得違反收費標準，超額或擅立收費項目收費。
③前項收費標準，由直轄市、縣（市）主管機關核定之。

第二〇條

助產機構應將其開業執照、收費標準及其助產人員證書，揭示於明顯處。

第二一條

助產機構應保持整潔，秩序安寧，不得妨礙公共衛生及安全。

第二二條

①助產機構之廣告內容，以下列事項為限：
一　助產機構之名稱、開業執照字號、地址、電話及交通路線。
二　助產師或助產士之姓名及其證書字號。
三　其他經中央主管機關公告容許登載或宣播之事項。
②非助產機構，不得為助產照護業務廣告。

第二三條

①助產機構不得以不正當方法，招攬業務。
②助產人員及其助產機構之人員，不得利用業務上之機會，獲取不正當利益。

第二四條

助產機構應依法令規定或依主管機關之通知，提出報告，並接受主管機關對其人員配置、設備、收費、作業、衛生、安全、紀錄等之檢查及資料蒐集。

第四章　業務及責任

第二五條

①助產人員業務如下：
一　接生。
二　產前檢查及保健指導。
三　產後檢查及保健指導。
四　嬰兒保健指導。
五　生育指導。
六　其他經中央主管機關認定之項目。
②助產人員執行相關業務，應製作紀錄。
③前項紀錄，由該助產人員之執業機構保存，並至少保存十年。

第二六條

助產人員執行助產業務時，發現產婦、胎兒或新生兒有危急狀況，應立即聯絡醫師，並予必要之急救處置。

第二七條

助產人員於執行正常分娩之接生時，得依需要施行灌腸、導尿、會陰縫合及給予產後子宮收縮劑等必要事項。

第二八條

助產人員非親自接生，不得出具出生證明書或死產證明書。

第二九條

助產人員不得無故拒絕或遲延接生。

第三〇條

助產人員接受衛生、司法或司法警察詢問時，不得爲虛僞之陳述或報告。

第三一條

助產人員或助產機構之人員，對於因業務而知悉或持有他人之秘密，不得無故洩漏。

第五章　罰　則

第三二條

①助產人員將其證照租借他人使用者，廢止其助產人員證書；其涉及刑事責任者，並應移送該管檢察機關依法辦理。

②助產人員於業務上有不正當行爲者，處一個月以上一年以下之停業處分；其情節重大者，得廢止其執業執照或開業執照；其涉及刑事責任者，並應移送該管檢察機關依法辦理。

第三三條

違反第二十二條規定者，處新臺幣三萬元以上十五萬元以下罰鍰，並令限期改善；屆期未改善者，按次連續處罰。

第三四條

①違反第十四條、第十六條第二項、第十八條第四項、第十九條第二項、第二十三條、第二十五條第二項、第三項、第二十八條、第三十條或第三十一條規定者，處新臺幣一萬元以上五萬元以下罰鍰，並得令其限期改善；屆期未改善或情節重大者，處一個月以上一年以下之停業處分或廢止其開業執照。

②違反第十九條第二項規定者，除依前項規定處罰外，並令其限期將超收部分退還；屆期未退還者，按次處罰。

第三五條

①違反第八條、第九條第一項、第二項、第十一條第一項、第十二條、第十二條之一第一項、第十五條第二項、第三項、第十六條第一項、第十八條第一項、第十九條第一項、第二十條、第二十一條、第二十四條、第二十九條或依第十三條第三項所定設置標準者，處新臺幣六千元以上三萬元以下罰鍰，並令其限期改善；屆期未改善者，處一個月以上一年以下之停業處分。

②助產人員公會違反第十一條第二項規定者，由人民團體主管機關處新臺幣一萬元以上五萬元以下罰鍰。

第三六條

未取得助產人員資格，擅自執行助產業務者，處三年以下有期徒刑，得併科新臺幣三萬元以上十五萬元以下罰金。但醫師或於婦產科醫師、助產人員指導下實習之助產科、系、所之學生或取得畢業證書日起五年內之畢業生，不在此限。

第三七條

助產人員受停業處分仍執行業務者，廢止其執業執照；受廢止執業執照處分仍執行業務者，廢止其助產人員證書。

第三八條

助產機構有下列各款情形之一者，廢止其開業執照：

一　容留未具助產人員資格者擅自執行助產業務。

二　受停業處分而不停業。

第三九條

①助產機構受停業處分或廢止開業執照者，應同時對其負責人予以停業處分或廢止其執業執照。

②助產機構負責人受停業處分或廢止其執業執照時，應同時對該助產機構予以停業處分或廢止其開業執照。

第四〇條

助產機構受廢止開業執照處分，仍繼續開業者，廢止其負責人之助產人員證書。

第四一條

本法所定之罰鍰，於助產機構，處罰其負責人。

第四二條

本法所定之罰鍰、停業、撤銷或廢止執業執照、開業執照，除本法另有規定者外，由直轄市或縣（市）主管機關為之；撤銷或廢止助產人員證書，由中央主管機關為之。

第四三條

依本法所處之罰鍰，經限期繳納，屆期未繳納者，依法移送強制執行。

第六章　公　會

第四四條

助產人員公會分直轄市及縣（市）公會，並得設助產人員公會全國聯合會。

第四五條

助產人員公會之區域，依現有之行政區域，在同一區域內，同級之公會以一個為限。但於行政區域調整變更前已成立者，不在此限。

第四六條

直轄市、縣（市）助產人員公會，由在該管區域內執業助產人員九人以上發起組織之；其不滿九人者，得加入鄰近區域之公會或共同組織之。

第四七條

助產人員公會全國聯合會應由三分之一以上之直轄市、縣（市）助產人員公會完成組織後，始得發起組織。

第四八條

各級助產人員公會，由人民團體主管機關主管。但其目的事業，應受主管機關之指導、監督。

第四九條

①各級助產人員公會置理事、監事，均於召開會員（會員代表）大會時，由會員（會員代表）選舉之，並分別成立理事會、監事會，其名額如下：

一　直轄市、縣（市）助產人員公會之理事，不得超過二十一人。

二　助產人員公會全國聯合會之理事，不得超過二十七人。

三　各級助產人員公會之理事名額，不得超過全體會員（會員代表）人數二分之一。

四　各級助產人員公會之監事名額，不得超過各該公會理事名額三分之一。

②各級助產人員公會得置候補理事、候補監事，其名額不得超過各該公會理事、監事名額三分之一。

③理事、監事名額在三人以上時，得分別互選常務理事及常務監事；其名額不得超過理事或監事總額三分之一，並應由理事就常務理事中選舉一人爲理事長；其不置常務理事者，就理事中互選之。常務監事在三人以上者，應互選一人爲監事會召集人。

第五〇條

理事、監事任期均爲三年，連選連任者不得超過二分之一；理事長之連任，以一次爲限。

第五一條

①助產人員公會全國聯合會理事、監事之當選，不以直轄市、縣（市）助產人員公會選派參加之會員代表爲限。

②直轄市、縣（市）助產人員公會選派參加助產人員公會全國聯合會之會員代表，不以其理事、監事爲限。

第五二條

①助產人員公會每年召開會員（會員代表）大會一次，必要時，得召開臨時大會。

②助產人員公會會員人數超過三百人時，得依章程之規定，就會員分布狀況劃定區域，按其會員人數比率選定代表，召開會員代表大會，行使會員大會之職權。

第五三條

①助產人員公會應訂立章程，造具會員名冊及選任職員簡歷名冊，送請所在地人民團體主管機關立案，並分送中央及所在地主管機關備查。

②助產人員公會全國聯合會應訂立助產人員倫理規範，提經會員代表大會通過後，報請中央主管機關備查。

第五四條

各級助產人員公會之章程，應載明下列事項：

一　名稱、區域及會所所在地。

二　宗旨、組織、任務或事業。

三　會員之入會及出會。

四　會員應納之會費及繳納期限。
五　會員代表之產生及其任期。
六　理事、監事名額、權限、任期及其選任、解任。
七　會員（會員代表）大會及理事會、監事會會議之規定。
八　會員應遵守之公約。
九　經費及會計。
十　章程之修改。
十一　其他依法令規定應載明或處理會務之必要事項。

第五五條
①助產人員公會違反法令或章程者，人民團體主管機關得為下列之處分：
一　警告。
二　撤銷其決議。
三　撤免其職員。
四　限期整理。
②前項第一款、第二款處分，亦得由主管機關為之。

第五六條
直轄市、縣（市）助產人員公會對助產人員公會全國聯合會之章程，有遵守義務。

第五七條
助產人員公會會員有違反法令或章程之行為者，須經會員（會員代表）大會通過之決議處分。

第五八條
本法中華民國九十二年六月三日修正施行前已立案之省助產士公會，應於本法修正施行之日起四年內辦理解散。

第七章　附　則

第五九條 109
①外國人得依中華民國法律，應助產人員考試。
②前項考試及格，領有助產人員證書之外國人，在中華民國執行業務，應經中央主管機關許可，並應遵守中華民國關於助產人員之相關法令、專業倫理規範及助產人員公會章程；其執業之許可及管理辦法，由中央主管機關定之。
③違反前項規定者，除依法處罰外，中央主管機關並得廢止其許可。

第六〇條
中央或直轄市、縣（市）主管機關依本法核發證書或執照時，得收取證書費或執照費；其費額，由中央主管機關定之。

第六一條
本法施行細則，由中央主管機關定之。

第六二條
本法自公布日施行。

助產人員法施行細則

①民國 34 年 7 月 21 日社會部、衛生署令會同訂定發布全文 9 條。
②民國 47 年 12 月 15 日內政部令修正發布第 2 條條文。
③民國 71 年 8 月 24 日行政院衛生署令修正發布全文 10 條。
④民國 75 年 2 月 28 日行政院衛生署、內政部令會銜修正發布全文 13 條。
⑤民國 77 年 9 月 9 日行政院衛生署、內政部令會銜修正發布全文 33 條。
⑥民國 94 年 7 月 28 日行政院衛生署令修正發布名稱及全文 11 條；並自發布日施行（原名稱：助產士法施行細則）。

第一條

本細則依助產人員法（以下簡稱本法）第六十一條規定訂定之。

第二條

依本法第六條規定請領助產人員證書者，應填具申請書，並檢附考試院頒發之助產人員考試及格證書及證書費，送請中央主管機關核發。

第三條

①助產人員證書滅失或遺失者，應填具申請書，並檢附證書費，向中央主管機關申請補發。

②助產人員證書損壞者，應填具申請書，並檢附證書費，連同原證書，向中央主管機關申請換發。

第四條

助產人員停業、歇業，依本法第十二條第二項規定報請備查時，應填具申請書，並檢附執業執照及有關文件，送由原發給執照機關依下列規定辦理：

一　停業：登記其停業日期及理由後，發還其執業執照。
二　歇業：註銷其執業登記及執業執照。

第五條

①依本法第十四條規定申請設立助產機構者，應填具申請書，並檢附下列書件及開業執照費，向所在地直轄市、縣（市）主管機關申請核准登記：

一　助產人員證書及其影本一份（正本驗畢後發還）。
二　國民身分證及其影本一份（正本驗畢後發還）。
三　建築物平面配置圖及合法使用證明文件。
四　曾在中央主管機關指定之醫療機構、助產機構執行助產業務二年以上之證明文件。
五　其他主管機關指定應檢附之文件。

②直轄市或縣（市）主管機關對於前項之申請，經派員履勘後，核

與規定相符者，發給開業執照。

第六條

本法第十四條所定助產機構核准登記事項如下：

一　名稱、地址及開業執照字號。

二　負責人之姓名、出生年月日、證書字號、執業執照字號。

三　助產人員人數及其姓名、出生年月日、證書字號、執業執照字號。

四　設立床數。

五　其他必要登記事項。

第七條

①助產機構開業執照滅失或遺失者，應填具申請書，並檢附開業執照費，向原發開業執照機關申請補發。

②開業執照損壞者，應填具申請書，並檢附開業執照費，連同原開業執照，向原發開業執照機關申請換發。

第八條

助產機構停業、歇業或登記事項變更，依本法第十八條第一項規定報請備查時，應填具申請書，並檢附開業執照及有關文件，送由原發給開業執照機關依下列規定辦理：

一　停業：於其開業執照註明停業日期及理由後發還。

二　歇業：註銷其開業登記及開業執照。

三　登記事項辦更：辦理變更登記。

第九條

助產機構停業、歇業或受停業、撤銷、廢止開業執照處分者，其所屬助產人員，應申請變更執業處所或依第四條規定辦理停業、歇業。

第一〇條

助產機構歇業或受撤銷、廢止開業執照處分者，其原掛招牌，應予拆除。

第一一條

本細則自發布日施行。

助產機構設置標準

民國94年8月3日行政院衛生署令訂定發布全文6條；本標準施行日期，除第3條第6款自96年1月1日施行外，自發布日施行。

第一條

本標準依助產人員法第十三條第三項規定訂定之。

第二條

①助產機構得依需要設置九床以下之觀察床。

②觀察床應設聯繫設備及隔離視線之屏障物。

第三條

①助產機構應有下列之基本設備：

一　產房。

二　觀察室。

三　觀察床。

四　嬰兒床。

五　產台。

六　保溫箱。

七　消毒鍋。

八　調奶設備。

②產房及嬰兒床不得設置於地下室。

第四條

助產機構執行接生業務時，應具備下列藥物及設備：

一　接生器材用物。

二　血壓計及聽診器。

三　成人及嬰兒體重計。

四　成人及嬰兒身高測量計。

五　灌腸、導尿器、沖洗器。

六　會陰縫合器材。

七　子宮收縮劑（口服藥及針劑）。

八　新生兒用藥膏。

第五條

助產機構應具備急救下列藥物及設備：

一　氧氣。

二　鼻管。

三　人工氣道。

四　氧氣面罩。

五　抽吸設備。

六　甦醒袋。

七　靜脈點滴設備。

八　強心針。

第六條

本標準施行日期，除第三條第六款規定自中華民國九十六年一月一日施行外，自發布日施行。

身心障礙者醫療復健費用及醫療輔具補助辦法

①民國 101 年 7 月 9 日行政院衛生署、內政部令會銜訂定發布全文 14 條；並自 101 年 7 月 11 日施行。
②民國 102 年 6 月 26 日行政院衛生署、內政部令會銜修正發布第 5 條附表；並自 102 年 6 月 28 日施行。
③民國 102 年 7 月 19 日行政院衛生署、內政部令會銜修正發布第 14 條條文。
④民國 110 年 6 月 17 日衛生福利部令修正發布名稱及全文 14 條；除第 5 條附表自 111 年 1 月 1 日施行外，自發布日施行（原名稱：身心障礙者醫療復健所需醫療費用及醫療輔具補助辦法）。

第一條

本辦法依身心障礙者權益保障法（以下簡稱本法）第二十六條第二項規定訂定之。

第二條

①本辦法之補助對象，為依本法領有身心障礙證明，最近一年居住國內超過一百八十三日，且符合本辦法規定者。
②直轄市、縣（市）主管機關對轄區內身心障礙者之補助，不得有設籍時間之限制。

第三條

本辦法所稱醫療復健費用，指尚未納入全民健康保險給付範圍，且符合第五條附表所列之醫療復健費用。

第四條

本辦法所稱醫療輔具，指尚未納入全民健康保險給付範圍，經醫師診斷或經醫事人員評估為醫療復健所需，具有促進恢復身體系統構造、生理功能或避免併發症，且符合第五條附表所列之醫療輔具。

第五條

①醫療復健費用及醫療輔具之補助項目、補助金額、使用年限及補助條件，依附表規定。
②前項附表，自中華民國一百十一年一月一日施行。

第六條

①醫療輔具評估，得由直轄市、縣（市）主管機關指定之輔具評估單位或鑑定機構（以下稱評估單位或機構）依前條附表辦理。
②依前項規定為醫療輔具評估後，評估單位或機構應依前條附表之規定，發給診斷證明書或醫療輔具評估報告。

第七條

醫療復健費用及醫療輔具補助之申請程序如下：

一　以第二條所定之補助對象或其法定代理人為申請人。

二　申請醫療復健費用補助者，應檢附全民健康保險特約醫院之自付費用收據正本或副本，及申請書，於出院或就醫後三個月內，向戶籍所在地直轄市、縣（市）主管機關提出。
三　申請醫療輔具補助者，應塡具申請書，並檢附第五條附表所定文件、資料，向戶籍所在地直轄市、縣（市）主管機關提出；已於身心障礙鑑定時提出相關福利需求，並經醫療輔具評估爲補助對象者，得由評估單位或機構轉介辦理，免自行提出。

第八條

①醫療復健費用及醫療輔具補助申請之審核程序如下：
一　直轄市、縣（市）主管機關就前條申請案件，應於七日內完成審核，並以書面通知申請人審核結果；未符合資格者，並應載明不符資格原因。
二　申請醫療輔具補助者，應於核定日起六個月內，依核定項目完成購置或租賃，並檢附購置、租賃或付費憑證及第五條附表所定文件、資料，向戶籍所在地直轄市、縣（市）主管機關申請撥付補助款；未依核定項目購置或租賃者，不予補助。
三　直轄市、縣（市）主管機關應於申請撥付補助款一個月內，完成核撥。

②申請醫療輔具補助對象因特殊情況，有先行購置或租賃醫療輔具之必要者，應於先行購置或租賃後，檢附前條第三款之文件、資料及前項第二款之憑證，補辦申請；其憑證不得逾六個月。

第九條

依其他法令規定申請相同性質之醫療復健費用、醫療輔具補助，與依本辦法申請補助者，僅得從優擇一補助。

第一〇條

申請人對醫療復健費用、醫療輔具補助核定結果有異議時，得於收到核定通知書之日起十五日內，檢附相關證明文件、資料，向原受理機關申請復查。

第一一條

申請人申請醫療輔具補助經核定後，或屬第八條第二項所定情形而先行購置或租賃醫療輔具後，於購置或租賃補助款撥付前死亡者，得由其法定繼承人檢附申請人死亡證明、第七條第三款文件、資料及購買、租賃或付費憑證請領之。

第一二條

直轄市、縣（市）主管機關應建立補助醫療輔具之追蹤輔導機制，申請人並應配合辦理。

第一三條

申請人以詐術或其他不正當方法申請或領取補助者，直轄市、縣（市）主管機關不予補助或停止補助；已核發之補助款，應令其限期返還。

第一四條

本辦法除另定施行日期者外，自發布日施行。

資料補充欄

參、全民健康保險

全民健康保險法

①民國 83 年 8 月 9 日總統令制定公布全文 89 條。
民國 84 年 2 月 27 日行政院令發布定自 84 年 3 月 1 日施行。
②民國 83 年 10 月 3 日總統令修正公布第 87 條條文；並增訂第 11-1、69-1 條條文。
民國 84 年 2 月 27 日行政院令發布定自 84 年 3 月 1 日施行。
③民國 88 年 7 月 15 日總統令修正公布第 8～12、14、19、24、26、30、32、36、69、88 條條文；並增訂第 87-1～87-3 條條文；除已另定施行日期者外，自公布日施行。
④民國 90 年 1 月 30 日總統令修正公布第 8、9、11、13、14、18、19、21、22、24、25、27～29 條條文。
⑤民國 91 年 7 月 17 日總統令修正公布第 21、27、29、32、55、87-1、87-2 條條文；並增訂第 22-1 條條文。
⑥民國 92 年 6 月 18 日總統令修正公布第 30、87-1～87-3 條條文；並增訂第 87-4、87-5 條條文。
⑦民國 94 年 5 月 18 日總統令修正公布第 64、82 條條文。
⑧民國 99 年 1 月 27 日總統令修正公布第 24、83 條條文。
⑨民國 100 年 1 月 26 日總統令修正公布全文 104 條。
民國 101 年 5 月 21 日行政院令發布第 27、28、35 條定自 101 年 7 月 1 日施行。
民國 101 年 10 月 9 日行政院令發布除已施行之條文外，定自 102 年 1 月 1 日施行。
⑩民國 100 年 6 月 29 日總統令修正公布第 11 條條文。
民國 100 年 8 月 12 日行政院令發布定自 100 年 9 月 1 日施行。
民國 101 年 2 月 3 日行政院公告第 75 條第 2 項所列屬「行政院公平交易委員會」之權責事項，自 101 年 2 月 6 日起改由「公平交易委員會」管轄。
民國 102 年 7 月 19 日行政院公告第 4、7 條所列屬「行政院衛生署」、「行政院衛生署中央健康保險局」之權責事項，自 102 年 7 月 23 日起分別改由「衛生福利部」、「衛生福利部中央健康保險署」管轄。
民國 102 年 10 月 25 日行政院公告第 27 條第 6 款所列屬「行政院國軍退除役官兵輔導委員會」之權責事項，自 102 年 11 月 1 日起改由「國軍退除役官兵輔導委員會」管轄。
⑪民國 106 年 11 月 29 日總統令修正公布第 6、9、95、104 條條文；並自公布日施行。
⑫民國 109 年 1 月 15 日總統令修正公布第 4、7 條條文。
⑬民國 110 年 1 月 20 日總統令修正公布第 2 條條文。
⑭民國 112 年 6 月 28 日總統令增訂公布第 80-1、80-2 條條文。

第一章　總　則

第一條

①為增進全體國民健康，辦理全民健康保險（以下稱本保險），以提供醫療服務，特制定本法。

②本保險為強制性之社會保險，於保險對象在保險有效期間，發生疾病、傷害、生育事故時，依本法規定給與保險給付。

第二條 110

本法用詞，定義如下：

一　保險對象：指被保險人及其眷屬。

二　眷屬：

㈠被保險人之配偶，且無職業者。

㈡被保險人之直系血親尊親屬，且無職業者。

㈢被保險人二親等內直系血親卑親屬未成年且無職業，或成年無謀生能力或仍在學就讀且無職業者。

三　扣費義務人：指所得稅法所定之扣繳義務人。

四　保險給付支出：指醫療給付費用總額扣除保險對象就醫時依本法應自行負擔費用後之餘額。

五　保險經費：指保險給付支出及應提列或增列之安全準備。

六　就醫輔導：指保險對象有重複就醫、多次就醫或不當醫療利用情形時，針對保險對象進行就醫行為瞭解、適當醫療衛教、就醫安排及協助。

第三條

①政府每年度負擔本保險之總經費，不得少於每年度保險經費扣除法定收入後金額之百分之三十六。

②政府依法令規定應編列本保險相關預算之負擔不足每年度保險經費扣除法定收入後金額之百分之三十六部分，由主管機關編列預算撥補之。

第四條

本保險之主管機關為衛生福利部。

第五條

①本保險下列事項由全民健康保險會（以下稱健保會）辦理：

一　保險費率之審議。

二　保險給付範圍之審議。

三　保險醫療給付費用總額之對等協議訂定及分配。

四　保險政策、法規之研究及諮詢。

五　其他有關保險業務之監理事項。

②健保會為前項之審議或協議訂定，有減少保險收入或增加保險支出之情事時，應請保險人同時提出資源配置及財務平衡方案，併案審議或協議訂定。

③健保會於審議、協議本保險有關事項，應於會議七日前公開議程，並於會議後十日內公開會議實錄；於審議、協議重要事項前，應先蒐集民意，必要時，並得辦理相關之公民參與活動。

④健保會由被保險人、雇主、保險醫事服務提供者、專家學者、公正人士及有關機關代表組成之；其中保險付費者代表之名額，不得少於二分之一；且被保險人代表不得少於全部名額之三分之一。

⑤前項代表之名額、產生方式、議事規範、代表利益之自我揭露及資訊公開等有關事項之辦法，由主管機關定之。
⑥健保會審議、協議訂定事項，應由主管機關核定或轉報行政院核定；其由行政院核定事項，並應送立法院備查。

第六條

①本保險保險對象、投保單位、扣費義務人及保險醫事服務機構對保險人核定案件有爭議時，應先申請審議，對於爭議審議結果不服時，得依法提起訴願或行政訴訟。
②前項爭議之審議，由全民健康保險爭議審議會辦理。
③前項爭議事項審議之範圍、申請審議或補正之期限、程序及審議作業之辦法，由主管機關定之。
④全民健康保險爭議審議會應定期以出版公報、網際網路或其他適當方式，公開爭議審議結果。
⑤前項公開，應將個人、法人或團體資料以代碼、匿名、隱藏部分資料或其他方式，達無從辨識後，始得為之。

第二章　保險人、保險對象及投保單位

第七條

本保險以衛生福利部中央健康保險署為保險人，辦理保險業務。

第八條

①具有中華民國國籍，符合下列各款資格之一者，應參加本保險為保險對象：
一　最近二年內曾有參加本保險紀錄且在臺灣地區設有戶籍，或參加本保險前六個月繼續在臺灣地區設有戶籍。
二　參加本保險時已在臺灣地區設有戶籍之下列人員：
㈠政府機關、公私立學校專任有給人員或公職人員。
㈡公民營事業、機構之受僱者。
㈢前二目被保險人以外有一定雇主之受僱者。
㈣在臺灣地區出生之新生嬰兒。
㈤因公派駐國外之政府機關人員與其配偶及子女。
②曾有參加本保險紀錄而於本法中華民國一百年一月四日修正之條文施行前已出國者，於施行後一年內首次返國時，得於設籍後即參加本保險，不受前項第一款六個月之限制。

第九條

除前條規定者外，在臺灣地區領有居留證明文件，並符合下列各款資格之一者，亦應參加本保險為保險對象：
一　在臺居留滿六個月。
二　有一定雇主之受僱者。
三　在臺灣地區出生之新生嬰兒。

第一〇條

①被保險人區分為下列六類：
一　第一類：

㈠政府機關、公私立學校之專任有給人員或公職人員。
㈡公、民營事業、機構之受僱者。
㈢前二目被保險人以外有一定雇主之受僱者。
㈣雇主或自營業主。
㈤專門職業及技術人員自行執業者。

二　第二類：
㈠無一定雇主或自營作業而參加職業工會者。
㈡參加海員總工會或船長公會爲會員之外僱船員。

三　第三類：
㈠農會及水利會會員，或年滿十五歲以上實際從事農業工作者。
㈡無一定雇主或自營作業而參加漁會爲甲類會員，或年滿十五歲以上實際從事漁業工作者。

四　第四類：
㈠應服役期及應召在營期間逾二個月之受徵集及召集在營服兵役義務者、國軍軍事學校軍費學生、經國防部認定之無依軍眷及在領卹期間之軍人遺族。
㈡服替代役期間之役齡男子。
㈢在矯正機關接受刑之執行或接受保安處分、管訓處分之執行者。但其應執行之期間，在二個月以下或接受保護管束處分之執行者，不在此限。

五　第五類：合於社會救助法規定之低收入戶成員。

六　第六類：
㈠榮民、榮民遺眷之家戶代表。
㈡第一款至第五款及本款前目被保險人及其眷屬以外之家戶戶長或代表。

②前項第三款第一目實際從事農業工作者及第二目實際從事漁業工作者，其認定標準及資格審查辦法，由中央農業主管機關會同主管機關定之。

第一一條

①第一類被保險人不得爲第二類及第三類被保險人；第二類被保險人不得爲第三類被保險人；第一類至第三類被保險人不得爲第四類及第六類被保險人。但僱用勞工合力從事海洋漁撈工作之漁會甲類會員，其僱用人數十人以下，且其仍實際從事海洋漁撈工作者，自中華民國九十一年一月二十一日起，得以第三類被保險人身分參加本保險。
②具有被保險人資格者，並不得以眷屬身分投保。

第一二條

符合第二條規定之被保險人眷屬，應隨同被保險人辦理投保及退保。但有遭受家庭暴力等難以隨同被保險人辦理投保及退保之情形，經主管機關認定者，不在此限。

第一三條

有下列情形之一者，非屬本保險保險對象；已參加者，應予退保：

一　失蹤滿六個月者。

二　不具第八條或第九條所定資格者。

第一四條

①保險效力之開始，自合於第八條及第九條所定資格之日起算。

②保險效力之終止，自發生前條所定情事之日起算。

第一五條

①各類被保險人之投保單位如下：

一　第一類及第二類被保險人，以其服務機關、學校、事業、機構、雇主或所屬團體爲投保單位。但國防部所屬被保險人之投保單位，由國防部指定。

二　第三類被保險人，以其所屬或戶籍所在地之基層農會、水利會或漁會爲投保單位。

三　第四類被保險人：

㈠第十條第一項第四款第一目被保險人，以國防部指定之單位爲投保單位。

㈡第十條第一項第四款第二目被保險人，以內政部指定之單位爲投保單位。

㈢第十條第一項第四款第三目被保險人，以法務部及國防部指定之單位爲投保單位。

四　第五類及第六類被保險人，以其戶籍所在地之鄉（鎮、市、區）公所爲投保單位。但安置於公私立社會福利服務機構之被保險人，得以該機構爲投保單位。

②第十條第一項第六款第二目規定之被保險人及其眷屬，得徵得其共同生活之其他類被保險人所屬投保單位同意後，以其爲投保單位。但其保險費應依第二十三條規定分別計算。

③第一項第四款規定之投保單位，應設置專責單位或置專人，辦理本保險有關事宜。

④在政府登記有案之職業訓練機構或考試訓練機關接受訓練之第六類保險對象，應以該訓練機構（關）爲投保單位。

⑤投保單位欠繳保險費二個月以上者，保險人得洽定其他投保單位爲其保險對象辦理有關本保險事宜。

⑥投保單位應於保險對象合於投保條件之日起三日內，向保險人辦理投保；並於退保原因發生之日起三日內，向保險人辦理退保。

第一六條

①保險人得製發具電子資料處理功能之全民健康保險憑證（以下稱健保卡），以存取及傳送保險對象資料。但不得存放非供醫療使用目的及與保險對象接受本保險醫療服務無關之內容。

②前項健保卡之換發及補發，保險人得酌收工本費；其製發、換發、補發、得存取及傳送之資料內容與其運用、使用管理及其他有關事項之辦法，由保險人擬訂，報主管機關核定發布。

第三章　保險財務

第一七條

本保險保險經費於扣除其他法定收入後，由中央政府、投保單位及保險對象分擔之。

第一八條

①第一類至第三類被保險人及其眷屬之保險費，依被保險人之投保金額及保險費率計算之；保險費率，以百分之六為上限。

②前項眷屬之保險費，由被保險人繳納；超過三口者，以三口計。

第一九條

①第一類至第三類被保險人之投保金額，由主管機關擬訂分級表，報請行政院核定之。

②前項投保金額分級表之下限與中央勞工主管機關公布之基本工資相同；基本工資調整時，該下限亦調整之。

③投保金額分級表最高一級投保金額與最低一級投保金額應維持五倍以上之差距，該表並應自基本工資調整之次月調整之。適用最高一級投保金額之被保險人，其人數超過被保險人總人數之百分之三，並持續十二個月時，主管機關應自次月調整投保金額分級表，加高其等級。

第二〇條

①第一類及第二類被保險人之投保金額，依下列各款定之：

一　受僱者：以其薪資所得為投保金額。

二　雇主及自營業主：以其營利所得為投保金額。

三　自營作業者及專門職業及技術人員自行執業者：以其執行業務所得為投保金額。

②第一類及第二類被保險人為無固定所得者，其投保金額，由該被保險人依投保金額分級表所定數額自行申報，並由保險人查核；如申報不實，保險人得逕予調整。

第二一條

①第一類及第二類被保險人依前條規定之所得，如於當年二月至七月調整時，投保單位應於當年八月底前將調整後之投保金額通知保險人；如於當年八月至次年一月調整時，應於次年二月底前通知保險人，均自通知之次月一日生效。

②前項被保險人之投保金額，除已達本保險最高一級者外，不得低於其勞工退休金月提繳工資及參加其他社會保險之投保薪資；如有本保險投保金額較低之情形，投保單位應同時通知保險人予以調整，保險人亦得逕予調整。

第二二條

第三類被保險人之投保金額，以第十條第一項第一款第二目、第三目及第二款所定被保險人之平均投保金額計算之。但保險人得視該類被保險人及其眷屬之經濟能力，調整投保金額等級。

第二三條

①第四類至第六類保險對象之保險費，以依第十八條規定精算結果

之每人平均保險費計算之。
②前項眷屬之保險費，由被保險人繳納；超過三口者，以三口計。

第二四條

①第十八條被保險人及其每一眷屬之保險費率應由保險人於健保會協議訂定醫療給付費用總額後一個月提請審議。但以上限費率計收保險費，無法與當年度協議訂定之醫療給付費用總額達成平衡時，應重新協議訂定醫療給付費用總額。
②前項審議前，健保會應邀集精算師、保險財務專家、經濟學者及社會公正人士提供意見。
③第一項之審議，應於年度開始一個月前依協議訂定之醫療給付費用總額，完成該年度應計之收支平衡費率之審議，報主管機關轉報行政院核定後由主管機關公告之。不能於期限內完成審議時，由主管機關逕行報行政院核定後公告。

第二五條

本保險財務，由保險人至少每五年精算一次；每次精算二十五年。

第二六條

本保險有下列情形之一時，由保險人擬訂調整保險給付範圍方案，提健保會審議，報主管機關轉報行政院核定後，由主管機關公告：

一　本保險之安全準備低於一個月之保險給付總額。
二　本保險增減給付項目、給付內容或給付標準，致影響保險財務之平衡。

第四章　保險費之收繳及計算

第二七條

第十八條及第二十三條規定之保險費負擔，依下列規定計算之：

一　第一類被保險人：
　㈠第十條第一項第一款第一目被保險人及其眷屬自付百分之三十，投保單位負擔百分之七十。但私立學校教職員之保險費，由被保險人及其眷屬自付百分之三十，學校負擔百分之三十五，其餘百分之三十五，由中央政府補助。
　㈡第十條第一項第一款第二目及第三目被保險人及其眷屬自付百分之三十，投保單位負擔百分之六十，其餘百分之十，由中央政府補助。
　㈢第十條第一項第一款第四目及第五目被保險人及其眷屬自付全額保險費。
二　第二類被保險人及其眷屬自付百分之六十，其餘百分之四十，由中央政府補助。
三　第三類被保險人及其眷屬自付百分之三十，其餘百分之七十，由中央政府補助。
四　第四類被保險人：

㈠第十條第一項第四款第一目被保險人，由其所屬機關全額補助。
㈡第十條第一項第四款第二目被保險人，由中央役政主管機關全額補助。
㈢第十條第一項第四款第三目被保險人，由中央矯正主管機關及國防部全額補助。

五　第五類被保險人，由中央社政主管機關全額補助。

六　第十條第一項第六款第一目之被保險人所應付之保險費，由行政院國軍退除役官兵輔導委員會補助；眷屬之保險費自付百分之三十，行政院國軍退除役官兵輔導委員會補助百分之七十。

七　第十條第一項第六款第二目之被保險人及其眷屬自付百分之六十，中央政府補助百分之四十。

第二八條

各級政府於本法中華民國一百年一月四日修正之條文施行前，未依修正前之第二十九條規定將所應負擔之保險費撥付保險人者，須即向保險人提出還款計畫，其還款期限不得逾八年，保險人並應依修正前之第三十條規定向其徵收利息。

第二九條

第一類第一目至第三目被保險人所屬之投保單位或政府應負擔之眷屬人數，依第一類第一目至第三目被保險人實際眷屬人數平均計算之。

第三〇條

①第十八條及第二十三條規定之保險費，依下列規定，按月繳納：

一　第一類被保險人應自付之保險費，由投保單位負責扣、收繳，並須於次月底前，連同投保單位應負擔部分，一併向保險人繳納。

二　第二類、第三類及第六類被保險人應自付之保險費，按月向其投保單位繳納，投保單位應於次月底前，負責彙繳保險人。

三　第五類被保險人之保險費，由應補助保險費之中央社政主管機關，於當月五日前撥付保險人。

四　第一類至第四類及第六類保險對象之保險費，應由各機關補助部分，每半年一次於一月底及七月底前預撥保險人，於年底時結算。

②前項保險費，應於被保險人投保當月繳納全月保險費，退保當月免繳保險費。

第三一條

①第一類至第四類及第六類保險對象有下列各類所得，應依規定之補充保險費率計收補充保險費，由扣費義務人於給付時扣取，並於給付日之次月底前向保險人繳納。但單次給付金額逾新臺幣一千萬元之部分及未達一定金額者，免予扣取：

一　所屬投保單位給付全年累計逾當月投保金額四倍部分之獎金。
二　非所屬投保單位給付之薪資所得。但第二類被保險人之薪資所得，不在此限。
三　執行業務收入。但依第二十條規定以執行業務所得為投保金額者之執行業務收入，不在此限。
四　股利所得。但已列入投保金額計算保險費部分，不在此限。
五　利息所得。
六　租金收入。

②扣費義務人因故不及於規定期限內扣繳時，應先行墊繳。
③第一項所稱一定金額、扣取與繳納補充保險費之方式及其他應遵行事項之辦法，由主管機關定之。

第三二條

未具投保資格、喪失投保資格或保險對象有前條所定免由扣費義務人扣取補充保險費之情形者，應於受領給付前，主動告知扣費義務人，得免扣取補充保險費。

第三三條

第三十一條之補充保險費率，於本法中華民國一百年一月四日修正之條文施行第一年，以百分之二計算；自第二年起，應依本保險保險費率之成長率調整，其調整後之比率，由主管機關逐年公告。

第三四條

第一類第一目至第三目被保險人之投保單位，每月支付之薪資所得總額逾其受僱者當月投保金額總額時，應按其差額及前條比率計算應負擔之補充保險費，併同其依第二十七條規定應負擔之保險費，按月繳納。

第三五條

①投保單位、保險對象或扣費義務人未依本法所定繳納期限繳納保險費時，得寬限十五日；屆寬限期仍未繳納者，自寬限期限屆至翌日起至完納前一日止，每逾一日加徵其應納費額百分之零點一滯納金，其上限如下：
一　於投保單位、扣費義務人為其應納費額之百分之十五。
二　於保險對象為其應納費額之百分之五。

②前項滯納金，於主管機關公告之一定金額以下時，免予加徵。
③第一項之保險費及滯納金，於投保單位、扣費義務人應繳納之日起，逾三十日未繳納時，保險人得將其移送行政執行；於保險對象逾一百五十日未繳納時，亦同。

第三六條

①有經濟上之困難，未能一次繳納保險費、滯納金或應自行負擔之費用者，得向保險人申請分期繳納，或依第九十九條之規定申請貸款或補助；保險人並應主動協助之，必要時應會同社政單位或委託民間相關專業團體，尋求社會資源協助。

②前項申請之條件、審核程序、分期繳納期限及其他應遵行事項之辦法，由保險人擬訂，報主管機關核定發布。

第三七條

①保險人於投保單位或保險對象未繳清保險費及滯納金前，經查證及輔導後，得對有能力繳納，拒不繳納之保險對象暫行停止保險給付。但被保險人應繳部分之保險費已由投保單位扣繳、已繳納於投保單位、經依前條規定經保險人核定其得分期繳納，或保險對象於依家庭暴力防治法之規定受保護期間時，不在此限。

②前項暫行停止保險給付期間內之保險費仍應予計收。

第三八條

投保單位、扣費義務人積欠保險費或滯納金，無財產可供執行或其財產不足清償時，其負責人或主持人應負清償責任。

第三九條

本保險之保險費、滯納金，優先於普通債權。

第五章　保險給付

第四〇條

①保險對象發生疾病、傷害事故或生育時，保險醫事服務機構提供保險醫療服務，應依第二項訂定之醫療辦法、第四十一條第一項、第二項訂定之醫療服務給付項目及支付標準、藥物給付項目及支付標準之規定辦理。

②前項保險對象就醫程序、就醫輔導、保險醫療服務提供方式及其他醫療服務必要事項之醫療辦法，由主管機關定之。保險對象收容於矯正機關者，其就醫時間與處所之限制，及戒護、轉診、保險醫療提供方式等相關事項之管理辦法，由主管機關會同法務部定之。

第四一條

①醫療服務給付項目及支付標準，由保險人與相關機關、專家學者、被保險人、雇主及保險醫事服務提供者等代表共同擬訂，報主管機關核定發布。

②藥物給付項目及支付標準，由保險人與相關機關、專家學者、被保險人、雇主、保險醫事服務提供者等代表共同擬訂，並得邀請藥物提供者及相關專家、病友等團體代表表示意見，報主管機關核定發布。

③前二項標準之擬訂，應依被保險人之醫療需求及醫療給付品質為之；其會議內容實錄及代表利益之自我揭露等相關資訊應予公開。於保險人辦理醫療科技評估時，其結果並應於擬訂前公開。

④第一項及第二項共同擬訂之程序與代表名額、產生方式、任期、利益之揭露及資訊公開等相關事項之辦法，由主管機關定之。

第四二條

①醫療服務給付項目及支付標準之訂定，應以相對點數反應各項服務成本及以同病、同品質同酬為原則，並得以論量、論病例、論品質、論人或論日等方式訂定之。

②前項醫療服務給付項目及支付標準之訂定，保險人得先辦理醫療科技評估，並應考量人體健康、醫療倫理、醫療成本效益及本保險財務；藥物給付項目及支付標準之訂定，亦同。
③醫療服務及藥物屬高危險、昂貴或有不當使用之虞者，應於使用前報經保險人審查同意。但情況緊急者，不在此限。
④前項應於使用前審查之項目、情況緊急之認定與審查方式、基準及其他相關事項，應於醫療服務給付項目及支付標準、藥物給付項目及支付標準中定之。

第四三條

①保險對象應自行負擔門診或急診費用之百分之二十，居家照護醫療費用之百分之五。但不經轉診，於地區醫院、區域醫院、醫學中心門診就醫者，應分別負擔其百分之三十、百分之四十及百分之五十。
②前項應自行負擔之費用，於醫療資源缺乏地區，得予減免。
③第一項應自行負擔之費用，主管機關於必要時，得依診所及各級醫院前一年平均門診費用及第一項所定比率，以定額方式收取，並每年公告其金額。
④第一項之轉診實施辦法及第二項醫療資源缺乏地區之條件，由主管機關定之。

第四四條

①保險人為促進預防醫學、落實轉診制度，並提升醫療品質與醫病關係，應訂定家庭責任醫師制度。
②前項家庭責任醫師制度之給付，應採論人計酬為實施原則，並依照顧對象之年齡、性別、疾病等校正後之人頭費，計算當年度之給付總額。
③第一項家庭責任醫師制度之實施辦法及時程，由主管機關定之。

第四五條

①本保險給付之特殊材料，保險人得訂定給付上限及保險醫事服務機構得收取差額之上限；屬於同功能類別之特殊材料，保險人得支付同一價格。
②保險對象得於經保險醫事服務機構之醫師認定有醫療上需要時，選用保險人定有給付上限之特殊材料，並自付其差額。
③前項自付差額之特殊材料品項，應由其許可證持有者向保險人申請，經保險人同意後，併同其實施日期，提健保會討論，報主管機關核定公告。

第四六條

①保險人應依市場交易情形合理調整藥品價格；藥品逾專利期第一年起開始調降，於五年內依市場交易情形逐步調整至合理價格。
②前項調整作業程序及有關事項之辦法，由主管機關定之。

第四七條

①保險對象應自行負擔之住院費用如下：
一　急性病房：三十日以內，百分之十；逾三十日至第六十日，百分之二十；逾六十日起，百分之三十。

二　慢性病房：三十日以內，百分之五；逾三十日至第九十日，百分之十；逾九十日至第一百八十日，百分之二十；逾一百八十日起，百分之三十。

②保險對象於急性病房住院三十日以內或於慢性病房住院一百八十日以內，同一疾病每次住院應自行負擔費用之最高金額及全年累計應自行負擔費用之最高金額，由主管機關公告之。

第四八條

①保險對象有下列情形之一者，免依第四十三條及前條規定自行負擔費用：

一　重大傷病。

二　分娩。

三　山地離島地區之就醫。

②前項免自行負擔費用範圍、重大傷病之項目、申請重大傷病證明之程序及其他相關事項之辦法，由主管機關定之。

第四九條

符合社會救助法規定之低收入戶成員就醫時，依第四十三條及第四十七條規定應自行負擔之費用，由中央社政主管機關編列預算補助。但不經轉診於各級醫院門診就醫者，除情況特殊者外，不予補助。

第五〇條

①保險對象依第四十三條及第四十七條規定應自行負擔之費用，應向保險醫事服務機構繳納。

②保險醫事服務機構對保險對象未依前項規定繳納之費用，催繳後仍未繳納時，得通知保險人；保險人於必要時，經查證及輔導後，得對有能力繳納，拒不繳納之保險對象暫行停止保險給付。但保險對象於依家庭暴力防治法之規定受保護期間時，不適用之。

第五一條

下列項目不列入本保險給付範圍：

一　依其他法令應由各級政府負擔費用之醫療服務項目。

二　預防接種及其他由各級政府負擔費用之醫療服務項目。

三　藥癮治療、美容外科手術、非外傷治療性齒列矯正、預防性手術、人工協助生殖技術、變性手術。

四　成藥、醫師藥師藥劑生指示藥品。

五　指定醫師、特別護士及護理師。

六　血液。但因緊急傷病經醫師診斷認為必要之輸血，不在此限。

七　人體試驗。

八　日間住院。但精神病照護，不在此限。

九　管灌飲食以外之膳食、病房費差額。

十　病人交通、掛號、證明文件。

十一　義齒、義眼、眼鏡、助聽器、輪椅、拐杖及其他非具積極治療性之裝具。

十二　其他由保險人擬訂，經健保會審議，報主管機關核定公告之診療服務及藥物。

第五二條

因戰爭變亂，或經行政院認定並由各級政府專款補助之重大疫情及嚴重之地震、風災、水災、火災等天災所致之保險事故，不適用本保險。

第五三條

保險人就下列事項，不予保險給付：

一　住院治療經診斷並通知出院，而繼續住院之部分。

二　有不當重複就醫或其他不當使用醫療資源之保險對象，未依保險人輔導於指定之保險醫事服務機構就醫。但情況緊急時不在此限。

三　使用經事前審查，非屬醫療必要之診療服務或藥物。

四　違反本保險規定之有關就醫程序。

第五四條

保險醫事服務機構對保險對象之醫療服務，經保險人審查認定不符合本法規定者，其費用不得向保險對象收取。

第五五條

保險對象有下列情形之一者，得向保險人申請核退自墊醫療費用：

一　於臺灣地區內，因緊急傷病或分娩，須在非保險醫事服務機構立即就醫。

二　於臺灣地區外，因罹患保險人公告之特殊傷病、發生不可預期之緊急傷病或緊急分娩，須在當地醫事服務機構立即就醫；其核退之金額，不得高於主管機關規定之上限。

三　於保險人暫行停止給付期間，在保險醫事服務機構診療或分娩，並已繳清保險費等相關費用；其在非保險醫事服務機構就醫者，依前二款規定辦理。

四　保險對象於保險醫事服務機構診療或分娩，因不可歸責於保險對象之事由，致自墊醫療費用。

五　依第四十七條規定自行負擔之住院費用，全年累計超過主管機關所定最高金額之部分。

第五六條

①保險對象依前條規定申請核退自墊醫療費用，應於下列期限內爲之：

一　依第一款、第二款或第四款規定申請者，爲門診、急診治療當日或出院之日起六個月內。但出海作業之船員，爲返國入境之日起六個月內。

二　依第三款規定申請者，爲繳清相關費用之日起六個月內，並以最近五年發生者爲限。

三　依第五款規定申請者，爲次年六月三十日前。

②保險對象申請核退自墊醫療費用應檢具之證明文件、核退基準與核退程序及其他應遵行事項之辦法，由主管機關定之。

第五七條

保險對象不得以同一事故重複申請或受領核退自墊醫療費用。

第五八條

保險對象依第十三條規定應退保者，自應退保之日起，不予保險給付；保險人應退還其溢繳之保險費。已受領保險給付者，應返還保險人所支付之醫療費用。

第五九條

保險對象受領核退自墊醫療費用之權利，不得讓與、抵銷、扣押或供擔保。

第六章　醫療費用支付

第六〇條

本保險每年度醫療給付費用總額，由主管機關於年度開始六個月前擬訂其範圍，經諮詢健保會後，報行政院核定。

第六一條

①健保會應於各年度開始三個月前，在前條行政院核定之醫療給付費用總額範圍內，協議訂定本保險之醫療給付費用總額及其分配方式，報主管機關核定；不能於期限內協議訂定時，由主管機關決定。

②前項醫療給付費用總額，得分地區訂定門診及住院費用之分配比率。

③前項門診醫療給付費用總額，得依醫師、中醫師、牙醫師門診診療服務、藥事人員藥事服務及藥品費用，分別設定分配比率及醫藥分帳制度。

④第一項醫療給付費用總額訂定後，保險人應遴聘保險付費者代表、保險醫事服務提供者代表及專家學者，研商及推動總額支付制度。

⑤前項研商應於七日前，公告議程；並於研商後十日內，公開出席名單及會議實錄。

⑥第二項所稱地區之範圍由保險人擬訂，報主管機關核定發布。

第六二條

①保險醫事服務機構應依據醫療服務給付項目及支付標準、藥物給付項目及支付標準，向保險人申報其所提供之醫療服務之點數及藥物費用。

②前項費用之申報，應自保險醫事服務機構提供醫療服務之次月一日起六個月內為之。但有不可抗力因素時，得於事實消滅後六個月內為之。

③保險人應依前條分配後之醫療給付費用總額及經其審查後之醫療服務總點數，核算每點費用；並按各保險醫事服務機構經審查後之點數，核付其費用。

④藥品費用經保險人審查後，核付各保險醫事服務機構，其支付之

費用，超出預先設定之藥品費用分配比率目標時，超出目標之額度，保險人於次一年度修正藥物給付項目及支付標準；其超出部分，應自當季之醫療給付費用總額中扣除，並依支出目標調整核付各保險醫事服務機構之費用。

第六三條

①保險人對於保險醫事服務機構辦理本保險之醫療服務項目、數量及品質，應遴聘具有臨床或相關經驗之醫藥專家進行審查，並據以核付費用；審查業務得委託相關專業機構、團體辦理之。

②前項醫療服務之審查得採事前、事後及實地審查方式辦理，並得以抽樣或檔案分析方式爲之。

③醫療費用申報、核付程序與時程及醫療服務審查之辦法，由主管機關定之。

④第一項得委託之項目、受委託機構、團體之資格條件、甄選與變更程序、監督及權利義務等有關事項之辦法，由保險人擬訂，報主管機關核定發布。

第六四條

醫師開立處方交由其他保險醫事服務機構調劑、檢驗、檢查或處置，經保險人核定不予給付，且可歸責於醫師時，該費用應自該醫師所屬之醫療機構申報之醫療費用核減之。

第六五條

第六十一條第三項及第六十二條第四項之規定得分階段實施，其實施日期，由主管機關定之；未實施前，醫療服務給付項目及支付標準之每點支付金額，由主管機關定之。

第七章　保險醫事服務機構

第六六條

①醫事服務機構得申請保險人同意特約爲保險醫事服務機構，得申請特約爲保險醫事服務機構之醫事服務機構種類與申請特約之資格、程序、審查基準、不予特約之條件、違約之處理及其他有關事項之辦法，由主管機關定之。

②前項醫事服務機構，限位於臺灣、澎湖、金門、馬祖。

第六七條

①特約醫院設置病房，應符合保險病房設置基準；保險病房設置基準及應占總病床比率，由主管機關定之。

②特約醫院應每日公布保險病床使用情形。

③保險人應每月公布各特約醫院之保險病房設置比率，並每季查核之。

第六八條

保險醫事服務機構對本保險所提供之醫療給付，除本法另有規定外，不得自立名目向保險對象收取費用。

第六九條

保險醫事服務機構應於保險對象就醫時，查核其健保卡；未經查核者，保險人得不予支付醫療費用；已領取醫療費用者，保險人應予追還。但不可歸責於保險醫事服務機構者，不在此限。

第七〇條

保險醫事服務機構於保險對象發生保險事故時，應依專長及設備提供適當醫療服務或協助其轉診，不得無故拒絕其以保險對象身分就醫。

第七一條

①保險醫事服務機構於診療保險對象後，應交付處方予保險對象，於符合規定之保險醫事服務機構調劑、檢驗、檢查或處置。

②保險對象門診診療之藥品處方及重大檢驗項目，應存放於健保卡內。

第七二條

爲減少無效醫療等不當耗用保險醫療資源之情形，保險人每年度應擬訂抑制資源不當耗用之改善方案，提健保會討論後，報主管機關核定。

第七三條

①保險醫事服務機構當年領取之保險醫療費用超過一定數額者，應於期限內向保險人提報經會計師簽證或審計機關審定之全民健康保險業務有關之財務報告，保險人並應公開之。

②前項之一定數額、期限、財務報告之提供程序、格式及內容之辦法，由保險人擬訂，提健保會討論後，報主管機關核定發布。

③第一項之財務報告應至少包括下列各項報表：

一　資產負債表。

二　收支餘絀表。

三　淨値變動表。

四　現金流量表。

五　醫務收入明細表。

六　醫務成本明細表。

第七四條

①保險人及保險醫事服務機構應定期公開與本保險有關之醫療品質資訊。

②前項醫療品質資訊之範圍內容、公開方式及其他應遵行事項之辦法，由保險人擬訂，提健保會討論後，報主管機關核定發布。

第七五條

①保險醫事服務機構申報之保險藥品費用逾主管機關公告之金額者，其與藥商間之藥品交易，除爲罕見疾病用藥採購或有主管機關公告之特殊情事外，應簽訂書面契約，明定其權利義務關係。

②主管機關應會同行政院公平交易委員會訂定前項書面契約之定型化契約範本及其應記載及不得記載事項。

第八章　安全準備及行政經費

第七六條

①本保險爲平衡保險財務，應提列安全準備，其來源如下：

一　本保險每年度收支之結餘。
二　本保險之滯納金。
三　本保險安全準備所運用之收益。
四　政府已開徵之菸、酒健康福利捐。
五　依其他法令規定之收入。
②本保險年度收支發生短絀時，應由本保險安全準備先行塡補。

第七七條
本保險之基金，得以下列方式運用：
一　公債、庫券及公司債之投資。
二　存放於公營銀行或主管機關指定之金融機構。
三　其他經主管機關核准有利於本保險之投資。

第七八條
本保險安全準備總額，以相當於最近精算一個月至三個月之保險給付支出爲原則。

第九章　相關資料及文件之蒐集、查閱

第七九條
①保險人爲辦理本保險業務所需之必要資料，得請求相關機關提供之；各該機關不得拒絕。
②保險人依前項規定所取得之資料，應盡善良管理人之注意義務；相關資料之保存、利用等事項，應依個人資料保護法之規定爲之。

第八〇條
①主管機關爲審議保險爭議事項或保險人爲辦理各項保險業務，得請保險對象、投保單位、扣費義務人及保險醫事服務機構提供所需之帳冊、簿據、病歷、診療紀錄、醫療費用成本等文件或有關資料，或對其訪查、查詢。保險對象、投保單位、扣費義務人及保險醫事服務機構不得規避、拒絕、妨礙或作虛僞之證明、報告或陳述。
②前項相關資料之範圍、調閱程序與訪查、查詢等相關事項之辦法，由主管機關定之。

第十章　罰　則

第八〇條之一　112
①以竊取、毀壞或其他非法方法，危害保險人辦理本保險承保或醫療服務之核心資通系統設備或電腦機房之功能正常運作者，處一年以上七年以下有期徒刑，得併科新臺幣一千萬元以下罰金。
②意圖危害國家安全或社會安定，而犯前項之罪者，處三年以上十年以下有期徒刑，得併科新臺幣五千萬元以下罰金。
③前二項情形致釀成災害者，加重其刑至二分之一；因而致人於死者，處無期徒刑或七年以上有期徒刑，得併科新臺幣一億元以下罰金；致重傷者，處五年以上十二年以下有期徒刑，得併科新臺幣八千萬元以下罰金。

④第一項及第二項之未遂犯罰之。

第八〇條之二 112

①對保險人辦理本保險承保及醫療服務之核心資通系統，以下列方法之一，危害其功能正常運作者，處一年以上七年以下有期徒刑，得併科新臺幣一千萬元以下罰金：

一 無故輸入其帳號密碼、破解使用電腦之保護措施或利用電腦系統之漏洞，而入侵其電腦或相關設備。

二 無故以電腦程式或其他電磁方式干擾其電腦或相關設備。

三 無故取得、刪除或變更其電腦或相關設備之電磁紀錄。

②製作專供犯前項之罪之電腦程式，而供自已或他人犯前項之罪者，亦同。

③意圖危害國家安全或社會安定，而犯前二項之罪者，處三年以上十年以下有期徒刑，得併科新臺幣五千萬元以下罰金。

④前三項之未遂犯罰之。

第八一條

①以不正當行爲或以虛僞之證明、報告、陳述而領取保險給付、申請核退或申報醫療費用者，處以其領取之保險給付、申請核退或申報之醫療費用二倍至二十倍之罰鍰；其涉及刑責者，移送司法機關辦理。保險醫事服務機構因該事由已領取之醫療費用，得在其申報之應領醫療費用內扣除。

②保險醫事服務機構有前項規定行爲，其情節重大者，保險人應公告其名稱、負責醫事人員或行爲人姓名及違法事實。

第八二條

保險醫事服務機構違反第六十八條之規定者，應退還已收取之費用，並按所收取之費用處以五倍之罰鍰。

第八三條

保險醫事服務機構違反第六十八條規定，或有第八十一條第一項規定行爲，保險人除依第八十一條及前條規定處罰外，並得視其情節輕重，限定其於一定期間不予特約或永不特約。

第八四條

①投保單位未依第十五條規定，爲所屬被保險人或其眷屬辦理投保手續者，除追繳保險費外，並按應繳納之保險費，處以二倍至四倍之罰鍰。

②前項情形非可歸責於投保單位者，不適用之。

③投保單位未依規定負擔所屬被保險人及其眷屬之保險費，而由被保險人自行負擔者，投保單位除應退還該保險費予被保險人外，並按應負擔之保險費，處以二倍至四倍之罰鍰。

第八五條

扣費義務人未依第三十一條規定扣繳保險對象應負擔之補充保險費者，保險人得限期令其補繳外，並按應扣繳之金額處一倍之罰鍰；未於限期內補繳者，處三倍之罰鍰。

第八六條

特約醫院之保險病房未達第六十七條所定設置基準或應占總病床

之比率者，依其不足數每床處新臺幣一萬元以上五萬元以下罰鍰，保險人並應令其限期改善；屆期未改善者，按次處罰。

第八七條

保險醫事服務機構違反第七十五條第一項規定，未簽訂書面契約，或違反主管機關依第七十五條第二項規定所定應記載及不得記載事項規定者，處新臺幣二萬元以上十萬元以下罰鍰，保險人並得令其限期改善；屆期未改善者，按次處罰。

第八八條

①保險對象違反第十一條規定參加本保險者，除追繳短繳之保險費外，並處新臺幣三千元以上一萬五千元以下罰鍰。

②前項追繳短繳之保險費，以最近五年內之保險費為限。

第八九條

有下列情形之一者，除追繳短繳之保險費外，並按其短繳之保險費金額處以二倍至四倍之罰鍰：

一　第一類被保險人之投保單位，將被保險人投保金額以多報少者。

二　第二類及第三類被保險人，將其投保金額以多報少者。

第九〇條

違反第七十條或第八十條第一項規定者，處新臺幣二萬元以上十萬元以下罰鍰。

第九一條

保險對象不依本法規定參加本保險者，處新臺幣三千元以上一萬五千元以下罰鍰，並追溯自合於投保條件之日起補辦投保，於罰鍰及保險費未繳清前，暫不予保險給付。

第九二條

本法所定之罰鍰，由保險人處罰之。

第十一章　附　則

第九三條

投保單位、保險對象或保險醫事服務機構積欠本保險相關費用，有隱匿或移轉財產、逃避執行之情事者，保險人得聲請法院就其財產實施假扣押，並得免提供擔保。

第九四條

①被保險人參加職業災害保險者，其因職業災害事故所發生之醫療費用，由職業災害保險給付。

②保險人得接受勞工保險保險人之委託，辦理職業災害保險之醫療給付事宜。

③前項職業災害保險醫療給付委託之範圍、費用償付及其他相關事項之辦法，由主管機關會同中央勞工保險主管機關定之。

第九五條

①保險對象因汽車交通事故，經本保險之保險人提供保險給付後，得向強制汽車責任保險之保險人請求償付該項給付。

②保險對象發生對第三人有損害賠償請求權之保險事故，本保險之

保險人於提供保險給付後，得依下列規定，代位行使損害賠償請求權：

一　公共安全事故：向第三人依法規應強制投保之責任保險保險人請求；未足額清償時，向第三人請求。

二　其他重大之交通事故、公害或食品中毒事件：第三人已投保責任保險者，向其保險人請求；未足額清償或未投保者，向第三人請求。

③前項所定公共安全事故與重大交通事故、公害及食品中毒事件之最低求償金額、求償範圍、方式及程序等事項之辦法，由主管機關定之。

第九六條

本保險之財務收支，由保險人以作業基金方式列入年度預算辦理。

第九七條

本保險之一切帳冊、單據及業務收支，均免課稅捐。

第九八條

第三十五條、第三十七條、第五十條第二項及第九十一條有關滯納金、暫行停止給付或罰鍰之規定，於被保險人經濟困難資格期間，不適用之。

第九九條

①主管機關得編列預算設置紓困基金，供經濟困難，無力繳納保險費之保險對象無息申貸或補助本保險保險費及應自行負擔之費用。

②前項申貸，除申貸人自願提前清償外，每月償還金額，不得高於開始申貸當時之個人保險費之二倍。

③第一項基金之申貸及補助資格、條件、貸款償還期限與償還方式及其他應遵行事項之辦法，由主管機關定之。

第一〇〇條

前二條所定經濟困難，其認定標準，由主管機關參考社會救助相關標準定之。

第一〇一條

依本法中華民國一百年一月四日修正施行前第八十七條之四第一項及第二項規定申請延緩繳納保險費或清償貸款者，保險人應定期查核被保險人之清償能力。

第一〇二條

本法中華民國一百年一月四日修正之條文施行前，本保險之累計財務短絀金額，由中央主管機關分年編列預算撥補之。

第一〇三條

本法施行細則，由主管機關定之。

第一〇四條

①本法施行日期，由行政院定之。

②本法修正條文，除中華民國一百年六月二十九日修正之第十一條施行日期由行政院定之外，自公布日施行。

全民健康保險法施行細則

①民國 84 年 1 月 28 日行政院衛生署令訂定發布全文 72 條。
②民國 84 年 8 月 2 日行政院衛生署令修正發布第 41、72 條條文。
③民國 88 年 11 月 18 日行政院衛生署令修正發布全文 72 條。
④民國 89 年 7 月 26 日行政院衛生署令修正發布第 44 條條文；並增訂第 21-1 條條文。
⑤民國 90 年 1 月 30 日行政院衛生署令修正發布第 32、41、44、45、47、52 條條文；並刪除第 13、21-1 條條文。
⑥民國 91 年 11 月 29 日行政院衛生署令修正發布第 10、12、23、28、29、35、41、59、70-1 條條文；增訂第 31-1 條條文；並刪除第 44、57、63、66 條條文。
⑦民國 93 年 2 月 20 日行政院衛生署令修正發布第 10、46、47、53、54、56 條條文；增訂第 44-1、53-1 條條文；並刪除第 54-1 條條文。
⑧民國 96 年 2 月 27 日行政院衛生署令增訂發布第 70-4～70-6 條條文。
⑨民國 97 年 9 月 5 日行政院衛生署令修正發布第 19、21、23、35、41、42、45、50、56、65、71 條條文；並增訂第 34-1、38-1～38-3、54-2 條條文。
⑩民國 98 年 12 月 30 日行政院衛生署令修正發布第 11、28、58、59、72 條條文；除第 58 條第 2 項自 99 年 1 月 1 日施行外，餘自發布日施行。
⑪民國 100 年 6 月 10 日行政院衛生署令修正發布第 28、58 條條文。
民國 101 年 2 月 3 日行政院公告第 64 條第 3 項所列屬「行政院主計處」之權責事項，自 101 年 2 月 6 日起改由「行政院主計總處」管轄。
⑫民國 101 年 2 月 15 日行政院衛生署令修正發布第 28 條條文。
⑬民國 101 年 10 月 30 日行政院衛生署令修正發布全文 73 條；並自 102 年 1 月 1 日施行。
民國 102 年 10 月 25 日行政院公告第 16 條第 1、2 項、第 63 條第 2 項所列屬「行政院國軍退除役官兵輔導委員會」之權責事項，自 102 年 11 月 1 日起改由「國軍退除役官兵輔導委員會」管轄。
⑭民國 104 年 12 月 15 日衛生福利部令修正發布第 16、21、38、45、59、63、73 條條文；除第 45 條自 105 年 1 月 1 日施行外，餘自發布日施行。
⑮民國 105 年 12 月 23 日衛生福利部令修正發布第 45、73 條條文；並自發布日施行。
⑯民國 107 年 5 月 21 日衛生福利部令發布刪除第 69～71 條條文。
⑰民國 107 年 9 月 19 日衛生福利部令修正發布第 46 條條文。
⑱民國 111 年 12 月 19 日衛生福利部令修正發布第 5、6、17、21、27、30、32 條條文；並刪除第 47 條條文。

第一章　總　則

第一條

本細則依全民健康保險法（以下稱本法）第一百零三條規定訂定

之。

第二條

保險人應按月將下列書表及於年終時編具總報告，報主管機關，分送全民健康保險會（以下稱健保會）備查，並公開於網際網路：

一　投保單位、投保人數、投保金額及保險費統計表。
二　醫療給付統計表。
三　保險醫事服務機構增減表。
四　保險收支會計報表。
五　安全準備運用概況表。
六　其他與保險事務有關之重要書表及報告。

第三條

保險人應依全民健康保險（以下稱本保險）業務計畫及安全準備運用狀況，編列年度預算及年終決算報告，報主管機關，並分送健保會備查。

第四條

健保會應每年編具年終業務報告，並對外公開。

第二章　保險對象及投保單位

第五條 111

本法第二條第二款所稱眷屬，指本法第十條第一項所定第一類至第三類及第六類被保險人之眷屬；第六類被保險人為榮民遺眷之家戶代表時，其依本法第十條第一項所定之眷屬規定如下：

一　榮民之配偶，且無職業者。
二　榮民之直系血親尊親屬，且無職業者。
三　榮民之二親等內直系血親卑親屬，未成年且無職業，或成年無謀生能力或仍在學就讀且無職業者。

第六條 111

本法第二條第二款第三目所稱無謀生能力，指符合下列情形之一者：

一　受監護宣告尚未撤銷。
二　領有社政主管機關核發之身心障礙證明，且不能自謀生活。
三　符合本法第四十八條所稱重大傷病，且不能自謀生活。

第七條

本法第二條第二款第三目所稱在學就讀，指就讀於國內公立學校、各級主管教育行政機關核准立案之私立學校，或境外當地主管權責機關或專業評鑑團體所認可之學校，並具有正式學籍者。

第八條

①本法第九條所稱居留證明文件，指臺灣地區居留證、臺灣地區居留入出境證、外僑居留證、外僑永久居留證及其他經本保險主管機關認定得在臺灣地區長期居留之證明文件。

②本法第九條第一款所稱在臺居留滿六個月，指進入臺灣地區居留

後，連續居住達六個月或曾出境一次未逾三十日，其實際居住期間扣除出境日數後，併計達六個月。

③符合本法第九條第一款規定，如無職業且無法以眷屬資格隨同被保險人投保者，應以本法第十條第一項第六款第二目被保險人身分參加本保險。

第九條

①本法第十條第一項第一款第一目所稱專任有給人員，指政府機關（構）、公私立學校具有公教人員保險或軍人保險被保險人資格者。

②本法第十條第一項第一款第一目所稱公職人員，指公職人員選舉罷免法所列公職人員。

③無職業之鄰長，得準用前項公職人員規定參加本保險。

第一〇條

本法第十條第一項第一款第四目所稱雇主，指僱用員工之民營事業事業主或事業經營之負責人；所稱自營業主，指未僱用有酬人員幫同工作之民營事業事業主或負責人。

第一一條

本法第十條第一項第一款第五目所稱專門職業及技術人員，指依專門職業及技術人員考試法或其他法規取得執業資格之人員。

第一二條

本法第十條第一項第二款第一目及第三款第二目所稱無一定雇主者，指經常於三個月內受僱於非屬同條項第一款第一目至第三目規定之二個以上不同雇主，其工作機會、工作時間、工作量、工作場所、工作報酬不固定者。

第一三條

本法第十條第一項第二款第一目所稱自營作業者，指獨立從事勞動或技藝工作獲致報酬，且未僱用有酬人員幫同工作者。

第一四條

①本法第十條第一項第四款第三目所稱接受保安處分之執行者，指經法院裁判，且經檢察機關指揮執行，容留於矯正機關、矯正機關附設醫院、醫療機構、教養機構等處所，施以強制工作、強制戒治、強制治療、觀察勒戒、監護及禁戒者。

②本法第十條第一項第四款第三目所稱接受管訓處分之執行者，指經法院裁定，且指揮執行於矯正機關，施以感化教育之保護處分者。

第一五條

本法第十條第一項第五款所定第五類被保險人，指以下成員：

一　戶長。

二　與戶長同一戶籍或共同生活之直系血親及互負扶養義務之親屬。但戶長之直系血親卑親屬，以未婚者為限。

第一六條

①本法第十條第一項第六款第一目所稱榮民，指領有國軍退除役官

兵輔導委員會核發之中華民國榮譽國民證或義士證之人員。
②本法第十條第一項第六款第一目所稱榮民遺眷之家戶代表，指領有國軍退除役官兵輔導委員會核發之榮民遺眷家戶代表證之人員。

第一七條 111

符合本法第十條規定，同一類具有二種以上被保險人資格者，應以其主要工作之身分參加本保險。

第一八條

①保險對象分屬二位以上被保險人之眷屬，且無本法第十二條規定難以隨同被保險人辦理投保及退保之情形者，應依下列順序，擇一被保險人依附投保：
一　配偶或一親等直系血親。
二　二親等直系血親。
三　三親等以上直系血親卑親屬。
②本法第十二條所稱難以隨同被保險人辦理投保及退保之情形如下：
一　父母離婚、分居、行蹤不明或未盡扶養義務，由祖父母扶養。
二　子女行蹤不明或未盡扶養義務，由孫子女扶養。
三　非婚生子女由祖父母扶養。
四　持有保護令或出示警政、社政機關介入處理及其他經保險人認定證明文件之家庭暴力被害人。
五　其他經主管機關認定之情形。
③保險對象有前項情形且無其他應隨同投保之被保險人時，應以第六類被保險人身分投保。

第一九條

①本法第十條第一項第一款第一目至第三目之被保險人，因故留職停薪者，經徵得原投保單位之同意，得由原投保單位以原投保金額等級繼續投保；被保險人應自付之保險費，按月向其投保單位繳納，投保單位連同其應負擔部分彙繳保險人。
②被保險人依性別工作平等法規定申請育嬰留職停薪，並於原投保單位繼續投保者，應以原投保金額等級投保；被保險人應自付之保險費，由保險人依第四十九條規定寄發被保險人繳納。
③前二項投保金額等級，不得低於投保金額分級表最低一級。

第二〇條

保險對象原有之投保資格尚未喪失，其從事短期性工作未逾三個月者，得以原投保資格繼續投保。

第二一條 111

被保險人二親等內直系血親卑親屬成年且無職業，合於下列情形之一者，得以眷屬身分參加本保險：
一　應屆畢業學生自當學年度終了之日起一年內。
二　服義務役兵役或替代役退伍（役）或結訓者，自退伍（役）

或結訓之日起一年內。

第二二條

本法第十條第一項第六款第二目之被保險人符合下列情形之一者，經徵得原投保單位之同意，得以原投保單位為投保單位。但其保險費仍應依本法第二十三條及第二十七條第七款規定分別計算：

一　為退休人員。

二　依勞工保險條例第九　規定自願繼續參加勞工保險。

三　原隨同投保之被保險人因工作派駐國外而遷出戶籍。

第二三條

本法第十條第一項第六款第二目所定被保險人，依戶籍法規定設籍於政府登記立案之宗教機構者，得以該宗教機構或所屬當地宗教團體為投保單位。

第二四條

①本法第十五條第一項第一款以被保險人所屬團體為投保單位之規定，於專門職業及技術人員自行執業者，指其所屬之公會。

②本法第十五條第一項第四款以被保險人戶籍所在地之鄉（鎮、市、區）公所為投保單位之規定，於本法第九條第一款規定之保險對象，指其居留證明文件記載居留地（住）址所在地之鄉（鎮、市、區）公所。

③符合本法第九條第一款規定之第六類保險對象，經徵得保險人認可之機關、學校或團體同意者，得以該機關、學校或團體為投保單位。

第二五條

依本法第十五條第二項規定投保之保險對象，其保險費應由其共同生活之其他類被保險人代為繳納。

第二六條

①依本法第十五條第四項規定以訓練機構（關）為投保單位之第六類保險對象，其保險費仍應依本法第二十三條及第二十七條第七款規定計算。

②前項保險對象接受訓練未逾三個月者，得在原投保單位繼續投保。

第二七條 111

①符合本法第十五條規定之投保單位，應填具投保單位成立申報表及保險對象投保申報表各一份送交保險人。

②投保單位除政府機關、公立學校及公營事業外，應檢附負責人身分證明文件影本及下列相關證件影本：

一　工廠：工廠登記有關證明文件。

二　礦場：礦場登記證。

三　鹽場、農場、牧場、林場、茶場：登記證書。

四　交通事業：運輸業許可證或有關證明文件。

五　民營公用事業：事業執照或有關證明文件。

六　公司、行號：公司登記證明文件或商業登記證明文件。
七　私立學校、新聞事業、文化事業、公益事業、合作事業、農業、漁業及各業人民團體：立案或登記證明文件。
八　本法第十條第一項第一款第三目之雇主：僱用契約書或證明文件。
九　第一款至前款以外之投保單位：目的事業主管機關核發之許可或登記證明文件。

③投保單位依前二項規定將申報表及證明文件影本送交保險人當日，即完成申報應辦手續。

④經由公司及商業設立一站式線上申請作業網站，申請成立投保單位者，免依第一項及第二項規定，檢送申報表及相關證明文件影本。

第二八條

①投保單位應備下列資料，以供主管機關或保險人因業務需要所為之訪查或查詢：
一　第一類被保險人之投保單位，應備僱用員工或會員名冊（卡）、出勤工作紀錄、薪資表、薪資資料。
二　第二類及第三類被保險人之投保單位，應備被保險人及眷屬名冊（卡）、全民健康保險費之收繳帳冊及依第五十一條規定所設專戶之存款證明文件。
三　第四類被保險人之投保單位應備被保險人名冊；第五類、第六類被保險人之投保單位，應備保險對象投退保申報表等相關文件及附件。

②前項第一款及第二款之名冊（卡），應分別記載下列事項：
一　被保險人及其眷屬姓名、性別、出生年月日、國民身分證統一編號及住址。
二　被保險人到職、入會或投保資格審核通過之年、月、日。
三　被保險人工作類別、時間及薪資或收入。
四　被保險人留職停薪期間。

③前二項資料，投保單位應自被保險人離職、退會或退保之日起保存五年。

④第一項及第二項有關國民身分證之規定，於本法第九條規定之保險對象，以居留證明文件為之。

第二九條

保險對象有下列情形之一者，投保單位應於三日內填具保險對象投保申報表一份，送交保險人辦理投保手續：
一　合於本法第八條或第九條規定者。
二　轉換投保單位。
三　改變投保身分。

第三〇條　111

被保險人二親等內直系血親卑親屬成年無謀生能力，或在學就讀且無職業者，投保單位應於其成年當月底，填具續保申報表一份送交保險人辦理續保。

第三一條

被保險人因育嬰留職停薪，於原投保單位繼續投保者，投保單位應填具繼續投保及異動申報表一份，並檢附相關證明文件，向保險人申報；原育嬰留職停薪期間屆滿展期或提前復職者，亦同。

第三二條 111

①本法第十三條所稱失蹤，指經警察機關或移民主管機關受理登記爲失蹤、行方不明或查尋之人口。

②保險對象因遭遇災難失蹤，得自該災難發生之日退保。

第三三條

①本法第十四條所稱保險效力之開始，指自合於本法第八條或第九條所定條件或原因發生日之零時起算；保險效力之終止，指至合於本法第十三條所定條件或原因發生日之二十四時停止。

②前項規定於保險對象復保、停保時，準用之。

第三四條

本法第十五條第六項所稱退保原因，指下列情形之一：

一　轉換投保單位。

二　改變投保身分。

三　死亡。

四　合於本法第十三條所定條件或原因。

第三五條

保險對象有前條所定情形之一者，投保單位應於三日內填具保險對象退保申報表，送交保險人辦理退保手續，同時提供予保險對象。

第三六條

保險對象有依本法第十三條規定應予退保情形而投保單位未依前條規定辦理退保手續時，保險人得逕依相關主管機關提供之資料，爲其辦理退保手續並通知投保單位及保險對象。但通知顯有困難者，不在此限。

第三七條

①保險對象具有下列情形之一，得辦理停保，由投保單位填具停保申報表一份送交保險人，並於失蹤或出國期間，暫時停止繳納保險費，保險人亦相對暫時停止保險給付：

一　失蹤未滿六個月者。

二　預定出國六個月以上者。但曾辦理出國停保，於返國復保後應屆滿三個月，始得再次辦理停保。

②前項第一款情形，自失蹤當月起停保；前項第二款情形，自出國當月起停保，但未於出國前辦理者，自停保申報表寄達保險人當月起停保。

第三八條

被保險人辦理停保時，其眷屬應依下列規定辦理：

一　被保險人因前條第一項第一款情形停保時，其眷屬應改按其他身分投保。

二　被保險人因前條第一項第二款情形停保時，其眷屬應改按其他身分投保。但經徵得原投保單位同意或原依附第六類被保險人投保者，得於原投保單位繼續參加本保險。

第三九條

①保險對象停保後，應依下列規定辦理：

一　失蹤未滿六個月者，於六個月內尋獲時，應自尋獲之日註銷停保，並補繳保險費。逾六個月未尋獲者，應溯自停保之日起終止保險，辦理退保手續。

二　預定出國六個月以上者，應自返國之日復保。但出國期間未滿六個月即提前返國者，應自返國之日註銷停保，並補繳保險費。

②政府駐外人員或其隨行之配偶及子女，辦理出國停保後，因公返國未逾三十日且持有服務機關所出具之證明，得免依前項第二款規定註銷停保或復保，但在臺期間不得列入出國期間計算。

③第一項保險對象於申請復保時，投保單位應填具復保申報表一份送保險人；於核定復保後，停保期間扣取之補充保險費，得向保險人申請核退。

④本細則中華民國一百零二年一月一日修正施行前，已依修正前第三十六條第一項第二款規定辦理停保者，其該次停保、註銷停保或復保，依原規定辦理。但符合第二項規定者，得依該規定辦理。

第四〇條

保險對象之姓名、出生年月日、國民身分證統一編號或居留證統一證號變更或錯誤、第六類被保險人申報之通訊地址或戶籍地址變更時，投保單位應即填具保險對象變更事項申報表一份，連同有關證件送交保險人。

第四一條

保險對象有第二十一條、第二十九條、第三十條、第三十五條或前條所定情形，應即通知投保單位。

第四二條

投保單位之名稱、負責人、地址或其通訊地址變更時，應於十五日內填具投保單位變更事項申報表一份，連同有關證件送交保險人。

第四三條

①投保單位有停業、歇業、解散或裁撤情事時，應於十五日內以書面通知保險人，並檢附相關證件，辦理所屬保險對象之異動申報手續。

②已辦理停業之投保單位復業時，應於十五日內以書面通知保險人，並檢附相關證件，辦理所屬保險對象之異動申報手續。

第四四條

①投保單位有歇業、解散、破產宣告、無保險對象投保達一百八十日以上之情事，或積欠保險費及滯納金，經依法執行無效果者，

保險人得註銷該投保單位。其應繳保險費之計算，以事實發生日爲準；事實發生日不明者，以保險人查定之日爲準。
②前項投保單位所屬之保險對象，應即以適當身分改至其他投保單位參加本保險。

第三章　保險財務及保險費之計繳

第四五條

本法第三條第一項所稱政府每年度負擔本保險之總經費如下：
一　政府爲投保單位時，依本法第二十七條第一款第一目、第二目及第三十四條規定應負擔之保險費。
二　政府依本法第二十七條與其他法律規定補助各類被保險人及其眷屬之保險費。
三　受僱者育嬰留職停薪期間，政府補助原由雇主負擔之保險費。

第四六條

①下列被保險人之投保金額，應配合投保金額分級表等級金額，依下列規定向保險人申報：
一　無給職公職人員：
㈠直轄市議會議員、縣（市）議會議員及鄉（鎭、市）民代表會代表，依地方民意代表費用支給及村里長事務補助費補助條例第三條規定，以公務人員相當職級計算其投保金額。
㈡村（里）長及鄉長，按投保金額分級表第十二級申報。
二　受僱者：
㈠具有公教人員保險或軍人保險被保險人資格者，應以其俸（薪）給總額計算其投保金額。
㈡前目以外之受僱者，應以合於勞動基準法規定之工資計算其投保金額。每月工資不固定者，得以最近三個月平均工資申報投保金額，但不得低於所屬投保身分類目之投保金額下限規定。
三　僱用被保險人數五人以上之事業負責人或會計師、律師、建築師、醫師、牙醫師、中醫師自行執業者，除自行舉證申報其投保金額者外，應按投保金額分級表最高一級申報。自行舉證申報之投保金額，最低不得低於勞工保險投保薪資分級表最高一級及其所屬員工申報之最高投保金額。
四　僱用被保險人數未滿五人之事業負責人、前款以外之專門職業及技術人員自行執業者或屬於第一類被保險人之自營業主，除自行舉證申報其投保金額者外，應按投保金額分級表最高一級申報。自行舉證申報之投保金額，最低不得低於本法第十條第一項第一款第二目被保險人之平均投保金額及其所屬員工申報之最高投保金額。但未僱用有酬人員幫同工作之本款專門職業及技術人員自行執業者，其自行舉證申報之投保金額，最低以投保金額分級表第六級爲限。

五　無一定雇主或自營作業而參加職業工會者，於第二類第一目非以最低投保金額申報者之月平均投保金額成長率累積達百分之四點五時，由保險人依下列規定公告調整最低申報投保金額：

㈠於一月至六月累積達百分之四點五時，自次年一月起按原最低投保金額對應等級調高一級。

㈡於七月至十二月累積達百分之四點五時，自次年七月起按原最低投保金額對應等級調高一級。

六　參加船長公會爲會員之外僱船員由船長公會投保者，除自行舉證申報投保金額者外，應按投保金額分級表最高一級申報。自行舉證申報之投保金額，最低不得低於勞工保險投保薪資分級表最高一級。

②前項第一款第二目所稱鄉長，指第九條第三項所定無職業，並準用公職人員規定參加本保險之鄉長。

第四七條（刪除）111

第四八條

本法第二十八條規定應徵收之利息，依欠費期間每年一月一日郵政儲金一年期定期儲金固定利率，按日計算。

第四九條

①依本法第三十條規定應按月繳納之保險費，由保險人繕具保險費計算表及繳款單，於次月底前寄發或以電子資料傳輸方式遞送投保單位或被保險人繳納。

②投保單位或被保險人於次月底仍未收到前項保險費計算表及繳款單時，應於十五日內通知保險人補寄送，並依保險人補寄送之表單，限期繳納；其怠爲通知者，視爲已於次月底寄達。

③投保單位或被保險人對於保險費計算表及繳款單所載金額如有異議，第一類及第六類被保險人之投保單位及第六類被保險人應先照額繳納，第二類、第三類被保險人之投保單位應先彙繳實際收繳之保險費後，再向保險人提出異議理由，經保險人查明錯誤後，於計算次月保險費時，一併結算。

第五〇條

①各機關依本法第三條第二項及第三十條第一項第四款應負擔或補助之保險費，由保險人核計，於每年一月十五日及七月十五日前，送請各機關於當年一月底及七月底前預撥。

②中央社政主管機關依本法第三十條第一項第三款規定應補助之保險費，由保險人核計，於前月十五日前送請該機關於當月五日前撥付。

③各機關應負擔或補助之保險費，保險人應按年結算，有撥付不足者，保險人應於十二月底前，送請各機關於次年一月底前撥付。

第五一條

①投保單位得於金融機構設立「全民健康保險」專戶，並轉知被保

險人以轉帳或代收方式繳納保險費。

②第二類及第三類被保險人之投保單位，得徵得被保險人或會員（代表）大會同意後，一次預收三個月或六個月保險費，並應掣發收據，按月彙繳保險人；其預收之保險費於未彙繳保險人以前，應以投保單位名義設全民健康保險專戶儲存保管，所生孳息並以運用於本保險業務為限。

③前項採行預收保險費之投保單位，得為承辦業務人員辦理員工誠實信用保證保險。

第五二條

①保險費及滯納金之繳納，以元為單位，角以下四捨五入。

②被保險人應自付之保險費及政府補助金額尾數均為五角時，以政府補助金額進位。

第五三條

投保單位依本法第三十條第一項第一款或第二款規定扣繳或收繳被保險人及其眷屬負擔之保險費時，應於被保險人之薪資單（袋）註明或掣發收據。

第五四條

①第一類被保險人之投保單位因故不及於本法第三十條規定期限扣、收繳保險費時，應先行墊繳。

②第二類及第三類被保險人應自付之保險費，未依本法第三十條規定期限繳納者，投保單位應通知被保險人繳納欠繳之保險費，並於彙繳保險費時，一併向保險人提送被保險人欠費清單。

③前項投保單位未依第四十九條第三項規定提出異議理由者，應於寬限期滿後十五日內，提送保險費應繳納金額與彙繳金額差額部分之欠費清單。

第五五條

本法第三十四條所稱薪資所得總額，指符合所得稅法第十四條第一項第三類所定薪資所得規定之所得合計額。

第五六條

①投保單位依本法第三十四條規定應按月繳納之補充保險費，應自行計算後填具繳款書，於次月底前向保險人繳納；如有溢、短繳時，保險人得自依法應繳或已繳之保險費中逕予互為抵扣。

②投保單位未依本法第三十四條規定足額繳納補充保險費時，保險人得依查得之薪資所得，核定應繳納之補充保險費，並開具繳款單交投保單位依限繳納。

第五七條

①投保單位、保險對象或扣費義務人依本法第三十五條第一項規定應繳納滯納金者，由保險人核計應加徵之金額，通知其向指定金融機構繳納。

②投保單位或扣費義務人填寫繳款書繳納補充保險費者，得由各代收保險費金融機構計算應加徵之滯納金金額，併同保險費代為收取。

第五八條

①保險對象重複投保者，應依第十七條、第十八條及本法第十一條規定計繳保險費。其重複繳納之保險費，投保單位或被保險人得於發生重複繳納保險費之日起五年內向保險人申請退還，逾期不予受理。
②前項申請退還重複繳納之保險費，經保險人審查屬實後，於計算次月保險費時，一併結算。

第四章　保險給付及醫療費用支付

第五九條

本法第四十三條第一項所稱地區醫院、區域醫院及醫學中心，指經主管機關辦理醫院評鑑評定為地區醫院、區域醫院及醫學中心之醫院。

第六〇條

保險對象於主管機關依本法第四十三條第四項所定之醫療資源缺乏地區接受門診、急診或居家照護服務，其應自行負擔之費用，得予減免百分之二十。

第六一條

主管機關依本法第四十三條第三項公告之保險對象門診應自行負擔金額，得依各級醫療院、所前一年平均門診分項費用，於同條第一項所定比率內分別訂定。

第六二條

①本法第四十七條第一項及第二項所定住院日數，指當次住院日數；當次住急性病房或慢性病房不同類病房之日數，應分別計算；以相同疾病於同一醫院出院後十四日內再次住院者，其住院日數並應合併計算。
②本法第四十七條第二項所定保險對象應自行負擔住院費用之最高金額，每次住院為每人平均國民所得百分之六；無論是否同一疾病，每年為每人平均國民所得之百分之十。
③前項所稱每人平均國民所得，由主管機關參考行政院主計總處發布之最近一年每人平均國民所得定之。

第六三條

①第五類被保險人依本法第四十三條及第四十七條規定應自行負擔之費用，由中央社政主管機關依本法第四十九條定期撥付保險人。
②本法第十條第一項第六款第一目被保險人依本法第四十三條及第四十七條規定應自行負擔之費用，得由國軍退除役官兵輔導委員會定期撥付保險人。

第五章　罰　則

第六四條

本法第八十四條所稱非可歸責於投保單位者，指下列情形之一：

一　經投保單位二次以書面通知應投保之被保險人辦理投保手續，被保險人仍拒不辦理，並通知保險人。
二　應投保之眷屬，被保險人未向其投保單位申報。

三　第二類、第三類或第六類保險對象未向其投保單位申報。

第六章　附　則

第六五條

本法中華民國一百年一月四日修正之條文施行時，已在臺灣地區設有戶籍或領有居留證明文件之非本保險保險對象，自繼續在臺灣地區設籍或居留滿四個月時起，應參加本保險為保險對象。

第六六條

符合下列各款條件之專門職業及技術人員，於本法中華民國一百年一月四日修正之條文施行前，得以第二類被保險人身分參加本保險：

一　其取得之專門職業及技術人員資格項目，屬八十四年三月一日後始列入專門職業及技術人員考試相關法規者。

二　取得前款專門職業及技術人員資格及本法一百年一月四日修正之條文施行時，均以第二類被保險人身分於該類職業工會參加本保險。

三　未僱用有酬人員幫同工作。

第六七條

本細則中華民國一百零二年一月一日修正施行時，依修正前第二十條規定，以第六類保險對象身分參加本保險者，得繼續依該規定投保。但改以他類投保身分投保後，不適用之。

第六八條

保險人每年應公告之事項如下：

一　依本法第二十二條規定第三類保險對象適用之投保金額。

二　依本法第二十三條所定之平均保險費。

三　依本法第二十九條所定之眷屬人數。

四　依第四十六條第一項第四款所定之平均投保金額。

第六九條至第七一條（刪除）

第七二條

依本法第九十七條規定免課之稅捐如下：

一　保險人、投保單位及扣費義務人辦理本保險所用之帳冊契據，及保險醫事服務機構請領保險給付與其收取保險對象屬本保險給付範圍而應自行負擔費用所出具之收據，免徵印花稅。

二　保險人辦理本保險所收保險費、保險費滯納金、利息及因此所承受行政執行標的物之收入，保險資金運用之收益、其他收入，免納營業稅及所得稅。

第七三條

①本細則自中華民國一百零二年一月一日施行。

②本細則修正條文，除中華民國一百零四年十二月十五日修正之第四十五條自一百零五年一月一日施行外，自發布日施行。

全民健康保險爭議事項審議辦法

①民國 84 年 2 月 24 日行政院衛生署令訂定發布全文 13 條。
②民國 87 年 7 月 15 日行政院衛生署令修正發布第 7、10、13 條條文。
③民國 90 年 3 月 26 日行政院衛生署令修正發布全文 27 條；並自發布日起實施。
④民國 97 年 8 月 28 日行政院衛生署令修正發布第 4、5、8、12、14、21～24 條條文。
⑤民國 101 年 11 月 6 日行政院衛生署令修正發布第 1～4、6、9、27 條條文及第 21 條附表一、二；並自 102 年 1 月 1 日施行。
⑥民國 103 年 8 月 5 日衛生福利部令修正發布第 5、14、18、20、21、23、24、26 條條文及第 21 條附表一、二。
⑦民國 108 年 5 月 13 日衛生福利部令修正發布第 21 條條文。

第一章　總　則

第一條

本辦法依全民健康保險法（以下稱本法）第六條第三項規定訂定之。

第二條

①保險對象、投保單位、扣費義務人及保險醫事服務機構對於保險人核定下列全民健康保險權益案件有爭議時，得依本辦法規定申請權益案件之審議：

一　關於保險對象之資格及投保手續事項。
二　關於被保險人投保金額事項。
三　關於保險費、滯納金及罰鍰事項。
四　關於保險給付事項。
五　其他關於保險權益事項。

②保險醫事服務機構對於保險人核定全民健康保險醫療費用案件有爭議時，得依本辦法規定申請醫療費用案件之審議。
③保險醫事服務機構對於保險人核定保險醫事服務機構特約管理案件有爭議時，得依本辦法規定申請特約管理案件之審議。

第二章　審議程序

第一節　審議之提起及審議決定

第三條

①審議之申請，以保險對象、投保單位、扣費義務人及保險醫事服務機構爲申請人。
②投保單位得依其所屬保險對象之請求，代爲辦理前項申請。

第四條

申請人申請審議，應於保險人核定通知文件達到之次日起六十日內，填具全民健康保險爭議審議申請書（以下稱申請書），向全民健康保險爭議審議會（以下稱爭審會）提起之。

第五條

①審議之申請，以爭審會收受申請書之日期爲準；其以郵遞方式申請者，以原寄郵政機關之郵戳爲準。

②因天災或其他不應歸責於申請人之事由，致遲誤申請審議期間者，申請人得於原因消滅後十日內，以書面敘明遲誤原因，申請回復原狀。但遲誤申請審議期間已逾一年者，不得爲之。

③申請回復原狀，應同時補行期間內應爲之申請審議行爲。

第六條

申請人申請審議後，於審議決定（以下稱審定）前，得撤回之；其經撤回後，不得就同一爭議之事實再行申請審議。

第七條

①申請審議未附申請書或申請書不合法定程式，而其情形可補正者，應通知申請人於二十日內補正。

②前項補正有正當理由者，得於二十日期間屆滿前，申請延期。

第八條

①爭審會對合於程式之權益案件或特約管理案件，應將申請書影本函送保險人提意見書；對合於程式之醫療費用案件，認爲必要時，亦同。

②保險人應於收文之次日起一個月內提出意見書，連同必要資料一併檢送爭審會。但保險人認爲申請審議有理由時，得依申請事項重新核定，逕行通知申請人，並副知爭審會。

第九條

爭議案件之審議，得指定委員先行初審，作成初審意見後，提會議決之；涉及專業技術或係大量發生者，其初審並得委請相關科別醫師或專家協助之。

第一〇條

爭議案件以書面審議爲原則。必要時，得委託有關機關或學術機構進行鑑定，並於審議時列席說明。

第一一條

爭審會主任委員或委員對於爭議案件有利害關係者，應行迴避，不得參與審議。

第一二條

①爭審會對爭議案件之審定，自收受申請書之次日起，應於三個月內爲之；必要時，得予延長，並通知申請人，但經申請人同意者，得免通知。延長以一次爲限，最長不得逾三個月。

②前項期間，於依第七條規定通知補正者，自補正之次日起算；未爲補正者，自補正期間屆滿之次日起算；其於審議期間續補具理由者，自收受最後補具理由之次日起算。

③逾第一項期間未爲審定者，申請人得逕行依法提起爭訟救濟。

第一三條

審定須以其他法律關係是否成立爲準據者，於該法律關係尚未確定前，爭審會得依職權停止審議程序之進行，並通知申請人。

第二節　權益案件

第一四條

①權益案件之申請審議，應塡具申請書，載明下列事項，由申請人或其代理人簽名或蓋章：

一　申請人之姓名、出生年月日、住、居所、身分證明文件字號。如係法人或其他設有管理人或代表人之團體，其名稱、事務所或營業所及管理人或代表人之姓名、出生年月日、住、居所。

二　有代理人者，其姓名、出生年月日、住、居所及身分證明文件字號，並應於最初爲爭議審議行爲時，提出委任書。

三　請求之事項。

四　申請審議之事實及理由。

五　收受或知悉保險人原核定通知之年、月、日。

六　證據。其爲文書者，應添具繕本或影本。

七　保險人原核定通知文件及相關文件資料繕本或影本。

八　年、月、日。

②前項第四款事實及理由，應分別記載並逐項記明相關爭點；如係外文者，應檢附中文譯本。

第一五條

保險人依第八條第二項規定提出之意見書，應載明下列事項：

一　原核定通知文件未附記理由者，其理由。

二　申請審議案件之事實上或法律上爭點及其所持見解。

三　對於申請人所主張各項爭點，逐一表示意見；其爲反對意見者，並應附具理由。

四　據以作成原核定通知之證據資料。

第一六條

申請人得以書面向爭審會請求閱覽、抄錄、影印或攝影卷內文件。但下列文件不在此限：

一　審定擬辦之文稿。

二　審定之準備或審議文件。

三　爲第三人正當權益有保密必要之文件。

四　其他依法律或基於公益，有保密必要之文件。

第一七條

爭審會於必要時，得依職權或依申請人之申請，通知其於指定期日、處所陳述意見。

第一八條

①權益案件有下列各款情形之一者，應爲不受理之審定：

一　申請書不合法定程式不能補正或經通知補正而屆期不補正。
二　申請審議逾法定期間。
三　非第三條第一項所定之人而提出申請。
四　原核定通知已不存在。
五　對已審定或已撤回之爭議案件重行提出申請。
六　爭議之內容非第二條所定事項。
②依前項第一款或第二款規定而為不受理審定者，如原核定確屬違法或不當，保險人或其上級機關得依職權撤銷或變更之。

第一九條
①申請無理由者，爭審會應為駁回之審定。
②申請有理由者，爭審會應撤銷原核定之全部或一部，並得視事件之情節，逕為變更之審定或發回保險人於指定相當期間內另為核定。
③保險人所提意見書內容欠詳或屆期不提意見書者，爭審會得依職權逕為審定。

第二〇條
①權益案件經審定者，應載明下列事項，作成審定書：
一　第十四條第一項第一款之事項。
二　主文、事實及理由。其中事實部分，得僅記載有爭議之爭點；其依第十八條第一項各款規定應為不受理之審定者，得不記載事實，並引據該條項款以代理由。
三　機關及其首長。
四　年、月、日。
②審定書應附記不服審定之救濟方法、期間及其受理機關。

第三節　醫療費用案件

第二一條 108
①醫療費用案件之審議申請，應填具申請書及案件明細（如附表一、二），載明下列事項，由申請人蓋章：
一　保險醫事服務機構之名稱、代號及負責醫事人員之姓名。
二　請求之事項。
三　申請審議之事實及理由。
四　收受或知悉保險人複核通知之年、月、日。
五　病歷及其他有助於案件審查或發現真實之相關證明文件；其為文書者，應添具繕本或影本。
六　保險人複核通知文件及有關文件資料繕本或影本。
七　年、月、日。
②前項第三款事實及理由，應依所定格式之欄位填寫。
③申請人檢送第一項附表二案件明細及其所載相關文件、資料，經由爭審會指定系統以電子文件形式傳送者，免另備紙本及實體資料。但爭審會認有必要時，得通知申請人檢附。

第二二條

①保險人依第八條第二項規定提出之意見書，應載明下列事項：
一　複核通知文件未附記事實及理由者，其事實及理由。
二　對申請人所主張各項爭點之意見。
三　據以作成複核通知之證據資料。
②前項保險人複核通知文件之作成，如爲實地審查、檔案分析、立意或隨機抽樣審查之案件，應載明審查、分析及抽樣方式，並檢附相關資料。

第二三條

醫療費用案件之審定，除第十八條第一項第四款規定外，準用第十八條及第十九條之規定。

第二四條

①醫療費用案件經審定者，應載明下列事項，作成審定書：
一　保險醫事服務機構之名稱及代號。
二　主文、事實及理由。其中事實及理由部分，爲雙方所不爭執者，得不記載。
三　機關及其首長。
四　年、月、日。
②前項第二款規定，於同一申請人在一定期間內本於同一特約所生二筆以上之爭議審議案件，得僅記載有爭議之部分，無須逐筆記載；其爲同類型且審議結果相同者，亦同。
③醫療費用案件經保險人依第八條第二項規定重新核定者，爭審會得免作成第一項之審定書，逕行結案。
④審定書應附記不服審定之救濟方法及其受理訴訟管轄行政法院。

第四節　特約管理案件

第二五條

特約管理案件之審議程序，準用第二節有關權益案件之規定。

第三章　附則

第二六條

①審定書應分別送達申請人及保險人；必要時，並副知相關機關或單位。
②保險人對於爭審會所爲審定，應於審定書送達之日起十五日內執行。
③爭審會審定撤銷之案件，保險人因申請人所附文件未齊而須補正者，自補正通知日起，至補正完成日止之期間，不計入前項執行期間計算。

第二七條

本辦法除中華民國一百零一年十一月六日修正發布之條文，自一百零二年一月一日施行者外，自發布日施行。

全民健康保險扣取及繳納補充保險費辦法

①民國 101 年 10 月 30 日行政院衛生署令訂定發布全文 12 條；並自 102 年 1 月 1 日施行。
②民國 103 年 7 月 21 日衛生福利部令修正發布第 4、5、12 條條文；並自 103 年 9 月 1 日施行。
③民國 104 年 1 月 29 日衛生福利部令修正發布第 4、5、12 條條文；並自 104 年 1 月 1 日施行。
④民國 104 年 6 月 18 日衛生福利部令修正發布第 4、9、10、12 條條文；並自 105 年 1 月 1 日施行。
⑤民國 104 年 12 月 2 日衛生福利部令修正發布第 4、12 條條文；並自 105 年 1 月 1 日施行。
⑥民國 108 年 4 月 2 日衛生福利部令修正發布第 3、7、9、12 條條文；並自 107 年 1 月 1 日施行。
⑦民國 113 年 3 月 20 日衛生福利部令修正發布第 3、4、12 條條文；並自發布日施行。

第一條
本辦法依全民健康保險法（以下稱本法）第三十一條第三項規定訂定之。

第二條
本法第三十一條第一項所稱給付時，指實際給付、轉帳給付或匯撥給付之時。

第三條 113
①本法第三十一條第一項所稱所得及收入，規定如下：
一　獎金：符合所得稅法第十四條第一項第三類規定應納入薪資收入項目，且未列入投保金額計算之具獎勵性質之各項給予，如年終獎金、節金、紅利等。
二　薪資所得：指所得稅法第十四條第一項第三類所稱之薪資收入。
三　執行業務收入：指所得稅法第十四條第一項第二類所稱執行業務者之業務或演技收入。
四　股利所得：指所得稅法第十四條第一項第一類所稱公司股東所獲分配之股利。
五　利息所得：指所得稅法第十四條第一項第四類所稱之利息所得。
六　租金收入：指所得稅法第十四條第一項第五類第一款所稱之租賃收入及第二款所稱之租賃所得。
②前項所得及收入，以現金、票據、股票及可等值兌換現金之禮券爲限。如爲股票或外國貨幣，其價格或兌換率依所得稅法相關規

定辦理。

第四條 113

①扣費義務人給付本法第三十一條第一項各類所得時，其單次給付金額達新臺幣二萬元者，應按規定之補充保險費率扣取補充保險費，並於給付日之次月底前填具繳款書，向保險人繳納。但符合本法第三十一條第一項第一款逾當月投保金額四倍部分之獎金，應全數計收補充保險費。

②有下列情形之一者，免依前項規定扣取補充保險費：

一　單次給付金額逾新臺幣一千萬元之部分。

二　以雇主或自營業主身分參加本保險期間，已計入投保金額計算之股利所得。

三　專門職業及技術人員自行執業者、無一定雇主或自營作業而參加職業工會者之執行業務收入。

四　第二類被保險人之薪資收入。

五　第五類被保險人之各類所得。

六　未具投保資格或喪失投保資格者之各類所得。

七　非所屬投保單位給付且未達中央勞動主管機關公告基本工資之薪資收入。

八　對於中低收入戶成員、中低收入老人、接受生活扶助之弱勢兒童與少年、領取身心障礙生活補助費者、特殊境遇家庭之受扶助者及符合本法第一百條所定之經濟困難者，單次給付未達中央勞動主管機關公告基本工資之執行業務收入、股利所得、利息所得或租金收入。

第五條

①符合本法第三十一條所定得免由扣費義務人扣取補充保險費之情形者，應於受領前，提具下列證明文件，始得免扣取。但已列入投保金額計算保險費之股利所得，由扣費義務人逕行認定：

一　專門職業及技術人員自行執業者及第二類被保險人：投保單位出具之證明資料。

二　第五類被保險人、中低收入戶成員：社政機關核定有效期限內之低收入戶、中低收入戶證明文件。

三　未具投保資格或喪失投保資格者：主動告知後，由扣費義務人向保險人確認。

四　中低收入老人、接受生活扶助之弱勢兒童與少年、領取身心障礙生活補助費者、特殊境遇家庭之受扶助者：社政機關開立之審核資格核定函。

五　符合本法第一百條所定之經濟困難者：保險人出具有效期限內之經濟困難者證明文件。

②前項第一款、第二款、第四款及第五款免扣取補充保險費之身分證明，扣費義務人於必要時，得向保險人查詢確認，作為免扣取之依據。

③前二項扣費義務人向保險人查詢確認之資料，自查詢確認之日起

二個月內有效。

第六條

①本法第三十一條第一項第一款所稱全年累計，指投保單位自當年一月一日起至當次給付被保險人獎金時之累計。

②投保單位給付被保險人獎金時，若該被保險人已離職，仍應就全年累計獎金逾其退保時投保金額四倍之部分，扣取補充保險費。

第七條 108

①公司於分配股票股利或現金股利時，應以其負責人為扣費義務人，依本法第三十一條規定扣取補充保險費。

②同一基準日分配之股利，為同一次給付，給付內容同時含有股票股利及現金股利者，扣費義務人應於撥付現金股利時，從中一併扣取當次給付所有應扣取之補充保險費。

③無現金股利或現金股利不足以扣取時，扣費義務人應通知保險對象，由保險人於次年收取。

④前項應補繳之金額扣費義務人應於次年一月三十一日前，依規定之格式造冊，彙送保險人辦理收取之作業。

⑤依本法第三十一條規定應扣取之補充保險費，如於給付時保險對象無現金或現金不足以扣取，依前二項規定辦理。

第八條

信託財產之股利、利息或租金收入，應以信託財產受託人為扣費義務人，於計算或分配時，依本法第三十一條規定扣取補充保險費，並得統一於次年一月三十一日前向保險人繳納。但扣費義務人如有特殊情形，得洽保險人申請寬限至次年二月十五日繳納。

第九條 108

①扣費義務人扣取補充保險費，應按年度通知保險對象。但扣費義務人已依第十條規定填報扣費明細彙報保險人者，得免通知保險對象。

②保險對象得向扣費義務人索取扣費證明或自扣費之次年四月一日起，向保險人索取繳費證明。

③扣費義務人對於補充保險費，如有溢扣，應予退還。如有少扣，應予補足，並得於事後向保險對象追償。但依據第五條向保險人查詢確認資料，致有少扣，或經稅務機關更正所得類別而需繳納補充保險費者，或其他不可歸責事由致未扣、少扣補充保險費者，免予補足、追償，並得由保險人逕向保險對象收取。

④保險對象應被扣取之補充保險費，如有少扣，應予補繳。如有溢扣，得於扣取日次月起六個月內向扣費義務人申請退還，逾期得改向保險人申請退還。但補充保險費之扣費義務人，繳納補充保險費時，一併填報扣費明細，並以電子媒體方式彙送保險人者，保險對象得逕向保險人申請退還。

⑤依第七條第三項及第五項規定應補繳者，如其單次金額未達新臺幣一百元，得免補繳。

⑥扣費義務人退還給保險對象之溢扣款，如為已繳納給保險人之款項，得向保險人申請退還或就其應扣繳之補充保險費扣留抵充。

第一〇條

①扣費義務人，每年一月三十一日前，將上一年度向保險對象扣取之補充保險費金額，填報扣費明細彙報保險人。每年一月遇連續三日以上國定假日者，扣費明細彙報期間延長至二月五日止。但營利事業有解散、廢止、合併或轉讓，或機關、團體裁撤、變更時，扣費義務人應隨時就已扣繳保險費金額，於十日內向保險人填報扣費明細。

②信託財產之扣費義務人如有特殊情形，得洽保險人申請扣費明細彙報期間延長至二月十五日。

③補充保險費之扣費義務人，於繳納補充保險費時，一併填報扣費明細，並以電子媒體方式彙送保險人者，得免於每年一月三十一日前再向保險人彙報。

④扣費義務人填報之扣費明細，應將受領給付者姓名、住址、國民身分證統一編號（或居留證號）、給付日期、給付所得類別、給付金額、扣費額等，依規定格式詳實填列。

⑤保險人處理保險對象申請補充保險費溢繳之核退事件，保險人得通知扣費義務人於十日內就已扣取之保險費金額填報扣費明細送保險人查核。

第一一條

扣費義務人應向保險人繳納之補充保險費，由保險人委託代收本法第十八條及第二十三條所定保險費之機構代為收取，其受託之金融機構並得轉委託其他機構辦理。

第一二條 113

①本辦法自中華民國一百零二年一月一日施行。

②本辦法中華民國一百零三年七月二十一日修正發布之條文，自一百零三年九月一日施行。

③本辦法中華民國一百零四年一月二十九日修正發布之條文，自一百零四年一月一日施行。

④本辦法中華民國一百零四年六月十八日及一百零四年十二月二日修正發布之條文，自一百零五年一月一日施行。

⑤本辦法中華民國一百零八年四月二日修正發布之條文，自一百零七年一月一日施行。

⑥本辦法中華民國一百十三年三月二十日修正發布之條文，自發布日施行。

全民健康保險自墊醫療費用核退辦法

①民國 84 年 1 月 23 日行政院衛生署令訂定發布全文 11 條。
②民國 84 年 11 月 8 日行政院衛生署令修正發布第 6 條條文。
③民國 85 年 1 月 24 日行政院衛生署令修正發布第 7 條條文。
④民國 85 年 10 月 9 日行政院衛生署令修正發布第 7、11 條條文。
⑤民國 87 年 10 月 21 日行政院衛生署令修正發布第 5、6 條條文。
⑥民國 89 年 8 月 30 日行政院衛生署令修正發布全文 11 條；並自發布日起施行。
⑦民國 98 年 12 月 16 日行政院衛生署令修正發布第 7 條條文。
⑧民國 101 年 10 月 30 日行政院衛生署令修正發布名稱及全文 9 條；並自 102 年 1 月 1 日施行（原名稱：全民健康保險緊急傷病自墊醫療費用核退辦法）。
⑨民國 106 年 12 月 4 日衛生福利部令修正發布第 6、7、9 條條文及第 5 條附表；除第 6 條自 107 年 1 月 1 日施行外，餘自發布日施行。

第一條

本辦法依全民健康保險法（以下稱本法）第五十六條第二項規定訂定之。

第二條

全民健康保險（以下稱本保險）保險對象符合本法第五十五條各款規定情形之一者，得依本辦法規定申請核退醫療費用。

第三條

本法第五十五條第一款及第二款所定緊急傷病，其範圍如下：

一　急性腹瀉、嘔吐或脫水現象者。
二　急性腹痛、胸痛、頭痛、背痛（下背、腰痛）、關節痛或牙痛，需要緊急處理以辨明病因者。
三　吐血、便血、鼻出血、咳血、溶血、血尿、陰道出血或急性外傷出血者。
四　急性中毒或急性過敏反應者。
五　突發性體溫不穩定者。
六　呼吸困難、喘鳴、口唇或指端發紺者。
七　意識不清、昏迷、痙攣或肢體運動功能失調者。
八　眼、耳、呼吸道、胃腸道、泌尿生殖道異物存留或因體內病變導致阻塞者。
九　精神病病人有危及他人或自己之安全，或呈現精神疾病症狀須緊急處置者。
十　重大意外導致之急性傷害。
十一　生命徵象不穩定或其他可能造成生命危急症狀者。
十二　應立即處理之法定傳染病或報告傳染病。

第四條
保險對象申請核退醫療費用之期限，依本法第五十六條第一項規定。

第五條
①保險對象依本法第五十五條申請核退醫療費用時，其應檢具之書據，規定如附表。
②保險對象檢送申請書據不全者，應自保險人通知之日起二個月內補件；保險人於必要時，得依保險對象之申請予以延長，並以一次為限，最長不得逾二個月；屆期未補件者，逕依所送書據進行審核。
③保險人於必要時，得通知保險對象補送第一項附表規定以外之其他證明文件，或至保險人指定之醫事服務機構接受相關檢驗或檢查。

第六條 106
①保險人審查結果，認應核退醫療費用時，應依下列規定及基準辦理：
一　發生於臺灣地區內之案件：由保險人依本保險醫療費用審查、支付、給付及自行負擔費用等有關規定辦理核退。
二　發生於臺灣地區外之案件：由保險人依本保險醫療費用支付及給付規定審查後核實給付。但申請費用高於其急診、門診治療日或出院之日前一季本保險支付特約醫院及診所急診每人次、門診每人次、住院每人日平均費用基準者，其超過部分，不予給付。
②前項第二款有關核退費用之基準，由保險人每季公告之。

第七條 106
發生於臺灣地區外核退醫療費用之案件，其外幣兌換匯率基準，依下列規定計算：
一　以申請日前一月最後營業日中央銀行就該外幣公告之匯率計算。
二　中央銀行無該外幣匯率資料者，依臺灣銀行公告即期賣出之匯率計算。
三　無前款即期賣出匯率者，採現金賣出之匯率計算。
四　無前款匯率資料者，依彭博社、路透社所登載之匯率計算。

第八條
①申請核退醫療費用之案件，保險人應於受理之日起三個月內完成核定，並將核定結果通知保險對象或其法定代理人。
②下列期間，不予計入前項處理期限：
一　所附證件不齊，經保險人通知補件者：自通知補件之日起至補件送達之日止。
二　基於審核需要，經保險人向醫事服務機構調閱病歷者：自通知調閱之日起至病歷送達之日止。

第九條 106

①本辦法自中華民國一百零二年一月一日施行。
②本辦法修正條文，除中華民國一百零六年十二月四日修正發布之第六條自一百零七年一月一日施行外，自發布日施行。

全民健康保險保險費及滯納金分期繳納辦法

①民國 92 年 9 月 10 日中央健康保險局令訂定發布全文 12 條；並自發布日施行。
②民國 96 年 5 月 4 日中央健康保險局令修正發布全文 14 條；並自發布日施行。
③民國 98 年 11 月 30 日中央健康保險局令修正發布第 8、9 條條文。
④民國 99 年 8 月 2 日行政院衛生署中央健康保險局令修正發布第 4、5 條條文。
民國 100 年 12 月 16 日行政院公告第 12 條第 2 款所列屬「行政執行處」之權責事項，自 101 年 1 月 1 日起改由「行政執行分署」管轄。
⑤民國 101 年 10 月 30 日行政院衛生署令修正發布第 1、10、11、14 條條文；並自 102 年 1 月 1 日施行。
⑥民國 104 年 11 月 13 日衛生福利部令修正發布全文 14 條；並自發布日施行。
⑦民國 106 年 10 月 5 日衛生福利部令修正發布第 12 條條文。

第一條
本辦法依全民健康保險法（以下稱本法）第三十六條第二項規定訂定之。

第二條
無力一次繳納所積欠之全民健康保險保險費及滯納金（以下稱欠費）之投保單位或保險對象，向保險人申請分期繳納者，其應遵行之事項，依本辦法之規定。本辦法未規定者，依其他相關法令之規定。

第三條
投保單位或保險對象申請分期繳納時，應就尚未繳納之保險費及依法應加徵之滯納金，一併辦理。

第四條
申請分期繳納欠費，以符合下列情形之一者爲限：
一　投保單位欠費總額達新臺幣三萬元以上。
二　保險對象欠費總額達新臺幣二千元以上。

第五條
①分期繳納之期數，依下列標準爲之，且投保單位每期繳納金額不得低於新臺幣三千元，保險對象每期繳納金額不得低於保險人公告之全體保險對象平均保險費之百分之六十：
一　投保單位欠費：
㈠金額未滿新臺幣二十萬元者，得分二至十二期繳納。
㈡金額新臺幣二十萬元以上，未滿五十萬元者，得分二至二十四期繳納。
㈢金額新臺幣五十萬元以上，未滿五百萬元者，得分二至三十六期繳納。
㈣金額新臺幣五百萬元以上者，得分二至四十八期繳納。
二　保險對象欠費：
㈠金額未滿新臺幣五萬元者，得分二至十二期繳納。
㈡金額新臺幣五萬元以上，未滿十萬元者，得分二至二十四期繳納。
㈢金額新臺幣十萬元以上，未滿二十萬元者，得分二至三十六期繳納。
㈣金額新臺幣二十萬元以上者，得分二至四十八期繳納。
②前項所稱之分期，每期不得超過一個月。

第六條

欠費經保險人依法移送行政執行者，其申請分期繳納，應先經行政執行機關同意。

第七條

欠費分期繳納之期限不得適行政程序法第一百三十一條規定之請求權時效。

第八條

①投保單位申請分期繳納欠費，應填具分期繳納申請書，並檢具下列文件向保險人提出申請：
一　本單位之圖記或印信。
二　負責人之印章及身分證明文件。非由負責人親自辦理時，須另檢具受託人之身分證明文件、印章。
②申請時應以現金或即期支票繳清第一期款項，並應依分期繳納期日及繳納金額預開支票，每期以一張爲限。無支票而以現金申請分期繳納者，應於分期繳納申請書切結。
③投保單位因故請求更換前項預開之支票時，保險人得同意其以一票換一票之方式辦理，但各期支票更換次數均以二次爲限，且更換後之支票到期日，不得逾原支票到期日三十日。

第九條

①保險對象申請分期繳納欠費，應填具分期繳納申請書，並檢具印章及身分證明文件向保險人提出申請。非本人親自辦理時，須另檢具委託書及受託人之身分證明文件、印章。
②申請時應繳清第一期之款項，並應依保險人交付之繳款單所載期限，逐期繳納其餘款項。

第一〇條

投保單位或保險對象因欠費，經保險人依本法第三十七條第一項規定，暫行停止保險給付及核發保險憑證者，於辦妥分期繳納手續後，應恢復其原有之權益。

第一一條

①辦理分期之投保單位或保險對象，如有一期未按時繳納，視同全

部到期，保險人得依法移送行政執行，並得為以下之處置：

一　停止保險給付。

二　停止核發保險憑證。

三　停止其更新保險憑證晶片內所載就醫可用次數。

②前項違反分期繳納之投保單位或保險對象，再次申請分期時，應連同其他欠費一併辦理，但僅以一次為限。且每期繳納金額不得低於前次分期平均一期繳納金額。

第一二條 106

申請分期繳納之投保單位或保險對象，符合以下情形之一者，其欠費總額、分期期數及分期次數之限制，不適用第四條、第五條、前條第二項之規定，但分期期數仍不得超過四十八期：

一　保險對象經有關機關核准補助其應自付之保險費。

二　欠費經保險人依法移送行政執行，並經行政執行機關同意分期償還。

三　投保單位情況特殊，得檢具有關機關核准停業、歇業、解散、破產證明或營利事業所得稅結算申報書等證明文件，釋明其理由，經保險人專案核准。

四　保險對象情況特殊，保險人得依據查詢之年度綜合所得總額未達最近年度個人免稅額、標準扣除額及薪資所得特別扣除額總和，專案核准。

第一三條

①投保單位或保險對象分期繳納，應依下列順序清償：

一　已移送執行之欠費。

二　尚未移送執行之保險費。

三　尚未移送執行之滯納金。

②保險人對前項投保單位或保險對象如另有應支付之款項時，對於其尚未繳納之欠費，得予抵扣。

第一四條

本辦法自發布日施行。

全民健康保險保險對象免自行負擔費用辦法

①民國 89 年 8 月 19 日行政院衛生署令訂定發布全文 10 條；並自發布日起施行。
②民國 91 年 12 月 19 日行政院衛生署令修正發布全文 11 條；並自發布日施行。
③民國 100 年 3 月 25 日行政院衛生署令修正第 2 條條文。
④民國 101 年 10 月 30 日行政院衛生署令修正發布全文 9 條；並自 102 年 1 月 1 日施行。
⑤民國 103 年 12 月 10 日衛生福利部令修正發布第 9 條條文及第 2 條附表一～五、第 8 條附表六；並自發布日施行。
⑥民國 104 年 12 月 14 日衛生福利部令修正發布第 5 條條文及第 2 條附表一、二。
⑦民國 107 年 8 月 10 日衛生福利部令修正發布第 2 條附表一。
⑧民國 108 年 4 月 2 日衛生福利部令修正發布第 2 條附表一。
⑨民國 111 年 12 月 19 日衛生福利部令修正發布第 5 條條文及第 2 條附表一。

第一條

本辦法依全民健康保險法（以下稱本法）第四十八條第二項規定訂定之。

第二條

①本法第四十八條所稱重大傷病，其項目及證明有效期限如附表一。
②保險對象經特約醫院、診所醫師診斷為重大傷病者，得檢具下列文件，由本人或委託他人、醫院、診所為代理人，向保險人申請重大傷病證明：
一　全民健康保險重大傷病證明申請書（如附表二）。
二　特約醫院、診所開立之診斷證明書（診斷病名欄，應加填國際疾病分類碼）及病歷摘要或檢查報告等相關佐證資料。診斷證明書自開立日起三十日內有效，逾期不予受理。
三　身分證明文件影本。
四　其屬慢性腎衰竭需定期透析治療或呼吸衰竭需長期使用呼吸器治療者，並應由特約醫院、診所加填全民健康保險慢性腎衰竭需定期透析治療病人重大傷病證明申請附表或呼吸器依賴病人重大傷病證明申請附表（如附表三、附表四、附表五）。
③保險人審核前項文件需要補送相關資料時，得通知特約醫院、診所協助提供，並通知申請人。

④特約醫院、診所代辦申請重大傷病證明，得先行造冊後，以傳眞、專人或網路送達方式向保險人提出申請，並於申請之日起一個月內補送第二項所列文件。

⑤附表一中註明由醫師逕行認定之重大傷病項目，免依第二項規定申請重大傷病證明。

第三條

①保險人應自收受前條申請文件之日起十四日內（不包括例假日），爲重大傷病證明之核定，並將結果通知申請人或代理人。

②前項期間如需補充相關文件者，其補件時間得予扣除。

③重大傷病證明應註記於全民健康保險憑證。但其重大傷病項目爲附表一第六項疾病時，由保險人發給書面證明。

第四條

①申請人對保險人之核定有異議時，得於保險人通知到達之日起三十日內，以書面申請複核，保險人應於收到申復複核文件之日起三十日內核定。

②申請人對保險人依前條第一項所爲之核定，或依前項所爲之重新核定仍有異議者，得依全民健康保險爭議事項審議辦法規定申請爭議審議。

③前項爭議審議案件經審定駁回者，應檢附新檢查、檢驗或病理切片等報告，始得重新申請重大傷病證明。

④第一項核定日期之計算，需保險醫事服務機構協助提供個案病歷或診療相關文件者，自文件送達保險人之日起算。

第五條 111

①重大傷病證明，以保險對象提出申請之日爲生效日。但重大傷病項目屬罕見疾病者，溯自醫事人員依罕見疾病防治及藥物法第七條規定，向中央主管機關報告發現罹患罕見疾病病人之日。

②重大傷病證明有效期間屆滿，申請人得於下列期限內，依第二條規定重新申請：

一　有效期間爲二年以上者：效期屆滿三個月前。

二　有效期間爲一年或六個月者：效期屆滿一個月前。

三　有效期間爲三個月以下者：效期屆滿十四日前。

③於前項期限內重新申請，經保險人核定繼續取得重大傷病證明者，其效期得予銜接。逾前項期限始重新申請，經保險人核定繼續取得重大傷病證明者，以保險對象提出申請之日爲生效日。原疾病經重新審查結果，確認不符重大傷病規定者，不再發給重大傷病證明。

④書面重大傷病證明（包括核定通知書）於有效期限內有遺失、損毀或需要他用時，保險對象得塡具申請書，連同身分證明文件，向保險人申請補發或加發。

⑤保險人查證已核發之重大傷病證明，有不符規定之情形者，應立即通知申請人，並撤銷或廢止重大傷病證明。

⑥保險對象經保險人核定取得重大傷病證明後，於該證明有效期限

內，得以書面方式向保險人申請廢止。

第六條

①保險對象持有效期間內重大傷病證明就醫，其免自行負擔費用範圍如下：

一　重大傷病證明所載傷病，或經診治醫師認定與該傷病相關之治療。

二　因重大傷病門診，當次由同一醫師併行其他治療。

三　因重大傷病住院須併行他科治療，或住院期間依病情需要，併行重大傷病之診療。

②保險對象如因重大傷病住院，並於住院期間申請獲准發給該項重大傷病證明者，其當次住院免自行負擔費用；如住院期間之檢驗報告，於出院後始經確定診斷屬於重大傷病，並據以申請獲准發給該項重大傷病證明，其施行該確定診斷檢驗之當次住院及出院後之相關門診，亦免自行負擔費用。

③前項住院免自行負擔之期間，以自當次住院之第一日起算，至其重大傷病證明有效期間屆滿；同一疾病係由急診轉住院者，以急診第一日起算。

第七條

保險對象因分娩就醫者，免自行負擔費用。因分娩引起之合併症或生產後於當次住院中併行其他疾病之治療者，得免自行負擔費用。

第八條

①保險對象於山地離島地區醫院、診所門診、急診、住院或接受居家照護服務者，免自行負擔費用。

②前項山地離島地區之範圍如附表六。

第九條

①本辦法自中華民國一百零二年一月一日施行。

②本辦法修正條文，自發布日施行。

全民健康保險醫事服務機構特約及管理辦法

①民國 84 年 1 月 27 日行政院衛生署令訂定發布全文 41 條。
②民國 85 年 4 月 10 日行政院衛生署令修正發布第 41 條條文；並增訂第 5-1 條條文。
③民國 87 年 2 月 23 日行政院衛生署令修正發布第 13、18、24、26、31 ～ 34、37、39、40-1 條條文。
④民國 87 年 12 月 2 日行政院衛生署令修正發布第 34、35 條條文。
⑤民國 88 年 8 月 10 日行政院衛生署令修正發布第 5-1、6 條條文。
⑥民國 88 年 8 月 23 日行政院衛生署令修正發布第 34、35 條條文。
⑦民國 89 年 12 月 22 日行政院衛生署令修正發布全文 40 條；除第 31-2 ～ 31-5 條由主管機關另定施行日期外，餘自 90 年 1 月 1 日起施行。
民國 90 年 6 月 27 日行政院衛生署公告第 31-2 ～ 31-5 條定自 90 年 7 月 1 日起施行。
⑧民國 91 年 3 月 29 日行政院衛生署令修正發布第 20-4 條附表。
⑨民國 91 年 12 月 30 日行政院衛生署令修正發布全文 40 條；並自發布日施行。
⑩民國 95 年 2 月 8 日行政院衛生署令修正發布全文 76 條；並自發布日施行。
⑪民國 96 年 3 月 20 日行政院衛生署令修正發布第 64、66、72 條條文。
⑫民國 98 年 2 月 13 日行政院衛生署令修正發布第 34、37 條條文。
⑬民國 98 年 12 月 16 日行政院衛生署令修正發布第 28、58、61 條條文及第 24 條附表。
⑭民國 99 年 9 月 15 日行政院衛生署令修正發布全文 49 條；並自發布日施行。
⑮民國 101 年 4 月 16 日行政院衛生署令修正發布第 7 條條文。
⑯民國 101 年 12 月 28 日行政院衛生署令修正發布全文 52 條；並自 102 年 1 月 1 日施行。

第一章　總　則

第一條
本辦法依全民健康保險法（以下稱本法）第六十六條第一項及第六十七條第一項規定訂定之。

第二條
保險醫事服務機構之特約及管理，應依公平、對等、尊重及互信原則為之。

第二章　特約之申請及審核

第三條
①符合附表所定，領有開業執照之醫事機構，於向保險人申請特約

爲保險醫事服務機構時，應檢具該附表所定相關文件。

②保險人應於受理前項申請後三十日內完成審查，必要時得延長三十日，並應通知申請人。

③聯合診所以外之基層醫療單位，其負責醫師具有醫師、中醫師或牙醫師多重醫事人員資格者，僅得依其執業執照登記之類別，申請特約。

第四條

申請特約之醫事機構或其負責醫事人員有下列情事之一者，不予特約：

一　違反醫事法令，受停業處分期間未屆滿，或受罰鍰處分未繳清。

二　違反全民健康保險（以下稱本保險）有關法令，經停止特約（以下稱停約）或終止特約，期間未屆滿，或受罰鍰處分未繳清。

三　與保險人有未結案件，且拒絕配合辦結。

四　對保險人負有債務未結清，且不同意由保險人於應支付之醫療費用中扣抵。

五　負責醫事人員因罹患疾病，經保險人實地訪查，並請相關專科醫師認定有不能執行業務之情事。

六　負責醫事人員執業執照逾有效期限，未辦理更新。

七　容留受違約處分尚未完成執行之服務機構之負責醫事人員或負有行爲責任之醫事人員。

第五條

①申請特約之醫事機構或其負責醫事人員有下列情事之一者，於五年內不予特約：

一　同址之機構最近五年內，受停約或終止特約二次以上。

二　終止特約執行完畢後五年內，再次受停約或終止特約。

三　停約執行完畢後五年內，再次受終止特約或停約二次以上。

②前項情事，已逾五年，經予以特約後，再有前項各款情事之一，不予特約。

③醫事機構之部分服務項目或科別，經保險人實地訪查認有違反本保險規定之情事，或有具體事實認有違反本保險規定之虞者，於該情事或具體事實未消失前，得僅就該部分之服務項目或科別，不予特約。

④第一項各款所定情事，屬部分服務項目或科別停約或終止特約者，應以五年內累計達五次或同一服務項目或科別累計達三次，始於五年內不予特約。

第六條

負有前條第一項第二款、第三款所定情事行爲責任之醫事人員，於任何保險醫事服務機構對保險對象提供服務之費用，本保險不予支付。

第七條

①醫事機構申請特約，經審查合格後，保險人應與保險醫事服務機構依第二條所定之原則簽訂契約。
②前項契約應以定型化方式為之，其內容應每年檢討一次，如有修正，自下次續約日起適用。
③醫事機構內之負責醫事人員或執業醫師、藥師（藥劑生）、物理治療師（生）、職能治療師（生）、醫事檢驗師（生）、醫事放射師（士），於其申請特約日前五年內，未有第三十八條、第三十九條、第四十條或第四十七條所定情事，且其申請特約日未逾開業執照核發日起十五個工作天者，特約生效日得追溯至開業執照核發日起算。

第八條

前條特約契約之效期為三年，效期期滿，保險醫事服務機構符合下列條件，未以書面通知保險人終止特約時，保險人得依本辦法規定續約之：

一　未有本辦法所定不予特約之情事。
二　特約期間未受違約記點，或曾受違約記點，已完成改善。
三　特約期間曾受停約，期滿後已完成改善。
四　依本法規定受罰鍰處分，其罰鍰已繳清。
五　未有第四條、第五條或第四十五條所定情事。

第九條

①醫院申請辦理保險住院給付之特約，應經醫院評鑑通過。精神復健醫事機構申請辦理精神疾病患者社區復健服務之特約，應經醫事機構評鑑通過。
②前項醫院於評鑑效期屆滿，經再評鑑結果異動時，保險人應依其異動後之評鑑結果，核定變更特約保險給付等級；未再參加評鑑或經再評鑑未通過時，其特約類別應變更為基層醫療單位。
③新設立之醫院未及參加當年主管機關依法令規定辦理之評鑑時，得由保險人參照醫院評鑑基準，專案認定其特約保險給付等級。
④除醫院以外之保險醫事服務機構依法令規定應參加中央衛生主管機關辦理之評鑑或訪查，經評定不合格或應參加而未參加時，應予終止特約。

第三章　保險醫事服務機構之規範

第一〇條

①保險醫事服務機構應將全民健康保險醫事服務機構之標誌，懸掛於明顯處所。
②保險醫事服務機構於停約或終止特約期間，應將前項標誌卸除。但停約或終止特約為部分服務項目或科別者，保險醫事服務機構應於掛號處所（含網路網頁）及其他明顯處所告示停約或終止特約之項目及期間。

第一一條

保險醫事服務機構提供保險對象醫療服務，應開給符合醫療法施行細則規定之收據，並於醫療費用收據上列印保險對象當次就醫之保險憑證就醫序號。

第一二條

保險醫事服務機構對於因故未能及時繳驗保險憑證或身分證件之保險對象，除應先行提供其醫療服務外，並應留存繳費、退費紀錄。

第一三條

本保險給付之項目，保險醫事服務機構除依第十四條規定收取費用外，其他不得囑保險對象付費或自購藥劑、治療材料或自費檢查；亦不得應保險對象要求，提供其非醫療必要之服務及申報費用。

第一四條

①保險醫事服務機構提供保險對象應自付差額之特殊材料，應向保險對象收取費用，並依下列規定辦理：

一　收費標準，應先報請所在地之衛生主管機關核定。

二　應自付差額之特殊材料品項及其費用、產品特性、副作用、與本保險已給付品項之療效比較，應公布於服務機構網際網路或明顯之處所。

三　除緊急情況外，應於手術或處置前二日，將相關說明書交付予病患或其親屬，同時應向病患或其親屬詳細解說，並由病患或其親屬填寫自付差額之同意書一式兩份，一份交由病患收執，一份併同病歷保存。

②前項第三款說明書應載明自付差額品項費用及其產品特性、使用原因、應注意之事項、副作用，與本保險給付品項之療效比較等。同意書應載明自付差額品項名稱、品項代碼、醫療院所單價、數量及自付之差額。

第一五條

保險醫事服務機構提供保險對象本保險給付之手術、檢查及處置時，非因情況緊急或不可預期之情形，不得於手術、檢查及處置實施過程中徵詢或請病人、親屬使用本保險不給付之項目。

第一六條

保險醫事服務機構依本保險提供服務之有關帳冊、簿據之記載，應與向保險人申報者相符，並應保存五年。

第一七條

保險醫事服務機構之負責醫事人員因故不能執行業務逾三十日時，除已依其他法令報請原發開業執照機關備查者外，應自逾三十日之日起十日內，報請保險人備查；備查事項變更時，亦同。

第一八條

保險醫事服務機構名稱變更，或公立醫療機構、醫療法人之醫療機構或法人附設之醫療機構變更負責醫師時，應檢具衛生主管機關核發之開業執照影本，向保險人辦理變更。

第一九條

保險人因保險有關業務之必要，得對保險醫事服務機構進行實地訪查。

第二〇條

診所申請特約辦理本保險分娩給付，應經所在地衛生主管機關核准設置門診手術室、產房、嬰兒室及觀察病床；未設置門診手術室者，不得申請剖腹產給付。

第二一條

①保險醫事服務機構得報經所在地衛生主管機關之許可，並報經保險人同意，指派醫師及必要之醫事人員至立案之老人安養、養護機構或身心障礙福利機構、護理之家（以下稱照護機構），提供保險一般門診及復健診療服務，並以符合下列條件為限：

一　保險醫事服務機構提供一般門診診療服務應為特約醫院及診所；提供復健診療服務應為特約醫院及復健科診所。

二　於提供復健治療服務時，應依服務類別，指派符合醫療服務給付項目及支付標準規定之專科醫師及物理、職能、語言或聽力治療師（生）。

三　照護機構內設有符合醫療機構設置標準規定之診療空間（設施）；於辦理復健治療服務時，應依服務類別，設有符合物理、職能、語言或聽力治療所設置標準規定之設施。

四　應將照護機構內保險對象名冊，報經保險人備查。其名冊應每月更新一次。

②前項保險醫事服務機構有違規情事者，保險人得不予許可其申請支援服務。

第二二條

①前條保險醫事服務機構指派醫師及必要之醫事人員，服務時段限制如下：

一　保險醫事服務機構之醫師提供一般門診及復健診療服務，每週合計以三個時段為限；復健治療人員提供復健治療服務，每週合計以三個時段為限。

二　保險醫事服務機構之醫師提供收住達三百人以上之住宿型身心障礙福利機構之一般門診及復健診療服務，每週合計以六個時段為限；復健治療人員提供復健治療服務，每週合計以六個時段為限。

三　保險醫事服務機構經核可至照護機構，提供保險一般門診及復健診療服務期間，其他保險醫事服務機構對同一照護機構，不得再申請本項服務。但科別不足之保險醫事服務機構，得商請其他之保險醫事服務機構共組團隊，前往照護機構提供整合性之醫療服務，並由主要保險醫事服務機構申報費用及管理其病歷。

②前項情形，同一時段提供診療服務之醫師、復健治療人員，各以一名為限。但屬於提供早療服務之照護機構，同一時段提供治療服務之復健治療人員，至多三名為限。

第二三條

特約醫院聘有復健科、骨科或整形外科專任專科醫師、物理治療師及職能治療師，且其處方及裝配之義肢，符合藥事法令規定者，得予保險給付。但經依本辦法中華民國九十九年九月十五日修正施行前之規定認可者，得適用修正施行前之規定。

第二四條

①保險醫事服務機構之醫師於執業處所外，為保險對象提供之醫療服務，非依法令規定，經報准支援及報經保險人同意，本保險不予給付。

②保險醫事服務機構得報經保險人同意，指派其所屬醫事人員至山地離島地區，以巡迴醫療方式為保險對象提供服務。

第二五條

保險醫事服務機構不得無故拒絕為保險對象提供醫療服務，並不得向保險對象收取保證金。

第二六條

①保險醫事服務機構間辦理保險對象之轉介（診），應依其醫療需要為之。

②提供保險對象住院診療之保險醫事服務機構，於其病情穩定，應出院或轉送慢性病房者，應予適當之處置及協助。

第二七條

①特約醫院或診所得委託特約醫事檢驗所或特約醫事放射所辦理相關檢驗、檢查業務。

②特約物理治療所或職能治療所依物理治療師法或職能治療師法規定之業務範圍提供服務，應依特約醫院或診所之復健科、神經科、骨科、神經外科、整形外科或內科專科醫師開具之處方為之。

③前項內科專科醫師應經保險人認可之具有風濕病診療專長。

④第二項之職能治療所亦得依精神科專科醫師就其業務範圍開具之處方為之。

第二八條

開業執照載有居家護理服務之護理之家，為其收容之保險對象提供居家照護，得申請該服務給付。

第四章　保險病房之設置

第二九條

本法第四十七條所稱急性病房，指設有急性一般病床、隔離病床、特殊病床或精神急性一般病床之病房。

第三〇條

本法第四十七條所稱慢性病房，指設有慢性一般病床（含慢性結核病床、漢生病病床）或精神慢性一般病床之病房。

第三一條

特約醫院之病床，除應經所在地衛生主管機關核准登記外，應向保險人報請備查。

第三二條

①本法第六十七條第一項所稱保險病房，指特約醫院提供保險對象

住院診療，未收取病房費差額之病房。

②除下列病床外，保險醫事服務機構不得向保險對象收取病房費差額：

一　每病室設二床以下之急性病房。

二　每病室設二床以下之慢性病房。

第三三條

①特約醫院保險病房之病床數，其占總病床之比率，於公立醫院之醫學中心、區域醫院、地區醫院應分別達百分之七十五以上；於非公立醫院應分別達百分之六十以上。

②前項比率，急性病房及慢性病房應分別計算之；其因硬體設施限制，未能符合者，應於六個月內，專案提改善計畫報保險人核定。

第三四條

特約醫院應於其住院櫃檯及其網際網路網頁明顯標示其設置之總病床數、各類病床之每日占床數及空床數、保險病床數及其比率、收取差額之病床數及其差額數等資料，並於其病房護理站明顯標示該病房之前述各項資料。

第五章　保險醫事服務機構之管理

第三五條

保險醫事服務機構有下列情事之一，保險人應通知其限期改善：

一　未依規定登錄保險對象之保險憑證及上傳保險對象之就醫資料者。

二　未協助保險人有關代辦勞工保險職業傷病醫療給付及強制汽車責任保險代位求償所需表單之收繳、填報等事宜者。

三　藥價調查申報資料錯誤，非屬故意者。

四　其他違反特約事項，非屬情節重大者。

第三六條

保險醫事服務機構有下列情事之一者，由保險人予以違約記點一點：

一　未依醫事法令或本保險相關法令之規定辦理轉診業務。

二　違反第十條至第十四條、第十六條至第十七條、第二十五條、第三十二條第二項、第三十三條或第三十四條規定。

三　未依全民健康保險醫療辦法規定，核對保險對象就醫文件。但急診等緊急醫療事件於事後補繳驗保險憑證者，不在此限。

四　未依本保險規定，退還保險對象自墊之醫療費用。

五　未依本法之規定向保險對象收取其應自行負擔之費用或申報醫療費用。

六　不當招攬病人接受本保險給付範圍之醫事服務，經衛生主管機關處分。

七　不當向保險對象收取自付差額品項之費用，超過保險人所訂之差額上限者。

八　違反本法第七十三條之規定者。

九　經保險人通知應限期改善而未改善。

第三七條

①保險醫事服務機構有下列情事之一者，以保險人公告各該分區總額最近一季確認之平均點值計算，扣減其申報之相關醫療費用之十倍金額：

一　未依處方箋、病歷或其他紀錄之記載提供醫事服務。

二　未經醫師診斷逕行提供醫事服務。

三　處方箋或醫療費用申報內容爲病歷或紀錄所未記載。

四　未記載病歷或未製作紀錄，申報醫療費用。

五　申報明知病人以他人之保險憑證就醫之醫療費用。

六　容留非具醫事人員資格，執行醫師以外醫事人員之業務。

②前項應扣減金額，保險人得於應支付保險醫事服務機構之醫療費用中逕行扣抵。

第三八條

保險醫事服務機構於特約期間有下列情事之一者，保險人予以停約一個月。但於特約醫院，得按其情節就違反規定之診療科別、服務項目或其全部或一部之門診、住院業務，予以停約一個月：

一　違反本法第六十八條、第八十條第一項規定，經保險人分別處罰三次後，再有違反。

二　違反依第三十六條規定受違約記點三次後，再有違反。

三　經扣減醫療費用三次後，再有前條規定之一。

四　拒絕對保險對象提供適當之醫事服務，且情節重大。

第三九條

保險醫事服務機構於特約期間有下列情事之一者，保險人予以停約一個月至三個月。但於特約醫院，得按其情節就違反規定之診療科別、服務項目或其全部或一部之門診、住院業務，予以停約一個月至三個月：

一　以保險對象之名義，申報非保險對象之醫療費用。

二　以提供保險對象非治療需要之藥品、營養品或其他物品之方式，登錄就醫並申報醫療費用。

三　未診治保險對象，卻自創就醫紀錄，虛報醫療費用。

四　其他以不正當行爲或以虛僞之證明、報告或陳述，申報醫療費用。

五　保險醫事服務機構容留未具醫師資格之人員，爲保險對象執行醫療業務，申報醫療費用。

第四〇條

①保險醫事服務機構有下列情事之一者，保險人予以終止特約。但於特約醫院，得按其情節就違反規定之診療科別、服務項目或其全部或一部之門診、住院業務，予以停約一年：

一　保險醫事服務機構或其負責醫事人員依前條規定受停約，經執行完畢後五年內再有前條規定之一。

二　以不正當行為或以虛偽之證明、報告或陳述，申報醫療費用，情節重大。

三　違反醫事法令，受衛生主管機關廢止開業執照之處分。

四　保險醫事服務機構容留未具醫師資格之人員，為保險對象執行醫療業務，申報醫療費用，情節重大。

五　停約期間，以不實之就診日期申報，對保險對象提供之服務費用，或交由其他保險醫事服務機構申報該服務費用。

六　依第一款至前款規定，受終止特約或停約一年，期滿再申請特約後，經查於終止特約或停約一年期間，有前款所定情事。

②依前項規定終止特約者，自終止之日起一年內，不得再申請特約。

第四一條

保險人對保險醫事服務機構有本法第八十一條第一項規定行為，依前條第一項第二款、第四款所為之處分，應就其服務機構名稱、負責醫事人員或行為人姓名及違法事實等公告於保險人網站，其公告期間為自處分發文日起至處分執行完畢。

第四二條

①依第三十八條至第四十條規定所為之停約或終止特約，有嚴重影響保險對象就醫權益之虞或為防止、除去對公益之重大危害，保險醫事服務機構得報經保險人同意，僅就受處分範圍，以保險人第一次處分函發文日期之該保險醫事服務機構前一年受處分之診療科別、服務項目或全部或一部之門診、住院業務申報量及各該分區總額最近一年已確認之平均點值核算扣減金額，抵扣停約或終止特約期間。

②前項抵扣停約或終止特約期間之規定，於本辦法中華民國九十九年九月十五日修正施行前，違反規定且未完成執行之案件，得適用之。

第四三條

第四十條第一項第二款、第四款所稱情節重大，指下列情事之一：

一　違約虛報點數超過十萬點，並有發給保險對象非醫療必要之藥品、營養品或其他物品。

二　違約虛報點數超過十萬點，並有收集保險憑證，或有未診治保險對象，仍記載就醫紀錄，虛報醫療費用。

三　違約虛報點數超過十五萬點，並有虛報保險對象住院診療。

四　違約虛報點數超過二十五萬點。

第四四條

保險醫事服務機構違反醫事法令，受衛生主管機關停業處分者，於停業期間，應予停約；歇業或遷址者，應予終止特約。但於同一鄉（鎮、市、區）遷址，檢具異動後之開業執照影本通報保險人者，不在此限。

第四五條

保險醫事服務機構於特約期間，有下列情事之一者，應予終止特約：

一　違反醫事法令規定，經衛生主管機關廢止開業執照處分。

二　第五條第一項第二款或第三款之一。

第四六條

保險醫事服務機構於保險人或其他機關訪查前，主動向保險人通報有申報不正確或向其他機關坦承等情事，並繳回應扣減（還）之相關費用者，得不適用第三十七條至第四十條之規定；其負責醫事人員或負有行為責任之醫事人員，有前開之情事者，亦同。

第四七條

①保險醫事服務機構受停約或終止特約，其負責醫事人員或負有行爲責任之醫事人員，於停約期間或終止特約之日起一年內，對保險對象提供之醫事服務費用，不予支付。

②前項受不予支付處分之醫事人員，其所受之處分視爲受停約或終止特約之處分。

第四八條

①保險醫事服務機構不服保險人依本辦法規定處置所爲之通知時，得於收受通知後三十日內，以書面申請複核，但以一次爲限。

②保險人應於收到前項申請書後三十日內重行審核，認爲有理由者，應變更或撤銷原處置。

第六章　附　則

第四九條

保險醫事服務機構積欠保險費或滯納金，經通知仍未繳納者，保險人得以應支付之醫療費用抵扣。

第五〇條

①第四十五條第二款違約累計，自本辦法中華民國九十一年十二月三十日修正施行之日前已核定停止特約、終止特約者，不計入累計。

②第五條第一項第二款、第三款、第四項及第四十五條第二款停約及終止特約之計算於本辦法中華民國九十九年九月十五日修正施行前之違規事項，每一保險醫事服務機構或醫事人員以一次計；同時受停約及終止特約處分者，停約不列計。

第五一條

依本辦法所爲之裁處，應審酌裁量違反行政法上義務行爲、目的、應受責難程度、所生影響，作爲違約處理之基準。

第五二條

本辦法自中華民國一百零二年一月一日施行。

全民健康保險醫療辦法

①民國 84 年 2 月 24 日行政院衛生署令訂定發布全文 47 條。
②民國 84 年 6 月 5 日行政院衛生署令修正發布第 16、35 條條文。
③民國 89 年 12 月 30 日行政院衛生署令修正發布全文 48 條；並自發布日起實施。
④民國 90 年 10 月 2 日行政院衛生署令修正發布第 13、30、32 條條文；並增訂發布第 17-1 條條文。
⑤民國 91 年 8 月 22 日行政院衛生署令修正發布第 11、12 條條文。
⑥民國 95 年 8 月 2 日行政院衛生署令修正發布全文 43 條；並自發布日施行。
⑦民國 97 年 10 月 6 日行政院衛生署令修正發布第 5、10、39 條條文。
⑧民國 98 年 4 月 22 日行政院衛生署令修正發布第 18 條附件一。
⑨民國 101 年 11 月 6 日行政院衛生署令修正發布全文 28 條；並自 102 年 1 月 1 日施行，但第 6、7、10、24 條自發布日施行。
⑩民國 102 年 8 月 1 日衛生福利部令修正發布第 8、28 條條文；並自發布日施行。
⑪民國 107 年 4 月 27 日衛生福利部令修正發布全文 28 條；除第 7、10 條、第 14 條第 1、3 項及第 23 條自 107 年 6 月 1 日施行外，餘自發布日施行。
⑫民國 113 年 6 月 20 日衛生福利部令修正發布第 22、28 條條文；除第 22 條自 113 年 8 月 1 日施行外，自發布日施行。

第一條

本辦法依全民健康保險法（以下稱本法）第四十條第二項規定訂定之。

第二條

全民健康保險（以下稱本保險）保險對象之就醫程序、就醫輔導、保險醫療服務提供方式及其他醫療服務必要事項，依本辦法之規定。

第三條

①保險對象至特約醫院、診所或助產機構就醫或分娩，應繳驗下列文件：
一　全民健康保險憑證（以下稱健保卡）。
二　國民身分證或其他足以證明身分之文件。但健保卡已足以辨識身分時，得免繳驗。

②前項第二款文件，於未滿十四歲之保險對象，得以戶口名簿影本、其他足以證明身分之相關文件或切結文件代之。

③保險對象至第一項以外之保險醫事服務機構接受醫療服務，除應繳驗第一項之文件外，並應繳交特約醫院、診所交付之門診處方。

④保險對象有接受居家照護服務必要時，應由保險醫事服務機構診

治醫師先行評估，開立居家照護醫囑單，並由各該保險醫事服務機構逕向設有居家護理服務部門之保險醫事服務機構提出申請。

第四條

①保險對象就醫，因故未能及時繳驗健保卡或身分證件者，保險醫事服務機構應先行提供醫療服務，收取保險醫療費用，並開給符合醫療法施行細則規定之收據。

②保險對象依前項規定接受醫療服務，於該次就醫之日起十日內（不含例假日）或出院前補送應繳驗之文件時，保險醫事服務機構應將所收保險醫療費用扣除保險對象應自行負擔之費用後退還。

第五條

因不可歸責於保險對象之事由，致保險對象未能依前條規定期限內，補送應繳驗之證明文件時，得檢附保險醫事服務機構開具之保險醫療費用項目明細表及收據，依本法第五十六條規定，向保險人申請核退自墊醫療費用。

第六條

①特約醫院、診所應將門診處方交由保險對象，自行選擇於該次就醫之特約醫院、診所或其他符合法令規定之保險醫事服務機構調劑、檢驗、檢查或處置。

②特約醫院、診所因限於人員、設施、設備或專長能力，對於需轉由其他保險醫事服務機構提供調劑、檢驗、檢查、處置等服務之保險對象，應開立門診處方，交由保險對象前往其他符合法令規定之保險醫事服務機構，接受醫療服務，或依全民健康保險轉診實施辦法之規定，接受轉診醫療服務。

③前項檢驗、檢查之提供，得改開給保險對象轉檢單，提供轉檢服務；或開立代檢單，以採取檢體之委託代檢方式辦理。

第七條

保險醫事服務機構接受保險對象就醫時，應查核其本人依第三條第一項及第二項應繳驗之文件；其有不符時，應拒絕其以保險對象身分就醫。但須長期用藥之慢性病人，有下列特殊情況之一而無法親自就醫者，以繼續領取相同方劑爲限，得委請他人向醫師陳述病情，醫師依其專業知識之判斷，確信可以掌握病情，始能開給相同方劑：

一　行動不便，經醫師認定或經受託人提供切結文件。

二　已出海，爲遠洋漁業作業或在國際航線航行之船舶上服務，經受託人提供切結文件。

三　受監護或輔助宣告，經受託人提供法院裁定文件影本。

四　經醫師認定之失智症病人。

五　其他經保險人認定之特殊情形。

第八條

①保險醫事服務機構於提供門診、急診或住院之診療服務或補驗健保卡時，應於健保卡登錄就醫紀錄及可累計就醫序號之就醫類別一次後發還。

②前項診療服務屬同一療程者，應僅登錄可累計就醫序號之就醫類

別一次，如為同一醫師併行其他診治，亦不得再重複登錄。

③前項同一療程，指下列診療項目，於一定期間施行之連續治療療程：

一　簡單傷口：二日內之換藥。

二　自首次治療日起三十日內治療為療程者：血液透析、腹膜透析、精神疾病社區復健治療、精神科心理治療、精神科活動治療、精神科職能治療、癌症放射線治療、高壓氧治療、減敏治療、居家照護及其他經保險人指定之診療項目。

三　自首次治療日起三十日內，六次以內治療為療程者：西醫復健治療、皮症照光治療、非化學治療藥物同一針劑之注射、同牙位治療性牙結石清除、同牙位牙體復形（補牙）、同牙位拔牙治療、術後拆線、尿失禁電刺激治療、骨盆肌肉生理回饋訓練、肺復原治療、中醫針灸、傷科及脫臼整復同一診斷需連續治療者及其他經保險人指定之診療項目。

四　自首次治療日起至次月底前，六次以內治療為療程者：九歲以下兒童之西醫復健治療。

五　自首次治療日起六十日內治療為療程者：牙醫同部位之根管治療。

④同一療程最後治療日為例假日者，順延之。

第九條

①保險醫事服務機構於保險對象有下列情形之一者，應於其健保卡登錄就醫紀錄，但不得登錄為可累計就醫序號之就醫類別：

一　出院。

二　接受同一療程內第二次以後之診療。

三　接受排程檢查、檢驗、治療、手術或轉檢服務。

四　接受第三條第四項之醫療服務。

②前項第三款醫療服務之過程中，因病情需要須併行相關處置者，得視同另次診療，登錄可累計就醫序號之就醫類別一次。

第一〇條

①特約醫院於保險對象辦理住院手續時，應查驗其健保卡後歸還保險對象。

②保險對象住院期間，如因不同診療科別疾病，經診治之醫師研判確須立即接受診療，而該醫院並無設置適當診療科別以提供服務時，得依第十三條規定請假外出門診；透析病人住院期間，經診治之醫師認定確須立即接受透析，而該醫院無法提供透析之服務時，亦同。

③保險對象住院期間，入住之特約醫院或婦產科診所不得以同院、所門診方式提供醫療服務。但入住之特約醫院或婦產科診所因限於人員、設備或專長能力，無法提供完整之檢驗（查）時，得以轉（代）檢方式，委託其他保險醫事服務機構提供檢驗（查）服務。

第一一條

保險對象有下列情形之一者，特約醫院不得允其住院或繼續住院：

一　可門診診療之傷病。

二　保險對象所患傷病，經適當治療後已無住院必要。

第一二條

特約醫院對於住院治療之保險對象經診斷認爲可出院療養時，應即通知保險對象；保險對象拒不出院者，有關費用，應由保險對象自行負擔。

第一三條

①保險對象住院後，不得擅自離院。因特殊事故有離院必要者，經徵得診治醫師同意，並於病歷上載明原因及離院時間後，始得請假外出。晚間不得外宿。

②未經請假即離院者，視同自動出院。

第一四條

①保險對象罹患慢性病，經診斷須長期使用同一處方藥品治療，且無下列情形之一者，醫師得開給慢性病連續處方箋，並得併列印可供辨識之二維條碼：

一　處方藥品爲管制藥品管理條例所規定之第一級及第二級管制藥品。

二　未攜帶健保卡就醫。

②同一慢性病，以開立一張慢性病連續處方箋爲限；其慢性病範圍，如附表。

③保險對象領藥後，應善盡保管責任，遵從醫囑用藥；因藥品遺失或毀損，再就醫之醫療費用，由保險對象自行負擔。

第一五條

①保險對象持特約醫院、診所醫師交付之處方箋，應在該特約醫院、診所或至特約藥局調劑。但保險對象因故無法至原處方醫院、診所調劑，且有下列情形之一者，得至其他特約醫院或衛生所調劑：

一　持慢性病連續處方箋，且所在地無特約藥局。

二　接受本保險居家照護服務，經醫師開立第一級或第二級管制藥品處方箋。

②前項處方箋，以交付一般藥品處方箋、慢性病連續處方箋或管制藥品專用處方箋併用時，保險對象應同時併持於同一調劑處所調劑。

第一六條

保險醫事服務機構診療保險對象，有本法第四十七條應自行負擔之住院費用，第五十一條或第五十三條規定不給付項目或情形者，應事先告知保險對象。

第一七條

保險對象完成診療程序後，保險醫事服務機構應依本法規定，向保險對象收取其應自行負擔之費用，並依法規規定開給收據；有交付藥劑時，應依法規規定爲藥品之容器或包裝標示，其無法標示者，應開給藥品明細表。

第一八條

保險對象至保險醫事服務機構就醫時，應遵行下列事項：
一　遵守本保險一切規定。
二　遵從醫事人員有關醫療上之囑咐。
三　不得任意要求檢查（驗）、處方用藥、處置、住院或轉診。
四　遵從醫囑接受轉診服務。
五　住院者，經特約醫院通知無住院必要時，應即出院。
六　依規定繳交應自行負擔之費用。

第一九條

①保險對象需要輸血及使用血液製劑時，應優先使用捐血機構供應之血液及其製劑。

②因緊急傷病經醫師診斷認為必要之輸血及使用血液製劑，而捐血機構無庫存血液及其製劑供應時，特約醫院、診所得向評鑑合格醫院之血庫調用捐血機構之血液及其製劑。

第二〇條

①保險對象住院，以保險病房為準；其暫住之病房等級低於保險病房時，不得要求補償差額；暫住之病房等級高於保險病房時，亦不得要求補助差額。

②特約醫院應優先提供保險病房，因限於保險病房使用情形，無法提供保險病房時，應經保險對象同意，始得安排入住非保險病房，並應事先告知其應自付之病房費用差額；其後保險病房有空床時，特約醫院並應依保險對象之請求，將其轉入保險病房，不得拒絕。

③保險對象不同意自付病房費用差額者，特約醫院應為其辦理轉院或另行排定及通知其入住保險病房。

第二一條

本保險病房費用，自保險對象住院之日起算，出院之日不予計入。

第二二條 113

本保險處方用藥之用量規定如下：
一　一般處方用藥：每次以不超過七日份用量為原則。
二　符合第十四條第二項慢性病範圍之用藥：
㈠依病情需要，得一次開給三十日以下之用藥量。
㈡腹膜透析使用之透析液，依病情需要，得一次開給三十一日以下之用藥量。
㈢慢性病連續處方箋，分次調劑量，依前二目規定為之；其每次處方之總用藥量至多九十日。
㈣合於下列情形之遠洋漁船或國際航線船舶船員之用藥，得依其該次預定出海日數一次開給一百八十日以下之用藥量。但船員有特殊情形，經保險人認定者，得依該次預定出海日數開給用藥量，不受一百八十日之限制：
1.病情穩定且長期領取相同方劑。
2.預定於一個月內出海作業九十日以上，經出具最近一次預定出海作業相關證明文件。

3.處方不包括抗生素、假麻黃素及管制藥品管理條例所規定之第一級至第三級管制藥品之用藥。

第二三條

①保險醫事服務機構交付處方後，保險對象應於下列期間內向保險醫事服務機構預約排程或接受醫療服務，逾期後，保險醫事服務機構不得受理排程或提供醫療服務：

一　排程檢驗、檢查處方：自開立之日起算一百八十日。

二　排程復健治療處方：自開立之日起算三十日。

三　慢性病連續處方箋：末次調劑之用藥末日。

四　其他門診處方及藥品處方箋：自開立之日起算三日。

②前項期間遇有末日爲例假日者，順延之。

第二四條

①同一慢性病連續處方箋，應分次調劑。

②保險對象持慢性病連續處方箋調劑者，須俟上次給藥期間屆滿前十日內，始得憑原處方箋再次調劑。

第二五條

保險對象持有效期間內之慢性病連續處方箋，有下列情形之一者，得出具切結文件，一次領取該處方箋之總用藥量：

一　預定出國或返回離島地區。

二　遠洋漁船船員出海作業或國際航線船舶船員出海服務。

三　罕見疾病病人。

四　經保險人認定確有一次領取該處方箋總用藥量必要之特殊病人。

第二六條

醫師處方之藥物未註明不可替代者，藥師（藥劑生）得以相同價格或低於原處方藥物價格之同成分、同劑型、同含量其他廠牌藥品或同功能類別其他廠牌特殊材料替代，並應告知保險對象。

第二七條

①保險對象有重複就醫或不當利用醫療資源之情形者，保險人應予以輔導，瞭解其就醫原因、提供適當醫療衛教、安排就醫及給予必要之協助，並得依其病情，指定其至特定之保險醫事服務機構接受診療服務。

②前項保險對象未依保險人輔導，於指定之保險醫事服務機構就醫者，除情況緊急外，不予給付。

③第一項輔導，得以郵寄關懷函、電訪、訪視、運用相關社會資源或其他方式進行。

第二八條 113

本辦法除中華民國一百零七年四月二十七日修正發布之第七條、第十條、第十四條第一項、第三項及第二十三條，自一百零七年六月一日施行，及一百十三年六月二十日修正發布之第二十二條，自一百十三年八月一日施行外，自發布日施行。

全民健康保險轉診實施辦法

①民國 101 年 11 月 23 日行政院衛生署令訂定發布全文 15 條；並自 102 年 1 月 1 日施行。
②民國 104 年 8 月 14 日衛生福利部令修正發布第 15 條條文及第 7 條附表二；並自發布日施行。
③民國 106 年 4 月 13 日衛生福利部令修正發布第 3、5 ～ 7、10、11、14 條條文。
④民國 107 年 4 月 27 日衛生福利部令修正發布第 3、10 條條文及第 4 條附表一、第 7 條附表二。

第一條

本辦法依全民健康保險法（以下稱本法）第四十三條第四項規定訂定之。

第二條

全民健康保險（以下稱本保險）特約醫院、診所辦理保險對象轉診，依本辦法之規定。

第三條 107

①特約醫院、診所辦理保險對象轉診，應基於醫療上之需要，並符合醫療法之規定。
②前項轉診，指保險對象接受特約醫院、診所安排轉至其他適當之各級特約醫院、診所，繼續接受診治，或於矯正機關、本保險山地離島地區及醫療資源不足地區，接受本保險之計畫或方案所提供定點或巡迴醫療服務，經安排轉回提供該服務之特約醫院、診所繼續接受診治之行為。
③前項轉診，不受醫療機構類別或層級別之限制。
④保險對象經轉診治療後，其病情已無需在接受轉診之特約醫院、診所繼續接受治療，亦無第十一條所定情形，而仍有追蹤治療之必要時，接受轉診之特約醫院、診所應建議轉回原診治之醫院、診所或其他適當之特約醫院、診所，接受後續追蹤治療。

第四條

①特約醫院、診所基於診療需要，得交付轉檢單（如附表一），供保險對象至指定之特約醫院、診所、醫事檢驗機構、醫事放射機構接受檢查（驗）服務。
②前項檢查（驗）服務項目，應以原診治之醫院、診所，依其層級所得實施者為限。

第五條

①特約醫院、診所應與其他特約醫院、診所建立雙向轉診作業機制。
②特約醫院、診所應設置適當之設施及人員，為需要轉診之保險對

象，提供適當就醫安排，並保留一定優先名額予轉診之病人。

第六條

①特約醫院、診所對符合需要轉診之保險對象，應開立轉診單；並得於開立前，先洽接受轉診之特約醫院、診所提供就醫日期、診療科別及掛號等之就醫安排。

②前項轉診單有效期間，自開立之日起算，至多九十日。

③保險對象接受轉診，以轉診單所載之特約醫院、診所爲限。

④保險對象因不可歸責之因素，無法依轉診單所載就醫日期就醫者，得逕洽接受轉診之特約醫院、診所辦理，另行安排就醫日期。

第七條

①前條之轉診單，其內容應包括下列事項，並經開立之醫師簽章（如附表二）。

一　保險對象基本資料。

二　病歷摘要或處置情形。

三　轉診目的。

四　開立日期及有效期限。

五　建議轉至之特約醫院、診所名稱、地址、電話及診療科別。

②採用電子轉診單者，特約醫院、診所應將電子轉診單傳輸至接受轉診之特約醫院、診所，並視保險對象需要，列印一份送交保險對象，由其交付予接受轉診之特約醫院、診所併入病歷留存。

③第一項之轉診單，特約醫院、診所宜使用保險人建立之電子轉診平台傳送。

第八條

特約醫院、診所對於需轉診之保險對象，應將轉診就醫類別註記於其健保卡，並傳輸至保險人。

第九條

接受轉診之特約醫院、診所，應依全民健康保險醫療辦法規定，查驗保險對象身分及轉診單。

第一〇條 107

①接受轉診之特約醫院、診所，應依醫療法施行細則有關轉診之規定，將保險對象之初步診治處置情形，及後續診治疾病之相關檢查及處置結果，回復原診治之特約醫院、診所。

②保險對象轉診後，接受住院診治者，接受轉診之特約醫院應於其出院後，將出院之病歷摘要，回復原診治之特約醫院、診所。因病情需要，需繼續治療、追蹤治療者，應一併告知。

③前二項規定於特約醫院、診所接受同機構安排轉回繼續診治保險對象之轉診，不適用之。

第一一條

①保險對象具有下列情形之一者，視同轉診，但無需持轉診單：

一　門診、急診手術後之首次回診。

二　前款以外，持轉診單就醫後，因轉診之傷病經醫師認定需繼續門診診療，自轉診就醫之日起一個月內未逾四次之回診。
三　分娩出院後六星期內之首次回診。
四　前款以外，住院出院後一個月內之首次回診。
五　於無特約診所之鄉（鎮、市、區），逕赴該鄉（鎮、市、區）之特約醫院就醫。

②前項第一款到第四款回診，以返回接受轉診之特約醫院、診所就醫為限，並由該接受轉診之特約醫院、診所自行開立證明予保險對象，或依其就醫紀錄逕行認定回診事實，作為視同轉診之依據。

第一二條

特約醫院、診所依本辦法辦理之轉診，對於保險對象應自行負擔之門診醫療費用，應依本法第四十三條第一項至第三項規定計收。

第一三條

非本保險特約醫院、診所開立之轉診單，不適用本辦法之規定。

第一四條

特約醫院、診所依本辦法辦理轉診，有需改善之情事者，保險人應通知限期改善；屆期未改善，應依全民健康保險醫事服務機構特約及管理辦法之規定，予以違約記點。

第一五條

①本辦法自中華民國一百零二年一月一日施行。
②本辦法修正條文，自發布日施行。

全民健康保險醫療服務審查業務委託辦法

民國 101 年 10 月 30 日行政院衛生署令訂定發布全文 19 條；並自 102 年 1 月 1 日施行。

第一條

本辦法依全民健康保險法第六十三條第四項規定訂定之。

第二條

保險人得依醫療給付費用總額部門，就其醫療服務審查業務，分別委託專業機構、團體辦理。

第三條

保險人應與受委託專業機構、團體簽訂委託契約。

第四條

受委託專業機構、團體辦理醫療服務審查業務，涉及公權力行使時，應由保險人爲之。

第五條

醫療服務審查業務委託辦理之項目如下：

一　擔任審查業務醫藥專家（以下稱醫藥專家）之遴聘及管理。
二　對於全民健康保險醫事服務機構（以下稱保險醫事服務機構）辦理本保險醫療服務之審查業務。
三　審查業務品質之管理及提升。
四　保險人指定項目之審查。
五　保險人審查業務所需之專業諮詢。
六　保險醫事服務機構對審查作業之申訴及處理機制之建立。
七　醫療服務審查方法及規範之研擬。
八　審查業務所需之保險醫事服務機構輔導及訪查作業。
九　審查決定之爭議審議、訴願及訴訟案件，其出席、出庭之協助答辯及書面答辯撰擬。

第六條

委託期間、委託費用、各期支付方式及條件，應於委託契約中明定。

第七條

受委託專業機構、團體，應具備下列資格或條件：

一　依人民團體法規定，經中央目的事業主管機關許可設立與醫療業務相關之職業團體或社會團體，或經主管機關許可設立之衛生財團法人。
二　協調整合保險醫事服務機構及相關專業團體之能力。

三　履行委託事項及其品質管控之能力。

第八條

保險人應以公開招標方式，辦理委託事項。

第九條

保險人應公布受委託專業機構、團體名稱、委託事項、經費及期間。

第一〇條

保險人於委託期間，因政策變更，受委託專業機構、團體繼續履行不符公共利益者，得報經主管機關核准，終止部分或全部契約，並補償受委託專業機構、團體所受之損害。但不包括所失利益。

第一一條

受委託專業機構、團體或保險人於委託期間內，因天災或事變等不可抗力或非可歸責之事由，致未能依時履約者，得展延履約期限；不能履約者，得免除契約責任，保險人並得終止契約。

第一二條

受委託專業機構、團體應成立醫療服務審查專責單位，並依保險人所屬分區，組成審查分支單位，履行委託事項。

第一三條

受委託專業機構、團體應擬訂醫藥專家遴聘原則，經保險人核定後，始得遴聘。

第一四條

受委託專業機構、團體應擬訂保險醫事服務機構輔導方案，經保險人核定後，辦理輔導業務。

第一五條

受委託專業機構、團體得依全民健康保險相關法規、醫療服務給付項目及支付標準、藥物給付項目及支付標準，擬訂專業審查基準，經保險人核定後，辦理本辦法之委託事項。

第一六條

①保險人應監督受委託專業機構、團體履行委託事項之品質及效率；其監督項目如下：

一　審核受委託專業機構、團體研擬之醫療服務審查方法及規範。

二　監測及輔導受委託專業機構、團體之審查品質。

三　審查受委託專業機構、團體之履行報告。

②前項監督，得採書面審查、實地審查、會議審查、意見調查或請受委託專業機構、團體進行專案報告等方式爲之。

第一七條

保險人發現受委託專業機構、團體有應改善事項者，得請受委託專業機構、團體提出說明，並通知限期改善；屆期未改善或情節重大者，保險人得終止契約之部分或全部。

第一八條

受委託專業機構、團體履行委託事項有違失或洩漏職務上之機密，致保險人受損害或侵害第三人權益者，應負相關法律之責。

第一九條

本辦法自中華民國一百零二年一月一日施行。

全民健康保險醫療品質資訊公開辦法

①民國 102 年 8 月 7 日衛生福利部令訂定發布全文 10 條；並自發布日施行。
②民國 103 年 10 月 9 日衛生福利部令修正發布第 10 條條文及第 2 條附表一、二；並自發布日施行。
③民國 104 年 10 月 15 日衛生福利部令修正發布第 5 條條文。
④民國 105 年 12 月 15 日衛生福利部令修正發布第 2 條附表一、二。
⑤民國 107 年 9 月 25 日衛生福利部令修正發布第 2 條附表一、二。
⑥民國 109 年 2 月 6 日衛生福利部令修正發布第 2 條附表一、二。
⑦民國 112 年 7 月 12 日衛生福利部令修正發布第 2 條附表一、二。
⑧民國 113 年 5 月 7 日衛生福利部令修正發布第 2 條附表二。

第一條

本辦法依全民健康保險法（以下稱本法）第七十四條第二項規定訂定之。

第二條

①保險人應定期公開與全民健康保險（以下稱本保險）有關之醫療品質資訊如下：

一　依本法第六十七條第三項規定每月應公布之各特約醫院保險病房設置比率。

二　整體性之醫療品質資訊（如附表一）。

三　機構別之醫療品質資訊（如附表二）。

四　其他由保險人擬訂，經主管機關核定有關醫療品質之資訊。

②前項定期公開之資訊，以保險醫事服務機構依法令規定應向保險人登錄或備查、醫療費用申報及第八條所定資料，並經保險人彙整者為限。

第三條

保險醫事服務機構應定期公開與本保險有關之醫療品質資訊如下：

一　依本法第六十七條第二項規定每日應公布之保險病床使用情形。

二　訂有給付上限之自付差額特殊材料品項、廠牌、產品性質（含副作用、禁忌症及應注意事項等）及收費標準等相關資訊。

三　其他由保險人擬訂，經主管機關核定有關醫療品質之資訊。

第四條

保險人為增訂或修正前二條所定項目，得邀請保險醫事服務提供者、專家學者及被保險人代表，就資訊公開之目的、成本效益、可行性及實證醫學進行評選或檢討。

第五條

①依本辦法公開之醫療品質資訊，除法令另有規定外，保險人、醫學中心及區域醫院應採電信網路傳送供公眾線上查詢為主要公開途徑；其他保險醫事服務機構得選擇下列適當方式之一為之：

一　利用電信網路傳送或其他方式供公眾線上查詢。

二　張貼於保險醫事服務機構內明顯易見處。

三　舉行記者會或說明會。

四　其他足以使公眾得知之方式。

②前項第三款說明會得結合網際網路參與方式進行。

第六條

依本辦法公開之醫療品質資訊，應使民眾易於瞭解及避免爭議，並得請相關團體或人員對有關資訊之資料來源、定義、意義及使用限制作說明。

第七條

依本辦法公開之醫療品質資訊，得依公開項目之性質及資訊彙整所需之時程，採日、月、季、半年或年公開及更新。

第八條

保險人為辦理本辦法醫療品質資訊公開作業，得向附表一及附表二所列各醫療給付費用總額部門之代表團體或相關醫學會，要求提供資料。

第九條

依本辦法公開全民健康保險醫療品質資訊時，應依個人資料保護法及其相關法令之規定辦理。

第一〇條

①本辦法自發布日施行。

②本辦法修正條文，自發布日施行。

全民健康保險醫療費用申報與核付及醫療服務審查辦法

①民國 84 年 1 月 23 日行政院衛生署令訂定發布全文 12 條。
②民國 89 年 12 月 29 日行政院衛生署令修正發布全文 32 條；並自發布日起實施。
③民國 90 年 2 月 23 日行政院衛生署令修正發布第 4 條附表一之四、一之六、二之三、二之五、三之三、三之五。
④民國 91 年 3 月 22 日行政院衛生署令修正發布全文 34 條；並自發布日施行。
⑤民國 95 年 2 月 9 日行政院衛生署令修正發布第 7、10、10-1、28 條條文；並增訂第 10-3 條條文。
⑥民國 96 年 6 月 26 日行政院衛生署令修正發布第 6、7、10 條條文及第 16 條附表二。
⑦民國 98 年 11 月 30 日行政院衛生署令修正發布第 14 ～ 16 條條文；並增訂第 15-1 條條文。
⑧民國 100 年 1 月 13 日行政院衛生署令修正發布第 6 條條文。
⑨民國 100 年 12 月 16 日行政院衛生署令修正發布第 16 條附表二。
⑩民國 101 年 12 月 24 日行政院衛生署令修正發布名稱及全文 34 條；並自 102 年 1 月 1 日施行（原名稱：全民健康保險醫事服務機構醫療服務審查辦法）。
⑪民國 103 年 12 月 22 日衛生福利部令修正發布第 3、34 條條文；增訂第 33-1 條條文；並自發布日施行。
⑫民國 107 年 3 月 14 日衛生福利部令修正發布第 5、10、12、13、22 條條文及第 22 條附表二。

第一章　總　則

第一條

本辦法依全民健康保險法（以下稱本法）第六十三條第三項規定訂定之。

第二條

①本辦法所定醫療費用申報及核付，包括醫療費用申報、暫付、抽查、核付、申復等程序及時程。
②本辦法所定醫療服務審查，包括程序審查、專業審查、事前審查、實地審查及檔案分析。

第二章　醫療費用申報及核付

第三條

①保險醫事服務機構向保險人申報醫療費用，應檢具完整之醫療費用申報表單。
②前項表單不完整或填報有錯誤者，保險人應敘明理由通知更正，

更正完成，即予受理，並依規定之時程採電子資料申報。
③醫療服務審查所需之病歷或診療相關證明文件，保險醫事服務機構應於保險人通知後提供，其提供複製本或電子資料送審者，應與正本相符。

第四條

保險醫事服務機構當月份之醫療服務案件費用申報，應於次月二十日前為之。採電子資料申報者，得分一日至十五日及十六日至月底兩段為之。採網路或電磁紀錄申報者，並應於次月五日及二十日前，檢送醫療費用申報表單。

第五條 107

①保險醫事服務機構所申報之醫療費用，未有全民健康保險醫事服務機構特約及管理辦法規定應扣減醫療費用十倍金額、停止特約、或終止特約者，自保險人受理申報醫療費用案件、申復案件之日起逾二年時，保險人不得追扣。
②對於醫療服務給付項目及支付標準、藥物給付項目及支付標準有明確規範，於保險人受理申報案件二年內，經檔案分析發現違規者，保險人得輔導並追扣其費用，其經審查核減之同一部分，不得重複核扣。

第六條

①保險醫事服務機構依第四條規定申報醫療費用，且無第三條第二項所列情事者，保險人應依下列規定辦理暫付事宜：
一 未有核付紀錄或核付紀錄未滿三個月者，暫付八成五。
二 核付紀錄滿三個月以上者，以最近三個月核減率之平均值為計算基準，其暫付成數如附表一。
三 每點暫付金額以一元計算，計算至百元，百元以下不計。屬各醫療給付費用總額部門（以下稱總額部門）之保險醫事服務機構，每點暫付金額，以最近三個月預估點值計算，計算至百元，百元以下不計，但每點暫付金額仍以不高於一元為限。
四 保險醫事服務機構當月份申報之醫療費用，經保險人審查後，其核定金額低於暫付金額時，保險人應於應撥付醫療費用中抵扣，如不足抵扣，應予以追償。

②前項第三款屬各總額部門醫療費用每點暫付金額，保險人得另與各總額部門審查業務受委託專業機構、團體或各總額相關團體，共同擬訂每點暫付金額訂定原則，並依本法第六十一條第四項規定研商後，由保險人報請主管機關核定後公告。
③藥局、醫事檢驗所、醫事放射所、物理治療所及職能治療所等接受處方機構所適用之每點暫付金額，比照西醫基層總額部門計算。

第七條

①保險醫事服務機構已依第四條規定期限申報者，保險人應於收到

申報文件之日起，依下列期限暫付：
一　電子資料申報者：十五日內。
二　書面申報者：三十日內。
②採電子資料網路申報者，以保險人收到傳送醫療費用申報表單之日期爲暫付期限起算日期。但書面醫療費用申報表單送達保險人之日期較電子傳送日逾五日者（不含例假日），以書面醫療費用申報表單送達之日算起。

第八條

①保險醫事服務機構依第四條規定申報醫療費用，且有第三條第二項情形須更正者，保險人應於下列期限內，通知保險醫事服務機構：
一　電子資料申報受理日起十日內。
二　書面申報受理日起二十日內。
②自保險人通知日起，保險醫事服務機構於十日內補正者，保險人依第六條及第七條規定辦理暫付事宜，其暫付期限之計算以補正資料送達日起算。

第九條

①保險醫事服務機構未依第四條規定期限申報者，申報當月不予暫付，如無正當理由，並列爲異常案件審查。
②延遲申報超過三十日者，保險人之核付期限，得不受第十條第一項之限制。

第一〇條 107

①保險醫事服務機構送核、申復、補報之醫療費用案件，保險人應於受理申請文件之日起六十日內核定，屆期未能核定者，應先行全額暫付。
②前項醫療費用之核定、爭議及行政爭訟案件，每點核定金額之計算依下列規定辦理：
一　以最近一季結算每點支付金額計算，或依受理當月之浮動及非浮動預估點值分別計算。
二　受理當月之預估點值尙未產出時，則以最近三個月浮動及非浮動預估點值之平均值計算。
三　保險人得另與各總額部門審查業務受託專業機構、團體或各總額相關團體，共同擬訂每點核定金額訂定原則，並依本法第六十一條第四項規定研商後，由保險人報請主管機關核定後公告。
③藥局、醫事檢驗所、醫事放射所、物理治療所及職能治療所等接受處方機構所適用之每點核定金額，比照西醫基層總額部門計算。
④非屬各總額部門之保險醫事服務機構，每點核定金額，以一元計算；若總核定點數超過全民健康保險會協定當年度該項服務之預算時，依本法第六十二條第三項辦理。

第一一條

①保險醫事服務機構申報醫療費用，有第三條第二項情事須補件更正者，其六十日核付期限，自資料補正送達日起算。
②保險人依第三條第三項規定，通知保險醫事服務機構檢送病歷或診療證明文件等資料，保險醫事服務機構應於接獲通知日起七日內（不含例假日）完成；逾七日完成者，依其補件送達日起六十日內辦理核付；逾六十日未完成者，保險人得逕行辦理醫療費用點數核定，並予以核付。

第一二條 107

①保險醫事服務機構申報之醫療費用點數按季結算，其每點支付金額以當季結束後第三個月月底前核定之當季及前未核定季別之醫療費用點數計算爲原則，但得考量核付進度調整結算日期。每點支付金額應於結算後一個月內完成確認。
②結算時，結算金額如低於核定金額，保險人應於應撥付保險醫事服務機構之醫療費用中抵扣，如不足抵扣，應予以追償，但保險醫事服務機構有特殊困難者，得向保險人申請分期攤還；結算金額高於核定金額時，保險人應予補付。

第一三條 107

保險醫事服務機構如有停止特約、終止特約之情事時，保險人得自該保險醫事服務機構送核未結算之金額保留一成款項，俟每點支付金額確認後，辦理結清。

第一四條

本辦法第六條及第十條所稱預估點値，依下列原則辦理：

一　點數：依受理當月送核及補報之申請點數計算，加計預估核減率。
二　跨區就醫比例：一至六月以前一年上半年跨區就醫比例估算，七至十二月以前一年下半年跨區就醫比例估算。

第一五條

保險醫事服務機構發生下列情形之一者，保險人得對其最近申報月份之費用，停止暫付：

一　經保險人通知應提供之病歷或診療相關證明文件，自文到日起十四日內（不含例假日）未完整提供者。
二　已暫付之門診醫療費用申報資料塡寫不完整或錯誤之件數達該月份案件百分之三者。
三　已暫付之住院醫療費用申報資料塡寫不完整或錯誤之件數達該月份案件百分之十者。

第一六條

保險醫事服務機構有下列各款情形之一者，保險人應於應扣減及應核扣金額之範圍內，停止醫療費用之暫付及核付：

一　停止特約或終止特約者。
二　虛報、浮報醫療費用，案經檢察官提起公訴者。
三　特約醫院、診所，涉有容留未具醫師資格之人員爲保險對象診療、處方；特約藥局，涉有容留未具藥事人員資格之人員為保險對象調劑藥品；特約醫事檢驗或放射所，涉有容留未具醫事檢驗或醫事放射人員資格之人員為保險對象檢驗或施行放射業務；特約物理或職能治療所，涉有容留未具物理或職能治療人員資格之人員為保險對象提供物理或職能服務。經保險人訪查事證明確或移檢調單位偵辦中者。

第一七條

保險醫事服務機構因涉有虛報、浮報醫療費用，經保險人訪查事證明確或檢調單位偵（調）查中者，保險人得斟酌涉嫌虛、浮報之額度，核定暫付及核付成數與其執行期間。

第三章　程序審查及專業審查

第一八條

①保險人應就保險醫事服務機構申報之醫療費用案件，依下列項目進行程序審查：

一　保險對象資格。

二　保險給付範圍。

三　醫療服務給付項目及支付標準、藥物給付項目及支付標準正確性之核對。

四　申報資料填載之完整性及正確性。

五　檢附資料之齊全性。

六　論病例計酬案件之基本診療項目。

七　事前審查項目。

八　其他醫療費用申報程序審查事項。

②保險醫事服務機構申報之醫療費用案件，經前項審查發現有違反本法相關規定者，應不予支付該項費用，並註明不予支付內容及理由。

第一九條

保險醫事服務機構申報非屬於住院診斷關聯群（以下稱診斷關聯群）之案件，經審查有下列情形之一者，應不予支付不當部分之費用，並載明理由：

一　治療與病情診斷不符。

二　非必要之連續就診。

三　治療材料之使用與病情不符。

四　治療內容與申報項目或其規定不符。

五　非必要之檢查或檢驗。

六　非必要之住院或住院日數不適當。

七　病歷記載不完整，致無法支持其診斷與治療內容。

八　病歷記載內容經二位審查醫藥專家認定字跡難以辨識。

九　用藥種類與病情不符或有重複。

十　用藥份量與病情不符。

十一　未依臨床常規逕用非第一線藥物。

十二　用藥品項產生之交互作用不符臨床常規。

十三　以論病例計酬案件申報，不符合保險給付規定。
十四　以論病例計酬案件申報，其醫療品質不符專業認定。
十五　論病例計酬案件之診療項目，移轉至他次門、住診施行。
十六　論病例計酬案件不符出院條件，而令其出院。
十七　其他違反相關法令或醫療品質不符專業認定。

第二〇條

①保險醫事服務機構申報屬於診斷關聯群之案件，經專業審查有下列情形之一者，應不予支付，並載明理由：
一　非必要住院。
二　非必要之主手術或處置。
三　主手術或處置之醫療品質不符專業認定。
四　病情不穩定，令其出院。
五　病情與主診斷碼不符，次診斷碼亦無法認定得列爲主診斷碼。

②前項申報案件，有下列情形之一者，得以適當之診斷關聯群碼核付：
一　主診斷碼不適當，但次診斷碼經認定可列爲主診斷碼。
二　次診斷碼、處置碼不適當。

第二一條

保險醫事服務機構申報屬於診斷關聯群之案件，其醫療費用高於上限臨界點或低於下限臨界點者，或經審查不適用診斷關聯群之案件，依第十九條規定辦理。

第二二條 107

①保險醫事服務機構申報之醫療費用案件，保險人得採抽樣方式進行審查。

②前項抽樣方式得採用隨機或立意抽樣，隨機抽樣以等比例回推，立意抽樣則不回推。

③隨機抽樣回推方式得設定回推倍數上限值，由保險人與各總額部門審查業務受委託專業機構、團體或各總額相關團體共同擬訂，並依本法第六十一條第四項規定研商後，由保險人報請主管機關核定後公告。

④保險人得就保險醫事服務機構申報醫療費用案件進行分析，依分析結果，得免除、增減抽樣審查或全審。

⑤保險人得與保險醫事服務機構協商，以一定期間抽取若干月份之審查結果，做爲該期間其他月份核減或補付作業之計算基礎。

⑥隨機抽樣方式及核減、補付點數回推計算方式如附表二。

第二三條

①專業審查由具臨床或相關經驗之醫藥專家依本辦法及相關法令規定辦理，並基於醫學原理、病情需要、治療緩急、醫療能力及服務行爲進行之。

②前項專業審查，如有醫療適當性或品質等疑義，得會同相關專長之其他醫藥專家召開會議審查。

第二四條

辦理審查業務，審查醫藥專家應持客觀、公正態度，並遵守下列事項：

一　不得洩漏因審查所知悉或持有之內容。

二　不得將各類審查案件攜出審查場所。

三　對審查其本人或配偶所服務之保險醫事服務機構及其三親等內血親、姻親所設立之保險醫事服務機構醫療服務案件時，應予迴避。

四　未經保險人同意，不得以審查醫藥專家之名義參加保險人以外團體所舉辦之活動。

第四章　事前審查

第二五條

①保險人應依本保險醫療服務給付項目及支付標準、藥物給付項目及支付標準辦理事前審查。

②前項事前審查，保險人應於受理保險醫事服務機構送達申報文件起二週內完成核定，逾期未核定者，視為同意。但資料不全經保險人通知補件者，不在此限。

③應事前審查項目，除情況緊急，保險醫事服務機構未經保險人核定即施行時，保險人得不予支付費用。

第五章　實地審查

第二六條

保險人為增進審查效能，輔導保險醫事服務機構提升醫療服務品質，得派員至特定保險醫事服務機構就其醫療服務之人力設施、治療中之醫療服務或已申報醫療費用項目之服務內容，進行實地審查，並得邀請相關醫事團體代表陪同。

第二七條

保險人依前條規定赴特定之保險醫事服務機構進行實地審查，應先函知，並洽各該機構派員陪同。

第二八條

保險人於實地審查結束後，應將審查結果製成審查紀錄，並通知保險醫事服務機構。

第二九條

保險醫事服務機構經實地審查發現有提供醫療服務不當或違規者，保險人應輔導其改善，並依相關規定加強審查、核減費用、依檔案分析不予支付或視需要移送查核。

第六章　檔案分析

第三〇條

保險人得就保險醫事服務機構醫療費用申報資料，依醫事服務機構別、科別、醫師別、保險對象別、案件分類、疾病別或病例別等，分級分類進行該類案件之醫療資源耗用、就醫型態、用藥型態及治療型態等之檔案分析，並得依分析結果，予輔導改善，經輔導一定期間未改善者，保險人得採立意抽樣審查、加重審查或全審，必要時得移送查核。

第三一條

①保險醫事服務機構醫療費用申報資料，經保險人檔案分析審查，符合不予支付指標者，保險人應依該指標處理方式不予支付。

②前項不予支付指標及處理方式，由保險人與保險醫事服務機構代表共同擬訂，報請主管機關核定後公告。

第七章　附　則

第三二條

①保險醫事服務機構對醫療服務案件審查結果有異議時，得於保險人通知到達日起六十日內，列舉理由或備齊相關文件向保險人申復。

②保險人應於受理申復文件之日起六十日內核定，其核定日期之計算，需要保險醫事服務機構提供個案病歷或診療相關證明文件者，以保險醫事服務機構將相關資料送達保險人之日起算。

第三三條

①前條申復案件不得交由原審查醫藥專家複審，必要時得會同原審查醫藥專家說明。保險人不得再就同一案件追扣其費用。

②保險醫事服務機構對申復結果仍有異議者，得依全民健康保險爭議事項審議辦法規定，向全民健康保險爭議審議會申請審議。

第三三條之一

①保險人經徵得保險醫事服務機構同意後，得以電子文件送達本辦法所定之抽查、通知、核定及公告等文件。

②前項送達時間，以保險醫事服務機構於本保險資訊網服務系統點閱之時間為準。

第三四條

①本辦法自中華民國一百零二年一月一日施行。

②本辦法修正條文，自發布日施行。

全民健康保險醫療服務給付項目及支付標準共同擬訂辦法

①民國 101 年 11 月 1 日行政院衛生署令訂定發布全文 12 條；並自 102 年 1 月 1 日施行。

②民國 108 年 2 月 25 日衛生福利部令修正發布第 6、12 條條文；並自發布日施行。

第一條

本辦法依全民健康保險法（以下稱本法）第四十一條第四項規定訂定之。

第二條

保險人爲辦理醫療服務給付項目及支付標準之擬訂事項，應至少每六個月召開一次全民健康保險醫療服務給付項目及支付標準共同擬訂會議（以下稱本會議），並於必要時召開臨時會。

第三條

本會議召開時，應邀請下列代表參加：

一　主管機關代表一人。

二　專家學者二人。

三　被保險人代表二人。

四　雇主代表二人。

五　保險醫事服務提供者代表三十一人。

第四條

本會議主席，由保險人指派高階主管人員一人擔任。

第五條

第三條保險醫事服務提供者代表之名額分配如下：

一　醫療給付費用總額部門（以下稱各總額部門）推派代表，其名額如下：

㈠醫院總額推派十二人。

㈡西醫基層總額推派六人。

㈢牙醫門診總額推派一人。

㈣中醫門診總額推派一人。

二　下列醫事團體之代表各一人：

㈠中華民國醫師公會全國聯合會。

㈡台灣醫院協會。

㈢中華民國牙醫師公會全國聯合會。

㈣中華民國中醫師公會全國聯合會。

㈤中華民國護理師護士公會全國聯合會。

㈥中華民國藥師公會全國聯合會。

㈦中華民國物理治療師公會全國聯合會。
㈧中華民國醫事檢驗師公會全國聯合會。
㈨中華民國助產師助產士公會全國聯合會。
㈩中華民國醫事放射師公會全國聯合會。
(十一)其他醫事服務機構。

第六條 108

第三條及前條代表，應依下列方式產生：

一 主管機關代表：由該機關指派。
二 專家學者：由保險人遴選。
三 被保險人代表及雇主代表：由保險人洽請全民健康保險會自該會委員中推派各一人，其餘由保險人遴選。
四 保險醫事服務提供者之各總額部門代表：由保險人洽請審查業務受委託專業機構、團體推派；無受委託專業機構、團體時，依下列規定辦理：
㈠醫院總額，由台灣醫院協會推派。
㈡西醫基層總額，由中華民國醫師公會全國聯合會推派。
㈢牙醫門診總額，由中華民國牙醫師公會全國聯合會推派。
㈣中醫門診總額，由中華民國中醫師公會全國聯合會推派。
五 保險醫事服務提供者之醫事團體代表：由保險人洽請該專業機構、團體推派。

第七條

①本會議之代表均爲無給職。任期二年，期滿得續任之，代表機關出任者，應隨其本職進退。
②本會議代表由全民健康保險會遴薦推派者，於任期內失去委員身分時，得由該會重行遴選推派。
③代表保險醫事服務提供者出任者，若有變動，應依前條規定重新推派。

第八條

①保險人得就有關本會議之議題，向相關團體或專家諮詢；其提供之意見，得以書面方式，併入本會議提案內說明。
②被諮詢之團體代表或專家，經主席指定者，得列席本會議說明。

第九條

本會議議案未達成共識者，保險人於報主管機關核定時，應一併提出各方代表不同意見、不同方案之優缺點分析及其財務評估等項資料。

第一〇條

①本會議代表於出席首次會議前，應塡具利益揭露聲明書，聲明其本人、配偶或直系親屬業務上之利益，與本會議討論事項有無相涉情事。
②本會議代表違反前項之規定，且情節重大者，經本會議決議後，保險人得予更換；其缺額，由保險人依第六條規定辦理。

第一一條

①保險人於辦理本辦法業務時，應將下列事項對外公開：
　一　利益揭露聲明書。
　二　會議議程。
　三　會議內容實錄。
②前項第二款事項，應於開會七日前對外公開，並送交本會議代表。

第一二條 108
①本辦法自中華民國一百零二年一月一日施行。
②本辦法修正條文，自發布日施行。

全民健康保險藥物給付項目及支付標準共同擬訂辦法

①民國101年11月1日行政院衛生署令訂定發布全文12條；並自102年1月1日施行。
②民國103年9月10日衛生福利部令修正發布第4、12條條文；並自發布日施行。
③民國108年5月9日衛生福利部令修正發布第4條條文。

第一條

本辦法依全民健康保險法（以下稱本法）第四十一條第四項規定訂定之。

第二條

保險人爲辦理藥物給付項目及支付標準之擬訂事項，應至少每二個月召開一次全民健康保險藥物給付項目及支付標準共同擬訂會議（以下稱本會議），並於必要時召開臨時會。

第三條

①保險人辦理下列事項之擬訂，應於本會議先行討論：
一　全民健康保險藥物收載原則。
二　全民健康保險藥物支付標準訂定原則。
三　全民健康保險新藥及新功能類別特材給付項目。
四　全民健康保險新藥及新功能類別特材支付標準。
五　其他與全民健康保險藥物給付項目及支付標準之有關事項。
②保險人辦理下列事項之結果，應於本會議提出報告：
一　全民健康保險藥物給付項目與支付標準新品項藥品及既有功能類別特材之初核情形。
二　其他有關全民健康保險已給付藥物支付標準異動之初核情形。

第四條 108

①本會議召開時，應邀下列代表出席：
一　主管機關及其所屬藥物管理機關代表各一人。
二　專家學者九人，其中具專科醫學背景者至少四人。
三　被保險人代表三人。
四　雇主代表三人。
五　保險醫事服務提供者代表人數如下：
　㈠中華民國醫師公會全國聯合會、中華民國中醫師公會全國聯合會、中華民國牙醫師公會全國聯合會、中華民國藥師公會全國聯合會，各一人。
　㈡台灣醫院協會一人。
　㈢醫學中心、區域醫院、社區醫院、基層診所，各二人。

②前項代表應依下列方式產生：
一　機關代表：由該機關指派。
二　專家學者：由保險人遴選。
三　被保險人及雇主代表：由保險人洽請相關團體推薦後遴選之。
四　保險醫事服務提供者代表：由相關團體推派。
③保險人得洽請相關團體，分別推派藥物提供者代表三人、病友團體代表二人，列席本會議；列席人員無表決權。

第五條

本會議主席，由保險人指派高階主管或就專家學者代表指定一人擔任。

第六條

①本會議代表均爲無給職。任期二年，期滿得續任之，代表機關、團體出任者，應隨其本職進退。
②本會議代表違反本辦法之規定，且情節重大者，經本會議決議，保險人得予更換；其缺額，由保險人依第四條規定辦理。

第七條

本會議於討論特定藥物是否納入給付或給付變更時，依本法第四十一條第二項規定，得邀請該藥物提供者與相關之專家、病友團體代表列席表示意見。

第八條

本會議之議案，未達成共識者，保險人於報主管機關核定時，應一併提出各方代表不同意見、不同方案之優缺點分析及其財務評估等項資料。

第九條

本會議代表於首次會議前，應塡具利益揭露聲明書，聲明其本人、配偶或直系親屬業務上之利益，與本會議討論事項有無相涉情事。

第一〇條

本會議之代表有下列情事之一者，應自行迴避相關議案之討論，並於當次會議召開前，塡具個案迴避聲明書提交保險人：
一　行政程序法第三十二條所定各款情事之一。
二　前款以外之程序外接觸且自認對議案討論足生影響。
三　前二款以外之其他特殊事由且自認對議案討論足生影響。

第一一條

①保險人於辦理本辦法業務時，應將下列事項對外公開：
一　利益揭露聲明書。
二　會議議程及併附之醫療科技評估報告。
三　會議內容實錄。
②前項第二款事項應於開會七日前對外公開，並送交本會議代表。

第一二條

①本辦法自中華民國一百零二年一月一日施行。
②本辦法修正條文，自發布日施行。

全民健康保險藥物給付項目及支付標準

①民國 88 年 3 月 30 日行政院衛生署公告訂定發布全文 3 點。
②民國 98 年 9 月 22 日行政院衛生署令修正發布全文 5 點；並自即日生效。
③民國 99 年 7 月 5 日行政院衛生署令修正發布第 3 點。
④民國 99 年 9 月 24 日行政院衛生署令修正發布第 5 點之全民健康保險藥品支付價格暨品項表；並自即日生效。
⑤民國 100 年 3 月 31 日行政院衛生署令修正發布第 5 點之全民健康保險藥品支付價格暨品項表；並自即日生效。
⑥民國 101 年 2 月 10 日行政院衛生署令修正發布第 1、3、4 點。
⑦民國 101 年 6 月 4 日行政院衛生署令修正發布第 5 點之全民健康保險藥品支付價格暨品項表；並自 101 年 1 月 1 日施行。
⑧民國 101 年 12 月 28 日行政院衛生署令修正發布名稱及全文 85 條；並自 102 年 1 月 1 日施行（原名稱：全民健康保險藥價基準）。
⑨民國 102 年 8 月 29 日衛生福利部令修正發布第 18、20、21、33、85 條條文；增訂第 17-1、33-1、52-1 ～ 52-3、53-1 條條文；並自發布日施行。
⑩民國 103 年 4 月 14 日衛生福利部令修正發布第 79 條附件二～第 84 條附件七；並自 103 年 1 月 1 日施行。
⑪民國 103 年 6 月 17 日衛生福利部令修正發布第 4、11、17-1、19、21、22、33 條條文；並增訂第 12-1、33-2 條條文。
⑫民國 103 年 9 月 25 日衛生福利部令修正發布第 4、22 ～ 25、33 ～ 33-2、69、75 條條文；並增訂第 53-2 條條文。
⑬民國 103 年 12 月 5 日衛生福利部令修正發布第 4、52-2、52-3 條條文。
⑭民國 104 年 4 月 23 日衛生福利部令修正發布第 85 條條文及第 79 條附件二、第 80 條附件三、第 81 條附件四、第 82 條附件五、第 83 條附件六、第 84 條附件七；除第 79 條附件二～第 84 條附件七之施日期由主管機關另定者外，自發布日施行。
民國 104 年 4 月 23 日衛生福利部令第 79 條附件二～第 84 條附件七，定自 104 年 1 月 1 日生效。
⑮民國 104 年 7 月 3 日衛生福利部令修正發布第 4、26、33、33-1 條條文；並增訂第 12-2、61-1 ～61-4 條條文及第三編第三章之一章名。
⑯民國 105 年 3 月 10 日衛生福利部令修正發布第 12、14、22、25、33、35、36、50、52-2 條條文；增訂第 6-1、32-1、33-1 條條文；並刪除第 23、24 條條文。
⑰民國 105 年 4 月 22 日衛生福利部令修正發布第 79 條附件二、第 80 條附件三、第 81 條附件四、第 82 條附件五、第 83 條附件六、第 84 條附件七；並自 105 年 1 月 1 日生效。
⑱民國 105 年 7 月 21 日衛生福利部令修正發布第 41 ～ 44、46 條條文；並增訂第 35-1、35-2 條條文。
⑲民國 105 年 12 月 6 日衛生福利部令修正發布第 17-1 條條文。
⑳民國 106 年 2 月 14 日衛生福利部令修正發布第 4、17、22、33、34、35 條條文。
㉑民國 106 年 5 月 10 日衛生福利部令修正發布第 79 條附件二、第

80 條附件三、第 81 條附件四、第 82 條附件五、第 83 條附件六、第 84 條附件七；並自 106 年 1 月 1 日生效。
㉒民國 107 年 5 月 24 日衛生福利部令修正發布第 79 條附件二、第 80 條附件三、第 81 條附件四、第 82 條附件五、第 83 條附件六、第 84 條附件七；並自 107 年 1 月 1 日生效。
㉓民國 107 年 6 月 12 日衛生福利部令修正發布第 6、6-1、15、22、32-1、39、53-2 條條文。
㉔民國 107 年 9 月 19 日衛生福利部令修正發布第 41 ～ 44、46 條條文及第二編第三章章名；增訂第 44-1、44-2 條條文；並刪除第 45 條條文。
㉕民國 108 年 5 月 29 日衛生福利部令修正發布第 79 條附件二、第 80 條附件三、第 81 條附件四、第 82 條附件五、第 83 條附件六、第 84 條附件七；並自 108 年 1 月 1 日生效。
㉖民國 108 年 8 月 1 日衛生福利部令修正發布第 52-2 條條文。
㉗民國 109 年 1 月 2 日衛生福利部令修正發布第 61-2 條條文。
㉘民國 109 年 1 月 30 日衛生福利部令增訂發布第 52-4 條條文。
㉙民國 109 年 5 月 25 日衛生福利部令修正發布第 79 條附件二、第 80 條附件三、第 81 條附件四、第 82 條附件五、第 83 條附件六、第 84 條附件七；並自 109 年 1 月 1 日生效。
㉚民國 109 年 6 月 8 日衛生福利部令修正發布第 4、11、62 ～ 66 條條文及第四編編名。
㉛民國 110 年 7 月 30 日衛生福利部令修正發布第 79 條附件二、第 80 條附件三、第 81 條附件四、第 82 條附件五、第 83 條附件六、第 84 條附件七；並自 110 年 1 月 1 日生效。
㉜民國 110 年 8 月 13 日衛生福利部令修正發布第 4 條條文。
㉝民國 111 年 1 月 22 日衛生福利部令修正發布第 51、52-2、53-2 條條文。
㉞民國 111 年 6 月 21 日衛生福利部令修正發布第 79 條附件二、第 80 條附件三、第 81 條附件四、第 82 條附件五、第 83 條附件六、第 84 條附件七；並自 111 年 1 月 1 日生效。
㉟民國 111 年 10 月 6 日衛生福利部令修正發布第 65、66 條條文及第 63 條附件一。
㊱民國 111 年 12 月 23 日衛生福利部令修正發布第 33、44-1 條條文。
㊲民國 112 年 8 月 23 日衛生福利部令修正發布第 79 條附件二、第 80 條附件三、第 81 條附件四、第 82 條附件五、第 83 條附件六、第 84 條附件七；並自 112 年 1 月 1 日生效。

第一編　總　則

第一條

全民健康保險藥物給付項目及支付標準（以下稱本標準）係依據全民健康保險法（以下稱本法）第四十一條第二項訂定。原則上，每年檢討一次。

第二條

全民健康保險支付及給付之藥物，以記載於本標準者爲限。

第三條

①本標準所列特殊材料項目係指於相關診療項目收費外，可向保險人另行申報之項目。
②本標準未列項目之支付價格已包含於全民健康保險醫療服務給付項目及支付標準相關手術材料費、處置費、麻醉費或檢查費項目支付點數內，不另支付。

第四條

①本標準未收載之品項，由藥物許可證之持有廠商或保險醫事服務機構，檢具本保險藥物納入給付建議書，向保險人建議收載。新藥及新功能類別特殊材料品項者，其建議書應含財務衝擊分析資料，經保險人同意後，始得納入支付品項。前述未收載品項，保險人應依本標準之收載及支付價格訂定原則，並經全民健康保險藥物給付項目及支付標準共同擬訂會議（以下稱藥物擬訂會議）擬訂後，暫予收載。
②前項屬本標準附件三所列不分廠牌別編列代碼之特殊材料者，藥物許可證之持有廠商或保險醫事服務機構無須向保險人建議收載；保險醫事服務機構按其所提供之特殊材料類別，不分廠牌，依本標準所列代碼申報費用。
③未符合國際醫藥品稽查協約組織藥品優良製造規範（以下稱PIC/SGMP）之藥品，不得建議收載。
④中藥藥品項目收載及異動，由符合第十一條第一項第三款藥品許可證之持有廠商或保險醫事服務機構，向保險人提出建議收載，經藥物擬訂會議擬訂後，由保險人暫予收載；異動時亦同。
⑤依第三十三條之二以同分組藥品之支付價格核價者，得不經藥物擬訂會議，由保險人暫予收載。
⑥藥品取得主管機關核發之查驗登記技術與行政資料審核通過核准函者，可先行向保險人建議收載。
⑦未領有藥物許可證且屬特殊藥品、罕見疾病藥物或屬國內短缺藥物，經主管機關核准專案進口或專案製造之藥物，可向保險人建議收載。
⑧保險人每年將暫予收載結果，報請主管機關公告收載於本標準中。

第五條

經保險人暫予收載或調整支付價格之品項，或增修之給付規定，於主管機關公告收載或修正前，暫依保險人收載或調整結果支付。

第六條

有關保險人暫予收載之生效日期如下：

一　新建議收載之品項或增修之藥物給付規定：當月十五日前（含）同意者，於次月一日生效；當月十五日後同意者，於次次月一日生效。

二　已收載品項調整支付價格者：

㈠依同意日起算，次次一季一日生效；惟屬配合本法第四十六條及本標準第三編第三章、第五編之藥物支付價格調整者，其時間不在此限。

㈡個案特別處理案件，自通知新藥物價格至新藥物價格實施生效，給予一個月緩衝期。

三　經主管機關核定專案生效，或短缺藥物且具醫療急迫性者，得不受前二款限制。

第六條之一

①本標準收載之藥物，其藥物許可證逾期或經主管機關註銷、廢止者，自保險人通知日之次次月一日起取消給付。但有下列情形之一者，依下列原則辦理：

一　有特殊醫療急迫性或無替代品者，經廠商檢附主管機關核定之文件後，延長給付日期至該品項最後一批之有效期限截止日之前一季第一個月一日。

二　許可證逾期之藥物，經廠商檢具許可證效期申請展延中、變更或涉及藥事法尚未辦理完成之文件者，自原訂取消給付日起延長給付六個月，必要時得再延長。

三　註銷或廢止原因如與藥物之安全或療效有關者，自主管機關公告註銷或廢止日起取消給付。

②本標準收載之藥物，屬國內短缺藥物而專案進口或專案製造者，如逾給付期限仍有剩餘，且有替代品項，得依下列原則辦理：

一　該品項支付價格或點數小於等於其他已收載同成分劑型藥品、同功能或類似功能類別特殊材料者，得延長給付日期至該品項最後一批之有效期限截止日之前一季第一個月一日。

二　該品項支付價格或點數大於其他已收載同成分劑型藥品、同功能或類似功能類別特殊材料者，提藥物擬訂會議討論。

第七條

每一特殊材料品項每半年申復以一次為限，申復案件自保險人回復函文到之日起六個月內，同品項不得再提申復。

第八條

特材管理費用按實際核付特材費用之百分之五支付，惟最高上限不得超過一千五百點，如係整組使用者，應以整組計價後加計。

第九條

特材管理費用包括特材耗損、包裝、高壓滅菌、倉儲、管理等費用。

第一〇條

義肢項目支付價格包括人員、設備、材料、裝置、管理及行政作業成本等費用，不得另行加計特材管理費用。

第二編　藥　品

第一章　健保藥品收載原則

第一一條

①可建議納入全民健康保險給付之藥品如下：

一　主管機關核准通過查驗登記並取得藥品許可證之藥品，且其許可證類別為下列之一者：

㈠限由醫師使用。

㈡須由醫師處方使用。

㈢由醫師或檢驗師使用。

㈣限由牙醫師使用。

㈤限由麻醉醫師使用。

㈥限由眼科醫師使用。

㈦限由醫師及牙醫師使用。

二　醫師指示用藥依法不在全民健康保險給付範圍，原前公、勞保核准使用之指示用藥，經醫師處方暫予支付。但保險人應逐步檢討並縮小該類品項之給付範圍。

三　中藥藥品：

㈠依中藥新藥查驗登記須知之規定，依「藥品優良臨床試驗規範（GCP）」進行臨床試驗，且通過新藥查驗登記（NDA）各項審查作業，取得主管機關核發藥品許可證之新藥。

㈡主管機關核准經由藥品優良製造規範（GMP）中藥廠製造之「調劑專用」及「須由醫師（中醫師）處方使用」之濃縮中藥為限，但屬調劑或調配專用之非濃縮中藥，經藥物擬訂會議同意者，不在此限。

②前項中藥藥品支付應依據全民健康保險醫療服務給付項目及支付標準規定辦理。

第一二條

①全民健康保險不予給付之藥品如下：

一　主管機關核准屬避孕用藥、生髮劑、黑斑漂白劑、戒菸用貼片、洗髮精等非屬醫療所必需者。

二　預防接種所用之疫苗。

三　經保險人認定，非屬醫療所必需或缺乏經濟效益者。

四　不符藥品許可證所載適應症及本標準藥品給付規定者。惟特殊病例得以個案向保險人申請事前審查，並經核准後給付。

五　其他經主管機關公告不給付之藥品。

②對於醫藥團體提出臨床實證於療效上有疑慮之藥品，於保險人接獲相關事證後，經藥物擬訂會議審議，得先暫停給付，自保險人公告日至實施生效，給予三個月緩衝期，俟藥物主管機關確認其無療效上疑慮後之次月，始得恢復給付。

第一二條之一

本標準收載之藥品品項，有替代性品項可供病人使用且符合下列情形之一者，保險人得將該品項不列入健保給付範圍一年：

一　藥商以高於支付價供應予本保險特約醫事服務機構，經通知許可證持有藥商改善，仍未改善者。

二　許可證持有藥商因故不再供應且未於六個月前通報保險人者。有不可抗力因素，致無法供應時，未於該發生日起十日內通報保險人。

第一二條之二

本標準已收載之藥品品項，如連續五年以上無醫令申報量，且有替代性品項可供病人使用者，該品項不列入本標準。但如有特殊情形，藥物許可證之持有廠商或保險醫事服務機構得向保險人提出說明，並提藥物擬訂會議審議。

第一三條

含於全民健康保險醫療服務給付項目及支付標準相關費用不另支付之品項如下：

一　清潔劑、賦型劑、放射線製劑、診斷用藥。

二　其他經全民健康保險醫療服務給付項目及支付標準明列內含於相關費用，不另支付之品項。

第二章　健保藥品支付價格訂定原則

第一四條

①新建議收載全民健康保險藥品之分類如下：

一　新藥：指新建議收載之品項，於本標準收載品項中，屬新成分、新劑型、新給藥途徑及新療效複方者。

㈠第1類新藥：藥品許可證之持有商須提出與現行最佳常用藥品之藥品－藥品直接比較（head-to-head comparison）或臨床試驗文獻間接比較（indirect comparison），顯示臨床療效有明顯改善之突破創新新藥。倘該藥品爲有效治療特定疾病之第一個建議收載新藥，而無現有最佳治療藥品可供比較，則可用該疾病現行標準治療（如：外科手術、支持性療法等）做爲療效比較之對象；前述臨床療效包含減少危險副作用。

㈡第2類新藥：

1. 第2A類：與現行最佳常用藥品比較，顯示臨床價值有中等程度改善（moderate improvement）之新藥。
2. 第2B類：臨床價值相近於已收載核價參考品之新藥。

二　本標準已收載成分、劑型之新品項：

㈠複方及特殊規格藥品

1. 水、醣類及電解質補充調節液。
2. 氨基酸及注射營養劑。
3. 綜合維生素。
4. 綜合感冒藥。
5. 制酸劑。

㈡其他處方藥品

1. 原開發廠藥品：

(1)原開發公司之母廠或子廠所生產之同一成分、劑型及劑量之產品。

(2)具有原開發公司以書面授權在本國委託製造或共同販售，且在授權期間所產、售之同一成分、劑型及劑量之產品。

2.BA/BE學名藥品：實施生體可用率或生體相等性（BA/BE）實驗，並經主管機關認可之藥品。

3.一般學名藥品：其他非屬BA/BE學名藥之學名藥品。

三　生物相似性藥品：經主管機關依生物相似性藥品之相關查驗登記規定核准認定之藥品。

第一五條

原開發廠藥品之認定標準如下：

一　原開發公司係指該藥品之有效成分取得成分專利之公司。

二　同一原開發公司製造之產品，授權在臺由不同公司取得藥品許可證販售者。在臺製造或共同販售之公司，應提供原開發公司載明有效期間之書面授權文件，並須送交我國駐外單位簽證。

三　複方藥品之原開發公司必須爲擁有全部有效成分之專利權或經專利權人授權者。

四　廠商應檢附下列相關文件之一，始得認定爲原開發廠藥品：

㈠該藥品之有效成分具專利之證明文件，以中華民國專利爲優先，若非爲中文版本，則需提供經政府立案之翻譯社所翻譯之中文譯本。

㈡The Merck Index最新版記載該公司爲該品項成分專利權人之影本，如有必要，應提供專利證明文件。

第一六條

BA/BE學名藥品之認定標準如下：

一　生體相等性（BE）試驗：BE試驗計畫經主管機關核准通過實施，並取得該試驗報告之同意或核備函者。

二　生體可利用率（BA）併臨床試驗：同時符合下列各項：

㈠BA試驗計畫經主管機關核准通過實施，並取得該報告之同意或核備函。

㈡臨床試驗計畫經主管機關核准通過實施，並取得該報告之同意或核備函；或於藥品許可證上有已執行臨床試驗之註記。

三　BA/BE學名藥品委託他廠製造時，須經主管機關核准委託他廠製造或變更製造廠，並檢附主管機關核發得以取代BE學名藥品或變更前後藥品無安全療效差異所核發可視爲BA/BE學名藥品之認定函。

四　一般學名藥品委託他廠製造時，使用被委託廠持有同分組之BA/BE學名藥品之相同配方、製程（含設備）製造時，除應取得該同分組藥品之BE試驗報告或BA併臨床試驗報告同意核備函及其授權書，併同時檢具主管機關核發二者配方、製程（含設備）均相同之證明函。

第一七條

①新藥支付價格之訂定原則如下：

一　第1類新藥：以十國藥價中位數核價。對於致力於國人族群特異性療效及安全性之研發，在國內實施臨床試驗達一定規模者，以十國藥價中位數之1.1倍（即加算百分之十）核價。

二　第2類新藥：

㈠以十國藥價中位數為上限。

㈡得依其臨床價值改善情形，從下列方法擇一核價：

1.十國藥價最低價。

2.原產國藥價。

3.國際藥價比例法。

4.療程劑量比例法。

5.複方製劑得採各單方健保支付價格合計乘以百分之七十，或各單方同成分規格藥品支付價格之中位數合計乘以百分之七十，或單一主成分價格核算藥價。

㈢依前二目核價原則計算後，符合下列條件者，得另予加算，但仍不得高於十國藥價中位數：

1.對於致力於國人族群特異性療效及安全性之研發，在國內實施臨床試驗達一定規模者，加算百分之十。

2.在國內進行藥物經濟學（PE）之臨床研究者，最高加算百分之十。

三　屬第一款及前款第三目之加算條件者，如作為核價參考品，其參考價格應依下列原則取其最低價：

㈠以第一次列入本標準之支付價格，扣除第一款及前款第三目加算條件加計之金額。

㈡現行支付價格。

四　建議收載二項以上同成分劑型但不同規格之藥品，依前三款核價方式核價後，其餘品項得採規格量換算法計算藥價。

②前項新藥得適用本標準第三十三條第一款規定。

第一七條之一

①在我國為國際間第一個上市，且具臨床價值之新藥，得自下列方法，擇一訂定其支付價格：

一　參考市場交易價。

二　參考成本計算法。廠商須切結所提送之成本資料無誤，且須經保險人邀集成本會計、財務及醫藥專家審議。

三　參考核價參考品或治療類似品之十國藥價，且不得高於該十國藥價中位價。

②前項具臨床價值之範圍，包括增進療效、減少不良反應或降低抗藥性。

第一八條

第十七條國際藥價比例法及療程劑量比例法之執行方式如下：

一　國際藥價比例法：

㈠分別計算十國新藥與核價參考品之藥價比值，並取各國藥價比值之中位數乘以核價參考品之健保藥價，計算該新藥之健保價格。

㈡若可供參考之藥價比值國家數為奇數，取最中間一國藥價比值為之；若為偶數，取最中間二國藥價比值之平均值為之。

二　療程劑量比例法：

㈠依新藥療程劑量及參考品療程劑量及單價，計算每單位新藥之初始藥價。

㈡依療程劑量比例法核價者，得考慮新藥與參考品之療效、安全性及方便性，以下列方式加算：

1. 比核價參考品療效佳，並有客觀證據（evidence base）者，最高加算百分之十五。
2. 比核價參考品安全性高，並有客觀證據者，最高加算百分之十五。
3. 在使用上，較核價參考品更具方便性者，如用藥間隔較長、用藥途徑較優、療效與安全性監測作業較簡化、安定性較穩定、效期較長、攜帶方便、調製較方便、使用較方便、安全包裝者，最高加算百分之十五。
4. 具臨床意義之兒童製劑者，最高加算百分之十五。

第一九條

新藥之核價參考品選取原則如下：

一　依解剖治療化學分類系統（Anatomical Therapeutic Chemical classification, ATC classification）為篩選基礎。

二　原則上以同藥理作用或同治療類別之藥品為選取對象。

三　若有執行臨床對照試驗（head-to-head comparison）之藥品，列為重要參考。

四　新藥經藥物擬訂會議審議認屬第2A類新藥者：

㈠依選取參考品之同成分規格之原開發廠藥品為核算基準。

㈡核價參考品以最近五年收載之療效類似藥品為主要參考。

第二〇條

①第1類或第2類新藥以十國藥價中位數或最低價核價者，其查有藥價之國家少於或等於五國，應自新藥收載生效之次年起，逐年於每年第四季以十國藥價檢討支付價，至有藥價之國家多於五國之次年或以十國藥價業檢討五次為止。原藥價高於以原核價方式所計算之新價格時，應調整至原核價方式所計算之新價格，並於次年一月一日生效；原藥價低於以原核價方式所計算之新價格時，維持原藥價。

②依第十七條之一第三款以參考類似品之十國藥價核價者，比照前

項規定辦理。

第二一條

對於致力於國人族群特異性療效及安全性之新藥研發，在國內實施臨床試驗達一定規模之認定基準，爲下列條件之一：

一　比照藥品查驗登記審查準則第三十八之一規定：新藥之研發階段，在我國進行第一期（Phase I）及與國外同步進行第三期樞紐性臨床試驗（Phase III Pivotal Trial），或與國外同步在我國進行第二期臨床試驗（Phase II）及第三期樞紐性臨床試驗（Phase III Pivotal Trial），且符合下列基準者：

㈠試驗性質屬第一期（Phase I），如藥動學試驗（PK-study）、藥效學試驗（PD study）或劑量探索試驗（Dose finding study）等，我國可評估之受試者人數至少十人爲原則。

㈡第二期（Phase II）之臨床試驗，我國可評估之受試者人數至少二十人爲原則。

㈢第三期樞紐性臨床試驗（Phase III Pivotal Trial），我國可評估之受試者人數至少八十人爲原則，且足以顯示我國與國外試驗結果相似。

二　比照藥品查驗登記審查準則第三十八條之二第二項第四款規定：有十大醫藥先進國家之一參與之多國多中心第三期臨床試驗（Phase III study），且其試驗報告爲向美國食品藥物管理局（Food and Drug Administration, FDA）或歐洲醫藥品管理局（European Medicines Agency, EMA）申請查驗登記之臨床資料，並符合下列條件之一者：

㈠單次試驗總受試者人數二百人以上，我國可評估之受試者人數至少三十人爲原則，或我國受試者占總人數百分之五以上。

㈡單次試驗總受試者人數未滿二百人，我國可評估之受試者人數至少十人爲原則。

第二二條

新品項藥品支付價格之訂定原則如下：

一　同一成分劑型藥品之價格，以常用劑量爲計算基準，當劑量爲倍數時，其支付價格以不超過倍數之九成爲原則。

二　屬藥物許可證換證之新品項：

㈠於舊證註銷日三個月以內提出建議者：得延用舊證藥品之價格。

㈡於舊證註銷日起超過三個月提出建議者：視同新品項，依本標準第四條之程序辦理。

三　建議收載之規格量，應以藥品許可證登載之「包裝種類」爲限。

四　外用液劑、外用軟膏劑、口服液劑等劑型，非屬本標準已收載之規格量品項：

㈠本標準已收載同一張許可證不同規格之品項者，依個別藥品之仿單、世界衛生組織（WHO）之ATC網站之每日劑量換算給付合理天數，作爲是否收載之依據，但以仿單之用法、用量爲優先，其支付價格以最近似之高低規格量換算，取最低價核算。

㈡醫療必須使用之特殊規格，必要時提請臨床醫師及醫、藥專家提供專業認定。

㈢屬新複方製劑，與已收載品項無同分組者，依新藥核價程序處理。

五　授權在臺製造或販售之原開發廠藥品，如經停止授權，應依其所屬藥品分類予以重新核價。

六　全靜脈營養輸液按醫療機構提供之全靜脈營養處方箋中，所使用本標準已收載品項之用量，乘以各品項每毫升之藥價單價，加總後之藥價，再換算該全靜脈營養輸液每毫升之藥價（四捨五入至小數點第二位）核算。

七　新品項核價參考品之價格所依據之時間點，依新品項預計之生效日爲準：如其參考品之價格於該時間點已有後續即將調整價格之資訊時，核算二個先後生效之支付價格。

八　屬本標準第十四條第二款第二目，且爲二種有效成分以上之複方製劑之核價原則如下：

㈠新品項之單位含量組成與本標準已收載同成分劑型品項之單位含量組成，具比例關係且等於一時，依本標準第二十七條至第三十三條辦理。

㈡新品項之單位含量組成與本標準已收載同成分劑型品項之單位含量組成，具比例關係且非等於一時，取下列條件之最低價：

1.單位含量組成具比例關係之同成分劑型品項最低價，以規格量換算後價格。

2.該品項或同單位含量組成之原開發廠藥品之十國藥價最低價。

3.同單位含量之各單方藥品最低價（各單方以同廠牌藥品之健保支付價優先）合計乘以百分之七十後價格。

4.廠商建議價格。

㈢新品項之單位含量組成與已收載同成分劑型品項之單位含量組成，不具比例關係時，取下列條件之最低價：

1.該品項或同單位含量組成之原開發廠藥品之十國藥價最低價。

2.以同單位含量之各單方藥品最低價（各單方以同廠牌藥品之健保支付價優先）合計乘以百分之七十後價格。

3.廠商建議價格。

九　新品項屬成分性質或配方改變，經醫、藥專家認定與本標準已收載同成分劑型品項具相同療效者，得依該核價參考品之療程劑量及單價，核算其支付價格。

十　新品項之成分、劑型，如與已收載之罕見疾病用藥相同，但其適應症非屬罕見疾病者，其核價參考品及核價方式得經醫、藥專家建議後，提藥物擬訂會議討論，併同檢討已收載之同成分、劑型藥品。

第二三條（刪除）

第二四條（刪除）

第二五條

具標準包裝之藥品，指交付病人自行使用之口服錠劑、膠囊劑藥品，其包裝符合藥事法第七十五條及藥品查驗登記審查準則第二十條相關規定，具有下列可讓民眾清楚辨識藥品之條件如下：

一　交付病人之藥品包裝爲主管機關核准之包裝；或交付病人鋁箔片裝之藥品，其藥品每一片鋁箔紙上所刊印之內容符合藥品查驗登記審查準則相關規定。

二　慢性病之藥品爲常用包裝規格之包裝數，以供藥事人員以藥品原包裝提供予病人。

三　前述包裝均應完整呈現可供病患或其家屬辨識之藥品資訊，如藥品中文名稱、藥品英文名稱、含量、有效期間，若能更明確提供服用日期者尤佳（如星期一至星期日）。

第二六條

①下列複方及特殊規格藥品以同類品最低價支付，且不得高於所列之支付上限價：

一　水、醣類及／或電解質補充調節液

(一)醣類注射液

規格／支付上限價／濃度	500mL	1000mL
5%	31.5元	56.7元
10%	31.5元	56.7元
20%	35.0元	—
50%	63.0元	—
10% Maltose	143.0元	—

(二)電解質或醣類電解質注射液

類別	規格	支付上限價
Saline Solution	500mL	31.5元
Dextrose＋Saline	500mL	31.5元
Ringers Solution	500mL	31.5元
Lactated Ringers	500mL	40.0元
Lactated Ringers＋醣類	500mL	60.0元
Lactated Ringers＋Maltose	500mL	130.0元

類別	規格	支付上限價
醣類＋電解質溶液	400mL 800mL	60.0元 108.0元

附註：此處所稱"醣類"係指Dextrose或Maltose以外之任何種類醣類，包括Fructose、Xylitol、Sorbitol等。

二　胺基酸及注射營養劑

㈠胺基酸大型注射液

類別	規格	支付上限價
一般胺基酸注射液		
濃度小於或等於3%	500mL	200元
濃度大於3%小於或等於5%	500mL	220元
濃度大於5%小於或等於7%	500mL	240元
濃度大於7%	500mL	310元
肝疾病用胺基酸注射液	500mL	630元

㈡脂肪乳劑

規格／支付上限價／濃度	100mL	200-250mL	500mL
10%	242.0元	384.0元	630.0元
20%	380.0元	435.0元	—

三　制酸劑

㈠口服錠劑、膠囊、顆粒：支付上限價2.0元。

㈡單一劑量包裝之懸浮液：支付上限價10.0元／包。

㈢瓶裝懸浮劑液

類別	支付上限價
一般懸浮劑液	1.2元／5mL
添加Simethicone	1.5元／5mL
添加Oxethazine	1.9元／5mL

四　綜合感冒藥

㈠口服錠劑、膠囊、顆粒：支付上限價4.0元。

㈡糖漿劑

類別	支付上限價
不含植物抽提物或Codeine	0.2元／mL
含植物抽提物	0.3元／mL
含Codeine	0.45元／mL

五　綜合維生素

㈠口服：支付上限價3.0元。

㈡注射：支付上限價15.0元／毫升。

②前項含葡萄糖、胺基酸及脂肪乳劑之三合一營養輸注液，以同分組每單位熱量單價之最低價格爲基準，經總熱量換算後之價格與廠商建議價格相較，取其低者爲支付價格。

第二七條

新品項屬原開發廠藥品之同藥品分類支付價格訂定原則如下：

一　原開發廠藥品在國內已有實施BA/BE之同成分規格藥品者，分爲監視中藥品與非監視中藥品：

㈠監視中藥品：以該品於十大先進國家藥價中位數爲支付價格上限。

㈡非監視中藥品：以該品於十大先進國家藥價中位數之0.85倍爲支付價格上限。

二　原開發廠藥品其在國內沒有實施BA/BE之同成分規格藥品者，以該品於十大先進國家藥價中位數爲支付價格上限。

三　上述所稱十大先進國家藥價係指英國、德國、日本、瑞士、美國、比利時、澳洲、法國、瑞典、加拿大等十國藥價並加上匯率予以換算得之。有關參考各國之藥價公定書及匯率，由保險人定期公布。

第二八條

新品項屬原開發廠藥品之同藥品分類核價方式如下：

一　本標準未收載同成分、劑型原開發廠藥品者，取下列條件之最低價：

㈠同規格原開發廠藥品於十大先進國家藥價中位數或中位數之0.85倍爲支付價格上限：

1.本標準已收載有實施BA/BE之同成分劑型藥品，且原開發廠藥品非屬於監視中藥品，以十大先進國家藥價中位數之0.85倍爲支付價格上限。

2.本標準未收載有實施BA/BE之同成分劑型藥品或本標準已收載有實施BA/BE同成分劑型藥品，且原開發廠藥品屬於監視中藥品者，以十大先進國家藥價中位數爲支付價格上限。

㈡廠商建議價格。

二　本標準有收載具同成分、劑型原開發廠藥品者：

㈠有同規格原開發廠藥品者，取下列條件之最低價：

1.同規格原開發廠藥品最低價。

2.同規格原開發廠藥品於十大先進國家藥價中位數或中位數之0.85倍爲支付價格上限：

(1)本標準已收載實施BA/BE同成分劑型藥品，且原開發廠藥品非屬於監視中藥品，以十大先進國家藥價中位數之0.85倍爲支付價格上限。

(2)本標準未收載有實施BA/BE之同成分劑型藥品或本標準已收載有實施BA/BE同成分劑型藥品，且原開發廠藥品屬於監視中藥品者，以十大先進國家藥價中位數為支付價格上限。

3.廠商建議價格。

(二)無同規格原開發廠藥品者：

1.有收載同規格學名藥品，取下列條件之最低價：

(1)原開發廠藥品最低價規格量換算後價格。

(2)同規格原開發廠藥品於十大先進國家藥價中位數或中位數之0.85倍為支付價格上限：

①本標準已收載有實施BA/BE同成分劑型藥品，且原開發廠藥品非屬於監視中藥品，以十大先進國家藥價中位數之0.85倍為支付價格上限。

②本標準未收載有實施BA/BE之同成分劑型藥品或本標準已收載有實施BA/BE同成分劑型藥品，且原開發廠藥品屬於監視中藥品者，以十大先進國家藥價中位數為支付價格上限。

(3)廠商建議價格。

2.無收載同規格學名藥品者：

(1)劑量與國際藥價具一定比例關係（國際藥價比值中位數於劑量比率之±30%間，且無任一國際藥價比值＝1）者，取下列條件之最低價：

①原開發廠藥品最低價規格量換算後價格。

②同規格原開發廠藥品於十大先進國家藥價中位數或中位數之0.85倍為支付價格上限：

❶本標準已收載有實施BA/BE同成分劑型藥品，且原開發廠藥品非屬於監視中藥品，以十大先進國家藥價中位數之0.85倍為支付價格上限。

❷本標準未收載有實施BA/BE之同成分劑型藥品或本標準已收載有實施BA/BE同成分劑型藥品，且原開發廠藥品屬於監視中藥品者，以十大先進國家藥價中位數為支付價格上限。

③廠商建議價格。

(2)劑量與國際藥價無一定比例關係（國際藥價比值中位數不在劑量比率之±30%間，或一國以上國際藥價比值＝1）：

①廠商建議價低於藥價比例法及原開發廠藥品最低價規格換算，取下列條件之最低價：

❶原開發廠藥品最低價規格量換算後價格。

❷同規格原開發廠藥品於十大先進國家藥價中位數或中位數之0.85倍為支付價格上限：

A.本標準已收載有實施BA/BE同成分劑型藥

品，且原開發廠藥品非屬於監視中藥品，以十大先進國家藥價中位數之0.85倍爲支付價格上限。

B.本標準未收載有實施BA/BE之同成分劑型藥品或本標準已收載有實施BA/BE同成分劑型藥品，且原開發廠藥品屬於監視中藥品者，以十大先進國家藥價中位數爲支付價格上限。

❸廠商建議價格。

②廠商建議價不低於藥價比例法及原開發廠藥品最低價規格換算，提藥物擬訂會議討論。

第二九條

新品項屬BA/BE學名藥品之同藥品分類支付價格訂定原則如下：

一　新建議收載通過BA/BE藥品，以不高於本標準收載之已實施BA/BE之同成分、規格、劑型、劑量之最低支付價格核價。

二　學名藥品如實施BE後，可重新建議核價。

三　BA/BE以不超過同成分原開發廠藥品支付價格爲原則。

第三〇條

新品項屬BA/BE學名藥品之同藥品分類核價方式如下：

一　有收載同規格BA/BE學名藥品或原開發廠藥品者，取下列條件之最低價：

㈠同規格原開發廠藥品最低價之百分之八十或百分之九十：

1.原開發廠藥品尚在專利期內或仍屬監視期中藥品者，以同規格原開發廠藥品最低價之百分之八十爲支付價格。

2.其他條件者，以同規格原開發廠藥品最低價之百分之九十爲支付價格。

㈡同規格BA/BE學名藥品最低價。

㈢BE對照品藥價。

㈣廠商建議價格。

二　未收載同規格BA/BE學名藥品及原開發廠藥品：

㈠有收載不同規格BA/BE學名藥品或原開發廠藥品者，取下列條件之最低價：

1.原開發廠藥品最低價規格量換算後價格之百分之八十或百分之九十：

(1)原開發廠藥品尚在專利期內或仍屬監視期中藥品者，以原開發廠藥品最低價規格量換算後價格之百分之八十爲支付價格。

(2)其他條件者，以原開發廠藥品最低價規格量換算後價格之百分之九十爲支付價格。

2.BA/BE學名藥品最低價規格量換算後之價格。

3.同規格原開發廠藥品十大先進國家藥價中位數之0.85倍。

4.BE對照品藥價。

5.廠商建議價格。

㈡未收載不同規格BA/BE學名藥品及原開發廠藥品者：

1.同規格原開發廠藥品有國際藥價者，取下列條件之最低價：

⑴同規格原開發廠藥品應核算藥價之百分之八十或百分之九十：

①原開發廠藥品尚在專利期內或仍屬監視期中藥品者，以同規格原開發廠藥品應核算藥價之百分之八十為支付價格。

②其他條件者，以同規格原開發廠藥品應核算藥價之百分之九十為支付價格。

⑵BE對照品藥價。

⑶廠商建議價格。

2.同規格原開發廠藥品無國際藥價者，取下列條件之最低價：

⑴同規格一般學名藥最高價；一般學名藥無同規格時，依最高價規格量換算後之價格。

⑵BE對照品藥價。

⑶廠商建議價格。

第三一條

新品項屬一般學名藥品之同藥品分類支付價格訂定原則如下：

一　新建議收載之藥品，以不高於本標準收載一般學名藥之同成分、規格、劑型、劑量之最低支付價格核價。

二　一般學名藥品之支付價格，不得大於BA/BE之藥品支付價格，且不高於原開發廠藥品支付價格之百分之八十為原則。

第三二條

新品項屬一般學名藥品之同藥品分類核價方式如下：

一　有收載同規格一般學名藥、BA/BE學名藥品或原開發廠藥品者，取下列條件之最低價：

㈠同規格一般學名藥最低價。

㈡同規格BA/BE學名藥最低價。

㈢同規格原開發廠藥品藥價之百分之八十。

㈣廠商建議價格。

二　未收載同規格一般學名藥、BA/BE學名藥及原開發廠藥品者，取下列條件之最低價：

㈠一般學名藥最低價規格量換算後之價格。

㈡BA/BE學名藥最低價規格量換算後之價格。

㈢原開發廠藥品最低價規格量換算後價格之百分之八十。

㈣同規格原開發廠藥品於十大先進國家藥價中位數或中位數之0.85倍為支付價格上限：

1.本標準已收載有實施BA/BE同成分劑型藥品，且原開發廠藥品非屬於監視中藥品，以十大先進國家藥價中位數之0.85倍為支付價格上限。

2.本標準未收載有實施BA/BE之同成分劑型藥品或本標準已收載有實施BA/BE同成分劑型藥品，且原開發廠藥品仍屬監視中藥品者，以十大先進國家藥價中位數為支付價格上限。

㈤廠商建議價格。

第三二條之一

生物相似性藥品之核價方式如下：

一　有收載同成分規格生物相似性藥品或原開發廠藥品或參考藥品者，取下列條件之最低價：

㈠本標準已收載原開發廠藥品或參考藥品最低價之〇・八五倍。

㈡原開發廠藥品或參考藥品在十國藥價中位數最低價之〇・八五倍。

㈢該藥品在十國藥價中位數之〇・八五倍。

㈣已收載生物相似性藥品之最低價。

㈤廠商建議價格。

二　未收載同成分規格生物相似性藥品、原開發廠藥品及參考藥品者，取下列條件之最低價：

㈠本標準已收載原開發廠藥品或參考藥品最低價規格量換算後價格之〇・八五倍。

㈡原開發廠藥品或參考藥品在十國藥價中位數最低價之〇・八五倍。

㈢該藥品在十國藥價中位數之〇・八五倍。

㈣已收載生物相似性藥品規格量換算後之最低價。

㈤廠商建議價格。

第三三條 111

新品項藥品基本價之核價方式如下：

一　劑型別基本價如下，但經醫、藥專家認定之劑型或包裝不具臨床意義者，不適用之：

㈠錠劑或膠囊劑，為新臺幣一點五元；具標準包裝，為新臺幣二元。

㈡口服液劑，為新臺幣二十五元。

㈢一百毫升以上未滿五百毫升之輸注液，為新臺幣二十二元、五百毫升以上未滿一千毫升之大型輸注液，為新臺幣二十五元、一千毫升以上之大型輸注液，為新臺幣三十五元。

㈣含青黴素類、頭孢子菌素類抗生素及雌性激素之注射劑，為新臺幣二十五元。

㈤前二目以外之其他注射劑，為新臺幣十五元。

㈥栓劑，為新臺幣五元。

㈦眼用製劑，為新臺幣十二元。一日以內用量包裝之眼藥水，爲新臺幣四元。

(八)口服鋁箔小包（顆粒劑、粉劑、懸浮劑），爲新臺幣六元。

(九)軟膏或乳膏劑，爲新臺幣十元。

(十)五百毫升以上未滿一千毫升之沖洗用生理食鹽水，爲新臺幣二十五元、一千毫升以上之沖洗用生理食鹽水，爲新臺幣三十五元。

二　同分組基本價按下列條件之最高價格核價：

(一)同分組最高價藥品價格之零點八倍，與同分組之PIC/SGMP品項之最低價，二項方式取其最低價。

(二)劑型別基本價。

(三)以同藥品分類之核價方式核算之藥價。

(四)原品項之現行健保支付價。

三　下列品項不適用前二款之核價方式：

(一)指示用藥。

(二)含葡萄糖、胺基酸及脂肪乳劑之三合一營養輸注液。

(三)健保代碼末二碼爲99之品項。

第三三條之一

①本標準中華民國一百零五年三月十日修正施行時，依修正前第二十四條規定條件收載者，其原料藥具備藥品主檔案（Drug Master File, DMF）或便民包裝條件有異動時，由保險人依下列原則重新核價：

一　以同分組健保代碼第二碼爲C之最低價核價；同分組無健保代碼第二碼爲C者，以原健保支付價之○．八倍核價。但不得高於同分組健保代碼第二碼爲A或B之藥品支付價格。

二　屬全民健康保險藥品價格調整作業辦法第二十一條規定調整之同成分、同劑型藥品，以本標準收載之同分組且符合PIC/SGMP藥品之支付價格核價。

②前項重新核給健保代碼及藥品價格之生效方式，依本標準新品項規定辦理；原健保支付價應歸零，其生效方式，自保險人公布日至實施生效，給予一個月緩衝期。

③藥廠之GMP證明被廢止、註銷或失效前所生產之藥品，未經主管機關認定不得販售者，得繼續支付。但藥品經主管機關認定不得販售者，自主管機關函知保險人之發文日起，暫停支付，暫停支付後六個月內，廠商未檢附製造許可移轉經主管機關核定或備查之證明文件者，取消該品項之健保給付。

④第一項及前項支付價格處理結果，由保險人公布生效後，提藥物擬訂會議報告。

第三三條之二

符合PIC/SGMP之新品項，屬全民健康保險藥品價格調整作業辦法第二十一條規定調整之同成分、同劑型藥品，其藥品支付價格訂定原則如下：

一　以本標準收載之同分組且符合PIC/SGMP藥品之支付價格核價，不適用本標準第二十六條至第三十三條規定。
二　若無同分組之PIC/SGMP藥品作爲核價參考品，依本標準第二十六條至第三十二條規定核價。
三　適用本標準第二十五條標準包裝藥品之訂價原則及劑型別基本價。
四　下列品項不得作爲核價參考品：
㈠健保代碼末二碼爲99之品項。
㈡指示用藥。
㈢因藥品市場實際交易價格調查未申報或不實申報而尙於支付價格調降期間之藥品。

第三四條

有關罕見疾病用藥、不可替代特殊藥品及特殊藥品原則上尊重市場價格，其成分、劑型及規格爲本標準已收載之品項，因匯率或成本變動等因素致支付價格不敷成本者，由藥商或醫藥團體視需要提出建議。適用之藥品如下：
一　罕見疾病用藥：經主管機關公告爲罕見疾病用藥，已收載於本標準或新建議納入收載者。
二　不可替代特殊藥品：於治療特定適應症無其他成分藥品可供替代之特殊藥品，並經藥物擬訂會議認定者。
三　特殊藥品：本標準已收載品項，非屬不可替代但具臨床價值，且相較於其他可替代成分藥品價格便宜，並經藥物擬訂會議認定者。

第三五條

①前條藥品之支付價格訂定原則如下：
一　屬本標準已收載成分、劑型新品項之核價，依本標準新品項支付價格訂定原則辦理。屬專案進口或專案製造者及其同成分劑型第一個取得許可證者，提藥物擬訂會議討論。
二　罕見疾病用藥屬新藥者，得依下列方式核價：
㈠依本標準新藥支付價格訂定原則辦理。
㈡參考該品項或國外類似品之十國藥價：
1.每月申報金額小於等於五十萬元者，以十國藥價中位數加百分之二十爲上限價。
2.每月申報金額大於五十萬元、小於等於一百萬元者，以十國藥價中位數加百分之十爲上限價。
3.每月申報金額大於一百萬元者，以十國藥價中位數爲上限價。
㈢參考成本價：
1.進口產品依其進口成本（含運費、保險費、關稅、報關費用、特殊倉儲保管費），國內製造產品則依其製造成本（不含研發費用）加計下列管銷費用爲上限價：
⑴每月申報金額小於等於五十萬元者，加計百分之五

十。

(2)每月申報金額大於五十萬元、小於等於一百萬元者，加計百分之四十。

(3)每月申報金額大於一百萬元者，加計百分之三十。

2.領有藥物許可證者，得加計繳納藥害救濟徵收金比率及營業稅。

三　因匯率或成本變動等因素，致不敷成本，廠商可提出調高健保支付價格之建議，由保險人提藥物擬訂會議討論，其訂定方式得依前款第二目及第三目之規定辦理。

②本標準已收載未領有藥物許可證之罕見疾病用藥，應於三年內取得藥物許可證或主管機關認定其安全及療效無虞之證明文件，未於期限內取得相關文件者，取消給付，但取得美國或歐盟上市許可者，不在此限，並得逐年調降其支付價格百分之五。

③不可替代特殊藥品須與保險人簽訂合約，並應確保供貨無虞，如因不可抗力，無法供貨者，應提出替代方案，並於六個月前向保險人提出。

④不可替代特殊藥品及罕見疾病用藥經簽訂供貨無虞合約者，如購買價仍高於健保支付價格，保險醫事服務機構得依購買價格向保險人申報藥品費用，但申報價格以健保支付價格之一．三倍為上限，並得依申報價格之百分之五作為效期內調度費用，最高加計費用不得超過五十元。

第三五條之一

①保險人為因應本標準已收載藥品發生不可抗力之短缺事件，得依下列程序，建立國內外緊急調度及備援機制：

一　由保險人事先公開徵求一家或多家之進口藥商或國內廠商，於事件發生時，以保險人指定一定期間內，專案進口或專案製造所需數量之同成分、同劑型替代藥品並負責調度，且該藥品不得為原短缺品項。

二　短缺藥品以藥物主管機關公布者為主，必要時，得洽詢保險醫事服務機構確認。

三　屬第一款專案進口之藥品，保險人得支付進口藥商所需之作業費用，每項藥品新臺幣五十萬元。

②藥品短缺事件之發生，指藥物主管機關於一定期間內徵求不到願意進口或製造廠商後，由保險人通知前項第一款之進口藥商或國內廠商啓動緊急調度及備援機制。

③第一項第一款專案進口或專案製造藥品，保險人得依下列條件保障其依第三十五條之二核定之支付價格：

一　國際專案進口藥品：納入本保險給付後一年，或至原收載品項恢復供應，或保險人事先公開徵求國內製造廠生產上市止。

二　國內專案製造藥品：納入本保險給付後二年，或至原收載品項恢復供應日止

三　前二款期間內，保險人得暫停同成分、同劑型藥品之收載建議。但已取得藥品許可證之品項除外，其核價不適用第三十五條之二規定。

第三五條之二

①前條短缺藥品支付價格之核價方式：

一　國際專案進口藥品：依下列條件，取其最高價：

㈠同成分規格藥品十國藥價最高價。

㈡本標準收載同成分規格藥品最高價之二倍。

㈢本標準收載同成分不同規格藥品最高價，以規格量換算後之二倍。

㈣進口成本（含運費、保險費、關稅、報關費用、特殊倉儲保管費等）之二倍價格。

㈤無第一目之十國藥價者，以原產國或進口國之價格，並加上匯率換算後之二倍。

二　國內專案製造藥品：依下列條件，取其最高價：

㈠同成分規格藥品十國藥價最高價。

㈡生產成本之二倍。

②適前條第三項規定期間，且進口或生產合約數量仍有剩餘者，得依前項價格支付，至該藥品用罄或末效期爲止。

第三六條

第一級及第二級管制藥品或抗蛇毒血清，不論由主管機關所屬機關自行製造、委託製造或依政府採購法招標購置者，其藥品支付價格，保險人得依主管機關備查後之價格公告實施，其因成本變動而須調整藥價時亦同。

第三七條

特約醫事服務機構及藥品許可證之持有藥商可提出或由保險人公開徵求藥品論質計酬或發展實證醫學給付試辦計畫，並經藥物擬訂會議審議後，報請主管機關核定後施行。

第三八條

十國藥價計算方式如下：

一　十國藥價係指英國、德國、日本、瑞士、美國、比利時、澳洲、法國、瑞典、加拿大等十國藥價並加上匯率予以換算得之。

二　依新藥或新品項受理日當季保險人公告之匯率計算。

三　若具有兩種以上包裝者，以單價最低者爲計算基準。

第三九條

①藥品規格量換算法如下：

一　以高規格藥價換算低規格之藥價：高規格藥價乘以「低規格品項規格量（總含量）除以高規格品項規格量（總含量）」除以〇・九。

二　以低規格藥價換算高規格之藥價：低規格藥價乘以「高規格品項規格量（總含量）除以低規格品項規格量（總含量）」

乘以〇．九。

②本標準已收載同成分、同劑型屬多日用量包裝，改為經醫、藥專家認定具臨床意義之一日以內用量包裝者，得另行核價並提藥物擬訂會議討論。

第四〇條

核算價格小數點之處理方式如下：

一　核算價小於五元者，取小數點後兩位，第三位（含）以後無條件捨去。

二　核算價大於或等於五元且小於五十元者，取小數點後一位，第二位（含）以後無條件捨去。

三　核算價大於或等於五十元者，取至整數，小數點以後無條件捨去。

第三章　藥品給付協議

第四一條

①藥品給付協議方式，包括依藥品價量為基礎之價量協議，以及依療效結果或財務結果為基礎之其他協議。

②前項列入價量協議之條件如下：

一　新藥案件：依廠商提供之財務預估資料，預估於給付後之五年間，有任一年之藥費支出高於新臺幣二億元者。

二　擴增給付規定案件：依廠商提供之財務預估資料，預估於擴增給付規定後之五年間，有任一年擴增部分之藥費支出高於新臺幣一億元者。

三　未達前二款條件之藥品，於納入給付或擴增給付規定後之五年間，有任一年之申報藥費支出，新藥案件高於新臺幣二億元或擴增給付規定案件高於新臺幣一億元者。

③第一項其他協議之案件，由廠商提出並經藥物擬訂會議同意後適用。

第四二條

①藥品給付協議期限如下：

一　價量協議：以五個觀察年為原則，必要時，得縮短或延長。

二　其他協議：以五個觀察年為上限，必要時，得重新簽約。

②前項觀察年以暫予收載或擴增給付規定生效日起算，每十二個月為一個觀察年。

第四三條

①藥品給付協議之終止條件：

一　價量協議應符合下列條件之一：

㈠協議期限屆至。

㈡取消健保給付。

㈢協議期限內，本標準已另收載二種以上之同成分不同廠牌藥品。

二　其他協議應符合下列條件之一：

㈠協議期限屆至。

㈡取消健保給付。

㈢協議期限內，本標準已另收載二種以上同成分不同廠牌藥品或二種以上第2B類新藥。

㈣協議期限內，廠商或保險人提出終止協議之建議，經藥物擬訂會議同意者。

②前項第二款其他協議終止時，應重新檢討藥品支付價格及其給付規定，必要時得重新簽約。該協議藥品支付價格之檢討方式，依本標準新藥核價方式擇一調整支付價格，或一定比率調降支付價格，其他同成分藥品之支付價格併同檢討，並提藥物擬訂會議討論。

第四四條

①價量協議方案得視個案情況，選擇下列各款之一或併行處理：

一　還款方案：依下列方式擇一執行：

㈠設定各觀察年費用限量額度，如申報藥費超過限量額度，廠商償還一定比率金額予保險人。

㈡廠商於各觀察年償還申報藥費之一定比率金額予保險人，償還比率不設上限。

二　降價方案：依下列方式擇一執行：

㈠設定各觀察年費用限量額度，如申報藥費超過限量額度，調降支付價格。

㈡於各觀察年調降一定比率之支付價，調降比率不設上限。

三　協議共同分擔方案：同成分不同廠牌或同藥理分類藥品設定共同分攤之還款方案或降價方案。採還款方案時，依各藥品申報藥費之比率，分攤各廠商償還額度；採降價方案時，各藥品支付價格採相同之調降比率。

②前項所稱限量額度之計算方式，依廠商提供之財務預估資料，採計人數乘以預估年使用量，並以暫予收載之健保支付價計算，作爲限量額度設定基準。

第四四條之一 111

①其他協議方案得視個案情況，選擇下列各款之一或併行，返還保險人相關藥費，返還方式得以協議定之：

一　依療效結果爲基礎者：

㈠改善整體存活確保方案：

1.病人存活期低於臨床對照組中整體存活期中位數最大者，返還病人使用該協議藥品之申報藥費。

2.病人存活期高於臨床對照組中整體存活期中位數最大者，但低於該協議藥品之整體存活期中位數者，返還病人使用該協議藥品申報藥費之一定比率金額。

㈡延緩疾病惡化確保方案：廠商返還病人使用該協議藥品超過疾病無惡化存活期中位數後之申報藥費。

㈢臨床療效還款方案：廠商返還病人使用該協議藥品於可評

估效果指標日以內之申報藥費之一定比率金額。

二　依財務結果為基礎者：

㈠固定折扣方案：由廠商提出返還固定比率之申報藥費。

㈡藥費補助方案：由廠商負擔初始治療期間之藥費，或特定有額外劑量或頻率之用法用量，所產生之額外費用。

㈢藥品搭配方案：搭配其他藥品合併治療病人時，由廠商返還搭配藥品申報藥費之一定比率金額。

三　協議共同分攤方案：同成分不同廠牌或同藥理分類藥品設定共同分攤之還款方案，依各藥品申報藥費之比率，分攤各廠商償還額度。

②其他協議藥品經保險人收載納入給付後，保險人得要求廠商於一定期限內提供藥品使用療效之實證評估資料；給付規定如有異動時，應重新檢討該藥品支付價格，必要時得重新簽約。

③前項藥品支付價格之檢討方式，依本標準新藥核價方式擇一調整支付價格，或一定比率調降支付價格，其他同成分藥品支付價格併同檢討，並提藥物擬訂會議討論。

第四四條之二

藥品給付協議之返還藥費，由保險人依相關藥品於各季申報醫令金額之占率，併入各總額醫療費用結算。

第四五條（刪除）

第四六條

①符合第四十一條第二項第三款之案件，任一年（以生效日起算，每十二個月為一個觀察年）之申報藥費已達列入價量協議之條件時，保險人應於次年之五月三十一日以前，通知廠商進行價量協議。

②廠商未於保險人通知日起二個月內完成價量協議，則自該年十月一日起，支付價以原支付價之〇．九五倍或國際藥價最低價，取其低者支付；若於次年七月三十一日以前，仍未完成價量協議者，則自當年十月一日起，再調降其支付價之百分之五或依國際藥價最低價，取其低者支付，並依此原則逐年調降其支付價，直至完成價量協議或已完成納入給付或擴增給付規定後五個觀察年之檢討。

第三編　特殊材料

第一章　健保特殊材料收載原則

第四七條

可建議納入本標準支付之特殊材料品項如下：

一　屬於本標準特殊材料所收載之類別。

二　屬新功能類別之特殊材料，經藥物擬訂會議評估可收載者。

第四八條

全民健康保險不予支付之特殊材料如下：
一　經保險人認定非屬醫療所必須，或缺乏經濟效益者。
二　不符醫療器材許可證及本標準所訂適應症者。
三　未納入全民健康保險醫療服務給付項目及支付標準之診療項目所使用之醫療器材。
四　本法第五十一條所訂之材料：義齒、義眼、眼鏡、助聽器、輪椅、拐杖及其他非具積極治療性之裝具。

第四九條

販售之特殊材料，其製造產地應與原醫療器材許可證相符，經查證不符者，該品項不列入健保給付範圍，一年之內不得建議收載新品項。

第五〇條

本標準已收載之特殊材料品項，如連續三年（含）無醫令申報量，且有替代性品項可供病人使用者，該品項不予列入本標準。但如有特殊情形，藥物許可證之持有廠商或保險醫事服務機構得向保險人提出說明，經提藥物擬訂會議審議同意後，得保留二年，並以一次為限。

第五一條

①經保險人收載之特殊材料，廠商有供貨給保險醫事服務機構之義務。欲停止供貨一個月以上者，應於二個月前向保險人提出未能履行義務之原因及佐證資料。未提出者，按下列方式辦理：
一　未供貨之品項不列入健保給付範圍。
二　三年內，該醫療器材商不得建議收載新品項。

②依第五十二條之二第一項第一款第一目、第二目、第六目，或第二款第一目、第二目、第七目訂定支付點數且納入健保給付未滿一年者，不得停止供貨。但具不可抗力因素者，不在此限。

第二章　健保特殊材料支付點數訂定原則

第五二條

無同功能類別之特殊材料，經由藥物擬訂會議擬訂時，參考下列因素核算支付點數：
一　新研發品項之功能、效用、效果。
二　功能相近之既有特殊材料支付點數。
三　其他國家之市場及保險支付價格。
四　於保險醫療上之經濟效益分析。
五　預估之全年使用量（自開始販售起算之第一年至第三年）。
六　前述點數生效後，保險人得視實際市場銷售量再評估其支付價格。

第五二條之一

建議收載納入本標準之新功能類別特殊材料，其分類如下：
一　創新功能特殊材料：醫療器材許可證之持有廠商須提出與現行最佳同功能或類似功能類別特殊材料之臨床試驗文獻比較

證據，顯示臨床功能或療效有明顯改善之突破創新特殊材料；該特殊材料爲現有治療之第一個建議收載特殊材料，且無現有最佳特殊材料可供比較者，得以該疾病現行標準治療方法，包括外科手術、支持性療法等，作爲療效比較之對象。

二　功能改善特殊材料：與現行最佳同功能或類似功能類別特殊材料比較，顯示具有臨床價值之功能改善之特殊材料。

第五二條之二

①新功能類別特殊材料支付點數之訂定原則如下：

一　創新功能特殊材料，得自下列方法擇一訂定：

㈠公立醫院、醫學中心（含準醫學中心）或兩者合併之採購決標價格之中位數，除以收載時最近四季結算之醫院總額部門浮動點值之平均值。

㈡各層級醫療院所收取自費價格之中位數。

㈢依成本計算。廠商須切結所提送之成本資料無誤，且須經保險人邀集成本會計、財務及醫療專家審議。

㈣國際價格中位數，得除以收載時最近四季結算之醫院總額部門浮動點值之平均值。

㈤原產國特殊材料價格。

㈥廠商之建議點數低於前五目訂定之點數者，得採該建議點數。

二　功能改善特殊材料，得自下列方法擇一訂定：

㈠公立醫院、醫學中心（含準醫學中心）或兩者合併之採購決標價格之中位數、平均價或最低價，除以收載時最近四季結算之醫院總額部門浮動點值之平均值。

㈡各層級醫療院所收取自費價格之中位數、平均價或最低價。

㈢國際價格最低價，得除以收載時最近四季結算之醫院總額部門浮動點值之平均值。

㈣國際價格比例法。

㈤療程費用比例法。

㈥既有類似功能類別特殊材料之支付點數。

㈦廠商之建議點數低於前六目訂定之點數者，得採該建議點數。

三　依療程費用比例法、既有類似功能類別特殊材料之支付點數核價者，得考慮以下因素，並與本標準已收載之既有類似功能類別特殊材料比較，依下列方式加算：

㈠更具臨床有效性，最高加算百分之十五。

㈡對病人或醫療從業人員更具安全性，最高加算百分之十五。

㈢可改善疾病或外傷之治療方法，最高加算百分之十五。

㈣能降低對病人之侵襲性，最高加算百分之十五。

㈤能明顯減少醫療或藥品費用支出，按比例加算，最高加算百分之十五。

㈥利於兒童之使用及操作者，最高加算百分之十五。

㈦用於罕見疾病病人或相較於既有類似功能類別特殊材料，推算使用對象病人人數較少者，最高加算百分之十五。

②經藥物擬訂會議同意依前項第一款第一目、第二目、第六目，或第二款第一目、第二目、第七目訂定支付點數後，納入本標準。如廠商對功能分類或支付點數有不同意見者，得自保險人通知日起三十日內提出。

③建議收載二項以上同功能類別但不同規格（指體積、面積、長度、數量）之特殊材料品項者，依第一項訂定方法計算常用規格品項之支付點數後，其餘品項得依規格比例換算之，並得按一定比例折算或加成。

第五二條之三

前條各層級醫療院所收取自費價格、國際價格比例法及療程費用比例法之執行方式如下：

一　各層級醫療院所收取自費價格：蒐集該新建議品項於各層級醫療院所之收費價格，應至少取得五筆資料。

二　國際價格比例法

㈠蒐集該新建議品項於韓國、日本、美國、澳洲等四國及其他具官方公開網站可供查詢的國家之價格及類似品項之價格，並加上該建議案受理日當季保險人公告之匯率予以換算之。

㈡依新建議品項與類似品項之比值，乘以類似品項之健保支付點數得之。

㈢有多國數值者，取其平均數。

三　療程費用比例法：以使用本標準已收載之類似品項之支付點數計算一個療程或一定期間使用或相同規格量之特殊材料點數，換算新建議品項之支付點數。

第五二條之四

①保險對象自付差額特殊材料之給付上限，依保險人核定之自付差額特殊材料費用，按臨床實證等級訂定給付比例，但不得超過核定費用之百分之二十及百分之四十。

②前項之核定費用，保險人得依同功能類別，並參考下列資料予以核定：

一　公立醫院、醫學中心（含準醫學中心）或兩者合併之採購決標價格之中位數，除以收載時最近四季結算之醫院總額部門浮動點值之平均值。如無中位數者，得採平均值。

二　國內市場販售價格或各層級醫療院所收取自費價格。

三　國際價格。

③保險醫事服務機構收取差額之上限，不得超過該類特殊材料核定費用扣除本保險給付上限之差額。但義肢不在此限。

④中華民國一百零八年十二月三十一日以前已收載同功能類別之自付差額特殊材料，不適用第一項之規定。

第五三條

具有同功能類別之特殊材料，依同功能類別品項之最低支付點數核價。

第五三條之一

核算支付點數小數點之處理方式如下：

一　支付點數小於一百點者，取小數點後一位，第二位（含）以後，無條件捨去。

二　支付點數大於或等於一百點者，取至整數，小數點以後，無條件捨去。

第五三條之二

①必要或不可替代之特殊材料，因成本變動相關因素致不敷成本，且屬相同功能類別者，亦無廠商可依現行健保支付點數供應時，該醫療器材許可證之持有廠商得提出該特殊材料調高健保支付點數之建議，由保險人提藥物擬訂會議討論。

②前項特殊材料支付點數之訂定原則如下，得擇一訂定：

一　參考廠商進口或製造成本價。

二　參考醫事服務機構購買價，得除以收載時最近四季結算之醫院總額部門浮動點值之平均值。

三　同功能類別特殊材料有多家廠商可供應，採其中建議價最低者。

③前項支付點數之訂定，得考量合理因素加算，最高加算百分之十五。

④屬非必要或有替代性之全額給付特殊材料，廠商以高於支付點數供應予本保險特約醫事服務機構，經保險人通知醫療器材許可證持有廠商限期改善，屆期仍未改善者，保險人應將該品項不列入本標準一年。

第三章　特殊材料支付點數之調整

第五四條

保險人為建立公開、合理、透明之特殊材料點數調整制度，應實施特殊材料市場實際交易價格調查。

第五五條

特殊材料支付點數調整之目標如下：

一　逐步縮小特殊材料各廠牌同類品項間之價差。

二　逐步調整特殊材料支付點數，使更接近特殊材料市場實際之加權平均銷售價格。

第五六條

逐步縮小特殊材料同類品項間價差之方法如下：

一　同功能同類品項，訂定統一支付點數。

二　支付點數高於同功能同類特殊材料支付點數中位數一定倍數

之品項，予以調整支付點數。

第五七條

縮小特殊材料支付點數與市場銷售價格差異之方法，指參考特殊材料市場實際交易價格調查資料，調整特殊材料支付點數，使其更接近特殊材料之市場銷售價格。

第五八條

特殊材料市場實際交易價格調查之方法如下：

一　調查對象：

㈠直接銷售給本保險特約醫事服務機構之所有特殊材料供應商。

㈡有採購調查品項之特約醫事服務機構。

二　調查品項：由保險人公告。

㈠本標準支付特殊材料品項以四年為一週期，循序辦理。

㈡部分給付項目及新功能類別品項，每二年調查一次。

㈢特殊材料申報點數成長快速，或市場價格明顯扭曲者，得列入機動調查。

三　調查內容：廠商及醫療院所之特殊材料銷售及購買之價量資料。

四　價量調查時程表：每年一月公布調查品項及調整後新點數生效實施日期。

五　資料申報方式：採網路連線申報並填寫確認書。

第五九條

所稱不實申報係指特殊材料申報資料有下列情事之一者：

一　未申報贈品特殊材料量或交易金額未扣除折讓者。

二　僅申報部分醫事服務機構交易資料者。

三　其他足以影響調查結果正確性或完整性之情節。

第六〇條

廠商及本保險醫事服務機構應配合特殊材料市場實際交易價格調查，據實申報，不申報或申報不實者，以下列方式處理：

一　廠商部分，該品項不列入健保給付範圍，一年內不得建議收載新品項。

二　保險醫事服務機構部分，以其所申報同類品項（特材代碼前五碼）之五折價格支付，並追溯一年。

第六一條

利用特殊材料市場實際交易價格調整特殊材料支付點數之處理原則如下：

一　核價類別：係依功能來分類。

二　各核價類別特殊材料市場實際加權平均價格（GWAP）之核算，依下列原則辦理：

㈠資料採計期間：依公告價量調查之申報資料期間為調整計算基礎。

㈡以公告期間同核價類別所有品項特殊材料廠商申報之價量

調查資料做為GWAP計算之基礎為原則。廠商如未申報價量，則逕按特約醫事服務機構申報價量計算。

(三)對於同時無醫院及廠商申報之核價類別，則不列入健保給付範圍。

(四)部分給付品項，其市場加權平均價格如低於或接近現行收載類似功能品項時，則可研議收載。

(五)對於會影響診療服務之特殊核價類別之特殊材料，其年使用量少或無其他替代品之必要核價類別品項，經價量調查之GWAP高於醫療費用申報同核價類別加權平均支付價格（或個別支付價格）者，得提藥物擬訂會議擬訂後，重新核價。

三　特殊材料支付點數之調整：

(一)調整後之新特殊材料點數，依「相同核價類別特殊材料市場實際加權平均價格」加計一定百分比後調整，且必須小於等於醫療費用申報同核價類別加權平均支付點數。

Pnew＝GWAP×（1＋A），Pnew≦Pold

Pnew：新特殊材料點數。

GWAP：相同核價類別特殊材料市場實際加權平均價格。

Pold：同核價類別特殊材料加權平均支付點數（指最近完整一年之醫療費用申報資料）。

A：X%。

(二)舊核價類別調整後點數應不高於新核價類別調整後點數。

(三)調整後之特殊材料點數，依核價類別之區隔，次一等級之類別調整後點數不得高於較高等級類別之點數。

第三章之一　價量協議

第六一條之一

①本標準新收載之新功能類別特殊材料，保險人得於收載前，依廠商提供之財務預估年使用量及納入給付後三年間之費用支出，與廠商訂定價量協議。

②本標準新功能類別新收載之第一件特殊材料，依下列條件列為價量協議之品項：

一　依廠商提供之財務預估年使用量，並以暫予收載之健保支付點數換算，於給付後之三年間，有任一年（一月一日至十二月三十一日）之費用支出高於新臺幣三千萬元者。

二　收載時之預估費用未達前款條件，於納入給付後之三年間，任一年（一月一日至十二月三十一日）之費用支出已達新臺幣三千萬元者。

③同屬價量協議類別之新收載同功能類別特殊材料，於前項價量協議期間，併同辦理。

第六一條之二

①保險人得參考廠商提供之納入給付後三年間預估年使用量，依同

功能類別不分規格、不分廠牌特殊材料品項之合計年使用量，分二階段訂定協議內容，調整支付點數：

一　合計年使用量達第一階段數量者：依原支付點數百分之九十五計算。

二　合計年使用量達第二階段數量者：依原支付點數百分之九十計算。

三　前二款折算比例，保險人得視情況調整。

②前項協議內容由保險人與廠商簽訂價量協議書。除已簽訂價量協議書者外，保險人應於已達列入價量協議條件之次年五月三十一日前，通知廠商進行價量協議。廠商未於保險人通知協議日起二個月內完成者，自該年十月一日起，以原支付點數之百分之九十，調整支付點數。

③價量協議之品項仍屬保險人特殊材料價量調查及調價作業之範圍。

第六一條之三

本章價量協議之期限如下：

一　原則上為四年，必要時得縮短或延長。

二　以第一件收載之特殊材料支付點數生效日為價量協議起日，並以該生效日之次年一月一日起算，每十二個月為一個觀察年。

三　同屬價量協議類別之新收載同功能類別特殊材料，與該類別第一件收載品項之價量協議期限一致。

第六一條之四

符合下列情形之一者，保險人得中止價量協議：

一　已屆該功能類別協議之最後段折扣數。

二　依價量調查調整之支付點數已低於價量協議最後段應調降支付點數。

三　取消健保給付。

第四編　事前審查與特殊審查

第六二條

①對於高危險、昂貴或易浮濫使用之特殊材料及藥品，保險人應依本標準規定辦理事前審查。

②第十二條第一項第四款之特殊病例事前審查或藥物給付規定之特殊專案審查，保險人應依本標準規定辦理特殊審查。

③保險醫事服務機構應依前二項規定申請事前審查及特殊審查。

第六三條

①保險醫事服務機構向保險人申請事前審查時，應檢附下列文件：

一　事前審查申請書。

二　足供審查判斷之病歷及相關資料。

三　前條第一項應事前審查項目規定之必備文件資料。

②保險醫事服務機構向保險人申請特殊病例事前審查時，應檢附下列文件：
一　特殊病例事前審查申請書。
二　病人同意書。
三　治療計畫書。
四　人體試驗審查委員會（Institutional ReviewBoard, IRB）證明非人體試驗或研究性質專案聲明書。
五　最近至少一年相關之門、住診病歷影本。
六　傳統治療無效評估報告，包含品名、用法用量、用藥期間。如爲續用病人，應另提供使用療效評估報告。
七　最近五年內之佐證文獻報告。
③保險醫事服務機構向保險人申請特殊專案審查時，應檢附下列文件：
一　特殊專案審查申請表。
二　足供審查判斷之病歷及相關資料。
三　本標準規定應特殊專案審查項目規定之必備文件資料。
④事前審查申請書及特殊病例事前審查申請書如附件一；特殊專案審查申請表依本標準藥物給付規定定之。

第六四條
①事前審查案件，保險人應於收到保險醫事服務機構送達申請文件起二週內完成核定。
②特殊審查案件，保險人應於收到保險醫事服務機構送達申請文件起三週內完成核定。
③前二項逾期未核定者，視同完成審查。但資料不全經保險人通知補件者，保險人核定期間重新起算。

第六五條
①依規定應事前審查及特殊審查項目，保險醫事服務機構如因事出緊急，得以網路或書面說明電傳保險人報備後，先行處理治療，並立即備齊應附文件補件審查。
②本標準藥品給付規定屬特殊專案審查或另有規定者，不適用前項規定。

第六六條
①依規定應事前審查及特殊審查項目，保險醫事服務機構未於事前提出申請或報備，或未經保險人核定即施予者，得依程序審查不支付費用。
②前項案件，因急迫需要於報備後未及經審查回復即施行者，應依專業審查核定結果辦理。

第五編　藥品支付價格之調整

第六七條
藥品支付價格調整目標如下：

一　逐步縮小智慧財產權或品質較無爭議之同成分、同含量、同規格、同劑型藥品之價差。
二　逐步調整藥品支付價格，使更接近藥品市場實際之加權平均銷售價格。

第六八條

縮小同成分、同含量、同規格、同劑型之不同廠牌藥品價差之方法如下：
一　針對智慧財產權較無爭議之同成分、同含量、同規格、同劑型藥品，逐步以分類分組（Grouping）方式調整健保支付價格。
㈠適用於分類分組調整支付價格藥品之條件：
1.智慧財產權較無爭議或年代久遠之藥品。
2.品質較無爭議之同成分規格藥品。
㈡上述品項、分類分組及價格調整之方法由保險人參考醫、藥相關專家學者意見後訂定之。
二　對支付價格高於同成分、含量、劑型、規格藥品支付價中位數一定倍數之藥品，予以調整支付價格。

第六九條

藥品品質宜對實施製劑之原料藥具備DMF、符合PIC/SGMP及便民藥品包裝等項目，予以提升品質誘因。

第七〇條

縮小藥品支付價格與市場銷售價格差異之方法如下：
一　參考「藥品市場實際交易價格調查」，調整藥品支付價格，使其更接近藥品之市場銷售價格。
二　專利逾期採即時調整與及時反映市場價格。
三　藥價調查及調整應集中於專利逾期後之中、短期。

第七一條

藥品市場實際交易價格調查之方法如下：
一　甲調查
㈠調查品項：本標準支付藥品品項。
㈡調查對象：直接銷售給特約醫事服務機構之所有藥品供應商。
㈢調查內容：銷售保險特約醫事服務機構之藥品摘要資料，其內容包括：藥品代碼、藥品名稱、藥商代號、藥商名稱、申報期間、聯絡電話、傳眞電話、藥商統一編號、聯絡地址、院所代號、藥品銷售量（應包含贈品量、藥品耗損，並扣除退貨數量）、銷售總金額（應包含營業稅，並扣除折讓金額及退貨金額）、銷售量合計及金額合計等。
㈣調查時程：按季申報，且於每季結束後第二個月二十日前，申報前一季各月份之藥品銷售資料。
二　乙調查
㈠調查品項：由保險人公告。

(二)調查對象：以醫療院所為調查對象，其中地區醫院以上全面普查，必要時，基層院所抽樣1/10調查。
(三)調查內容：調查對象在保險人指定期間之所有藥品銷售明細資料。包括藥商代號、藥商名稱、藥商統一編號、聯絡電話、許可執照字號、聯絡地址、申報資料年月、傳真電話、發票日期、院所代號、藥品代碼、包裝規格（單位）、藥品銷售量（應包含贈品量、藥品耗損，並扣除退貨數量）、售藥總金額（應包含營業稅，並扣除折讓金額及退貨金額）、發票號碼、發票註記等。
(四)調查時程：在保險人公告之申報期限內申報。

三　丙調查

(一)調查品項：價量異常之品項，如市場實際交易價格加權平均值高於健保支付價格之藥品。
(二)調查方式：由保險人前往藥品供應商與特約院所實地訪查。

第七二條

機動性藥品市場實際交易價格調查（以下簡稱機動性調查）如下：

一　針對外界檢舉有明確事證案件，且符合下列三項條件時，保險人應進行機動性調查：
(一)藥商或藥局藥品販售價格低於健保支付價之百分之六十。
(二)同分組藥品有三個以上。
(三)同分組最近一年特約醫事服務機構申報總計金額大於新臺幣五千萬元以上。

二　機動性調查之方式：
(一)保險人得抽取一定比例特約醫事服務機構之藥品採購資料，進行價格調整。
(二)保險人應將被檢舉品項之同分組品項併同調查及處理。

三　利用機動性調查調整藥品支付價格之處理原則，若被檢舉之藥品或併同調查之藥品販售價格，同品質條件之藥品有低於現有健保支付價格之百分之五十者，依調查醫事服務機構之最低交易價格計算調整健保支付價格，公式如下：

Pnew＝2×Pmin

Pnew：調整後新藥價。

Pmin：市場交易最低價。

第七三條

所稱不實申報係指申報資料有下列情事之一，致墊高市場平均交易價格者：

一　未申報贈藥量或交易金額未扣除折讓者。
二　僅申報部分院所交易資料者。
三　其他足以影響調查結果正確性或完整性之情節。

第七四條

未申報或不實申報之藥品，經掛號通知藥品許可證持有藥商及交貨廠商或醫療院所後，自發文日期三週內未補齊正確資料或提出合理說明者，以下列方式處理：

一　藥商

㈠未申報或不實申報品項無同成分、同劑型其他產品可供替代，致影響民衆用藥權益者：以該品項之加權平均價格之0.8倍調整且不得高於現行健保支付價格0.8倍。

㈡未申報之品項，不列入健保給付範圍一年（含標準包裝規格），生效日自發文日起次次一季一日生效。

㈢不實申報品項有同成分、同劑型其他產品可供替代者：

1. 不實申報不影響藥價調整結果者：調降藥品支付價格（以同分組最低價之0.8倍調整且不得高於現行健保支付價格0.8倍）。

2. 不實申報會影響藥價調整結果者，按下列方式處理：

⑴不實申報者爲下列情形之一者：該品項不列入健保給付範圍一年（含標準包裝規格）。

①許可證持有藥商。

②許可證持有藥商相關子公司。

③經銷商爲不實申報係許可證持有藥商授意者。

⑵不實申報者係爲經銷商所爲：

①不實申報數量占率≧百分之十：該品項不列入健保給付範圍一年（含標準包裝規格）。

②不實申報數量占率＜百分之十：

❶影響藥價調整幅度≧百分之六：該品項不列入健保給付範圍一年（含標準包裝規格）。

❷影響藥價調整幅度＜百分之六：由許可證持有藥商選擇下列任一種方式辦理：

A.調降藥品支付價格（以同分組最低價之0.8倍調整且不得高於現行健保支付價格0.8倍），並返還因不實申報而增加健保藥費支出金額（金額＝前後價差×前一次藥價調整後至調降藥價生效日之使用量）。

B.該品項不列入健保給付範圍一年（含標準包裝規格）。

⑶若有多家經銷商不實申報同一品項時，不實申報占率爲各不實申報經銷商之總和。

⑷上述「不實申報數量占率」計算公式：該不實申報品項該經銷商申報銷售予所有醫事服務機構之數量÷該品項所有藥商之申報數量×百分之百

⑸上述影響「藥價調整幅度」計算公式：（原調整後價格－更正後調整價格）÷原健保支付價格×百分之百；或（原同分組加權平均銷售價格－更正後同分組

加權平均銷售價格）÷原同分組加權平均銷售價格×百分之百

3.不實申報不列入健保給付範圍一年（含標準包裝規格）之品項，生效日自發文日起次次一季一日生效。

二　醫療院所

㈠不實申報品項之同藥理分類藥品均以同成分、含量、劑型藥品之最低價給付（自核定生效日期回溯一年）。

㈡依本保險特約醫事服務機構合約辦理。

第七五條

利用市場實際交易價格調整藥品支付價格之處理原則如下：

一　調整時程：主成分於專利期內、專利權逾期五年以上及無專利權之藥品，每兩年調整一次。

二　藥品分組分類

㈠同核價成分、同核價劑型、同規格量藥品歸為同分組。

㈡同分組藥品依專利與否分為二大類：

1.專利期內藥品。

2.逾（無）專利藥品，再分為下列二類：第一類包含原開發廠藥品、符合PIC/SGMP之藥品、BA/BE學名藥品、BE學名藥品之對照品；第二類為非屬第一類之一般學名藥品。

三　藥品支付價格之調整：

㈠計算調整期間：自最近一次支付價格調整生效日起至調查截止日止。

㈡專利期內藥品調整方式：

1.個別藥品之市場加權平均價格大於等於調整前支付價格乘以0.85者，不予調整；個別藥品之市場加權平均價格小於調整前支付價格乘以0.85者，調整其支付價格為「調整前支付價格」乘以0.15加其「市場加權平均價格」。藥價調整公式：

⑴WAP≧（1－R）×Pold：不予調整。

⑵WAP＜（1－R）×Pold：依下列公式調整

Pnew＝WAP＋Pold×R

Pnew：新藥價。

WAP：藥價調查申報之個別藥品市場加權平均價格。

Pold：調整前支付價格。

R：15%。

2.設定調整下限價：錠劑或膠囊劑最低調降至1元；口服液劑最低調降至25元；100～500mL（不含）輸注液最低調降至22元；500mL（含）以上大型輸注液最低調降至25元；其他注射劑最低調降至15元。以上不含健保代碼末二碼為99者。

3.設定最大調降幅度為百分之四十。

4.設定同分組最低價：經上述公式調整後，同分組品項之最低價不得低於同分組品項最高價之0.7倍（不含）；低於最高價0.7倍（不含）之品項，其健保支付價格依最高價之0.7倍調整，惟調整後之新藥價不高於調整前支付價格。

5.新收載之品項：指收載生效日期距調查期限六個月以內且符合下列要件之品項。其價格調整於次一年依上述調整公式計算之。

(1)新收載之新藥且無銷售紀錄之藥品品項。

(2)經主管機關核准通過生體相等性試驗（BE）重新建議核價之品項。

(三)逾（無）專利期藥品調整方式：

1.設定暫調價格：

(1)依其「同分組分類藥品之加權平均價格（以下稱GWAP）」為目標值。第二類藥品之目標值應以第一類藥品之目標值為上限。

(2)個別藥品市場加權平均價格（WAP）高於或等於目標值之1.05倍者，以目標值之1.05倍為暫調價格；個別藥品WAP低於目標值之1.05倍者，以WAP為暫調價格，並以目標值之0.9倍為下限。但暫調價格不得高於調整前支付價格。

2.設定最大調降幅度：暫調價格與調整前支付價格比較，二者差距之百分比，稱為調幅；依調幅範圍，設定最大調降幅度如下：

(1)調幅於15%（含）以下：不予調整。

(2)調幅介於15%（不含）至20%（含）：最大調降幅度2.5%。

(3)調幅介於20%（不含）至25%（含）：最大調降幅度7.5%。

(4)調幅介於25%（不含）至30%（含）：最大調降幅度12.5%。

(5)調幅介於30%（不含）至35%（含）：最大調降幅度17.5%。

(6)調幅介於35%（不含）至40%（含）：最大調降幅度22.5%。

(7)調幅介於40%（不含）至45%（含）：最大調降幅度27.5%。

(8)調幅介於45%（不含）至50%（含）：最大調降幅度32.5%。

(9)調幅介於50%（不含）至55%（含）：最大調降幅度37.5%。

(10)調幅介於55%（不含）以上：最大調降幅度40%。

3.以調幅減百分之十五及最大調降幅度取低者，予以核算調整後支付價格，並以調整前支付價格為上限。
4.設定調整下限價：錠劑或膠囊劑最低調降至1元；口服液劑最低調降至25元；100～500mL（不含）輸注液最低調降至22元；500mL（含）以上大型輸注液最低調降至25元；其他注射劑最低調降至15元。以上不含健保代碼末二碼為99者。

(四)專利期內藥品無WAP，或逾（無）專利期藥品無GWAP之調整：
1.單方及含二或三個主成分之複方：依同核價成分藥品之平均調幅調整，若無同核價成分藥品之平均調幅，則以同藥理分類（ATC前五碼相同）藥品之平均調幅調整，若無同藥理分類藥品之平均調幅，則以單方及含二或三個主成分之複方之平均調幅調整。
2.含四個主成分以上之複方：依含四個主成分以上之複方之平均調幅調整。
3.設定調整下限價：錠劑或膠囊劑最低調降至1元；口服液劑最低調降至25元；100～500mL（不含）輸注液最低調降至22元；500mL（含）以上大型輸注液最低調降至25元；其他注射劑最低調降至15元。以上不含健保代碼末二碼為99者。

(五)同分組、同廠牌品項之調整：
1.專利期內藥品：同分組、同廠牌及同品質條件藥品有二個品項（含）以上者，以最低價調整。
2.逾（無）專利期藥品：同分組、同廠牌、同分類及同品質條件藥品有二個品項（含）以上者，以最低價調整。

(六)藥價調整後，同分組品項之最低價不得低於同分組品項最高價之0.6倍（不含）；低於最高價0.6倍（不含）之品項，其健保支付價格依最高價之0.6倍調整；惟不得高於調整前支付價之二倍（含），本規定不適用指示用藥。

(七)調整後同廠牌之同成分、劑型藥品，低規格量藥品支付價格不高於高規格量藥品支付價格。高低規格量品項之調整如下：
1.同成分劑型以各規格同分組之最近一年醫令申報量最高之規格量為常用規格量，以該常用規格量之品項調整後藥價為基準價。
2.各廠牌同成分之錠劑及膠囊劑，低規格量品項之藥價不高於該基準價，高規格量品項之藥價不低於該基準價。
3.非屬錠劑及膠囊劑且屬同許可證之品項，其低規格量品項之藥價不高於該基準價，高規格量品項之藥價不低於該基準價。
4.若無常用規格量者，低規格量品項之藥價不高於高規格量品項之藥價。

5.同分組藥品經高低規格量品項之調整後，其無銷售量之品項，以同分組分類其他有銷售量品項之最高價為上限。

(八)經保險人核定屬標準包裝之口服錠劑、口服膠囊劑（健保代碼末三碼為1G0）者，以1.5元為最低價，本規定不適用指示用藥。

(九)符合PIC/SGMP藥品之最低價：錠劑或膠囊劑為1.5元（倘同時具標準包裝者為2元）、口服液劑為25元、100～500mL（不含）輸注液為22元、500mL（含）以上大型輸注液為25元、其他注射劑為15元。以上不適用於健保代碼末二碼為99者及指示用藥。

(十)供醫事服務機構申報屬大包裝品項之最小單位（健保代碼末二碼為99者）：以同許可證各規格調整後之最小單位之單價最低者調整。

(十一)調整後之新藥價，學名藥品之藥價，不得高於原開發廠藥品之藥價，標準包裝及符合PIC/SGMP之藥品不在此限。

四　相關價格之核算原則如下：

(一)加權平均價格之核算原則：藥價調查申報之個別藥品市場加權平均價格（小數以下第五位四捨五入）。

(二)同分組分類藥品之加權平均價格之核算原則：藥價調查申報之同分組分類市場加權平均價格（小數以下第五位四捨五入）。

(三)新藥價之核算原則：

1.小於5元者，取小數點後兩位，第三位（含）以後無條件捨去。

2.大於或等於5元且小於50者，取小數點後一位，第二位（含）以後無條件捨去。

3.大於或等於50元者，取至整數，小數點以後無條件捨去。

第七六條

①必要藥品、罕見疾病用藥及其他經保險人公告之特殊品項，由保險人與該項藥品廠商協商調整事宜。

②與保險人簽有供應無虞合約之不可替代必要藥品及罕見疾病用藥，按下列方式調整價格：

一　同類藥品，即同成分、劑型、劑量，具有相同品質條件者，調整為相同價格。

二　依實際市場交易價格調整，配合一般藥品之例行調整時程，每二年計算調整一次：

(一)採計前前一年第四季至前一年第三季之甲調查資料。

(二)新收載之品項，無同類藥品，而生效未滿一年者，不進行調整。有同類藥品者，將生效後應申報之甲調查資料併同類既有品項調整。

三　調整方式：

㈠$0.80\times Pold \leqq GWAP \leqq 1.05\times Pold$：不予調整。

㈡$GWAP > 1.05\times Pold$，$Pnew = GWAP$（並以$1.3\times Pold$為上限）。

㈢$GWAP < 0.80\times Pold$，$Pnew = GWAP + 0.20\times Pold$

Pnew：調整後支付價格。

Pold：調整前支付價格。

GWAP：同成分、劑型、劑量，具有相同品質條件之藥品，以交易價量資料計算所得之加權平均價格。

四　前述健保支付價格之調整，以初次收載之健保支付價之二倍為上限。

第七七條

利用市場實際交易價格調整藥品支付價格之資料引用之條件，經重新調整價格之品項，其生效日期前之銷售量不予計算，另自生效日期以後之銷售量，若於公立醫院因合約問題無法調整售價者，該資料得排除不列入計算，並應檢附舉證文件資料影印本，併同甲調查向保險人申報。

第七八條

保險人得依本法第六十二條規定，其支付之藥品費用超出全民健康保險會協定之藥品費用總額時，依該超出之比例，於下年度調整本標準。

第六編　附　則

第七九條

本標準之藥品給付品項暨支付標準表，詳附件二。

第八〇條

本標準之特殊材料給付品項暨支付標準表，詳附件三。

第八一條

本標準之中藥用藥品項表（單方），詳附件四。

第八二條

本標準之中藥用藥品項表（複方），詳附件五。

第八三條

本標準之藥品給付規定，詳附件六。

第八四條

本標準之特殊材料給付規定，詳附件七。

第八五條

①本標準自中華民國一百零二年一月一日施行。

②本標準修正條文，除第七十九條附件二至第八十四條附件七之施行日期由主管機關另定者外，自發布日施行。

全民健康保險藥品價格調整作業辦法

①民國102年10月2日衛生福利部令訂定發布全文29條；並自發布日施行。
②民國104年2月4日衛生福利部令修正發布第9、15、17～21條條文。
③民國105年2月1日衛生福利部令修正發布第13、17、18、20、21、23、24條條文。
④民國106年2月24日衛生福利部令修正發布第12、15、24、26條條文。
⑤民國112年3月23日衛生福利部令修正發布第15條條文。

第一章 總 則

第一條

本辦法依全民健康保險法第四十六條第二項規定訂定之。

第二條

①本辦法用詞，定義如下：
一 專利：指以藥品有效成分或有效成分之組合，依我國專利法所取得之專利。
二 專利期內藥品：指專利權在有效期限內之藥品。
三 逾專利期：指專利權期滿。
四 逾專利期五年內：指專利權期滿日之次日起算，滿五年之期限內。
五 加權平均銷售價格（以下稱WAP）：指同藥品許可證持有者之同分組品項所有供應商，依本辦法規定申報之銷售金額總和，除以銷售量總和所得之商數，四捨五入取至小數點後第四位。
六 同分組（分組分類）品項加權平均銷售價格（以下稱GWAP）：指同分組（分組分類）品項所有供應商依本辦法規定申報之銷售金額總和，除以銷售量總和所得之商數，四捨五入取至小數點後第四位。
七 同分組分類品項加權平均支付價格：指同分組分類各品項支付價格乘以前一年醫療費用申報數量之總和，除以同分組各品項前一年醫療費用申報數量總和所得之商數，四捨五入取至小數點後第四位。

②前項第一款有效成分，包括經醫藥相關專家學者認定有助於增加臨床療效之異構物、特殊晶型、水合物等。

第三條

全民健康保險（以下稱本保險）藥品支付價格調整原則如下：

一　將逾（無）專利期、年代久遠或品質較無爭議之同成分、同含量、同規格且同劑型藥品，以分組分類（Grouping）方式，逐步縮小支付價格差異；其分組分類方法，由保險人參考醫藥相關專家學者意見定之。

二　以下列方式，逐步調整藥品支付價格，使更接近藥品市場實際之加權平均銷售價格：

㈠參考藥品市場實際交易價格調查，調整藥品支付價格，使其更接近藥品之市場銷售價格。

㈡及時反映逾專利期藥品之市場實際交易價格。

第二章　藥價調查及調整

第一節　藥品市場實際交易價格之調查及未申報或不實申報之處理

第四條

①藥品供應商（以下稱藥商）及保險醫事服務機構，應依本辦法規定，向保險人申報市場實際交易價格，作爲調整藥品支付價格之依據。

②前項藥商，指直接銷售藥品予保險醫事服務機構之所有藥商。

第五條

藥商依前條規定，應申報之範圍、內容及時程如下：

一　範圍：全民健康保險藥物給付項目及支付標準（以下稱藥物支付標準）收載之品項。

二　內容：

㈠本保險藥品代碼。

㈡藥商名稱。

㈢申報期間。

㈣聯絡電話。

㈤傳眞電話。

㈥藥商統一編號。

㈦聯絡地址。

㈧保險醫事服務機構代碼。

㈨藥品銷售量：應包含贈品量、藥品耗損，並扣除退貨數量。

㈩銷售總金額：應包含營業稅，並扣除折讓金額及退貨金額。

⑪銷售量合計及金額合計。

⑫其他與銷售有關之資料。

三　時程：每季結束後第一個月二十日內，向保險人申報前一季之資料。

第六條

保險醫事服務機構依第四條規定，應申報之範圍、內容及時程如下：

一　一般藥品採購資料：

㈠範圍：藥物支付標準收載之品項。

㈡內容：藥商統一編號、名稱、地址及藥品品項之本保險藥品代碼。

㈢時程：每季結束後第一個月二十日內，向保險人申報前一季之資料。

二　特定藥品採購資料：以特約醫院申報為限，但必要時，經保險人抽樣之特約診所及藥局亦應申報。

㈠範圍：依保險人公告之品項。

㈡內容：

1.藥商名稱。

2.藥商統一編號。

3.聯絡電話。

4.聯絡地址。

5.申報資料年月。

6.傳眞電話。

7.發票日期。

8.保險醫事服務機構代碼。

9.本保險藥品代碼。

10.藥品銷售量：應包含贈品量、藥品耗損，並扣除退貨數量。

11.售藥總金額：應包含營業稅，並扣除折讓金額及退貨金額。

12.發票號碼及發票註記。

13.其他與採購有關之資料。

㈢時程：依保險人公告之申報期限。

第七條

①經檢舉有明確事證之案件，並符合下列四款條件者，保險人應進行機動性藥品市場實際交易價格調查（以下稱機動性調查）：

一　藥商或藥局販售價格低於本保險支付價格百分之五十。

二　同分組品項有三個以上。

三　同分組最近一年保險醫事服務機構申報總計金額大於新臺幣（以下同）一億元以上。

四　非屬因符合品質條件而以劑型基本價支付之品項。

②前項機動性調查之方式如下：

一　保險人得抽取一定比率家數之保險醫事服務機構調查採購資料，進行支付價格之調整。

二　保險人應將被檢舉品項之同分組品項，併同調查及處理。

第八條

①依市場實際交易價格調整藥品支付價格者，其申報資料經保險人

採用之原則如下：

一　經重新調整支付價格之品項，其調整生效日前之銷售量不列入計算。

二　公立醫院因合約規定無法調整售價者，自調整生效日後之銷售量資料，得不列入計算。

②前項第二款情形，藥商應檢附證明文件影本，併同銷售資料，向保險人申報。

第九條

藥商未申報或經確認屬不實申報之品項，其處理方式如下：

一　未申報或不實申報品項，無同成分、同劑型產品可供替代，致影響民眾用藥權益者：以該品項之加權平均銷售價格百分之八十調整，且不得高於調整前支付價格百分之八十。

二　前款以外之未申報品項：不列入藥物支付標準。

三　不實申報品項有同成分、同劑型其他產品可供替代者：

(一)不實申報不影響藥價調整結果者：調降支付價格，以同分組品項最低支付價百分之八十調整，且不得高於調整前支付價格百分之八十。

(二)不實申報致影響藥價調整結果者：

1.不實申報者為藥品許可證持有者或藥品許可證持有者相關子公司：該品項不列入藥物支付標準。

2.不實申報者為藥品經銷商：

(1)不實申報數量占率達百分之十以上：該品項不列入藥物支付標準。

(2)不實申報數量占率小於百分之十：

①影響藥價調整幅度之任一因子達百分之六以上：該品項不列入藥物支付標準。

②影響藥價調整幅度之二項因子皆小於百分之六：由藥品許可證持有者選擇下列方式之一辦理：

❶調降支付價格，以同分組品項最低支付價百分之八十調整，且不得高於調整前支付價格百分之八十；並返還因不實申報而增加本保險藥費支出金額（藥費支出金額＝（原調整後支付價格－更正後調整支付價格）×前一次藥價調整後至調降藥價生效日之使用量）。

❷該品項不列入藥物支付標準。

❸上述品項處理方式之選擇，經保險人通知藥品許可證持有藥商後，自發文日期三週內未選擇者，該品項不列入藥物支付標準。

3.前2.之(1)、(2)所稱不實申報數量占率：

(1)多家藥品經銷商不實申報同一品項時，其不實申報銷售數量為各不實申報藥品經銷商銷售該品項數量之總和。

(2)不實申報數量占率之計算公式：〔（不實申報藥品經銷商申報銷售該品項予所有保險醫事服務機構之數量）÷（所有藥商申報銷售該品項數量）〕×100%。

4.前2.之(2)所稱影響藥價調整幅度之因子，其計算公式如下：

(1)〔（原調整後支付價格）－（更正後調整支付價格）〕÷〔未調整前支付價格〕×100%

(2)〔（原同分組加權平均銷售價格）－（更正後同分組加權平均銷售價格）〕÷〔原同分組加權平均銷售價格〕×100%

四　前三款藥品之生效日，自保險人同意日起，次二季之一日生效；屬同一藥品許可證之錠劑及膠囊劑品項，併同辦理。

五　因未申報或不實申報而不列入藥物支付標準或調降支付價格之品項，自生效日起一年後，同一許可證藥品得依藥物支付標準規定，重新向保險人建議收載。

第一〇條

前條藥商不實申報，指申報資料有下列情事之一，致墊高市場平均交易價格者：

一　未申報贈藥量或交易金額未扣除折讓。

二　僅申報部分保險醫事服務機構交易資料。

三　其他足以影響調查結果正確性或完整性。

第一一條

保險醫事服務機構未申報或申報資料經確認影響藥價調整正確性或完整性之品項，依下列方式處理：

一　自該次藥價調整生效日，回溯扣減其一年之藥費。

二　依全民健康保險特約醫事服務機構合約辦理。

第二節　藥品支付價格之調整原則

第一二條

屬罕見疾病用藥或經保險人公告之特殊藥品者，依第二十四條規定辦理。

第一三條

依市場實際交易調查結果，調整支付價格者，其處理原則如下：

一　藥品分為下列三大類：

(一)第一大類：

1.專利期內藥品。

2.含仍在專利期內有效成分之單方製劑。

3.含至少一個仍在專利期內有效成分之複方製劑。

4.上述之同分組品項。

(二)第二大類藥品如下，但中華民國一百零二年一月一日前專利期滿者，歸於第三大類：

1.逾專利期五年內之藥品。

2.含逾專利期五年內有效成分之單方製劑。

3.含至少一個逾專利期五年內有效成分之複方製劑，且非屬第一大類藥品。

4.上述之同分組品項。

㈢第三大類：非屬第一大類及第二大類之品項。

二　同成分、同含量、同規格且同劑型之品項，歸為同分組。

三　調整時程：

㈠第二大類藥品：每一品項每年檢討及調整一次，並依下列時程辦理：

專利權期滿日之季別	檢討價格季別	調整後新支付價格生效日
第一季	第二季	當年六月一日
第二季	第三季	當年九月一日
第三季	第四季	當年十二月一日
第四季	次年第一季	次年三月一日

㈡第一大類及第三大類藥品：每二年檢討及調整一次，其新支付價格生效日，由保險人公告；本保險實施藥品費用分配比率目標制，且該年度藥費核付金額超出目標值時，其新支付價格，自次一年度第二季第一個月之一日生效。

四　新藥暫予列入藥物支付標準內，且自列入生效日起，至藥商銷售資料採計期間之末日止，其期間在二年以內，且同分組藥品無醫療費用申報資料者，該新藥之藥價不予調整。

第一四條

藥商銷售資料之採計方式如下：

一　第二大類藥品：

檢討價格季別	資料採計期間
第一季	前一年第二季及第三季
第二季	前一年第三季及第四季
第三季	前一年第四季及當年第一季
第四季	當年第一季及第二季

二　第一大類及第三大類藥品：採計最近一次依本章調整藥品支付價格生效日起一年之藥商銷售資料；未滿一年者，採計至檢討時可取得之藥商銷售資料。

第一五條 112

①保險人進行藥價調整時，得對藥品訂定基本價及下限價。

②前項之基本價，規定如下：

一　錠劑或膠囊劑符合藥物支付標準第二十五條第一項各款之條

件：具標準包裝者，爲新臺幣一點五元；具標準包裝且同時符合國際醫藥品稽查協約組織藥品優良製造規範（以下稱PIC/SGMP）或屬原開發廠之品項者，爲新臺幣二元。

二　符合PIC/SGMP之品項：

㈠錠劑或膠囊劑，爲新臺幣一點五元。

㈡口服液劑，爲新臺幣二十五元。

㈢一百毫升以上未滿五百毫升之輸注液，爲新臺幣二十二元、五百毫升以上未滿一千毫升之大型輸注液，爲新臺幣二十五元、一千毫升以上之大型輸注液，爲新臺幣三十五元。

㈣含青黴素類、頭孢子菌素類抗生素及雌性激素之注射劑，爲新臺幣二十五元。

㈤前二目以外之其他注射劑，爲新臺幣十五元。

㈥栓劑，爲新臺幣五元。

㈦眼科製劑，爲新臺幣十二元。一日以內用量包裝之眼藥水，爲新臺幣四元。

㈧口服鋁箔小包（顆粒劑、粉劑、懸浮劑），爲新臺幣六元。

㈨軟膏或乳膏劑，爲新臺幣十元。

㈩五百毫升以上未滿一千毫升之沖洗用生理食鹽水，爲新臺幣二十五元、一千毫升以上之沖洗用生理食鹽水，爲新臺幣三十五元。

③第一項之下限價，指保險人對特定藥品劑型訂定之最低調整價格。於支付價格調整過程中，調整前支付價格高於下限價者，最低調整至下限價；調整前支付價格低於下限價者，不予調整。其下限價格，規定如下：

一　錠劑或膠囊劑，爲新臺幣一元。

二　口服液劑，爲新臺幣二十五元。

三　一百毫升以上未滿五百毫升之輸注液，爲新臺幣二十二元、五百毫升以上未滿一千毫升之大型輸注液，爲新臺幣二十五元、一千毫升以上之大型輸注液，爲新臺幣三十五元。

四　含青黴素類、頭孢子菌素類抗生素及雌性激素之注射劑，爲新臺幣二十五元。

五　前二目以外之其他注射劑，爲新臺幣十五元。

六　栓劑，爲新臺幣五元。

七　眼科製劑，爲新臺幣十二元。一日以內用量包裝之眼藥水，爲新臺幣四元。

八　口服鋁箔小包（顆粒劑、粉劑、懸浮劑），爲新臺幣六元。

九　軟膏或乳膏劑，爲新臺幣十元。

十　五百毫升以上未滿一千毫升之沖洗用生理食鹽水，爲新臺幣二十五元、一千毫升以上之沖洗用生理食鹽水，爲新臺幣三十五元。

④前二項之基本價及下限價，不適用於下列品項：

一　保險醫事服務機構申報屬大包裝品項之最小單位，本保險藥品代碼末二碼爲99之品項。
二　屬指示用藥之品項。
三　因機動性調查或未申報、不實申報而調降支付價格未滿一年之品項。

⑤第二項及第三項之基本價及下限價，經醫、藥專家認定之劑型或包裝不具臨床意義者，不適用之。

第一六條

調整後新支付價格之核算原則如下：
一　未滿五元者，取小數點後二位，第三位以後，無條件捨去。
二　五元以上未滿五十元者，取小數點後一位，第二位以後，無條件捨去。
三　五十元以上者，取至整數，小數點以後，無條件捨去。

第一七條

第一大類藥品支付價格調整方式如下：
一　加權平均銷售價格（WAP）達調整前支付價格百分之八十五以上者，不予調整；加權平均銷售價格（WAP）低於調整前支付價格百分之八十五者，應調整其支付價格，其新支付價格爲調整前支付價格百分之十五加上加權平均銷售價格（WAP）。其藥價調整公式及原則如下：
　(一)WAP≧（1－R）×Pold：不予調整。
　(二)WAP＜（1－R）×Pold：依下列公式調整
　　Pnew＝WAP＋Pold×R
　　Pnew：新支付價格。
　　Pold：調整前支付價格。
　　R：百分之十五。
　(三)前目之調降幅度以百分之四十爲限。但本保險實施藥品費用分配比率目標制時，不在此限。
二　依前款公式調整後，屬同藥品許可證持有者之品項，有低規格品項支付價格高於高規格品項支付價格之情形者，依下列方式調整：
　(一)同成分、同劑型品項：
　　1.以各分組藥品前一年醫療費用申報數量最高之分組之規格量爲常用規格量，並以該常用規格量品項調整後之新支付價格，作爲其基準價格。
　　2.新支付價格生效日（含）前不列入藥物支付標準，且藥商銷售資料採計期間無銷售資料之品項，其支付價不列爲規格調整之參考。
　(二)前目品項屬錠劑及膠囊劑：以前目基準價格，按規格比例換算同成分、同劑型、同藥品許可證持有者之其他規格品項支付價格。
　(三)第一目品項非屬錠劑或膠囊劑：以第一目基準價格，按規格比例換算同藥品許可證其他規格品項支付價格。

㈣同成分、同劑型，不同規格之品項於列入藥物支付標準時，核予相同支付價格者，以最低支付價之規格品項調整各規格為相同價格。

三　同分組、同藥品許可證持有者且同品質條件藥品有二以上品項者，以最低支付價調整。

四　依前三款規定調整藥品支付價格後，其藥品支付價格低於同分組最高支付價百分之七十者，依同分組最高支付價百分之七十調整。但調整後之新支付價格不得高於其調整前之支付價格。

五　調整後之新支付價格，學名藥品不得高於原開發廠藥品。但具標準包裝及符合PIC/SGMP，且其支付價格為基本價之藥品，不在此限。

六　保險醫事服務機構申報屬大包裝品項之最小單位，本保險藥品代碼末二碼為99者：以同藥品許可證各規格調整後最小單位之最低單價調整。

第一八條

第二大類藥品支付價格調整方式如下：

一　逾專利期第一年之藥品及其同分組品項，依下列方式調整價格：

㈠逾專利期藥品之支付價格，以下列方式取最低價調整：

1.藥物支付標準第二十七條第三款所定十大先進國家藥價（以下稱十國藥價）之最低價。

2.同分組品項加權平均銷售價格（GWAP）乘以一・一五倍調整。但不得高於調整前之支付價格。

㈡同分組藥品，以該逾專利期藥品之調整幅度等比例調整。無該逾專利期藥品者，以同分組品項加權平均銷售價格（GWAP）乘以一・一五倍調整。但不得高於調整前之支付價格。

二　逾專利期次年起至第五年之藥品及其同分組品項，依下列方式調整價格：

㈠逾專利期藥品之支付價格以同分組品項加權平均銷售價格（GWAP）乘以一・一五倍調整。但不得高於調整前之支付價格。

㈡同分組品項，以該逾專利期藥品之調整幅度等比例調整。無該逾專利期藥品者，以同分組品項加權平均銷售價格（GWAP）乘以一・一五倍調整。但不得高於調整前之支付價格。

三　依前二款公式調整後，屬同藥品許可證持有者之品項，有低規格品項支付價格高於高規格品項支付價格之情形者，依前條第二款方式調整。

四　調整後之新支付價格，學名藥品不得高於原開發廠藥品。但具標準包裝及符合PIC/SGMP，且其支付價格爲基本價之藥品，不在此限。

五　保險醫事服務機構申報屬大包裝品項之最小單位，本保險藥品代碼末二碼爲99者：以同藥品許可證各規格調整後最小單位之最低單價調整。

第一九條

第三大類藥品，分爲下列二類：

一　第一類：包含原開發廠藥品、符合PIC/SGMP之藥品。

二　第二類：第一類以外之藥品。

第二〇條

①前條之同成分、同劑型品項中，第一個列入藥物支付標準品項之收載年，距藥商銷售資料採計期間截止年未逾十五年者，其同成分、同劑型品項支付價格調整方式如下：

一　暫調價格：

㈠以同分組分類品項之加權平均銷售價格（GWAP），爲該品項暫調價格之目標值。該同分組分類之品項均無銷售資料，或各品項之銷售資料筆數皆未逾二十筆者，以同成分、同劑型品項前一年醫療費用申報數量最高之規格量品項所屬分組之目標值，依規格比例換算該分組分類之目標值。第二類藥品之目標值應以第一類藥品之目標值爲上限。

㈡加權平均銷售價格（WAP）達目標值百分之一百零五以上者，以目標值百分之一百零五爲暫調價格；WAP低於目標值百分之一百零五者，以WAP爲暫調價格，並以目標值百分之九十爲暫調價格之下限。但暫調價格不得高於調整前之支付價格。

二　最大調降幅度：

㈠調幅在百分之十五以下者：不予調整。

㈡調幅超過百分之十五至百分之二十以下者：最大調降幅度爲百分之二・五。

㈢調幅超過百分之二十至百分之二十五以下者：最大調降幅度爲百分之七・五。

㈣調幅超過百分之二十五至百分之三十以下者：最大調降幅度爲百分之十二・五。

㈤調幅超過百分之三十至百分之三十五以下者：最大調降幅度爲百分之十七・五。

㈥調幅超過百分之三十五至百分之四十以下者：最大調降幅度爲百分之二十二・五。

㈦調幅超過百分之四十至百分之四十五以下者：最大調降幅度爲百分之二十七・五。

㈧調幅超過百分之四十五至百分之五十以下者：最大調降幅度爲百分之三十二・五。

(九)調幅超過百分之五十至百分之五十五以下者：最大調降幅度為百分之三十七．五。

(十)調幅超過百分之五十五者：最大調降幅度為百分之四十。

三　本保險實施藥品費用分配比率目標制時，不受前款最大調降幅度規定之限制，並依下列方式調整價格：

(一)屬藥物支付標準所稱新藥，自保險人暫予收載生效日起，至藥商銷售資料採計期間之末日止，其期間在四年以內者：

1.調幅在百分之五以下者：不予調整。

2.調幅超過百分之五者：以調幅減百分之五後之數值調整支付價格，並以調整前支付價格為上限。

(二)非屬前目之品項者：

1.調幅在百分之三以下者：不予調整。

2.調幅超過百分之三者：以調幅減百分之三後之數值調整支付價格，並以調整前支付價格為上限。

四　前二款之調幅，指暫調價格與調整前支付價格之差距。

五　以最大調降幅度調整支付價格，其調幅減百分之十五後，仍低於最大調降幅度者，以調幅減百分之十五後之數值調整支付價格，並以調整前支付價格為上限。

六　同分組、同藥品許可證持有者、同分類且同品質條件藥品有二以上品項者，以最低支付價調整。

七　依前六款規定調整支付價格後，其支付價格低於同分組最高支付價百分之六十者，依同分組最高支付價百分之六十調整。但不得高於調整前支付價之二倍。

八　前款規定不適用於指示用藥。

九　調整後同藥品許可證持有者之同成分、同劑型藥品，低規格量品項支付價格，不得高於高規格量品項支付價格。其調整方式如下：

(一)同成分、同劑型品項：

1.以各分組藥品前一年醫療費用申報數量最高之分組之規格量為常用規格量，並以該常用規格量品項調整後之新支付價格，作為其基準價格。

2.新支付價格生效日（含）前不列入藥物支付標準，且藥商銷售資料採計期間無銷售資料之品項，其支付價不列為規格調整之參考。

(二)前目品項屬錠劑及膠囊劑：同藥品許可證持有者之低規格量品項支付價不得高於前目基準價格，高規格量品項支付價不得低於前目基準價格，低規格量品項之支付價不得高於高規格量品項之支付價。

(三)第一目品項非屬錠劑及膠囊劑：同藥品許可證品項之低規格量品項支付價不得高於第一目基準價格，高規格量品項支付價不得低於第一目基準價格，低規格量品項之支付價不得高於高規格量品項之支付價。

十　調整後之新支付價格，同分組學名藥品不得高於原開發廠藥品。但具標準包裝及符合PIC/SGMP，且其支付價格爲基本價之藥品，不在此限。

十一　同分組學名藥品項中，未符合PIC/SGMP者，其調整後之新支付價格不得高於符合PIC/SGMP者。

十二　保險醫事服務機構申報屬大包裝品項之最小單位，本保險藥品代碼末二碼爲99者：以同藥品許可證各規格調整後最小單位之最低單價調整。

十三　含葡萄糖、胺基酸及脂肪乳劑之三合一營養輸注液品項之WAP及GWAP，按每單位熱量計算，並依第一款至第五款調整後之同分組分類單價最低者，乘上總熱量後調整支付價格。

②依前項方式調整後，屬調升價格者，不適用於指示用藥或未申報、不實申報而調降支付價格未滿一年之品項。

第二一條

①第十九條之同成分、同劑型品項中，第一個列入藥物支付標準品項之收載年，距藥商銷售資料採計期間截止年超過十五年者，其同成分、同劑型品項支付價格調整方式如下：

一　以同分組分類品項之加權平均銷售價格（GWAP），爲該品項藥價調整之目標值。

二　第二類藥品之目標值，應以第一類藥品之目標值爲上限。

三　同成分、同劑型品項，以各分組藥品前一年醫療費用申報數量最高之分組之規格量爲常用規格量，以該常用規格量之同分組分類品項加權平均銷售價格（GWAP）爲基準。

四　同成分、同劑型品項低規格量之目標值，不得高於前款基準；高規格量之目標值，不得低於前款基準；低規格量之目標值不得高於高規格量之目標值。

五　個別品項以該分組分類之目標值乘以一・一五倍調整，並以同分組調整前支付價格最高者爲上限。

六　同分組分類品項無加權平均銷售價格（GWAP），以加權平均支付價格調整。

②依前項方式或第二十三條調整後，同成分、同劑型屬低規格量品項之支付價格，不得高於高規格量者。其調整方式如下：

一　以各分組藥品前一年醫療費用申報數量最高之規格量爲基準規格量，高規格品項之藥價低於基準規格量者，或低規格品項之藥價高於基準規格量者，以基準規格量之藥價調整。

二　高規格品項之藥價低於低規格量者，低規格品項以高規格之藥價爲上限。第二類藥品之規格調整，以第一類藥品爲上限。

三　新支付價格生效日（含）前皆不列入藥物支付標準，且藥商銷售資料採計期間皆無銷售資料之分組，其支付價不列爲規格調整之參考。

③含葡萄糖、胺基酸及脂肪乳劑之三合一營養輸注液品項之GWAP按每單位熱量計算，依GWAP乘以一．一五倍調整，並以同分組調整前每單位熱量支付價格最高者為上限，乘上總熱量後調整支付價格。

④依前三項方式調整後，屬調升價格者，不適用於指示用藥或未申報、不實申報而調降支付價格未滿一年之品項。

第三節　實施藥品費用分配比率目標制支付價格之調整方式

第二二條

①本保險實施藥品費用分配比率目標制，其當年度藥費核付金額超出前一年預先設定之目標值時，於次年度以超出目標值之額度為限，調整第一大類及第三大類藥品之支付價格。

②前項核付金額，指當年度前三季藥費核付金額，加上以前三季核付金額推算之第四季核付金額。

③當年度實際核付金額超過前項推算金額者，應將超出之金額併入次一年度之藥費核付金額中計算；未達推算金額者，於次一年度之藥費核付金額中扣除。

第二三條

前條第一項藥價調整之方式如下：

一　第一大類藥品，依第十七條規定；第三大類藥品，依第十九條至第二十一條規定，分別計算各品項之暫訂價格。

二　依暫訂價格分別計算第十七條、第二十條及第二十一條品項之整體調整額度，依各整體調整額度比例，分配超出目標值之額度。

三　前款整體調整額度，指第十七條、第二十條及第二十一條各品項調整前支付價格與暫訂價格之差距，乘以前一年醫療費用申報數量之總和。

四　調整公式如下：

(一)Pnew＝Pold－〔（Pold－Ptemp）×（超出目標值分配後之額度／各整體調整額度）〕

Pnew：新支付價格。

Pold：調整前支付價格；屬第二十一條之品項，為調整前之同分組分類品項加權平均支付價格。

Ptemp：暫訂價格。

(二)含葡萄糖、胺基酸及脂肪乳劑之三合一營養輸注液品項：

Pnew＝總熱量×｛Pold－〔（Pold－Ptemp）×（超出目標值分配後之額度／各整體調整額度）〕｝

Pnew：新支付價格。

Pold：為調整前之同分組分類品項每單位熱量加權平均支付價格。

Ptemp：每單位熱量暫訂價格。

第三章　其他特殊情況藥品支付價格之調整

第二四條

①罕見疾病用藥或經保險人公告之特殊藥品，其支付價格應每二年檢討調整。

②前項藥品調整原則，準用藥物支付標準第三十五條第一項第二款第二目及第三目，並優先參考該品項或國外類似品之國際藥價；無國際藥價者，參考其成本價調整。

③前項調整之新支付價格生效日，由保險人公告。

第二五條

①符合藥物支付標準第十七條規定之新藥，以十國藥價中位數或最低價核價，且經查有藥價之國家在五國以下者，應自新藥列入藥物支付標準生效之次年起，於每年第四季依十國藥價檢討支付價格，並檢討五年或檢討至有藥價之國家超過五國之次年止。

②前項檢討方式，依該藥品列入藥物支付標準之核價方式檢討。如現行支付價高於檢討結果者，依檢討結果支付，並於次年一月一日生效；現行支付價如低於檢討結果者，維持原支付價格。

③依藥物支付標準第十七條之一第三款規定以類似品之十國藥價核價者，比照前二項規定辦理。

④依藥物支付標準第四十四條規定，以十國藥價檢討者，不適用第一項及第二項規定。

第二六條

第一級及第二級管制藥品或抗蛇毒血清之支付價格，因成本變動而須調整時，保險人應依主管機關備查之價格調整，其新支付價格，自保險人同意日起算，次二季之一日生效。

第二七條

利用機動性調查結果，調整支付價格之規定如下：

一　被檢舉之藥品及併同調查之藥品銷售價格，其同品質條件之藥品有低於現行藥品支付價格百分之五十者，依調查保險醫事服務機構之最低交易價格，計算調整新支付價格；其計算公式如下：

$Pnew = 2 \times Pmin$

Pnew：調整後新支付價格。

Pmin：保險醫事服務機構最低交易價格。

二　調整後之新支付價格，自保險人同意日起算，次二個月之一日生效。

第二八條

①保險人與藥商簽訂價量協議之品項，依價量協議檢討調整後之藥品支付價格，自保險人同意日起算，次二個月之一日生效。

②前項藥品適用本辦法第二章藥價調查及調整之規定。

第二九條

本辦法自發布日施行。

全民健康保險保險人受託辦理職業災害保險醫療給付費用償付辦法

①民國 91 年 4 月 29 日行政院衛生署、勞工委員會令會銜訂定發布全文 9 條；並自發布日施行。
②民國 98 年 12 月 30 日行政院衛生署、勞工委員會令會銜修正發布名稱及第 2、9 條條文；除第 2 條自 99 年 1 月 1 日施行外，餘自發布日施行（原名稱：中央健康保險局受託辦理職業災害保險醫療給付費用償付辦法）。
③民國 101 年 12 月 17 日行政院衛生署、勞工委員會令會銜修正發布名稱及全文 10 條；並自 102 年 1 月 1 日施行（原名稱：行政院衛生署中央健康保險局受託辦理職業災害保險醫療給付費用償付辦法）。
民國 103 年 2 月 14 日行政院公告第 2 條序文、第 3 條第 1、2 項、第 4 條第 1 項序文、第 3 款、第 2 項、第 5～9 條所列屬「勞工保險局」之權責事項，自 103 年 2 月 17 日起改由「勞動部勞工保險局」管轄。
④民國111年4月14日衛生福利部、勞動部令會銜修正發布全文9條；並自 111 年 5 月 1 日施行。

第一條

本辦法依全民健康保險法第九十四條第三項規定訂定之。

第二條

勞工職業災害保險給付下列費用，由全民健康保險保險人（以下稱健保保險人）受託辦理，並由勞工職業災害保險保險人（以下稱勞保局）償付：
一　住院及門診醫療費用。
二　住院膳食費。

第三條

①前條第一款由勞保局償付之住院醫療費用範圍，以該局提供之勞工職業災害保險職業災害住院資格核定檔及職業災害傷病給付核定檔，與全民健康保險住院醫療費用檔比對成功案件之醫療費用計算。
②前項經勞保局核定不給付案件，依據全民健康保險相關法令屬健保保險人負擔之醫療費用，不予列計。

第四條

①第二條第一款由勞保局償付之門診醫療費用，其範圍如下：
一　全民健康保險醫事服務機構（以下稱保險醫事服務機構）依據職業傷病門診單，申報職業傷害或職業病之門診醫療費用案件，並依健保保險人核付之醫療費用計算。
二　勞工職業災害保險被保險人未持前款門診單就醫，而由主管機關審定合格具有診療職業病資格之醫師或地區教學醫院以上之醫院專科醫師開具職業病門診單，申報職業病之門診醫療費用案件，並依健保保險人核付之醫療費用計算。

三　保險醫事服務機構逕依就醫者主訴診斷，並申報職業傷害門診醫療費用之案件，經勞保局與其承保檔資料比對成功者，依健保保險人核付之醫療費用計算。

②前項第一款及第二款經勞保局核定不給付之案件，依據全民健康保險相關法令屬健保保險人負擔之醫療費用，及保險醫事服務機構加報之診察費，已由健保保險人於保險醫事服務機構申報之費用內扣還者，不予列計。

第五條

第二條第二款由勞保局償付之住院膳食費範圍，以健保保險人依勞工職業災害保險相關法令核付保險醫事服務機構之膳食費用計算。

第六條

勞工職業災害保險被保險人向勞保局申請核退第二條第一款或第二款之自墊費用經勞保局核定給付者，依健保保險人核付之費用計算。

第七條

勞保局應於每年一月、四月、七月及十月之十五日前，預撥該季之醫療費用予健保保險人，預撥數依前一會計年度發生之醫療費用加計年成長率計算。

第八條

勞保局委託健保保險人辦理勞工職業災害保險醫療給付之作業細節，由雙方另訂契約書規範之。

第九條

本辦法自中華民國一百十一年五月一日施行。

全民健康保險紓困基金申貸辦法

①民國 91 年 10 月 25 日行政院衛生署令訂定發布全文 10 條；並自發布日施行。
②民國 92 年 1 月 9 日行政院衛生署令修正發布第 8 條條文。
③民國 92 年 7 月 10 日行政院衛生署令修正發布第 2、4、5、6、8 條條文。
④民國 98 年 12 月 16 日行政院衛生署令修正發布第 3、5 條條文。
⑤民國 99 年 8 月 5 日行政院衛生署令修正發布第 9 條條文。
⑥民國 101 年 11 月 1 日行政院衛生署令修正發布名稱及全文 11 條；並自 102 年 1 月 1 日施行（原名稱：全民健康保險紓困基金貸款辦法）。

第一條

本辦法依全民健康保險法（以下簡稱本法）第九十九條第三項規定訂定之。

第二條

全民健康保險之保險對象，符合全民健康保險經濟困難認定標準規定情形者，得向全民健康保險紓困基金（以下簡稱本基金）申請無息貸款。

第三條

本基金之貸款業務，由保險人辦理。

第四條

①本基金提供申貸之項目如下：
一　未依本法所定繳納期限繳納之保險費。
二　依本法第五十條第一項規定，應向保險醫事服務機構繳納之應自行負擔之費用而尚未繳納部分（以下簡稱應自行負擔之費用）。

②申請之貸款未屆分期還款之始期或逾期未清償者，不得再辦理申貸。

第五條

申請人應塡具全民健康保險紓困基金貸款申請書，並檢附下列文件，向保險人辦理：
一　全民健康保險經濟困難之證明文件。
二　申貸應自行負擔之費用者，應附保險醫事服務機構開立之繳費通知文件。

第六條

申請人於辦理申貸時，應對所有積欠保險人之保險費，一併辦理申貸。

第七條

申請人經保險人核准申貸之款項，應由本基金直接撥付保險人，以償付申請人積欠之費用。

第八條

①申請人應依下列規定償還貸款：

一　償還起始日：自申貸日起一年後開始清償，確定之清償日期以貸款申請書上所載為準。

二　償還金額：

㈠申請人除自願提前清償外，每期償還金額上限為申貸當時之個人保險費的兩倍，下限為申貸當時之個人保險費的一倍或得視申貸者經濟能力酌予調整。

㈡申請人於申貸當時屬於本法第十條第一項第五款所稱低收入戶成員，其每月償還金額，以本法第十條第一項第六款所稱第六類保險對象每月自付保險費一倍為上限，以基本工資自付三成計繳之保險費為下限。

三　償還方式：依保險人開立之繳款單至指定代收機構繳納。

②申請人欲提前清償者，得依與保險人約定之方式償還。

③申請人於九十二年六月六日本法修正施行後一年內，得向保險人申請延緩清償貸款或變更償還金額。申請延緩清償貸款者，保險人應每年查核其清償能力，於具備清償能力時，經保險人以書面通知繳納而不繳納者，依法移送強制執行。申請變更償還金額者，除自願提前清償外，變更後之每期償還金額，上限為申請變更當時之個人保險費的兩倍，下限為變更當時之個人保險費的一倍或得視申貸者經濟能力酌予調整。

第九條

申請人申貸之款項應依約定逐期償還，屆期未為清償者，視為全部貸款到期，保險人得依相關法律規定，向申請人請求償還，並依請求時之郵政儲金一年期定期存款利率按日加計利息；加計之利息總金額，以至逾期未償還款之百分之五為限。

第一〇條

經濟困難之保險對象屬中低收入戶者，其應自付之保險費，依社會救助法第十九條第二項規定補助之。

第一一條

本辦法自中華民國一百零二年一月一日施行。

全民健康保險執行公共安全事故與重大交通事故公害及食品中毒事件代位求償辦法

①民國 95 年 5 月 10 日行政院衛生署令訂定發布全文 15 條；並自發布日施行。
②民國 101 年 11 月 2 日行政院衛生署令修正發布第 1 ～ 5、13、15 條條文；並自 102 年 1 月 1 日施行。
③民國 107 年 5 月 21 日衛生福利部令修正發布名稱及第 1、2 ～ 5、15 條條文；增訂第 1-1 條條文；並自發布日施行（原名稱：全民健康保險執行重大交通事故公害及食品中毒事件代位求償辦法）。
④民國 108 年 10 月 1 日衛生福利部令修正發布第 6 條條文。

第一條
本辦法依全民健康保險法（以下稱本法）第九十五條第三項規定訂定之。

第一條之一
本法第九十五條第二項第一款所稱公共安全事故，指依法規應強制投保責任保險之場所或行業發生之責任保險事故。

第二條
本法第九十五條第二項第二款所稱交通事故，指下列情形之一：
一　不適用強制汽車責任保險法之車輛，行駛於道路上所發生之事故。
二　鐵路、高速鐵路或捷運系統因行車所發生之事故。
三　船舶航行於海上、水面或水中所發生之事故。
四　航空器因執行飛航任務所發生之事故。

第三條
①本法第九十五條第二項第二款所稱公害，指因人為因素，破壞生存環境，致對國民健康所造成之危害。
②前項公害之範圍，包括水污染、空氣污染、土壤污染、噪音、振動、惡臭、廢棄物、毒性物質污染、地盤下陷、輻射公害及其他經中央主管機關指定公告為公害者。

第四條
本法第九十五條第二項第二款所定食品中毒事件，應自二人以上攝取相同食品而發生相似症狀，且從可疑之食餘檢體，及病人之糞便、嘔吐物、血液或其他檢體，或有關環境檢體中，分離出相同類型之致病原因予以認定。

第五條
①因同一公共安全事故，經全民健康保險（以下稱本保險）給付醫

療費用總額在新臺幣五萬元以上者，保險人得代位求償。

②因同一重大交通事故、公害或食品中毒事件，經本保險給付醫療費用總額在新臺幣十萬元以上者，保險人得代位求償。

③前二項總額，以本保險提供該保險給付之日起三十日內之給付費用總額，為計算基準。

第六條 108

保險人依本辦法辦理代位求償，其範圍以本保險提供該保險給付之日起，三十日內給付費用總額為限。

第七條

保險人依本辦法辦理求償業務，得向應負損害賠償責任之第三人（以下簡稱第三人）查證其有無投保責任保險，該第三人不得規避、拒絕、妨礙或為虛偽之陳述。

第八條

保險人依本辦法辦理求償業務，得洽相關主管機關及責任保險人提供重大事件之通知及專業諮詢等協助。

第九條

①保險人於獲悉有符合第五條規定之情事時，應於獲悉之次日起三十日內，以書面通知第三人及受害人。

②前項書面通知至少應含下列事項：

一 保險人蒐集之資料及其初步推定之結果。

二 第三人對其有無投保責任保險之告知義務。

三 保險人正式確認之期限。

③第三人於接獲通知後，應即將其有無投保責任保險，據實告知保險人；保險人於獲悉第三人已投保責任保險後，應即通知該責任保險人。

第一〇條

保險人對符合第五條規定之情事者，應於提供該保險給付之日起六個月內，就其是否求償，作成正式確認，並將結果以書面通知受害人與第三人或責任保險人。

第一一條

依前條確認結果，第三人或責任保險人須向保險人給付賠償金額者，第三人應於接獲前條正式確認通知書之日起三十日內給付之；責任保險人應於符合理賠要件之文件備齊後十五日內給付之。

第一二條

第三人或責任保險人未依前條規定給付，保險人得函催限期給付，逾期仍未給付者，得逕行依法訴追。

第一三條

本法第九十五條規定之求償權，不受第三人與本保險保險對象間達成和解之影響。

第一四條

①保險人向責任保險人請求之償付金額，以該責任保險之保險金額

扣除應給付受害人部分後之餘額爲限。

②前項責任保險應給付受害人部分，不包括本保險之醫療給付。

第一五條

本辦法自發布日施行。但中華民國一百零一年十一月二日修正發布之條文，自一百零二年一月一日施行。

肆、心理健康

自殺防治法

民國 108 年 6 月 19 日總統令制定公布全文 19 條；並自公布日施行。

第一條

為加強自殺防治，關懷人民生命安全，培養社會尊重生命價值，特制定本法。

第二條

本法所稱主管機關：在中央為衛生福利部；在直轄市為直轄市政府；在縣（市）為縣（市）政府。

第三條

自殺防治應根據個人、家庭及社會影響因素，自生理、心理、社會、經濟、文化、教育、勞動及其他面向，以社會整體資源投入策略實施之。

第四條

中央主管機關應設跨部會自殺防治諮詢會，以促進政府各部門自殺防治工作之推動、支援、協調及整合。

第五條

①直轄市、縣（市）主管機關為協調、諮詢、督導、考核及推動自殺防治工作，應設跨單位之自殺防治會。

②前項自殺防治會之組成、任務、議事程序及其他應遵行事項，由直轄市、縣（市）主管機關定之。

第六條

①各機關、學校、法人、機構及團體，應配合中央及直轄市、縣（市）主管機關推行自殺防治工作，辦理自殺防治教育，並提供心理諮詢管道。

②中央主管機關為辦理自殺防治工作之必要，得請求有關機關協助或提供相關資料。

③第一項自殺防治教育及心理諮詢管道所需費用，必要時中央及直轄市、縣（市）主管機關得予補助。

第七條

①各級政府每年應編列自殺防治經費，執行本法所定相關事項。

②中央主管機關應針對直轄市、縣（市）主管機關自殺防治方案推行績效優良者，給予獎勵。

第八條

①直轄市、縣（市）主管機關應設置自殺防治相關人力，並提升其專業技能。

②前項自殺防治相關人力之資格、訓練、課程及其他相關事項之辦法，由中央主管機關定之。

③中央主管機關就前二項事項，必要時應對直轄市、縣（市）主管機關予以補助。

第九條

①中央主管機關應擬訂全國自殺防治綱領，報行政院核定後實施。

②中央主管機關得委託法人、團體設國家自殺防治中心，辦理下列事項：

一　自殺防治現況調查。

二　自殺資料特性分析及自殺防治計畫建議書。

三　每年製作自殺防治成果報告。

四　輔導直轄市、縣（市）主管機關，推動因地制宜之自殺防治。

五　推廣及辦理自殺防治守門人教育訓練。

六　建置及改善自殺防治通報關懷訪視制度。

七　推動醫療機構病人自殺防治事項，進行監督及溝通輔導。

八　協助傳播媒體及網際網路平臺遵守自殺新聞報導原則，並建立自律機制。

九　其他自殺防治有關事項。

③前項第五款自殺防治守門人，指具備自殺防治觀念，能識別自殺風險，並提供協助或轉介等作為，以防範他人發生自殺行為之人。

④第二項法人、團體於執行受委託業務時，得蒐集、處理或利用必要之個人資料。

第一〇條

中央主管機關應設置或委託辦理免付費之二十四小時自殺防治緊急諮詢電話。

第一一條

①中央主管機關應建置自殺防治通報系統，供醫事人員、社會工作人員、長期照顧服務人員、學校人員、警察人員、消防人員、矯正機關人員、村（里）長、村（里）幹事及其他相關業務人員，於知悉有自殺行為情事時，進行自殺防治通報作業。

②前項通報之方式及內容，由中央主管機關定之；通報人之身分資料，應予保密。

③直轄市、縣（市）主管機關接獲通報後，應立即處理；必要時得自行或委請其他機關（構）、團體進行關懷訪視。

第一二條

各級主管機關應建立機制，降低民眾取得高致命性自殺工具或實施高致命性自殺方法之機會。

第一三條

直轄市、縣（市）主管機關為防止自殺行為人再自殺，提供自殺行為人及其親友心理輔導、醫療、社會福利、就學或就業等資源轉介。

第一四條

直轄市、縣（市）主管機關或受其委請之機關（構）或團體進行關懷訪視時，得請求警察機關、醫事機構、學校或其他相關機關

（構）協助，受請求者應予配合。

第一五條

①各機關、學校、法人、機構、團體及相關業務人員執行本法相關業務時，對自殺行為人及其親友之個人資料應予保密，不得無故洩漏。

②無故洩漏前項個人資料者，由直轄市、縣（市）主管機關處新臺幣六千元以上六萬元以下罰鍰。

第一六條

宣傳品、出版品、廣播、電視、網際網路或其他媒體，不得報導或記載下列事項：

一　教導自殺方法或教唆、誘使、煽惑民眾自殺之訊息。

二　詳細描述自殺個案之自殺方法及原因。

三　誘導自殺之文字、聲音、圖片或影像資料。

四　毒性物質或其他致命性自殺工具之銷售情報。

五　其他經中央主管機關認定足以助長自殺之情形。

第一七條

①廣播、電視事業違反前條規定者，由目的事業主管機關處新臺幣十萬元以上一百萬元以下罰鍰，並令其限期改正；屆期未改正者，得按次處罰。

②前項以外之宣傳品、出版品、網際網路或其他媒體違反前條規定者，由直轄市、縣（市）主管機關處負責人及相關行為人新臺幣十萬元以上一百萬元以下罰鍰，並得沒入前條規定之物品、令其限期移除內容、下架或其他必要之處置；屆期不履行者，得按次處罰。

第一八條

本法施行細則，由中央主管機關定之。

第一九條

本法自公布日施行。

精神衛生法

①民國 79 年 12 月 7 日總統令制定公布全文 52 條。
②民國 89 年 7 月 19 日總統令修正公布第 2、9、11、13、15 條條文。
③民國 91 年 6 月 12 日總統令修正公布第 43 條條文；並增訂第 23-1、30-1 條條文。
④民國 96 年 7 月 4 日總統令修正公布全文 63 條；並自公布後一年施行。
民國 102 年 7 月 19 日行政院公告第 2 條所列屬「行政院衛生署」之權責事項，自 102 年 7 月 23 日起改由「衛生福利部」管轄。
⑤民國 109 年 1 月 15 日總統令修正公布第 4 條條文。
⑥民國 111 年 12 月 14 日總統令修正公布全文 91 條；施行日期，除第五章、第 81 條第 3、4 款，由行政院會同司法院定之外，自公布後二年施行。

第一章　總　則

第一條

為促進人民心理健康，預防及治療精神疾病，保障病人權益，支持並協助病人於社區平等生活，特制定本法。

第二條

本法所稱主管機關：在中央為衛生福利部；在地方為直轄市、縣（市）政府（以下簡稱地方主管機關）。

第三條

①本法用詞，定義如下：

一　精神疾病：指思考、情緒、知覺、認知、行為及其他精神狀態表現異常，致其適應生活之功能發生障礙，需給予醫療及照顧之疾病。但反社會人格違常者，不包括在內。

二　專科醫師：指經中央主管機關依醫師法甄審合格之精神科專科醫師。

三　病人：指罹患精神疾病之人。

四　嚴重病人：指病人呈現出與現實脫節之精神狀態，致不能處理自己事務，經專科醫師診斷認定者。

五　社區精神復健：指為協助病人逐步適應社會生活，於社區中提供病人有關工作能力、工作態度、心理重建、社交技巧、日常生活處理能力及其他功能之復健治療。

六　社區治療：指為避免病人病情惡化，於社區中採行居家治療、社區精神復健、門診治療及其他方式之治療。

七　社區支持：指運用社區資源，提供病人於社區生活中所需之居住、安置、就學、就業、就養、就醫、社會參與、自立生活及其他支持措施與協助。
八　精神醫療機構：設有精神科之醫療機構。
九　精神復健機構：提供住宿型或日間型社區精神復健服務之機構。
十　精神照護機構：指提供病人精神照護服務之醫療機構、護理機構、心理治療所、心理諮商所、職能治療所、精神復健機構及社會工作師事務所。
②前項第一款精神疾病之範圍如下：
一　精神病。
二　精神官能症。
三　物質使用障礙症。
四　其他經中央主管機關認定之精神疾病。
第四條
①中央主管機關掌理下列事項：
一　心理健康促進政策、法規與方案之規劃、訂定及宣導。
二　精神疾病預防、治療與資源布建政策、法規、方案之規劃、訂定及宣導。
三　病人經濟安全、社會救助、福利服務、長期照顧與社區支持服務之規劃及推動。
四　病人權益保障政策、法規與方案之規劃、訂定及宣導。
五　對地方主管機關執行病人就醫、權益保障之監督及協調。
六　對地方主管機關病人服務之獎助規劃。
七　病人服務相關專業人員訓練之規劃。
八　病人保護業務之規劃及推動。
九　病人家庭支持服務之規劃及推動。
十　病人資料之蒐集、建立、彙整、統計及管理。
十一　各類精神照護機構之督導及評鑑。
十二　國民心理衛生、精神疾病之調查、研究及統計。
十三　其他有關人民心理健康促進、精神疾病預防與治療、病人服務與權益保障之規劃及推動。
②中央主管機關應每四年公布包括前項各款事項之國家心理衛生報告。
第五條
①地方主管機關掌理轄區下列事項：
一　心理健康促進之方案規劃、宣導及執行。
二　精神疾病預防、治療與資源布建之規劃、宣導及執行。
三　病人經濟安全、社會救助、福利服務、長期照顧及社區支持服務之執行。
四　中央訂定之心理健康促進、精神疾病預防與治療、病人服務與權益保障政策、法規及方案之執行。
五　對病人權益保障政策、自治法規與方案之規劃、訂定、宣導及執行。

六　病人服務相關專業人員訓練之規劃及執行。
七　病人保護業務之執行。
八　病人家庭支持服務之執行。
九　病人強制住院治療及強制社區治療之執行。
十　病人資料之蒐集、建立、彙整、統計及管理。
十一　各類精神照護機構之督導及考核。
十二　其他有關心理健康促進、精神疾病預防與治療、病人服務與權益保障之策劃及督導。

②地方主管機關辦理前項業務時，應視需要整合衛生、社政、教育、勞政、警政、消防及其他相關資源。

第六條

①中央教育主管機關應規劃、推動、監督學校心理健康促進、精神疾病防治與宣導、學生受教權益維護、教育資源與設施均衡配置及友善支持學習環境之建立。

②各級教育主管機關應規劃與執行各級學校心理健康促進、精神疾病防治，依學生及教職員工心理健康需求，分別提供心理健康促進、諮詢、心理輔導、心理諮商、危機處理、醫療轉介、資源連結、自殺防治、物質濫用防治或其他心理健康相關服務，於不造成不成比例或過度負擔之情況下，進行必要及適當之合理調整，建立友善支持學習環境，並保障其受教權益。

③高級中等以下學校心理衛生教育課程內容，由中央教育主管機關會商中央主管機關定之。

第七條

①中央勞動主管機關應規劃、推動及監督職場心理健康促進、精神疾病防治、病人就業與勞動權益保障及職場友善支持環境之建立。

②各級勞動主管機關應推動職場心理健康促進與精神疾病防治，提供病情穩定之病人職業重建、職業訓練、就業服務及合理調整措施，協助其穩定就業，並獎勵或補助雇主提供就業機會。

第八條

①內政主管機關應規劃、推動、監督警察、消防及替代役役男之心理輔導機制，依其心理健康需求，分別提供心理健康促進、諮詢、心理輔導、心理諮商、危機處理、醫療轉介、資源連結、自殺防治、物質濫用防治或其他心理健康相關服務。

②前項機關對於疑似有第三條第一項第一款所定狀態之人，於必要時，應協助護送就醫、強制社區治療執行過程之秩序與現場人員人身安全之維護。

第九條

法務主管機關應規劃、推動、監督犯罪被害人之心理健康促進、就醫協助與轉介服務、精神疾病收容人收容環境之改善、矯正措施之合理調整、危機處理、自殺防治、就醫協助、出監轉銜服務、受監護處分人轉銜服務及更生保護。

第一〇條

國防主管機關應規劃、推動、監督國軍人員心理健康促進及精神疾病防治，並依國軍人員心理健康需求，分別提供心理健康促進、諮詢、心理輔導、心理諮商、危機處理、醫療轉介、資源連結、自殺防治、物質濫用防治及其他心理健康相關服務。

第一一條

①財政主管機關得依精神照護機構之性質，依法給予其適當之稅捐減免。

②前項機關得按病人病情嚴重程度及家庭經濟情況，依法給予病人或其扶養者應繳納之稅捐適當之減免。

第一二條

金融主管機關應規劃、推動、監督金融機構對病人提供商業保險、財產信託服務及金融服務平等權益之保障。

第一三條

文化主管機關應輔導、獎勵、推動人民心理健康促進、病人精神生活充實、藝文活動參與及藝文相關創作。

第一四條

通訊傳播主管機關應監督廣播、電視及其他由該機關依法主管之媒體，以避免歧視病人。

第一五條

各機關、學校、機構、法人及團體，應加強推動員工心理健康促進活動。

第一六條

①中央主管機關應以首長為召集人，邀集精神衛生專業人員、法律專家、病人、病人家屬或病人權益促進團體及各目的事業主管機關代表，召開諮詢會，辦理下列事項之諮詢：

一　心理健康促進政策、制度及方案。

二　精神疾病防治政策、制度及方案。

三　心理健康促進及精神疾病防治資源規劃。

四　心理健康促進、精神疾病防治研究發展及國際交流。

五　精神疾病特殊治療方式。

六　病人權益保障之整合、規劃、協調及推動。

七　病人及家庭支持服務規劃及推動。

八　政府機關執行心理健康業務之整合、督導及協調。

九　其他有關心理健康促進及精神疾病防治相關事務。

②前項病人、病人家屬或病人權益促進團體代表，至少應有三分之一；且單一性別委員，不得少於委員總數五分之二。

第一七條

①地方主管機關應以首長為召集人，邀集精神衛生專業人員、法律專家、病人、病人家屬或病人權益促進團體及局處代表，召開諮詢會，辦理轄區下列事項之諮詢：

一　心理健康促進。

二　精神疾病防治。
三　心理健康促進及精神疾病防治研究計畫。
四　心理健康服務資源、精神照護機構設立之規劃及網絡連結。
五　病人權益保障申訴案件。
六　病人及家庭支持服務之推動。
七　各局處執行心理健康業務之整合、督導及協調。
八　其他有關心理健康促進及精神疾病防治。

②前項病人、病人家屬或病人權益促進團體代表，至少應有三分之一；且單一性別委員，不得少於委員總數五分之二。

第一八條

①為辦理本法規定相關事宜，中央及地方主管機關，應置專任人員，各目的事業主管機關應置專責人員；其人數應依業務增減而調整之。

②辦理前項業務所需經費，地方主管機關財政確有困難者，由中央政府補助，並應專款專用。

第二章　精神衛生服務體系

第一九條

①中央主管機關得依人口、醫療資源與心理衛生資源分布情形及考量原住民族地區或偏遠地區特殊性，劃分責任區域，建立區域心理健康促進、精神疾病預防及醫療服務網，並訂定計畫實施。

②主管機關得依轄內精神病人服務需求與社區支持資源分布情形，積極布建精神病人社區支持服務資源。

第二〇條

①病人之精神醫療照護及支持服務，應依其病情輕重、有無傷害危險、病人需求或其他情事，採取下列方式為之：
一　門診。
二　急診。
三　全日住院。
四　日間照護。
五　社區精神復健。
六　居家治療。
七　社區支持服務。
八　個案管理服務。
九　其他照護及支持服務方式。

②前項第六款居家治療之方式及認定標準，由中央主管機關定之。

第二一條

①各級政府得依實際需要，設立或獎勵民間設立精神照護機構，提供病人相關照護服務。

②前項精神照護機構，得經主管機關指定辦理物質使用障礙症者之治療及生活重建業務；其指定方式、管理及其他應遵行事項之辦法，由中央主管機關定之。

③醫事人員及社會工作師於機構、法人或團體辦理各級主管機關委託或獎勵、補助之精神病人照護事務，得依各該專門職業技術人員法規辦理執業登記。
④未依法設立精神照護機構或非由各級政府主管機關委託、補助、或管理者，不得爲病人提供住宿或治療服務。但身心障礙福利機構、老人福利機構及長期照顧服務機構依其設立目的涉及提供精神照護服務者，不在此限。

第二二條

①精神復健機構，應置負責人一人；並得視需要，置醫事人員或社會工作師。
②前項醫事人員，應依各該醫事人員法規辦理執業登記；社會工作師應依社會工作師法辦理執業登記。
③精神復健機構內相關人員執行業務，應製作紀錄，以電子文件方式製作及貯存者，得免另以書面方式製作。
④中央主管機關應辦理精神復健機構評鑑。地方主管機關對轄區內精神復健機構業務，應定期實施督導及考核。
⑤精神復健機構對前項評鑑及督導、考核，不得規避、妨礙或拒絕。
⑥第四項之評鑑、督導及考核，必要時，得委託相關機構或團體辦理。
⑦精神復健機構之設立或擴充，應向地方主管機關申請許可；其申請許可之條件與程序、申請人與負責人之資格、審查程序與基準、限制條件、廢止、管理、第三項業務紀錄之製作方式與內容、第四項評鑑、督導、考核及其他應遵行事項之辦法，由中央主管機關定之。

第二三條

①病人社區支持服務，應依多元連續服務原則規劃辦理。
②地方主管機關針對病人需求，應自行、委託、補助或獎勵機構、法人或團體提供全日型、日間型、居家型、社區型或其他社區支持服務，以建構妥善之社區支持機制。
③地方主管機關應提供病人家屬心理衛生教育、情緒支持、喘息服務、專線服務及其他支持性服務。
④其他法律對病人社區支持服務有相同或較有利之規定者，應優先適用。
⑤社區支持服務之內容及執行方式由中央主管機關公告之。

第二四條

①中央主管機關應獎勵、補助機構、法人或團體從事病人社區支持及復健相關服務。
②前項從事服務之機構、法人或團體與其服務人員之資格條件、服務內容、作業方式、管理、獎勵、補助及其他相關事項之辦法，由中央主管機關會同中央勞動及教育主管機關定之。

第二五條

提供病人照護服務之機構，遭受居民以任何形式反對者，地方主管機關應協助其排除障礙。

第二六條

①地方主管機關得自行或委託相關專業機構、法人或團體辦理病人之需求評估及服務提供，並視需要轉介適當機構、法人或團體提供服務；其爲依第四十五條第三項規定通報之嚴重病人，應提供社區治療及社區支持。

②地方主管機關爲強化病人之照顧及支持功能，應結合衛生、社政、民政、教育或勞動機關，建立社區支持體系，並定期召開聯繫會議。

第二七條

①地方主管機關應針對所轄醫療機構通報及通知之病人，建立病人關懷機制，並提供主動式社區關懷、訪視及其他服務。

②前項病人行方不明，應通知其家屬或保護人，必要時，地方主管機關得請相關機關協尋。

③前二項病人之範圍、服務提供方式、關懷與訪視基準、協尋及其他相關事項之辦法，由中央主管機關定之。

第二八條

①地方主管機關應依轄區人口數與心理衛生之需求及資源，由社區心理衛生中心辦理病人個案管理、心理衛生促進、教育訓練、諮詢、轉介、轉銜服務、資源開發、網絡聯結、自殺防治、精神疾病防治、災後心理重建及其他心理衛生服務事項。

②前項社區心理衛生中心之病人個案管理，包括依第三十三條第三項出院後之精神病人及第四十八條第三項經指定精神醫療機構治療後之精神病人。

③第一項社區心理衛生中心，應置心理、護理、職能治療、社會工作及其他相關專業人員；其提供服務之內容及人員組成、訓練與認證方式及其他相關事項之辦法，由中央主管機關定之。

第三章　病人保護及權益保障

第二九條

對病人不得有下列行爲：

一　遺棄。

二　身心虐待。

三　留置無生活自理能力之病人於易發生危險或傷害之環境。

四　強迫或誘騙病人結婚。

五　其他對病人或利用病人爲犯罪或不正當之行爲。

第三〇條

①精神醫療機構診治病人或於病人住院時，應向其本人及其家屬或保護人說明病情、治療方針、預後情形、住院理由、應享有之權利及其他相關事項。

②前項病人非屬嚴重病人者，應經其同意，始得告知其家屬。

第三一條

精神照護機構因醫療、復健或安全之需要，經病人同意而限制病人之居住場所或行動者，應遵守相關法律規定，於最小限制之必要範圍內爲之。

第三二條

①醫療機構因病人醫療需要或爲防範緊急暴力、自殺或自傷之事件，於告知病人後，得於特定之保護設施內，拘束其身體或限制其行動自由，並應定時評估，不得逾必要之時間。

②前項醫療機構以外之精神照護機構及緊急醫療救護人員，爲防範緊急暴力、自殺或自傷之事件，於告知病人後，得拘束其身體，並立即護送其就醫。

③前二項拘束身體或限制行動自由，不得以戒具或其他不正當方式爲之；其具體程序、約束設備之種類、約束時間及應遵行事項之辦法由中央主管機關定之。

④第一項及第二項所定告知病人，於緊急或特殊情形未能爲之時，應於事後告知。

第三三條

①精神醫療機構於住院病人病情穩定或康復，無繼續住院治療之必要時，應協助病人辦理出院，並通知其家屬或保護人，不得無故留置病人。

②精神醫療機構於病人出院前，應協助病人共同擬訂出院準備計畫及提供相關協助；屬嚴重病人者，應通知地方衛生主管機關派員參與，並應徵詢保護人意見。

③精神醫療機構對有精神病診斷之病人，應於其出院前通知戶籍所在地或住（居）所之地方主管機關，提供個案管理服務；並於出院日起三日內，將前項計畫內容，通知該地方主管機關，以提供社區治療、社區支持及轉介或轉銜各項服務。

④精神醫療機構對於非屬前項規定之病人，而有服務需求者，經其同意後，準用前項規定。

第三四條

①經專科醫師診斷屬嚴重病人者，應置保護人一人，專科醫師並應開具診斷證明書交付保護人。保護人應維護嚴重病人之權益，並考量其意願及最佳利益。

②前項保護人，應徵詢嚴重病人之意見後，由其法定代理人、監護人或輔助人擔任；未能由該等人員擔任者，應由配偶、父母、家屬或與病人有特別密切關係之人互推一人爲之。

③嚴重病人無保護人者，應由其戶籍所在地之地方主管機關另行選定適當人員、機構、法人或團體爲保護人；戶籍所在地不明者，由其住（居）所或所在地之地方主管機關爲之。

④保護人之通報流程、名冊建置、研習課程、支持服務及其他相關事項之辦法，由中央主管機關定之。

第三五條

①前條第一項診斷證明書，應記載一年至三年之有效期間。

②前項期間屆滿前，嚴重病人或其保護人認其病情穩定，經專科醫師診斷，認定已非屬嚴重病人時，該診斷醫師執業之機構，應即通知保護人，並通報地方主管機關。

③嚴重病人診斷證明書有效期間屆滿前，保護人應協助其接受專科醫師診斷，確認其嚴重病人身分；期間屆滿時，未經診斷確認者，其診斷證明書失其效力。

第三六條

①嚴重病人情況危急，非立即給予保護或送醫，其生命或身體有立即之危險或有危險之虞者，保護人或家屬應即時予以緊急處置；未能即時予以緊急處置者，地方主管機關得自行或委託機構、法人或團體為之。
②前項緊急處置所需費用，由嚴重病人、配偶、一親等直系血親或依契約負照顧義務者負擔；必要時，得由地方主管機關先行支付。
③地方主管機關支付前項費用後，得檢具費用單據影本、計算書，及得減輕或免除之申請程序，以書面行政處分通知前項應負擔人於六十日內限期返還；屆期未返還者，得依法移送行政執行。
④病人情況危急，非立即給予保護或送醫，其生命或身體有立即之危險或有危險之虞者，準用前三項之相關規定。
⑤前四項緊急處置之方式、程序、費用負擔、得減輕或免除之條件及其他相關事項之辦法，由中央主管機關定之。
⑥得減輕或免除之案件，必要時，準用老人福利法第四十一條第五項之機制進行審查。

第三七條

病人之人格權及合法權益，應予尊重及保障，不得歧視。關於其就醫、就學、應考、僱用及社區生活權益，不得以罹患精神疾病為由，有不公平之對待。

第三八條

①宣傳品、出版品、廣播、電視、網際網路或其他媒體之報導，不得使用與精神疾病有關之歧視性稱呼或描述；並不得有與事實不符，或誤導閱聽者對病人、保護人、家屬及服務病人之人員、機構、法人或團體產生歧視之報導。
②病人或有第三條第一項第一款所定狀態之人涉及法律事件，未經法院裁判認定該法律事件發生原因可歸責於其疾病或障礙狀況者，宣傳品、出版品、廣播、電視、網際網路或其他媒體、機關、機構、法人、團體，不得指涉其疾病或障礙狀況為該法律事件之原因。
③廣播、電視事業違反第一項規定事實之認定，中央主管機關應邀集各目的事業主管機關、專家學者、民間團體及媒體代表召開會議審查之。
④任何人不得以公開之言論歧視病人、或不當影射他人罹患精神疾病。

第三九條

①未經病人同意者，不得對病人錄音、錄影或攝影，並不得報導其姓名或住（居）所；於嚴重病人，應經其保護人同意。
②精神照護機構於保障病人安全之必要範圍內，設置監看設備，不受前項規定之限制，但應告知病人；於嚴重病人，並應告知其保

護人或家屬。

第四〇條

①住院病人應享有個人隱私、自由通訊及會客之權利；精神醫療機構非因病人病情或醫療需要，不得予以限制。

②精神照護機構因照護、訓練需要，安排病人提供服務者，機構應給予病人適當獎勵金。

第四一條

①嚴重病人依本法相關規定接受緊急安置、強制住院治療之費用，由中央主管機關負擔。

②嚴重病人依本法相關規定接受強制社區治療之費用，其不屬全民健康保險給付範圍者，由中央主管機關負擔。

③前二項費用標準，由中央主管機關定之。

第四二條

①病人或其保護人、第三十四條第二項所定之人、相關照護人員、立案之病人權益促進團體，有客觀事實足認精神照護機構、其他執行社區治療、社區支持之機構或團體及其工作人員，有侵害病人權益或有侵害之虞者，得以書面向上述機構或團體所在地之地方主管機關申訴。

②前項申訴事件，地方主管機關應就其內容加以調查、處理，並將辦理結果通知申訴人。

第四三條

精神醫療機構因病人病情急迫，經一位專科醫師認有必要，並依第四十四條規定取得同意後，得施行下列治療方式：

一　電痙攣治療。

二　其他經中央主管機關公告之治療方式。

第四四條

①精神醫療機構施行前條之治療方式，應善盡醫療上必要之注意，經說明並應依下列規定取得書面同意後，始得爲之：

一　病人爲成年人，應經本人同意。但受監護宣告或輔助宣告者，應以其可理解方式提供資訊，並應取得其監護人或輔助人同意。

二　病人爲未滿七歲之未成年人，應經其法定代理人同意。

三　病人爲滿七歲以上未滿十四歲之未成年人，應經其本人及其法定代理人同意。

四　病人爲滿十四歲以上之未成年人，應經本人同意。但本人爲無行爲能力者，應經其法定代理人同意。

②病人未能依前項規定行使同意權者，依醫療法、病人自主權利法及其他相關法律規定辦理。

③監護人或輔助人依第一項第一款但書規定爲同意時，應尊重受監護宣告或輔助宣告者之意願。

④第一項第二款至第四款之法定代理人同意時，應以兒童及少年之最佳利益爲優先考量，並依其心智成熟程度權衡其意見。

第四章　協助就醫、通報及追蹤關懷

第四五條

①病人或有第三條第一項第一款所定狀態之人之保護人或家屬，應協助其就醫或向社區心理衛生中心諮詢。

②地方主管機關知有前項之人或其自由受不當限制時，應主動協助之。

③經專科醫師診斷屬嚴重病人者，醫療機構應將其資料通報地方主管機關。

④前項通報之方式、內容、通報個案之資料建立、處置、追蹤關懷及其他應遵行事項之辦法，由中央主管機關定之。

第四六條

①矯正機關、保安處分處所及其他以拘禁、感化爲目的之機構或場所，其有病人或有第三條第一項第一款所定狀態之人，應由該機關、機構或場所提供醫療，或護送協助其就醫，必要時得強制爲之。

②社會福利機構及其他收容或安置民衆長期生活居住之機構或場所，有前項之人者，應由該機構或場所協助其就醫。

第四七條

①前條機關、機構或場所，於病人離開前曾有精神疾病就醫紀錄且經專科醫師診斷有持續治療需求者，應轉介或轉銜其住（居）所在地地方主管機關予以提供社區治療及社區支持之服務。

②前項轉介或轉銜之方式、內容、個案之資料建立、處置、追蹤關懷及其他應遵行事項之辦法，由中央主管機關定之。

第四八條

①醫事人員、社會工作人員、教育人員、警察、消防人員、司法人員、移民行政人員、戶政人員、村（里）幹事及其他執行社區支持業務人員於執行職務時，發現疑似第三條第一項第一款所定狀態之人，得通知地方主管機關提供醫療、關懷或社區支持服務之協助。

②警察機關或消防機關於執行職務時，發現疑似第三條第一項第一款所定狀態之人，有傷害他人或自己之虞者，非管束不能救護其生命、身體之危險，或預防他人生命、身體之危險時，應通知地方主管機關即時查明回覆是否屬第三條第二項第一款規定之精神病人。經查明屬精神病人者，應即協助護送至就近適當醫療機構就醫；無法查明其身分或無法查明屬精神病人者，地方主管機關應派員至現場共同處理，無法到場或無法及時到場時，應使用具聲音或影像相互傳送功能之科技設備處理之，經地方主管機關認有就醫必要時，除法律另有規定外，應即護送至就近適當醫療機構就醫。

③依前項規定被護送就醫之人經醫療機構適當處置後，診斷屬病人者，應轉送至地方主管機關指定之精神醫療機構（以下簡稱指定精神醫療機構）繼續接受治療。

④前項地方主管機關指定之精神醫療機構，其指定方式、資格條件、管理、指定執行業務範圍、專科醫師指定、安全維護經費補助及其他應遵行事項之辦法，由中央主管機關定之。
⑤為保護被護送人之安全，護送就醫人員於執行職務時，得檢查被護送人之身體及所攜帶之物，必要時得使用適當之約束設備。

第四九條
①地方主管機關應整合所屬衛生、警察、消防及其他相關機關，於轄區內建置二十四小時緊急精神醫療處置機制，處理前條所定事項。
②前項處置機制、人員、流程、委託及其他事項之辦法，由中央主管機關定之。

第五〇條
檢察機關辦理殺人或傷害案件，發現被告或犯罪嫌疑人疑似有第三條第一項第一款所定狀態，除依相關法規處理外，必要時，得協助其就醫。

第五一條
①為利提供緊急處置，以維護民眾生命及安全，各級政府衛生、警察及消防機關設置特定之對外服務專線，得要求各電信事業配合提供各類來電顯示號碼及其所在地或電信網路定位位置。但以電信事業電信網路性能可提供者為限。
②前項機關接獲來電知有傷害他人或自己之虞者，得洽請電信事業，提供救護所需之該人使用者資料，電信事業不得拒絕。
③前項所稱使用者資料，指電信使用者姓名或名稱、身分證明文件字號、地址、電信號碼相關資料，並以電信事業所保存之資料為限。
④前三項經辦人員，對於作業之過程及所知悉資料之內容，應予保密，不得洩漏。

第五二條
①精神照護機構於病人擅自離開該機構時，應即通知其家屬或保護人；病人行蹤不明時，應即通知地方主管機關及警察機關積極協尋。
②警察機關發現前項擅自離開機構之病人時，應通知原機構帶回，必要時協助送回。

第五章　強制社區治療及強制住院治療

第五三條
①精神疾病強制社區治療有關事項，由中央主管機關精神疾病強制社區治療審查會（以下簡稱審查會）審查。
②前項審查會成員，包括專科醫師、護理師、職能治療師、心理師、社會工作師、病人權益促進團體代表、法律專家及其他相關專業人士。
③審查會召開審查會議，得通知審查案件之當事人或利害關係人到

場說明，或主動派員訪查當事人或利害關係人。
④審查會應協助指定精神醫療機構向法院提出嚴重病人之強制住院或延長強制住院聲請，並協助法院安排審理之行政事項。
⑤審查會之組成、審查作業及其他應遵行事項之辦法，由中央主管機關定之。

第五四條

①保護人、社區心理衛生中心人員或專科醫師發現嚴重病人不遵醫囑致其病情不穩或生活功能有退化之虞，經專科醫師診斷有接受社區治療之必要者，病人住居所在地主管機關、社區心理衛生中心應與其保護人合作，共同協助其接受社區治療。
②前項嚴重病人拒絕接受社區治療時，經地方主管機關指定之專科醫師診斷仍有社區治療之必要，嚴重病人拒絕接受或無法表達時，指定精神醫療機構應即塡具強制社區治療基本資料表、通報表，並檢附嚴重病人與其保護人之意見及相關診斷證明文件，向審查會申請許可強制社區治療；強制社區治療可否之決定，應送達嚴重病人及其保護人。
③強制社區治療期間，不得逾六個月。
④第二項之申請，得以電訊傳眞或其他科技設備爲之。

第五五條

①地方主管機關指定之專科醫師診斷有延長前條第三項期間之必要者，指定精神醫療機構應於期間屆滿三十日前，向審查會申請延長強制社區治療。
②前項申請延長強制社區治療期間，不得逾一年。

第五六條

①嚴重病人於強制社區治療期間，有下列情形之一者，辦理強制社區治療之機構、團體，應即停止強制社區治療，並通知地方主管機關：
一　病情改善而無繼續強制社區治療必要。
二　除有第七十三條規定得繼續進行之情形外，強制社區治療期滿。
三　法院認停止強制社區治療之聲請或抗告爲有理由。
②強制社區治療係依第七十一條第一項法院裁定爲之者，有前項第一款情形時，該裁定視爲撤銷並停止執行。

第五七條

①強制社區治療項目如下，並得合併數項目爲之：
一　藥物治療。
二　藥物之血液或尿液濃度檢驗。
三　酒精或其他成癮物質篩檢。
四　心理治療。
五　復健治療。
六　其他得避免病情惡化或提升病人適應生活機能之處置措施。
②地方主管機關執行前項治療，於必要時，得洽請警察或消防機關協助執行下列事項：

一　警察機關：協助嚴重病人強制社區治療、維護現場秩序及人員人身安全。
二　消防機關：載送照護嚴重病人至指定辦理強制社區治療項目之機構或團體接受治療。

③嚴重病人於強制社區治療期間，未依中央主管機關之指示定期接受治療，地方主管機關必要時得請警察機關或消防機關依前項規定協助之。

④指定精神醫療機構對前項病人得依第五十九條第二項至第四項規定啓動緊急安置，並評估是否聲請強制住院。

⑤前項緊急安置期間，不受第六十條第二項第一款及第二款規定之限制。

第五八條

①辦理強制社區治療之機構或團體得視需要，偕同精神衛生相關機構或團體執行強制社區治療業務。

②前項辦理強制社區治療機構或團體之資格、管理及其他應遵行事項之辦法，由中央主管機關定之。

第五九條

①嚴重病人傷害他人或自己或有傷害之虞，經專科醫師診斷有全日住院治療之必要者，保護人應協助其前往精神醫療機構辦理住院。

②前項嚴重病人拒絕接受全日住院治療者，地方主管機關得指定精神醫療機構予以緊急安置，並交由二位以上地方主管機關指定之專科醫師實施強制鑑定。但於離島或偏遠地區，得僅由一位專科醫師實施。

③前項強制鑑定，符合中央主管機關公告之緊急或特殊情形時，得以聲音及影像相互傳送之設備爲之。

④第二項強制鑑定結果，仍有全日住院治療必要，經詢問嚴重病人意見，其拒絕接受或無法表達時，指定精神醫療機構應即塡具強制住院基本資料表及通報表，並檢附嚴重病人與其保護人之意見及相關診斷證明文件，向法院聲請裁定強制住院。

第六〇條

①前條第二項緊急安置期間爲七日，並應注意嚴重病人權益之保護及進行必要之治療；強制鑑定，應自緊急安置之次日起三日內完成。

②有下列情形之一者，指定精神醫療機構應即停止緊急安置，並通知地方主管機關：
一　經強制鑑定認無強制住院必要。
二　因嚴重病人同意接受全日住院治療或病情改善而無繼續緊急安置必要。
三　法院駁回強制住院之聲請。
四　經法院認停止緊急安置之聲請或抗告爲有理由。

③有前項第二款規定情形，指定精神醫療機構已聲請法院裁定強制

住院者，應即通知該管法院，並以該通知視為撤回強制住院之聲請。

④緊急安置之程序、應備文件及其他應遵行事項之辦法，由中央主管機關定之。

第六一條

嚴重病人經指定精神醫療機構向法院聲請裁定強制住院，於聲請期間轉為同意住院治療後要求出院者，指定精神醫療機構評估其仍有第五十九條第一項規定情形，有繼續接受住院治療之必要，經其拒絕者，指定精神醫療機構應重新啓動強制住院程序，不再接受其轉為同意住院。

第六二條

①嚴重病人緊急安置期間，未經委任律師為代理人者，應由指定精神醫療機構通報中央主管機關提供必要之法律扶助。

②前項受理通報及扶助業務，中央主管機關得委託財團法人法律扶助基金會或其他民間團體辦理。

第六三條

①法院每次裁定強制住院期間，不得逾六十日。

②經二位以上地方主管機關指定之專科醫師鑑定嚴重病人有延長強制住院期間之必要者，指定精神醫療機構應於強制住院期間屆滿十四日前，向法院聲請裁定延長強制住院。

③前項聲請裁定次數，以一次為限，其延長強制住院期間，不得逾六十日。

第六四條

①嚴重病人於強制住院期間有下列情形之一者，辦理強制住院之指定精神醫療機構應即停止強制住院，並通知原裁定法院及地方主管機關：

一　病情改善而無繼續強制住院必要。

二　除有第七十三條規定得繼續進行之情形外，強制住院期滿。

三　法院認停止強制住院之聲請為有理由。

四　經抗告法院撤銷強制住院裁定或認停止強制住院為有理由。

②嚴重病人有前項第一款情形時，法院強制住院之裁定視為撤銷並停止執行。

第六五條

緊急安置、強制住院及延長強制住院之聲請，由地方主管機關委託指定精神醫療機構辦理之。

第六六條

①緊急安置、強制住院或強制社區治療期間，嚴重病人或其保護人得向法院聲請裁定停止緊急安置、強制住院或強制社區治療。

②前項事件之聲請及抗告由嚴重病人或保護人提出者，免徵裁判費並準用民事訴訟法第七十七條之二十三第四項規定。

③經中央主管機關認可之病人權益促進相關公益團體，得就強制住院、強制社區治療及緊急安置事項進行個案監督；其發現不妥情

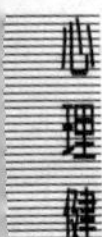

事時，應即通知各該主管機關採取改善措施，並得基於嚴重病人自主、平等及利益保障之考量，向法院聲請裁定停止強制住院、強制社區治療或緊急安置。

第六七條

①本法所定嚴重病人強制住院相關事件、停止緊急安置及停止強制社區治療事件之第一審，以法官一人爲審判長，與參審員二人組成合議庭行之。

②前項事件應於審理終結後，即時評議並宣示之；評議時應遵守下列規定：

一　參審員及法官應全程參與。

二　評議時應依序由專科醫師、病人權益促進團體代表之參審員、法官陳述意見。

三　評議以過半數之意見決定之。

第六八條

①參審員應包括中央主管機關推薦之精神科指定專科醫師及病人權益促進團體代表各一人。

②有法官法不得任法官、醫師法撤銷或廢止醫師證書、執業執照或移付懲戒情事之一者，不得擔任參審員。

③參審員由中央主管機關推薦，經司法院法官遴選委員會遴定，提請司法院院長任命，任期三年。

④參審員之資格、推薦程序與人數及其他相關事項之辦法，由司法院會商行政院定之。

⑤參審員之遴選作業、宣誓、倫理規範、費用支給及其他相關事項之辦法，由司法院定之。

第六九條

①參審員應依據法律獨立行使職權，不受任何干涉。除法律另有規定外，其職權與法官同。

②參審員應依法公平誠實執行職務，不得爲有害司法公正信譽之行爲，並不得洩漏評議秘密及其他職務上知悉之秘密。

③參審員有法官法第四十二條第一項、第四十三條第一項各款情形之一，或有具體事證足認其執行職務有難期公正之虞者，司法院院長得經法官遴選委員會同意後解任之。

第七〇條

①嚴重病人無非訟代理人者，法院認有必要時，得爲其選任律師爲代理人。

②嚴重病人無前項代理人或法院於審理程序中認有必要者，得爲其選任程序監理人；程序監理人之報酬，得由國庫支付。

第七一條

①法院對於強制住院或延長強制住院之聲請，認爲未達應受強制住院之程度，而有強制社區治療之原因者，得依聲請或依職權裁定強制社區治療。

②對於前項、第五十九條第四項、第六十三條第二項、第六十六條

第一項或第三項之法院裁定有不服者，得於裁定送達後十日內提起抗告；對於抗告法院之裁定，不得再抗告。

③前項法院裁定書，得由法官宣示主文、事實及理由要旨，由書記官記載於筆錄代之；如經提起抗告，法院應於十日內補正裁定書。

第七二條

嚴重病人之所在處所與法院間有聲音及影像相互傳送之科技設備而得直接審理者，法院得以該設備為之。

第七三條

聲請法院裁定及抗告期間，指定精神醫療機構對於嚴重病人得繼續為緊急安置、強制住院或強制社區治療。但對法院所為下列裁定不服提起抗告期間，不在此限：

一　停止強制社區治療、緊急安置或強制住院。

二　駁回強制住院之聲請。

三　駁回延長強制住院之聲請。

第七四條

①參審員參與審理之事件，除本法有特別規定外，適用家事事件法、法院組織法、少年及家事法院組織法及其他法律之規定。

②前項事件指定精神醫療機構之作業程序、應備文件及其他應遵行事項之辦法，由行政院會同司法院定之。

第七五條

①中央及地方主管機關於必要時，得檢查指定精神醫療機構辦理之緊急安置、強制住院及強制社區治療業務，或命其提出相關業務報告，指定精神醫療機構不得拒絕。

②前項報告之審查及業務之檢查，中央及地方主管機關得委託相關機構或團體辦理。

第七六條

專科醫師有下列各款情形之一者，不得為第五十四條第二項及第五十五條第一項之診斷，亦不得為第五十九條第二項及第六十三條第二項所定之鑑定：

一　本人為受診斷或受鑑定之病人本人。

二　本人為病人之保護人或利害關係人。

第六章　罰　則

第七七條

精神醫療機構違反第四十三條或第四十四條規定者，由中央主管機關處新臺幣六萬元以上三十萬元以下罰鍰；情節重大者，並處一個月以上一年以下停業處分。

第七八條

①廣播、電視事業違反第三十八條第一項或第二項規定者，由各目的事業主管機關處新臺幣六萬元以上六十萬元以下罰鍰，並令其限期改正；屆期未改正者，得按次處罰。

②前項以外之宣傳品、出版品、網際網路或其他媒體業者違反第

三十八條第一項或第二項規定者，由各目的事業主管機關處負責人新臺幣六萬元以上六十萬元以下罰鍰，並得沒入同條第一項或第二項規定之物品、令其限期移除內容、下架或其他必要之處置；屆期不履行者，得按次處罰至履行爲止。

③前二項以外之機關、機構、法人或團體違反第三十八條第二項規定而無正當理由者，處新臺幣二萬元以上十萬元以下罰鍰，並得沒入同項規定之物品，令其限期移除內容、下架或其他必要之處置；屆期不履行者，得按次處罰至履行爲止。

④宣傳品、出版品、網際網路或其他媒體業者無負責人或負責人對行爲人之行爲不具監督關係者，第二項所定處罰對象爲行爲人。

⑤第二項所定網際網路、出版品、宣傳品或其他媒體之目的事業主管機關，指行爲人或負責人所屬公司、商業所在地之直轄市、縣（市）政府。

第七九條

①違反第二十一條第四項規定者，處其負責人新臺幣六萬元以上三十萬元以下罰鍰及公告其姓名，並令其限期改正。

②於前項限期改正期間，不得增加收容病人；違反者，另處其負責人新臺幣六萬元以上三十萬元以下罰鍰，並得按次處罰。

③經依第一項規定令其限期改正，屆期未改正者，必要時，並得爲斷絕其營業所必須之自來水、電力或其他能源之處分，再處其負責人新臺幣十萬元以上五十萬元以下罰鍰，並令其於一個月內對其收容之病人予以轉介安置；其無法辦理時，由地方主管機關協助之，負責人應予配合。不予配合者，強制實施之，並處新臺幣二十萬元以上一百萬元以下罰鍰。

第八〇條

①違反第二十九條各款規定情形之一者，處新臺幣六萬元以上三十萬元以下罰鍰，並得公告其姓名。

②病人之保護人或精神照護機構人員違反第二十九條各款規定情形之一者，除依前項規定處罰外，地方主管機關應令其接受社政主管機關辦理之四小時以上五十小時以下輔導教育，並收取必要之費用；其收費自治法規，由地方主管機關定之。

③拒不接受前項輔導教育或時數不足者，處新臺幣三千元以上三萬元以下罰鍰，經再通知仍不接受者，得按次處罰至其參加爲止。

第八一條

有下列情形之一者，處新臺幣三萬元以上十五萬元以下罰鍰，並令其限期改正；屆期未改正或情節重大者，並處一個月以上一年以下停業處分或廢止其開業執照：

一　經指定辦理物質使用障礙症治療及生活重建業務之精神照護機構，違反第二十一條第二項所定辦法中有關管理之規定。

二　精神復健機構依第二十二條第四項規定接受評鑑，經評鑑不合格，或違反同條第五項規定，規避、妨礙或拒絕評鑑，或違反同條第七項所定辦法中有關限制條件之規定。

三　精神醫療機構未依第五十九條第二項、第四項或第六十三條第二項所定程序而執行緊急安置或強制住院，或未依第六十四條規定停止強制住院。

四　精神醫療機構未依第五十四條第二項、第五十五條第一項所定診斷或程序，而執行強制社區治療，或辦理強制社區治療之機構、團體未依第五十六條規定停止強制社區治療。

五　精神照護機構違反第三十二條規定。

第八二條

有下列情形之一者，處新臺幣三萬元以上十五萬元以下罰鍰：

一　精神醫療機構違反第三十三條第一項規定，於病人病情穩定或康復，仍予無故留置。

二　違反第三十七條、第三十九條或第四十條第一項保護病人權益規定。

三　醫療機構違反第四十五條第三項規定，未將嚴重病人資料通報地方主管機關。

四　精神照護機構違反第五十二條第一項規定，於全日住院病人擅自離開該機構時，未通知病人之家屬或保護人，或病人行蹤不明時，未通知地方主管機關及警察機關。

第八三條

違反第五十一條第四項規定，洩漏應保密之資料者，處新臺幣二萬元以上十萬元以下罰鍰。

第八四條

違反第四十六條第一項或第二項規定，未提供醫療或未協助就醫者，處其代表人或負責人新臺幣六千元以上三萬元以下罰鍰。

第八五條

精神照護機構違反本法有關規定，除依第七十七條、第八十一條或第八十二條規定處罰外，對其行爲人，亦處以各該條之罰鍰。

第八六條

本法所定之罰鍰，於私立精神照護機構，處罰其負責醫師或負責人。但精神照護機構有併處行爲人爲同一人者，不另爲處罰。

第八七條

本法所定之罰鍰、停業及廢止開業執照，除另有規定外，由地方主管機關處罰。

第七章　附　則

第八八條

①本法中華民國一百十一年十一月二十九日修正之條文施行前，已依規定強制住院者，指定精神醫療機構認有繼續強制住院之必要，應於修正施行之日起二個月內，向法院聲請繼續強制住院。

②前項聲請法院認有理由者，強制住院之六十日期間，應與本法中華民國一百十一年十一月二十九日修正之條文施行前已強制住院之期間合併計算。

第八九條

①爲辦理本法業務所需之必要資料，主管機關得洽請相關機關、學校、機構、法人、團體或個人提供之；受請求者有配合提供資料之義務。

②主管機關依前項規定取得之資料，應盡善良管理人之注意義務，確實辦理資訊安全稽核作業；其保有、處理及利用，並應遵行個人資料保護法之規定。

第九〇條

本法施行細則，由中央主管機關擬訂，報請行政院會商司法院核定。

第九一條

本法施行日期，除第五章、第八十一條第三款及第四款，由行政院會同司法院定之外，自公布後二年施行。

精神衛生法施行細則

①民國 80 年 10 月 23 日行政院衛生署令訂定發布全文 23 條。
②民國 98 年 1 月 19 日行政院衛生署令修正發布全文 12 條；並自發布日施行。

第一條

本細則依精神衛生法（以下簡稱本法）第六十二條規定訂定之。

第二條

專科醫師依本法第十九條第一項規定開具之診斷證明書，應載明下列事項：

一　病人之主要精神症狀。
二　診斷。
三　認定係屬嚴重病人之事實及理由。
四　保護及其他處置之建議。

第三條

專科醫師開具嚴重病人之診斷證明書，於保護人未確定前、保護人拒絕收受或有正當理由未能交付保護人時，應送由直轄市、縣（市）主管機關交付保護人。

第四條

嚴重病人經專科醫師診斷，認定已非屬嚴重病人時，該診斷醫師執業之機構應即通知保護人，並通報直轄市、縣（市）主管機關。

第五條

本法第二十六條第一項所稱強制住院治療之費用，包括強制鑑定費用及緊急安置、強制住院期間產生之醫療費用及伙食費用。

第六條

①本法第三十七條第二項所定之拘束身體或限制行動自由，應依醫囑為之，醫師並應於病歷載明其方式、理由、評估頻率及起迄時間等事項。
②本法第三十七條第三項所定之拘束身體，應經相關醫事人員或社會工作師認有必要時，始得為之，該等人員並應於相關紀錄載明其方式、理由及起迄時間等事項。

第七條

本法第三十八條第二項所定之轉介計畫內容，應包括將出院病人轉介至其戶籍所在地或住（居）所之直轄市、縣（市）主管機關，提供社區追蹤保護及轉銜各項資源之接續服務。

第八條

①指定精神醫療機構收受法院依本法第四十二條第三項或第五項規定所作停止緊急安置或強制住院之裁定後，應檢附裁定書影本報

請直轄市、縣（市）主管機關及精神疾病強制鑑定強制社區治療審查會備查。

②依本法第四十二條第六項規定以電訊傳眞或其他科技設備之方法向法院爲聲請時，應依民事訴訟文書傳眞及電子傳送作業辦法之規定辦理。

第九條

本法第四十六條第二項所定協助執行之事項如下：

一　警察機關：協助指定機構或團體，使嚴重病人接受強制社區治療、維護現場秩序及人員人身安全。

二　消防機關：協助指定機構或團體，護送嚴重病人至指定辦理強制社區治療項目之機構或團體接受治療。

第一〇條

教學醫院依本法第四十七條規定擬訂之特殊治療計畫，應載明下列事項：

一　治療目的。

二　治療方法，包括所需藥品或儀器設備。

三　接受治療者之標準。

四　治療主持人及主要協同人員之學歷、經歷及其所受訓練之背景資料。

五　有關文獻報告及其證明文件。

六　預期治療效果。

七　可能傷害及處理。

八　評估及追蹤或復健計畫。

第一一條

本法第五十條所定之書面同意內容，應包括下列事項：

一　治療目的及方法。

二　預期治療效果。

三　可能產生之副作用及危險。

四　其他可能之治療方式及說明。

五　接受治療者或同意人得隨時撤回同意。

第一二條

本細則自發布日施行。

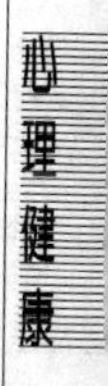

指定精神醫療機構管理辦法

①民國 97 年 7 月 2 日行政院衛生署令訂定發布全文 10 條；並自發布日施行。
②民國 99 年 2 月 9 日行政院衛生署令增訂發布第 9-1 條條文。
③民國 101 年 1 月 19 日行政院衛生署令修正發布全文 17 條；並自發布日施行。

第一條

本辦法依精神衛生法（以下稱本法）第三十二條第五項規定訂定之。

第二條

①經醫院評鑑或精神科醫院評鑑合格，設有精神科急性病床者，得向直轄市、縣（市）主管機關申請爲指定精神醫療機構（以下稱指定機構）。

②前項醫院應置二位以上精神科專科醫師。但於離島地區，得僅置一位。

③第一項之申請，應檢具申請書及其他指定之文件，向直轄市、縣（市）主管機關辦理。

第三條

①直轄市、縣（市）主管機關對於前條之申請，經審查合格者，公告爲指定機構，指定有效期間爲三年。

②指定機構有效期間屆滿前三個月，得申請展延效期；其申請程序，準用前條規定。經審查通過者，每次展延以三年爲限。

③指定機構於直轄市、縣（市）主管機關未完成前項展延指定程序前，得繼續提供第五條所定之服務。

第四條

①直轄市、縣（市）主管機關於轄區內指定精神醫療資源不足時，得依職權逕行指定指定機構或商請其他直轄市、縣（市）主管機關協調其轄區內之指定機構，協助提供第五條所定之服務。

②直轄市、縣（市）主管機關應將指定機構名單，報中央主管機關備查，並送警察及消防機關參考。

第五條

指定機構應配合直轄市、縣（市）主管機關提供下列服務：

一　嚴重病人之緊急安置、強制住院及強制社區治療。
二　嚴重病人或病人之緊急處置。
三　接受由警察機關或消防機關護送就醫之病人。
四　接受由醫療機構轉送之病人。
五　其他直轄市、縣（市）主管機關委託或指定辦理之服務事項。

第六條

①指定機構之所屬精神科專科醫師，得由直轄市、縣（市）主管機關公告爲指定專科醫師（以下稱指定醫師）。
②非屬指定機構之精神科專科醫師，得向直轄市、縣（市）主管機關申請爲指定醫師。
③前二項之指定醫師，其指定之有效期間爲六年。直轄市、縣（市）主管機關並應將指定醫師名單，報中央主管機關備查。
④直轄市、縣（市）主管機關於轄區內指定醫師不足時，得商請鄰近直轄市、縣（市）主管機關協調其轄區內之指定醫師，支援辦理第十四條所定事項。

第七條

①指定醫師應每六年接受十八點以上由中央主管機關辦理，或經其認可，由相關機構、團體辦理之強制鑑定、強制住院及強制社區治療相關教育訓練課程。
②完成前項課程者，得檢具證明文件，於指定有效期間屆滿前三個月，向直轄市、縣（市）主管機關申請展延；經審查通過者，每次展延以六年爲限。

第八條

①前條第一項所定繼續教育課程之範圍如下：
一　強制鑑定、強制住院及強制社區治療。
二　精神醫學倫理及人權保障。
三　精神衛生法及其相關法規。
四　精神醫療照護品質。
②前項第三款、第四款課程之積分數，合計至少應達二點；超過六點者，以六點計。各款課程之積分，得視其性質，抵免醫師依醫師法規定參加繼續教育之積分。

第九條

①繼續教育課程之實施方式及積分數，規定如下：
一　參加講授式課程者，每一小時積分一點；擔任講師者，每一小時積分二點。
二　參加實習式課程（含個案討論）者，每一小時積分一點；擔任講師者，每一小時積分二點。
三　參加國內、外專業學會舉辦強制鑑定、強制住院及強制社區治療有關學術研討會者，每一小時積分一點；擔任專題演講者，每一小時積分二點。
②前項第二款課程積分，至多六點；超過六點者，以六點計。

第一〇條

擔任前條第一項第一款、第二款繼續教育課程之講師，應具備下列資格之一：
一　教育部承認之國內外大學醫學系學士以上學歷，任職於教學醫院精神部門或精神科教學醫院七年以上，且參與強制鑑定、強制住院或強制社區治療業務三年以上之主治醫師。
二　教育部承認之國內外大學醫事及社會工作相關學系學士以

上學歷，任職於教學醫院精神部門或精神科教學醫院七年以上，且參與強制鑑定、強制住院或強制社區治療業務三年以上者。
三　教育部承認之國內外大學精神衛生相關學系學士以上學歷或法律專家，且實際參與強制鑑定、強制住院或強制社區治療相關業務三年以上，且經本署認可者。
四　服務於衛生機關，從事精神衛生行政工作五年以上，且參與強制鑑定、強制住院及強制社區治療業務三年以上之醫師、護理人員、職能治療師、心理師、社會工作人員及衛生行政人員。
五　其他經中央主管機關認可之人員。

第一一條

辦理繼續教育課程之作業程序如下：
一　第七條第一項機關、機構或團體應於辦理三十日前，檢具課程名稱、時數、內容、講師學經歷等資料，向中央主管機關申請審查認定。
二　繼續教育辦理完成後七日內，應將學員名冊、成效評估結果，送中央主管機關、學會備查，並將完訓人員名冊及認可證明文件，送受訓人員所在地直轄市、縣（市）主管機關備查，始得發給時數證明。

第一二條

①前條第一款所定審查認定，中央主管機關得委任所屬機關或委託其他機關（構）或專業團體辦理。
②前項機構、專業團體，應符合下列各款資格：
一　應為全國性之精神、心理相關醫學會、學會或公會。
二　設立滿三年。
三　其屬醫師團體者，會員人數應達精神專科醫師執業人數百分之五十以上。
③前項專業團體受託辦理第一項之審查認定時，應檢具下列文件，向中央主管機關提出申請：
一　設立證明文件、組織章程、組織概況及會員人數資料。
二　課程採認人力配置及處理流程。
三　課程採認之作業監督方法。
四　課程採認之文件保存。
五　課程品質管理方式。
六　收費項目及金額。
七　其他經中央主管機關指定之文件。

第一三條

繼續教育課程辦理機構或團體未依第十一條規定程序辦理者，中央主管機關或受中央主管機關委託審查認定之機關（構）或專業團體應不予認定；其所發時數證明，亦不得作為依第七條第二項展延指定有效期間之依據。

第一四條

指定醫師應配合直轄市、縣（市）主管機關辦理本法第四十一條及第四十五條所定事項。

第一五條

①指定醫師喪失精神科專科醫師資格者，其指定資格失其效力。
②指定醫師違反本法或其他醫事相關法令規定，情節重大者，直轄市、縣（市）主管機關得廢止其指定。

第一六條

依本法第二十六條規定應支付指定機構之嚴重病人強制治療費用，其申報、暫付、核付及申復，中央主管機關得委任所屬機關或委託其他專業機關（構），準用全民健康保險醫事服務機構醫療服務審查辦法之規定辦理。

第一七條

本辦法自發布日施行。

精神復健機構設置及管理辦法

①民國 83 年 12 月 28 日行政院衛生署令訂定發布全文 30 條。
②民國 86 年 9 月 10 日行政院衛生署令修正發布 4、27 條及第 6 條附表；並增訂第 29-1 條條文。
③民國 89 年 2 月 22 日行政院衛生署令修正發布第 7、20、25 條條文。
④民國 97 年 10 月 6 日行政院衛生署令修正發布名稱及全文 23 條；並自發布日施行（原名稱：精神復健機構設置管理及獎勵辦法）。

第一章　總　則

第一條

本辦法依精神衛生法（以下稱本法）第十六條第二項規定訂定之。

第二條

①精神復健機構（以下稱機構）之服務對象，爲經專科醫師診斷需精神復健之病人。

②機構之醫事相關、社會工作人員應評估服務對象個別需要及功能後提供適合服務，並協助其定期接受就醫治療。

第三條

機構分爲日間型及住宿型機構，其設置標準如附表。

第二章　設　置

第四條

機構之開業，應依下列規定，向所在地主管機關申請核准登記，發給開業執照：

一　公立機構：由其代表人爲申請人。
二　醫療法人附設機構：由該醫療法人爲申請人。
三　私立機構：由其負責人爲申請人。
四　醫療機構附設機構：依醫療法規定之申請人爲申請人。
五　法人或其他人民團體附設機構：由該法人或團體爲申請人。

第五條

①機構依前條申請開業時，應檢具執照費及下列文件向地方主管機關提出申請：

一　建築物平面簡圖。
二　建築物合法使用證明文件。
三　設置計畫書，包括機構名稱、願景、任務、業務項目、開業地址、基地面積、建築面積、設立服務人數、基本復健治療設施、機構組織架構及人員配置與職掌、服務及管理要點。
四　醫療法人附設機構者，其經中央主管機關許可設立之函件、法人登記證書影本及其財產移轉爲法人所有之證明書。

五　法人或其他人民團體附設機構者，其經目的事業主管機關許可設立之函件、法人登記證書影本及其財產移轉為法人所有之證明書。

六　其他依規定應檢具之文件。

②前項之申請，經地方主管機構派員履勘合格者，發給開業執照。

第六條

①機構開業，應登記事項如下：

一　名稱、地址及開業執照字號。

二　負責人之姓名、出生年月日、住址及主要學經歷或專業證照類別及號碼。

三　申請人為醫療法人者，其名稱、事務所所在地及其代表人姓名。

四　申請人為法人或其他人民團體者，其名稱、所在地及其代表人姓名。

五　所屬專業人員數及其姓名、出生年月日及主要學經歷或專業證照類別及號碼。

六　可收治服務對象數。

七　服務項目。

八　其他依規定應行登記事項。

②前項第一款機構名稱之使用或變更應以主管機關核准者為限。

第七條

①醫療機構、醫療法人或其他法人附設之機構，應與之院區、房舍區隔，獨立設置。

②機構不得設置醫療、藥局、醫事檢驗、醫事放射之部門或單位。

第三章　管　理

第八條

①機構應置專任負責人一人，對其機構業務負督導責任。

②前項負責人之資格條件應符合下列各款之一：

一　曾服務於精神醫療機構，從事精神醫療專業工作二年以上之醫師、護理人員、職能治療師（生）、臨床心理師及社會工作人員。

二　曾服務於衛生機關，擔任精神衛生行政工作五年以上之醫師、護理人員、職能治療師（生）、臨床心理師及社會工作人員。

三　曾服務於精神復健機構或病人權益促進團體，實際從事服務精神病人工作五年以上之醫師、護理人員、職能治療師（生）、臨床心理師及社會工作人員。

第九條

①前條負責人及機構內相關人員，應每年接受繼續教育訓練，並取得課程時數證明文件。

②前項訓練之課程、時數及訓練機構，由中央主管機關定之。

第一〇條

①機構負責人因故不能執行業務，應指定合於負責人資格者代理。代理期間超過一個月者，應報請原發開業執照機關備查。

②前項代理期間，不得逾一年。

第一一條

①機構內相關人員執行業務時，應製作紀錄。

②前項紀錄應指定適當場所及人員保管，並至少保存七年。但未成年者之紀錄，至少應保存至其成年後七年。對於逾保存期限紀錄，其銷燬方式應確保內容無洩漏之虞。

③機構因故未能繼續開業，其紀錄應交由承接者依規定保存，無承接者至少應繼續保存六個月以上，始得銷燬。

第一二條

機構及其人員因業務而知悉或持有服務對象之病情相關資訊或健康資訊，不得無故洩漏。

第一三條

①機構歇業或停業時，應自事實發生之日起三十日內報請原發開業執照機關備查。

②機構登記事項變更時，應報請原發開業執照機關核准變更登記。

③機構依前二項規定報請備查或核准時，應檢同開業執照及有關文件爲之。

④機構遷移或復業者，準用關於開業之規定。

第一四條

機構應將其開業執照、評鑑合格證書、收費標準及其他有關服務事項，揭示於明顯處所。

第一五條

①機構之收費標準，由地方主管機關核定。

②機構收取費用，應開給載明收費項目及金額之收據。

③機構不得違反收費標準，超額或擅立收費項目收費。

第一六條

機構廣告，其內容以下列事項爲限：

一　機構之名稱、開業執照字號、地址、電話及交通路線。

二　負責人姓名、性別、學歷、經歷、醫事人員證書及執業執照字號。

三　全民健康保險及其他保險、信託之特約機構字樣。

四　服務項目及服務時間。

五　開業、歇業、停業、復業、遷徙及其年月日。

六　其他經中央主管機關公告容許事項。

第一七條

中央主管機關應定期辦理機構評鑑。

第一八條

①地方主管機關對轄區內機構業務，應訂定計畫實施督導考核，每年至少辦理一次。

②主管機關視需要，得通知機構提出相關業務報告，機構不得拒絕。

第一九條

機構具備下列各款規定者，得依本辦法予以獎勵：
一　組織健全，設備完善，其管理及使用確有成效者。
二　經評鑑合格且符合主管機關規定者。

第二〇條

①前條獎勵，得由各級主管機關依下列方式辦理：
一　設施與設備之補助。
二　研究之補助。
三　社區復健活動之補助。
四　匾額、獎狀或獎金之發給。
五　其他適合之方式。
②前項獎勵所需經費，由各級主管機關按實際需要編列預算支應之。

第四章　附　則

第二一條

機構及其人員違反本辦法有關設置或管理之規定，依本法相關規定處罰。

第二二條

①本辦法所訂開業執照費，其費額由中央主管機關定之。
②前項開業執照費之徵收，依預算程序辦理。

第二三條

①本辦法自發布日施行。
②本辦法中華民國九十七年十月六日修正施行前已設立於醫療機構或醫療法人、其他法人所設醫療機構院區內之機構不受第七條之限制。
③本辦法十月六日修正施行前已擔任機構之負責人者，其資格不受第八條之限制，但機構遷移、收治量增加或總樓地板面積擴增等異動時，仍應依第八條規定辦理。

精神疾病強制鑑定強制社區治療審查會作業辦法

①民國 97 年 7 月 3 日行政院衛生署令訂定發布全文 7 條；並自發布日施行。
②民國 102 年 6 月 21 日行政院衛生署令修正發布第 4 條條文。

第一條

本辦法依精神衛生法（以下稱本法）第十五條第四項規定訂定之。

第二條

精神疾病強制鑑定、強制社區治療審查會（以下稱審查會）爲應審查業務需要，得以分區方式辦理。其區域劃分由中央主管機關公告之。

第三條

①審查會成員，由中央主管機關遴聘之，聘期二年，期滿得續聘。
②前項審查會成員爲醫事人員、社會工作師者，應有七年以上之相關工作經驗。

第四條 102

①審查會得依受理案件性質，邀集符合本法第十五條第二項所定各類成員七人以上審查之。
②前項審查以會議方式爲原則，必要時得以書面或訪查方式爲之。以會議方式審查時，主席由出席人員互推之。
③審查會議應有第一項所定人員三分之二以上出席，並有出席委員三分之二以上同意，始得爲許可之決定；以書面或訪查方式審查者，亦同。
④前項許可，指本法第四十一條第三項、第四十二條第二項、第四十五條第二項或第三項所定強制住院、延長強制住院、強制社區治療或延長強制社區治療之許可。
⑤第三項決定，應作成書面通知書，並以書面、傳眞或電子方式送達申請人及本法第四十一條第三項、第四十二條第二項、第四十五條第二項或第三項所定之人；其以傳眞或電子方式送達者，應於事後以書面補正。

第五條

審查會成員應以客觀、公正態度爲案件之審查，並遵守下列事項：

一　對審查內容或因審查而知悉之資訊，應保守秘密，不得洩漏。

二　不得將各類審查文件攜出審查場所。

三　本人或配偶現有或於一年內曾有僱傭關係之精神醫療機構，或其三親等內血親、姻親所設立之精神醫療機構之申請案件，應予迴避。

四　嚴重病人爲本人、配偶或其三親等內血親、姻親或家屬之申請案件，應予迴避。

第六條

審查會議以視訊或其他科技通訊設備方式使相關人員爲必要之說明時，得視同本法第十五條第三項所定之到場說明。

第七條

本辦法自發布日施行。

精神疾病嚴重病人保護人通報及管理辦法

民國97年6月6日行政院衛生署令訂定發布全文11條；並自97年7月4日施行。

第一條

本辦法依精神衛生法（以下簡稱本法）第十九條第四項規定訂定之。

第二條

①嚴重病人之保護人，應填具願任保護人同意書，遞交醫療機構於七日內通報嚴重病人戶籍所在地主管機關。

②前項通報資料應包括保護人之姓名、性別、年齡、與病人關係、電話號碼、住居所。

第三條

①有下列各款情形之一者，不得為保護人：

一　未成年人。

二　受禁治產宣告，尚未撤銷者。

三　受停止全部或一部親權之宣告，或經由親屬會議撤退其監護人資格者。

四　與病人涉訟，其利益相反，或有其他情形足認其執行保護職務有偏頗之虞者。

五　體力或能力不足以執行保護職務者。

②保護人有前項第二款至第五款情形之一者，地方主管機關得依病人之親屬或利害關係人之申請或依職權另行選定之。

第四條

嚴重病人無保護人時，醫療機構應於診斷或鑑定完成後，將其就醫及陪同人員之相關資料，通知其戶籍所在地之主管機關選定保護人。

第五條

①第二條之通報及前條之通知，得以書面、言詞、電信傳真或其他科技設備傳送等方式為之；但以言詞告知者，應於二十四小時內以其他方式補正。

②前項作業，應注意維護保護人之秘密或隱私，不得洩漏。

第六條

地方主管機關於接獲醫療機構通知無法產生保護人時，得邀集病人之監護人、法定代理人、配偶、父母、家屬等會商選定之。

第七條

本法第十九條第三項所定適當人員、機構或團體，指符合下列各款條件之一者：

一　地方主管機關及其所屬人員。

二　地方社政主管機關及其所屬人員。

三　地方主管機關委託之身心障礙福利機構或團體。

四　嚴重病人戶籍地或住（居）所之鄰里長、村里幹事。

五　其他地方主管機關認定適當之人員、機構或團體。

第八條

嚴重病人經專科醫師診斷認定已不符合本法第三條第四款之規定者，其保護人之職務自動解除。診斷醫師並應通報其戶籍所在地主管機關。

第九條

依本法第十九條第二項規定另行互推一人為保護人時，新任保護人應親自或委由醫療機構將異動情形通報地方主管機關。

第一〇條

①地方主管機關應就保護人資料予以建檔、建立名冊與定期更新，並登錄於中央主管機關所建置之電子資料庫。

②保護人異動，其資料之建立與更新，依前項規定辦理。

第一一條

本辦法自中華民國九十七年七月四日施行。

精神疾病嚴重病人強制社區治療作業辦法

①民國 97 年 8 月 11 日行政院衛生署令訂定發布全文 15 條；並自發布日施行。
②民國 103 年 8 月 14 日衛生福利部令修正發布第 6 條條文。

第一條
本辦法依精神衛生法（以下稱本法）第四十六條第三項規定訂定之。

第二條
指定精神醫療機構（以下稱指定機構）對有下列情況之嚴重病人，得向精神疾病強制鑑定強制社區治療審查會（以下稱審查會）申請許可施予強制社區治療：
一　不遵醫囑致其病情不穩或生活功能有退化之虞時。
二　經專科醫師診斷有接受社區治療之必要，但拒絕接受時。
三　經指定專科醫師（以下稱指定醫師）診斷，有施予社區治療之必要，但嚴重病人拒絕接受或無法表達時。

第三條
①指定機構向審查會申請許可強制社區治療，應檢具下列文件：
一　強制社區治療基本資料表。
二　通報表。
三　嚴重病人之意見說明。
四　保護人之意見書。
五　相關診斷證明文件及病歷摘要。
六　治療計畫摘要。
七　其他審查會指定之文件。
②強制社區治療有依本法第四十六條第二項不以告知病人方式爲之之必要時，得免檢具前項第三款之文件。但應於前項第六款之治療計畫摘要中說明理由。

第四條
①延長強制社區治療之申請，應於強制社區治療期間屆滿前十四日爲之。
②前項申請，應檢附前條第一項文件及前次許可證明文件，向審查會爲之。

第五條
①前二條之申請，得以電訊傳眞或其他科技設備爲之，但應於七日內補送書面文件。
②審查會認爲申請文件有欠缺、錯誤、內容不明確或有疑義需予更

正、補正或說明時，指定機構應於接獲通知後立即更正、補正或提供書面說明。

第六條 103

強制社區治療依其服務項目，應置下列人員及設施：

一 提供藥物治療者，應有二年以上臨床工作經驗精神科醫師，每月至少診察二次。

二 提供藥物之血液或尿液濃度檢驗、酒精或其他成癮物質篩檢者，應有醫事檢驗師及相關檢驗設備，或委託具相關檢驗能力之醫事檢驗機構辦理代檢。

三 提供避免病情惡化或提升病人適應生活機能之服務措施者，應有具相關專業之精神科醫師、護理人員、職能治療師（生）或社會工作人員等。

第七條

①置有前條人員及設施之下列機構或團體，得向地方主管機關申請許可辦理各該項目之強制社區治療：

一 指定精神醫療機構。

二 中央主管機關評鑑合格之精神復健機構。

三 依法立案，並經中央主管機關認可之病人社區照顧、支持或相關權益促進團體。

②前項申請，應檢具下列有關文件：

一 服務說明書，其內容應包括個案管理制度、作業流程、服務項目與量能等。

二 協同執行強制社區治療計畫之其他機構或團體名單、合作機制及合約書影本。

三 報備支援之專科醫師核可文件影本。

四 其他經地方主管機關指定之文件。

第八條

①地方主管機關對於前條之申請，經實地查核合格者，得公告為指定辦理強制社區治療項目之機構或團體（以下稱指定機構或團體），指定有效期間為三年。

②前項實地查核，地方主管機關得委託相關專業機構或團體辦理。

③第一項指定機構或團體效期屆滿前三個月內，得申請展延效期，其程序準用前條第二項之規定。其經書面審查合格者，得每次展延三年。

第九條

強制社區治療應依指定醫師之診斷及處方之治療項目，於適當之指定機構或團體為之。

第一〇條

地方主管機關應將指定機構或團體名單，於完成指定或展延後三十日內報請中央主管機關備查，並送當地警察及消防機關參考。

第一一條

指定機構或團體對安排於協同執行之機構或團體治療中之病人負共同治療責任。

第一二條

①指定機構或團體執行強制社區治療時，應告知嚴重病人治療之方式與目的。但告知顯有礙治療之執行，致難以達到強制社區治療之目的者，不在此限。

②前項以不告知嚴重病人方式爲之者，指定機構或團體應於相關文件載明事實理由，並應告知保護人，取得其書面同意。

第一三條

經許可施予強制社區治療之嚴重病人拒絕接受時，指定機構或團體得請求警察機關派員協助執行，並應通知其保護人。

第一四條

①強制社區治療之嚴重病人有轉介至其他醫療機構或指定機構或團體之必要時，應通報審查會及地方主管機關。

②前項轉介，於有必要時，得請地方主管機關協助處理。

第一五條

本辦法自發布日施行。

精神疾病嚴重病人緊急安置及強制住院許可辦法

民國97年7月2日行政院衛生署令訂定發布全文9條；並自發布日施行。

第一條

本辦法依精神衛生法（以下稱本法）第四十一條第四項規定訂定之。

第二條

精神醫療機構評估嚴重病人有接受緊急安置之必要時，應即通報地方主管機關爲必要之處置。

第三條

①緊急安置得以下列方式爲之：

一　限制嚴重病人活動之區域範圍。

二　拘束嚴重病人之身體或限制其行動自由。

三　給予嚴重病人藥物或其他適當治療、處置。

四　其他合理可行且限制最小之保護措施。

②前項緊急安置措施，得於指定精神醫療機構（以下稱指定機構）之急診、病房或其他適當場所爲之。

第四條

①指定機構向審查會申請許可強制住院，應檢具下列文件：

一　強制住院基本資料表。

二　通報表。

三　嚴重病人之意見說明。

四　保護人之意見書。

五　相關診斷證明文件及病歷摘要。

六　審查會指定之其他文件。

②前項第四款之文件，於保護人未確定前之申請案件，應於保護人確定後立即補正。

第五條

①延長嚴重病人強制住院之申請，應於原許可強制住院期間屆滿前十四日爲之。

②前項申請，應檢附前條所定文件及前次強制住院許可證明。

第六條

審查會認爲申請文件有欠缺、錯誤、內容不明確或有疑義需予更正、補正或說明時，指定機構應於接獲通知後立即更正、補正或提供書面說明。

第七條

嚴重病人於非強制住院期間，拒絕繼續住院，但經評估有緊急安置之必要時，應即通報地方主管機關為必要之處置。

第八條

嚴重病人之保護人或其他關係人有不當妨礙緊急安置或強制住院措施時，指定機構得請求警察機關到場協助。

第九條

本辦法自發布日施行。

精神疾病嚴重病人緊急處置作業辦法

民國 97 年 7 月 2 日行政院衛生署令訂定發布全文 6 條；並自發布日施行。

第一條

本辦法依精神衛生法（以下稱本法）第二十條第六項規定訂定之。

第二條

①嚴重病人有本法第二十條第一項之情況，保護人應予以緊急處置。

②嚴重病人之緊急處置，得以下列方式為之：

一　緊急送醫：協助護送就醫，接受醫療處置。

二　保護措施：協助提供安全防護措施或轉介至適當機構、場所安置。

三　其他適當之方式。

③前項緊急處置，應視嚴重病人需要，選擇對病人最有利之方式。

第三條

①本法第二十條第二項之緊急處置，由嚴重病人所在地主管機關為之。

②地方主管機關於知悉嚴重病人之保護人不能即時予以緊急處置者，應即派員或委託機構或團體，對嚴重病人提供緊急處置。

③前項緊急處置之結果應通知嚴重病人之保護人及其戶籍地主管機關。

④嚴重病人經緊急處置後，其後續醫療、安置或社區追蹤保護等措施，應由戶籍地之主管機關為之。但必要時，戶籍地主管機關得請求緊急處置之所在地主管機關協助。

第四條

地方主管機關或依前條第二項受委託之機構或團體，執行緊急處置時，得請求警察、消防或社政機關協助。

第五條

①嚴重病人緊急處置之費用，符合全民健康保險給付規定者，應由提供緊急處置服務之機構依相關規定申請。

②緊急處置之費用非屬全民健康保險給付範圍者，應由嚴重病人或本法第十九條第二項所列之人負擔。其不能支付時，由嚴重病人緊急處置之所在地主管機關先行支付，並於事後依本法第二十條第四項程序辦理。

③嚴重病人或本法第十九條第二項所列之人，經前項催告程序，仍無力支付緊急處置費用者，應由嚴重病人戶籍地政府支付。

第六條

本辦法自發布日施行。

資料補充欄

伍、中醫藥

中醫藥發展法

民國108年12月31日總統令制定公布全文24條；並自公布日施行。

第一章　總　則

第一條

爲促進中醫藥永續發展，保障全民健康及福祉，特制定本法。

第二條

本法所稱主管機關：在中央爲衛生福利部；在直轄市爲直轄市政府；在縣（市）爲縣（市）政府。

第三條

本法用詞，定義如下：

一　中醫：指以中醫學理論爲基礎，從事傳統與現代化應用開發、促進健康及治療疾病之醫療行爲。

二　中藥：指以中藥學理論爲基礎，應用於診斷、治療、減輕或預防人類疾病之中藥材及中藥製劑。

三　中醫藥：指中醫及中藥。

第四條

政府應致力於中醫藥發展，保障及充實其發展所需之經費。

第二章　中醫藥發展計畫

第五條

①爲促進中醫藥發展，中央主管機關應每五年訂定中醫藥發展計畫；其內容如下：

一　中醫藥發展之目標及願景。

二　提升中醫醫療照護品質。

三　提升中藥品質及促進產業發展。

四　促進中醫藥研究發展及國際合作交流。

五　中醫藥人才培育。

六　其他促進中醫藥發展事項。

②前項中醫藥發展計畫，中央主管機關應會商相關機關定之。

③直轄市、縣（市）主管機關得依前項計畫，訂定地方中醫藥發展方案並實施之。

④主管機關得要求相關機關（構）、學校、法人或團體協助第一項計畫或前項方案之推動。

第六條

中央主管機關應遴聘（派）中醫藥學者專家及產業界人士代表，定期召開諮詢會議，辦理中醫藥發展政策諮詢事項。

第七條

①中央主管機關應就下列事項，給予適當之獎勵或補助：

一　中醫藥研究及發展。

二　中藥製劑創新及開發。

三　中藥藥用植物種植。

②前項獎勵或補助之對象、條件、申請程序、額度、審查、核准、廢止及其他相關事項之辦法，由中央主管機關定之。

第三章　中醫藥醫療及照護

第八條

政府應強化中醫藥在全民健康保險與醫療照護體系中之功能及角色，保障民眾就醫及健康照護之權益。

第九條

中央主管機關應建立中醫醫療品質管理制度，鼓勵中醫現代化發展。

第一〇條

政府應促進中醫醫療資源均衡發展，完善偏鄉醫療照護資源，鼓勵設立中醫醫療機構或各層級醫院設立中醫部門，提高中醫醫療資源之可近性。

第一一條

政府應鼓勵發展具中醫特色之預防醫學、居家醫療、中西醫合作及中醫多元醫療服務，促進中醫醫療利用及發展。

第四章　中藥品質管理及產業發展

第一二條

①中央主管機關應強化中藥材源頭管理，積極發展及輔導國內中藥藥用植物種植；必要時，得會同中央目的事業主管機關辦理之。

②承租公有土地或國營事業土地種植中藥藥用植物，其品項經中央主管機關會商中央目的事業主管機關核定者，得給予獎勵及土地租賃期限保障；其土地租賃期限，不受國有財產法第四十三條及地方公有財產管理法規關於租期之限制。

③前項獎勵條件、方式與土地租賃期限保障及其他相關事項之辦法，由中央主管機關會商中央目的事業主管機關、公有土地管理機關、國營事業及相關機關定之。

第一三條

中央主管機關應完善中藥品質之管理規範，促進中藥規格化、標準化及現代化。

第一四條

①主管機關應加強中藥上市後之監測，並公布執行結果。

②前項中藥上市後監測內容、品項、數量及其他相關事項之辦法，由中央主管機關定之。

第一五條

政府應輔導中藥產業開拓國際市場，提升中藥產業發展。

第五章　中醫藥研究發展

第一六條

政府應推廣與輔導保存具中醫藥特色之知識及傳統技藝，並鼓勵保有、使用或管理者提供相關資訊。

第一七條

中央主管機關應就中醫藥基礎研究、應用研究與臨床及實證研究，建置國家中醫藥知識庫，進行資料蒐集及分析。

第一八條

政府應整合產官學之研究及臨床試驗資源，提升中醫藥實證基礎，鼓勵產學合作，促進中醫藥創新及研究發展。

第一九條

①衛生福利部國家中醫藥研究所為配合第五條第一項中醫藥發展計畫之執行，得設置中醫藥研究基金。

②前項基金之來源如下：

一　受贈收入。

二　基金之孳息收入。

三　其他收入。

③前項各款收入，應循附屬單位預算方式撥入基金。

④第一項基金之用途如下：

一　為增進科學技術研究發展所需支出。

二　延攬及培訓傑出人才所需支出。

三　智慧財產及技術移轉所需支出。

四　受贈收入指定用途支出。

五　管理及總務支出。

六　其他有關支出。

第二〇條

政府及中醫藥學術研究機構，應就中醫藥研究及管理成果，進行國際交流。

第六章　中醫藥人才培育

第二一條

中央主管機關及中央目的事業主管機關應完善中醫醫事人力規劃，整合教學資源，培育中醫藥人才。

第二二條

政府應加強培育中醫藥科技研究人才，提升中醫藥發展。

第二三條

政府應普及中醫藥與相關保健知識之教育及學習，提升國民中醫藥知識。

第七章　附　則

第二四條

本法自公布日施行。

上市中藥監測辦法

民國 109 年 11 月 30 日衛生福利部令訂定發布全文 9 條；並自發布日施行。

第一條

本辦法依中醫藥發展法第十四條第二項規定訂定之。

第二條

①中央主管機關應每年訂定上市中藥監測計畫；其內容，包括下列事項：

一　計畫目標及期程。
二　監測品項、內容及數量。
三　執行方式。
四　監測結果彙報。
五　監測報告及執行結果之公布。

②前項第二款至第四款事項，由直轄市、縣（市）主管機關執行。

第三條

①前條第一項第二款監測品項及內容如下：

一　中藥材：
　㈠標籤或包裝。
　㈡砷、鉛、鎘、汞或總重金屬。
　㈢二氧化硫。
　㈣黃麴毒素。
　㈤農藥殘留。
　㈥其他經中央主管機關認定應監測事項。
二　中藥製劑：
　㈠標籤或包裝。
　㈡砷、鉛、鎘、汞或總重金屬。
　㈢大腸桿菌、沙門氏菌或微生物總生菌數。
　㈣指標成分。
　㈤其他經中央主管機關認定應監測事項。

②前項監測內容，中央主管機關得依風險程度酌予調整，納入年度計畫。

第四條

①前條第一項第一款第一目及第二款第一目標籤或包裝，應符合藥事法第七十五條規定。

②前條第一項第一款第二目至第六目及第二款第二目至第五目，應符合中央主管機關就藥事法第二十一條第三款劣藥之異物種類與限量所定基準，及依藥品查驗登記審查準則第八十六條第二項指

標成分所爲之公告。

第五條

第三條監測品項之數量，每年總計不得少於四百件。

第六條

直轄市、縣（市）主管機關執行監測時，執行人員應向受監測者出示職務身分證明文件，告知監測事由及法規依據並抽驗以足供檢驗之藥品適當數量爲限。

第七條

前條監測，應於現場製作監測紀錄，記載下列事項：

一　受監測者名稱、地址、負責人姓名、受監測現場代表人之簽名或蓋章。

二　監測人員之簽名或蓋章。

三　監測檢體之品名、批號、製造廠或經銷商、製造日期、有效期間或保存期限。

第八條

直轄市、縣（市）主管機關應於監測次年一月三十一日前，將前一年度監測結果彙報中央主管機關；中央主管機關應於三月底前作成監測報告並公布之。

第九條

本辦法自發布日施行。

中醫藥發展獎勵或補助辦法

民國 109 年 11 月 26 日衛生福利部令訂定發布全文 13 條；並自發布日施行。

第一條

本辦法依中醫藥發展法第七條第二項規定訂定之。

第二條

本辦法獎勵或補助之對象，爲推動中醫藥發展工作具有具體貢獻或成效之自然人、法人、團體、機關、機構或學校。

第三條

前條之自然人、法人、團體、機關、機構或學校，有下列情形之一者，得予獎勵：

一　從事國內中醫藥臨床療效實證研究、中醫藥理論及典籍研究或中醫診斷基準研究，提升中醫藥臨床應用及發展。

二　從事國內研發或製造中藥之新成分、新療效複方、新使用途徑、新藥材、藥材新藥用部位或新複方，提升中醫藥臨床試驗或中藥藥品製造產業發展。

三　引進新穎科技於國內中藥製程或分析檢驗方法，改良中藥製造或檢驗技術。

四　於國內種植屬藥用基原或改良種植技術，且符合中醫臨床需求及相關法規之中藥藥用植物。

五　發展具中醫特色醫療，提升醫護品質。

六　配合主管機關政策，推動國內中藥藥品製造產業發展。

第四條

本辦法之獎勵方式，包括獎狀、獎座或獎牌。

第五條

①申請獎勵者，應於中央主管機關公布之申請作業期間檢附下列文件、資料提出申請：

一　申請獎勵事項。

二　具體貢獻或成效，及其相關證明文件、資料。

三　其他經中央主管機關指定之文件、資料。

②自然人之獎勵，應由法人、團體、機關、機構或學校向中央主管機關推薦及申請。

第六條

①法人、團體、機關、機構或學校具有下列情形之一者，得申請補助：

一　從事中醫藥臨床療效實證研究、中醫藥理論及典籍研究或中醫診斷基準研究，有助於提升中醫藥臨床應用及發展。

二　從事研發或製造中藥之新成分、新療效複方、新使用途徑、新藥材、藥材新藥用部位或新複方，有助於提升中醫藥臨床試驗及中藥藥品製造產業發展。
三　引入新穎科技於國內中藥製程或分析檢驗方法，有助於改良中藥製造或檢驗技術。
四　於國內種植屬藥用基原或改良種植技術，且符合相關法規之中藥藥用植物，有助於中醫臨床醫療應用及發展。

②每一申請案之補助金額，每年最高新臺幣二百萬元，必要時得酌增之。

第七條

①申請補助者，應於中央主管機關公布之申請作業期間擬具計畫書提出申請，其內容如下：
一　計畫名稱及目標。
二　計畫內容及實施方法。
三　執行時程及進度。
四　對中醫藥發展之預期效益。
五　人力配置。
六　經費項目及金額。
七　向其他機關（構）申請補助者，應列明全部經費內容、向各機關（構）申請補助之項目及金額。

②前項計畫書經中央主管機關審查結果，有缺漏並得補正者，應以書面通知限期補正；屆期未補正者，中央主管機關依原檢具之計畫書審查。

③第一項計畫書有變更必要者，應擬具變更後之計畫書，向中央主管機關申請核准後，始得執行。

第八條

①有下列情形之一者，不得申請獎勵或補助：
一　申請之日前五年內，執行政府計畫曾有重大違約紀錄或違反法令規定。
二　執行政府計畫受停權處分之期間尚未屆滿。

②申請者有前項情形，其已受獎勵或補助者，應撤銷之，並以書面行政處分限期返還其獎勵或補助。

第九條

中央主管機關得邀集學者、專家及機關代表，審查獎勵或補助之申請；其審查基準如下：
一　執行之能力、經歷及實績。
二　對整體中醫藥產業發展之影響。
三　申請補助計畫之可行性。
四　申請補助計畫之經費合理性。
五　預期貢獻度，包括國際中醫藥發展趨勢。

第一〇條

申請者有下列情形之一者，中央主管機關得不予獎勵或補助；已獎勵或補助者，得撤銷或廢止之，並視情節輕重，以書面行政處分通知限期返還全部或部分之獎勵或補助：

一　提供之文件、資料虛僞不實。

二　未經中央主管機關核准，逕行變更原計畫書並執行。

三　違反中央主管機關就補助之核准所爲之附款。

第一一條

本辦法之補助，以科技計畫預算爲之者，其研發成果之權利歸屬、管理及運用，應依衛生福利部科學技術研究發展成果歸屬及運用辦法規定。

第一二條

本辦法所需經費，由中央主管機關年度預算支應。

第一三條

本辦法自發布日施行。

承租公有或國營事業土地種植中藥藥用植物獎勵及租賃期限保障辦法

民國 110 年 10 月 18 日衛生福利部令訂定發布全文 16 條；並自發布日施行。

第一條

本辦法依中醫藥發展法（以下簡稱本法）第十二條第三項規定訂定之。

第二條

①本辦法獎勵及土地租賃期限保障對象，爲承租公有土地或國營事業土地，種植中央主管機關會商中央農業主管機關核定之中藥藥用植物品項（以下簡稱中藥藥用植物），績效卓著或有特殊貢獻之自然人、法人、團體、機關（構）或公立學校。

②依公有土地管理機關法令或國營事業相關規定，與該管理機關或國營事業就前項種植採委託經營代替承租方式之受託人，績效卓著或有特殊貢獻者，準用本辦法規定。

第三條

前條績效卓著或有特殊貢獻，指下列情形之一：

一　種植珍貴稀有中藥藥用植物，產量有顯著增加者。

二　種植中藥藥用植物，增加國內產量，降低進口依賴者。

三　種植中藥藥用植物，增加出口數量，擴大中藥市場者。

四　其他中央主管機關認定者。

第四條

本辦法獎勵方式，包括頒發獎金、獎狀、獎座或獎牌。

第五條

申請獎勵者，應塡具申請書，並檢具下列文件、資料，於中央主管機關公告期間內提出：

一　符合第三條規定之相關證明文件、資料。

二　第十條應切結情事之切結書。

三　其他中央主管機關指定之文件、資料。

第六條

①本辦法租賃期限保障爲十年以上二十年以下。但公有土地管理機關或國營事業所定租賃期限保障條件較優惠者，從其規定。

②前項租賃期間，自中央主管機關依第十三條通知核准之日起算。

③本辦法施行前已承租第一項土地，依本辦法申請租賃期限保障經核准者，其租賃期限保障期間，適用前二項規定。

第七條

申請土地租賃期限保障者，應先與公有土地管理機關或國營事業簽訂租賃契約，始得依第八條規定申請土地租賃期限保障。

第八條

申請土地租賃期限保障者，應塡具申請書，並檢具下列文件、資料，向中央主管機關提出：

一　土地承租人爲自然人者，其身分證明文件；法人、團體者，其設立登記及代表人身分之證明文件；機關（構）或公立學校者，其代表人身分證明文件。

二　經營團隊成員之名冊、學歷、經歷及經營實績資料。

三　土地登記謄本、土地租賃契約、土地所有權人或管理權人同意書；屬第二條第二項委託經營者，其土地使用同意證明文件。

四　耕作證明文件：承租人爲自然人者，其耕作證明文件；承租人爲法人、團體或機關（構）、公立學校者，其內容應包括土地耕作代表人姓名、地址、土地地段地號、面積、作物別及登錄日期。

五　中藥藥用植物種植計畫。

六　承租土地使用規劃，包括種植中藥藥用植物土地之範圍、位置、面積、占總承租土地之比率及未種植中藥藥用植物期間之措施。

七　第十條應切結情事之切結書。

八　其他中央主管機關指定之文件、資料。

第九條

前條第五款中藥藥用植物種植計畫，應記載下列事項：

一　植物品項。

二　種苗基原確認證明。

三　氣候、土壤及其他種植條件分析。

四　種植方式。

五　預期作物品質。

六　採收時間及產量。

七　加工及銷售或其他使用方式。

八　預估成本及收益。

第一〇條

依第五條或第八條申請獎勵或土地租賃期限保障者，應切結無下列情事：

一　申請日前五年內，執行政府計畫發生違法或重大違約紀錄。

二　執行政府計畫受停權處分，期間尚未屆滿。

第一一條

中央主管機關受理第八條申請後，得邀集學者專家，及下列機關（構）之代表審查：

一　中央農業主管機關。

二　依本辦法申請租賃土地之土地所在地直轄市、縣（市）政府。

三　公有土地管理機關，或國營事業及國營事業主管機關。

第一二條

前條審查基準如下：

一　經營團隊成員之學歷、經歷、執行能力及經營實績。

二　對整體中醫藥產業發展之影響。

三　中藥藥用植物種植計畫之可行性及合理性。

四　租賃土地使用規劃及土地租賃期限之可行性與合理性。

五　租賃土地之公有土地管理機關或國營事業有無政府經建計畫或開發需求。

第一三條

①第五條或第八條申請，經中央主管機關核定者，發給核准文件。

②第十一條審查結果，中央主管機關應通知申請人，並副知土地管理機關或國營事業。

第一四條

申請人有下列情形之一者，不予獎勵或保障土地租賃期限；已核准獎勵或保障土地租賃期限者，應予撤銷或廢止；已頒發獎勵者，並以書面行政處分，通知申請人返還獎金、獎狀、獎座或獎牌：

一　申請書內容或申請文件、資料虛僞不實。

二　違反第八條第五款種植計畫、第六款土地使用規劃或其相關法令。

三　擅自變更經中央主管機關核准之種植計畫或土地使用規劃。

四　違反中央主管機關就申請事項之核准所爲之附款。

第一五條

前條撤銷或廢止，中央主管機關應通知公有土地管理機關或國營事業。

第一六條

本辦法自發布日施行。

陸、長期照顧

長期照顧服務法

①民國 104 年 6 月 3 日總統令制定公布全文 66 條；並自公布後二年施行。
②民國 106 年 1 月 26 日總統令修正公布第 15、22、62、66 條條文；並自 106 年 6 月 3 日施行。
③民國 108 年 6 月 19 日總統令修正公布第 14、24、34、39、47 條條文。
④民國 110 年 6 月 9 日總統令修正公布第 6、18、22、30、47、49、53、54、58、62、66 條條文；增訂第 8-1、32-1、32-2、39-1、47-1、48-1 條條文；並自公布日施行。

第一章　總　則

第一條

①為健全長期照顧服務體系提供長期照顧服務，確保照顧及支持服務品質，發展普及、多元及可負擔之服務，保障接受服務者與照顧者之尊嚴及權益，特制定本法。
②長期照顧服務之提供不得因服務對象之性別、性傾向、性別認同、婚姻、年齡、身心障礙、疾病、階級、種族、宗教信仰、國籍與居住地域有差別待遇之歧視行為。

第二條

本法所稱主管機關：在中央為衛生福利部；在直轄市為直轄市政府；在縣（市）為縣（市）政府。

第三條

本法用詞，定義如下：
一　長期照顧（以下稱長照）：指身心失能持續已達或預期達六個月以上者，依其個人或其照顧者之需要，所提供之生活支持、協助、社會參與、照顧及相關之醫護服務。
二　身心失能者（以下稱失能者）：指身體或心智功能部分或全部喪失，致其日常生活需他人協助者。
三　家庭照顧者：指於家庭中對失能者提供規律性照顧之主要親屬或家人。
四　長照服務人員（以下稱長照人員）：指經本法所定之訓練、認證，領有證明得提供長照服務之人員。
五　長照服務機構（以下稱長照機構）：指以提供長照服務或長照需要之評估服務為目的，依本法規定設立之機構。
六　長期照顧管理中心（以下稱照管中心）：指由中央主管機關指定以提供長照需要之評估及連結服務為目的之機關（構）。
七　長照服務體系（以下稱長照體系）：指長照人員、長照機構、財務及相關資源之發展、管理、轉介機制等構成之網絡。
八　個人看護者：指以個人身分受僱，於失能者家庭從事看護工作者。

第四條

下列事項，由中央主管機關掌理：
一　依提供長照服務，制定全國性長照政策、法規及長照體系之規劃、訂定及宣導。
二　對直轄市、縣（市）政府執行長照之監督及協調事項。
三　長照服務使用者權益保障之規劃。
四　長照機構之發展、獎勵及依第三十九條第三項之辦法所定應由中央主管機關辦理之評鑑。
五　跨縣市長照機構之輔導及監督。
六　長照人員之管理、培育及訓練之規劃。
七　長照財源之規劃、籌措與長照經費之分配及補助。
八　長照服務資訊系統、服務品質等之研發及監測。
九　長照服務之國際合作、交流與創新服務之規劃及推動。
十　應協調提供資源不足地區之長照服務。
十一　其他全國性長照服務之策劃及督導。

第五條

下列事項，由地方主管機關掌理：
一　提供長照服務，制定轄內長照政策、長照體系之規劃、宣導及執行。
二　執行中央主管機關訂定之長照政策、法規及相關規劃方案。
三　辦理地方之長照服務訓練。
四　轄內長照機構之督導考核及依第三十九條第三項之辦法所定應由地方主管機關辦理之評鑑。
五　地方長照財源之規劃、籌措與長照經費之分配及補助。
六　獎勵轄內發展困難或資源不足地區之長照機構。
七　其他屬地方性質之長照服務事項。

第六條 110

本法所定事項，涉及中央各目的事業主管機關職掌者，其權責劃分如下：
一　教育主管機關：長照教育、人力培育及長照服務使用者體育活動、運動場地及設施設備等相關事項。
二　勞工主管機關：長照人員及個人看護者之勞動條件、就業服務、職業安全衛生等事項，與非為醫事或社工專業證照之長照人員，及個人看護者之訓練、技能檢定等相關事項。
三　國軍退除役官兵輔導主管機關：退除役官兵長照等相關事項。
四　建設、工務、消防主管機關：長照機構之建築管理、公共設施與建築物無障礙生活環境及消防安全等相關事項。
五　原住民族事務主管機關：原住民族長照相關事項之協調、聯

　　繫，並協助規劃及推動等相關事項。

六　科技研究事務主管機關：長照服務輔助科技研發、技術研究移轉、應用等相關事項。

七　經濟主管機關：長照輔助器材、產品開發之規劃及推動等相關事項。

八　其他目的事業主管機關：與各該機關有關之長照等相關事項。

第七條

①主管機關應以首長為召集人，邀集長期照顧相關學者專家、民間相關機構、團體代表、服務使用者代表及各目的事業主管機關代表，協調、研究、審議及諮詢長照服務、本國長照人力資源之開發、收退費、人員薪資、監督考核等長期照顧相關事宜。

②前項代表中，相關學者專家與民間相關機構、團體代表及服務使用者代表，不得少於三分之二；服務使用者與單一性別代表不得少於三分之一；並應有原住民之代表或熟諳原住民文化之專家學者至少一人。

第二章　長照服務及長照體系

第八條

①中央主管機關得公告長照服務之特定範圍。

②民眾申請前項服務，應由照管中心或直轄市、縣（市）主管機關評估；直轄市、縣（市）主管機關應依評估結果提供服務。

③接受醫事照護之長照服務者，應經醫師出具意見書，並由照管中心或直轄市、縣（市）主管機關評估。

④第二項服務，應依失能者失能程度及其家庭經濟狀況，由主管機關提供補助；依其他法令規定得申請相同性質之服務補助者，僅得擇一為之。

⑤第二項及第三項之評估，得委託專業團體辦理；評估之基準、方式、人員之資格條件及其他有關事項，由中央主管機關公告之。

⑥第四項補助之金額或比率，由中央主管機關定之。

第八條之一　110

①照管中心或直轄市、縣（市）主管機關應依前條第二項之評估結果，按民眾失能程度核定其長照需要等級及長照服務給付額度。

②民眾使用長照服務，應依前項核定之長照服務給付額度自行負擔一定比率或金額。

③長照特約單位應依前項規定向長照服務使用者收取應自行負擔之長照服務給付額度比率或金額，不得減免。

④前條第二項長照服務申請資格、第一項與第二項長照需要等級、長照服務給付額度、長照服務使用者自行負擔比率或金額及其他相關事項之辦法，由中央主管機關定之。

第九條

①長照服務依其提供方式，區分如下：

一　居家式：到宅提供服務。

二　社區式：於社區設置一定場所及設施，提供日間照顧、家庭托顧、臨時住宿、團體家屋、小規模多機能及其他整合性等服務。但不包括第三款之服務。
三　機構住宿式：以受照顧者入住之方式，提供全時照顧或夜間住宿等之服務。
四　家庭照顧者支持服務：為家庭照顧者所提供之定點、到宅等支持服務。
五　其他經中央主管機關公告之服務方式。

②前項服務方式，長照機構得合併提供之。

③第一項第二款社區式之整合性服務，得由直轄市、縣（市）主管機關邀集社區代表、長照服務提供者代表及專家學者協調、審議與諮詢長照服務及其相關計畫、社區式整合性服務區域之劃分、社區長照服務之社區人力資源開發、收退費、人員薪資、服務項目、爭議事件協調等相關事項；並得與第七條規定合併設立。

第一〇條

居家式長照服務之項目如下：
一　身體照顧服務。
二　日常生活照顧服務。
三　家事服務。
四　餐飲及營養服務。
五　輔具服務。
六　必要之住家設施調整改善服務。
七　心理支持服務。
八　緊急救援服務。
九　醫事照護服務。
十　預防引發其他失能或加重失能之服務。
十一　其他由中央主管機關認定到宅提供與長照有關之服務。

第一一條

社區式長照服務之項目如下：
一　身體照顧服務。
二　日常生活照顧服務。
三　臨時住宿服務。
四　餐飲及營養服務。
五　輔具服務。
六　心理支持服務。
七　醫事照護服務。
八　交通接送服務。
九　社會參與服務。
十　預防引發其他失能或加重失能之服務。
十一　其他由中央主管機關認定以社區為導向所提供與長照有關之服務。

第一二條

機構住宿式長照服務之項目如下：
一　身體照顧服務。
二　日常生活照顧服務。
三　餐飲及營養服務。
四　住宿服務。
五　醫事照護服務。
六　輔具服務。
七　心理支持服務。
八　緊急送醫服務。
九　家屬教育服務。
十　社會參與服務。
十一　預防引發其他失能或加重失能之服務。
十二　其他由中央主管機關認定以入住方式所提供與長照有關之服務。

第一三條

①家庭照顧者支持服務提供之項目如下：
一　有關資訊之提供及轉介。
二　長照知識、技能訓練。
三　喘息服務。
四　情緒支持及團體服務之轉介。
五　其他有助於提升家庭照顧者能力及其生活品質之服務。

②前項支持服務之申請、評估、提供及其他應遵行事項，由中央主管機關定之。

第一四條

①中央主管機關應定期辦理長照有關資源及需要之調查，並考慮多元文化特色，與離島偏鄉地區特殊處境，據以訂定長照服務發展計畫及採取必要之獎助措施。

②中央主管機關爲均衡長照資源之發展，得劃分長照服務網區，規劃區域資源、建置服務網絡與輸送體系及人力發展計畫，並得於資源過剩區，限制長照機構之設立或擴充；於資源不足之地區，應獎助辦理健全長照服務體系有關事項。

③原住民族地區長照服務計畫、長照服務網區與人力發展之規劃及推動，中央主管機關應會同中央原住民族主管機關定之。

④中央主管機關應獎助辦理長期照顧創新服務之相關研究。

⑤第一項及第二項獎助之項目、方式與長照機構設立或擴充之限制，及第二項長照服務網區之劃分、人力發展等有關事項之辦法，由中央主管機關定之。

第一五條

①中央主管機關爲提供長照服務、擴增與普及長照服務量能、促進長照相關資源之發展、提升服務品質與效率、充實並均衡服務與人力資源及補助各項經費，應設置特種基金。

②基金之來源如下：

一　遺產稅及贈與稅稅率由百分之十調增至百分之二十以內所增加之稅課收入。
二　菸酒稅菸品應徵稅額由每千支（每公斤）徵收新臺幣五百九十元調增至新臺幣一千五百九十元所增加之稅課收入。
三　政府預算撥充。
四　菸品健康福利捐。
五　捐贈收入。
六　基金孳息收入。
七　其他收入。

③依前項第一款及第二款增加之稅課收入，不適用財政收支劃分法之規定。

④基金來源應於本法施行二年後檢討，確保財源穩定。

第一六條

①中央主管機關應建置服務使用者照顧管理、服務人力管理、長照機構管理及服務品質等資訊系統，以作爲長照政策調整之依據，並依法公開。

②主管機關及各長照機構應提供前項所需資料。

第一七條

①非以營利爲目的之長照機構配合國家政策有使用公有非公用不動產之必要時，得專案報請主管機關核轉該不動產管理機關依法出租。其租金基準，按該土地及建築物當期依法應繳納之地價稅及房屋稅計收年租金。

②前項土地應辦理用地變更者，由長照機構報請主管機關核轉有關機關依規定辦理。

③第一項專案報請之申請程序、要件及其他應遵行事項之辦法，由中央主管機關定之。

第三章　長照人員之管理

第一八條 110

①長照服務之提供，經中央主管機關公告之長照服務特定項目，應由長照人員爲之。

②長照人員之訓練、繼續教育、在職訓練課程內容，應考量不同地區、族群、性別、特定疾病及照顧經驗之差異性。

③長照人員應接受一定積分之繼續教育、在職訓練。

④長照人員之資格、訓練、認證、繼續教育課程內容與積分之認定、證明效期及其更新等有關事項之辦法，由中央主管機關定之。

第一九條

①長照人員非經登錄於長照機構，不得提供長照服務。但已完成前條第四項之訓練及認證，並依其他相關法令登錄之醫事人員及社工人員，於報經主管機關同意者，不在此限。

②長照機構不得容留非長照人員提供前條第一項之長照服務。

③第一項登錄內容異動時，應自異動之日起三十日內，由該長照機

構報所在地主管機關核定。

④第一項之登錄，其要件、程序、處所、服務內容、資格之撤銷與廢止、臨時支援及其他應遵行事項之辦法，由中央主管機關定之。

第二〇條

長照人員對於因業務而知悉或持有他人之秘密，非依法律規定，不得洩漏。

第四章　長照機構之管理

第二一條

長照機構依其服務內容，分類如下：

一　居家式服務類。

二　社區式服務類。

三　機構住宿式服務類。

四　綜合式服務類。

五　其他經中央主管機關公告之服務類。

第二二條 110

①前條第三款及設有機構住宿式服務之第四款、第五款長照機構，應以長照機構法人設立之。

②前項規定，於下列各款不適用之：

一　公立長照機構。

二　設有長照相關科系之私立高級中等以上學校，且僅以提供學校作為教學、實習及研究用途為限。

③本法施行前，已依老人福利法、護理人員法及身心障礙者權益保障法設立從事本法所定機構住宿式長照服務之私立機構，除有擴充或遷移之情事外，不受第一項之限制。

④第一項長照機構法人之設立、組織、管理及其他應遵行事項，另以法律定之。

第二三條

長照機構之設立、擴充、遷移，應事先申請主管機關許可。

第二四條

①長照機構之申請要件、設立標準、負責人資格，與其設立、擴充、遷移之申請程序、審查基準及設立許可證明應記載內容等有關事項之辦法，由中央主管機關定之。

②原住民族地區長照機構之設立及人員配置，中央主管機關應會同中央原住民族主管機關定之。

第二五條

①長照機構停業、歇業、復業或許可證明登載事項變更，應於事實發生日前三十日內，報主管機關核定。

②前項停業期間最長不得超過一年。必要時得申請延長一次，期限為一年；逾期應辦理歇業。

③前項歇業應於停業期滿之日起三十日內辦理；逾期未辦理者，主

管機關得逕予廢止其設立許可。

④第一項及第二項之申請程序及審查等有關事項之辦法，由中央主管機關定之。

第二六條

①長照機構由政府機關（構）設立者，應於長照機構前冠以該政府機關（構）之名稱；由民間設立者，應冠以私立二字。

②長照機構應於其場所，以明顯字體依前項規定標示其名稱，並應加註機構類別及其服務內容。

第二七條

非長照機構，不得使用長照機構之名稱。

第二八條

長照機構不得使用下列名稱：

一　在同一直轄市或縣（市），與被廢止許可證明或已經主管機關許可設立之長照機構相同之名稱。

二　易使人誤認其與政府機關、其他公益團體有關之名稱。

第二九條

①非長照機構，不得爲長照服務之廣告。

②長照機構之廣告，其內容以下列事項爲限：

一　長照機構名稱與第二十六條第二項所定應加註之事項、設立日期、許可證明字號、地址、電話及交通路線。

二　長照機構負責人之姓名、學歷及經歷。

三　長照人員之專門職業及技術人員證書或本法所定之證明文件字號。

四　服務提供方式及服務時間。

五　停業、歇業、復業、遷移及其年、月、日。

六　主管機關核定之收費標準。

七　其他經中央主管機關公告指定得刊登或播放之事項。

第三〇條 110

①長照機構應設置業務負責人一人，對其機構業務負督導責任。

②前項業務負責人應爲專任，其資格及其兼任職務情事由中央主管機關定之。

第三一條

①長照機構之業務負責人因故不能執行業務，應指定符合業務負責人資格者代理之。代理期間超過三十日，應報所在地主管機關核定。

②前項代理期間，不得逾一年。

第三二條

中央主管機關應訂定長照體系、醫療體系及社會福利服務體系間之連結機制，以提供服務使用者有效之轉介與整合性服務。

第三二條之一 110

提供第十條至第十三條規定之長照服務者，得與直轄市、縣（市）主管機關簽約爲長照特約單位；長照特約單位之申請資格、程序、審查基準、特約年限、續約條件、不予特約之條件、違約之處理及其他相關事項之辦法，由中央主管機關定之。

第三二條之二 110

①長照特約單位應為所僱長照人員，依勞工保險條例、勞工職業災害保險及保護法、就業保險法、全民健康保險法及勞工退休金條例規定，辦理參加勞工保險、勞工職業災害保險、就業保險及全民健康保險，並按月提繳退休金。

②長照特約單位應確保其長照人員之勞動條件符合勞動有關法規。

第三三條

機構住宿式服務類之長照機構，應與能及時接受轉介或提供必要醫療服務之醫療機構訂定醫療服務契約。

第三四條

①機構住宿式及設有機構住宿式服務之綜合式服務類長照機構，應投保公共意外責任險，確保長照服務使用者之生命安全。

②前項應投保之保險範圍及金額，由中央主管機關會商目的事業主管機關定之。

第三五條

①中央主管機關應輔導地方主管機關參考地區所得、物價指數、服務品質等，提供長照機構收費參考資訊。

②長照機構之收費項目及其金額，應報提供服務所在地之主管機關核定；變更時亦同。

第三六條

①長照機構收取費用，應開給載明收費項目及金額之收據。

②長照機構不得違反前條收費規定，超額或擅立項目收費。

第三七條

長照機構應將其設立許可證明、收費、服務項目及主管機關所設之陳情管道等資訊，揭示於機構內明顯處所。

第三八條

①長照機構應督導其所屬登錄之長照人員，就其提供之長照服務有關事項製作紀錄。

②前項紀錄有關醫事照護部分，除依醫事法令之規定保存外，應由該長照機構至少保存七年。

第三九條

①主管機關對長照機構應予輔導、監督、考核、檢查及評鑑；必要時，並得通知其提供相關服務資料，長照機構應提供必要之協助，不得規避、妨礙或拒絕。

②前項評鑑結果，應予公告。

③第一項評鑑應依長期照顧服務機構類別訂定；其評鑑對象、項目、方式、評鑑人員資格與遴聘、培訓及其他有關事項之辦法，由中央主管機關定之。

第三九條之一 110

①主管機關對未依第二十三條規定許可設立而提供長照服務者，應派員進入該場所檢查。受檢查者不得規避、妨礙或拒絕，並應提

供必要之文件、資料或其他協助。

②主管機關人員執行前項檢查時，應出示有關執行職務之證明文件或顯示足資辨別之標誌。

③主管機關對於第一項提供長照服務者之服務對象，應予轉介或安置；該提供長照服務者應予配合。

第四〇條

主管機關應依下列原則訂定長照服務品質基準：

一　以服務使用者爲中心，並提供適切服務。

二　訊息公開透明。

三　家庭照顧者代表參與。

四　考量多元文化。

五　確保照顧與生活品質。

第四一條

①長照機構歇業或停業時，對長照服務使用者應予以適當之轉介或安置；無法轉介或安置時，由主管機關協助轉介安置，長照機構應予配合。

②長照機構未依前項規定爲適當之轉介或安置時，地方主管機關得強制之。

③接受轉介之長照機構應配合主管機關提供必要之協助。

第五章　接受長照服務者之權益保障

第四二條

①長照機構於提供長照服務時，應與長照服務使用者、家屬或支付費用者簽訂書面契約。

②前項契約書之格式、內容，中央主管機關應訂定定型化契約範本與其應記載及不得記載之事項。

第四三條

①未經長照服務使用者之書面同意，不得對其進行錄影、錄音或攝影，並不得報導或記載其姓名、出生年月日、住（居）所及其他足資辨別身分之資訊；其無法爲意思表示者，應經其法定代理人或主要照顧之最近親屬之書面同意。

②長照機構於維護長照服務使用者安全之必要範圍內，得設置監看設備，不受前項之限制，並應告知長照服務使用者、其法定代理人或主要照顧之最近親屬。

第四四條

長照機構及其人員應對長照服務使用者予以適當之照顧與保護，不得有遺棄、身心虐待、歧視、傷害、違法限制其人身自由或其他侵害其權益之情事。

第四五條

主管機關應建置陳情、申訴及調處機制，處理民眾申訴案件及長照服務單位委託之爭議等事件。

第四六條

地方主管機關對接受機構住宿式長照服務使用者，其無扶養義務人或法定代理人，應自行或結合民間團體監督其長照服務品質，長照機構不得拒絕。

第六章　罰　則

第四七條 110

①長照機構有下列情形之一者，處新臺幣六萬元以上三十萬元以下罰鍰，並公布其名稱及負責人姓名：

一　違反第二十三條規定，未經主管機關許可擴充或遷移。

二　違反第三十四條第一項規定，未投保公共意外責任險。

三　違反第四十一條第一項規定，未對長照服務使用者予以適當之轉介或安置，或未配合主管機關辦理轉介或安置。

四　違反第四十四條規定，對長照服務使用者有遺棄、身心虐待、歧視、傷害、違法限制其人身自由或其他侵害其權益之情事。

②長照機構違反前項第一款或第二款規定者，除依前項規定處罰外，並限期令其改善；屆期未改善者，得按次處罰。

③長照機構違反第一項第四款規定者，除依第一項規定處罰外，並限期令其改善；屆期未改善者，處一個月以上一年以下停業處分，停業期滿仍未改善者，得廢止其設立許可。

④長照機構違反第一項第四款規定，情節重大者，得逕行廢止其設立許可。

第四七條之一 110

①未依第二十三條規定許可設立為長照機構，而有下列情形之一者，處其負責人新臺幣六萬元以上三十萬元以下罰鍰及公布其名稱、負責人姓名，並得按次處罰：

一　提供長照服務。

二　違反第三十九條之一第一項規定，規避、妨礙或拒絕主管機關查核。

三　違反第三十九條之一第三項規定，未配合主管機關辦理轉介或安置。

②未依第二十三條規定許可設立為長照機構，對其服務對象有遺棄、身心虐待、歧視、傷害、違法限制其人身自由或其他侵害其權益之情事，處其負責人新臺幣十萬元以上五十萬元以下罰鍰及公布其名稱、負責人姓名，並得按次處罰。

③未依第二十三條規定許可設立為長照機構，有前項情事致服務對象死亡者，處其負責人新臺幣二十萬元以上一百萬元以下罰鍰及公布其名稱、負責人姓名。

第四八條

長照機構違反許可設立之標準時，應限期令其改善；屆期未改善者，處新臺幣六萬元以上三十萬元以下罰鍰，並再限期令其改善；屆期仍未改善者，得廢止其設立許可。

第四八條之一 110

長照特約單位違反第三十二條之二規定者，依違反各該法律規定處罰，經處罰仍未依規定辦理者，得停止派案；情節重大者，並得終止特約。

第四九條 110

①長照特約單位違反第八條之一第三項規定者，處新臺幣三萬元以上十五萬元以下罰鍰，並限期令其追收擅自減免之費用。

②長照機構違反第三十六條第二項規定者，處新臺幣三萬元以上十五萬元以下罰鍰，並限期令其將超收或擅自收取之費用退還。

第五〇條

有下列情形之一者，處新臺幣一萬元以上五萬元以下罰鍰：

一 非長照人員違反第十八條第一項規定，提供經中央主管機關公告之長照服務特定項目。

二 長照機構違反第十九條第二項規定，容留非長照人員提供長照服務。

三 非長照機構違反第二十七條規定，使用長照機構名稱。

第五一條

①長照機構違反第二十五條第一項規定、刊登或播放第二十九條第二項各款規定以外之廣告內容或其廣告內容不實者，處新臺幣一萬元以上五萬元以下罰鍰，並限期令其改善；屆期未改善者，並得按次處罰。

②非長照機構違反第二十九條第一項規定為長照服務之廣告，處新臺幣一萬元以上五萬元以下罰鍰。

第五二條

長照機構於提供長照服務時，未依第四十二條規定簽訂書面契約，或其契約內容違反中央主管機關依同條第二項所定應記載及不得記載規定者，應限期令其改善；屆期未改善者，處新臺幣一萬元以上五萬元以下罰鍰，並得按次處罰。

第五三條 110

①長照機構有下列情形之一者，處新臺幣六千元以上三萬元以下罰鍰：

一 違反第十九條第三項規定，於所屬長照人員異動時，未依限報所在地主管機關核定。

二 違反第三十一條第一項規定，於業務負責人因故不能執行業務時，未指定符合資格人員代理，或代理超過三十日而未報所在地主管機關核定。

三 違反第三十三條規定，未與能及時接受轉介或提供必要醫療服務之醫療機構簽訂醫療服務契約。

四 所屬長照人員違反第三十八條規定，未就其提供之長照服務有關事項製作紀錄、依法保存，或為業務不實之記載。

五 違反第三十九條第一項規定，規避、妨礙或拒絕主管機關之評鑑、輔導、監督、考核、檢查或提供相關服務資料之要求。

②長照機構違反第三十一條第一項、第三十三條、第三十八條規定

者，除依前項規定處罰外，並限期令其改善；屆期未改善者，處一個月以上一年以下停業處分。

③長照機構依第三十九條第一項接受評鑑，評鑑不合格者，應限期令其改善；屆期未改善者，機構住宿式服務類之長照機構，處新臺幣六萬元以上三十萬元以下罰鍰；其他服務類之長照機構評鑑不合格者，依第一項規定處罰；屆期未改善，並得按次處罰；情節重大者，得處一個月以上一年以下停業處分，停業期滿仍未改善者，得廢止其設立許可。

④長照機構經主管機關依前二項規定限期令其改善，未經主管機關查核確認改善完成前，不得增加服務對象；違反者，另處其負責人新臺幣六萬元以上三十萬元以下罰鍰，並得按次處罰。

第五四條 110

①長照人員違反第二十條、長照機構業務負責人違反第三十條、長照機構違反第四十三條第一項規定者，處新臺幣六千元以上三萬元以下罰鍰，並限期令其改善；屆期未改善且情節重大者，處一個月以上一年以下停業處分。

②長照機構使未依第十九條第一項規定完成登錄或報經主管機關同意之長照人員提供長照服務者，處新臺幣六千元以上三萬元以下罰鍰。

第五五條

長照機構違反第三十六條第一項、第三十七條規定者，應限期令其改善；屆期未改善者，處新臺幣六千元以上三萬元以下罰鍰。

第五六條

長照人員有下列情事之一者，處新臺幣六千元以上三萬元以下罰鍰，得併處一個月以上一年以下停業處分；情節重大者，並得廢止其證明：

一　執行業務時，爲不實之記載。

二　將長照人員證明租借他人使用。

三　違反第四十四條規定。

第五七條

長照機構僱用未接受第六十四條第一項規定訓練之個人看護者，處新臺幣三千元以上一萬五千元以下罰鍰。

第五八條 110

有下列情形之一者，處新臺幣三千元以上一萬五千元以下罰鍰：

一　長照人員未依第十九條第一項規定完成登錄程序，或依其他法令登錄之醫事人員及社工人員未報經主管機關同意，即提供長照服務。

二　長照人員證明效期屆滿，未完成證明之更新，提供長照服務。

第五九條

①長照機構有下列情形之一者，得廢止其設立許可：

一　因管理之明顯疏失，情節重大，致接受長照服務者傷亡。

二　所屬之長照人員提供長照服務，違反本法規定，且情節重大，並可歸責於該機構。

三　受停業處分而不停業。

②前項第一款及第二款情節之認定，應由主管機關召開爭議處理會調查，並應給予受調查者陳述意見之機會；爭議處理會之組成，由中央主管機關定之。

第六〇條

本法所定罰則，由地方主管機關處罰之。

第七章　附　則

第六一條

①本法施行前，已依其他法律規定，從事本法所定長照服務之人員，於本法施行後二年內，得繼續從事長照服務，不受第十八條第一項規定之限制。

②前項人員之訓練課程，其與本法施行前課程之整合、原有證明之轉銜及認定標準等有關事項，由中央主管機關定之。

第六二條 110

本法施行前，已依其他法律規定，從事本法所定長照服務之機關（構）、法人、團體、合作社、事務所等，仍得依原適用法令繼續提供長照服務。但其實際執行長照服務人員之認證、繼續教育、登錄及處罰，適用本法之規定。

第六三條

①依國軍退除役官兵輔導條例設立之榮譽國民之家，附設專為退除役官兵及併同安置眷屬提供長照服務之長照機構，除第二十三條、第二十五條及第三十五條有關許可、核定程序之規定不適用本法外，有關設立標準、業務負責人資格及長照人員訓練認證標準、評鑑等，均應依本法規定辦理。但應於經其上級主管機關核准後三十日內，報所在地主管機關備查。

②前項長照機構不適用第十四條之規定。

第六四條

①個人看護者，應接受中央主管機關公告指定之訓練。

②於本法施行後初次入國之外國人，並受僱於失能者家庭從事看護工作者，雇主得為其申請接受中央主管機關所定之補充訓練。

③前項補充訓練之課程內容、收費項目、申請程序及其他應遵行事項之辦法，由中央主管機關定之。

第六五條

本法施行細則，由中央主管機關定之。

第六六條 110

①本法自公布後二年施行。

②本法修正條文，除中華民國一百零六年一月二十六日修正公布之條文自一百零六年六月三日施行外，自公布日施行。

長期照顧服務法施行細則

①民國 106 年 6 月 2 日衛生福利部令訂定發布全文 15 條；並自 106 年 6 月 3 日施行。

②民國 108 年 10 月 24 日衛生福利部令修正發布第 2、15 條條文；並自發布日施行。

第一條

本細則依長期照顧服務法（以下簡稱本法）第六十五條規定訂定之。

第二條 108

①本法第八條第三項所定醫師出具之意見書，其內容應載明下列事項：

一 當事人姓名、出生年月日、性別、國民身分證統一編號及通訊地址。

二 相關疾病診斷與近期治療現況。

三 當事人身心狀態事項。

四 當事人接受醫事照護服務時應注意之事項。

五 其他有關事項或建議。

②前項意見書之格式，由中央主管機關定之。

第三條

本法第九條第一項用詞，定義如下：

一 日間照顧：指提供長期照顧（以下簡稱長照）服務對象於日間往返社區式長照機構，接受身體與日常生活照顧及其他多元服務。

二 家庭托顧：指提供長照服務對象於往返家庭托顧服務人員住所，接受身體及日常生活照顧服務。

三 臨時住宿服務：指提供長照服務對象機構住宿式以外之住宿服務。

四 團體家屋：指於社區中，提供具行動力之失智症者家庭化及個別化之服務。

五 小規模多機能：指配合長照服務對象之需求，提供日間照顧、臨時住宿，或到宅提供身體與日常生活照顧、家事服務及其他多元之服務。

六 夜間住宿服務：指提供長照服務對象於夜間住宿之服務。

第四條

本法第二十二條第二項所稱公立長照機構，指由政府機關或公法人設立之長照機構。

第五條

①本法第二十二條第三項所稱擴充，指機構總樓地板面積擴增。
②床數增設而機構總樓地板面積未擴增者，非屬前項之擴充。

第六條

長照機構依本法第二十六條規定於其場所標示其名稱、機構類別及服務內容時，以本法第十條至第十二條及第二十一條所定者爲限。

第七條

機構住宿式服務類長照機構，依本法第三十三條規定與醫療機構訂定之醫療服務契約，應載明下列事項：
一　醫事照護服務需要之轉介機制。
二　醫事照護服務之電話或網路諮詢機制。
三　醫師及其他醫事人員之支援機制。
四　其他與醫事照護服務相關之事項。

第八條

①依本法第三十八條製作之紀錄，其內容應包括下列事項：
一　當事人之姓名、性別、出生年月日及地址。
二　當事人需長照服務之身心狀況。
三　當事人接受之照顧服務。
四　長照服務人員執行業務情形。
五　長照服務人員執行業務之年、月、日，並簽名或蓋章。
②前項長照服務人員爲醫事人員及社會工作師者，其製作之紀錄內容，除依前項規定外，應依相關法規之規定辦理。

第九條

主管機關依本法第三十九條規定，至長照機構執行輔導、監督、考核、檢查或評鑑時，應出示有關執行職務之證明文件或顯示足資辨別之標誌。

第一〇條

本法第四十二條所定書面契約，並應載明本法第四十五條所定陳情、申訴與調處及本法第五十九條第二項所定爭議處理機制。

第一一條

①主管機關依本法第五十九條第二項所設爭議處理會（以下簡稱處理會），置委員十一人至十五人，由主管機關首長就下列人員聘（派）兼之，並指定其中一人爲召集人：
一　長照服務、長照管理及醫護之學者專家。
二　法律、財務或會計之學者專家。
三　長照服務使用者代表。
四　機關代表。
②前項第一款委員，不得少於委員總數二分之一；單一性別委員，不得少於委員總數三分之一。
③委員任期二年，期滿得續聘之；委員出缺時，得予補聘；補聘委員之任期至原委員任期屆滿之日爲止。機關代表擔任之委員，應隨其本職進退。

第一二條
①處理會委員會議由召集人召集並為主席；召集人因故未能出席時，應指定委員代理之。
②前條第一項第一款至第三款委員，應親自出席會議，不得委託他人代理。機關代表擔任之委員，委託他人出席時，得參與討論、發言及決議。
③處理會委員會議，應有全體委員二分之一以上出席，始得開會，並有出席委員三分之二以上同意，始得決議。

第一三條
①處理會委員會議之與會人員及其他工作人員對於決議事項、委員意見及其他個人資料，應予以保密。
②處理會委員會議討論事項涉及委員及其關係人之利益時，應依行政程序法規定迴避。

第一四條
處理會作成之調查結果，應由主管機關依本法及其相關法規規定處理。

第一五條 108
①本細則自中華民國一百零六年六月三日施行。
②本細則修正條文，自發布日施行。

長期照顧服務機構設立許可及管理辦法

①民國106年6月3日衛生福利部令訂定發布全文37條；並自106年6月3日施行。
②民國108年12月31日衛生福利部令修正發布第3、4、6、8、10、12、16、19、22～25、27、29、37條條文；並自發布日施行。
③民國111年2月10日衛生福利部令修正發布第3、10、12、13、17、19、20、22～26條條文；並增訂第6-1條條文。

第一條

本辦法依長期照顧服務法（以下簡稱本法）第二十四條第一項及第二十五條第四項規定訂定之。

第二條

長期照顧服務機構（以下簡稱長照機構）依本法第二十三條規定申請設立、擴充或遷移許可，除本法第六十三條第一項規定外，應向長照機構所在地直轄市、縣（市）主管機關提出。

第三條 111

前條申請案之申請人如下：
一　公立長照機構：代表人。
二　本法第二十二條第一項所定長照機構：長照機構財團法人或長照機構社團法人。
三　前二款以外之長照機構：
㈠個人設立：成年且具行為能力之國民。
㈡法人附設：該法人。
㈢團體附設：代表人或管理人。
㈣高級中等以上學校依私立學校法相關規定設立：校長。

第四條

長照機構之負責人如下：
一　前條第一款及第三款第一目、第三目與第四目：申請人。
二　前條第二款及第三款第二目：法人之代表人。

第五條

有下列各款情形之一者，不得擔任長照機構負責人，已擔任者當然解任，並副知相關目的事業主管機關：
一　曾犯組織犯罪防制條例規定之罪，經有罪判決確定。
二　曾犯詐欺、背信、侵占罪或貪污治罪條例之罪，經判處有期徒刑一年以上之刑確定。
三　使用票據經拒絕往來尚未期滿。
四　受破產宣告或依消費者債務清理條例經裁定開始清算程序，尚未復權。
五　受監護或輔助宣告，尚未撤銷。

六　曾任董事、理事、監察人或監事，有下列情形之一者：
㈠利用職務或身分上之權力、機會或方法犯罪，經有罪判決確定並解任。
㈡違反法令或章程，致有損害該法人或其附設機構之利益，或有不能正常運作之虞者，主管機關依其他董事、理事、監察人、監事或利害關係人之聲請或依職權，命令其解任。

第六條

①申請長照機構設立許可，除居家式服務類（以下簡稱居家式）長照機構依第十條規定辦理外，應先申請籌設許可。
②申請前項籌設許可，除家庭托顧依第八條另有規定外，應填具申請書，並檢附下列文件、資料，向直轄市、縣（市）主管機關提出：
一　籌設計畫書。
二　申請人爲法人或團體者：
㈠法人登記或立案證書影本。
㈡章程影本：章程應載明辦理長期照顧服務。
㈢決議申請附設前項機構籌設許可之會（社）員（代表）大會或董事會會議紀錄。
三　申請人爲醫療法人或其他依法令規定應先取得法人主管機關許可者：應檢附主管機關同意其申請附設前項長照機構之核准函影本。
四　申請人爲私立學校之校長者：學校主管機關依私立學校法第五十條規定，同意其申請設立前項長照機構之核准函影本。
五　申請人爲公司或商號者，其所營事業登記預查證明文件影本；證明文件應載明辦理長期照顧服務。
六　建築物圖示：位置圖及百分之一比例之平面圖，標示用途說明，並以平方公尺註明各樓層、隔間之樓地板面積及總樓地板面積。
七　土地及建物使用權利證明文件；尙無建物者，免附建物使用權利證明文件：
㈠土地及建物所有權狀影本。
㈡土地或建物所有權非屬申請人所有者，其經公證之租賃契約或使用同意書。
八　負責人無前條各款規定之切結書及警察刑事紀錄證明。
九　其他經直轄市、縣（市）主管機關規定之文件、資料。
③前項第七款第二目契約或使用期間至少三年，機構住宿式服務類（以下簡稱住宿式）長照機構或設有機構住宿式服務之綜合式服務類（以下簡稱綜合式）長照機構至少十年，且於期間屆滿前，不得任意終止。但承租公有、公營事業或公法人土地或建物者，各該法規有較短租期或使用期間規定者，從其規定。

第六條之一　111

前條第一項申請，經直轄市、縣（市）主管機關審查通過後，發給籌設許可。但私立高級中學以上學校，依本法第二十二條第二項第二款規定，申請提供機構住宿式服務長照機構籌設許可者，經直轄市、縣（市）主管機關擬具意見後，報中央主管機關發給籌設許可。

第七條

①前條第二項第一款籌設計畫書，應載明下列事項：

一　機構名稱、地址（無地址者，其地號）及負責人姓名、戶籍與通訊地址、國民身分證正反面影本。

二　當地資源概況、需求評估、設立類別、機構業務、服務項目、服務規模、設立進度、服務品質管理、經費需求、經費來源與使用計畫、收費基準、服務契約、預定營運日期及營運後三年內機構業務預估。

三　組織架構、主管與工作人員人數、工作項目及行政管理。

四　綜合式長照機構設有居家式服務者，並應載明服務區域。

②前項第四款服務區域跨其他直轄市、縣（市）者，應先經該直轄市、縣（市）主管機關之同意。

第八條

申請提供家庭托顧服務之長照機構籌設許可，以個人為限，應填具申請書，並檢附下列文件、資料，向直轄市、縣（市）主管機關提出：

一　最近三個月之健康檢查合格證明及二吋正面脫帽半身照片。

二　負責人無第五條各款規定之切結書及警察刑事紀錄證明。

三　家庭托顧服務人員資格證明文件。

四　身分證明文件影本。

五　家庭托顧服務人員居所之建築物合法使用證明文件。

六　家庭托顧服務人員居所之建物使用權利證明文件：建物所有權狀影本；建物所有權非屬申請人所有者，其經公證之租賃契約或使用同意書。

第九條

①有下列情事之一者，直轄市、縣（市）主管機關應廢止其長照機構之籌設許可：

一　自許可之日起，逾三年未取得建造執照。

二　自取得建造執照之日起，逾三年未取得使用執照。

三　自取得使用執照之日起，逾一年未取得設立許可。

②下列情事之一，致未能依前項第一款、第二款所定年限取得建造執照或使用執照者，得檢具相關資料及證明文件，向所在地直轄市、縣（市）主管機關申請展延；其展延以一次為限，展延期間最長為三年：

一　依相關法規規定須辦理機構基地土地用途變更、環境影響評估、水土保持處理等事項，受相關目的事業主管機關辦理時效影響。

二　受不可抗力天然災害影響。

三　其他不可歸責之事由。

第一〇條 111

申請居家式長照機構設立許可，應塡具申請書，並檢附下列文件、資料，向直轄市、縣（市）主管機關提出；經審查通過發給設立許可證書後，始得營運：

一 設立計畫書。

二 申請人爲法人或團體者：

㈠法人登記或立案證書影本。

㈡章程影本；章程應載明辦理長期照顧服務。

㈢決議申請附設居家式長照機構設立許可之會（社）員（代表）大會或董事會會議紀錄。

三 申請人爲醫療法人或其他依法令規定應先取得法人主管機關許可者：應檢附該主管機關同意其申請附設居家式長照機構之核准函影本。

四 申請人爲私立學校之校長者：學校主管機關依私立學校法第五十條規定，同意其申請設立居家式長照機構之核准函影本。

五 申請人爲公司或商號者，其所營事業登記預查證明文件影本；證明文件應載明辦理長期照顧服務。

六 負責人警察刑事紀錄證明及無第五條各款違法或不當情事之切結書。

七 業務負責人警察刑事紀錄證明及無長期照顧服務機構設立標準第九條第一項各款違法或不當情事之切結書。

八 其他經直轄市、縣（市）主管機關規定之文件、資料。

第一一條

①前條第一款設立計畫書，應載明下列事項：

一 機構名稱、地址及負責人姓名、戶籍與通訊地址、國民身分證正反面影本。

二 當地資源概況、需求評估、設立類別、機構業務、服務區域、服務項目、服務品質管理、經費需求、經費來源與使用計畫、收費基準、服務契約、預定營運日期及營運後三年內機構業務預估。

三 組織架構、主管與工作人員人數、工作項目及行政管理。

四 工作人員名冊、證照及其身分證明文件影本。

②居家式服務區域跨其他直轄市、縣（市）者，應先經該直轄市、縣（市）主管機關之同意。

第一二條 111

①第十條居家式長照機構以外長照機構完成籌設者，應塡具申請書，並檢附下列文件、資料，向直轄市、縣（市）主管機關申請長照機構設立許可；經審查通過發給設立許可證書後，始得營運：

一 主管機關許可籌設文件。

二 建築物圖示：位置圖、百分之一比例之平面圖及消防安全設備竣工圖，標示用途說明，並以平方公尺註明各樓層、隔間之樓地板面積及總樓地板面積。

三　建築物使用執照影本及建築物竣工圖。

四　土地及建物使用權利證明文件：

㈠土地及建物所有權狀影本。

㈡土地或建物所有權非屬申請人所有者，其經公證之租賃契約或使用同意書。

五　服務規模開放使用期程表。

六　負責人身分證明文件。

七　業務負責人警察刑事紀錄證明及無長期照顧服務機構設立標準第九條第一項各款違法或不當情事之切結書。

八　工作人員名冊、證照及其身分證明文件影本。

九　設施、設備之項目。

十　投保公共意外責任保險之保險單影本。

十一　其他經直轄市、縣（市）主管機關規定之文件、資料。

②申請提供家庭托顧服務之長照機構設立許可，以個人爲限，免附前項第二款至第五款所定文件。

③第一項第四款第二目契約或使用期間至少三年，住宿式長照機構或設有機構住宿式服務之綜合式長照機構至少十年，且於期間屆滿前，不得任意終止；檢附土地使用同意書者，應檢附辦理相同期間之地上權設定登記證明文件。但承租公有、公營事業或公法人土地或建物者，各該法規有較短租期或使用期間規定者，從其規定。

第一三條 111

①長照機構設立許可證書，應登載下列事項：

一　機構名稱及分類。

二　地址。

三　負責人姓名。

四　業務負責人姓名。

五　設立日期。

六　服務項目。

七　服務對象。

八　其屬居家式長照機構及設有居家式服務之綜合式長照機構者，並應載明服務區域。

九　其屬社區式長照機構、住宿式長照機構及設有社區式服務或機構住宿式服務之綜合式長照機構者，並應載明服務規模與已開放使用規模及機構總樓地板面積。

十　其他依法規規定應載明之事項。

②長照機構應繳納設立許可證書費；其費額由中央主管機關定之。

③直轄市、縣（市）主管機關於該機構繳納證書費後，始得核發或換發設立許可證書。

第一四條

長照機構經取得設立許可證書後，其爲公司或商號者，應於營運前，依公司法或商業登記法及其相關法規規定，辦妥公司或商業登記。

第一五條

長照機構設立許可證書遺失或毀損時，負責人應自事實發生之日起十五日內，填具申請書，檢附相關文件、資料，繳納設立許可證書費，毀損者，並應檢附原設立許可證書，向直轄市、縣（市）主管機關申請補發或換發。

第一六條

①申請於原住民族地區籌設或設立設有機構住宿式服務以外之長照機構，且有下列情形之一者，其應檢附之建築相關證明文件，得依第二項至第四項規定辦理：

一 未設有公、私立長照機構，且因地理條件限制，難以覓得符合長照機構設立要件之場地及長期照顧服務機構設立標準所定各類專業人員。

二 已設有公、私立長照機構者，因地理條件限制，長期照顧服務對象難以至該長照機構接受長期照顧服務。

②前項長照機構之建築物，應以本法施行前之既有建築物爲限，並經直轄市、縣（市）主管機關認定確無危險之虞。

③前項建築物於領有第八條第五款合法使用證明文件或第十二條第一項第三款建築物使用執照前，得以取得執業之建築師、土木工程科技師或結構工程科技師出具之結構安全鑑定證明文件，及經直轄市、縣（市）消防主管機關查驗合格之簡易消防安全設備配置平面圖替代之，並每年報直轄市、縣（市）主管機關備查。

④第一項長照機構依第六條第二項第七款第一目、第八條第六款及第十二條第一項第四款第一目應檢附之建物所有權狀影本，得以戶籍證明文件、門牌編釘證明、繳納水費、電費或房屋稅籍證明替代之。

⑤第一項原住民族地區適用範圍，由中央原住民族主管機關公告之。

第一七條 111

長照機構經許可設立後，依第十二條第一項第五款服務規模開放使用期程表申請開放使用服務規模時，應填具申請書，並檢附設立許可證書影本及第十二條第一項第八款及第九款所定文件、資料，向直轄市、縣（市）主管機關提出；經許可後，始得開放使用。

第一八條

私立長照機構經許可設立後，不得將全部或部分服務規模，委託他人經營。

第一九條 111

①長照機構遷移或擴充者，準用關於籌設及設立之規定。但免附第六條第二項第二款第一目、第二目及第十條第二款第一目、第二目之文件、資料。

②前項所稱擴充，指機構服務內容、總樓地板面積或服務規模之增加。

③第一項擴充服務之內容為居家式服務者，免準用第六條規定申請籌設許可。

④居家式長照機構申請於同一行政區域內遷移，且未變更其他登記事項者，得依第十條第一款及第八款規定辦理。

第二〇條 111

①長照機構縮減服務內容、總樓地板面積或服務規模前，應塡具申請書，並檢附下列文件、資料，向直轄市、縣（市）主管機關申請許可：

一　縮減理由。

二　影響現有服務對象之安置計畫。

三　縮減居家式服務或服務內容，致機構類別變更為居家式服務者，第十條第一款所定之文件、資料；縮減社區式服務或機構住宿式服務者，第十二條第一項第二款、第三款、第八款至第十款所定之文件、資料。

四　其他經直轄市、縣（市）主管機關規定之文件、資料。

②經直轄市、縣（市）主管機關審查核准後，發給設立許可證書，並副知相關目的事業主管機關；申請人應繳回原設立許可證書。

第二一條

社區式、住宿式或綜合式長照機構之服務規模，最近三年之平均服務使用率或占床率未達百分之六十，或最近一次主管機關評鑑不合格者，不得申請擴充。

第二二條 111

①長照機構變更設立許可證書所載機構名稱、業務負責人姓名、服務項目及已開放使用規模者，應塡具申請書，並檢附相關文件、資料，於事實發生日前三十日內報直轄市、縣（市）主管機關核定；負責人變更者，依第二十三條規定辦理。

②直轄市、縣（市）主管機關核發變更後設立許可證書時，應註銷原設立許可證書，並副知相關目的事業主管機關。

③前項變更後之設立許可證書，應註記歷次核准變更、停業或復業之日期、文號及變更事項。

第二三條 111

①長照機構由法人、團體或依私立學校法相關規定設立之高級中等以上學校設立者，其負責人變更，應檢附新負責人警察刑事紀錄證明、無第五條各款違法或不當情事之切結書及負責人變更相關證明文件，報直轄市、縣（市）主管機關同意。

②法人、團體或依私立學校法設立之高級中等以上學校於取得前項同意後，始得依其他法令規定辦理負責人變更；並應塡具申請書，檢附前開負責人變更核准文件及其他相關文件、資料，向直轄市、縣（市）主管機關申請長照機構負責人變更登記，並換發長照機構設立許可證書；直轄市、縣（市）主管機關許可時，應副知相關目的事業主管機關。

③長照機構由個人設立者，其負責人變更，應於事實發生日前三十日內塡具申請書，並檢附新負責人警察刑事紀錄證明、無第五條

各款違法或不當情事之切結書及負責人變更相關證明文件、資料，向直轄市、縣（市）主管機關申請變更登記。

第二四條 111

①長照機構辦理停業者，應於事實發生日前三十日內塡具申請書，並檢附相關文件、資料，報直轄市、縣（市）主管機關核定。

②前項停業期間屆滿前，有正當理由者，應於屆滿三十日前塡具申請書，向直轄市、縣（市）主管機關申請延長，其申請以一次為限，延長期間最長為一年；屆期未申請延長或申請未經核准者，應辦理歇業。

③長照機構申請復業者，應於事實發生日前三十日內塡具申請書，並檢附復業計畫，報直轄市、縣（市）主管機關核定。

第二五條 111

長照機構歇業時，應於事實發生日前三十日內塡具申請書，並檢附相關文件、資料，報直轄市、縣（市）主管機關核定；直轄市、縣（市）主管機關核定後，應註銷其設立許可證書。

第二六條 111

①直轄市、縣（市）主管機關受理申請長照機構籌設許可案件，應於申請人備齊相關文件、資料後九十日內，會同相關機關完成審核；受理設立許可、開放使用服務規模、擴充、縮減、設立許可證書登載事項變更、停業、復業或歇業申請案件，應於申請人備齊相關文件、資料後三十日內，會同相關機關完成審核。

②前項申請案件，除長照機構籌設許可及變更設立許可證書所載負責人姓名、機構名稱、業務負責人姓名、服務項目及已開放使用規模外，直轄市、縣（市）主管機關應會同相關機關實地勘查。

③直轄市、縣（市）主管機關受理依本法第二十二條第二項第二款規定設立之長照機構籌設許可案件，應於第一項所定期限內擬具意見，報中央主管機關許可。

④第一項及前項申請案件有應補正情形者，主管機關應以書面通知申請人限期補正；屆期未補正者，不予受理。

⑤主管機關得視需要，命申請人就所附文件、資料繳驗其正本。

第二七條

①長照機構有下列情事之一者，直轄市、縣（市）主管機關得撤銷或廢止其籌設許可或設立許可，並副知相關目的事業主管機關：

一　申請籌設許可或設立許可，其申請事項或文件、資料有虛僞情事。

二　申請人為第三條之法人、團體或依私立學校法設立之高級中等以上學校之校長者，其法人、團體或學校設立許可經主管機關或目的事業主管機關撤銷或廢止。

三　依本法或本辦法規定應不予許可設立或應廢止許可設立情形。

②長照機構於許可設立後，其經許可設立之服務項目，於三年內未開始營運者，直轄市、縣（市）主管機關得廢止該服務項目之許可，並副知相關目的事業主管機關；其經許可設立之服務規模，

於三年內未全數開放使用者，直轄市、縣（市）主管機關得核減其已許可之服務規模。

③直轄市、縣（市）主管機關依第一項撤銷或廢止長照機構設立許可時，應註銷其設立許可證書，並副知相關目的事業主管機關。

第二八條

①長照機構經直轄市、縣（市）主管機關撤銷或廢止其設立許可時，應繳回設立許可證書；未繳回者，直轄市、縣（市）主管機關應逕予註銷之。

②長照機構歇業或受撤銷、廢止設立許可處分者，應將其招牌拆除。

第二九條

①法人設立之長照機構，其財務及會計帳務，均應獨立。

②法人或團體之監察人或監事，除其他法令另有規定外，不得擔任該法人或團體及其所設立長照機構之工作人員。

第三〇條

①私立長照機構應依公認之會計處理準則建立會計制度，會計基礎採權責發生制，會計年度為曆年制，並應設置帳簿，詳細記錄有關會計事項。

②前項機構各項會計憑證，除應永久保存或有關未結會計事項者外，應於年度決算程序辦理終了後，至少保存五年。各項會計帳簿及財務報表，應於年度決算程序辦理終了後，至少保存十年。但有關未結會計事項者，不在此限。

③第一項長照機構年度收入總額在新臺幣三千萬元以上者，應由會計師辦理財務簽證。

第三一條

①主管機關為瞭解長照機構之狀況，必要時，得通知其提供相關服務資料，並得派員檢查之。

②直轄市、縣（市）主管機關應每年至少辦理一次不預先通知檢查，並結合各目的事業主管機關辦理之。

③前二項檢查，主管機關應出示有關執行職務之證明文件或顯示足資辨別之標誌；長照機構應提供必要之協助，不得規避、妨礙或拒絕。

第三二條

①長照機構接受私人或團體之捐贈，應妥善管理及運用；其屬現金者，應設專戶儲存，專作長期照顧服務之用。但捐贈者有指定用途者，應專款專用。

②前項所受之捐贈，應辦理公開徵信，並至少每六個月將捐贈者姓名、金額、捐贈日期及指定捐贈項目等基本資料，刊登於機構所屬網站或發行之刊物；無網站及刊物者，應刊登於新聞紙或電子媒體。

③第一項長照機構接受私人或團體之捐贈時，應於每年一月及七月將前六個月接受捐贈財物、使用情形及公開徵信相關資料，報直轄市、縣（市）主管機關備查。

第三三條

①長照機構內相關人員執行業務，應製作紀錄，並指定專人管理，妥善保存至少七年。但未成年人之紀錄，至少應保存至其成年後七年。

②前項紀錄逾保存期限者，得予銷毀；其銷毀方式，應確保內容無洩漏之虞。

③第一項機構因故未能繼續營運者，其紀錄應交由承接者依前二項規定保存；無承接者時，服務對象或其代理人得要求長照機構交付紀錄；其餘紀錄，應繼續保存六個月以上，始得銷毀。

④長照機構具有正當理由無法保存紀錄時，由直轄市、縣（市）主管機關保存。

第三四條

①長照機構設有機構住宿式服務者，應與能及時接受轉介或提供必要醫療服務之醫療機構訂定醫療服務契約。

②設有居家式或社區式服務之長照機構，其所收之服務對象有接受醫事照護服務者，除法令另有規定外，應由醫師予以診察，並依服務對象病情需要，至少每二個月由醫師再予診察一次；設有機構住宿式服務者，對於所收之服務對象，應由醫師予以診察，並應依其病情需要，至少每個月由醫師再予診察一次。

③前項醫師診察之醫囑，訂有診察期限者，應從其期限辦理再次診察。

第三五條

①本法中華民國一百零六年六月三日施行前，已提供本法第九條社區式長期照顧服務之機關（構）、法人、團體、合作社或事務所（以下簡稱長照有關機構），轉為本法所定長照機構者，得免依第六條規定申請籌設許可。

②前項長照有關機構申請長照機構設立許可，應填具申請書，並檢附下列文件、資料：

一　機構名稱、地址、收費基準、服務契約、服務規模及負責人姓名、戶籍與通訊地址、國民身分證正反面影本。

二　負責人無第五條各款規定之切結書及警察刑事紀錄證明。

三　申請人為法人或團體者，其法人登記、團體立案證書影本。

四　申請人為法人或團體者，其法人或團體章程影本；章程應載明辦理長期照顧服務。

五　直轄市、縣（市）主管機關同意辦理之有效證明文件。

六　建築物公共安全檢查簽證及申報辦法所定期限內申報取得之查核合格或改善完竣證明文件。但建築物取得使用執照後，經當地主管建築機關通知首次檢查及申報期間為申請設立許可日以後，並取得證明文件者，得以該證明文件替代之。

七　最近一次消防安全設備檢修申報證明文件。

八　組織架構、主管與工作人員人數、工作項目及工作人員名冊、證照與其身分證明文件影本。

九　設施、設備之項目。
十　投保公共意外責任保險之保險單影本。
十一　其他經直轄市、縣（市）主管機關規定之文件、資料。
③第一項長照有關機構提供家庭托顧服務者，免附前項第六款至第八款文件、資料。

第三六條

①財團法人及社團法人於本法中華民國一百零六年六月三日施行前，已依老人福利法、護理人員法及身心障礙者權益保障法附設本法所定機構住宿式長照服務之機構，符合長期照顧服務機構設立標準之規定者，得申請轉為本法所定長照機構，並免依第六條規定申請籌設許可。
②前項機構申請長照機構設立許可，應填具申請書，並檢附下列文件、資料：
一　機構名稱、地址、收費基準、服務契約、服務規模及負責人姓名、戶籍與通訊地址、國民身分證正反面影本。
二　負責人無第五條各款規定之切結書及警察刑事紀錄證明。
三　法人登記證明文件及章程影本。
四　原經主管機關核發之設立許可或開業登記證明文件。
五　建築物公共安全檢查簽證及申報辦法所定期限內申報取得之查核合格或改善完竣證明文件。但建築物取得使用執照後，經當地主管建築機關通知首次檢查及申報期間為申請設立許可日以後，並取得證明文件者，得以該證明文件替代之。
六　最近一次消防安全設備檢修申報證明文件。
七　組織架構、主管與工作人員人數、工作項目及工作人員名冊、證照與其身分證明文件影本。
八　設施、設備之項目。
九　投保公共意外責任保險之保險單影本。
十　其他經直轄市、縣（市）主管機關規定之文件、資料。
③第一項機構於本法施行前，業經直轄市、縣（市）主管機關備查並於機構立案範圍內提供本法第九條所定居家式或社區式長期照顧服務者，除檢附前項所定文件外，應檢附下列文件、資料：
一　直轄市、縣（市）主管機關同意辦理居家式或社區式長期照顧服務之有效證明文件。
二　提供居家式服務者，其服務區域；該服務區域跨其他直轄市、縣（市）者，其經該直轄市、縣（市）主管機關同意之文件。
三　其他經直轄市、縣（市）主管機關規定之文件、資料。
④第二項機構申請設立許可，經直轄市、縣（市）主管機關完成審核，應發給長照機構設立許可證書，並註銷原經主管機關核發之設立許可或開業登記證明文件。

第三七條

①本辦法自中華民國一百零六年六月三日施行。
②本辦法修正條文，自發布日施行。

長期照顧服務機構評鑑辦法

民國 106 年 5 月 12 日衛生福利部令訂定發布全文 14 條；並自 106 年 6 月 3 日施行。

第一條

本辦法依長期照顧服務法第三十九條第三項規定訂定之。

第二條

辦理長期照顧服務機構（以下稱長照機構）評鑑之目的如下：

一　評量長照機構效能。

二　提升長照服務品質。

三　提供民衆長照選擇。

第三條

本辦法評鑑之主辦機關如下：

一　中央主管機關：辦理機構住宿式服務類長照機構（以下稱住宿式長照機構）及含住宿式長照機構之綜合式服務類長照機構之評鑑。

二　直轄市、縣（市）主管機關：辦理社區式服務類長照機構（以下稱社區式長照機構）、居家式服務類長照機構（以下稱居家式長照機構）及含社區式長照機構及居家式長照機構之綜合式服務類長照機構之評鑑。

第四條

本辦法評鑑業務，主辦機關得委託具長照專業性或與評鑑業務相關之機關（構）、大學及民間法人、團體或機構爲之。

第五條

長照機構每四年接受評鑑一次。但有下列情形之一者，從其規定：

一　新設立或停業後復業者，自營運或復業之日起滿一年後之一年內，應接受評鑑。

二　原評鑑合格行政處分經撤銷或廢止，或前一年評鑑結果爲不合格者，自行政處分送達之日起一年內，應接受評鑑。

第六條

①主辦機關辦理評鑑實地訪查時，得聘請醫護、管理、社會工作與環境安全之專家學者及具長照服務實務經驗者爲評鑑委員。

②評鑑委員應依相關法規規定，遵守利益迴避原則；對評鑑工作獲悉之各項資訊，應負保密義務，除法規另有規定外，不得洩漏。

③評鑑委員遴選、培訓、任期、解聘及其他相關事項，主辦機關得於第七條第四項評鑑作業程序公告之。

第七條

①本辦法評鑑之項目如下：

一　經營管理效能。
二　專業照護品質。
三　安全環境設備。
四　個案權益保障。

②居家式長照機構之評鑑，得不包括前項第三款所定項目。

③第一項評鑑項目之評鑑基準，主辦機關應於評鑑實地訪查前一年十二月公告之。

④長照機構評鑑作業程序，主辦機關應於評鑑實地訪查起始日三個月前公告之。

第八條

主辦機關應依下列規定，辦理評鑑工作：
一　辦理評鑑說明會。
二　進行實地訪查，並作成評鑑紀錄。
三　召開評定會議，議決評鑑初步結果後，通知受評鑑長照機構。
四　受評鑑長照機構對評鑑初步結果不服者，應自收受前款通知之次日起十四日內，向主辦機關提出申復；申復有理由時，主辦機關應修正評鑑初步結果；申復無理由時，維持評鑑初步結果。
五　召開評定會議，議決評鑑結果，並經核定後，通知受評鑑長照機構。
六　公告經核定之評鑑結果、有效期間、類別及其他相關事項。

第九條

①長照機構評鑑結果，分為合格及不合格。

②前項評鑑結果，其評等類別，主辦機關得依政策目標或機構類別、特色，於第七條第四項評鑑作業程序定之。

第一〇條

①評鑑合格效期為四年。

②長照機構前一年度評鑑不合格，於當年始經評鑑合格者，其合格效期為三年；連續二年評鑑不合格，當年始經評鑑合格者，其合格效期為二年；連續三年評鑑不合格，當年始經評鑑合格者，其合格效期為一年。

第一一條

長照機構收受第八條第五款評鑑結果之通知後，其有不服者，得依法提起訴願及行政訴訟。

第一二條

①長照機構於評鑑合格效期內，經主辦機關認有違反長照機構設立標準或其他法令規定，情節重大或經限期改善而屆期未改善者，主辦機關得廢止原評鑑處分。

②長照機構接受評鑑所提供之文件或資料，有虛偽不實者，主管機關得撤銷原評鑑處分。

第一三條

長照機構於本辦法施行前，已依原護理機構評鑑辦法、老人福利機構評鑑及獎勵辦法或身心障礙福利機構輔導查核評鑑及獎勵辦法規定接受主管機關評鑑，且於合格效期內者，應於合格效期已屆最後一年接受評鑑。

第一四條

本辦法自中華民國一百零六年六月三日施行。

長期照顧服務人員訓練認證繼續教育及登錄辦法

①民國 106 年 6 月 3 日衛生福利部令訂定發布全文 22 條；並自 106 年 6 月 3 日施行。
②民國 111 年 9 月 2 日衛生福利部令修正發布全文 23 條；除第 10 條自 112 年 1 月 1 日施行外，自發布日施行。
③民國 112 年 10 月 11 日衛生福利部令修正發布第 2、9、11、12、14、21 條條文；並增訂第 19-1、21-1 條條文。

第一章　總　則

第一條
本辦法依長期照顧服務法（以下簡稱本法）第十八條第四項、第十九條第四項及第六十一條第二項規定訂定之。

第二條 112
①本法第三條第四款所定長照服務人員（以下簡稱長照人員）其類別如下：
一　照顧服務員、生活服務員或家庭托顧服務員（以下併稱照顧服務人員）。
二　居家服務督導員。
三　教保員、社會工作人員（包括社會工作師）及醫事人員。
四　照顧管理專員及照顧管理督導。
五　中央主管機關公告指定為長照服務相關計畫人員。
②前項第一款至第四款人員之資格，規定如附件一。

第二章　訓練、認證及發證

第三條
①前條第一項第二款至第五款人員，應接受下列訓練，始得依第四條規定辦理認證：
一　前條第一項第二款至第五款人員：任職前完成中央主管機關公告之長照共同訓練課程。
二　前條第一項第二款、第四款及第五款人員：任職前完成中央主管機關公告之資格訓練課程。但依第四條第二項先行辦理認證者，應於任職之日起三個月內完成。
②前條第一項第二款及第三款人員，於本辦法中華民國一百零六年六月三日施行前已完成長期照護專業人力共同課程訓練者，免接受前項第一款訓練課程。
③前條第一項第二款人員，於本辦法中華民國一百十一年九月二日

修正施行前，已完成居家服務督導員基礎訓練者，免接受第一項第二款訓練課程。
④前條第一項第四款人員，已完成本辦法中華民國一百零六年六月三日施行前照顧管理專員第一階段訓練，或本辦法一百十一年九月二日修正施行前附件二所定訓練課程者，免接受第一項第二款訓練課程。
⑤前條第一項第四款人員自長期照顧管理中心（以下簡稱照管中心）離職日起逾二年，再任職於照管中心者，應依第一項第二款但書規定，完成資格訓練課程。

第四條

①申請長照人員認證者，應填具申請書，並檢附下列文件、資料及繳納費用，向個人戶籍所在地或欲登錄之長照服務機構、長照特約單位、照管中心（以下併稱長照服務單位）所在地直轄市、縣（市）主管機關提出：
一　符合第二條資格及完成前條訓練之證明文件正本與其影本（正本驗畢後發還）。
二　身分證明文件影本。
三　最近三個月內之一吋正面脫帽半身照片二張。
四　其他經中央或直轄市、縣（市）主管機關規定之相關證明文件。
②申請人無法出具前條第一項第二款所定資格訓練之證明文件者，得檢具欲登錄長照服務單位之聘僱證明文件，先行辦理認證。

第五條

①前條認證之申請經審查通過者，由直轄市、縣（市）主管機關發給認證證明文件。
②認證證明文件之格式及應記載事項，由中央主管機關公告之。
③第二條第一項第二款、第四款及第五款人員，依前條第二項規定先行辦理認證，未於任職之日起三個月內完成中央主管機關公告之資格訓練課程者，直轄市、縣（市）主管機關應廢止其認證。
④以虛偽不實之文件、資料，申請長照人員認證者，由原發證主管機關撤銷長照人員認證，並令其繳回認證證明文件；涉及刑事責任者，移送司法機關處理。

第六條

①認證證明文件有效期間為六年；其有效期限，自證明文件所載日期之次日起算滿六年之末日。
②長照人員應於前項期間內，依第十七條規定登錄其提供服務之長照服務單位或實際提供長照服務，始得依第七條申請認證證明文件更新。

第七條

①長照人員於認證證明文件有效期間屆滿後，有繼續從事長照服務必要者，應於有效期限前六個月內，填具申請書，並檢附下列文件、資料及繳納費用，向原登錄長照服務單位所在地直轄市、縣

（市）主管機關申請更新：
一　原領認證證明文件。
二　最近三個月內之一吋正面脫帽半身照片二張。
三　完成第九條第一項所定繼續教育之證明文件。
四　依前條第二項實際提供長照服務者，其服務之證明文件。
②逾有效期限申請更新者，其依前項第三款規定檢具之證明文件，以申請更新日前六年內完成為限。

第八條

①長照人員認證證明文件遺失或損壞時，應填具申請書及具結書，繳納費用，並檢附最近三個月內之一吋正面脫帽半身照片二張；認證證明文件損壞者，並應檢附原認證證明文件，向登錄長照服務單位所在地直轄市、縣（市）主管機關申請補發或換發。
②未登錄之長照人員，辦理前項補發或換發認證證明文件時，應向原發證直轄市、縣（市）主管機關申請。

第三章　繼續教育

第九條 112

①長照人員應自認證證明文件生效日起，每六年接受下列繼續教育課程，積分合計達一百二十點以上：
一　專業課程。
二　專業品質。
三　專業倫理。
四　專業法規。
②前項第二款至第四款繼續教育積分課程之分數，合計至少二十四點，其中應包括消防安全、緊急應變、感染管制、性別敏感度合計至少十點；超過三十六點者，以三十六點計。
③第一項繼續教育課程，應包括相關機關所定原住民族、多元族群文化敏感度及能力之課程各達六點，並以每年各一點為原則。
④第一項長照人員，依其各該專門職業人員法規接受繼續教育者，該繼續教育之課程性質與前三項課程相近者，其積分得相互採認。

第一〇條

第二條第一項第一款照顧服務人員，照顧失智症者、未滿四十五歲之失能且領有身心障礙證明者，或提供其他經中央主管機關指定服務項目，應依第十七條規定完成登錄，且實際提供長照服務，並完成中央主管機關所定相關訓練，始得為之。

第一一條 112

①長照人員繼續教育，得由機關、機構、學校、法人或團體（以下併稱機構）辦理之，並依其實施方式採認積分。
②長照人員得依其參加國內、外學術研討會、擔任教學工作或專題演講、發表長照相關論述或其他事蹟，抵免前項繼續教育之積分。

③前二項繼續教育之辦理機構與實施方式，及積分採認與抵免，規定如附件二。

第一二條 112

前條機構於辦理繼續教育前，應檢具下列文件、資料，向中央主管機關依第十四條規定認可之法人（以下簡稱認可法人）申請，經審查通過後，始得為之。

一　課程認定及積分採認計畫。

二　機構設立或登記之證明文件。

三　其他中央主管機關指定之文件、資料。

第一三條

①前條所稱認可之法人，指具備下列條件之財團法人或公益性社團法人（以下簡稱認可法人）：

一　依法設立或登記滿二年，以衛生福利部為目的事業主管機關，並以從事長照服務為其任務之一。

二　會員人數達二百人以上，且評估優良。

三　成立辦理課程認定及積分採認之委員會。

②前項第二款會員人數，包括團體會員所屬會員人數。

③本辦法中華民國一百十一年九月二日修正施行前，已依原規定取得認可之長照相關團體，得繼續辦理繼續教育課程認定及積分採認。

④中央主管機關應視課程認定及積分採認需求與量能，限制第一項認可法人之數額。

第一四條 112

①具長照相關專業之法人申請為認可法人，應填具申請書，並檢附下列文件、資料，向中央主管機關提出，經審核通過後，始得為之：

一　設立或登記證明文件、組織或捐助章程、組織概況及會員人數資料。

二　課程認定及積分採認實施計畫書。

三　收費項目及金額。

四　其他中央主管機關指定之文件、資料。

②前項第二款計畫書，應載明下列事項：

一　課程認定及積分採認審查委員會組成、職責及會議召開方式。

二　人力配置。

三　處理流程。

四　作業監督方法。

五　相關文件保存。

六　課程品質之管理方式。

③認可法人應依核定之計畫書，審查擬辦理繼續教育機構之資格、課程認定及積分採認；計畫書有修正時，應報中央主管機關核定。

第一五條

中央主管機關對認可法人，或該法人實施課程認定及積分採認之場所，得予以實地查核。

第一六條

①認可法人有下列情事之一者，中央主管機關得撤銷或廢止其認可：

一　申請書內容或檢附之文件、資料有虛僞不實。

二　未依法令規定或計畫書實施課程認定及積分採認，情節重大。

三　未依計畫書所定，超收費用或擅立項目收費。

四　規避、妨礙或拒絕中央主管機關之查核。

②有前項第一款情形，經撤銷其認可者，其原認可課程或採認之積分，不生採認之效力。

③經中央主管機關依第一項規定撤銷或廢止認可者，二年內不得重新申請認可。

④認可法人有下列情事之一者，中央主管機關得令其停止辦理課程認定及積分採認一年：

一　連續一年以上未受理自行培訓外之課程認定及積分採認。

二　未落實中央主管機關公告之品質管理措施，經令其限期改正，屆期未改正。

第四章　登　錄

第一七條

長照服務單位應於其進用之長照人員提供服務前，塡具申請書，並檢附下列文件，向直轄市、縣（市）主管機關申請登錄：

一　長照人員認證證明文件正本及其影本（正本驗畢後發還）。

二　長照服務單位出具之服務證明文件。

第一八條

①登錄之長照服務單位，以一處爲限。

②具二種以上長照人員資格者，得登錄於同一長照服務單位，或以不同資格各別登錄一處長照服務單位。

③以二種以上長照人員資格登錄者，應擇一種資格爲其主要登錄類別。

第一九條

①長照人員支援非登錄之長照服務單位時，應於事前由登錄之長照服務單位敘明支援之地點、期間、時段及理由，並報所在地直轄市、縣（市）主管機關核定。但其他法令另有規定者，從其規定。

②主管機關認定前項支援之期間、時段或理由顯非適當時，得予必要之限制，或以書面通知該長照人員，限定其於一定期間內不得從事支援業務。

③以二種以上長照人員資格登錄者，其註銷登錄、報准支援非登錄之長照服務單位提供服務時，僅得依主要登錄類別辦理。

④第二條第一項第二款、第四款人員兼具其他長照人員資格者，不得以其他長照人員資格辦理登錄或支援其他非登錄之長照服務單位。

⑤長照服務機構之業務負責人，應依其認證之長照人員身分登錄於其任職之長照服務機構，並不得支援其他非登錄之長照服務單位。

第一九條之一 112

①第二條第一項第一款照顧服務人員登錄於居家式服務類長期照顧服務機構（以下簡稱居家式長照機構）者，於依前條第一項規定支援非登錄之居家式長照機構，且其支援之機構未逾二處時，原登錄機構不得拒絕。

②前項照顧服務人員於支援非登錄之居家式長照機構期間，其與該支援機構間之權利義務，應於支援契約明確規定。

第五章　附　則

第二〇條

本辦法所定應檢具之申請資料有缺漏者，主管機關得令其限期補正；屆期未補正者，不予受理。

第二一條 112

①依外國人從事就業服務法第四十六條第一項第八款至第十一款工作資格及審查標準規定，引進從事機構看護工作之外國人，除雇主爲慢性醫院或設有慢性病床、呼吸照護病床之醫院外，其認證、登錄及繼續教育，準用第四條至第八條、第十條、第十一條、第十七條至第十九條及第二十條規定。

②前項人員，每年應完成至少二十點之繼續教育課程，其中應包括消防安全、緊急應變、感染管制、性別敏感度課程，合計至少四點。

③第一項人員領有認證證明文件後，應依第七條規定檢附同條第一項第一款至第三款文件、資料，及檢具完成相關機關所定多元族群文化能力訓練之證明文件，辦理認證證明文件更新。

第二一條之一 112

本辦法中華民國一百十二年十月十一日修正施行後，長照人員依第七條規定申請更新認證證明文件者，其第九條第二項及第三項繼續教育課程之認定，依下列規定爲之：

一　第九條第二項課程，應包括下列內容：

㈠一百零六年六月三日至一百十一年九月三日修習課程者：消防安全、緊急應變、傳染病防治、性別敏感度及多元族群文化。

㈡一百十一年九月四日以後修習課程者：消防安全、緊急應變、感染管制、性別敏感度。

二　第九條第三項：

㈠一百十三年六月二日以前更新認證證明文件者：修習原住民族與多元族群文化敏感度及能力合計二點。

㈡一百十三年六月三日以後更新認證證明文件者：修習原住民族與多元族群文化敏感度及能力，每年至少各一點。

第二二條

①本辦法中華民國一百十一年九月二日修正施行前，已於二處以上長照服務單位登錄之長照人員，應自修正施行之日起一年內，由其依第十八條規定擇一處辦理登錄，並由登錄之該長照服務單位報所在地主管機關核定。

②本辦法中華民國一百十一年九月二日修正施行前，第二條第一項第二款之長照人員，已依第四條規定認證及依第十七條規定登錄者，應自修正施行之日起一年內，完成第三條第一項第二款資格訓練課程；未於期限內完成者，依第五條第三項規定辦理。

第二三條

本辦法除第十條自中華民國一百十二年一月一日施行外，自發布日施行。

外國人從事家庭看護工作補充訓練辦法

民國 106 年 6 月 3 日衛生福利部令訂定發布全文 12 條；並自發布日施行。

第一條

本辦法依長期照顧服務法（以下簡稱本法）第六十四條第三項規定訂定之。

第二條

①本辦法所稱家庭看護工作，指受僱於家庭從事失能者日常生活照顧相關事務之工作。

②本法施行後初次入國之外國人從事家庭看護工作者（以下簡稱外籍看護工），雇主得為其申請接受本辦法所定之補充訓練（以下簡稱補充訓練）。

第三條

本辦法所定補充訓練，由勞工主管機關自行、委託或經直轄市、縣（市）勞工主管機關審查核准之下列機構、法人、團體或學校（以下簡稱訓練機構）辦理：

一　老人福利機構、身心障礙福利機構、長期照顧服務機構、醫療機構或護理機構。

二　依法立案或登記之公益慈善、醫療、護理或社會工作相關事業之財團法人、社團法人或團體。

三　設有醫學、護理學、社會工作或長期照顧相關科、系、所或學位學程之大專校院。

第四條

雇主向前條之訓練機構申請辦理補充訓練者，應檢附下列文件：

一　依雇主聘僱外國人許可及管理辦法核發之聘僱許可影本，或依外國人受聘僱從事就業服務法第四十六條第一項第八款至第十一款規定工作之轉換雇主或工作程序準則核發之接續聘僱許可影本。

二　雇主之身分證明文件影本。

三　外籍看護工之護照影本及外僑居留證影本。

第五條

①第三條之機構、法人、團體或學校申請辦理補充訓練，應填具申請表，並檢附下列文件，向直轄市、縣（市）勞工主管機關提出：

一　年度訓練實施計畫書。

二　章程影本。

三　立案或登記證明文件影本。但公立學校，免附。

四　屬人民團體者，並應檢附負責人當選證書影本。

②前項第一款年度訓練實施計畫書內容，應包括訓練機構基本資料、開辦班次與訓練人數、訓練期間與上課時間、報名期間、收費與退費、參訓資格、錄訓方式、課程大綱與編配、課程時間配當與預定進度表、師資名冊、訓練場所、設備、翻譯人員、翻譯方式及其他相關事項。

第六條

補充訓練之授課人員，應具備下列資格之一，並取得證明文件：

一　大專校院教師，並具有與授課內容相關之專業。

二　國內外大學以上畢業，並具授課內容相關之三年以上實務經驗。

三　完成中央主管機關辦理之照顧實務指導訓練。

四　具有與授課內容相關最近五年以上服務經驗之照顧服務員。

第七條

①補充訓練之辦理方式如下：

一　集中訓練：外籍看護工至訓練機構指定之場所及班別接受訓練。

二　到宅訓練：授課人員至勞工主管機關核定之工作許可地提供訓練。

②前項訓練內容，包括下列課程：

一　身體照顧服務。

二　日常生活照顧服務。

三　家事服務。

四　文化適應。

五　溝通技巧。

六　生活會話。

七　職場安全、傷害預防、失能者保護觀念及其他權益保障。

八　其他與失能者照顧服務相關課程。

第八條

①訓練機構應於外籍看護工完成前條訓練課程後，發給訓練證明文件，並完成登錄。

②前項訓練證明文件，應載明訓練機構名稱、勞工主管機關同意辦理訓練之日期與文號、受訓人姓名、性別、國籍、護照號碼、出生年月日、訓練課程及時數。

第九條

①訓練機構得向雇主收取費用，並開立收據，載明訓練機構名稱、班次名稱、統一編號、地址及相關人員核章。

②前項收取之費用，其使用項目為授課人員鐘點費、設施設備使用或維護費、材料費、通譯費、行政庶務費及其他辦理訓練所需之費用。

③訓練機構因故未能依年度訓練實施計畫書辦理或完成補充訓練者，應全數退還雇主已繳交之費用，並協助外籍看護工轉介其他訓練機構。

第一〇條

①勞工主管機關應不定期至訓練機構，訪視其實際訓練辦理情形；每一訓練班別，每年至少訪視一次，並製作訪視紀錄。

②訪視結果，訓練機構辦理成效不佳者，勞工主管機關應限期命其改善；屆期未改善或未依核准之訓練計畫辦理，情節重大者，該年度不得繼續辦理補充訓練，並於二年內不受理其申請。

第一一條

本辦法施行後，非初次入國之外籍看護工，雇主亦得為其申請接受補充訓練。

第一二條

本辦法自中華民國一百零六年六月三日施行。

長期照顧服務申請及給付辦法

民國111年1月20日衛生福利部令訂定發布全文22條；並自111年2月1日施行。

第一章　總　則

第一條

本辦法依長期照顧服務法（以下簡稱本法）第八條之一第四項規定訂定之。

第二章　申　請

第二條

①因身心失能，且符合下列資格之一者，得依本法第八條第二項規定，向長期照顧管理中心（以下簡稱照管中心）或直轄市、縣（市）主管機關（以下簡稱地方主管機關）申請長期照顧（以下簡稱長照）服務：

一　六十五歲以上。但具原住民身分者，爲五十五歲以上。

二　領有身心障礙證明。

三　五十歲以上失智症。

②住宿式機構之服務使用者，由中央主管機關另依法令規定提供照顧，不適用本辦法。

第三條

照管中心或地方主管機關受理前條申請後，經評估認符合給付長照服務資格及其失能程度，核定長照需要等級及長照服務給付額度。

第四條

照管中心或地方主管機關應指派社區整合型服務中心，負責長照服務提供之聯繫、協調、擬訂照顧計畫及其他管理事項。

第五條

①照管中心或地方主管機關依第三條核定長照需要等級及長照服務給付額度時，應訂定照顧問題清單（格式如附表一）。

②社區整合型服務中心應依前項照顧問題清單、長照給付對象及其家庭照顧者之實際需求，擬訂照顧計畫，經照管中心或地方主管機關核定後，依照顧計畫協調長照特約單位提供長照服務。

第六條

①照管中心或地方主管機關對於經評估符合給付長照服務資格及失能程度者，應依中央主管機關公告之期間進行複評；長照給付對象及其家屬，應配合辦理。

②照管中心或地方主管機關應按複評結果，重新核定長照需要等級及長照服務給付額度。
③非可歸責於長照給付對象及其家屬之原因，致未及複評者，於複評核定前，長照特約單位仍得依原長照需要等級及長照服務給付額度，繼續提供長照服務。

第三章　給　付

第七條

①長照需要等級，依失能程度，分爲第二級至第八級。
②長照服務給付項目如下：
一　個人長照服務：
㈠照顧及專業服務。
㈡交通接送服務。
㈢輔具及居家無障礙環境改善服務。
二　家庭照顧者支持服務之喘息服務。
③前二項等級及項目之額度，依等級規定如附表二；前項第一款第二目之分類原則，規定如附表三。
④第二項第一款與第二款項目額度，或第一款各目額度，不得互相流用。

第八條

①前條第二項第一款第一目照顧及專業服務，其內容如下：
一　居家照顧服務。
二　日間照顧服務。
三　家庭托顧服務。
四　專業服務。
②前條第二項第一款第三目輔具及居家無障礙環境改善服務，其內容如下：
一　輔具服務。
二　居家無障礙環境改善服務。
③前條第二項第一款第二目交通接送服務，以用於就醫、復健或透析治療爲限。

第九條

①長照服務給付細項之照顧組合名稱、內容與說明及支付價格，規定如附表四。
②前項附表四未收載之項目，得由地方主管機關、全國性長照相關法人、團體，檢具長照服務照顧組合建議書，向中央主管機關建議收載；已收載項目之修正，亦同。
③前項建議書，應載明照顧組合名稱、給付條件、預估受益對象、成本效益分析、建議支付價格及其他必要內容。

第一〇條

①除本辦法另有規定外，長照給付對象聘僱外籍家庭看護工或依其他法令規定領有相同性質之照顧服務補助者，給付附表二照顧及

專業服務額度之百分之三十，並以用於附表四專業服務照顧組合爲限。

②領有身心障礙證明之長照給付對象，其依法規申請購置或租賃之輔具，與附表四所列相同項目，且未達最低使用年限者，不得依附表四規定重複申請。

第一一條

長照給付對象有下列情形之一者，不予給付喘息服務額度：

一　無本法第三條第三款所定家庭照顧者或其他可協助照顧之人。

二　依身心障礙者權益保障法第五十一條第一項規定接受臨時及短期照顧服務之人。

三　其他法令另有規定者。

第一二條

①照顧及專業服務額度及交通接送服務額度，按月給付；未滿一個月，按比率計算。

②前項額度，以六個月爲一期，扣除照顧計畫核定之額度後，有剩餘者，得保留於照顧計畫核定當月起算六個月內使用，期滿仍有剩餘額度者，應予歸零。

③輔具及居家無障礙環境改善服務額度，每三年給付一次。

④喘息服務額度，每年給付一次；其使用期間內，不得依其他法令規定，申請相同性質之補助。

第一三條

①長照給付對象之長照需要等級，其複評結果與原核定相同時，複評前之剩餘額度，得保留至複評照顧計畫核定當月月底止。

②前項複評結果高於原核定時，該結果自核定當月一日生效；複評前之剩餘額度，得保留至複評照顧計畫核定當月月底止。

③第一項複評結果低於原核定時，該結果自核定次月一日生效；複評前之剩餘額度，得保留至複評結果核定前一日爲止。

第一四條

①長照給付對象使用長照服務，應依下列長照身分別，自行負擔一定比率之金額（以下簡稱部分負擔），其比率規定如附表五：

一　長照低收入戶：列冊之低收入戶、中低收入戶，或符合領取中低收入老人生活津貼發給辦法第五條第一項第一款津貼資格者。

二　長照中低收入戶：非屬前款身分別，符合領取中低收入老人生活津貼發給辦法第五條第一項第二款津貼或身心障礙者生活補助資格者。

三　長照一般戶：前二款以外者。

②前項部分負擔，由長照特約單位於服務提供後，向長照給付對象收取。

③第一項長照身分別異動時，照管中心或社區整合型服務中心應變更照顧計畫，並於變更當日生效。

④附表四照顧管理服務及政策鼓勵服務，免部分負擔，亦不扣長照給付對象之長照服務給付額度。

第一五條

①有下列情形之一者，長照給付對象及其家庭照顧者，應自行負擔長照費用：

一　超過核定之長照服務給付額度部分。

二　單項輔具及居家無障礙環境改善服務項目之購置或租賃價格，超過附表四所定價格上限部分。

三　依附表四所定非長照給付對象之服務，依該表比率負擔。

四　非附表四所定之照顧組合。

②前項第一款及第四款情形，其自行負擔之項目及金額，長照特約單位應依本法第三十五條規定，報提供服務所在地之地方主管機關核定；變更時，亦同。

第四章　支　付

第一六條

①長照特約單位於執行附表四之服務內容後，始得向地方主管機關申請費用支付。

②長照給付對象暫停或終止使用長照專業服務不可歸責於長照特約單位之情形，長照特約單位得按其使用比率申請支付。

③第一項費用支付之內容，以附表四所定者為限。

④長照特約單位應就其提供之長照服務有關事項製作紀錄，供地方主管機關查核。

第一七條

①長照給付對象居住於原住民族地區或離島（以下簡稱原民區或離島）者，長照特約單位應依附表四所定原民區或離島支付價格，申報費用。

②前項原民區或離島之範圍，規定如附表六。

第一八條

提供第七條第二項第一款第一目照顧及專業服務、第七條第二項第二款喘息服務之長照服務人員，由符合長期照顧服務人員訓練認證繼續教育及登錄辦法之下列人員擔任：

一　居家照顧服務：照顧服務人員。

二　日間照顧服務：照顧服務人員。

三　家庭托顧服務：具五百小時以上照顧服務經驗之照顧服務人員。

四　專業服務：符合中央主管機關公告資格及完成認可訓練之長照服務人員或團隊。

五　喘息服務：照顧服務人員。

第一九條

①交通接送服務之支付價格，由服務所在地之地方主管機關訂定公告。

②前項交通接送服務，應由持有職業駕駛執照之駕駛員提供；提供之交通工具，依各地方主管機關規定辦理。

第二〇條

①輔具及居家無障礙環境改善服務項目、核銷應備文件、保固書及評估報告書格式，準用身心障礙者輔具費用補助辦法相關規定。

②前項輔具及居家無障礙環境改善服務項目，依附表四規定應評估者，由地方主管機關設置、委託辦理或特約之輔具服務單位甲類輔具評估人員為之。

③前項甲類輔具評估人員，準用身心障礙者服務人員資格訓練及管理辦法相關規定。

第二一條

①長照特約單位應長照給付對象突發性或臨時性照顧需要，先行提供附表四所定臨時服務之照顧組合者，應於服務提供後立即通知社區整合型服務中心擬訂照顧計畫，並經照管中心核定後，始得申請支付。

②前項情形，長照服務給付額度超過核定額度者，依第十五條第一項第一款規定辦理。

第五章　附　則

第二二條

本辦法自中華民國一百十一年二月一日施行。

長期照顧服務資源發展獎助辦法

①民國 106 年 6 月 3 日衛生福利部令訂定發布全文 13 條；並自發布日施行。

②民國 109 年 11 月 24 日衛生福利部令修正發布第 5、13 條條文；並自發布日施行。

第一條

本辦法依長期照顧服務法（以下簡稱本法）第十四條第五項規定訂定之。

第二條

中央主管機關應就長期照顧（以下簡稱長照）服務機構（以下簡稱長照機構）之長照服務，提供各類型資源之獎勵及補助（以下簡稱獎助）；並對離島偏鄉、原住民族及其他長照服務資源不足地區，優先予以獎助。

第三條

中央主管機關應至少每五年辦理長照服務資源供需之調查。

第四條

①中央主管機關得依前條調查結果，協調直轄市、縣（市）主管機關，劃分長照服務網區，均衡各項長照服務資源之佈建。

②中央主管機關得按長照服務網區地域範圍，限制資源過剩區長照機構之設立或擴充。

③第一項長照服務網區及前項資源過剩區，由中央主管機關公告之。

第五條 109

本辦法之獎助對象如下：

一　直轄市、縣（市）政府。

二　依法設立、登記或立案之長照、醫事、社會福利機構、法人或團體。

三　配合國家長期照顧政策，經中央主管機關指定辦理，或執行各級主管機關公告之計畫者。

第六條

獎助對象辦理下列事項，得依本辦法申請獎助：

一　長照政策之規劃及評價。

二　長照服務人力之充實及培育。

三　創新型長照服務之推展。

四　創新型長照機構之規劃研究。

五　長照財務規劃之創新及效率之提升。

六　各類型長照服務品質之提升。

七　離島偏鄉、原住民族及其他長照服務資源不足地區長照服務資源之佈建。

八　科技與長照服務資訊系統之整合及應用。

第七條

①本辦法之補助項目如下：

一　研究、調查、試辦、推廣、興建及人事費用。

二　教育訓練、研討會費用。

三　前條第三款至第五款創新所需公共溝通、設施及設備費用。

四　前款創新成效獎金及公開表揚獎勵物品費用。

②前項補助所需經費，由依本法第十五條設置之基金支應。

第八條

中央主管機關對獎助對象推動第六條各款事項，績效卓著者，得發給獎牌、獎狀或獎勵金，並予公開表揚；直轄市、縣（市）政府所屬人員，由各該政府依相關法令予以獎勵。

第九條

①申請補助者，應擬具計畫及經費需求表；申請獎勵者，應填具事蹟表，向中央主管機關提出。

②前項獎助對象申請獎助時，公立機構，以其代表人為申請人；私立機構，以其負責人為申請人；法人或其他團體附設機構，以該法人或團體為申請人。

③第一項計畫、經費需求表、事蹟表之內容與格式、獎助區域、項目、補助基準、申請期限及其他相關事項，由中央主管機關公告之。

第一〇條

①中央主管機關得邀集長照相關學者專家及機關（構）代表，辦理獎助案件之審查及輔導；並得委任、委託或委辦機關、專業機構、法人或團體為之。

②申請補助案經審查通過者，由中央主管機關核定其計畫及補助金額，並通知申請人；獎勵案經審查通過者，由中央主管機關予以獎勵。

第一一條

中央主管機關得對獎助對象進行督導、考核；獎助對象應配合提供相關文件、資料，不得規避、妨礙或拒絕。

第一二條

受補助對象執行本辦法所定補助，有違反計畫、法令情事，經中央主管機關命其限期改善而屆期未改善者，得廢止全部或一部之補助處分；已撥款者，應以書面行政處分命其限期返還，受補助對象三年內不得再申請補助。

第一三條 109

①本辦法自中華民國一百零六年六月三日施行。

②本辦法修正條文，自發布日施行。

長期照顧服務機構法人條例

民國107年1月31日總統令制定公布全文47條；並自公布日施行。

第一章　總　則

第一條
爲健全長期照顧服務機構法人之設立、組織及管理，特制定本條例。

第二條
本條例所稱主管機關：在中央爲衛生福利部；在直轄市爲直轄市政府；在縣（市）爲縣（市）政府。

第三條
本條例所稱長期照顧服務機構法人（以下稱長照機構法人），指提供機構住宿式服務，並依本條例設立之長照機構財團法人及長照機構社團法人。

第四條
長照機構法人之管理及監督，由其主事務所所在地之直轄市、縣（市）政府爲之。但長照機構法人所設立之長照機構如有跨縣市者，由中央主管機關爲之。

第二章　長照機構法人

第一節　通　則

第五條
長照機構法人所設立之長照機構，始得提供機構住宿式服務。但法律另有規定者，不在此限。

第六條
長照機構法人經主管機關許可，除設立長照機構外，並得設立社會福利機構或提供經中央主管機關公告之服務。

第七條
①長照機構法人所設立之長照機構，其區域、分類、家數及規模，得爲必要之限制。
②前項限制，由中央主管機關公告之。

第八條
①長照機構法人應有足以達成其設立目的所必要之財產。
②前項必要之財產，由中央主管機關依其設立之規模及運用條件公告之。

第九條

長照機構法人所設立之機構，其相互間之財務及會計帳務應獨立。

第一〇條

①長照機構法人應設董事會，置董事長一人，並以董事長爲其代表人。

②長照機構法人應置監察人，其名額不得逾董事名額三分之一；置監察人三人以上者，應互推一人爲常務監察人。

③董事、監察人不得擔任長照機構法人及其所設機構之職員。但有第二十五條第四項情形者，不在此限。

④監察人相互間、監察人與董事間，不得有配偶或三親等內親屬關係。

⑤長照機構財團法人所登記之財產總額或該法人及其所設立機構之年度收入總額達新臺幣一億元以上者，主管機關應指派社會公正人士一人擔任該長照機構法人公益監察人，其職權與長照機構法人監察人同，並得依實際需要更換之。

⑥前項公益監察人之資格、派免程序、得支領之費用及其他相關事項之辦法，由中央主管機關定之。

第一一條

①長照機構法人之董事會，每半年至少開會一次，由董事長召集之。必要時，得召開臨時會議。

②董事應親自出席會議。

第一二條

有下列各款情形之一者，不得擔任長照機構法人之董事或監察人：

一　曾犯組織犯罪防制條例規定之罪，經有罪判決確定。

二　曾犯詐欺、背信、侵占或貪污罪，經判處有期徒刑一年以上之刑確定。

三　使用票據經拒絕往來，尙未期滿。

四　受破產宣告或依消費者債務清理條例經裁定開始清算程序，尙未復權。

五　受監護或輔助宣告，尙未撤銷。

六　曾擔任董事長、董事或監察人，經依第十三條第一項第三款或第二十七條第二項規定解任。

第一三條

①長照機構法人之董事長、董事或監察人於任期中有下列情形之一者，當然解任：

一　具有書面辭職文件，經提董事會議報告，並列入會議紀錄。

二　具有前條所列情形之一。

三　利用職務或身分上之權力、機會或方法犯罪，經有罪判決確定。

四　董事長一年內無故不召集董事會議。

②董事長、董事或監察人爲政府機關之代表、其他法人或團體推薦者，其本職異動時，應隨本職進退；其推薦繼任人選，並應經董

事會選任，任期至原任期屆滿時為止。

第一四條

①長照機構法人應依公認之會計處理準則建立會計制度，會計基礎採權責發生制，會計年度為曆年制。

②長照機構法人應於每年五月三十一日前，將前一會計年度之財務報告經董事會通過，並經監察人查核後，報主管機關備查。

③前項財務報告編製準則，由中央主管機關定之。

④長照機構法人所登記之財產總額或該法人及其所設立機構之年度收入總額達新臺幣三千萬元以上者，其財務報告應經會計師查核簽證。

⑤長照機構法人之財務報告，應依中央主管機關公告之方式，主動公開；變更時，亦同。

第一五條

主管機關為確保服務品質及保障服務使用者權益，得檢查長照機構法人之財務、業務狀況，或令其提出財務、業務報告及其他相關文件；長照機構法人不得規避、妨礙或拒絕。

第一六條

①長照機構法人不得為公司之無限責任股東、有限合夥之普通合夥人或合夥事業之合夥人；其為公司之有限責任股東或有限合夥之有限合夥人時，投資總額及對單一公司或有限合夥之投資金額或投資比率，不得超過一定之限制。

②長照機構法人因前項之投資，以盈餘或公積增資配股所得之股份，不計入投資總額及對單一公司、有限合夥之投資金額。

③第一項長照機構法人所有投資總額限制：

一　長照機構法人淨值總額未達應有之資本額者，不得投資。

二　長照機構法人淨值總額超過資本額，而未達資本額二倍者，得投資淨值總額超過資本額部分之百分之四十。

三　長照機構法人淨值總額超過資本額達二倍以上者，得投資淨值總額超過資本額二倍部分之百分之六十。

④長照機構法人對單一公司之投資額，不得超過公司實收股本之百分之二十。但長照機構法人配合政府政策投資之事業，經中央主管機關專案核准者，不在此限。

⑤長照機構法人不得投資衍生性金融商品。

第一七條

①長照機構法人之財產，應以法人名義登記或儲存。

②長照機構法人於辦理第二十八條第一項、第三十六條第一項提撥後，其對外捐贈達中央主管機關公告之一定金額或其資產之一定比率，為長照機構財團法人者，應事先報主管機關核准；為長照機構社團法人者，應事先報主管機關備查。

③長照機構財團法人非經主管機關核准，不得對其不動產為買賣、設定負擔、出租、出借、變更用途或對其設備為設定負擔。

第一八條

①長照機構法人不得為保證人。
②長照機構法人之資金，不得貸予任何人，亦不得以其資產為任何人提供擔保。

第一九條

長期照顧服務法第六十二條所定之長照有關機構，於本條例施行後五年內，依本條例設立登記為長照機構法人，並將原供作長照服務使用之土地於上開設立登記期限無償移轉該長照機構法人續作原來之用途者，得申請不課徵土地增值稅。但於再次移轉第三人時，以該土地無償移轉前之原規定地價或前次移轉現值為原地價，計徵土地增值稅。

第二〇條

①長照機構法人經主管機關許可，得與其他同質性之長照機構法人合併之；其合併後法人之長照機構區域、分類、家數及規模，應符合第七條規定。
②長照機構法人經主管機關許可合併後，應於十四日內造具並公告有關合併之財務報告及財產目錄；對已知債權人並應個別通知；債權人對合併有異議者，應於公告後二個月內以書面提出異議，未提出異議者，視為承認合併。
③長照機構法人不為前項之通知及公告，或對於在指定期間內提出異議之債權人不為清償，或不提供相當擔保者，不得以其合併對抗債權人。
④因合併而消滅之長照機構法人，其權利義務由合併後存續或另立之長照機構法人概括承受。
⑤長照機構法人合併後，應由存續、新設或消滅法人向各該法人之設立登記機關辦理變更、設立或解散登記。
⑥長照機構法人合併之條件、許可程序、許可之廢止、撤銷及其他應遵行事項之辦法，由中央主管機關定之。

第二一條

①依本條例設立之長照機構法人，始得使用長照機構法人或類似之名稱。
②長照機構法人名稱，不得使用與他長照機構法人相同或易於使人誤認與政府機關、其他公益團體有關之名稱。
③長照機構法人所設機構，應標示其長照機構法人名稱。

第二二條

①長照機構法人辦理不善、違反法令或設立許可條件者，主管機關得視其情節予以糾正、限期整頓改善、停止其全部或一部之業務或廢止其許可。
②長照機構法人有下列情形之一者，主管機關得廢止其許可：
　一　經許可設立後，未依其設立計畫書設立機構住宿式服務長照機構，或設立計畫變更未報主管機關許可，經主管機關令其限期改善，屆期未改善。
　二　因自有資產減少或其所設機構歇業、變更或被廢止許可，致未符合中央主管機關依第八條第二項所為之公告，經主管機關令其限期改善，屆期未改善。

第二節　長照機構財團法人

第二三條

①長照機構財團法人之設立，應檢具捐助章程、設立計畫書及相關文件，向主管機關申請許可。

②前項申請經許可後，捐助人或遺囑執行人應於三十日內依捐助章程遴聘董事，成立董事會，並將董事名冊於董事會成立之日起三十日內，報請主管機關核定；於經核定後三十日內，應向該管地方法院辦理法人登記，並自法院發給登記證書後十五日內，將證書影本送主管機關備查。登記事項變更時，亦同。

③捐助人或遺囑執行人，應於長照機構財團法人向法院完成登記之日起三個月內，將所捐助之全部財產移歸該長照機構財團法人所有，並報主管機關備查。

④捐助人或遺囑執行人未於期限內將捐助財產移歸長照機構財團法人所有，主管機關應限期令其完成，屆期仍未完成者，得廢止其許可。

第二四條

①長照機構財團法人捐助章程應記載事項如下：

一　目的、名稱、主事務所及分事務所。

二　捐助財產之種類、總額及保管運用方法。

三　業務項目。

四　董事、監察人之人數、資格、產生方式、任期及任免。

五　董事長之產生方式、任期及任免。

六　董事會之組織、職權及決議方法。

七　定有存立時期者，其時期。

八　解散之事由及其賸餘財產之歸屬。

九　訂定捐助章程之年、月、日。

②以遺囑捐助設立者，其遺囑未載明前項規定時，由遺囑執行人訂定捐助章程。

第二五條

①長照機構財團法人之董事會，由董事七人至十七人組成之。

②董事長由董事互選，連選得連任一次。

③董事配置規定如下：

一　具長期照顧服務法所定長照服務人員（以下稱長照人員）資格者，至少一人。

二　社會公正人士代表至少一人。

三　由外國人擔任者，不得逾三分之一，且不得擔任董事長。

四　董事相互間，有配偶、三親等以內親屬之關係者，不得逾四分之一。

④長照機構財團法人所設立之長照機構為跨縣市者，得由其全體員工選任代表至少一人擔任前項董事。

⑤董事之任期，每屆不得逾四年，連選得連任。但連選連任董事，

每屆不得逾四分之三。

⑥董事任期屆滿前，因辭職、死亡，或因故無法執行職務被解任者，應選任他人繼任，至原任期屆滿為止；繼任人員經補選為董事長者，該任期應計入連任次數。

第二六條

①長照機構財團法人捐助章程及登記事項之變更，應報主管機關許可；解散時，亦同。

②前項之變更，應於主管機關許可後三十日內，向該管法院辦理變更或解散登記。

第二七條

①長照機構財團法人之董事，任期屆滿未能改選或出缺未能補任，致有妨礙董事會組織健全之虞者，主管機關得依其他董事、利害關係人之申請或依職權，選任董事充任之；其選任辦法，由中央主管機關定之。

②長照機構財團法人之董事違反法令或捐助章程，致有損害該法人或其所設機構之利益，或有不能正常運作之虞者，主管機關得依其他董事或利害關係人之申請或依職權，命令該董事暫停行使職權或解任之。

③前項命令董事暫停行使職權之期間，不得逾六個月。於暫停行使職權之期間內，因人數不足致有妨礙董事會組織健全之虞者，主管機關應選任臨時董事暫代之。選任臨時董事毋需變更登記；其選任，準用第一項選任辦法之規定。

第二八條

①長照機構財團法人應提撥其前一會計年度收支結餘之百分之十以上，辦理有關研究發展、長照宣導教育、社會福利；另應提撥百分之十以上辦理提升員工薪資待遇及人才培訓。

②長照機構財團法人從事社會福利者，屬前項應提撥收支結餘辦理之事項。

第二九條

長照機構財團法人應依中央主管機關公告之方式，主動公開下列資訊；其公開之事項變更者，亦同：

一　捐助章程。

二　董事及監察人姓名。

三　年度業務報告。

四　經主管機關備查之年度財務報告。

五　其他為利公眾監督之必要，經主管機關指定應限期公開之資訊。

第三節　長照機構社團法人

第三〇條

長照機構社團法人之設立，應檢具組織章程、設立計畫書及相關文件，向主管機關申請許可後，於三十日內依其組織章程成立董事會，並依下列規定辦理：

一　以公益爲目的之長照機構社團法人，應將董事名冊於董事會成立之日起三十日內，報主管機關核定；於經核定後三十日內，向該管地方法院辦理法人登記，並自法院發給登記證書後十五日內，將證書影本報主管機關備查。

二　前款以外之長照機構社團法人，應將董事名冊於董事會成立之日起三十日內，報主管機關登記後，發給法人登記證明。

第三一條

長照機構社團法人組織章程應記載事項如下：

一　目的、名稱、主事務所及分事務所。

二　財產總額。

三　業務項目。

四　董事、監察人之人數、資格、產生方式、任期及任免。

五　董事長之產生方式、任期及任免。

六　董事會之組織、職權及決議方法。

七　社員資格之取得及喪失。

八　社員之出資、結餘與虧損之分派及表決權。但以公益爲目的之長照機構社團法人，免予記載結餘之分派。

九　解散之事由及其賸餘財產之歸屬。

十　訂定組織章程之年、月、日。

第三二條

①長照機構社團法人每一社員均有一表決權。但得以組織章程訂定，按出資多寡比率分配表決權。

②長照機構社團法人得於組織章程中規定，社員按其出資額保有對法人之財產權利，並得將其持分全部或部分轉讓於第三人。

③長照機構社團法人之社員擔任董事或監察人，將其持分轉讓於第三人時，應報主管機關備查；轉讓全部持分之董事或監察人，當然解任。

④第一項但書及前二項規定，於以公益爲目的之長照機構社團法人，不適用之。

第三三條

①長照機構社團法人之董事會，由董事三人至十七人組成之。但以公益爲目的之長照機構社團法人，不得少於七人。

②董事長由董事互選，連選得連任。

③董事配置規定如下：

一　具長照人員資格者至少一人。

二　由營利法人社員指定代表及外國人擔任者，其人數合計不得逾總名額之三分之一，且不得擔任董事長。

第三四條

①長照機構社團法人組織章程及登記事項之變更，應報主管機關許可；解散時，亦同。

②以公益爲目的之長照機構社團法人爲前項之變更，應於主管機關

許可後三十日內，向該管法院辦理變更或解散登記。

第三五條

①長照機構社團法人之董事，任期屆滿未能改選或出缺未能補任，致有妨礙董事會組織健全之虞者，主管機關得依其他董事、利害關係人之申請或依職權，命令限期召開臨時社員總會補選之。總會逾期不能召開時，主管機關得選任董事擔任之；其選任辦法，由中央主管機關定之。

②長照機構社團法人之董事違反法令或組織章程，致有損害該法人或其所設機構之利益或有不能正常營運之虞者，主管機關得依其他董事或利害關係人之申請或依職權，命令解任之。

③長照機構社團法人之董事會決議違反法令或組織章程，致有損害該法人或其所設機構之利益，或有不能正常運作之虞者，主管機關得依職權，命令解散董事會，由監察人召開社員總會重新改選之。

第三六條

①長照機構社團法人應提撥前一會計年度收支結餘之百分之十以上，辦理有關研究發展、人才培訓、長照宣導教育及社會福利；另應提撥百分之二十以上作爲營運資金。

②以公益爲目的之長照機構社團法人從事社會福利者，屬前項應提撥收支結餘辦理之事項。

③長照機構社團法人結餘之分配，應依第一項規定提撥後，始得爲之。但以公益爲目的之長照機構社團法人，不得爲結餘之分配。

第三章　罰　則

第三七條

①長照機構法人違反第十八條第一項規定爲保證人者，由主管機關處新臺幣十萬元以上五十萬元以下罰鍰，並限期令其改善；屆期未改善者，得按次處罰。其所爲之保證，並由行爲人自負保證責任。

②長照機構法人違反第十八條第二項規定，由主管機關處董事長新臺幣十萬元以上五十萬元以下罰鍰，長照機構法人如有因而受損害時，行爲人並應負賠償責任。

第三八條

長照機構社團法人之董事或監察人違反第三十二條第三項規定，未報主管機關備查者，由主管機關處該董事或監察人新臺幣五萬元以上二十五萬元以下罰鍰。

第三九條

有下列各款情形之一者，由主管機關處新臺幣二萬元以上十萬元以下罰鍰，並限期令其改善；屆期未改善者，並得按次處罰：

一　長照機構法人違反第十四條第二項、第四項、第十五條或第十七條規定。

二　長照機構法人違反第十六條第一項、第三項至第五項規定。

三　長照機構財團法人違反第二十八條第一項所定之提撥比率。
四　長照機構社團法人違反第三十六條第一項所定之提撥比率。

第四〇條

違反第二十一條長照機構法人名稱使用規定者，由主管機關處新臺幣二萬元以上十萬元以下罰鍰，並限期令其改善；屆期未改善者，並得按次處罰。

第四一條

長照機構財團法人違反第二十九條規定未爲資訊公開者，由主管機關限期令其改善；屆期未改善者，處新臺幣二萬元以上十萬元以下罰鍰。

第四二條

有下列各款情形之一者，由主管機關處新臺幣一萬元以上五萬元以下罰鍰，並限期令其改善；屆期未改善者，並得按次處罰：
一　長照機構法人合併後，存續、新設或消滅法人未依第二十條第五項規定辦理變更、設立或解散登記。
二　長照機構財團法人未依第二十三條第二項規定報主管機關備查。
三　長照機構財團法人之捐助人或遺囑執行人未依第二十三條第三項規定報主管機關備查。
四　長照機構財團法人未依第二十六條第一項規定報主管機關許可，或未依第二十六條第二項規定辦理變更或解散登記。
五　長照機構社團法人未依第三十條第一款規定報主管機關備查。
六　長照機構社團法人未依第三十四條第一項規定報主管機關許可，或未依第三十四條第二項規定辦理變更或解散登記。

第四三條

有下列各款情形之一者，由主管機關限期令其改善，屆期未改善者，處新臺幣一萬元以上五萬元以下罰鍰；經再限期令其改善，屆期未改善者，得按次處罰：
一　長照機構法人其董事會或監察人違反第十條第一項至第四項規定。
二　長照機構財團法人違反第二十五條第一項至第三項、第五項或第六項規定。
三　長照機構社團法人違反第三十三條規定。

第四章　附　則

第四四條

本條例施行前，已依其他法律設立且辦理社會福利事項或醫事服務之財團法人、公益社團法人或醫療法人，經依其設立之各該法律規定辦理章程及登記事項變更，並報經主管機關許可者，得依長期照顧服務法規定設立機構住宿式長照服務機構。

第四五條

前條法人之管理，除應符合其他法律規定外，準用第七條、第八條、第十四條至第十六條及第十八條規定；其有違反第八條規定者，依第二十二條規定辦理；有違反第十四條至第十六條或第十八條規定者，分別依第三十七條或第三十九條規定處罰之。

第四六條

本條例施行細則，由中央主管機關定之。

第四七條

本條例自公布日施行。

長期照顧服務機構法人條例施行細則

民國107年7月25日衛生福利部令訂定發布全文23條；並自發布日施行。

第一條

本細則依長期照顧服務機構法人條例（以下稱本條例）第四十六條規定訂定之。

第二條

申請許可設立長期照顧服務機構（以下稱長照機構）法人，應依本條例第四條規定，向主事務所所在地之直轄市、縣（市）主管機關辦理。但其所設立之長照機構有跨直轄市、縣（市）行政區域時，其主事務所所在地之直轄市、縣（市）政府，應會商各機構所在地直轄市、縣（市）主管機關，擬具意見後報中央主管機關許可。

第三條

①長照機構法人依本條例第十條第二項規定置監察人，除章程另有規定外，其職權如下：

一　財務之監察。

二　財務帳冊、文件及財產資料之監察。

三　決算報告之監察。

四　其他章程規定事項之監察。

②監察人獨立行使職權。監察人集會時，由常務監察人召集。

③監察人會議得決議授權常務監察人執行第一項所定之職權。

④公益監察人對監察人會議決議事項有不同意見，得要求將其意見記明於會議紀錄。

⑤監察人有不適任情事時，長照機構法人得依章程所定程序解任，並報主管機關核定。

⑥監察人因執行職權所需之必要費用，應由長照機構法人負擔。

第四條

①本條例第十條第五項所定財產總額、第十四條第四項所定財產總額及第十六條第三項所定資本額，於長照機構財團法人，為該法人設立時捐助之財產總額及設立後增加之永久受限淨值。

②本條例第十四條第四項及第三十一條第二款所定財產總額，於長照機構社團法人，為其資本額。

第五條

依本條例第十九條規定，設立登記為長照機構法人者，於申請不課徵土地增值稅時，應檢具下列文件、資料，向主管稽徵機關辦理：

一　原長照有關機構設立許可證書或開業執照影本。
二　主管機關許可設立登記爲長照機構法人之許可函影本。
三　長照有關機構所在地主管機關出具之原使用土地範圍之證明文件。
四　移轉後繼續作爲長期照顧服務使用之承諾書。

第六條

本條例第二十一條第一項所定長照機構法人之名稱，應載明長照機構法人之文字。

第七條

申請許可設立長照機構財團法人，應由捐助人或遺囑執行人檢具下列文件、資料，依第二條規定辦理：
一　申請書。
二　捐助章程。以遺囑捐助設立者，並應檢附其遺囑影本。
三　設立計畫書，包括營運資金來源說明及設立後二年內之營運計畫財務推估。
四　捐助人名冊、捐助財產清冊、財產證明文件影本，及捐助人同意於法人登記成立時，將捐助之財產移轉爲法人所有之承諾書。
五　其他經主管機關指定之必要文件。

第八條

長照機構財團法人依本條例第二十三條第二項規定，報主管機關核定時，應檢具下列文件、資料：
一　主管機關許可設立函影本。
二　捐助章程。
三　董事會成立之會議紀錄。
四　法人及董事印鑑。
五　董事、監察人名冊與願任同意書及其身分證明文件影本。

第九條

長照機構財團法人應於董事會通過捐助章程變更後三十日內，檢具原捐助章程與變更後條文對照表及董事會議決議通過之會議紀錄，報主管機關許可。

第一〇條

長照機構財團法人登記事項如有變更，應於發生之日起三十日內，檢具有關文件、資料，報請主管機關許可。

第一一條

長照機構財團法人解散前，應檢具下列文件、資料，報主管機關許可：
一　解散之事由及其相關文件。
二　董事會通過解散之會議紀錄。
三　財產清冊及資產負債表。
四　賸餘財產之處理。
五　其他經主管機關指定之必要文件。

第一二條

①長照機構財團法人之董事或利害關係人，依本條例第二十七條第二項申請主管機關命令董事暫停行使職權或解任時，應檢具下列文件、資料：

一　為該長照財團法人之董事或利害關係人證明文件。

二　敘明本條例第二十七條第二項所定情事之說明書。

三　其他經主管機關指定之必要文件。

②前項申請人，得一併推薦臨時董事候選人，並應以書面載明被推薦人之相關資料、推薦理由及檢具必要之證明文件。

第一三條

主管機關依本條例第二十七條第三項選任之臨時董事，其任期以暫停行使職權董事之期間為限。

第一四條

申請許可設立長照機構社團法人，應由其發起人代表檢具下列文件、資料，依第二條規定辦理：

一　申請書。

二　組織章程。

三　設立計畫書，包括營運資金來源說明及設立後二年內之營運計畫財務推估。

四　發起人會議紀錄。

五　社員名冊。

六　社員出資額及持分比率。但以公益為目的之長照機構社團法人，以捐助財產代替出資者，得以捐助財產代之。

七　其他經主管機關指定之必要文件。

第一五條

長照機構社團法人依本條例第三十條第一款或第二款規定，報主管機關核定或登記時，應檢具下列文件、資料：

一　主管機關許可設立函影本。

二　組織章程。

三　社員總會成立會議紀錄。

四　董事會成立會議紀錄。

五　法人及董事印鑑。

六　董事、監察人名冊與願任同意書及其身分證明文件。

七　其他經主管機關指定之文件。

第一六條

非以公益為目的之長照機構社團法人，依本條例第三十條登記或依本條例第三十四條申請變更登記之資本額，應經會計師查核簽證。

第一七條

本條例第三十條第二款所定報主管機關登記，其應登記之事項如下：

一　法人設立目的及名稱。

二　主事務所及分事務所。
三　董事長、董事、監察人之姓名及住所。
四　財產總類及數額。
五　設立機構之所在地、類別及規模。
六　財產總額及各社員之出資額。
七　許可之年、月、日。

第一八條

①本條例第三十條第二款非以公益為目的之長照機構社團法人設立登記後，應發給社員持分單；其持分單應予編號，並載明下列事項：
一　法人名稱。
二　設立登記之年、月、日。
三　社員姓名及其出資額。
四　發給持分單之年、月、日。

②前項持分單，應由全體董事簽名或蓋章。

第一九條

長照機構社團法人登記事項之變更，應自事實發生日起三十日內，檢具董事會議決議通過之會議紀錄及相關證明文件，報主管機關許可。

第二〇條

長照機構社團法人解散前，應檢具下列文件、資料，報主管機關許可：
一　解散之事由及其相關文件。
二　社員總會通過解散之會議紀錄。
三　財產清冊及資產負債表。
四　財產之處理。
五　其他經主管機關指定之文件、資料。

第二一條

長照機構社團法人之董事或利害關係人，依本條例第三十五條第二項申請主管機關命令解任董事時，應檢具下列文件、資料：
一　為該長照社團法人董事或利害關係人之證明文件。
二　敘明本條例第三十五條第二項所定情事之說明或文件、資料。

第二二條

本條例與本細則所定之申請、報請核定、許可、備查及相關作業，所應檢具之文件格式，主管機關得指定以電子方式辦理或下載。

第二三條

本細則自發布日施行。

長期照顧服務機構法人合併許可辦法

民國 107 年 7 月 25 日衛生福利部令訂定發布全文 13 條；並自發布日施行。

第一條

本辦法依長期照顧服務機構法人條例（以下稱本條例）第二十條第六項規定訂定之。

第二條

本條例第二十條第一項所定同質性長期照顧服務機構（以下稱長照機構）法人之合併，指下列情形之一：

一 長照機構財團法人間之合併。

二 以公益為目的之長照機構社團法人間之合併。

三 非以公益為目的之長照機構社團法人間之合併。

第三條

主管機關受理長照機構法人合併之申請，認有補充說明或補正相關文件之需要時，得通知其限期說明或補正，並得邀集相關機關（構）、團體代表及專家、學者為諮詢。

第四條

長照機構法人申請合併應檢附之文件、資料有缺失時，主管機關應通知限期補正；屆期未補正者，不予受理。

第五條

①長照機構財團法人之捐助章程無禁止得與其他長照機構財團法人合併者，得經各該董事會全體董事三分之二以上之出席，出席董事過半數決議通過後，共同向合併後存續或新設長照機構財團法人之主管機關申請許可。

②前項申請，應檢具下列文件、資料：

一 合併契約書。

二 合併計畫書。

三 各長照機構財團法人之捐助章程、財產目錄及財務報表。

四 各長照機構財團法人董事會通過合併之會議紀錄。

五 合併後存續或新設長照機構財團法人之捐助章程、財務報表及包括財務預測之二年營運計畫書。

第六條

①前條第二項第二款之合併計畫書，應載明下列事項：

一 背景說明。

二 各長照機構財團法人之現況分析。

三 合併後董事會、監察人之組成及產生機制。

四 合併後所設長照機構之服務規劃、組織架構及人員、空間配置。

五　人員及接受服務者之權益影響評估及其因應措施。

六　因合併而消滅之長照機構財團法人之董事會、人員與接受服務者有關資料之保存及移轉措施。

七　合併期程及相關應辦事項。

八　合併後之發展願景及預期效益。

九　其他與合併有關之重要事項。

②前條第二項第三款財務報表，應經會計師查核簽證。

第七條

因合併而消滅之長照機構財團法人，自許可合併之日起三個月內，未將其全部財產移轉至存續或新設之長照機構財團法人時，主管機關應令其限期改善；屆期未改善者，得廢止合併之許可。

第八條

長照機構財團法人經主管機關許可合併，且完成本條例第二十條第二項及第三項所定事項後，應由存續或新設之長照機構財團法人向該管地方法院辦理法人登記，並應先檢具下列文件、資料，依本條例第二十三條第二項規定，報主管機關核定：

一　主管機關之合併許可函。

二　捐助章程或捐助章程變更前後條文對照表。

三　存續或新設後第一次董事會之會議紀錄。

四　法人及董事印鑑。

五　董事、監察人名冊與願任同意書及其身分證明文件影本。

第九條

①長照機構財團法人經許可合併後，存續或新設之長照機構財團法人，應於承受消滅長照機構財團法人之權利及義務之日三十日前，以書面載明勞動條件通知合併前之雇主商定留用之勞工；商定後，並應通知所有勞工。

②受前項通知留用之勞工，應於受通知日起十日內，以書面通知新雇主是否同意留用，屆期未爲通知者，視爲同意留用。

③留用勞工於合併前在消滅長照機構財團法人之工作年資，合併後存續或新設長照機構財團法人應予承認。

④長照機構財團法人進行合併，未留用或不同意留用之勞工，應由合併前之雇主依勞動基準法第十六條規定期間預告終止或給付預告期間工資，並依法發給勞工退休金或資遣費。

第一〇條

①非以公益爲目的設立之長照機構社團法人，得經各該社員總會全體會員三分之二以上之出席，出席會員過半數決議通過後，共同向合併後存續或新設長照機構社團法人之主管機關申請許可。但組織章程規定，按出資多寡比率分配表決權者，依其章程規定辦理。

②前項申請，應檢具下列文件、資料：

一　合併契約書。

二　合併計畫書。
三　各長照機構社團法人之組織章程、財務報表及財產目錄。
四　各長照機構社團法人社員總會決議同意合併之會議紀錄。
五　合併後存續或新設長照機構社團法人之組織章程或組織章程變更前後條文對照表、社員名冊與其出資額、持分比率及包括財務預測之二年內營運計畫書。

③前項第三款財務報表及第五款社員出資額，應經會計師查核簽證。

第一一條

前條經主管機關許可合併之長照機構社團法人，於完成本條例第二十條第二項所定事項後，應由存續或新設之長照機構社團法人檢具下列文件、資料，依本條例第三十條第二款規定，報主管機關登記：

一　主管機關許可合併函。
二　組織章程。
三　合併後第一次社員總會之會議紀錄及第一次董事會之會議紀錄。
四　法人及董事印鑑。
五　董事、監察人名冊與願任同意書及其身分證明文件。

第一二條

①非以公益為目的之長照機構社團法人間之合併，準用第六條、第七條及第九條規定。

②以公益為目的之長照機構社團法人間之合併，準用第六條、第九條至前條規定。

第一三條

本辦法自發布日施行。

柒、食品藥物管理

一、食品類

食品安全衛生管理法

①民國 64 年 1 月 28 日總統令制定公布全文 32 條。
②民國 72 年 11 月 11 日總統令修正公布全文 38 條。
③民國 86 年 5 月 7 日總統令修正公布第 17、38 條條文。
④民國 89 年 2 月 9 日總統令修正公布全文 40 條；並自公布日起施行。
⑤民國 91 年 1 月 30 日總統令修正公布第 14、27、29 ～ 33、35、36 條條文；並增訂第 29-1 條條文。
⑥民國 97 年 6 月 11 日總統令修正公布第 2、11、12、17、19、20、24、29、31 ～ 33、36 條條文；並增訂第 14-1、17-1 條條文。
⑦民國 99 年 1 月 27 日總統令修正公布第 11 條條文。
⑧民國 100 年 6 月 22 日總統令修正公布第 31、34 條條文。
⑨民國 101 年 8 月 8 日總統令修正公布第 11、17-1、31 條條文。
⑩民國 102 年 6 月 19 日總統令修正公布全文 60 條；除第 30 條申報制度與第 33 條保證金收取規定及第 22 條第 1 項第 5 款、第 26、27 條，自公布後一年施行外，自公布日施行。
民國 102 年 7 月 19 日行政院公告第 6 條第 1 項所列屬「食品藥物管理局」、「疾病管制局」權責事項，自 102 年 7 月 23 日起分別改由「衛生福利部食品藥物管理署」、「衛生福利部疾病管制署」管轄。
⑪民國 103 年 2 月 5 日總統令修正公布名稱及第 3、4、6 ～ 8、16、21、22、24、25、30、32、37、38、43 ～ 45、47、48、49、50、52、56、60 條條文；並增訂第 48-1、49-1、55-1、56-1 條條文；除第 30 條申報制度與第 22 條第 1 項第 4、5 款自 103 年 6 月 19 日施行及第 21 條第 3 項自公布後一年施行外，自公布日施行（原名稱：食品衛生管理法）。
⑫民國 103 年 12 月 10 日總統令修正公布第 5、7、9、10、22、24、32、35、43、44、47、48、49、49-1、56、56-1、60 條條文；並增訂第 2-1、42-1、49-2 條條文；除第 22 條第 1 項第 5 款應標示可追溯之來源或生產系統規定，自公布後六個月施行；第 7 條第 3 項食品業者應設置實驗室規定、第 22 條第 4 項、第 24 條第 1 項食品添加物之原料應標示事項規定、第 24 條第 3 項及第 35 條第 4 項規定，自公布後一年施行外，自公布日施行。
⑬民國 104 年 2 月 4 日總統令修正公布第 8、25、48 條條文。
⑭民國 104 年 12 月 16 日總統令修正公布第 41、48 條條文；並增訂第 15-1 條條文。
⑮民國 106 年 11 月 15 日總統令修正公布第 9、21、47、48、49-1、56-1 條條文。
⑯民國 107 年 1 月 24 日總統令修正公布第 28 條條文。
⑰民國 108 年 4 月 3 日總統令修正公布第 4 條條文。
⑱民國 108 年 4 月 17 日總統令修正公布第 3、47、51 條條文；並增訂第 18-1 條條文。
⑲民國 108 年 6 月 12 日總統令增訂公布第 46-1 條條文。

第一章　總　則

第一條

爲管理食品衛生安全及品質，維護國民健康，特制定本法。

第二條

本法所稱主管機關：在中央爲衛生福利主管機關；在直轄市爲直轄市政府；在縣（市）爲縣（市）政府。

第二條之一

①爲加強全國食品安全事務之協調、監督、推動及查緝，行政院應設食品安全會報，由行政院院長擔任召集人，召集相關部會首長、專家學者及民間團體代表共同組成，職司跨部會協調食品安全風險評估及管理措施，建立食品安全衛生之預警及稽核制度，至少每三個月開會一次，必要時得召開臨時會議。召集人應指定一名政務委員或部會首長擔任食品安全會報執行長，並由中央主管機關負責幕僚事務。

②各直轄市、縣（市）政府應設食品安全會報，由各該直轄市、縣（市）政府首長擔任召集人，職司跨局處協調食品安全衛生管理措施，至少每三個月舉行會議一次。

③第一項食品安全會報決議之事項，各相關部會應落實執行，行政院應每季追蹤管考對外公告，並納入每年向立法院提出之施政方針及施政報告。

④第一項之食品安全會報之組成、任務、議事程序及其他應遵行事項，由行政院定之。

第三條

本法用詞，定義如下：

一　食品：指供人飲食或咀嚼之產品及其原料。

二　特殊營養食品：指嬰兒與較大嬰兒配方食品、特定疾病配方食品及其他經中央主管機關許可得供特殊營養需求者使用之配方食品。

三　食品添加物：指爲食品著色、調味、防腐、漂白、乳化、增加香味、安定品質、促進發酵、增加稠度、強化營養、防止氧化或其他必要目的，加入、接觸於食品之單方或複方物質。複方食品添加物使用之添加物僅限由中央主管機關准用之食品添加物組成，前述准用之單方食品添加物皆應有中央主管機關之准用許可字號。

四　食品器具：指與食品或食品添加物直接接觸之器械、工具或器皿。

五　食品容器或包裝：指與食品或食品添加物直接接觸之容器或包裹物。

六　食品用洗潔劑：指用於消毒或洗滌食品、食品器具、食品容器或包裝之物質。

七　食品業者：指從事食品或食品添加物之製造、加工、調配、包裝、運送、貯存、販賣、輸入、輸出或從事食品器具、食品容器或包裝、食品用洗潔劑之製造、加工、輸入、輸出或販賣之業者。

八　標示：指於食品、食品添加物、食品用洗潔劑、食品器具、食品容器或包裝上，記載品名或爲說明之文字、圖畫、記號或附加之說明書。

九　營養標示：指於食品容器或包裝上，記載食品之營養成分、含量及營養宣稱。

十　查驗：指查核及檢驗。

十一　基因改造：指使用基因工程或分子生物技術，將遺傳物質轉移或轉殖入活細胞或生物體，產生基因重組現象，使表現具外源基因特性或使自身特定基因無法表現之相關技術。但不包括傳統育種、同科物種之細胞及原生質體融合、雜交、誘變、體外受精、體細胞變異及染色體倍增等技術。

十二　加工助劑：指在食品或食品原料之製造加工過程中，爲達特定加工目的而使用，非作爲食品原料或食品容器具之物質。該物質於最終產品中不產生功能，食品以其成品形式包裝之前應從食品中除去，其可能存在非有意，且無法避免之殘留。

第二章　食品安全風險管理

第四條

①主管機關採行之食品安全衛生管理措施應以風險評估爲基礎，符合滿足國民享有之健康、安全食品以及知的權利、科學證據原則、事先預防原則、資訊透明原則，建構風險評估以及諮議體系。

②前項風險評估，中央主管機關應召集食品安全、毒理與風險評估等專家學者及民間團體組成食品風險評估諮議會爲之。其成員單一性別不得少於三分之一。

③第一項諮議體系應就食品衛生安全與營養、基因改造食品、食品廣告標示、食品檢驗方法等成立諮議會，召集食品安全、營養學、醫學、毒理、風險管理、農業、法律、人文社會領域相關具有專精學者組成之。其成員單一性別不得少於三分之一。

④諮議會委員議事之迴避，準用行政程序法第三十二條之規定；諮議會之組成、議事、程序與範圍及其他應遵行事項之辦法，由中央主管機關定之。

⑤中央主管機關對重大或突發性食品衛生安全事件，必要時得依預警原則、風險評估或流行病學調查結果，公告對特定產品或特定地區之產品採取下列管理措施：

一　限制或停止輸入查驗、製造及加工之方式或條件。

二　下架、封存、限期回收、限期改製、沒入銷毀。

第五條

①各級主管機關依科學實證，建立食品衛生安全監測體系，於監測發現有危害食品衛生安全之虞之事件發生時，應主動查驗，並發布預警或採行必要管制措施。
②前項主動查驗、發布預警或採行必要管制措施，包含主管機關應抽樣檢驗、追查原料來源、產品流向、公布檢驗結果及揭露資訊，並令食品業者自主檢驗。

第六條

①各級主管機關應設立通報系統，劃分食品引起或感染症中毒，由衛生福利部食品藥物管理署或衛生福利部疾病管制署主管之，蒐集並受理疑似食品中毒事件之通報。
②醫療機構診治病人時發現有疑似食品中毒之情形，應於二十四小時內向當地主管機關報告。

第三章　食品業者衛生管理

第七條

①食品業者應實施自主管理，訂定食品安全監測計畫，確保食品衛生安全。
②食品業者應將其產品原材料、半成品或成品，自行或送交其他檢驗機關（構）、法人或團體檢驗。
③上市、上櫃及其他經中央主管機關公告類別及規模之食品業者，應設置實驗室，從事前項自主檢驗。
④第一項應訂定食品安全監測計畫之食品業者類別與規模，與第二項應辦理檢驗之食品業者類別與規模、最低檢驗週期，及其他相關事項，由中央主管機關公告。
⑤食品業者於發現產品有危害衛生安全之虞時，應即主動停止製造、加工、販賣及辦理回收，並通報直轄市、縣（市）主管機關。

第八條

①食品業者之從業人員、作業場所、設施衛生管理及其品保制度，均應符合食品之良好衛生規範準則。
②經中央主管機關公告類別及規模之食品業，應符合食品安全管制系統準則之規定。
③經中央主管機關公告類別及規模之食品業者，應向中央或直轄市、縣（市）主管機關申請登錄，始得營業。
④第一項食品之良好衛生規範準則、第二項食品安全管制系統準則，及前項食品業者申請登錄之條件、程序、應登錄之事項與申請變更、登錄之廢止、撤銷及其他應遵行事項之辦法，由中央主管機關定之。
⑤經中央主管機關公告類別及規模之食品業者，應取得衛生安全管理系統之驗證。
⑥前項驗證，應由中央主管機關認證之驗證機構辦理；有關申請、撤銷與廢止認證之條件或事由，執行驗證之收費、程序、方式及其他相關事項之管理辦法，由中央主管機關定之。

第九條

①食品業者應保存產品原材料、半成品及成品之來源相關文件。
②經中央主管機關公告類別與規模之食品業者，應依其產業模式，建立產品原材料、半成品與成品供應來源及流向之追溯或追蹤系統。
③中央主管機關為管理食品安全衛生及品質，確保食品追溯或追蹤系統資料之正確性，應就前項之業者，依溯源之必要性，分階段公告使用電子發票。
④中央主管機關應建立第二項之追溯或追蹤系統，食品業者應以電子方式申報追溯或追蹤系統之資料，其電子申報方式及規格由中央主管機關定之。
⑤第一項保存文件種類與期間及第二項追溯或追蹤系統之建立、應記錄之事項、查核及其他應遵行事項之辦法，由中央主管機關定之。

第一〇條
①食品業者之設廠登記，應由工業主管機關會同主管機關辦理。
②食品工廠之建築及設備，應符合設廠標準；其標準，由中央主管機關會同中央工業主管機關定之。
③食品或食品添加物之工廠應單獨設立，不得於同一廠址及廠房同時從事非食品之製造、加工及調配。但經中央主管機關查核符合藥物優良製造準則之藥品製造業兼製食品者，不在此限。
④本法中華民國一百零三年十一月十八日修正條文施行前，前項之工廠未單獨設立者，由中央主管機關於修正條文施行後六個月內公告，並應於公告後一年內完成辦理。

第一一條
①經中央主管機關公告類別及規模之食品業者，應置衛生管理人員。
②前項衛生管理人員之資格、訓練、職責及其他應遵行事項之辦法，由中央主管機關定之。

第一二條
①經中央主管機關公告類別及規模之食品業者，應置一定比率，並領有專門職業或技術證照之食品、營養、餐飲等專業人員，辦理食品衛生安全管理事項。
②前項應聘用專門職業或技術證照人員之設置、職責、業務之執行及管理辦法，由中央主管機關定之。

第一三條
①經中央主管機關公告類別及規模之食品業者，應投保產品責任保險。
②前項產品責任保險之保險金額及契約內容，由中央主管機關定之。

第一四條
公共飲食場所衛生之管理辦法，由直轄市、縣（市）主管機關依中央主管機關訂定之各類衛生標準或法令定之。

第四章　食品衛生管理

第一五條

①食品或食品添加物有下列情形之一者，不得製造、加工、調配、包裝、運送、貯存、販賣、輸入、輸出、作爲贈品或公開陳列：

一　變質或腐敗。
二　未成熟而有害人體健康。
三　有毒或含有害人體健康之物質或異物。
四　染有病原性生物，或經流行病學調查認定屬造成食品中毒之病因。
五　殘留農藥或動物用藥含量超過安全容許量。
六　受原子塵或放射能污染，其含量超過安全容許量。
七　攙僞或假冒。
八　逾有效日期。
九　從未於國內供作飲食且未經證明爲無害人體健康。
十　添加未經中央主管機關許可之添加物。

②前項第五款、第六款殘留農藥或動物用藥安全容許量及食品中原子塵或放射能污染安全容許量之標準，由中央主管機關會商相關機關定之。

③第一項第三款有害人體健康之物質，包括雖非疫區而近十年內有發生牛海綿狀腦病或新型庫賈氏症病例之國家或地區牛隻之頭骨、腦、眼睛、脊髓、絞肉、內臟及其他相關產製品。

④國內外之肉品及其他相關產製品，除依中央主管機關根據國人膳食習慣爲風險評估所訂定安全容許標準者外，不得檢出乙型受體素。

⑤國內外如發生因食用安全容許殘留乙型受體素肉品導致中毒案例時，應立即停止含乙型受體素之肉品進口；國內經確認有因食用致中毒之個案，政府應負照護責任，並協助向廠商請求損害賠償。

第一五條之一

①中央主管機關對於可供食品使用之原料，得限制其製造、加工、調配之方式或條件、食用部位、使用量、可製成之產品型態或其他事項。

②前項應限制之原料品項及其限制事項，由中央主管機關公告之。

第一六條

食品器具、食品容器或包裝、食品用洗潔劑有下列情形之一，不得製造、販賣、輸入、輸出或使用：

一　有毒者。
二　易生不良化學作用者。
三　足以危害健康者。
四　其他經風險評估有危害健康之虞者。

第一七條

販賣之食品、食品用洗潔劑及其器具、容器或包裝，應符合衛生安全及品質之標準；其標準由中央主管機關定之。

第一八條

①食品添加物之品名、規格及其使用範圍、限量標準，由中央主管機關定之。

②前項標準之訂定，必須以可以達到預期效果之最小量爲限制，且依據國人膳食習慣爲風險評估，同時必須遵守規格標準之規定。

第一八條之一

①食品業者使用加工助劑於食品或食品原料之製造，應符合安全衛生及品質之標準；其標準由中央主管機關定之。

②加工助劑之使用，不得有危害人體健康之虞之情形。

第一九條

第十五條第二項及前二條規定之標準未訂定前，中央主管機關爲突發事件緊急應變之需，於無法取得充分之實驗資料時，得訂定其暫行標準。

第二〇條

①屠宰場內畜禽屠宰及分切之衛生查核，由農業主管機關依相關法規之規定辦理。

②運送過程之屠體、內臟及其分切物於交付食品業者後之衛生查核，由衛生主管機關爲之。

③食品業者所持有之屠體、內臟及其分切物之製造、加工、調配、包裝、運送、貯存、販賣、輸入或輸出之衛生管理，由各級主管機關依本法之規定辦理。

④第二項衛生查核之規範，由中央主管機關會同中央農業主管機關定之。

第二一條

①經中央主管機關公告之食品、食品添加物、食品器具、食品容器或包裝及食品用洗潔劑，其製造、加工、調配、改裝、輸入或輸出，非經中央主管機關查驗登記並發給許可文件，不得爲之；其登記事項有變更者，應事先向中央主管機關申請審查核准。

②食品所含之基因改造食品原料非經中央主管機關健康風險評估審查，並查驗登記發給許可文件，不得供作食品原料。

③經中央主管機關查驗登記並發給許可文件之基因改造食品原料，其輸入業者應依第九條第五項所定辦法，建立基因改造食品原料供應來源及流向之追溯或追蹤系統。

④第一項及第二項許可文件，其有效期間爲一年至五年，由中央主管機關核定之；期滿仍需繼續製造、加工、調配、改裝、輸入或輸出者，應於期滿前三個月內，申請中央主管機關核准展延。但每次展延，不得超過五年。

⑤第一項及第二項許可之廢止、許可文件之發給、換發、補發、展延、移轉、註銷及登記事項變更等管理事項之辦法，由中央主管機關定之。

⑥第一項及第二項之查驗登記，得委託其他機構辦理；其委託辦法，由中央主管機關定之。

⑦本法中華民國一百零三年一月二十八日修正前，第二項未辦理查驗登記之基因改造食品原料，應於公布後二年內完成辦理。

第五章　食品標示及廣告管理

第二二條

①食品及食品原料之容器或外包裝，應以中文及通用符號，明顯標示下列事項：

一　品名。

二　內容物名稱；其為二種以上混合物時，應依其含量多寡由高至低分別標示之。

三　淨重、容量或數量。

四　食品添加物名稱；混合二種以上食品添加物，以功能性命名者，應分別標明添加物名稱。

五　製造廠商或國內負責廠商名稱、電話號碼及地址。國內通過農產品生產驗證者，應標示可追溯之來源；有中央農業主管機關公告之生產系統者，應標示生產系統。

六　原產地（國）。

七　有效日期。

八　營養標示。

九　含基因改造食品原料。

十　其他經中央主管機關公告之事項。

②前項第二款內容物之主成分應標明所佔百分比，其應標示之產品、主成分項目、標示內容、方式及各該產品實施日期，由中央主管機關另定之。

③第一項第八款及第九款標示之應遵行事項，由中央主管機關公告之。

④第一項第五款僅標示國內負責廠商名稱者，應將製造廠商、受託製造廠商或輸入廠商之名稱、電話號碼及地址通報轄區主管機關；主管機關應開放其他主管機關共同查閱。

第二三條

食品因容器或外包裝面積、材質或其他之特殊因素，依前條規定標示顯有困難者，中央主管機關得公告免一部之標示，或以其他方式標示。

第二四條

①食品添加物及其原料之容器或外包裝，應以中文及通用符號，明顯標示下列事項：

一　品名。

二　「食品添加物」或「食品添加物原料」字樣。

三　食品添加物名稱；其為二種以上混合物時，應分別標明。其標示應以第十八條第一項所定之品名或依中央主管機關公告之通用名稱為之。

四　淨重、容量或數量。

五　製造廠商或國內負責廠商名稱、電話號碼及地址。
六　有效日期。
七　使用範圍、用量標準及使用限制。
八　原產地（國）。
九　含基因改造食品添加物之原料。
十　其他經中央主管機關公告之事項。

②食品添加物之原料，不受前項第三款、第七款及第九款之限制。前項第三款食品添加物之香料成分及第九款標示之應遵行事項，由中央主管機關公告之。

③第一項第五款僅標示國內負責廠商名稱者，應將製造廠商、受託製造廠商或輸入廠商之名稱、電話號碼及地址通報轄區主管機關；主管機關應開放其他主管機關共同查閱。

第二五條

①中央主管機關得對直接供應飲食之場所，就其供應之特定食品，要求以中文標示原產地及其他應標示事項；對特定散裝食品販賣者，得就其販賣之地點、方式予以限制，或要求以中文標示品名、原產地（國）、含基因改造食品原料、製造日期或有效日期及其他應標示事項。國內通過農產品生產驗證者，應標示可追溯之來源；有中央農業主管機關公告之生產系統者，應標示生產系統。

②前項特定食品品項、應標示事項、方法及範圍；與特定散裝食品品項、限制方式及應標示事項，由中央主管機關公告之。

③第一項應標示可追溯之來源或生產系統規定，自中華民國一百零四年一月二十日修正公布後六個月施行。

第二六條

經中央主管機關公告之食品器具、食品容器或包裝，應以中文及通用符號，明顯標示下列事項：
一　品名。
二　材質名稱及耐熱溫度；其為二種以上材質組成者，應分別標明。
三　淨重、容量或數量。
四　國內負責廠商之名稱、電話號碼及地址。
五　原產地（國）。
六　製造日期；其有時效性者，並應加註有效日期或有效期間。
七　使用注意事項或微波等其他警語。
八　其他經中央主管機關公告之事項。

第二七條

食品用洗潔劑之容器或外包裝，應以中文及通用符號，明顯標示下列事項：
一　品名。
二　主要成分之化學名稱；其為二種以上成分組成者，應分別標明。
三　淨重或容量。

四　國內負責廠商名稱、電話號碼及地址。
五　原產地（國）。
六　製造日期；其有時效性者，並應加註有效日期或有效期間。
七　適用對象或用途。
八　使用方法及使用注意事項或警語。
九　其他經中央主管機關公告之事項。

第二八條

①食品、食品添加物、食品用洗潔劑及經中央主管機關公告之食品器具、食品容器或包裝，其標示、宣傳或廣告，不得有不實、誇張或易生誤解之情形。
②食品不得為醫療效能之標示、宣傳或廣告。
③中央主管機關對於特殊營養食品、易導致慢性病或不適合兒童及特殊需求者長期食用之食品，得限制其促銷或廣告；其食品之項目、促銷或廣告之限制與停止刊播及其他應遵行事項之辦法，由中央主管機關定之。
④第一項不實、誇張或易生誤解與第二項醫療效能之認定基準、宣傳或廣告之內容、方式及其他應遵行事項之準則，由中央主管機關定之。

第二九條

接受委託刊播之傳播業者，應自廣告之日起六個月，保存委託刊播廣告者之姓名或名稱、國民身分證統一編號、公司、商號、法人或團體之設立登記文件號碼、住居所或事務所、營業所及電話等資料，且於主管機關要求提供時，不得規避、妨礙或拒絕。

第六章　食品輸入管理

第三〇條

①輸入經中央主管機關公告之食品、基因改造食品原料、食品添加物、食品器具、食品容器或包裝及食品用洗潔劑時，應依海關專屬貨品分類號列，向中央主管機關申請查驗並申報其產品有關資訊。
②執行前項規定，查驗績效優良之業者，中央主管機關得採取優惠之措施。
③輸入第一項產品非供販賣，且其金額、數量符合中央主管機關公告或經中央主管機關專案核准者，得免申請查驗。

第三一條

前條產品輸入之查驗及申報，中央主管機關得委任、委託相關機關（構）、法人或團體辦理。

第三二條

①主管機關為追查或預防食品衛生安全事件，必要時得要求食品業者、非食品業者或其代理人提供輸入產品之相關紀錄、文件及電子檔案或資料庫，食品業者、非食品業者或其代理人不得規避、妨礙或拒絕。
②食品業者應就前項輸入產品、基因改造食品原料之相關紀錄、文

件及電子檔案或資料庫保存五年。
③前項應保存之資料、方式及範圍，由中央主管機關公告之。

第三三條

①輸入產品因性質或其查驗時間等條件特殊者，食品業者得向查驗機關申請具結先行放行，並於特定地點存放。查驗機關審查後認定應繳納保證金者，得命其繳納保證金後，准予具結先行放行。
②前項具結先行放行之產品，其存放地點得由食品業者或其代理人指定；產品未取得輸入許可前，不得移動、啓用或販賣。
③第三十條、第三十一條及本條第一項有關產品輸入之查驗、申報或查驗、申報之委託、優良廠商輸入查驗與申報之優惠措施、輸入產品具結先行放行之條件、應繳納保證金之審查基準、保證金之收取標準及其他應遵行事項之辦法，由中央主管機關定之。

第三四條

中央主管機關遇有重大食品衛生安全事件發生，或輸入產品經查驗不合格之情況嚴重時，得就相關業者、產地或產品，停止其查驗申請。

第三五條

①中央主管機關對於管控安全風險程度較高之食品，得於其輸入前，實施系統性查核。
②前項實施系統性查核之產品範圍、程序及其他相關事項之辦法，由中央主管機關定之。
③中央主管機關基於源頭管理需要或因個別食品衛生安全事件，得派員至境外，查核該輸入食品之衛生安全管理等事項。
④食品業者輸入食品添加物，其屬複方者，應檢附原產國之製造廠商或負責廠商出具之產品成分報告及輸出國之官方衛生證明，供各級主管機關查核。但屬香料者，不在此限。

第三六條

①境外食品、食品添加物、食品器具、食品容器或包裝及食品用洗潔劑對民眾之身體或健康有造成危害之虞，經中央主管機關公告者，旅客攜帶入境時，應檢附出產國衛生主管機關開具之衛生證明文件申報之；對民眾之身體或健康有嚴重危害者，中央主管機關並得公告禁止旅客攜帶入境。
②違反前項規定之產品，不問屬於何人所有，沒入銷毀之。

第七章　食品檢驗

第三七條

①食品、食品添加物、食品器具、食品容器或包裝及食品用洗潔劑之檢驗，由各級主管機關或委任、委託經認可之相關機關（構）、法人或團體辦理。
②中央主管機關得就前項受委任、委託之相關機關（構）、法人或團體，辦理認證；必要時，其認證工作，得委任、委託相關機關（構）、法人或團體辦理。
③前二項有關檢驗之委託、檢驗機關（構）、法人或團體認證之

條件與程序、委託辦理認證工作之程序及其他相關事項之管理辦法，由中央主管機關定之。

第三八條

各級主管機關執行食品、食品添加物、食品器具、食品容器或包裝及食品用洗潔劑之檢驗，其檢驗方法，經食品檢驗方法諮議會諮議，由中央主管機關定之；未定檢驗方法者，得依國際間認可之方法為之。

第三九條

食品業者對於檢驗結果有異議時，得自收受通知之日起十五日內，向原抽驗之機關（構）申請複驗；受理機關（構）應於三日內進行複驗。但檢體無適當方法可資保存者，得不受理之。

第四〇條

發布食品衛生檢驗資訊時，應同時公布檢驗方法、檢驗單位及結果判讀依據。

第八章　食品查核及管制

第四一條

①直轄市、縣（市）主管機關為確保食品、食品添加物、食品器具、食品容器或包裝及食品用洗潔劑符合本法規定，得執行下列措施，業者應配合，不得規避、妨礙或拒絕：

一　進入製造、加工、調配、包裝、運送、貯存、販賣場所執行現場查核及抽樣檢驗。

二　為前款查核或抽樣檢驗時，得要求前款場所之食品業者提供原料或產品之來源及數量、作業、品保、販賣對象、金額、其他佐證資料、證明或紀錄，並得查閱、扣留或複製之。

三　查核或檢驗結果證實為不符合本法規定之食品、食品添加物、食品器具、食品容器或包裝及食品用洗潔劑，應予封存。

四　對於有違反第八條第一項、第十五條第一項、第四項、第十六條、中央主管機關依第十七條、第十八條或第十九條所定標準之虞者，得命食品業者暫停作業及停止販賣，並封存該產品。

五　接獲通報疑似食品中毒案件時，對於各該食品業者，得命其限期改善或派送相關食品從業人員至各級主管機關認可之機關（構），接受至少四小時之食品中毒防治衛生講習；調查期間，並得命其暫停作業、停止販賣及進行消毒，並封存該產品。

②中央主管機關於必要時，亦得為前項規定之措施。

第四二條

前條查核、檢驗與管制措施及其他應遵行事項之辦法，由中央主管機關定之。

第四二條之一

為維護食品安全衛生，有效遏止廠商之違法行為，警察機關應派員協助主管機關。

第四三條

①主管機關對於檢舉查獲違反本法規定之食品、食品添加物、食品器具、食品容器或包裝、食品用洗潔劑、標示、宣傳、廣告或食品業者，除應對檢舉人身分資料嚴守秘密外，並得酌予獎勵。公務員如有洩密情事，應依法追究刑事及行政責任。

②前項主管機關受理檢舉案件之管轄、處理期間、保密、檢舉人獎勵及其他應遵行事項之辦法，由中央主管機關定之。

③第一項檢舉人身分資料之保密，於訴訟程序，亦同。

第九章　罰　則

第四四條

①有下列行為之一者，處新臺幣六萬元以上二億元以下罰鍰；情節重大者，並得命其歇業、停業一定期間、廢止其公司、商業、工廠之全部或部分登記事項，或食品業者之登錄；經廢止登錄者，一年內不得再申請重新登錄：

一　違反第八條第一項或第二項規定，經命其限期改正，屆期不改正。

二　違反第十五條第一項、第四項或第十六條規定。

三　經主管機關依第五十二條第二項規定，命其回收、銷毀而不遵行。

四　違反中央主管機關依第五十四條第一項所為禁止其製造、販賣、輸入或輸出之公告。

②前項罰鍰之裁罰標準，由中央主管機關定之。

第四五條

①違反第二十八條第一項或中央主管機關依第二十八條第三項所定辦法者，處新臺幣四萬元以上四百萬元以下罰鍰；違反同條第二項規定者，處新臺幣六十萬元以上五百萬元以下罰鍰；再次違反者，並得命其歇業、停業一定期間、廢止其公司、商業、工廠之全部或部分登記事項，或食品業者之登錄；經廢止登錄者，一年內不得再申請重新登錄。

②違反前項廣告規定之食品業者，應按次處罰至其停止刊播為止。

③違反第二十八條有關廣告規定之一，情節重大者，除依前二項規定處分外，主管機關並應命其不得販賣、供應或陳列；且應自裁處書送達之日起三十日內，於原刊播之同一篇幅、時段，刊播一定次數之更正廣告，其內容應載明表達歉意及排除錯誤之訊息。

④違反前項規定，繼續販賣、供應、陳列或未刊播更正廣告者，處新臺幣十二萬元以上六十萬元以下罰鍰。

第四六條

①傳播業者違反第二十九條規定者，處新臺幣六萬元以上三十萬元以下罰鍰，並得按次處罰。

②直轄市、縣（市）主管機關為前條第一項處罰時，應通知傳播業

者及其直轄市、縣（市）主管機關或目的事業主管機關。傳播業者自收到該通知之次日起，應即停止刊播。

③傳播業者未依前項規定停止刊播違反第二十八條第一項或第二項規定，或違反中央主管機關依第二十八條第三項所為廣告之限制或所定辦法中有關停止廣告之規定者，處新臺幣十二萬元以上六十萬元以下罰鍰，並應按次處罰至其停止刊播為止。

④傳播業者經依第二項規定通知後，仍未停止刊播者，直轄市、縣（市）主管機關除依前項規定處罰外，並通知傳播業者之直轄市、縣（市）主管機關或其目的事業主管機關依相關法規規定處理。

第四六條之一 108

散播有關食品安全之謠言或不實訊息，足生損害於公眾或他人者，處三年以下有期徒刑、拘役或新臺幣一百萬元以下罰金。

第四七條

有下列行為之一者，處新臺幣三萬元以上三百萬元以下罰鍰；情節重大者，並得命其歇業、停業一定期間、廢止其公司、商業、工廠之全部或部分登記事項，或食品業者之登錄；經廢止登錄者，一年內不得再申請重新登錄：

一　違反中央主管機關依第四條所為公告。

二　違反第七條第五項規定。

三　食品業者依第八條第三項、第九條第二項或第四項規定所登錄、建立或申報之資料不實，或依第九條第三項開立之電子發票不實致影響食品追溯或追蹤之查核。

四　違反第十一條第一項或第十二條第一項規定。

五　違反中央主管機關依第十三條所為投保產品責任保險之規定。

六　違反直轄市或縣（市）主管機關依第十四條所定管理辦法中有關公共飲食場所安全衛生之規定。

七　違反中央主管機關依第十八條之一第一項所定標準之規定，經命其限期改正，屆期不改正。

八　違反第二十一條第一項及第二項、第二十二條第一項或依第二項及第三項公告之事項、第二十四條第一項或依第二項公告之事項、第二十六條或第二十七條規定。

九　除第四十八條第九款規定者外，違反中央主管機關依第十八條所定標準中有關食品添加物規格及其使用範圍、限量之規定。

十　違反中央主管機關依第二十五條第二項所為之公告。

十一　規避、妨礙或拒絕本法所規定之查核、檢驗、查扣或封存。

十二　對依本法規定應提供之資料，拒不提供或提供資料不實。

十三　經依本法規定命暫停作業或停止販賣而不遵行。

十四　違反第三十條第一項規定，未辦理輸入產品資訊申報，或中報之資訊不實。

十五　違反第五十三條規定。

第四八條

有下列行爲之一者，經命限期改正，屆期不改正者，處新臺幣三萬元以上三百萬元以下罰鍰；情節重大者，並得命其歇業、停業一定期間、廢止其公司、商業、工廠之全部或部分登記事項，或食品業者之登錄；經廢止登錄者，一年內不得再申請重新登錄：

一　違反第七條第一項規定未訂定食品安全監測計畫、第二項或第三項規定未設置實驗室。

二　違反第八條第三項規定，未辦理登錄，或違反第八條第五項規定，未取得驗證。

三　違反第九條第一項規定，未保存文件或保存未達規定期限。

四　違反第九條第二項規定，未建立追溯或追蹤系統。

五　違反第九條第三項規定，未開立電子發票致無法爲食品之追溯或追蹤。

六　違反第九條第四項規定，未以電子方式申報或未依中央主管機關所定之方式及規格申報。

七　違反第十條第三項規定。

八　違反中央主管機關依第十七條或第十九條所定標準之規定。

九　食品業者販賣之產品違反中央主管機關依第十八條所定食品添加物規格及其使用範圍、限量之規定。

十　違反第二十二條第四項或第二十四條第三項規定，未通報轄區主管機關。

十一　違反第三十五條第四項規定，未出具產品成分報告及輸出國之官方衛生證明。

十二　違反中央主管機關依第十五條之一第二項公告之限制事項。

第四八條之一

有下列情形之一者，由中央主管機關處新臺幣三萬元以上三百萬元以下罰鍰；情節重大者，並得暫停、終止或廢止其委託或認證；經終止委託或廢止認證者，一年內不得再接受委託或重新申請認證：

一　依本法受託辦理食品業者衛生安全管理驗證，違反依第八條第六項所定之管理規定。

二　依本法認證之檢驗機構、法人或團體，違反依第三十七條第三項所定之認證管理規定。

三　依本法受託辦理檢驗機關（構）、法人或團體認證，違反依第三十七條第三項所定之委託認證管理規定。

第四九條

①有第十五條第一項第三款、第七款、第十款或第十六條第一款行爲者，處七年以下有期徒刑，得併科新臺幣八千萬元以下罰金。情節輕微者，處五年以下有期徒刑、拘役或科或併科新臺幣八百萬元以下罰金。

②有第四十四條至前條行爲，情節重大足以危害人體健康之虞者，

處七年以下有期徒刑，得併科新臺幣八千萬元以下罰金；致危害人體健康者，處一年以上七年以下有期徒刑，得併科新臺幣一億元以下罰金。

③犯前項之罪，因而致人於死者，處無期徒刑或七年以上有期徒刑，得併科新臺幣二億元以下罰金；致重傷者，處三年以上十年以下有期徒刑，得併科新臺幣一億五千萬元以下罰金。

④因過失犯第一項、第二項之罪者，處二年以下有期徒刑、拘役或科新臺幣六百萬元以下罰金。

⑤法人之代表人、法人或自然人之代理人、受僱人或其他從業人員，因執行業務犯第一項至第三項之罪者，除處罰其行為人外，對該法人或自然人科以各該項十倍以下之罰金。

⑥科罰金時，應審酌刑法第五十八條規定。

第四九條之一

犯本法之罪，其犯罪所得與追徵之範圍及價額，認定顯有困難時，得以估算認定之；其估算辦法，由行政院定之。

第四九條之二

①經中央主管機關公告類別及規模之食品業者，違反第十五條第一項、第四項或第十六條之規定；或有第四十四條至第四十八條之一之行為致危害人體健康者，其所得之財產或其他利益，應沒入或追繳之。

②主管機關有相當理由認為受處分人為避免前項處分而移轉其財物或財產上利益於第三人者，得沒入或追繳該第三人受移轉之財物或財產上利益。如全部或一部不能沒入者，應追徵其價額或以其財產抵償之。

③為保全前二項財物或財產上利益之沒入或追繳，其價額之追徵或財產之抵償，主管機關得依法扣留或向行政法院聲請假扣押或假處分，並免提供擔保。

④主管機關依本條沒入或追繳違法所得財物、財產上利益、追徵價額或抵償財產之推估計價辦法，由行政院定之。

第五〇條

①雇主不得因勞工向主管機關或司法機關揭露違反本法之行為、擔任訴訟程序之證人或拒絕參與違反本法之行為而予解僱、調職或其他不利之處分。

②雇主或代表雇主行使管理權之人，為前項規定所為之解僱、降調或減薪者，無效。

③雇主以外之人曾參與違反本法之規定且應負刑事責任之行為，而向主管機關或司法機關揭露，因而破獲雇主違反本法之行為者，減輕或免除其刑。

第五一條

有下列情形之一者，主管機關得為處分如下：

一　有第四十七條第十四款規定情形者，得暫停受理食品業者或其代理人依第三十條第一項規定所為之查驗申請；產品已放行者，得視違規之情形，命食品業者回收、銷毀或辦理退運。

二　違反第三十條第三項規定，將免予輸入查驗之產品供販賣者，得停止其免查驗之申請一年。

三　違反第三十三條第二項規定，取得產品輸入許可前，擅自移動、啓用或販賣者，或具結保管之存放地點與實際不符者，沒收所收取之保證金，並於一年內暫停受理該食品業者具結保管之申請；擅自販賣者，並得處販賣價格一倍至二十倍之罰鍰。

第五二條

①食品、食品添加物、食品器具、食品容器或包裝及食品用洗潔劑，經依第四十一條規定查核或檢驗者，由當地直轄市、縣（市）主管機關依查核或檢驗結果，為下列之處分：

一　有第十五條第一項、第四項或第十六條所列各款情形之一者，應予沒入銷毀。

二　不符合中央主管機關依第十七條、第十八條所定標準，或違反第二十一條第一項及第二項規定者，其產品及以其為原料之產品，應予沒入銷毀。但實施消毒或採行適當安全措施後，仍可供食用、使用或不影響國人健康者，應通知限期消毒、改製或採行適當安全措施；屆期未遵行者，沒入銷毀之。

三　標示違反第二十二條第一項或依第二項及第三項公告之事項、第二十四條第一項或依第二項公告之事項、第二十六條、第二十七條或第二十八條第一項規定者，應通知限期回收改正，改正前不得繼續販賣；屆期未遵行或違反第二十八條第二項規定者，沒入銷毀之。

四　依第四十一條第一項規定命暫停作業及停止販賣並封存之產品，如經查無前三款之情形者，應撤銷原處分，並予啓封。

②前項第一款至第三款應予沒入之產品，應先命製造、販賣或輸入者立即公告停止使用或食用，並予回收、銷毀。必要時，當地直轄市、縣（市）主管機關得代為回收、銷毀，並收取必要之費用。

③前項應回收、銷毀之產品，其回收、銷毀處理辦法，由中央主管機關定之。

④製造、加工、調配、包裝、運送、販賣、輸入、輸出第一項第一款或第二款產品之食品業者，由當地直轄市、縣（市）主管機關公布其商號、地址、負責人姓名、商品名稱及違法情節。

⑤輸入第一項產品經通關查驗不符合規定者，中央主管機關應管制其輸入，並得為第一項各款、第二項及前項之處分。

第五三條

直轄市、縣（市）主管機關經依前條第一項規定，命限期回收銷毀產品或為其他必要之處置後，食品業者應依所定期限將處理過程、結果及改善情形等資料，報直轄市、縣（市）主管機關備查。

第五四條

①食品、食品添加物、食品器具、食品容器或包裝及食品用洗潔劑，有第五十二條第一項第一款或第二款情事，除依第五十二條規定

處理外，中央主管機關得公告禁止其製造、販賣、輸入或輸出。
②前項公告禁止之產品為中央主管機關查驗登記並發給許可文件者，得一併廢止其許可。

第五五條

本法所定之處罰，除另有規定外，由直轄市、縣（市）主管機關為之，必要時得由中央主管機關為之。但有關公司、商業或工廠之全部或部分登記事項之廢止，由直轄市、縣（市）主管機關於勒令歇業處分確定後，移由工、商業主管機關或其目的事業主管機關為之。

第五五條之一

依本法所為之行政罰，其行為數認定標準，由中央主管機關定之。

第五六條

①食品業者違反第十五條第一項第三款、第七款、第十款或第十六條第一款規定，致生損害於消費者時，應負賠償責任。但食品業者證明損害非由於其製造、加工、調配、包裝、運送、貯存、販賣、輸入、輸出所致，或於防止損害之發生已盡相當之注意者，不在此限。
②消費者雖非財產上之損害，亦得請求賠償相當之金額，並得準用消費者保護法第四十七條至第五十五條之規定提出消費訴訟。
③如消費者不易或不能證明其實際損害額時，得請求法院依侵害情節，以每人每一事件新臺幣五百元以上三十萬元以下計算。
④直轄市、縣（市）政府受理同一原因事件，致二十人以上消費者受有損害之申訴時，應協助消費者依消費者保護法第五十條之規定辦理。
⑤受消費者保護團體委任代理消費者保護法第四十九條第一項訴訟之律師，就該訴訟得請求報酬，不適用消費者保護法第四十九條第二項後段規定。

第五六條之一

①中央主管機關為保障食品安全事件消費者之權益，得設立食品安全保護基金，並得委託其他機關（構）、法人或團體辦理。
②前項基金之來源如下：

一　違反本法罰鍰之部分提撥。
二　依本法科處並繳納之罰金，及因違反本法規定沒收或追徵之現金或變賣所得。
三　依本法或行政罰法規定沒入、追繳、追徵或抵償之不當利得部分提撥。
四　基金孳息收入。
五　捐贈收入。
六　循預算程序之撥款。
七　其他有關收入。

③前項第一款及第三款來源，以其處分生效日在中華民國一百零二年六月二十一日以後者適用。

④第一項基金之用途如下：

一　補助消費者保護團體因食品衛生安全事件依消費者保護法之規定，提起消費訴訟之律師報酬及訴訟相關費用。

二　補助經公告之特定食品衛生安全事件，有關人體健康風險評估費用。

三　補助勞工因檢舉雇主違反本法之行為，遭雇主解僱、調職或其他不利處分所提之回復原狀、給付工資及損害賠償訴訟之律師報酬及訴訟相關費用。

四　補助依第四十三條第二項所定辦法之獎金。

五　補助其他有關促進食品安全之相關費用。

⑤中央主管機關應設置基金運用管理監督小組，由學者專家、消保團體、社會公正人士組成，監督補助業務。

⑥第四項基金之補助對象、申請資格、審查程序、補助基準、補助之廢止、前項基金運用管理監督小組之組成、運作及其他應遵行事項之辦法，由中央主管機關定之。

第十章　附　則

第五七條

本法關於食品器具或容器之規定，於兒童常直接放入口內之玩具，準用之。

第五八條

中央主管機關依本法受理食品業者申請審查、檢驗及核發許可證，應收取審查費、檢驗費及證書費；其費額，由中央主管機關定之。

第五九條

本法施行細則，由中央主管機關定之。

第六〇條

①本法除第三十條申報制度與第三十三條保證金收取規定及第二十二條第一項第五款、第二十六條、第二十七條，自公布後一年施行外，自公布日施行。

②第二十二條第一項第四款自中華民國一百零三年六月十九日施行。

③本法一百零三年一月二十八日修正條文第二十一條第三項，自公布後一年施行。

④本法一百零三年十一月十八日修正條文，除第二十二條第一項第五款應標示可追溯之來源或生產系統規定，自公布後六個月施行；第七條第三項食品業者應設置實驗室規定、第二十二條第四項、第二十四條第一項食品添加物之原料應標示事項規定、第二十四條第三項及第三十五條第四項規定，自公布後一年施行外，自公布日施行。

食品安全衛生管理法施行細則

①民國 70 年 11 月 20 日行政院衛生署令訂定發布全文 24 條。
②民國 74 年 12 月 20 日行政院衛生署令修正發布全文 25 條。
③民國 83 年 9 月 7 日行政院衛生署令修正發布全文 26 條。
④民國 89 年 5 月 15 日行政院衛生署令修正發布第 17、19、20 條條文；並刪除第 2 條條文。
⑤民國 90 年 5 月 3 日行政院衛生署令修正發布全文 20 條；並自發布日起實施。
⑥民國 91 年 6 月 12 日行政院衛生署令發布刪除第 4～8、17 條條文。
⑦民國 98 年 4 月 1 日行政院衛生署令修正發布第 2、3、11、13、18～20 條條文；並自發布日施行，但第 11 條第 1 項第 2～4 款自 100 年 1 月 1 日施行。
⑧民國 103 年 8 月 13 日衛生福利部令修正發布名稱及全文 28 條；並自發布日施行（原名稱：食品衛生管理法施行細則）。
⑨民國 106 年 7 月 13 日衛生福利部令修正發布全文 31 條；除第 22 條自發布後一年施行外，餘自發布日施行。

第一條

本細則依食品安全衛生管理法（以下簡稱本法）第五十九條規定訂定之。

第二條

本法第三條第二款所定嬰兒與較大嬰兒配方食品，包括嬰兒配方食品、較大嬰兒配方輔助食品及特殊醫療用途嬰兒配方食品。

第三條

本法第三條第三款所稱中央主管機關之准用許可字號，指下列情形之一：

一　依本法第八條第三項規定完成登錄，取得之登錄字號及產品登錄碼。

二　依本法第十八條所定食品添加物使用範圍及限量暨規格標準附表一食品添加物使用範圍及限量所定之編號。

三　依本法第二十一條第一項規定，取得之查驗登記許可字號。

第四條

本法第八條第五項所稱衛生安全管理系統，指本法第八條第一項或第二項規定之食品良好衛生規範準則或食品安全管制系統準則。

第五條

本法第十五條第一項第三款所稱有毒，指食品或食品添加物含有天然毒素或化學物品，而其成分或含量對人體健康有害或有害之虞者。

第六條

本法第十五條第一項第四款所稱染有病原性生物者，指食品或食品添加物受病因性生物或其產生之毒素污染，致對人體健康有害或有害之虞者。

第七條

本法第二十二條第一項第一款及第二十五條第一項所定品名，其標示應依下列規定辦理：

一　名稱與食品本質相符。

二　經中央主管機關規定者，依中央主管機關規定之名稱；未規定者，得使用中華民國國家標準所定之名稱或自定其名稱。

第八條

本法第二十二條第一項第三款所定淨重、容量，應以法定度量衡單位或其代號標示之，並依下列規定辦理：

一　內容物中液汁與固形物混合者，分別標明內容量及固形量。但其爲均勻混合且不易分離者，得僅標示內容物淨重。

二　內容物含量，得視食品性質，註明最低、最高或最低與最高含量。

第九條

①本法第二十二條第一項第四款所定食品添加物名稱，應以食品添加物使用範圍及限量暨規格標準附表一食品添加物使用範圍及限量所定之品名，或一般社會通用之名稱標示之，並依下列規定辦理：

一　屬甜味劑、防腐劑、抗氧化劑者，應同時標示其功能性名稱。

二　屬複方食品添加物者，應標示各別原料名稱。

②食品中之食品添加物係透過合法原料之使用而帶入食品，且其含量明顯低於直接添加於食品之需用量，對終產品無功能者，得免標示之。

第一〇條

①本法第二十二條第一項第五款及第二十四條第一項第五款所稱製造廠商，指下列各款情形之一者：

一　製造、加工、調配製成終產品之廠商。

二　委託製造、加工或調配者，其受託廠商。

三　經分裝、切割、裝配、組合等改裝製程，且足以影響產品衛生安全者，其改裝廠商或前二款之廠商。

②前項製造廠商之標示，應依下列規定辦理：

一　輸入食品或食品添加物之製造廠商名稱、地址，以中文標示之。但難以中文標示者，得以國際通用文字或符號標示之。

二　食品或食品添加物係由同一公司所屬之工廠製造，且其設立地皆屬同一國家者，製造廠商得以總公司或所屬製造工廠擇一爲之；其名稱、地址及電話，應與標示之總公司或工廠一致。但其設立地屬不同國家者，仍應以實際製造工廠標示之。

三　前項第三款之改裝廠商，以「改裝製造廠商」標示之。

第一一條

①本法第二十二條第一項第五款、第二十四條第一項第五款、第二十六條第四款及第二十七條第四款所稱國內負責廠商，指對該產品於國內直接負法律責任之食品業者。

②本法第二十二條第一項第五款及第二十四條第一項第五款所稱應標示製造廠商或國內負責廠商名稱、電話號碼及地址，屬輸入之食品或食品添加物，指應標示國內負責廠商之名稱、電話號碼及地址，並得另標示國外製造廠商之名稱、電話號碼及地址；屬國內製造之食品或食品添加物，指應標示製造廠商之名稱、電話號碼及地址，或標示國內負責廠商之名稱、電話號碼及地址，或二者均標示。

第一二條

①本法第二十二條第一項第六款所稱原產地（國），指製造、加工或調配製成終產品之國家或地區。

②前項原產地（國）之標示，應依下列規定辦理：

一　輸入食品之原產地（國），依進口貨物原產地認定標準認定之。

二　輸入食品依進口貨物原產地認定標準，屬不得認定爲實質轉型之混裝食品，應依各食品混裝含量多寡由高至低標示各別原產地（國）。

三　中文標示之食品製造廠商地址足以表徵爲原產地（國）者，得免爲標示。

第一三條

本法第二十二條第一項第七款所定有效日期之標示，應印刷於容器或外包裝之上，並依習慣能辨明之方式標明年月日。但保存期限在三個月以上者，其有效日期得僅標明年月，並以當月之末日爲終止日。

第一四條

①本法第二十四條第一項第一款所定品名，其爲單方食品添加物者，應以食品添加物使用範圍及限量暨規格標準附表一食品添加物使用範圍及限量所定之品名，或中央主管機關公告之通用名稱標示之；其爲複方食品添加物者，得自定其名稱。

②依前項規定自定品名者，其名稱應能充分反映其性質或功能。

③本細則中華民國一百零六年七月十三日修正施行前，經中央主管機關查驗登記，取得許可文件之食品添加物，其品名未能符合前二項規定者，應於一百零七年七月一日前，依本法第二十一條第一項規定申請品名變更登記；一百零八年一月一日以後製造者，應以變更後之品名標示於容器或外包裝。

第一五條

本法第二十四條第一項第三款所定食品添加物名稱，應以食品添加物使用範圍及限量暨規格標準附表一食品添加物使用範圍及限量所定之品名，或中央主管機關公告之通用名稱標示之。

第一六條

本法第二十四條第一項第四款所定淨重、容量，應以法定度量衡單位或其代號標示之。

第一七條

本法第二十四條第一項第六款所定有效日期之標示，應印刷於容器或外包裝之上，並依習慣能辨明之方式標明年月日。但保存期限在三個月以上者，其有效日期得僅標明年月，並以當月之末日爲終止日。

第一八條

①本法第二十四條第一項第八款所稱原產地（國），指製造、加工或調配製成終產品之國家或地區。

②前項原產地（國）之標示，應依下列規定辦理：

一　輸入食品添加物之原產地（國），依進口貨物原產地認定標準認定之；其產品經於我國進行產品之分類、分級、分裝、包裝、加作記號或重貼標籤者，不得認定爲實質轉型，仍應標示實際製造、加工或調配製成終產品之國家或地區。

二　中文標示之食品添加物製造廠商地址足以表徵爲原產地（國）者，得免爲標示。

第一九條

有容器或外包裝之食品、食品原料、食品添加物及食品添加物原料之標示，應依下列規定辦理：

一　標示字體之長度及寬度各不得小於二毫米。但最大表面積不足八十平方公分之小包裝，除品名、廠商名稱及有效日期外，其他項目標示字體之長度及寬度各得小於二毫米。

二　在國內製造者，其標示如兼用外文時，應以中文爲主，外文爲輔。

三　輸入者，應依本法第二十二條及第二十四條規定加中文標示，始得輸入。但需再經改裝、分裝或其他加工程序者，輸入時應有品名、廠商名稱、日期等標示，或其他能達貨證相符目的之標示或資訊，並應於販賣前完成中文標示。

第二〇條

本法第二十五條第一項所稱散裝食品，指陳列販賣時無包裝，或有包裝而有下列情形之一者：

一　不具啓封辨識性。

二　不具延長保存期限。

三　非密封。

四　非以擴大販賣範圍爲目的。

第二一條

依本法第二十六條公告之食品器具、食品容器或包裝，應依下列規定標示：

一　標示之位置：以印刷、打印、壓印或貼標於最小販賣單位之包裝或本體上，標示內容並應於販賣流通時清晰可見。經中央主管機關規定者，其主要本體之材質名稱及耐熱溫度二項標示，應以印刷、打印或壓印方式，標示於主要本體上。

二　標示之方式：其以印刷或打印爲之者，以不褪色且不脫落爲準。

三　標示之日期：依習慣能辨明之方式標明年月日或年月；標示年月者，以當月之末日爲終止日，或以當月之末日爲有效期間之終止日。

四　標示之字體：其長度及寬度，各不得小於二毫米。

第二二條

食品用洗潔劑之標示，應依下列規定辦理：

一　標示之位置：以印刷、打印、壓印或貼標於最小販賣單位之包裝上，標示內容並應於販賣流通時清晰可見。

二　標示之方式：其以印刷或打印爲之者，以不褪色且不脫落爲準。

三　標示之日期：依習慣能辨明之方式標明年月日或年月；標示年月者，以當月之末日爲終止日，或以當月之末日爲有效期間之終止日。

四　標示之字體：其長度及寬度，各不得小於二毫米。

五　輸入者，應依本法第二十七條規定加中文標示，始得輸入。但需再經改裝、分裝或其他加工程序者，輸入時應有品名、廠商名稱、日期等標示，或其他能達貨證相符目的之標示或資訊，並應於販賣前完成中文標示。

第二三條

本法第二十六條第一款及第二十七條第一款所定品名，應與產品本質相符。

第二四條

本法第二十六條第三款及第二十七條第三款所定淨重、容量，應以法定度量衡單位或其代號標示之。

第二五條

①本法第二十六條第五款及第二十七條第五款所稱原產地（國），指製造、加工或調配製成終產品之國家或地區。

②前項原產地（國）之標示，應依下列規定辦理：

一　輸入產品之原產地（國），依進口貨物原產地認定標準認定之；其產品經於我國進行產品之分類、分級、分裝、包裝、加作記號或重貼標籤者，不得認定爲實質轉型，仍應標示實際製造、加工或調配製成終產品之國家或地區。

二　中文標示之製造廠商地址足以表徵爲原產地（國）者，得免爲標示。

第二六條

本法第二十七條第二款所稱主要成分或成分，指食品用洗潔劑中具消毒、清潔作用者。

第二七條

食品、食品添加物、食品器具、食品容器或包裝及食品用洗潔劑專供外銷者，其標示事項得免依本法第二十二條、第二十四條、第二十六條及第二十七條規定辦理。

第二八條

本法第四十條所定檢驗方法、檢驗單位及結果判讀依據，其內容如下：

一　檢驗方法：包括方法依據、實驗流程、儀器設備及標準品。
二　檢驗單位：包括實驗室名稱、地址、聯絡方式及負責人姓名。
三　結果判讀依據：包括檢體之抽樣方式、產品名稱、來源、包裝、批號或製造日期或有效日期、最終實驗數據、判定標準及其出處或學理依據。

第二九條

食品、食品添加物、食品器具、食品容器或包裝及食品用洗潔劑，經依本法第五十二條第一項第一款至第三款規定沒入銷毀或通知限期消毒、改製或採行安全措施者，其範圍及於相同有效日期或批號之產品；未標示有效日期或批號無法辨識者，其範圍及於全部產品；其爲來源不明而無法通知限期消毒、改製或採行安全措施者，沒入銷毀之。

第三〇條

經營食品、食品添加物、食品器具或食品容器輸出之業者，爲應出具證明文件之需要，得向主管機關申請辦理檢驗或查驗；其符合規定者，核發衛生證明、檢驗報告或自由銷售證明等外銷證明文件。

第三一條

本細則除第二十二條自發布後一年施行外，自發布日施行。

不適合兒童長期食用之食品廣告及促銷管理辦法

民國 103 年 11 月 20 日衛生福利部令訂定發布全文 5 條；並自 105 年 1 月 1 日施行。

第一條

本辦法依食品安全衛生管理法（以下簡稱本法）第二十八條第三項規定訂定之。

第二條

本辦法所稱不適合兒童長期食用之食品，指具有下列各款情形之一，不適合未滿十二歲兒童長期食用之零食、糖果、飲料、冰品及直接供應飲食之場所所供應之食品：

一　脂肪所占熱量爲總熱量百分之三十以上。

二　飽和脂肪所占熱量爲總熱量百分之十以上。

三　鈉含量每份四百毫克以上。

四　額外添加糖所占熱量爲總熱量百分之十以上。

第三條

①前條所列食品，其廣告及促銷不得以下列方式爲之：

一　十七時至二十一時，於兒童頻道刊播廣告。

二　以可取代正餐飲食之表示或表徵爲廣告。

三　對兒童以贈送、加購玩具或以玩具爲獎勵等方式爲促銷。

②前項第一款所稱兒童頻道，指衛星廣播電視事業執照申請書或境外衛星廣播電視事業許可申請書之頻道節目屬性欄位中，勾選爲「兒童」者。

第四條

違反本辦法規定者，應依本法第四十五條規定處罰之。

第五條

本辦法自中華民國一百零五年一月一日施行。

食品及其相關產品回收銷毀處理辦法

①民國 101 年 2 月 16 日行政院衛生署令訂定發布全文 15 條；並自發布日施行。
②民國 102 年 8 月 20 日衛生福利部令修正發布第 1、6 條條文。
③民國 104 年 8 月 10 日衛生福利部令修正發布第 1 條條文。

第一條 104

本辦法依食品安全衛生管理法（以下簡稱本法）第五十二條第三項規定訂定之。

第二條

食品及其相關產品（以下簡稱物品）之回收銷毀作業，由各該物品之製造、加工、調配、販賣、運送、貯存、輸入、輸出食品業者（以下簡稱責任廠商）爲之。

第三條

責任廠商執行物品之回收銷毀作業，應以書面或其他足以查證方式訂定物品回收銷毀程序之計畫書，其內容應包括下列資料：

一　回收物品之品名、包裝、型態或可供辨識之特徵或符號。
二　回收物品所標示之日期、批號或代號等識別資料與編號。
三　回收物品完整之產銷紀錄，其內容包括物品之名稱、重量或容量、批號、受貨者之名稱及地址、出貨日期及數量。
四　回收物品之負責廠商名稱、地址及電話。
五　回收之原因及其可能產生之危害。
六　回收物品之總量。
七　回收物品在銷售通路中之產品總量。
八　回收物品之配銷資料紀錄。
九　採行之回收措施，包括回收層面、停止銷售該物品之指示及其他應執行之行動、回收執行完成之期限等。
十　後續之消毒、改製或改正等安全措施。
十一　對消費者所需提出之警示及其內容。
十二　回收物品爲應銷毀者，應於回收計畫中明訂銷毀程序；銷毀程序有污染環境之虞，應依環保相關法規進行銷毀。
十三　其他經主管機關指定執行回收銷毀事項。

第四條

①本辦法所定之回收銷毀處理作業，由直轄市、縣（市）主管機關監督執行。
②直轄市、縣（市）主管機關應查核責任廠商實施回收能力及監督執行回收措施，其作業包括下列事項：

一　稽查違規物品，依法處理，並通知責任廠商進行回收。

二　審核責任廠商所提出回收計畫之回收等級及回收層面，並核定其回收計畫。
三　監督回收計畫內容不完善之責任廠商限期改善。
四　依據案件之急迫程度，指示廠商通報回收狀況之頻率，並追蹤責任廠商之回收進度。
五　定期進行查核，確認廠商回收計畫執行之達成度。
六　監督責任廠商完成回收計畫。
七　查核責任廠商之回收報告。
八　對責任廠商進行後續輔導。
九　回收物品為應銷毀者，監督責任廠商限期完成銷毀行動。
十　相關回收案例資料之建檔及必要之新聞發布。
十一　其他經中央主管機關指定事項。

③應回收之物品跨越不同縣市或對衛生安全有重大影響者，中央主管機關得指示直轄市、縣（市）主管機關為一定之處理，必要時得統一指揮。

第五條

物品因違反食品衛生或其他相關法令規定，責任廠商應自行實施物品回收，不為自行回收者，主管機關應限期命其回收。

第六條

物品如有下列情形之一者，應予沒入銷毀：
一　違反本法第五十二條第一項第三款規定，經通知限期改善，屆期未改善者。
二　依本法第五十二條規定應予沒入銷毀者。

第七條

①責任廠商應建立適當之編組，負責回收與銷毀時機評估、計畫研擬、執行監控及完成後彙總報告。
②前項編組應置召集人一人，於物品回收原因發生時，召集相關部門為之。

第八條

①責任廠商應依回收物品對民眾健康可能造成之危害程度，依下列三個等級，自行訂定回收級別，辦理回收，但主管機關得變更級別：
一　第一級：指物品對民眾可能造成死亡或健康之重大危害，或主管機關命其應回收者。
二　第二級：指物品對民眾可能造成健康之危害者。
三　第三級：指物品對民眾雖然不致造成健康危害，但其品質不符合規定者。
②責任廠商執行物品回收作業之前，應檢具其回收計畫向直轄市、縣（市）主管機關報備。

第九條

物品回收深度分為三個層面：
一　消費者層面：回收深度達到個別消費者之層面。

二　零售商層面：回收深度達到販售場所之層面。
三　批發商層面：回收深度達到進口商、批發商等非直接售予消費者之層面。

第一〇條

各級回收情形，如有下列情形之一者，應發布新聞稿公告周知：
一　遇第一級回收之情況。
二　遇第二級及第三級回收之情況，並經直轄市、縣（市）主管機關評估，該物品確有危害民眾健康之虞，且回收深度達消費者層面。

第一一條

責任廠商應於物品回收之過程中，定期向直轄市、縣（市）主管機關提出回收進度報告，其內容應包括下列資料：
一　通知下游廠商家數或人數、日期及方式。
二　回應廠商家數及其持有該物品之數量。
三　未回應廠商家數或人數。
四　已回收物品數量。
五　回收物品保管地點，及負責保管之人員。
六　查核次數及結果。
七　預計完成之期限。
八　其他經主管機關指定應報告事項。

第一二條

責任廠商於完成物品回收後，應將其處理過程及結果函報直轄市、縣（市）主管機關核備，必要時陳報中央主管機關。

第一三條

責任廠商之銷毀行動須經直轄市、縣（市）主管機關核可後，始得為之。

第一四條

責任廠商應詳載並保存有關物品回收與銷毀之完整書面資料，以供查核。

第一五條

本辦法自發布日施行。

食品及其相關產品追溯追蹤系統管理辦法

①民國 102 年 11 月 19 日衛生福利部令訂定發布全文 10 條；並自發布日施行。
②民國 105 年 6 月 8 日衛生福利部令修正發布第 1、4～6、8 條條文。
③民國 107 年 10 月 3 日衛生福利部令修正發布全文 10 條；除第 4 條第 1 項第 4 款第 8 目及第 5 款、第 5 條第 1 項第 3 款第 8 目及第 4 款、第 6 條第 1 項第 3 款第 8 目及第 4 款規定自 108 年 1 月 1 日施行外，餘自發布日施行。

第一條

本辦法依食品安全衛生管理法（以下簡稱本法）第九條第五項規定訂定之。

第二條

本辦法所稱食品及相關產品，指本法第三條第一項第一款至第六款之食品、特殊營養食品、食品添加物、食品器具、食品容器或包裝及食品用洗潔劑。

第三條

本辦法所稱之追溯追蹤系統，指食品業者於食品及其相關產品供應過程之各個環節，經由標記得以追溯產品供應來源或追蹤產品流向，建立其資訊及管理之措施。

第四條

①食品業者從事食品及其相關產品製造、加工、調配業務時建立之追溯追蹤系統，至少應包含下列各管理項目：

一　原材料來源資訊：

㈠原材料供應商之名稱、食品業者登錄字號、地址、聯絡人及聯絡電話。

㈡原材料名稱。

㈢淨重、容量、數量或度量。

㈣批號。

㈤有效日期、製造日期或其他可辨識該原材料來源之日期或資訊。

㈥收貨日期。

㈦原料原產地（國）資訊。

二　產品資訊：

㈠產品製造廠商。

㈡產品國內負責廠商之名稱、食品業者登錄字號、地址、聯絡人及聯絡電話。

㈢產品名稱。

㈣主副原料。

㈤食品添加物。

㈥包裝容器。

㈦儲運條件。

㈧淨重、容量、數量或度量。

㈨有效日期及製造日期。

三　標記識別：包含產品原材料、半成品及成品上任何可供辨識之獨特記號、批號、文字、圖像等。

四　產品流向資訊：

㈠產品運送之物流業者其名稱、食品業者登錄字號、地址、聯絡人及聯絡電話。

㈡非屬自然人之直接產品買受者之名稱、地址、聯絡人及聯絡電話；其為食品業者，並應包含食品業者登錄字號。

㈢產品名稱。

㈣淨重、容量、數量或度量。

㈤批號。

㈥有效日期或製造日期。

㈦交貨日期。

㈧回收、銷貨退回與不良產品之名稱、總重量或總容量、原因及其處理措施；回收、銷貨退回產品之返貨者，其名稱及地址。

五　庫存原材料及產品之名稱、總重量或總容量。

六　報廢（含逾有效日期）原材料與產品之名稱、總重量或總容量、處理措施及發生原因。

七　其他具有效串聯產品來源及流向之必要性追溯追蹤管理資訊或紀錄。

②前項第一款第一目、第二款第二目及第四款第一目、第二目之食品業者登錄字號，指該業者屬中央主管機關公告應申請登錄始得營業者，應留存該業者之食品業者登錄字號之資訊。

③第一項第一款第七目之原料原產地（國）資訊，其原料屬中央主管機關公告應標示原料原產地者，須留存原料原產地（國）資訊。

④第一項第二款第一目製造廠商與第二目國內負責廠商，若為相同者可擇一記錄。

⑤第一項第四款第八目及第五款自中華民國一百零八年一月一日施行。

第五條

①食品業者從事食品及其相關產品輸入業務時建立之追溯追蹤系統，至少應包含下列各管理項目：

一　產品資訊：

㈠產品中、英（外）文名稱。

㈡主副原料。

㈢食品添加物。

㈣包裝容器。
㈤儲運條件。
㈥報驗義務人名稱之統一編號、食品業者登錄字號。
㈦國外出口廠商及製造（屠宰或產品國外負責）廠商之名稱或代號、地址、聯絡人及聯絡電話。
㈧淨重、容量、數量或度量。
㈨批號。
㈩有效日期、製造日期或其他可辨識該產品來源之日期或資訊。
⑾海關放行日期。
⑿輸入食品查驗機關核發之食品及相關產品輸入查驗申請書號碼。
⒀原料原產地（國）資訊。

二　標記識別：包含產品上任何可供辨識之獨特記號、批號、文字、圖像等。

三　產品流向資訊：
㈠產品運送之物流業者其名稱、食品業者登錄字號、地址、聯絡人及聯絡電話。
㈡非屬自然人之直接產品買受者之名稱、地址、聯絡人及聯絡電話；其爲食品業者，並應包含食品業者登錄字號。
㈢產品名稱。
㈣淨重、容量、數量或度量。
㈤批號。
㈥有效日期、製造日期或其他可辨識該產品來源及流向之日期或資訊。
㈦交貨日期。
㈧回收、銷貨退回與不良產品之名稱、總重量或總容量、原因及其處理措施；回收、銷貨退回產品之返貨者，其名稱及地址。

四　庫存產品之名稱、總重量或總容量。

五　報廢（含逾有效日期）產品之名稱、總重量或總容量、處理措施及發生原因。

六　其他具有效串聯產品來源及流向之必要性追溯追蹤管理資訊或紀錄。

②前項第一款第六目及第三款第一目、第二目之食品業者登錄字號，指該業者屬中央主管機關公告應申請登錄始得營業者，應留存該業者之食品業者登錄字號之資訊。

③第一項第一款第十三目之原料原產地（國）資訊，其產品之原料屬中央主管機關公告應標示原料原產地者，須留存原料原產地（國）資訊。

④第一項第三款第八目及第四款自中華民國一百零八年一月一日施行。

第六條

①食品業者從事食品及其相關產品販賣、輸出業務時建立之追溯追蹤系統，至少應包含下列各管理項目：
一　產品資訊：
㈠產品供應商之名稱、食品業者登錄字號、地址、聯絡人及聯絡電話。
㈡產品名稱。
㈢淨重、容量、數量或度量。
㈣批號。
㈤有效日期、製造日期或其他可辨識該產品來源之日期或資訊。
㈥收貨日期。
㈦原料原產地（國）資訊。
二　標記識別：產品上任何可供辨識之獨特記號、批號、文字、圖像等。
三　產品流向資訊：
㈠產品運送之物流業者其名稱、食品業者登錄字號、地址、聯絡人及聯絡電話。
㈡非屬自然人之直接產品買受者之名稱、地址、聯絡人及聯絡電話；其爲食品業者，並應包含食品業者登錄字號。
㈢產品名稱。
㈣淨重、容量、數量或度量。
㈤批號。
㈥有效日期、製造日期或其他可辨識該產品來源及流向之日期或資訊。
㈦交貨日期。
㈧回收、銷貨退回與不良產品之名稱、總重量或總容量、原因及其處理措施；回收、銷貨退回產品之返貨者，其名稱及地址。
四　庫存產品之名稱、總重量或總容量。
五　報廢（含逾有效日期）產品之名稱、總重量或總容量、處理措施及發生原因。
六　其他具有效串聯產品來源及流向之必要性追溯追蹤管理資訊或紀錄。
②前項第一款第一目及第三款第一目、第二目之食品業者登錄字號，指該業者屬中央主管機關公告應申請登錄始得營業者，應留存該業者之食品業者登錄字號之資訊。
③第一項第一款第七目之原料原產地（國）資訊，其產品之原料屬中央主管機關公告應標示原料原產地者，須留存原料原產地（國）資訊。
④第一項第三款第八目及第四款規定，自中華民國一百零八年一月一日施行。

第七條

食品業者從事食品及其相關產品包裝業務時，應符合第四條規定。其原料進行組合後未改變原包裝型態者，則應符合前條規定。

第八條

①食品業者對第四條至第六條管理項目，應詳實記錄。

②食品業者應以書面或電子文件，完整保存食品追溯追蹤憑證、文件等紀錄至少五年。

第九條

直轄市、縣（市）主管機關為確認追溯追蹤系統紀錄，得進入食品業者作業場所查核及要求其提供相關證明文件，食品業者不得規避、妨礙或拒絕。

第一〇條

本辦法除另定施行日期者外，自發布日施行。

食品及相關產品輸入查驗辦法

①民國 90 年 12 月 14 日行政院衛生署令訂定發布全文 24 條。
②民國 96 年 6 月 22 日行政院衛生署令修正發布全文 24 條；並自 96 年 7 月 1 日施行。
③民國 99 年 12 月 30 日行政院衛生署令修正發布名稱及全文 22 條；並自 100 年 1 月 1 日施行（原名稱：輸入食品查驗辦法）。
④民國 102 年 4 月 1 日行政院衛生署令修正發布第 6、10、22 條條文；增訂第 3-1 條條文；並自發布日施行。
⑤民國 103 年 1 月 27 日衛生福利部令修正發布名稱及全文 28 條；除第 20、21 條自 103 年 6 月 19 日施行者外，自發布日施行（原名稱：輸入食品及相關產品查驗辦法）。
⑥民國 104 年 6 月 24 日衛生福利部令修正發布第 1、17 條條文。
⑦民國 107 年 10 月 18 日衛生福利部令修正發布第 4、17、19、20、21、23、24 條條文；增訂第 19-1、27-1 條條文；並刪除第 5 條條文。
⑧民國 108 年 6 月 10 日衛生福利部令修正發布第 7、19、20 條條文。

第一章　總　則

第一條

本辦法依食品安全衛生管理法（以下簡稱本法）第三十三條第三項規定訂定之。

第二條

本辦法用詞，定義如下：

一　報驗義務人：指輸入食品、食品添加物、食品器具、食品包裝或食品用洗潔劑等相關產品（以下簡稱產品）之業者。
二　查驗機關：指中央主管機關或其委任、委託之機關（構）、法人或團體。
三　查核：指由查驗人員核對產品品名、規格、包裝，並就其外觀、性狀、標示及其他符合法令規定之檢查。
四　檢驗：指由查驗人員抽取樣品送交實驗室，進行感官、化學、生物或物理性之檢查及化驗。

第二章　申請查驗

第三條

①報驗義務人或其代理人於產品到達港埠前十五日內，向輸入港埠所在地之查驗機關申請查驗。
②前項查驗申請由代理人為之者，應檢具委託代理文件；代理人為個人者，並應檢具身分證明文件；以代理申請查驗及申報為業務之事業者，並應檢具報關（驗）業務證照、公司或商號登記證明文件。

第四條

①報驗義務人應檢具下列文件、資料，向查驗機關申請查驗：

一　查驗申請書。

二　產品資料表。

三　進口報單影本。

四　衛生福利部食品藥物管理署（以下簡稱食品藥物署）指定之文件、資料。

②查驗機關得依本法第三十二條規定，要求報驗義務人提供前項以外之其他必要文件、資料，報驗義務人不得規避、妨礙或拒絕。

③第一項申請查驗，得以食品藥物署指定之電子或其他方式爲之。

第五條（刪除）

第六條

①報驗義務人申請查驗之同批產品，其進口報單、貨品分類號列、品名、成分、廠牌、製造廠及產地，均應相同。

②輸入產品屬活、生鮮或冷藏魚、蝦、蟹、貝及軟體類四大類別之同一類別者，得併成一批申請查驗。

第七條 108

查驗機關對報驗義務人有下列情事之一者，不受理其查驗之申請：

一　未依第四條或前條規定申請查驗。

二　查驗申請書、產品資料表或其他相關事項不完整，經查驗機關通知限期補正，屆期未補正。

三　前條同批產品經依第八條第一項第二款規定抽中查驗者，重複申請查驗。

第三章　查驗程序

第八條

①查驗機關對輸入之產品實施查驗，得就下列方式擇一或合併爲之：

一　逐批查驗：對申請查驗之每批次產品，予以臨場查核及抽樣檢驗。

二　抽批查驗：對申請查驗之產品，依下列抽驗率執行抽批；經抽中者，予以臨場查核及抽樣檢驗：

㈠一般抽批查驗：抽驗率爲百分之二至百分之十。

㈡加強抽批查驗：抽驗率爲百分之二十至百分之五十。

三　逐批查核：對申請查驗之每批次產品，均予以臨場查核。

四　驗證查驗：經中央主管機關與輸出國輸出產品之衛生安全管制主管機關簽訂協定或協約所定之合格驗證廠商，以該廠商檢具符合協定或協約規定之證明文件所爲之查驗。

五　監視查驗：對申請查驗之特定產品，每批次予以臨場查核及抽樣檢驗，並不受查驗結果而調降其查驗方式之限制。

②查驗機關基於衛生安全考量，對於抽批查驗未抽中者，得予以臨場查核或抽樣檢驗；對於逐批查核者，得予以抽樣檢驗。

第九條

①輸入產品有下列情形之一者，採逐批查驗：
　一　依國內外產品衛生安全資訊或科學證據，對人體有危害之虞。
　二　依食品藥物署所定產品年度查驗計畫（以下簡稱查驗計畫）列為逐批查驗。
　三　報驗義務人前一批為加強抽批查驗之同產地、同貨品分類號列產品，檢驗結果不符合規定。
　四　採監視查驗之產品，連續二批檢驗不符合規定。
　五　查驗機關認有必要予以逐批查驗。
②逐批查驗產品未完成查驗程序前，再申請查驗之產品，仍依逐批查驗方式執行。

第一〇條

①輸入產品有下列情形之一者，採加強抽批查驗：
　一　依查驗計畫列為加強抽批查驗。
　二　原屬逐批查驗之申請查驗產品，同一報驗義務人連續輸入五批同產地、同貨品分類號列產品，皆經檢驗符合規定。但該同一報驗義務人連續輸入五批符合規定產品之前一批為檢驗不合格產品，則連續輸入五批合格產品之數量應達該前一批不合格產品之三倍量。
　三　報驗義務人前一批為一般抽批查驗之同產地、同貨品分類號列產品，檢驗結果不符合規定。
　四　查驗機關認有必要予以加強抽批查驗。
②原採逐批查驗產品，查驗機關基於衛生安全考量，得不適用前項第二款規定。

第一一條

①輸入產品有下列情形之一者，採一般抽批查驗：
　一　非採逐批查驗、加強抽批查驗、驗證查驗或監視查驗之產品。
　二　原屬加強抽批查驗之申請查驗產品，同一報驗義務人連續輸入五批同產地、同貨品分類號列產品，經檢驗符合規定。但該同一報驗義務人連續輸入五批符合規定產品之前一批為檢驗不合格產品，則連續輸入五批合格產品之數量應達該前一批不合格產品之三倍量。
②原採加強抽批查驗產品，查驗機關基於衛生安全考量，得不適用前項第二款規定。

第一二條

①報驗義務人輸入產品經臨場查核結果不符合規定，再次輸入同產地、同貨品分類號列產品，經第八條第一項第二款抽批查驗為未抽中者，採逐批查核。
②前項逐批查核，同一報驗義務人連續輸入三批符合規定產品，該總數量達前一批不符合規定產品之二倍量者，免除逐批查核。

第一三條

查驗機關基於衛生安全考量認為有必要者，得針對特定產品採監視查驗。

第四章　績優廠商之優惠措施

第一四條

①報驗義務人具有下列情形之一者，其輸入之產品，得以一般抽批查驗之最低抽驗率為之：。

一　向食品藥物署提出輸入產品品管計畫，經核准同意錄案，且一年內採一般抽批查驗，連續十批檢驗符合規定。

二　輸入產品於一年內採一般抽批查驗，連續二十批檢驗符合規定。

三　輸入產品於二年內採一般抽批查驗，連續三十批檢驗符合規定。

②前項採一般抽批查驗最低抽驗率產品，經邊境或市售抽樣檢驗不符合規定者，停止適用前項優惠措施。

第一五條

①符合前條第一項第一款規定，且自採一般抽批最低抽驗率之日起二年內查驗結果均符合規定者，得僅就第四條規定之文件進行審查。

②查驗機關對前項產品，必要時仍得予以臨場查核或抽樣檢驗；查驗結果不符合規定者，停止適用前條及前項優惠措施。

第五章　查驗作業

第一六條

查驗機關辦理查驗所需樣品，以無償方式取得，其數量以足供檢驗所需者為限。抽取樣品，應開具取樣憑單予報驗義務人。

第一七條

①查驗之查核、抽樣，於產品存置處所實施。產品由整櫃貨櫃裝運者，應於集中查驗區或經食品藥物署認可之特定區域實施；其單一貨櫃抽樣耗時長久或有其他困難者，並得要求拆櫃進倉為之。

②前項查驗，報驗義務人應予配合，且不得指定抽樣之樣品。

第一八條

輸入產品之檢驗，以抽樣先後順序為之。但依本法規定申請複驗者，查驗機關應提前檢驗。

第六章　具結先行放行

第一九條 108

①查驗機關對於檢驗時間超過五日、在貨櫃場抽樣困難、容易腐敗或變質，或以貨船直接裝載且碼頭無貯存處之產品，得於報驗義務人具結表明負保管責任後，簽發放行通知，供其辦理先行通關。

②採逐批查驗之產品，除屬容易腐敗或變質之第十條第二項產品外，應暫行留置海關管理之貨棧或貨櫃集散站，不適用前項規定。

第一九條之一

輸入產品申報或標示為有機農產品，其符合本法及相關法規規定者，於取得中央農業主管機關核發有機標示同意文件前，查驗機關得於報驗義務人具結表明負保管責任後，簽發放行通知，供其辦理先行通關。

第二〇條 108

①查驗機關審查報驗義務人輸入之產品有下列情形之一，且屬前二條規定者，應令其繳納保證金後，始准予具結先行放行：

一　採逐批查驗。

二　採加強抽批查驗。

三　採監視查驗，期間內檢驗結果不符合規定。

四　查驗機關同意具結先行放行後，因可歸責於報驗義務人，自同意放行之日起逾九十日尚未完成查驗程序，再次申請具結先行放行。

②前項第一款保證金金額為產品完稅價格之四倍，第二款至第四款為產品完稅價格之二倍。

第二一條

①報驗義務人依前條規定繳納保證金，應以金融機構簽發之本票、支票或郵政匯票為之。

②有下列情形之一，且無本法第五十一條第三款情事者，前項保證金應予退還：

一　產品經查驗符合規定，並取得輸入許可通知。

二　產品經查驗不符合規定，並依第二十四條規定辦理。

第七章　發　證

第二二條

①輸入產品經查驗符合規定者，查驗機關核發輸入許可通知予報驗義務人；報驗義務人亦得向查驗機關申請核發書面之輸入許可通知。

②報驗義務人應自收受許可通知之次日起十五日內，憑取樣憑單領取餘存樣品。屆期未領取或樣品之性質不適合久存者，由查驗機關逕行處置。

第二三條

①輸入產品經查驗不符合規定者，查驗機關應核發查驗不符合通知書予報驗義務人。

②報驗義務人於收受前項通知之日起十五日內，得向查驗機關申請複驗，以一次為限，並由原檢驗實驗室就原抽取之餘存樣品為之。

③輸入產品經依前項查驗不符合規定者，除法令另有規定者外，其餘存之樣品，於申請複驗之期限屆至後，應予銷毀。

第二四條

①輸入產品查驗不符合規定者，除法令另有規定者外，由報驗義務

人依下列方式之一處置：

一　辦理退運或銷毀。

二　不符合本法第十七條、第十八條，或違反本法第二十一條第一項規定者，得向食品藥物署申請限期消毒、改製或採行適當安全措施。

三　標示違反本法第二十二條、第二十四條、第二十六條、第二十七條或第二十八條第一項規定者，得向食品藥物署申請限期改正。

②報驗義務人依前項第二款或第三款處置產品，經食品藥物署審查同意者，得輸入該產品後，再行消毒、改製、採行適當安全措施或改正標示。

③輸入產品經查驗不符合規定，其已具結先行放行者，報驗義務人亦應依第一項規定辦理。

第八章　其他查驗規定

第二五條

①同一報驗義務人輸入同產地、同貨品分類號列產品，自核發查驗不符合通知書之日起六個月內，檢驗不符合規定達二批，食品藥物署得要求報驗義務人限期提供書面資料，說明不符合原因之改善或預防措施。

②同產地、同貨品分類號列產品，自核發查驗不符合通知書之日起六個月內，檢驗不符合規定達三批，食品藥物署得要求輸出國（地區）政府限期提供書面資料，說明不符合原因之改善或預防措施。

第二六條

報驗義務人或輸出國（地區）政府未於前條之期限內提供書面資料，或於收受前條通知後，再次申請查驗之產品，經檢驗仍不符合規定者，食品藥物署得針對相關業者、產地之產品，暫停受理查驗。

第九章　附　則

第二七條

查驗人員依本辦法執行查驗之外勤業務時，應配帶身分證明文件。

第二七條之一

本辦法中華民國一百零七年十月十八日修正施行前，已依第五條規定取得之輸入產品資訊預先申報同意文件，於其有效期間內，仍得使用；期間屆滿後失效。

第二八條

本辦法除中華民國一百零三年一月二十七日修正發布之第二十條及第二十一條自一百零三年六月十九日施行者外，自發布日施行。

食品安全衛生檢舉案件處理及獎勵辦法

①民國87年12月9日行政院衛生署令訂定發布全文9條。
②民國98年11月25日行政院衛生署令修正發布第1、4條條文。
③民國102年12月13日衛生福利部令修正發布第1、4條條文。
④民國103年11月5日衛生福利部令修正發布全文9條；並自發布日施行。
⑤民國104年6月3日衛生福利部令修正發布名稱及全文11條；並自發布日施行（原名稱：檢舉違反食品衛生案件獎勵辦法。）

第一條

本辦法依食品安全衛生管理法（以下簡稱本法）第四十三條第二項規定訂定之。

第二條

①檢舉人檢舉違反本法規定案件時，得以書面、言詞、電子郵件或其他方式敘明下列事項，向主管機關提出：

一　檢舉人姓名、國民身分證統一編號、聯絡方式及地址。

二　被檢舉人姓名與地址，或被檢舉公司（商號）名稱、負責人姓名及營業地址。

三　涉嫌違反本法規定之具體事項、違規地點、相關資料或可供調查之線索。

②前項第二款、第三款事項，檢舉人無法查明者，得免敘明。

③以言詞檢舉者，應由受理檢舉機關作成紀錄，並與檢舉人確認其檢舉內容。

④受理檢舉機關對檢舉事項無管轄權者，應於確認管轄機關後七日內移送該機關，並通知檢舉人。

第三條

主管機關對前條之檢舉，應迅速確實處理，並將處理情形於三十日內，通知檢舉人。

第四條

①因檢舉而查獲違反本法規定情事者，直轄市、縣（市）主管機關得發給檢舉人至少罰鍰實收金額百分之二十之獎金；違反本法第十五條第一項第七款、第八款、第十款規定者，得發給檢舉人至少罰鍰實收金額百分之五十之獎金。

②前項獎金，由直轄市、縣（市）主管機關編列預算支應之。

第五條

①有下列情形之一者，除得發給前條獎金外，主管機關得視檢舉內容及對案件查獲之貢獻程度，另發給檢舉人新臺幣十萬元以上二百萬元以下之獎金；檢舉人現為或曾為被檢舉人之受僱人者，其獎金上限得提高至新臺幣四百萬元：

一　犯本法第四十九條第一項至第三項之罪。
二　其他重大違規情事。

②前項獎金，得於該檢舉案件之行政罰鍰處分書送達或檢察機關起訴後發給之。

③直轄市、縣（市）主管機關發給第一項獎金，由其編列預算支應；食品安全保護基金並得酌予補助。

④中央主管機關發給第一項獎金，由食品安全保護基金補助之。

第六條

依前二條規定發給檢舉人之獎金，其檢舉內容獲無罪判決或行政處分經廢止、撤銷，且非檢舉不實所致者，得不予追回。

第七條

檢舉有下列情形之一者，不予獎勵：
一　匿名或姓名不實。
二　無具體內容。
三　主管機關或其他機關已發覺違反本法規定之案件。

第八條

二人以上聯名檢舉之案件，其獎金由全體檢舉人具領；二人以上分別檢舉案件而有相同部分者，其獎金發給最先檢舉者；無法分別先後時，平均發給之。

第九條

①主管機關或其他機關對於檢舉人之姓名、年齡、住址、文書、圖畫、消息、相貌、身分資料或其他足資辨別檢舉人之物品，應予保密；如有洩密情事，應依刑法或其他法律處罰或懲處。

②對於檢舉人之檢舉書、筆錄或其他資料，應以密件保存，並禁止第三人閱覽或抄錄。

第一〇條

①受理檢舉之各級主管機關對於檢舉人之安全，於必要時得洽請當地警察機關提供保護。

②檢舉人因檢舉案件而有受威脅、恐嚇或其他危害行為之虞者，直轄市、縣（市）主管機關應洽請警察機關依法處理。

第一一條

本辦法自發布日施行。

食品查核檢驗管制措施辦法

民國102年12月5日衛生福利部令訂定發布全文15條；並自發布日施行。

第一條

本辦法依食品衛生管理法（以下簡稱本法）第四十二條規定訂定之。

第二條

本辦法適用於主管機關依本法第四十一條所為之查核、檢驗及其他管制措施。

第三條

①主管機關對食品業之查核事項，範圍如下：

一　食品業者之基本資料。
二　實施自主管理之相關資料。
三　衛生管理人員及專門職業或技術證照人員之設置。
四　投保產品責任保險之情形。
五　執行食品之良好衛生規範準則之情形。
六　執行食品安全管制系統準則之情形。
七　執行食品業者登錄辦法之情形。
八　執行食品及其相關產品追溯追蹤系統管理辦法之情形。
九　執行食品工廠建築及設備設廠標準之情形。
十　執行公共飲食場所衛生管理辦法之情形。
十一　其他依本法或中央主管機關規定應查核之事項。

②前項第九款之查核應會同工業主管機關為之。

第四條

主管機關執行食品、食品添加物、食品器具、食品容器或包裝及食品用洗潔劑之查核範圍如下：

一　有關本法第十五條至第十八條、第二十條第二項至第四項、第二十一條之食品衛生管理規定事項。
二　有關本法第二十二條至第二十九條之食品標示及廣告規定事項。
三　其他依本法或中央主管機關規定應查核之事項。

第五條

主管機關執行各項查核時，得請求其他機關協助或邀請學者專家參與，其經費預算由主管機關編列。

第六條

有下列情形之一者，主管機關得依行政程序法第十九條或行政執行法第六條之規定，商請警察機關協助：

一　有維護執行或稽查人員之安全與現場秩序之必要。
二　發現犯罪、違法（規）行爲，有依法取締查處之必要。
三　執行取締遭受暴力威脅或抗拒。

第七條

執行查核任務時，應出示身分證明文件並說明目的，並得對執行過程之內容照相、錄音或錄影。

第八條

①主管機關得要求業者出示相關文書、表單、單據等書面資料或電磁紀錄，以供查閱。
②主管機關因查核、檢驗之必要，得將前項資料或紀錄原件或複製件，予以扣留。
③主管機關執行前項扣留，準用行政罰法第三十六條至四十一條之規定。

第九條

①主管機關執行查核，必要時，得對產品取樣。
②前項取樣爲無償並隨機爲之，業者不得指定；其樣品數量以足供檢驗及留樣所需爲限。
③主管機關取樣後，應塡寫相關紀錄文件或收據，經在場業者簽名、蓋章或捺指印確認後，一份交由業者收執。

第一〇條

①抽樣之檢體送驗時，主管機關應塡具檢驗單，並派員送至或郵寄至檢驗機關（構）。
②對於易碎品或有特殊貯存要件之檢體，送驗過程中應採取適當措施。

第一一條

檢驗機關（構）應符合國際標準組織和國際電工委員會相關條款（ISO/IEC17025）等規範，訂有檢驗作業管控程序及品質保證措施。

第一二條

①食品業者申請檢體複驗以一次爲限，並應繳納檢驗費用；原檢驗機關（構）應優先複驗。
②抽樣之檢體無適當方法保存者，得不受理其前項之申請。

第一三條

①依本法第四十一條規定封存之產品，主管機關應加封緘或其他標識，並照相或錄影，且就封存品項及數量製作清冊，由在場業者簽名、蓋章或捺指印確認。
②依前項封存之產品，得責付業者妥善保管，業者不得擅自更換、隱匿或處理。

第一四條

①主管機關執行查核應製作紀錄，詳實記載以下事項：
一　受查核業者名稱、地址、負責人及在場業者之姓名、身分證號。

二　查核機關名稱、查核人員及會同人員姓名、服務單位與職稱。
三　查核日期及起訖時間。
四　查核內容及發現。
五　現場處置措施。
②前項紀錄由在場業者簽名、蓋章或捺指印確認。
③業者如有意見陳述，其書面聲明、訪談文書或錄音（影）檔，應列為第一項紀錄之附件。

第一五條

本辦法自發布日施行。

食品業者專門職業或技術證照人員設置及管理辦法

①民國 103 年 2 月 24 日衛生福利部令訂定發布全文 10 條；並自發布日施行。
②民國 107 年 5 月 1 日衛生福利部令修正發布第 4、5、9 條條文。
③民國 109 年 11 月 6 日衛生福利部令修正發布第 9 條條文。

第一條

本辦法依食品安全衛生管理法（以下簡稱本法）第十二條第二項規定訂定之。

第二條

本辦法適用於中央主管機關依本法第十二條第一項經公告類別及規模之食品業者。

第三條

本辦法所稱專門職業人員，指經考試院專門職業及技術人員高等考試及格，並領有證書者；所稱技術證照人員，指領有中央勞動主管機關所核發之技能檢定之技術士證者，或經其認可之專業認證機構所核發之具有技術士證同等效力之技能職類證書者。

第四條

①依本法第十二條第一項公告應置專門職業人員之食品業者，至少應置一名專任專門職業人員。
②食品業者依產業類別應置之專門職業人員，其範圍如下：
　一　禽畜產加工食品業、乳品加工食品業：食品技師、畜牧技師或獸醫師。
　二　水產加工食品業：食品技師或水產養殖技師。
　三　餐盒食品製造、加工、調配業或餐飲業：食品技師或營養師。
　四　其他食品製造業：食品技師。
③前項各款人員，應曾接受中央主管機關認可之食品安全管制系統訓練機關（構）（以下簡稱訓練機關（構））辦理之課程三十小時以上，且領有合格證書；從業期間，應持續接受訓練機關（構）或其他機關（構）辦理與該系統有關之課程，每年至少八小時。
④前項其他機關（構）辦理之課程，應經中央主管機關認可。

第五條

①依本法第十二條第一項公告應置技術證照人員之食品業者，依產業類別應置之技術證照人員，其範圍如下：
　一　餐飲業：中餐烹調技術士、西餐烹調技術士或食物製備技術士。
　二　烘焙業：烘焙食品技術士、中式麵食加工技術士、中式米食加工技術士。

②前項食品業者所聘用調理烘焙從業人員中，其技術證照人員比率如下：

一　觀光旅館之餐飲業：百分之八十五。
二　承攬機構餐飲之餐飲業：百分之七十五。
三　供應學校餐飲之餐飲業：百分之七十五。
四　承攬筵席餐廳之餐飲業：百分之七十五。
五　外燴飲食餐飲業：百分之七十五。
六　中央廚房式之餐飲業：百分之七十。
七　自助餐飲業：百分之六十。
八　一般餐館餐飲業：百分之五十。
九　前店後廠小型烘焙業：百分之三十。

③依前項比率計算，小數點後未滿一人者，以一人計。

第六條

技術證照人員從業期間，每年至少八小時應接受各級主管機關或其認可之衛生講習機關（構）辦理之衛生講習。

第七條

第四條專門職業人員，其職責如下：

一　食品安全管制系統之規劃及執行。
二　食品追溯或追蹤系統之規劃及執行。
三　食品衛生安全事件緊急應變措施之規劃及執行。
四　食品原材料衛生安全之管理。
五　食品品質管制之建立及驗效。
六　食品衛生安全風險之評估、管控及與機關、消費者之溝通。
七　實驗室品質保證之建立及管控。
八　食品衛生安全教育訓練之規劃及執行。
九　國內外食品相關法規之研析。
十　其他經中央主管機關指定之事項。

第八條

第五條技術證照人員，其職責如下：

一　食品之良好衛生規範準則相關規定之執行及監督。
二　其他經中央主管機關指定之事項。

第九條 109

①食品業者置專門職業或技術證照人員，應於中央主管機關建立之登錄平台登錄各該人員資料及衛生講習或訓練時數。

②前項登錄資料如有變更，食品業者應自事實發生之日起三十日內變更登錄。

③食品業者每年應申報確認登錄內容。

第一〇條

本辦法自發布日施行。

食品業者登錄辦法

①民國 102 年 12 月 3 日衛生福利部令訂定發布全文 10 條；並自發布日施行。
②民國 104 年 6 月 23 日衛生福利部令修正發布第 1、4 條條文。
③民國 107 年 7 月 18 日衛生福利部令修正發布第 4 條條文。
④民國 109 年 4 月 29 日衛生福利部令修正發布第 7 條條文。

第一條
本辦法依食品安全衛生管理法（以下簡稱本法）第八條第四項規定訂定之。
第二條
本辦法之適用對象，爲中央主管機關依本法第八條第三項公告類別及規模之食品業者。
第三條
①食品業者應依中央主管機關規定之格式及內容，以書面或使用電子憑證網路傳輸方式，向直轄市、縣（市）主管機關申請登錄、變更登錄、廢止登錄及確認登錄內容之定期申報。
②食品業者應指定人員（以下簡稱塡報人），負責前項之登錄及申報事項。
第四條
①各產業類別之食品業者應登錄之事項如下：
一　製造及加工業：
㈠塡報人基本資料。
㈡食品業者基本資料。
㈢工廠登記資料。
㈣工廠或製作場所基本資料。
㈤委託或受託代工情形。
㈥製造及加工之產品資訊。
㈦倉儲場所基本資料。
㈧其他有關製造行爲之說明。
二　餐飲業：
㈠塡報人基本資料。
㈡食品業者基本資料。
㈢工廠或餐飲場所基本資料。
㈣倉儲場所基本資料。
㈤連鎖店資料。
㈥其他有關餐飲行爲之說明。
三　輸入業：

㈠填報人基本資料。
㈡食品業者基本資料。
㈢輸入類別。
㈣輸入之產品資訊。
㈤倉儲場所基本資料。
㈥分裝及其他有關輸入行為之說明。

四　販售業：
㈠填報人基本資料。
㈡食品業者基本資料。
㈢販售之產品資訊。
㈣倉儲場所基本資料。
㈤其他有關販售行為之說明。

五　物流業：
㈠填報人基本資料。
㈡食品業者基本資料。
㈢倉儲場所基本資料。
㈣運輸工具基本資料。
㈤其他有關物流行為之說明。

②食品業者同時從事不同產業類別之營業行為者，應分別辦理登錄。

③第一項第一款第六目登錄事項，其內容應符合附表一之規定；第三款第四目登錄事項，其內容應符合附表二之規定；第四款第三目登錄事項，其內容應符合附表三之規定。

第五條

①食品業者未依中央主管機關規定之格式或內容申請登錄者，直轄市、縣（市）主管機關應命其限期改正；屆期不改正者，駁回其申請。

②直轄市、縣（市）主管機關對於完成登錄之食品業者，應給予登錄字號。

第六條

直轄市、縣（市）主管機關為確認登錄內容，依本法第四十一條規定，得進入食品業者作業場所查核及要求其提供相關證明文件，食品業者不得規避、妨礙或拒絕。

第七條 109

①登錄內容如有變更，食品業者應自事實發生之日起三十日內，申請變更登錄。

②食品業者完成登錄後，每年應申報確認登錄內容。

第八條

食品業者歇業或其應登錄之營業類別經廢止公司、商業或工廠登記者，應向直轄市、縣（市）主管機關申報，直轄市、縣（市）主管機關應廢止其登錄。未申報經查獲者，直轄市、縣（市）主管機關應逕行廢止其登錄。

第九條

非食品業者取得登錄字號者，直轄市、縣（市）主管機關應撤銷其登錄。

第一〇條

本辦法自發布日施行。

食品與相關產品查驗登記及許可文件管理辦法

①民國 90 年 12 月 3 日行政院衛生署令訂定發布全文 13 條。
②民國 91 年 6 月 19 日行政院衛生署令修正發布名稱及第 4、8、10、11 條條文（原名稱：食品暨相關產品查驗登記暨許可證管理辦法）。
③民國 100 年 9 月 29 日行政院衛生署令修正發布第 1、12 條條文。
民國102年7月19日行政院公告第3～5條、第6條第1項、第7條、第8條第1項、第10～12條所列屬「行政院衛生署」之權責事項，自 102 年 7 月 23 日起改由「衛生福利部」管轄。
④民國 102 年 8 月 20 日衛生福利部令修正發布全文 13 條；並自發布日施行。
⑤民國 108 年 4 月 10 日衛生福利部令修正發布名稱及全文 24 條；並自發布日施行（原名稱：食品與相關產品查驗登記及許可證管理辦法）。
⑥民國 112 年 11 月 30 日衛生福利部令修正發布全文 34 條；除第 13 條第 1 項第 3 款、第 14 條第 1 項第 7、8 款、第 15 條第 2 項第 5 款第 2 目、第 20 條第 1 項第 3 款、第 22 條第 1 項第 6、7 款與第 23 條第 2 項第 5 款第 2 目之衛生分析表正本自發布後一年施行外，自發布日施行。

第一章　總　則

第一條

本辦法依食品安全衛生管理法（以下簡稱本法）第二十一條第五項規定訂定之。

第二條

①本辦法所稱查驗登記，指審查、檢驗、登載及核發許可文件之程序。

②前項許可文件之登載內容，依產品類別及特性，包括下列事項：

一　中文及外文品名。
二　原料成分。
三　包裝。
四　製造廠名稱及地址。
五　申請廠商名稱及地址。
六　許可文件有效期間。
七　其他中央主管機關指定之事項。

第三條

①食品業者向中央主管機關申請查驗登記時，應填具申請書，繳納審查費、檢驗費、證書費，並依產品類別及特性，分別檢附下列

文件、資料：

一　產品成分含量表、規格表、檢驗方法、檢驗成績書、營養成分分析表、製程作業重點資料。

二　完整技術性資料。

三　標籤、包裝、中文標示、說明書、樣品、實物照片。

四　申請輸入查驗登記者，原製造廠依法設立或登記之證明文件。所出具之證明文件為影本，應經原產國公證單位簽證與正本相符。

五　委託製造者，其委託證明文件正本。

六　申請廠商公司登記或商業登記證明文件影本。

七　其他中央主管機關指定之文件、資料。

②前項文件、資料，以非英文之外文記載者，應檢附立案翻譯社出具之中文或英文譯本。

第四條

申請查驗登記，經中央主管機關審查通過後，應於接獲通知後二個月內領取許可文件；屆期未領者，視同放棄，並由中央主管機關逕予廢止許可文件。

第五條

①依本法第二十一條第一項及第二項規定向中央主管機關申請之許可文件，其有效期間為一年至五年，由中央主管機關依產品類別及特性公告之。

②前項有效期間屆滿需展延者，應於期滿前三個月內，填具申請書，檢附許可文件及第三條所定文件、資料，向中央主管機關申請展延，並繳納審查費。每次核定展延之期間，不得超過五年；其應換發新證者，並應繳納證書費。

第六條

許可文件之登記事項有變更者，應填具申請書，檢附許可文件及第三條所定文件、資料，向中央主管機關申請變更登記，並繳納審查費；其應換發新證者，並應繳納證書費。

第七條

許可文件持有人移轉時，應填具申請書，檢附第三條所定文件、資料，向中央主管機關申請移轉登記，並繳納審查費；其許可文件為證書者，另應繳納證書費。

第八條

①許可文件有污損或遺失者，應填具申請書，檢附第三條所定文件、資料，向中央主管機關申請換發或補發，並繳納審查費、證書費。污損之許可文件，應同時繳銷。

②前項換發或補發之許可文件，其有效期間，同原許可文件。

第九條

原取得許可文件之產品，經依本法規定公告禁止製造或輸入者，應廢止其原許可文件。

第一〇條

食品業者得填具申請書，檢附許可文件及有關文件、資料，向中央主管機關申請廢止許可；經中央主管機關核定後廢止，並公告之。

第一一條

食品業者申請查驗登記及許可文件之換發、補發、展延、移轉、廢止、登記事項變更，經中央主管機關通知送驗或補送文件者，應於二個月內辦理，必要時得申請延期一個月；屆期未補正者，其申請案得逕予駁回。

第一二條

本辦法所定查驗登記事項，其申請書格式、申請書應載明之事項、申請案應檢附之文件、資料及許可文件格式，由中央主管機關定之。

第二章　嬰兒與較大嬰兒配方食品查驗登記

第一三條

①申請嬰兒與較大嬰兒配方食品查驗登記新案，應填具申請書，檢附下列文件、資料及樣品，並繳納費用，向中央主管機關提出，不適用第三條規定：

一　產品成分含量表正本：原製造廠最近一年內出具，並載明所有原料、食品添加物之詳細名稱及含量。

二　產品規格表正本：原製造廠最近一年內出具，並載明產品之衛生及營養成分規格；其熱量及營養素，應符合附表一所定之規格；其含有附表一以外營養素者，應就該營養素，提具科學實證或其他採用引據。

三　衛生及營養成分分析表正本：原製造廠或中央主管機關認證之食品檢驗機構最近一年內出具。

四　販售證明及產品，或試用報告：國外之販售證明及產品，或有效樣本數二十人以上之試用報告。

五　製程作業重點資料。

六　原製造廠依法設立或登記之證明文件：

㈠國內製造者：工廠登記證明文件影本。

㈡國外製造者：出產國管理產品衛生安全或核發製造廠證照之政府機關最近二年內，以全銜出具，並載明製造廠名稱、地址、營業項目、產品種類、工廠之衛生狀況，經該政府機關或其主管官員戳記或簽章；其爲影本者，經原產國公證單位簽證與正本相符。

七　獲授權販售者，其原製造廠或經銷商出具之授權證明正本。

八　委託製造者，其受託製造廠出具之受託製造證明正本。

九　產品中文標籤、容器或外包裝及說明書之實體或彩色擬稿各二份；其包裝規格、型態、材質不同者，分別檢附之；說明書內容相同者，得檢送任一規格、型態、材質者之說明書。

十　申請廠商公司登記或商業登記證明文件影本。

十一　完整樣品：有不同包裝規格、型態或材質者，各別檢附之。
十二　申請產品於國內再分裝者，並檢附下列文件及樣品：
㈠輸入之產品，原製造廠出具分裝證明或同意文件正本。
㈡國內分裝工廠之工廠登記證明文件影本，且該文件應登載有關食品分裝、加工或製造項目。
㈢原製造廠或中央主管機關認證之食品檢驗機構最近一年內出具分裝產品衛生及營養成分分析表正本。
㈣分裝產品中文標籤、容器或外包裝及說明書之實體或彩色擬稿各二份；其包裝規格、型態、材質不同者，分別檢附之；說明書內容相同者，得檢送任一規格、型態、材質者之說明書。
㈤分裝後樣品：不同分裝規格、型態、材質者，各別檢附之。
十三　其他中央主管機關指定之文件、資料。
②前項文件、資料，以非英文之外文記載者，應檢附立案翻譯社出具之中文或英文譯本。
③第一項申請案經審核符合本法規定者，核發有效期間爲五年之許可文件。

第一四條

①申請嬰兒與較大嬰兒配方食品查驗登記許可展延，應於期滿前三個月內，塡具申請書，檢附下列文件、資料及產品，並繳納費用，向中央主管機關提出，不適用第五條規定：
一　原許可文件。
二　原製造廠最近一年內出具依原許可內容繼續製造之證明或同意文件正本，或產品成分含量表正本。
三　獲授權販售者，其原製造廠或經銷商出具之授權證明正本。
四　委託製造者，其受託製造廠出具之受託製造證明正本。
五　產品中文標籤、容器或外包裝及說明書之實體或彩色擬稿各二份；其包裝規格、型態、材質不同者，分別檢附之；說明書內容相同者，得檢送任一規格、型態、材質者之說明書。
六　原製造廠出具或簽署之產品最近五年國內、外使用情形說明；其內容至少應包括產品上市情形、國內、外不良反應通報、原製造廠最近一次經政府機關或其委託機構稽查情形。
七　原製造廠最近一年內，出具之產品衛生及營養成分規格表正本。
八　原製造廠或中央主管機關認證之食品檢驗機構，出具最近一年內生產批次之產品衛生及營養成分分析表正本；最近一年內無生產者，應出具最近生產批次之分析表正本。
②前項文件、資料，以非英文之外文記載者，應檢附立案翻譯社出具之中文或英文譯本。
③第一項展延申請案，經審核符合本法規定者，核發有效期間五年

之許可文件；其應換發新證者，並應繳納證書費。
④本辦法中華民國一百十二年十一月三十日修正發布後一年內，申請案件未能依第一項第六款提供最近五年國內、外使用情形說明者，得以國外之販售證明及產品，或有效樣本數二十人以上試用報告替代之。

第一五條

①申請嬰兒與較大嬰兒配方食品查驗登記事項變更者，應填具申請書，檢附下列文件、資料，並繳納費用，向中央主管機關提出，不適用第六條規定：
一　原許可文件。
二　變更涉及產品中文標籤、容器或外包裝及說明書者，其實體或彩色擬稿各二份；其包裝規格、型態、材質不同者，分別檢附之；說明書內容相同者，得檢送任一規格、型態、材質者之說明書。
②除前項規定外，依申請變更之項目，另應檢附下列文件、資料或樣品：
一　產品名稱變更：產品爲輸入者，其原製造廠出具產品名稱變更之證明或同意文件正本。
二　許可文件持有廠商名稱、地址或負責人變更：
(一)許可文件持有廠商公司登記或商業登記證明文件影本。
(二)許可文件持有廠商之所有許可產品清冊，並載明許可字號、產品中文名稱及許可文件有效期限。
三　原製造廠名稱變更：
(一)國內製造者：工廠登記證明文件影本。
(二)國外製造者：出產國管理產品衛生安全或核發製造廠證照之政府機關最近二年內，以全銜出具，並載明製造廠名稱、地址、營業項目、產品種類、工廠之衛生狀況，經該政府機關或其主管官員戳記或簽章；其爲影本者，經原產國公證單位簽證與正本相符。
(三)原製造廠之所有許可產品清冊，並載明許可字號、產品中文名稱及許可文件有效期限。
四　原製造廠門牌整編：
(一)國內製造者：政府機關所出具，足資證明門牌整編之文件影本。
(二)國外製造者：出產國政府機關以全銜出具，足資證明門牌整編之文件；其爲影本者，經原產國公證單位簽證與正本相符。
(三)原製造廠之所有許可產品清冊，並載明許可字號、產品中文名稱及許可文件有效期限。
五　第十三條第一項第二款之產品規格變更：
(一)原製造廠最近一年內出具之變更合理性評估報告，包括變更內容前後對照表。

㈡第十三條第一項第一款及第二款規定之文件，並依變更之規格項目，檢附同條項第三款規定之文件。

六　包裝規格、型態、材質變更：

㈠產品為輸入者，其原製造廠出具包裝變更之證明或同意文件正本。

㈡型態或材質變更者，檢附樣品。

㈢產品為須再分裝者，檢附第十三條第一項第十二款規定之文件及樣品。

七　中文標籤、容器或外包裝及說明書變更：

㈠變更前後對照表。

㈡產品為輸入者，檢附原製造廠出具中文標籤、容器或外包裝及說明書變更之證明或同意文件正本。

㈢營養標示變更：

1.原製造廠最近一年內出具之變更合理性評估報告。

2.原製造廠或中央主管機關認證之食品檢驗機構最近一年內出具之營養成分分析表正本。

3.第十三條第一項第一款及第二款規定之文件。

③前項文件、資料，以非英文之外文記載者，應檢附立案翻譯社出具之中文或英文譯本。

④製造廠更換、遷移或增列者，其申請程序、文件、資料與樣品之檢附，及費用之繳納，準用第十三條申請查驗登記新案之規定辦理。

⑤辦理第一項變更應換發新證者，並應繳納證書費。

⑥第二項第五款產品規格變更及第七款第三目營養標示變更，以產品成分及含量均未變更者為限。

第一六條

①嬰兒與較大嬰兒配方食品之中文標籤、容器或外包裝及說明書之變更，有下列情形之一者，免辦理變更申請：

一　圖樣或顏色更改。

二　原核准圖文依比例縮小或放大。

三　原核准圖文位置移動。

四　原核准文字之字體更改。

②前項標籤、容器或外包裝及說明書，刊載本法以外其他相關機關規定之內容者，其變更應依各該法規規定辦理。

③許可文件持有人，應就第一項免辦變更之事項，作成書面紀錄，並妥善保存。

第一七條

①申請嬰兒與較大嬰兒配方食品查驗登記許可文件持有人移轉者，受讓人應填具申請書，檢附下列文件、資料，並繳納審查費及證書費，向中央主管機關提出，不適用第七條規定：

一　讓與人同意讓與之證明文件正本。

二　獲授權販售者，其原製造廠或經銷商出具之授權證明正本。

三　委託製造者，其受託製造廠出具之受託製造證明正本。
四　原許可文件。
五　產品中文標籤、容器或外包裝及說明書之實體或彩色擬稿各二份；其包裝規格、型態、材質不同者，分別檢附之；說明書內容相同者，得檢送任一規格、型態、材質者之說明書。
六　產品須再分裝者，檢附第十三條第一項第十二款第一目至第四目之文件。
七　產品成分含量表影本。
八　申請廠商公司登記或商業登記證明文件影本。
②前項文件、資料，以非英文之外文記載者，應檢附立案翻譯社出具之中文或英文譯本。

第一八條

①嬰兒與較大嬰兒配方食品查驗登記許可文件污損或遺失，其申請換發或補發者，應塡具申請書，檢附下列文件、資料，並繳納費用，向中央主管機關提出，不適用第八條規定：
一　申請廠商公司登記或商業登記證明文件影本。
二　換發者，繳銷之原許可文件。
三　補發者，原許可文件作廢之切結聲明。
②前項換發或補發之許可文件，其有效期間，同原許可文件。

第三章　特定疾病配方食品查驗登記

第一九條

①本章所稱特定疾病配方食品，指因病人生理功能失調，致無法進食、消化、吸收或代謝一般食品或食品中特定營養成分，或醫學上認定有其他特殊營養需求，且不易透過日常飲食調整所獲取，而依據其適用對象特別加工或配製之食品。
②前項特定疾病配方食品，其範圍如下：
一　可作爲單一營養來源之營養完整配方食品：
㈠營養均衡完整配方食品：指以均衡營養爲基礎，供應病人維持生理所需之基礎熱量及營養素；其營養素規格，除供一歲至十八歲病人使用者外，應符合附表二規定。
㈡營養調整完整配方食品：指依病人需求增減特定營養素，供應病人維持生理所需之基礎熱量及營養素。該特定營養素，應具科學實證；其他營養素，準用附表二規定。
二　不可作爲單一營養來源之營養補充配方食品：
㈠營養調整補充配方食品：指依病人特定營養需求，作爲部分營養補充使用，並符合下列條件者：
1.補充之特定營養素，應具科學實證，其他營養素每一百大卡應可達附表二之下限値，且每日建議攝取量不得超過食品添加物使用範圍及限量暨規格標準最高限量規定。
2.特定補充營養素以外之其他營養素，每一百大卡未達附

表二之下限值者，應於國內進行臨床人體食用研究後，證明該產品使用者，依建議之飲食攝取方式及內容可達營養需求。

㈡特殊單素配方食品：指爲供特定疾病營養或代謝所需，而具有單素且該單素符合下列規定之配方食品：

1.所含單素之來源食品添加物，屬同一類別營養素之營養添加劑。

2.有科學證據證明該單素爲特定疾病營養或代謝所需不可或缺者。

③前項食品，得依口味調整或加工之必要，併同使用其他食品原料或食品添加物。

第二〇條

①申請特定疾病配方食品查驗登記新案，應塡具申請書，檢附下列文件、資料及樣品，並繳納費用，向中央主管機關提出，不適用第三條規定：

一　產品成分含量表正本：原製造廠最近一年內出具，並載明所有原料、食品添加物之詳細名稱及含量。

二　產品規格表正本：原製造廠最近一年內出具，並載明產品之衛生及營養成分規格。

三　衛生及營養成分分析表正本：原製造廠或中央主管機關認證之食品檢驗機構最近一年內出具。

四　製程作業重點資料。

五　原製造廠依法設立或登記之證明文件：

㈠國內製造者：工廠登記證明文件影本。

㈡國外製造者：出產國管理產品衛生安全或核發製造廠證照之政府機關最近二年內，以全銜出具，並載明製造廠名稱、地址、營業項目、產品種類、工廠之衛生狀況，經該政府機關或其主管官員戳記或簽章；其爲影本者，經原產國公證單位簽證與正本相符。

六　獲授權販售者，其原製造廠或經銷商出具之授權證明正本。

七　委託製造者，其受託製造廠出具之受託製造證明正本。

八　產品中文標籤、容器或外包裝及說明書之實體或彩色擬稿各二份；其包裝規格、型態、材質不同者，分別檢附之；說明書內容相同者，得檢送任一規格、型態、材質者之說明書。

九　申請廠商公司登記或商業登記證明文件影本。

十　完整樣品，其有不同包裝規格、型態或材質者，各別檢附之。

十一　產品須再分裝者，檢附第十三條第一項第十二款之文件及樣品。

十二　除營養均衡完整配方食品者外，應另檢附下列文件、資料：

㈠產品適用對象因疾病或醫療狀況導致特定營養素或成分

需求之說明及佐證資料。

(二)前目特定營養需求難以日常飲食達成之說明及佐證資料。

(三)產品設計原理。

(四)產品使用方式及食用量可達成第一目及第二目特定需求之說明及佐證資料。

(五)臨床人體食用研究報告：先後或同時申請複數產品，其添加不同色素、香料或甜味劑，而其他成分及營養成分規格相同，無影響產品安全之虞者，得以其中一產品之報告為代表。

十三 特定疾病用之高蛋白質食品，應提供蛋白質效率（Protein Efficiency Ratio, PER）、蛋白質經消化率修正的胺基酸評分值（Protein Digestibility Corrected Amino AcidScore, PDCAAS）或其他國際間認可之蛋白質測定方法。

十四 其他中央主管機關指定之文件、資料。

②前項文件、資料，以非英文之外文記載者，應檢附立案翻譯社出具之中文或英文譯本。

③第一項申請案經審核符合本法規定者，核發有效期間五年之許可文件。

第二一條

①中央主管機關為前條申請案之審查，得召開專家會議；必要時，並得指定申請廠商到會陳述或答覆。

②召開前項會議時，中央主管機關應通知申請廠商限期檢送指定之文件、資料；屆期未檢送或檢送不完備者，其申請案得逕予駁回。

第二二條

①申請特定疾病配方食品查驗登記許可展延，應於期滿前三個月內，填具申請書，檢附下列文件、資料及產品，並繳納費用，向中央主管機關提出，不適用第五條規定：

一 原許可文件。

二 原製造廠最近一年內出具依原許可內容繼續製造之證明或同意文件正本，或產品成分含量表正本。

三 獲授權販售者，其原製造廠或經銷商出具之授權證明正本。

四 委託製造者，其受託製造廠出具之受託製造證明正本。

五 產品中文標籤、容器或外包裝及說明書之實體或彩色擬稿各二份；其包裝規格、型態、材質不同者，分別檢附之；說明書內容相同者，得檢送任一規格、型態、材質者之說明書。

六 原製造廠最近一年內，出具之產品衛生及營養成分規格表正本。

七 原製造廠或中央主管機關認證之食品檢驗機構出具最近一年內生產批次之產品衛生及營養成分分析表正本；最近一年內無生產者，應出具最近生產批次之分析表正本。

八　臨床人體食用研究報告，其曾檢附或屬營養均衡完整配方者免附。

②前項文件、資料，以非英文之外文記載者，應檢附立案翻譯社出具之中文或英文譯本。

③第一項展延申請案，經審核符合本法規定者，核發有效期間五年之許可文件；其應換發新證者，並應繳納證書費。

第二三條

①申請特定疾病配方食品查驗登記事項變更，應填具申請書，檢附下列文件、資料，並繳納費用，向中央主管機關提出，不適用第六條規定：

一　原許可文件。

二　變更涉及產品中文標籤、容器或外包裝及說明書者，其實體或彩色擬稿各二份；其包裝規格、型態、材質不同者，分別檢附之；說明書內容相同者，得檢送任一規格、型態、材質者之說明書。

②除前項規定外，依申請變更之項目，另應檢附下列文件、資料或樣品：

一　產品名稱變更：產品為輸入者，其原製造廠出具產品名稱變更之證明或同意文件正本。

二　許可文件持有廠商名稱、地址或負責人變更：

(一)許可文件持有廠商公司登記或商業登記證明文件影本。

(二)許可文件持有廠商之所有許可產品清冊，並載明許可字號、產品中文名稱及許可文件有效期限。

三　原製造廠名稱變更：

(一)國內製造者：工廠登記證明文件影本。

(二)國外製造者：出產國管理產品衛生安全或核發製造廠證照之政府機關最近二年內，以全銜出具，並載明製造廠名稱、地址、營業項目、產品種類、工廠之衛生狀況，經該政府機關或其主管官員戳記或簽章；其為影本者，經原產國公證單位簽證與正本相符。

(三)原製造廠之所有許可產品清冊，並載明許可字號、產品中文名稱及許可文件有效期限。

四　原製造廠門牌整編：

(一)國內製造者：政府機關出具，足資證明門牌整編之文件影本。

(二)國外製造者：出產國政府機關以全銜出具，足資證明門牌整編之文件；其為影本者，經原產國公證單位簽證與正本相符。

(三)原製造廠之所有許可產品清冊，並載明許可字號、產品中文名稱及許可文件有效期限。

五　第二十條第一項第二款之產品規格變更：

(一)原製造廠最近一年內出具之變更合理性評估報告，包括變府機關或其主管官員戳記或簽章；其為影本者，經出產國公證單位簽證與正本相符。

七　獲授權販售者，其原製造廠或經銷商最近一年內出具之授權證明正本。

八　委託製造者，其受託製造廠最近一年內出具之受託製造證明正本。

九　產品中文標籤、容器或內外包裝材質說明文件及標示內容可清晰辨識之產品彩色照片；其申請不同包裝規格、型態、材質者，每一規格、型態、材質均應分別檢附之；輸入者應附原文標籤，國外未販售者免附。

十　國內製造者，原料內非屬香料之單方食品添加物，其查驗登記許可證影本；其他原料，其來源為食品業者之證明文件。

十一　申請廠商公司登記或商業登記證明文件影本。其營業項目之登載，輸入者應包含食品添加物之進口；國內製造者應包含食品添加物之製造或加工、調配、改裝。

十二　衛生管理相關人員文件：

(一)國內製造者：經直轄市、縣（市）主管機關備查在案之原製造廠衛生管理人員證明文件影本。

(二)國外製造者：申請廠商之管理衛生人員在職證明文件。

十三　其他中央主管機關指定之文件、資料。

②前項文件、資料，以非英文之外文記載者，應檢附立案翻譯社出具之中文或英文譯本。

③第一項申請案經審核符合本法規定者，核發有效期間五年之許可文件。

第二八條

①申請食品添加物查驗登記許可展延，應於期滿前三個月內，填具申請書，檢附下列文件、資料，並繳納費用，向中央主管機關提出，不適用第五條規定：

一　原許可文件。

二　獲授權販售者，其原製造廠或經銷商最近一年內出具之授權證明正本。

三　委託製造者，其受託製造廠最近一年內出具之受託製造證明正本。

四　國內製造者，原料內非屬香料之單方食品添加物，其查驗登記許可證影本；其他原料，其來源為食品業者之證明文件。

②前項文件、資料，以非英文之外文記載者，應檢附立案翻譯社出具之中文或英文譯本。

③第一項展延申請案經審核符合本法規定者，核發有效期間五年之許可文件；其應換發新證者，並應繳納證書費。

第二九條

①申請食品添加物查驗登記事項變更者，應填具申請書，檢附下列

文件、資料，並繳納費用，向中央主管機關提出，不適用第六條規定：

一　產品名稱變更：

㈠原許可文件。

㈡產品為輸入者，其原製造廠出具產品名稱變更之證明文件正本。

二　包裝規格、型態、材質變更：

㈠原許可文件。

㈡原製造廠出具包裝變更之證明或同意文件正本。

三　許可文件持有廠商名稱、地址或負責人變更：

㈠原許可文件。

㈡申請廠商公司登記或商業登記證明文件影本。其營業項目之登載，輸入者應包含食品添加物之進口；國內製造者應包含食品添加物之製造或加工、調配、改裝。

㈢許可文件持有廠商之所有許可產品清冊，並載明許可字號、產品中文名稱及許可文件有效期限。

四　原製造廠名稱變更：

㈠原許可文件。

㈡國內製造者：工廠登記證明文件影本。

㈢國外製造者：製造廠所出具廠名變更之證明文件正本。

㈣原製造廠之所有許可產品清冊，並載明許可字號、產品中文名稱及許可文件有效期限。

五　原製造廠門牌整編：

㈠原許可文件。

㈡國內製造者：政府機關出具，足資證明門牌整編之文件影本。

㈢國外製造者：出產國政府機關以全銜出具，足資證明門牌整編之文件；其為影本者，經原產國公證單位簽證與正本相符。

㈣原製造廠之所有許可產品清冊，並載明許可字號、產品中文名稱及許可文件有效期限。

②前項文件、資料，以非英文之外文記載者，應檢附立案翻譯社出具之中文或英文譯本。

③製造廠更換、遷移或增列者，其申請程序、文件與資料之檢附，及費用之繳納，準用第二十七條申請查驗登記新案之規定辦理。

④辦理第一項變更應換發新證者，並應繳納證書費。

第三〇條

①申請食品添加物查驗登記許可文件持有人移轉者，受讓人應填具申請書，檢附下列文件、資料，並繳納審查費及證書費，向中央主管機關提出，不適用第七條規定：

一　原許可文件。

二　讓與人同意讓與之證明文件正本。

三　獲授權販售者，其原製造廠或經銷商出具之授權證明正本。
四　委託製造者，其委託證明文件正本。
五　產品中文標籤、容器或內外包裝材質說明文件及包裝標示內容可清晰辨識之產品彩色照片；其申請不同包裝規格、型態、材質者，每一規格、型態、材質均應分別檢附之；輸入者應另附原文標籤。
六　產品成分含量表影本。
七　申請廠商公司登記或商業登記證明文件影本。其營業項目之登載，輸入者應包含食品添加物之進口；國內製造者應包含食品添加物之製造或加工、調配、改裝。

②前項文件、資料，以非英文之外文記載者，應檢附立案翻譯社出具之中文或英文譯本。

第三一條

①食品添加物查驗登記許可文件污損或遺失，其申請換發或補發者，應填具申請書，檢附下列文件、資料，並繳納費用，向中央主管機關提出，不適用第八條規定：
一　申請廠商公司登記或商業登記證明文件影本。
二　換發者，繳銷之原許可文件。
三　補發者，原許可文件作廢之切結聲明。

②前項換發或補發之許可文件，其有效期間，同原許可文件。

第五章　附　則

第三二條

①本辦法所定申請案件，食品業者得至衛生福利部食品藥物管理署建置之食品線上申辦平臺辦理；其文件、資料，得以掃描上傳。

②許可文件展延、查驗登記內容變更、移轉及換發之申請案件，食品業者依前項規定辦理後，應將原許可文件正本寄送中央主管機關登載用印或繳銷。

第三三條

中華民國一百十二年十一月三十日修正發布之下列規定，自發布後一年施行：
一　第十三條第一項第三款、第十五條第二項第五款第二目、第二十條第一項第三款、第二十二條第一項第七款與第二十三條第二項第五款第二目之衛生分析表正本。
二　第十四條第一項第七款與第八款及第二十二條第一項第六款。

第三四條

本辦法除前條另定施行日期者外，自發布日施行。

食品與相關產品查驗登記業務委託辦法

①民國94年5月25日行政院衛生署令訂定發布全文21條；並自發布日施行。
民國102年7月19日行政院公告第2條第1項、第3、6、8～12條、第13條第1、2項、第15、17條、第18條第1項、第19、20條所列屬「行政院衛生署」之權責事項，自102年7月23日起改由「衛生福利部」管轄。
②民國102年8月20日衛生福利部令修正發布全文21條；並自發布日施行。
③民國105年11月30日衛生福利部令修正發布第1條條文。

第一條 105

本辦法依食品安全衛生管理法第二十一條第六項規定訂定之。

第二條

①中央主管機關，依本法第二十一條第一項公告指定食品與相關產品之查驗登記業務委託其他機構（以下簡稱受託機構）辦理時，應依本辦法之規定。
②查驗登記業務之委託範圍，包括新申請許可證及許可證之換發、補發、展延、移轉、廢止、登記事項變更等事項。

第三條

中央主管機關爲前條之委託時，應以公開遴選方式決定受託機構。

第四條

①受託機構應以食品相關專業領域之政府機關（構）、財團法人或研究機構，且具備三年以上執行食品衛生管理相關研究計畫經驗，成果獲得政府機關採行者或具有辦理相關食品認證驗證業務三年以上者爲限。
②受託機構應具備完善之工作環境及設施、訂定有受委託辦理業務之作業程序及品質保證計畫，並應聘僱足夠之專業審查人員。

第五條

前條專業審查人員應具有從事食品與相關產品查驗登記或認證驗證相關工作一年以上，並合於下列資格之一者：

一　經教育部承認之國內外大專以上學校食品衛生相關科系所畢業。
二　普通考試或專門職業及技術人員普通考試以上食品相關類科考試及格領有證書。
三　在政府機關曾任委任第五職等以上。

第六條

受託機構應與中央主管機關簽訂書面委託契約，辦理食品與相關產品查驗登記業務。

第七條

受託機構應維持足夠資源及執行能力，以有效辦理相關受託事項。受託機構不得將受託業務再委託其他機構辦理。

第八條

受託機構如擬異動或增置專業審查人員，應於異動或增置前一個月內，陳報中央主管機關備查。

第九條

受託機構之名稱、所在地，執行業務之種類項目、辦理期限，由中央主管機關公告之。

第一〇條

受託機構執行查驗登記業務時，應依食品衛生管理相關法令、委託審查作業流程圖（如附表）、辦理期限及中央主管機關文書作業規定辦理。

第一一條

①查驗登記申請案件由食品業者向中央主管機關送件，並繳交審查費；中央主管機關完成收文程序後再移送受託機構辦理。受託機構執行查驗登記業務，視同中央主管機關之查驗，食品業者應予接受並配合。其有應行通知補件或說明事項，得逕行通知。

②受託機構完成個別查驗登記案件之查驗後，應將查驗結果併同食品業者檢具之所有文件資料送交中央主管機關，經中央主管機關覆核後發證或駁回申請案件。

第一二條

受託機構應以適當方式，依序記錄所執行之查驗登記業務，該紀錄並應經由各級有關人員簽章，按月陳報中央主管機關。受託機構並應妥善保存三年備查。

第一三條

①中央主管機關基於查驗登記作業需要，得提供受託機構相關資訊。

②受託機構對於本中央主管機關提供之資訊及食品業者所檢具之文件、個人資料，應盡保密及善良管理人之責任。

第一四條

受託機構在查驗登記作業上有所違失、文件資料遺失、外洩、洩漏職務上之機密或侵害第三人合法權益時，應負相關法律責任。

第一五條

受託機構非經中央主管機關同意，不得對外發表或刊登與查驗登記業務有關之資料或消息。

第一六條

受託機構非有正當理由，不得延誤查驗登記工作。

第一七條

①中央主管機關得隨時監督稽核受託機構所執行查驗登記業務，並定期評估執行績效，受託機構應予配合，不得規避、妨礙或拒絕。

②前項稽核有缺失者，中央主管機關得予輔導並令限期改善。

③受託機構所聘僱之專業審查人員，應接受中央主管機關之調訓。

第一八條

①委託契約有效期間爲三年。中央主管機關於委託期限屆滿時，得視受託機構歷年執行績效，優先委託其繼續執行。

②如擬續約，雙方應於期滿前二個月協議之，續約以一次爲限。

第一九條

受託機構於受託期限內如有不可抗力或非可歸責之事由，足以影響受託事項之執行時，應立即通知中央主管機關，並經雙方協議調整受託事項。

第二〇條

①受託機構有下列情事之一者，中央主管機關得終止委託契約：

一　違反第四條第二項、第五條、第七條第一項之資格要件或第八條、第十一條第三項、第十二條、第十五條、第十六條、第十七條第一項、第十七條第三項規定，經限期令其改善，屆期不改善者。

二　違反第七條第二項、第十條、第十三條第二項規定者。

三　委託契約約定終止之事由者。

②中央主管機關終止前項委託時，應採行適當措施，繼續維持各項服務。

第二一條

本辦法自發布日施行。

食品製造工廠衛生管理人員設置辦法

①民國 74 年 12 月 20 日行政院衛生署令訂定發布全文 7 條。
②民國 88 年 11 月 22 日行政院衛生署令修正發布第 5 條條文。
③民國 90 年 8 月 20 日行政院衛生署令修正發布全文 10 條。
④民國 102 年 8 月 20 日衛生福利部令修正發布第 1、3、6 條條文。
⑤民國 104 年 8 月 10 日衛生福利部令修正發布第 1 條條文。
⑥民國 108 年 4 月 9 日衛生福利部令修正發布全文 11 條；除第 6 條自 109 年 7 月 1 日施行外，餘自發布日施行。

第一條
本辦法依食品安全衛生管理法（以下簡稱本法）第十一條第二項規定訂定之。

第二條
本辦法所稱食品製造工廠，係指依工廠管理輔導法及其相關規定，須辦理食品工廠登記之食品製造業者。

第三條
①食品製造工廠應設置專任衛生管理人員（以下簡稱衛生管理人員）。
②前項衛生管理人員應於工廠實際執行本法第八條第四項所定食品良好衛生規範準則或食品安全管制系統準則之工作。

第四條
具下列資格之一者，得任衛生管理人員：
一　公立或經政府立案之私立專科以上學校，或經教育部承認之國外專科以上學校食品、營養、家政、生活應用科學、畜牧、獸醫、化學、化工、農業化學、生物化學、生物、藥學、公共衛生等相關科系所畢業者。
二　應前款科系所相關類科之高等考試或相當於高等考試之特種考試及格者。
三　應第一款科系所相關類科之普通考試或相當於普通考試之丙等特種考試及格，並從事食品或食品添加物製造相關工作三年以上，持有證明者。

第五條
中央廚房食品工廠或餐盒食品工廠設置之衛生管理人員，得由領有中餐烹調乙級技術士證並接受衛生講習一百二十小時以上，持有經中央主管機關認可之食品衛生相關機構核發之證明文件者擔任。

第六條
資本額未達新臺幣三千萬元之食品製造工廠設置之衛生管理人員，得由同時具備下列資格者擔任：

一　公立或經政府立案之私立高級職業學校食品科、食品加工科、水產食品科、烘焙科、家政科、畜產保健科、野生動物保育科、農場經營科、園藝科、化工科、環境檢驗科、漁業科、水產養殖科、餐飲管理科、觀光事業科畢業。

二　於同一事業主體之食品或食品添加物製造工廠從事製造或製程品質管制業務四年以上，持有證明。

三　持有經中央主管機關認可之食品安全管制系統訓練機關（構）核發之食品安全管制系統訓練六十小時以上之證明文件。

第七條

①中央主管機關依本法第八條第二項公告指定之食品業者，其設置之衛生管理人員除應符合第四條規定外，並應具備以下條件之一：

一　經食品安全管制系統訓練六十小時以上。

二　領有食品技師、畜牧技師、獸醫師、水產養殖技師或營養師證書，經食品安全管制系統訓練三十小時以上。

②前項各款食品安全管制系統訓練時數之認定，以中央主管機關認可之食品安全管制系統訓練機關（構）核發之證明文件爲據。

第八條

食品製造工廠設置衛生管理人員時，應檢具下列文件送請直轄市、縣（市）衛生主管機關核備，異動時亦同：

一　申報書一份及資料卡一式三份。

二　衛生管理人員之資格證件文件、身分證、契約書影本一份。

三　工廠登記證明文件影本一份。

第九條

衛生管理人員執行工作如下：

一　食品良好衛生規範之執行與監督。

二　食品安全管制系統之擬訂、執行與監督。

三　其他有關食品衛生管理及員工教育訓練工作。

第一〇條

衛生管理人員於從業期間，每年至少應接受主管機關或經主管機關認可之食品衛生相關機構舉辦之衛生講習八小時。

第一一條

本辦法除第六條自中華民國一百零九年七月一日施行外，自發布日施行。

食品衛生檢驗委託辦法

①民國 90 年 12 月 3 日行政院衛生署令訂定發布全文 19 條。
②民國 97 年 10 月 9 日行政院衛生署令修正發布名稱及全文 12 條；並自發布日施行（原名稱：食品衛生委託檢驗辦法）。
③民國 102 年 11 月 22 日衛生福利部令修正發布全文 12 條；並自發布日施行。

第一條

本辦法依食品衛生管理法（以下簡稱本法）第三十七條第三項規定訂定之。

第二條

主管機關委託辦理食品衛生檢驗（以下稱檢驗）之檢驗機構、學術團體或研究機構（以下合稱受託機構），應具備下列資格：

一　符合國際標準組織相關條款（ISO/IEC17025：2005 等）認證規範。
二　具受委託檢驗項目之檢驗能力與相關場所及設備。
三　訂有檢驗作業管控程序及品質保證措施。

第三條

受託機構應置符合下列資格之人員：

一　公立或立案之私立大學、獨立院校或符合教育部採認規定之國外大學、獨立學院之食品、醫藥或化學等相關科系所畢業，受有相關檢驗專業訓練，並具三年以上相關實務工作資歷之檢驗部門主管。
二　公立或立案之私立大學、獨立院校或符合教育部採認規定之國外大學、獨立學院之食品、醫藥或化學等相關科系所畢業，並曾受相關訓練之檢驗人員。

第四條

主管機關辦理委託檢驗，得以指定或公開甄選之方式爲之。

第五條

主管機關應與受託機構依本辦法規定訂定委託契約書，載明委託檢驗項目、相關權利義務及爭議處理等事項。

第六條

依第四條辦理委託檢驗，受指定者或參與甄選者應檢具下列文件送交主管機關：

一　執行委託計畫書。
二　機構及人員之資格證明文件。
三　機構簡介。
四　檢驗場所配置圖。

五　申請接受委託檢驗之項目及其相關檢驗設備、數量、規格、性能之說明。

六　檢驗作業管控程序及品質保證措施之說明。

七　符合國際標準組織相關條款規範之證明。

八　機構之會計及稽核制度文件。

第七條

①受託機構於檢驗部門主管、檢驗人員或檢驗有關場所、設備異動時，應即通知委託機關。

②前項異動足以影響受委託檢驗項目之能力時，主管機關得限期令其改善，屆期未改善者，應終止其委託。

第八條

①主管機關將食品檢體送受託機構檢驗時，應填具委託檢驗單（以下稱檢驗單），並於食品檢體上黏貼封條。

②受託機構於接獲主管機關送達之檢驗單及食品檢體時，應出具收據並負檢體保管責任。

第九條

①受託機構於完成檢驗後，應出具檢驗報告書；必要時，主管機關得令其先以電子方式傳送檢驗結果。

②前項檢驗報告書應包括下列事項：

一　受託機構名稱、地址、電話及傳真號碼。

二　主管機關名稱、地址及委託檢驗單號碼。

三　食品檢體物理性狀之描述、識別標記、收受日期及執行檢驗日期。

四　檢驗設備名稱、檢驗方法及檢驗結果。

五　報告日期及受託機構負責人之簽章。

第一〇條

①受託機構及相關人員就其受委託檢驗業務應負保密義務，不得對外揭露相關檢驗結果。

②主管機關非依法令規定不得揭露受託機構之名稱。

第一一條

①主管機關得就受託機構之檢驗設備、人員、技術能力、檢驗紀錄、檢驗時效、品質管理及財務收支等事項進行查核，如發現缺失，應限期令其改善。

②受託機構對前項查核應予配合，不得規避、妨礙或拒絕。

第一二條

本辦法自發布日施行。

輸入食品系統性查核實施辦法

①民國 103 年 2 月 11 日衛生福利部令訂定發布全文 8 條；並自發布日施行。
②民國 103 年 10 月 17 日衛生福利部令修正發布第 3 條附表。
③民國 106 年 8 月 4 日衛生福利部令修正發布第 4、5、8 條條文及第 3 條附表；除第 3 條附表之水產品與乳製品實施系統性查核定於 107 年 1 月 1 日施行外，餘自發布日施行。
④民國 107 年 9 月 17 日衛生福利部令修正發布第 8 條條文及第 3 條附表；除第 3 條附表之蛋品及動物性油脂實施系統性查核定於 108 年 1 月 1 日施行外，餘自發布日施行。
⑤民國 108 年 9 月 26 日衛生福利部令修正發布第 4、6 條條文及第 3 條附表。

第一條
本辦法依食品安全衛生管理法第三十五條第二項規定訂定之。

第二條
本辦法用詞，定義如下：
一　系統性查核：指針對輸出國（地）之食品衛生安全管理體系與政府機關監督措施之查核。
二　查核機關：指衛生福利部食品藥物管理署。
三　書面審查：指針對輸出國（地）政府機關提供輸出國（地）之食品衛生安全管理體系與政府機關監督措施之相關資料，進行審查。
四　實地查核：指查核機關派員至輸出國（地），對其食品衛生安全管理體系，進行系統性查核。

第三條
實施系統性查核之產品範圍，如附表。

第四條 108
①系統性查核應由輸出國（地）政府機關，向查核機關提出書面申請，由查核機關進行書面審查，必要時於書面審查後實地查核，評估輸出國食品衛生安全管理體系及政府機關監督措施與我國之等效性。
②查核機關依前項評估結果，得為下列之決定：
一　同意輸出國（地）指定生產設施生產產品之輸入。
二　同意輸出國（地）經查核機關查核通過之指定生產設施生產產品之輸入。
三　不同意輸入。
③查核機關進行第一項書面審查時，得視審查需求，要求輸出國（地）政府機關於指定期限內提供所需之文件。

④依本辦法應實施系統性查核之產品，除有第七條之情形或與輸出國（地）政府機關另有協議者外，未經第二項之同意，不得依本法第三十條規定申請查驗。

第五條

完成系統性查核之輸出國（地）或依第七條免系統性查核者，有下列情形之一時，查核機關得要求書面審查或實地查核，以確認輸出國（地）之管理體系與我國具等效性：

一　輸出國（地）食品衛生安全管理體系或政府機關監督措施有重大變革。

二　輸出國（地）境內發生重大食品衛生安全事件。

三　輸出國（地）輸至我國或其他國家之食品及其相關產品，經輸入查驗有嚴重違規情形。

四　依第七條免系統性查核或三年以上未執行實地查核，經查核機關認定有必要審查或查核。

五　其他經認定輸出國（地）食品及其相關產品有危害食品衛生安全之虞情形。

第六條 108

①實地查核結果不符合時，得要求輸出國（地）限期將改善報告送查核機關審查，必要時，進行實地查核複查改善情形。

②實地查核之費用，有下列各款情形之一者，應由輸出國（地）負擔：

一　前項之複查。

二　經查核機關依第四條第二項第二款爲同意之決定，後續申請新增指定生產設施者之查核。

三　經查核機關依第四條第二項第三款爲不同意之決定，重行申請。

③前項各款以外之情形，必要時，查核機關亦得要求輸出國（地）負擔實地查核費用。

第七條

依本辦法應實施系統性查核之產品，於本辦法施行前，已有輸入紀錄者，於原已輸入範圍內，得免申請系統性查核。

第八條

本辦法除另定施行日期者外，自發布日施行。

健康食品管理法

①民國 88 年 2 月 3 日總統令制定公布全文 31 條；並自公布後六個月施行。
②民國 88 年 12 月 22 日總統令修正公布第 19 條條文。
③民國 89 年 11 月 8 日總統令修正公布第 5 條條文。
④民國 91 年 1 月 30 日總統令修正公布第 7、9、11、17、22 ～ 24、27、31 條條文。
⑤民國 95 年 5 月 17 日總統令修正公布第 2、3、14、15、24、28 條條文。
民國 102 年 7 月 19 日行政院公告第 5 條所列屬「行政院衛生署」之權責事項，自 102 年 7 月 23 日起改由「衛生福利部」管轄。
⑥民國 107 年 1 月 24 日總統令修正公布第 13 條條文。
⑦民國 109 年 1 月 15 日總統令修正公布第 5 條條文。

第一章　總　則

第一條

為加強健康食品之管理與監督，維護國民健康，並保障消費者之權益，特制訂本法；本法未規定者，適用其他有關法律之規定。

第二條

①本法所稱健康食品，指具有保健功效，並標示或廣告其具該功效之食品。
②本法所稱之保健功效，係指增進民眾健康、減少疾病危害風險，且具有實質科學證據之功效，非屬治療、矯正人類疾病之醫療效能，並經中央主管機關公告者。

第三條

①依本法之規定申請查驗登記之健康食品，符合下列條件之一者，應發給健康食品許可證：
一　經科學化之安全及保健功效評估試驗，證明無害人體健康，且成分具有明確保健功效；其保健功效成分依現有技術無法確定者，得依申請人所列舉具該保健功效之各項原料及佐證文獻，由中央主管機關評估認定之。
二　成分符合中央主管機關所定之健康食品規格標準。
②第一項健康食品安全評估方法、保健功效評估方法及規格標準，由中央主管機關定之。中央主管機關未定之保健功效評估方法，得由學術研究單位提出，並經中央主管機關審查認可。

第四條

健康食品之保健功效，應以下列方式之一表達：
一　如攝取某項健康食品後，可補充人體缺乏之營養素時，宣稱該食品具有預防或改善與該營養素相關疾病之功效。

二　敘述攝取某種健康食品後，其中特定營養素、特定成分或該食品對人體生理結構或生理機能之影響。

三　提出科學證據，以支持該健康食品維持或影響人體生理結構或生理機能之說法。

四　敘述攝取某種健康食品後的一般性好處。

第五條 109

本法所稱主管機關：在中央為衛生福利部；在直轄市為直轄市政府；在縣（市）為縣（市）政府。

第二章　健康食品之許可

第六條

①食品非依本法之規定，不得標示或廣告為健康食品。

②食品標示或廣告提供特殊營養素或具有特定保健功效者，應依本法之規定辦理之。

第七條

①製造、輸入健康食品，應將其成分、規格、作用與功效、製程概要、檢驗規格與方法，及有關資料與證件，連同標籤及樣品，並繳納證書費、查驗費，申請中央主管機關查驗登記，發給許可證後，始得製造或輸入。

②前項規定所稱證書費，係指申請查驗登記發給、換發或補發許可證之費用；所稱查驗費，係指審查費及檢驗費；其費額，由中央主管機關定之。

③經查驗登記並發給許可證之健康食品，其登記事項如有變更，應具備申請書，向中央主管機關申請變更登記，並繳納審查費。

④第一項規定之查驗，中央主管機關於必要時，得委託相關機關（構）、學校或團體辦理；其辦法，由中央主管機關定之。

⑤第一項申請許可辦法，由中央主管機關定之。

第八條

①健康食品之製造、輸入許可證有效期限為五年，期滿仍須繼續製造、輸入者，應於許可證到期前三個月內申請中央主管機關核准展延之。但每次展延不得超過五年。逾期未申請展延或不准展延者，原許可證自動失效。

②前項許可證如有污損或遺失，應敘明理由申請原核發機關換發或補發，並應將原許可證同時繳銷，或由核發機關公告註銷。

第九條

①健康食品之許可證於有效期間內，有下列之各款事由之一者，中央主管機關得對已經許可之健康食品重新評估：

一　科學研究對該產品之功效發生疑義。

二　產品之成分、配方或生產方式受到質疑。

三　其他經食品衛生主管機關認定有必要時。

②中央主管機關對健康食品重新評估不合格時，應通知相關廠商限期改善；屆期未改善者，中央主管機關得廢止其許可證。

第三章　健康食品之安全衛生管理

第一〇條

①健康食品之製造，應符合良好作業規範。

②輸入之健康食品，應符合原產國之良好作業規範。

③第一項規範之標準，由中央主管機關定之。

第一一條

健康食品與其容器及包裝，應符合衛生之要求；其標準，由中央主管機關定之。

第一二條

健康食品或其原料有下列情形之一者，不得製造、調配、加工、販賣、儲存、輸入、輸出、贈與或公開陳列：

一　變質或腐敗者。

二　染有病原菌者。

三　殘留農藥含量超過中央主管機關所定安全容許量者。

四　受原子塵、放射能污染，其含量超過中央主管機關所定安全容許量者。

五　攙僞、假冒者。

六　逾保存期限者。

七　含有其他有害人體健康之物質或異物者。

第四章　健康食品之標示及廣告

第一三條

①健康食品應以中文及通用符號顯著標示下列事項於容器、包裝或說明書上：

一　品名。

二　內容物名稱；其爲二種以上混合物時，應依其含量多寡由高至低分別標示之。

三　淨重、容量或數量。

四　食品添加物名稱；混合二種以上食品添加物，以功能性命名者，應分別標明添加物名稱。

五　有效日期、保存方法及條件。

六　廠商名稱、地址。輸入者應註明國內負責廠商名稱、地址。

七　核准之功效。

八　許可證字號、「健康食品」字樣及標準圖樣。

九　攝取量、食用時應注意事項、可能造成健康傷害以及其他必要之警語。

十　營養成分及含量。

十一　其他經中央主管機關公告指定之標示事項。

②第十款之標示方式和內容，由中央主管機關定之。

第一四條

①健康食品之標示或廣告不得有虛僞不實、誇張之內容，其宣稱之

保健效能不得超過許可範圍，並應依中央主管機關查驗登記之內容。

②健康食品之標示或廣告，不得涉及醫療效能之內容。

第一五條

①傳播業者不得為未依第七條規定取得許可證之食品刊播為健康食品之廣告。

②接受委託刊播之健康食品傳播業者，應自廣告之日起六個月，保存委託刊播廣告者之姓名（法人或團體名稱）、身分證或事業登記證字號、住居所（事務所或營業所）及電話等資料，且於主管機關要求提供時，不得規避、妨礙或拒絕。

第五章　健康食品之稽查及取締

第一六條

①衛生主管機關得派員檢查健康食品製造業者、販賣業者之處所設施及有關業務，並得抽驗其健康食品，業者不得無故拒絕，但抽驗數量以足供檢驗之用者為限。

②各級主管機關，對於涉嫌違反第六條至第十四條之業者，得命其暫停製造、調配、加工、販賣、陳列，並得將其該項物品定期封存，由業者出具保管書，暫行保管。

第一七條

經許可製造、輸入之健康食品，經發現有重大危害時，中央主管機關除應隨時公告禁止其製造、輸入外，並廢止其許可證；其已製造或輸入者，應限期禁止其輸出、販賣、運送、寄藏、牙保、轉讓或意圖販賣而陳列，必要時，並得沒入銷燬之。

第一八條

①健康食品有下列情形之一者，其製造或輸入之業者，應即通知下游業者，並依規定限期收回市售品，連同庫存品依本法有關規定處理：

一　未經許可而擅自標示、廣告為健康食品者。

二　原領有許可證，經公告禁止製造或輸入者。

三　原許可證未申請展延或不准展延者。

四　違反第十條所定之情事者。

五　違反第十一條所定之情事者。

六　有第十二條所列各項情事之一者。

七　違反第十三條各項之規定者。

八　有第十四條所定之情事者。

九　其他經中央衛生主管機關公告應收回者。

②製造或輸入業者收回前項所定之健康食品時，下游業者應予配合。

第一九條

①健康食品得由當地主管機關依抽查、檢驗結果為下列處分：

一　未經許可而擅自標示或廣告為健康食品者，或有第十二條所列各款情形之一者，應予沒入銷毀。

二　不符第十條、第十一條所定之標準者，應予沒入銷毀。但實施消毒或採行適當安全措施後，仍可使用或得改製使用者，應通知限期消毒、改製或採行安全措施；逾期未遵行者，沒入銷毀之。

三　其標示違反第十三條或第十四條之規定者，應通知限期收回改正其標示；逾期不遵行者，沒入銷毀之。

四　無前三款情形，而經第十六條第二項規定命暫停製造、調配、加工、販賣、陳列並封存者，應撤銷原處分，並予啓封。

②製造、調配、加工、販賣、輸入、輸出第一項第一款或第二款之健康食品業者，由當地主管機關公告其公司名稱、地址、負責人姓名、商品名稱及違法情節。

第二〇條

舉發或緝獲不符本法規定之健康食品者，主管機關應予獎勵；獎勵辦法由主管機關另行訂定。

第六章　罰　則

第二一條

①未經核准擅自製造或輸入健康食品或違反第六條第一項規定者，處三年以下有期徒刑，得併科新臺幣一百萬元以下罰金。

②明知爲前項之食品而販賣、供應、運送、寄藏、牙保、轉讓、標示、廣告或意圖販賣而陳列者，依前項規定處罰之。

第二二條

①違反第十二條之規定者，處新臺幣六萬元以上三十萬元以下罰鍰。

②前項行爲一年內再違反者，處新臺幣九萬元以上九十萬元以下罰鍰，並得廢止其營業或工廠登記證照。

③第一項行爲致危害人體健康者，處三年以下有期徒刑、拘役或科或併科新臺幣一百萬元以下罰金，並得廢止其營業或工廠登記證照。

第二三條

①有下列行爲之一者，處新臺幣三萬元以上十五萬元以下罰鍰：

一　違反第十條之規定。

二　違反第十一條之規定。

三　違反第十三條之規定。

②前項行爲一年內再違反者，處新臺幣九萬元以上九十萬元以下之罰鍰，並得廢止其營業或工廠登記證照。

③第一項行爲致危害人體健康者，處三年以下有期徒刑、拘役或科或併科新臺幣一百萬元以下罰金，並得廢止其營業或工廠登記證照。

第二四條

①健康食品業者違反第十四條規定者，主管機關應爲下列之處分：

一　違反第一項規定者，處新臺幣十萬元以上五十萬元以下罰鍰。
二　違反第二項規定者，處新臺幣四十萬元以上二百萬元以下罰鍰。
三　前二款之罰鍰，應按次連續處罰至違規廣告停止刊播爲止；情節重大者，並應廢止其健康食品之許可證。
四　經依前三款規定處罰，於一年內再次違反者，並應廢止其營業或工廠登記證照。

②傳播業者違反第十五條第二項規定者，處新臺幣六萬元以上三十萬元以下罰鍰，並應按次連續處罰。

③主管機關爲第一項處分同時，應函知傳播業者及直轄市、縣（市）新聞主管機關。傳播業者自收文之次日起，應即停止刊播。

④傳播業者刊播違反第十五條第一項規定之廣告，或未依前項規定，繼續刊播違反第十四條規定之廣告者，直轄市、縣（市）政府應處新臺幣十二萬元以上六十萬元以下罰鍰，並應按次連續處罰。

第二五條

違反第十八條之規定者，處新臺幣三十萬元以上一百萬元以下罰鍰，並得按日連續處罰。

第二六條

法人之代表人、法人或自然人之代理人或受雇人，因執行業務，犯第二十一條至第二十二條之罪者，除依各該條之規定處罰其行爲人外，對該法人或自然人亦科以各該條之罰金。

第二七條

①拒絕、妨害或故意逃避第十六條、第十七條所規定之抽查、抽驗或經命暫停或禁止製造、調配、加工、販賣、陳列而不遵行者，處行爲人新臺幣三萬元以上三十萬元以下罰鍰，並得連續處罰。

②前項行爲如情節重大或一年內再違反者，並得廢止其營業或工廠登記證照。

第二八條

本法所定之罰鍰，除第二十四條第四項規定外，由直轄市或縣（市）主管機關處罰。

第二九條

①出賣人有違反本法第七條、第十條至第十四條之情事時，買受人得退貨，請求出賣人退還其價金；出賣人如係明知時，應加倍退還其價金；買受人如受有其他損害時，法院得因被害人之請求，依侵害情節出賣人支付買受人零售價三倍以下或損害額三倍以下，由受害人擇一請求之懲罰性賠償金。但買受人爲明知時，不在此限。

②製造、輸入、販賣之業者爲明知或與出賣人有共同過失時，應負連帶責任。

第七章　附　則

第三〇條

本法施行細則，由中央主管機關定之。

第三一條

①本法自公布後六個月施行。

②本法修正條文自公布日施行。

健康食品管理法施行細則

①民國 88 年 8 月 1 日行政院衛生署令訂定發布全文 13 條；並自發布日起施行。
②民國 91 年 7 月 2 日行政院衛生署令發布刪除第 5、6 條條文。
③民國 95 年 10 月 30 日行政院衛生署令修正發布第 2、12 條條文；並刪除第 3、4 條條文。
④民國 104 年 6 月 9 日衛生福利部令修正發布第 9、10、12 條條文。
⑤民國 108 年 1 月 17 日衛生福利部令修正發布第 11、12 條條文。

第一條
本細則依健康食品管理法（以下簡稱本法）第三十條規定訂定之。

第二條
本法第六條第二項所稱特殊營養素，係指具有明確保健功效之成分，並經中央主管機關認定者。

第三條至第六條（刪除）

第七條
申請健康食品查驗登記時，或經發給許可證後，其名稱、標籤、包裝、圖案、標示等如有仿冒或影射他人註冊商標之嫌疑者，中央主管機關得通知其限期改正或爲其他必要措施。

第八條
①本法第十條第二項所稱符合原產國之良好作業規範，係指輸入之健康食品符合原產國主管機關所定之產品生產作業規範。
②前項規範，應與本法第十條第一項之良好作業規範相當。

第九條
本法第十一條所稱健康食品容器或包裝應符合之衛生標準，爲中央主管機關依食品安全衛生管理法所定之相關標準。

第一〇條
本法第十二條第二款所稱染有病原菌、第三款所稱殘留農藥安全容許量、第四款所稱原子塵、放射能污染安全容許量及第七款所稱有害人體健康之物質或異物，適用食品安全衛生管理法及其相關規定。

第一一條 108
本法第十二條第六款所稱逾保存期限，係指保存期限已逾本法第十三條第一項第五款所稱之有效日期。

第一二條 108
①本法第十三條第一項第一款至第六款及第十款所定健康食品應標示之事項，適用食品安全衛生管理法及其相關規定。
②本法第十三條第一項第七款至第九款之標示字體，適用食品安全衛生管理法及其相關規定。

第一三條

本細則自發布日施行。

健康食品申請許可辦法

①民國 88 年 5 月 29 日行政院衛生署令訂定發布全文 20 條。
②民國 95 年 10 月 30 日行政院衛生署令修正發布第 1 ～ 4、11 ～ 13 條條文；並增訂第 2-1、2-2 條條文。
③民國 101 年 8 月 29 日行政院衛生署令修正發布第 2、2-1、17、20 條條文；並自發布日施行。
④民國 103 年 1 月 28 日衛生福利部令修正發布第 4、8 條條文。
⑤民國 105 年 1 月 21 日衛生福利部令修正發布第 2、2-1、3、4、6 ～ 8、13 條條文。
⑥民國 109 年 12 月 25 日衛生福利部令修正發布全文 25 條；並自 110 年 1 月 1 日施行。
⑦民國 113 年 5 月 17 日衛生福利部令修正發布全文 35 條；並自發布日施行。

第一條
本辦法依健康食品管理法（以下簡稱本法）第七條第五項規定訂定之。

第二條
①健康食品業者（以下簡稱廠商）依本法第七條第一項規定，申請健康食品製造、輸入查驗登記，發給許可證，其產品屬本法第三條第一項第一款規定者，應填具申請書，並檢附產品及下列文件、資料，繳納初審費用，向中央主管機關提出：
一　產品製造廠出具之原料成分規格含量表、供貨來源。
二　產品安全評估報告，或依中央主管機關公告之健康食品安全評估方法所定學術文獻報告。
三　產品保健功效評估報告。
四　產品及其保健功效成分之安定性試驗計畫書及結果報告。
五　產品營養成分分析報告。
六　產品衛生檢驗報告。
七　產品保健功效成分鑑定報告及其檢驗方法。
八　產品製造廠出具之產品製程圖說。
九　產品製造廠出具落實健康食品良好作業規範標準之佐證資料。
十　委託製造者，其受託製造廠出具之受託製造證明。
十一　獲授權販售者，其授權證明。
十二　產品中文標籤、容器或包裝及說明書之實體、彩色列印圖或彩色擬稿；其包裝規格、型態或材質不同者，應分別檢附之；說明書內容相同者，得檢送任一規格、型態、材質者之說明書。
十三　廠商之公司登記、有限合夥登記或商業登記證明文件。

十四　產品製造廠為依法設立或登記之官方證明文件：
㈠國內製造者：工廠登記證明文件。但屬依法免辦工廠登記者，免附。
㈡國外製造者：出產國管理產品衛生安全或核發製造廠證照之政府機關，以全銜出具，經該政府機關或其主管官員戳記或簽章之證明文件；其為影本者，經原產國公證單位簽證與正本相符。
十五　其他佐證產品安全、保健功效之相關研究報告、文獻資料。
②前項文件、資料，以英文以外之外文記載者，應檢附立案翻譯社出具之中文或英文譯本。

第三條

廠商依本法第七條第一項規定，申請健康食品製造、輸入查驗登記，發給許可證，其產品屬本法第三條第一項第二款規定者，應填具申請書，並檢附產品及繳納初審費用，向中央主管機關提出；其應檢附之文件、資料，依前條規定辦理。但免附前條第一項第二款、第三款及第十五款文件、資料。

第四條

前二條申請，應依所申請產品之保健功效項目或規格項目，分別為之。

第五條

①中央主管機關受理第二條申請案後，應就廠商檢附之文件、資料進行初審；必要時，得至現場實地查核。
②前項文件、資料不完備者，廠商應於收受中央主管機關通知後一個月內補正；必要時，得申請延長一個月，並以一次為限。屆期未補正者，予以駁回。
③第一項初審經駁回，廠商不服者，得提起救濟；其救濟應依下列方式之一為之：
一　收受初審處分通知之次日起六個月內，敘明理由，向中央主管機關提出申復。申復經駁回，廠商不服者，得依訴願法提起訴願。
二　收受初審處分通知之次日起三十日內，逕依訴願法提起訴願。
④已依前項第二款提起訴願，復依前項第一款規定提出申復，或同時申請者，其申復不予受理。

第六條

①第二條申請經初審通過者，得申請複審。
②前項複審，應於收受初審通過通知之次日起十五日內，填具申請書及繳納複審費用，並依初審意見，檢送文件、資料，向中央主管機關提出。屆期未繳納複審審查費或未檢送文件、資料者，予以駁回。

第七條

中央主管機關為審查前條複審案，得組成審議小組召開會議，就產品之安全性、保健功效、包裝、標籤及說明書，予以審查；必要時，得至現場實地查核。

第八條

中央主管機關應就前條審查結果，以書面通知廠商。

第九條

中央主管機關為前條複審時，認定文件、資料不完備者，廠商應於收受中央主管機關通知後一個月內補正；必要時，得申請延長一個月，並以一次為限。屆期未補正者，予以駁回。

第一〇條

①第三條申請案，中央主管機關審查程序及廠商所檢附文件、資料之補正與延長、救濟，準用第五條規定。

②前項審查結果，經認有安全或保健功效疑慮者，中央主管機關應通知廠商申請複審；其申請程序、複審程序、實地查核及補正與延長，準用第六條第二項至前條規定。

第一一條

中央主管機關認申請案產品有送驗必要者，應通知廠商於通知送達之次日起一個月內，向中央主管機關指定之檢驗機構繳交檢驗費及足夠檢驗之原裝完整樣品檢體送驗；屆期未繳交檢驗費或未檢具檢體送驗者，予以駁回。

第一二條

廠商不服中央主管機關複審結果，得提起救濟；其救濟，準用第五條第三項及第四項規定。

第一三條

①申請案經審查通過者，中央主管機關應以書面通知廠商審查結果及繳納證書費，並於廠商繳納證書費後，發給健康食品許可證。

②前項許可證之登記內容，包括下列事項：

一　中文及英文品名。

二　申請廠商名稱、地址及負責人。

三　製造廠名稱及地址。

四　原料成分及產品外觀形態。

五　產品保健功效或品管指標之成分、含量。

六　產品保健功效項目及敘述。

七　包裝規格及材質。

八　產品有效期限、保存方法及條件。

九　產品中文標籤、容器或包裝及說明書之刊載內容。

十　許可證發證年月日及字號。

十一　其他經中央主管機關指定之事項。

第一四條

第二條第一項第一款原料成分規格含量表，應視案件性質，以廠商提供之下列文件、資料審核之：

一　原料品管或衛生檢驗報告。

二　保健功效原料成分之製程及檢驗報告。
三　前款以外原料成分之萃取或濃縮製程。
四　可供食用中藥材原料之基原鑑定報告。
五　菌株原料之來源證明及菌種鑑定報告；屬乳酸菌者，並檢附菌株鑑定報告。

第一五條

第二條第一項第二款至第七款之評估、試驗、分析、檢驗及鑑定報告，應就工廠產製產品爲之。

第一六條

第二條第一項第二款及第三款之產品安全評估報告及產品保健功效評估報告，應由產品所採用原料研發單位以外之第三人，分別依本法第三條第二項所定之評估法規爲之。

第一七條

第二條第一項第四款至第七款之產品安定性試驗計畫書及結果報告、產品營養成分分析報告、產品衛生檢驗報告及產品保健功效成分鑑定報告，其報告應經測試；測試之方式，應依下列規定爲之：
一　測試之產品，各應至少三批取自工廠生產線所產製者。
二　前款三批測試，至少有二批應爲最近三年內完成者。
三　第一款產品，應爲有效日期內者。

第一八條

①第二條第一項第四款保健功效成分之安定性試驗，應以該產品具保健功效之特定成分作爲試驗之標的；其保健功效成分依現有技術無法確定者，得由廠商列舉具該保健功效之原料成分作爲試驗之標的。
②第三條健康食品，其依第二條應檢附之保健功效成分安定性試驗，依中央主管機關所定健康食品規格標準之規格成分作爲試驗之標的。

第一九條

第二條第一項第五款產品營養成分分析報告，其分析項目，應包括包裝食品營養標示應遵行事項所定之熱量及營養素。

第二〇條

第二條第一項第六款產品衛生檢驗報告，其項目及內容，應足以證明產品符合健康食品衛生標準之規定；上開標準未規定者，依食品安全衛生管理法相關規定辦理。

第二一條

①第二條第一項第七款產品保健功效成分鑑定報告，其項目及內容應包括保健功效成分之定性及定量試驗結果。
②第三條健康食品，其依第二條應檢附之產品保健功效成分鑑定報告，其項目及內容應符合中央主管機關所定之健康食品規格標準。
③前二項鑑定使用之檢驗方法，應優先使用中央主管機關公告或公

開建議者；採其他方法者，應檢具無差異或優於公告或公開建議檢驗方法之科學性依據及比對說明文件或參考資料。

④廠商提出第一項及第二項鑑定報告時，應一併檢具有關檢驗方法標準作業程序及其查證或確效之文件、資料。

⑤有本法第三條第一項第一款後段情形者，廠商應提出具該保健功效各項原料之鑑定報告。

第二二條

①第二條第一項第八款產品製程圖說，應包括原料調理、加工流程及加工條件。

②前項加工流程包括萃取者，應載明萃取方法及使用之溶劑；包括濃縮者，應載明濃縮之倍數。

第二三條

①第二條第一項第九款佐證資料，應包括製程管制文件、品質管制文件、品管工程圖及其他證明符合生產國良好作業規範規定之文件、資料。

②產品為輸入者，前項文件、資料得以原產國官方出具符合該國良好作業規範之證明文件代之；為國內生產且由藥廠兼製者，應提出經中央主管機關查核符合藥物優良製造準則且於有效日期內之證明文件。

第二四條

①產品由不同製造廠分段製造者，前條之文件、資料，應依製造廠別，分別出具。

②產品屬前條第二項後段由藥廠兼製且由藥廠不同廠房生產者，應另檢具各藥廠之廠區平面圖。

第二五條

①第二條第一項第十二款實體、彩色列印圖或彩色擬稿，其內容及標示方式，應符合本法第十三條、第十四條及食品安全衛生管理法相關規定。

②前項列印圖或擬稿之尺寸，應與實體一致，其文字應清晰可辨識。

第二六條

第二條第一項第十五款報告、文獻資料，應具科學可靠性及正確性。

第二七條

①廠商依本法第八條第一項規定，申請健康食品許可證展延者，應於期滿前三個月內，填具申請書，檢附下列文件、資料，並繳納費用，向中央主管機關提出：

一　原許可證。

二　最近一年內製造廠出具同意依許可內容製造之證明文件或產品原料成分含量表。但許可證持有者與製造廠相同者，免附該證明文件。

三　第二條第一項第十款至第十二款之文件、資料。

四　其他中央主管機關指定之文件、資料。

②健康食品許可證逾有效期限後，廠商仍有製造、輸入必要者，應重新申請許可證。但於逾期後六個月內重新申請者，得免提出下列文件、資料，並免申請複審：

一　依第二條規定申請者：第二條第一項第二款、第三款、第四款及第十五款之文件、資料。

二　依第三條規定申請者：第二條第一項第四款之文件、資料。

③前項申請經許可後，中央主管機關應核發新許可證及新字號。

第二八條

①廠商依本法第七條第三項規定，申請登記事項變更者，應填具申請書，檢附原許可證並繳納費用，向中央主管機關提出。

②前項申請變更之項目屬下列情形者，應另檢附文件、資料：

一　中文或英文品名變更且產品為輸入者：其製造廠出具產品名稱變更之證明或同意文件。

二　許可證持有廠商名稱、地址或負責人變更：

㈠第二條第一項第十三款之文件、資料。

㈡具二項以上健康食品者，其產品清冊，並載明許可證字號與有效期限及產品名稱。

三　增列或變更製造廠：第二條第一項第一款、第四款至第十二款及第十四款之文件、資料。

四　製造廠遷廠變更：第二條第一項第四款、第九款及第十四款之文件、資料。

五　製造廠名稱變更：

㈠第二條第一項第十四款之文件、資料。

㈡由該製造廠製造之健康食品產品清冊，並載明許可證字號與有效期限及產品名稱。

六　製造廠門牌整編：

㈠國內製造者：政府機關出具足以證明門牌整編之文件。

㈡國外製造者：出產國政府機關以全銜出具足資證明門牌整編之文件；其為影本者，應經原產國公證單位簽證與正本相符。

㈢由該製造廠製造之健康食品產品清冊，並載明許可證字號與有效期限及產品名稱。

七　色素、香料或甜味劑之成分、含量變更，而其他成分不變，且無礙產品安全者：第二條第一項第一款、第五款及第七款之文件、資料。

八　內外包裝之規格、型態、材質、包裝粒數或商標名變更：

㈠第二條第一項第十二款之文件、資料。

㈡內包裝變更者，其第二條第一項第四款之文件、資料。

㈢產品為輸入者，其製造廠出具變更之證明或同意文件。

㈣材質變更者，其符合食品器具容器包裝衛生標準之相關佐證資料。

九　中文標籤、容器或包裝及說明書變更：

㈠第二條第一項第十二款之文件、資料。
㈡產品為輸入者，其製造廠出具中文標籤、容器或包裝及說明書變更之證明或同意文件。
㈢營養標示變更，而產品成分及含量均未變更者：
1.第二條第一項第一款及第五款之文件、資料。
2.製造廠最近一年內出具之變更合理性評估報告。

十　產品有效期限、保存方法及條件變更：第二條第一項第四款之文件、資料。

第二九條

①健康食品之中文標籤、容器或包裝及說明書之變更，有下列情形之一者，免辦理變更申請：
一　圖樣或顏色變更。
二　原核准圖文依比例縮小或放大。
三　原核准圖文位置變更。
四　原核准文字字體變更。

②前項標籤、容器或包裝及說明書，刊載本法以外其他相關機關規定之內容者，其變更應依各該法規規定辦理。

③持有健康食品許可證者，應就第一項免辦理變更之事項，作成書面紀錄，並妥善保存備查。

第三〇條

廠商依本法第七條第三項規定，申請許可證移轉者，受讓人應填具申請書，檢附下列文件、資料，並繳納費用，向中央主管機關提出：
一　原許可證。
二　讓與人同意讓與之證明文件。
三　製造廠出具同意由受讓人銷售產品之證明文件。
四　第二條第一項第十款至第十三款之文件、資料。

第三一條

①健康食品許可證污損或遺失，廠商依本法第八條第二項規定申請換發或補發者，應填具申請書，並出具原許可證作廢之切結聲明及繳納費用，向中央主管機關提出；其申請換發者，應繳還原許可證。

②前項換發或補發之許可證，其有效期限，同原許可證。

第三二條

廠商依第二十七條、第二十八條、第三十條或前條規定提出之申請案，經中央主管機關認定文件、資料不完備者，廠商應於收受中央主管機關通知後一個月內補正；必要時，得申請延長一個月，並以一次為限。屆期未補正者，予以駁回。

第三三條

①廠商依第二十七條、第二十八條、第三十條或第三十一條規定提出之申請案，其應檢具文件、資料，以英文以外之外文記載者，應檢附立案翻譯社出具之中文或英文譯本。

②廠商依第二十七條、第二十八條、第三十條或第三十一條規定提出之申請案，其發給或重製許可證者，並應繳納證書費。

第三四條

①本辦法所定申請案，廠商得至衛生福利部食品藥物管理署建置之食品線上申辦平臺辦理；至線上申辦平臺辦理者，其文件、資料，應以掃描電子檔上傳。

②健康食品許可證展延、查驗登記內容變更、移轉及換發之申請案，廠商依前項規定辦理後，應將原許可證寄送中央主管機關登載用印或繳銷。

第三五條

本辦法自發布日施行。

健康食品查驗委託辦法

①民國 96 年 10 月 24 日行政院衛生署令訂定發布全文 17 條；並自發布日施行。
民國 102 年 7 月 19 日行政院公告第 2、6 ～ 9 條第 1 項、第 10、13 ～ 16 條所列屬「行政院衛生署」之權責事項，自 102 年 7 月 23 日起改由「衛生福利部」管轄。
②民國 103 年 4 月 10 日衛生福利部令修正發布全文 17 條；並自發布日施行。

第一條
本辦法依健康食品管理法（以下簡稱本法）第七條第四項規定訂定之。

第二條
中央主管機關將本法第七條第一項規定之查驗業務委託相關機關（構）、學校或團體（以下簡稱受託機構）辦理時，應依本辦法之規定。

第三條
健康食品查驗業務之受託機關（構）應具下列資格之一：
一　具有辦理食品相關認證驗證業務或醫藥品相關查驗登記業務三年以上經驗。
二　具備執行食品衛生管理相關研究計畫三年以上經驗，成果獲得政府機關採行，且非為業者案件相關安全、功效評估實驗計畫之執行者。
三　具備完善之工作環境及相關設施、對受託之業務訂有作業程序及品質之保證計畫，並聘僱足夠之專業審查人員。

第四條
前條專業審查人員，應有從事健康食品、食品相關查驗登記或認證驗證相關工作一年以上經驗，並具下列資格之一：
一　經教育部承認之國內外大學院校以上學校食品營養相關科系所畢業。
二　經普通考試或專門職業及技術人員普通考試以上食品相關類科考試及格領有證書。
三　曾任衛生機關掌理食品衛生之委任第五職等以上職務。

第五條
受託機構不得將受託業務再委託其他機構辦理。

第六條
中央主管機關應將受託機構名稱、所在地，執行業務種類項目及辦理期限等相關事項公告周知。

第七條

受託機構執行查驗之業務時，應遵守健康食品管理相關法令、中央主管機關受理民眾申請案件辦理期限及文書作業之相關規定。

第八條

①申請查驗登記案件由申請業者向中央主管機關送件，並繳納審查費；中央主管機關完成收文程序後再移由受託機構辦理。

②受託機構執行查驗業務，視同中央主管機關執行職務，申請業者應予接受並且配合。申請案件需補件或說明事項，得由受託機構逕行通知。

第九條

①受託機構應以適當方式，依序記錄所執行之查驗登記業務，該紀錄並應由各級有關人員簽章，按月陳報中央主管機關。

②前項紀錄受託機構並應至少保存三年以備查核。

第一〇條

①受託機構基於查驗作業需要，得向中央主管機關申請提供相關資訊。

②受託機構對中央主管機關所提供之資訊及申請業者所檢具之文件、個人資料，應盡保密及善良管理人之責任。

第一一條

受託機構辦理查驗發生作業違失、文件資料遺失或外洩、洩漏職務上之機密、或其他侵害第三人之合法權益時，應負相關法律責任。

第一二條

受託機構不得對外發表或刊登與查驗業務有關之資料或消息。

第一三條

中央主管機關得視需要查核、評估受託機構辦理之相關業務，並得視需要調訓受託機構所聘僱之專業審查人員，受託機構應予配合，不得規避、妨礙或拒絕。

第一四條

中央主管機關得於委託期限屆滿時，視受託機構之歷年執行績效，優先委託其繼續執行。

第一五條

受託機構於受託期限內，如有不可抗力或非可歸責該機構之事由，足以影響受託事項之執行時，應即通知中央主管機關，經雙方協議後調整受託事項。

第一六條

受託機構發生委託契約所定終止事由或民法及相關法規所定終止事由，而經中央主管機關終止前項之委託時，仍應採行適當措施，繼續維持各項服務。

第一七條

本辦法自發布日施行。

舉發或緝獲違反健康食品管理法案件獎勵辦法

民國 88 年 7 月 6 日行政院衛生署令訂定發布全文 10 條；並自本法施行之日起施行。

第一條

本辦法依健康食品管理法（以下簡稱本法）第二十條規定訂定之。

第二條

舉發或緝獲不符本法規定之健康食品者，依本辦法給予獎勵。

第三條

①舉發人應以書面記載下列事項，由舉發人簽名、蓋章或按指印，並儘可能提供違法證據向衛生主管機關舉發。但情形急迫或有其他原因時，得以言詞爲之：

一　舉發人之姓名、性別、年齡及住址。

二　涉嫌違反本法規定之物品或業者有關之商號、地址、負責人姓名、商品名稱、時間及違法情節。但負責人姓名或商號名稱不明者，得免記載。

②以言詞（包括電話）舉發者，由受理舉發之機關作成筆錄，交舉發人閱覽後簽名、蓋章或按指印。

③匿名或不以眞實姓名舉發或舉發而無具體事證者，不予受理。

第四條

①因舉發而查獲違反本法規定者，依查獲案件所處罰金或罰鍰額度之百分之五核發獎金予舉發人，予以獎勵。

②前項獎金，由各級衛生主管機關編列預算支應。

第五條

緝獲違反本法規定者，依查獲案件情節，由所屬機關於行政上給予適當之獎勵。

第六條

二人以上聯名舉發之案件，其獎金應由全體舉發人具領；二人以上分別舉發案件而有相同部分者，其獎金應發給最先舉發者；無法分別先後時，平均分發之。

第七條

舉發已發覺之違反本法規定案件者，不適用本辦法之規定。

第八條

受理舉發之機關，對於舉發人之姓名、年齡、住址應予保密，對於舉發人之舉發書、筆錄或其他資料，除有絕對必要者外，應另行保存，不附於調查案卷內。如有洩密情事，應依刑法或其他法規處罰或懲處。

第九條

①受理舉發之機關對於舉發人之安全，於必要時得洽請警察機關提供保護。

②舉發人因舉發案件而有受威脅、恐嚇或有其他危害行為之虞者，當地衛生主管機關應洽請警察機關依法處理。

第一〇條

本辦法自本法施行之日施行。

二、藥物類

藥事法

①民國 59 年 8 月 17 日總統令制定公布全文 90 條。
②民國 68 年 4 月 4 日總統令修正公布第 24 ～ 27、54 條條文。
③民國 82 年 2 月 5 日總統令修正公布名稱及全文 106 條（原名稱：藥物藥商管理法）。
④民國 86 年 5 月 7 日總統令修正公布第 53、106 條條文。
民國 90 年 12 月 25 日行政院函發布第 53 條定自 91 年 1 月 1 日施行。
⑤民國 87 年 6 月 24 日總統令修正公布第 103 條條文。
⑥民國 89 年 4 月 26 日總統令修正公布第 2、3、27、66、77 ～ 79、100、102 條條文。
⑦民國 92 年 2 月 6 日總統令修正公布第 39 條條文；並增訂第 48-1、96-1 條條文。
⑧民國 93 年 4 月 21 日總統令修正公布第 1、8、9、11、13、16、22、33、37、40 ～ 42、45、47、48、57、62、64、66、74 ～ 78、82、83、91 ～ 93、95、96 條條文；增訂第 27-1、40-1、45-1、57-1、66-1、97-1、99-1、104-1、104-2 條條文；並刪除第 61、63 條條文。
⑨民國 94 年 2 月 5 日總統令修正公布第 40-1 條條文；並增訂第 40-2 條條文。
⑩民國 95 年 5 月 17 日總統令修正公布第 66、91、92、95、99 條條文；並刪除第 98 條條文。
⑪民國 95 年 5 月 30 日總統令修正公布第 82、83、106 條條文；並自 95 年 7 月 1 日施行。
⑫民國 100 年 12 月 7 日總統令修正公布第 19、34 條條文。
⑬民國 101 年 6 月 27 日總統令修正公布第 57、78、80、91、92、94 條條文；並增訂第 71-1、104-3、104-4 條條文。
⑭民國 102 年 1 月 16 日總統令修正公布第 41 條條文。
⑮民國 102 年 5 月 8 日總統令修正公布第 13 條條文。
民國 102 年 7 月 19 日行政院公告第 2 條所列屬「行政院衛生署」之權責事項，自 102 年 7 月 23 日起改由「衛生福利部」管轄。
⑯民國 102 年 12 月 11 日總統令修正公布第 80 條條文。
⑰民國 104 年 12 月 2 日總統令修正公布第 2、39、75、82 ～ 88、90、92、93、96-1 條條文；並增訂第 6-1、27-2、48-2 條條文。
⑱民國 106 年 6 月 14 日總統令修正公布第 88、92 條條文；並增訂第 53-1 條條文。
⑲民國 107 年 1 月 31 日總統令修正公布第 40-2、100、106 條條文；並增訂第 40-3、48-3 ～ 48-22、92-1、100-1 條條文及第四章之一章名；除第四章之一、第 92-1、100、100-1 條施行日期由行政院定之外，餘自公布日施行。
民國 108 年 8 月 6 日行政院令發布第四章之一、第 92-1、100、100-1 條，定自 108 年 8 月 20 日施行。

第一章　總　則

第一條

①藥事之管理，依本法之規定；本法未規定者，依其他有關法律之規定。但管制藥品管理條例有規定者，優先適用該條例之規定。

②前項所稱藥事，指藥物、藥商、藥局及其有關事項。

第二條

本法所稱衛生主管機關：在中央為衛生福利部；在直轄市為直轄市政府；在縣（市）為縣（市）政府。

第三條

中央衛生主管機關得專設藥物管理機關，直轄市及縣（市）衛生主管機關於必要時亦得報准設置。

第四條

本法所稱藥物，係指藥品及醫療器材。

第五條

本法所稱試驗用藥物，係指醫療效能及安全尚未經證實，專供動物毒性藥理評估或臨床試驗用之藥物。

第六條

本法所稱藥品，係指左列各款之一之原料藥及製劑：

一　載於中華藥典或經中央衛生主管機關認定之其他各國藥典、公定之國家處方集，或各該補充典籍之藥品。

二　未載於前款，但使用於診斷、治療、減輕或預防人類疾病之藥品。

三　其他足以影響人類身體結構及生理機能之藥品。

四　用以配製前三款所列之藥品。

第六條之一

①經中央衛生主管機關公告類別之藥品，其販賣業者或製造業者，應依其產業模式建立藥品來源及流向之追溯或追蹤系統。

②中央衛生主管機關應建立前項追溯或追蹤申報系統；前項業者應以電子方式申報之，其電子申報方式，由中央衛生主管機關定之。

③前項追溯或追蹤系統之建立、應記錄之事項、查核及其他應遵行事項之辦法，由中央衛生主管機關定之。

第七條

本法所稱新藥，係指經中央衛生主管機關審查認定屬新成分、新療效複方或新使用途徑製劑之藥品。

第八條

①本法所稱製劑，係指以原料藥經加工調製，製成一定劑型及劑量之藥品。

②製劑分為醫師處方藥品、醫師藥師藥劑生指示藥品、成藥及固有成方製劑。

③前項成藥之分類、審核、固有成方製劑製售之申請、成藥及固有成方製劑販賣之管理及其他應遵行事項之辦法，由中央衛生主管機關定之。

第九條

本法所稱成藥，係指原料藥經加工調製，不用其原名稱，其摻入之藥品，不超過中央衛生主管機關所規定之限量，作用緩和，無積蓄性，耐久儲存，使用簡便，並明示其效能、用量、用法，標明成藥許可證字號，其使用不待醫師指示，即供治療疾病之用者。

第一〇條

本法所稱固有成方製劑，係指依中央衛生主管機關選定公告具有醫療效能之傳統中藥處方調製（劑）之方劑。

第一一條

本法所稱管制藥品，係指管制藥品管理條例第三條規定所稱之管制藥品。

第一二條

本法所稱毒劇藥品，係指列載於中華藥典毒劇藥表中之藥品；表中未列載者，由中央衛生主管機關定之。

第一三條

①本法所稱醫療器材，係用於診斷、治療、減輕、直接預防人類疾病、調節生育，或足以影響人類身體結構及機能，且非以藥理、免疫或代謝方法作用於人體，以達成其主要功能之儀器、器械、用具、物質、軟體、體外試劑及其相關物品。

②前項醫療器材，中央衛生主管機關應視實際需要，就其範圍、種類、管理及其他應管理事項，訂定醫療器材管理辦法規範之。

第一四條

本法所稱藥商，係指左列各款規定之業者：

一　藥品或醫療器材販賣業者。

二　藥品或醫療器材製造業者。

第一五條

本法所稱藥品販賣業者，係指左列各款規定之業者：

一　經營西藥批發、零售、輸入及輸出之業者。

二　經營中藥批發、零售、調劑、輸入及輸出之業者。

第一六條

①本法所稱藥品製造業者，係指經營藥品之製造、加工與其產品批發、輸出及自用原料輸入之業者。

②前項藥品製造業者輸入自用原料，應於每次進口前向中央衛生主管機關申請核准後，始得進口；已進口之自用原料，非經中央衛生主管機關核准，不得轉售或轉讓。

③藥品製造業者，得兼營自製產品之零售業務。

第一七條

①本法所稱醫療器材販賣業者，係指經營醫療器材之批發、零售、輸入及輸出之業者。

②經營醫療器材租賃業者，準用本法關於醫療器材販賣業者之規定。

第一八條

①本法所稱醫療器材製造業者，係指製造、裝配醫療器材，與其產

品之批發、輸出及自用原料輸入之業者。
②前項醫療器材製造業者，得兼營自製產品之零售業務。
第一九條
①本法所稱藥局，係指藥師或藥劑生親自主持，依法執行藥品調劑、供應業務之處所。
②前項藥局得兼營藥品及一定等級之醫療器材零售業務。
③前項所稱一定等級之醫療器材之範圍及種類，由中央衛生主管機關定之。
第二〇條
本法所稱僞藥，係指藥品經稽查或檢驗有左列各款情形之一者：
一　未經核准，擅自製造者。
二　所含有效成分之名稱，與核准不符者。
三　將他人產品抽換或摻雜者。
四　塗改或更換有效期間之標示者。
第二一條
本法所稱劣藥，係指核准之藥品經稽查或檢驗有左列情形之一者：
一　擅自添加非法定著色劑、防腐劑、香料、矯味劑及賦形劑者。
二　所含有效成分之質、量或強度，與核准不符者。
三　藥品中一部或全部含有污穢或異物者。
四　有顯明變色、混濁、沈澱、潮解或已腐化分解者。
五　主治效能與核准不符者。
六　超過有效期間或保存期限者。
七　因儲藏過久或儲藏方法不當而變質者。
八　裝入有害物質所製成之容器或使用回收容器者。
第二二條
①本法所稱禁藥，係指藥品有左列各款情形之一者：
一　經中央衛生主管機關明令公告禁止製造、調劑、輸入、輸出、販賣或陳列之毒害藥品。
二　未經核准擅自輸入之藥品。但旅客或隨交通工具服務人員攜帶自用藥品進口者，不在此限。
②前項第二款自用藥品之限量，由中央衛生主管機關會同財政部公告之。
第二三條
本法所稱不良醫療器材，係指醫療器材經稽查或檢驗有左列各款情形之一者：
一　使用時易生危險，或可損傷人體，或使診斷發生錯誤者。
二　含有毒物質或有害物質，致使用時有損人體健康者。
三　超過有效期間或保存期限者。
四　性能或有效成分之質、量或強度，與核准不符者。
第二四條
本法所稱藥物廣告，係指利用傳播方法，宣傳醫療效能，以達招徠銷售爲目的之行爲。

第二五條

本法所稱標籤，係指藥品或醫療器材之容器上或包裝上，用以記載文字、圖畫或記號之標示物。

第二六條

本法所稱仿單，係指藥品或醫療器材附加之說明書。

第二章　藥商之管理

第二七條

①凡申請為藥商者，應申請直轄市或縣（市）衛生主管機關核准登記，繳納執照費，領得許可執照後，方准營業；其登記事項如有變更時，應辦理變更登記。

②前項登記事項，由中央衛生主管機關定之。

③藥商分設營業處所或分廠，仍應依第一項規定，各別辦理藥商登記。

第二七條之一

①藥商申請停業，應將藥商許可執照及藥物許可證隨繳當地衛生主管機關，於執照上記明停業理由及期限，俟核准復業時發還之。每次停業期間不得超過一年，停業期滿未經當地衛生主管機關核准繼續停業者，應於停業期滿前三十日內申請復業。

②藥商申請歇業時，應將其所領藥商許可執照及藥物許可證一併繳銷；其不繳銷者，由原發證照之衛生主管機關註銷。

③藥商屆期不申請停業、歇業或復業登記，經直轄市或縣（市）衛生主管機關查核發現原址已無營業事實者，應由原發證照之衛生主管機關，將其有關證照註銷。

④違反本法規定，經衛生主管機關處分停止其營業者，其證照依第一項規定辦理。

第二七條之二

①藥商持有經中央衛生主管機關公告為必要藥品之許可證，如有無法繼續製造、輸入或不足供應該藥品之虞時，應至少於六個月前向中央衛生主管機關通報；如因天災或其他不應歸責於藥商之事由，而未及於前述期間內通報者，應於事件發生後三十日內向中央衛生主管機關通報。

②中央衛生主管機關於接獲前項通報或得知必要藥品有不足供應之虞時，得登錄於公開網站，並得專案核准該藥品或其替代藥品之製造或輸入，不受第三十九條之限制。

③第一項通報與前項登錄之作業及專案核准之申請條件、審查程序、核准基準及其他應遵行事項之辦法，由中央衛生主管機關定之。

第二八條

①西藥販賣業者之藥品及其買賣，應由專任藥師駐店管理。但不售賣麻醉藥品者，得由專任藥劑生為之。

②中藥販賣業者之藥品及其買賣，應由專任中醫師或修習中藥課程達適當標準之藥師或藥劑生駐店管理。

③西藥、中藥販賣業者，分設營業處所，仍應依第一項及第二項之規定。

第二九條

①西藥製造業者，應由專任藥師駐廠監製；中藥製造業者，應由專任中醫師或修習中藥課程達適當標準之藥師駐廠監製。

②中藥製造業者，以西藥劑型製造中藥，或摻入西藥製造中藥時，除依前項規定外，應由專任藥師監製。

③西藥、中藥製造業者，設立分廠，仍應依前二項規定辦理。

第三〇條

藥商聘用之藥師、藥劑生或中醫師，如有解聘或辭聘，應即另聘。

第三一條

從事人用生物藥品製造業者，應聘用國內外大學院校以上醫藥或生物學等系畢業，具有微生物學、免疫學藥品製造專門知識，並有五年以上製造經驗之技術人員，駐廠負責製造。

第三二條

①醫療器材販賣或製造業者，應視其類別，聘用技術人員。

②前項醫療器材類別及技術人員資格，由中央衛生主管機關定之。

第三三條

①藥商僱用之推銷員，應由該業者向當地之直轄市、縣（市）衛生主管機關登記後，方准執行推銷工作。

②前項推銷員，以向藥局、藥商、衛生醫療機構、醫學研究機構及經衛生主管機關准予登記為兼售藥物者推銷其受僱藥商所製售或經銷之藥物為限，並不得有沿途推銷、設攤出售或擅將藥物拆封、改裝或非法廣告之行為。

第三章　藥局之管理及藥品之調劑

第三四條

①藥局應請領藥局執照，並於明顯處標示經營者之身分姓名。其設立、變更登記，準用第二十七條第一項之規定。

②藥局兼營第十九條第二項之業務，應適用關於藥商之規定。但無須另行請領藥商許可執照。

第三五條

修習中藥課程達適當標準之藥師，親自主持之藥局，得兼營中藥之調劑、供應或零售業務。

第三六條

藥師親自主持之藥局，具有鑑定設備者，得執行藥品之鑑定業務。

第三七條

①藥品之調劑，非依一定作業程序，不得為之；其作業準則，由中央衛生主管機關定之。

②前項調劑應由藥師為之。但不含麻醉藥品者，得由藥劑生為之。

③醫院中之藥品之調劑，應由藥師為之。但本法八十二年二月五日修正施行前已在醫院中服務之藥劑生，適用前項規定，並得繼續

或轉院任職。

④中藥之調劑，除法律另有規定外，應由中醫師監督爲之。

第三八條

藥師法第十二條、第十六條至第二十條之規定，於藥劑生調劑藥品時準用之。

第四章　藥物之查驗登記

第三九條

①製造、輸入藥品，應將其成分、原料藥來源、規格、性能、製法之要旨，檢驗規格與方法及有關資料或證件，連同原文和中文標籤、原文和中文仿單及樣品，並繳納費用，申請中央衛生主管機關查驗登記，經核准發給藥品許可證後，始得製造或輸入。

②向中央衛生主管機關申請藥品試製經核准輸入原料藥者，不適用前項規定；其申請條件及應繳費用，由中央衛生主管機關定之。

③第一項輸入藥品，應由藥品許可證所有人及其授權者輸入。

④申請第一項藥品查驗登記、依第四十六條規定辦理藥品許可證變更、移轉登記及依第四十七條規定辦理藥品許可證展延登記、換發及補發，其申請條件、審查程序、核准基準及其他應遵行之事項，由中央衛生主管機關以藥品查驗登記審查準則定之。

第四〇條

①製造、輸入醫療器材，應向中央衛生主管機關申請查驗登記並繳納費用，經核准發給醫療器材許可證後，始得製造或輸入。

②前項輸入醫療器材，應由醫療器材許可證所有人或其授權者輸入。

③申請醫療器材查驗登記、許可證變更、移轉、展延登記、換發及補發，其申請條件、審查程序、核准基準及其他應遵行之事項，由中央衛生主管機關定之。

第四〇條之一

①中央衛生主管機關爲維護公益之目的，於必要時，得公開所持有及保管藥商申請製造或輸入藥物所檢附之藥物成分、仿單等相關資料。但對於藥商申請新藥查驗登記屬於營業秘密之資料，應保密之。

②前項得公開事項之範圍及方式，其辦法由中央衛生主管機關定之。

第四〇條之二 107

①中央衛生主管機關於核發新藥許可證時，應公開申請人檢附之已揭露專利字號或案號。

②新成分新藥許可證自核發之日起三年內，其他藥商非經許可證所有人同意，不得引據其申請資料申請查驗登記。

③前項期間屆滿次日起，其他藥商得依本法及相關法規申請查驗登記，符合規定者，中央衛生主管機關於前項新成分新藥許可證核發屆滿五年之次日起，始得發給藥品許可證。

④新成分新藥在外國取得上市許可後三年內，向中央衛生主管機關

申請查驗登記，始得適用第二項之規定。

第四〇條之三 107

①藥品經中央衛生主管機關核准新增或變更適應症，自核准新增或變更適應症之日起二年內，其他藥商非經該藥品許可證所有人同意，不得引據其申請資料就相同適應症申請查驗登記。

②前項期間屆滿次日起，其他藥商得依本法及相關法規申請查驗登記，符合規定者，中央衛生主管機關於前項核准新增或變更適應症屆滿三年之次日起，始得發給藥品許可證。但前項獲准新增或變更適應症之藥品許可證所有人，就該新增或變更之適應症於國內執行臨床試驗者，中央衛生主管機關於核准新增或變更適應症屆滿五年之次日起，始得發給其他藥商藥品許可證。

③新增或變更適應症藥品在外國取得上市許可後二年內，向中央衛生主管機關申請查驗登記，始得適用第一項之規定。

第四一條

①為提昇藥物製造工業水準與臨床試驗品質，對於藥物科技之研究發展，中央衛生主管機關每年應委託專業醫療團體辦理教育訓練，培育臨床試驗人才。

②新興藥物科技之研究發展，得由中央衛生主管機關會同中央工業主管機關獎勵之。

③前項獎勵之資格條件、審議程序及其他應遵行事項之辦法，由中央衛生主管機關會同中央工業主管機關定之。

第四二條

①中央衛生主管機關對於製造、輸入之藥物，應訂定作業準則，作為核發、變更及展延藥物許可證之基準。

②前項作業準則，由中央衛生主管機關定之。

第四三條

製造、輸入藥物之查驗登記申請書及輸出藥物之申請書，其格式、樣品份數、有關資料或證書費、查驗費之金額，由中央衛生主管機關定之。

第四四條

試驗用藥物，應經中央衛生主管機關核准始得供經核可之教學醫院臨床試驗，以確認其安全與醫療效能。

第四五條

①經核准製造或輸入之藥物，中央衛生主管機關得指定期間，監視其安全性。

②藥商於前項安全監視期間應遵行事項，由中央衛生主管機關定之。

第四五條之一

醫療機構、藥局及藥商對於因藥物所引起之嚴重不良反應，應行通報；其方式、內容及其他應遵行事項之辦法，由中央衛生主管機關定之。

第四六條

①經核准製造、輸入之藥物，非經中央衛生主管機關之核准，不得

變更原登記事項。

②經核准製造、輸入之藥物許可證，如有移轉時，應辦理移轉登記。

第四七條

①藥物製造、輸入許可證有效期間爲五年，期滿仍須繼續製造、輸入者，應事先申請中央衛生主管機關核准展延之。但每次展延，不得超過五年。屆期未申請或不准展延者，註銷其許可證。

②前項許可證如有污損或遺失，應敘明理由，申請原核發機關換發或補發，並應將原許可證同時繳銷，或由核發機關公告註銷。

第四八條

藥物於其製造、輸入許可證有效期間內，經中央衛生主管機關重新評估確定有安全或醫療效能疑慮者，得限期令藥商改善，屆期未改善者，廢止其許可證。但安全疑慮重大者，得逕予廢止之。

第四八條之一

第三十九條第一項製造、輸入藥品，應標示中文標籤、仿單或包裝，始得買賣、批發、零售。但經中央衛生主管機關認定有窒礙難行者，不在此限。

第四八條之二

①有下列情形之一者，中央衛生主管機關得專案核准特定藥物之製造或輸入，不受第三十九條及第四十條之限制：

一　爲預防、診治危及生命或嚴重失能之疾病，且國內尙無適當藥物或合適替代療法。

二　因應緊急公共衛生情事之需要。

②有下列情形之一者，中央衛生主管機關得廢止前項核准，並令申請者限期處理未使用之藥物，並得公告回收：

一　已有完成查驗登記之藥物或合適替代療法可提供前項第一款情事之需要。

二　緊急公共衛生情事已終結。

三　藥物經中央衛生主管機關評估確有安全或醫療效能疑慮。

③第一項專案核准之申請條件、審查程序、核准基準及其他應遵行事項之辦法，由中央衛生主管機關定之。

第四章之一　西藥之專利連結 107

第四八條之三 107

①新藥藥品許可證所有人認有提報藥品專利權專利資訊之必要者，應自藥品許可證領取之次日起四十五日內，檢附相關文件及資料，向中央衛生主管機關爲之；逾期提報者，不適用本章規定。

②前項藥品專利權，以下列發明爲限：

一　物質。

二　組合物或配方。

三　醫藥用途。

第四八條之四 107

①前條所定專利資訊如下：

一　發明專利權之專利證書號數；發明專利權爲醫藥用途者，應一併敘明請求項項號。
二　專利權期滿之日。
三　專利權人之姓名或名稱、國籍、住所、居所或營業所；有代表人者，其姓名。該專利權有專屬授權，且依專利法辦理登記者，為其專屬被授權人之上述資料。
四　前款之專利權人或專屬被授權人於中華民國無住所、居所或營業所者，應指定代理人，並提報代理人之姓名、住所、居所或營業所。

②新藥藥品許可證所有人與專利權人不同者，於提報專利資訊時，應取得專利權人之同意；該專利權有專屬授權，且依專利法辦理登記者，僅需取得專屬被授權人之同意。

第四八條之五 107

新藥藥品許可證所有人於中央衛生主管機關核准新藥藥品許可證後，始取得專利專責機關審定公告之發明專利權，其屬第四十八條之三第二項之藥品專利權範圍者，應自審定公告之次日起四十五日內，依前條規定提報專利資訊；逾期提報者，不適用本章規定。

第四八條之六 107

①新藥藥品許可證所有人應自下列各款情事之一發生之次日起四十五日內，就已登載之專利資訊辦理變更或刪除：
一　專利權期間之延長，經專利專責機關核准公告。
二　請求項之更正，經專利專責機關核准公告。
三　專利權經撤銷確定。
四　專利權當然消滅。
五　第四十八條之四第一項第三款、第四款之專利資訊異動。

②新藥藥品許可證所有人與專利權人或專屬被授權人不同者，於辦理前項事項前，準用第四十八條之四第二項規定。

第四八條之七 107

①有下列情事之一者，任何人均得以書面敘明理由及附具證據，通知中央衛生主管機關：
一　已登載專利資訊之發明，與所核准之藥品無關。
二　已登載專利資訊之發明，不符第四十八條之三第二項規定。
三　已登載之專利資訊錯誤。
四　有前條所定情事而未辦理變更或刪除。

②中央衛生主管機關應自接獲前項通知之次日起二十日內，將其轉送新藥藥品許可證所有人。

③新藥藥品許可證所有人自收受通知之次日起四十五日內，應以書面敘明理由回覆中央衛生主管機關，並得視情形辦理專利資訊之變更或刪除。

第四八條之八 107

①中央衛生主管機關應建立西藥專利連結登載系統，登載並公開新藥藥品許可證所有人提報之專利資訊；專利資訊之變更或刪除，

亦同。

②登載之專利資訊有前條所定情事者，中央衛生主管機關應公開前條通知人之主張及新藥藥品許可證所有人之書面回覆。

第四八條之九 107

學名藥藥品許可證申請人，應於申請藥品許可證時，就新藥藥品許可證所有人已核准新藥所登載之專利權，向中央衛生主管機關為下列各款情事之一之聲明：

一　該新藥未有任何專利資訊之登載。

二　該新藥對應之專利權已消滅。

三　該新藥對應之專利權消滅後，始由中央衛生主管機關核發藥品許可證。

四　該新藥對應之專利權應撤銷，或申請藥品許可證之學名藥未侵害該新藥對應之專利權。

第四八條之一〇 107

學名藥藥品許可證申請案僅涉及前條第一款或第二款之聲明，經審查符合本法規定者，由中央衛生主管機關核發藥品許可證。

第四八條之一一 107

學名藥藥品許可證申請案涉及第四十八條之九第三款之聲明，經審查符合本法規定者，於該新藥已登載所有專利權消滅後，由中央衛生主管機關核發藥品許可證。

第四八條之一二 107

①學名藥藥品許可證申請案涉及第四十八條之九第四款之聲明者，申請人應自中央衛生主管機關就藥品許可證申請資料齊備通知送達之次日起二十日內，以書面通知新藥藥品許可證所有人及中央衛生主管機關；新藥藥品許可證所有人與所登載之專利權人、專屬被授權人不同者，應一併通知之。

②申請人應於前項通知，就其所主張之專利權應撤銷或未侵害權利情事，敘明理由及附具證據。

③申請人未依前二項規定通知者，中央衛生主管機關應駁回該學名藥藥品許可證申請案。

第四八條之一三 107

①專利權人或專屬被授權人接獲前條第一項通知後，擬就其已登載之專利權提起侵權訴訟者，應自接獲通知之次日起四十五日內提起之，並通知中央衛生主管機關。

②中央衛生主管機關應自新藥藥品許可證所有人接獲前條第一項通知之次日起十二個月內，暫停核發藥品許可證。但有下列情事之一，經審查符合本法規定者，得核發藥品許可證：

一　專利權人或專屬被授權人接獲前條第一項通知後，未於四十五日內提起侵權訴訟。

二　專利權人或專屬被授權人未依學名藥藥品許可證申請日前已登載之專利權提起侵權訴訟。

三　專利權人或專屬被授權人依第一項規定提起之侵權訴訟，經法院依民事訴訟法第二百四十九條第一項或第二項規定，裁判原告之訴駁回。
四　經法院認定所有繫屬於侵權訴訟中之專利權有應撤銷之原因，或學名藥藥品許可證申請人取得未侵權之判決。
五　學名藥藥品許可證申請人依第四十八條之九第四款聲明之所有專利權，由專利專責機關作成舉發成立審定書。
六　當事人合意成立和解或調解。
七　學名藥藥品許可證申請人依第四十八條之九第四款聲明之所有專利權，其權利當然消滅。
③前項第一款期間之起算，以專利權人或專屬被授權人最晚接獲通知者為準。
④專利權人或專屬被授權人於第二項所定十二個月內，就已登載之專利權取得侵權成立之確定判決者，中央衛生主管機關應於該專利權消滅後，始得核發學名藥藥品許可證。
⑤專利權人或專屬被授權人依第一項規定提起之侵權訴訟，因自始不當行使專利權，致使學名藥藥品許可證申請人，因暫停核發藥品許可證受有損害者，應負賠償責任。

第四八條之一四　107
學名藥藥品許可證申請案，其申請人為同一且該藥品為同一者，中央衛生主管機關依前條第二項暫停核發藥品許可證之次數，以一次為限。

第四八條之一五　107
①於第四十八條之十三第二項暫停核發藥品許可證期間，中央衛生主管機關完成學名藥藥品許可證申請案之審查程序者，應通知學名藥藥品許可證申請人。
②學名藥藥品許可證申請人接獲前項通知者，得向衛生福利部中央健康保險署申請藥品收載及支付價格核價。但於中央衛生主管機關核發學名藥藥品許可證前，不得製造或輸入。

第四八條之一六　107
①依第四十八條之九第四款聲明之學名藥藥品許可證申請案，其申請資料齊備日最早者，取得十二個月之銷售專屬期間；中央衛生主管機關於前述期間屆滿前，不得核發其他學名藥之藥品許可證。
②前項申請資料齊備之學名藥藥品許可證申請案，其有下列情事之一者，由申請資料齊備日在後者依序遞補之：
一　於藥品許可證審查期間變更所有涉及第四十八條之九第四款之聲明。
二　自申請資料齊備日之次日起十二個月內未取得前條第一項藥品許可證審查完成之通知。
三　有第四十八條之十三第四項之情事。
③同日有二以上學名藥藥品許可證申請案符合第一項規定申請資料齊備日最早者，共同取得十二個月之銷售專屬期間。

第四八條之一七 107

①學名藥藥品許可證所有人，應自領取藥品許可證之次日起六個月內銷售，並自最早銷售日之次日起二十日內檢附實際銷售日之證明，報由中央衛生主管機關核定其取得銷售專屬期間及起迄日期。

②前項銷售專屬期間，以藥品之實際銷售日為起算日。

③二以上學名藥藥品許可證申請案共同取得之銷售專屬期間，以任一學名藥之最早實際銷售日為起算日。

第四八條之一八 107

取得銷售專屬期間之學名藥藥品許可證申請人，有下列情事之一者，中央衛生主管機關得核發學名藥藥品許可證予其他申請人，不受第四十八條之十六第一項規定之限制：

一　未於中央衛生主管機關通知領取藥品許可證之期間內領取。

二　未依前條第一項規定辦理。

三　依第四十八條之九第四款聲明之所有專利權，其權利當然消滅。

第四八條之一九 107

①新藥藥品許可證申請人、新藥藥品許可證所有人、學名藥藥品許可證申請人、學名藥藥品許可證所有人、藥品專利權人或專屬被授權人間，所簽訂之和解協議或其他協議，涉及本章關於藥品之製造、販賣及銷售專屬期間規定者，雙方當事人應自事實發生之次日起二十日內除通報中央衛生主管機關外，如涉及逆向給付利益協議者，應另行通報公平交易委員會。

②前項通報之方式、內容及其他應遵行事項之辦法，由中央衛生主管機關會同公平交易委員會定之。

③中央衛生主管機關認第一項通報之協議有違反公平交易法之虞者，得通報公平交易委員會。

第四八條之二〇 107

①新成分新藥以外之新藥，準用第四十八條之九至第四十八條之十五關於學名藥藥品許可證申請之相關規定。

②第四十八條之十二之學名藥藥品許可證申請案，符合下列各款要件者，不適用第四十八條之十三至第四十八條之十八關於暫停核發藥品許可證與銷售專屬期間之相關規定：

一　已核准新藥所登載之專利權且尚屬存續中者，屬於第四十八條之三第二項第三款之醫藥用途專利權。

二　學名藥藥品許可證申請人排除前款醫藥用途專利權所對應之適應症，並聲明該學名藥未侵害前款之專利權。

③前項適應症之排除、聲明及其他應遵行事項之辦法，由中央衛生主管機關定之。

第四八條之二一 107

本法中華民國一百零六年十二月二十九日修正之條文施行前，符合第四十八條之三第二項規定之藥品專利權，且其權利未消滅者，新藥藥品許可證所有人得於修正條文施行後三個月內，依第四十八條之四規定提報專利資訊。

第四八條之二二 107

第四十八條之四至第四十八條之八藥品專利資訊之提報方式與內容、變更或刪除、專利資訊之登載與公開、第四十八條之九學名藥藥品許可證申請人之聲明、第四十八條之十二學名藥藥品許可證申請人之書面通知方式與內容、第四十八條之十五中央衛生主管機關完成學名藥藥品許可證申請案審查程序之通知方式與內容、第四十八條之十六至第四十八條之十八銷售專屬期間起算與終止之事項及其他應遵行事項之辦法，由中央衛生主管機關定之。

第五章　藥物之販賣及製造

第四九條

藥商不得買賣來源不明或無藥商許可執照者之藥品或醫療器材。

第五〇條

①須由醫師處方之藥品，非經醫師處方，不得調劑供應。但左列各款情形不在此限：

一　同業藥商之批發、販賣。

二　醫院、診所及機關、團體、學校之醫療機構或檢驗及學術研究機構之購買。

三　依中華藥典、國民處方選輯處方之調劑。

②前項須經醫師處方之藥品，由中央衛生主管機關就中、西藥品分別定之。

第五一條

西藥販賣業者，不得兼售中藥；中藥販賣業者，不得兼售西藥。但成藥不在此限。

第五二條

藥品販賣業者，不得兼售農藥、動物用藥品或其他毒性化學物質。

第五三條

①藥品販賣業者輸入之藥品得分裝後出售，其分裝應依下列規定辦理：

一　製劑：申請中央衛生主管機關核准後，由符合藥品優良製造規範之藥品製造業者分裝。

二　原料藥：由符合藥品優良製造規範之藥品製造業者分裝；分裝後，應報請中央衛生主管機關備查。

②前項申請分裝之條件、程序、報請備查之期限、程序及其他分裝出售所應遵循之事項，由中央衛生主管機關定之。

第五三條之一

①經營西藥批發、輸入及輸出之業者，其與採購、儲存、供應產品有關之品質管理、組織與人事、作業場所與設備、文件、作業程序、客戶申訴、退回與回收、委外作業、自我查核、運輸及其他西藥運銷作業，應符合西藥優良運銷準則，並經中央衛生主管機

關檢查合格，取得西藥運銷許可後，始得為之。
②前項規定，得分階段實施，其分階段實施之藥品與藥商種類、事項、方式及時程，由中央衛生主管機關公告之。
③符合第一項規定，取得西藥運銷許可之藥商，得繳納費用，向中央衛生主管機關申領證明文件。
④第一項西藥優良運銷準則、西藥運銷許可及前項證明文件之申請條件、審查程序與基準、核發、效期、廢止、返還、註銷及其他應遵行事項之辦法，由中央衛生主管機關定之。

第五四條

藥品或醫療器材經核准發給藥物輸入許可證後，為維護國家權益，中央衛生主管機關得加以管制。但在管制前已核准結匯簽證者，不在此限。

第五五條

①經核准製造或輸入之藥物樣品或贈品，不得出售。
②前項樣品贈品管理辦法，由中央衛生主管機關定之。

第五六條

①經核准製售之藥物，如輸出國外銷售時，其應輸入國家要求證明文字者，應於輸出前，由製造廠商申請中央衛生主管機關發給輸出證明書。
②前項藥物，中央衛生主管機關認有不敷國內需要之虞時，得限制其輸出。

第五七條

①製造藥物，應由藥物製造工廠為之；藥物製造工廠，應依藥物製造工廠設廠標準設立，並依工廠管理輔導法規定，辦理工廠登記。但依工廠管理輔導法規定免辦理工廠登記，或經中央衛生主管機關核准為研發而製造者，不在此限。
②藥物製造，其廠房設施、設備、組織與人事、生產、品質管制、儲存、運銷、客戶申訴及其他應遵行事項，應符合藥物優良製造準則之規定，並經中央衛生主管機關檢查合格，取得藥物製造許可後，始得製造。但經中央衛生主管機關公告無需符合藥物優良製造準則之醫療器材製造業者，不在此限。
③符合前項規定，取得藥物製造許可之藥商，得繳納費用，向中央衛生主管機關申領證明文件。
④輸入藥物之國外製造廠，準用前二項規定，並由中央衛生主管機關定期或依實際需要赴國外製造廠檢查之。
⑤第一項藥物製造工廠設廠標準，由中央衛生主管機關會同中央工業主管機關定之；第二項藥物優良製造準則，由中央衛生主管機關定之。
⑥第二項藥物製造許可與第三項證明文件之申請條件、審查程序與基準、核發、效期、廢止、返還、註銷及其他應遵行事項之辦法，由中央衛生主管機關定之。

第五七條之一

①從事藥物研發之機構或公司，其研發用藥物，應於符合中央衛生

主管機關規定之工廠或場所製造。

②前項工廠或場所非經中央衛生主管機關核准，不得兼製其他產品；其所製造之研發用藥物，非經中央衛生主管機關核准，不得使用於人體。

第五八條

藥物工廠，非經中央衛生主管機關核准，不得委託他廠製造或接受委託製造藥物。

第六章　管制藥品及毒劇藥品之管理

第五九條

①西藥販賣業者及西藥製造業者，購存或售賣管制藥品及毒劇藥品，應將藥品名稱、數量，詳列簿冊，以備檢查。管制藥品並應專設櫥櫃加鎖儲藏。

②管制藥品及毒劇藥品之標籤，應載明警語及足以警惕之圖案或顏色。

第六〇條

①管制藥品及毒劇藥品，須有醫師之處方，始得調劑、供應。

②前項管制藥品應憑領受人之身分證明並將其姓名、地址、統一編號及所領受品量，詳錄簿冊，連同處方箋保存之，以備檢查。

③管制藥品之處方及調劑，中央衛生主管機關得限制之。

第六一條（刪除）

第六二條

第五十九條及第六十條所規定之處方箋、簿冊，均應保存五年。

第六三條（刪除）

第六四條

①中藥販賣業者及中藥製造業者，非經中央衛生主管機關核准，不得售賣或使用管制藥品。

②中藥販賣業者及中藥製造業者售賣毒劇性之中藥，非有中醫師簽名、蓋章之處方箋，不得出售；其購存或出售毒劇性中藥，準用第五十九條之規定。

第七章　藥物廣告之管理

第六五條

非藥商不得為藥物廣告。

第六六條

①藥商刊播藥物廣告時，應於刊播前將所有文字、圖畫或言詞，申請中央或直轄市衛生主管機關核准，並向傳播業者送驗核准文件。原核准機關發現已核准之藥物廣告內容或刊播方式危害民眾健康或有重大危害之虞時，應令藥商立即停止刊播並限期改善，屆期未改善者，廢止之。

②藥物廣告在核准登載、刊播期間不得變更原核准事項。

③傳播業者不得刊播未經中央或直轄市衛生主管機關核准、與核准

事項不符、已廢止或經令立即停止刊播並限期改善而尚未改善之藥物廣告。

④接受委託刊播之傳播業者，應自廣告之日起六個月，保存委託刊播廣告者之姓名（法人或團體名稱）、身分證或事業登記證字號、住居所（事務所或營業所）及電話等資料，且於主管機關要求提供時，不得規避、妨礙或拒絕。

第六六條之一

①藥物廣告，經中央或直轄市衛生主管機關核准者，其有效期間為一年，自核發證明文件之日起算。期滿仍需繼續廣告者，得申請原核准之衛生主管機關核定展延之；每次展延之期間，不得超過一年。

②前項有效期間，應記明於核准該廣告之證明文件。

第六七條

須由醫師處方或經中央衛生主管機關公告指定之藥物，其廣告以登載於學術性醫療刊物為限。

第六八條

藥物廣告不得以左列方式為之：

一　假借他人名義為宣傳者。

二　利用書刊資料保證其效能或性能。

三　藉採訪或報導為宣傳。

四　以其他不正當方式為宣傳。

第六九條

非本法所稱之藥物，不得為醫療效能之標示或宣傳。

第七〇條

採訪、報導或宣傳，其內容暗示或影射醫療效能者，視為藥物廣告。

第八章　稽查及取締

第七一條

①衛生主管機關，得派員檢查藥物製造業者、販賣業者之處所設施及有關業務，並得出具單據抽驗其藥物，業者不得無故拒絕。但抽驗數量以足供檢驗之用者為限。

②藥物製造業者之檢查，必要時得會同工業主管機關為之。

③本條所列實施檢查辦法，由中央衛生主管機關會同中央工業主管機關定之。

第七一條之一

①為加強輸入藥物之邊境管理，中央衛生主管機關得公告其輸入時應抽查、檢驗合格後，始得輸入。

②前項輸入藥物之抽查及檢驗方式、方法、項目、範圍、收費及其他應遵行事項之辦法，由中央衛生主管機關定之。

第七二條

衛生主管機關得派員檢查醫療機構或藥局之有關業務，並得出具單據抽驗其藥物，受檢者不得無故拒絕。但抽驗數量以足供檢驗之用者爲限。

第七三條

①直轄市、縣（市）衛生主管機關應每年定期辦理藥商及藥局普查。

②藥商或藥局對於前項普查，不得拒絕、規避或妨礙。

第七四條

①依據微生物學、免疫學學理製造之血清、抗毒素、疫苗、類毒素及菌液等，非經中央衛生主管機關於每批產品輸入或製造後，派員抽取樣品，經檢驗合格，並加貼查訖封緘，不得銷售。檢驗封緘作業辦法，由中央衛生主管機關定之。

②前項生物藥品之原液，其輸入以生物藥品製造業者爲限。

第七五條

①藥物之標籤、仿單或包裝，應依核准刊載左列事項：

一　廠商名稱及地址。
二　品名及許可證字號。
三　批號。
四　製造日期及有效期間或保存期限。
五　主要成分含量、用量及用法。
六　主治效能、性能或適應症。
七　副作用、禁忌及其他注意事項。
八　其他依規定應刊載事項。

②前項第四款經中央衛生主管機關明令公告免予刊載者，不在此限。

③經中央衛生主管機關公告之藥物，其標籤、仿單或包裝，除依第一項規定刊載外，應提供點字或其他足以提供資訊易讀性之輔助措施；其刊載事項、刊載方式及其他應遵行事項，由中央衛生主管機關定之。

第七六條

經許可製造、輸入之藥物，經發現有重大危害時，中央衛生主管機關除應隨時公告禁止其製造、輸入外，並廢止其藥物許可證；其已製造或輸入者，應限期禁止其輸出、調劑、販賣、供應、運送、寄藏、牙保、轉讓或意圖販賣而陳列，必要時並得沒入銷燬之。

第七七條

①直轄市或縣（市）衛生主管機關，對於涉嫌之僞藥、劣藥、禁藥或不良醫療器材，就僞藥、禁藥部分，應先行就地封存，並抽取樣品予以檢驗後，再行處理；就劣藥、不良醫療器材部分，得先行就地封存，並抽取樣品予以檢驗後，再行處理。其對衛生有重大危害者，應於報請中央衛生主管機關核准後，沒入銷燬之。

②前項規定於未經核准而製造、輸入之醫療器材，準用之。

第七八條

①經稽查或檢驗爲僞藥、劣藥、禁藥及不良醫療器材，除依本法有

關規定處理外，並應為下列處分：

一　製造或輸入偽藥、禁藥及頂替使用許可證者，應由原核准機關，廢止其全部藥物許可證、藥商許可執照、藥物製造許可及公司、商業、工廠之全部或部分登記事項。

二　販賣或意圖販賣而陳列偽藥、禁藥者，由直轄市或縣（市）衛生主管機關，公告其公司或商號之名稱、地址、負責人姓名、藥品名稱及違反情節；再次違反者，得停止其營業。

三　製造、輸入、販賣或意圖販賣而陳列劣藥、不良醫療器材者，由直轄市或縣（市）衛生主管機關，公告其公司或商號之名稱、地址、負責人姓名、藥物名稱及違反情節；其情節重大或再次違反者，得廢止其各該藥物許可證、藥物製造許可及停止其營業。

②前項規定，於未經核准而製造、輸入之醫療器材，準用之。

第七九條

①查獲之偽藥或禁藥，沒入銷燬之。

②查獲之劣藥或不良醫療器材，如係本國製造，經檢驗後仍可改製使用者，應由直轄市或縣（市）衛生主管機關，派員監督原製造廠商限期改製；其不能改製或屆期未改製者，沒入銷燬之；如係核准輸入者，應即封存，並由直轄市或縣（市）衛生主管機關責令原進口商限期退運出口，屆期未能退貨者，沒入銷燬之。

③前項規定於經依法認定為未經核准而製造、輸入之醫療器材，準用之。

第八〇條

①藥物有下列情形之一，其製造或輸入之業者，應即通知醫療機構、藥局及藥商，並依規定期限收回市售品，連同庫存品一併依本法有關規定處理：

一　原領有許可證，經公告禁止製造或輸入。

二　經依法認定為偽藥、劣藥或禁藥。

三　經依法認定為不良醫療器材或未經核准而製造、輸入之醫療器材。

四　藥物製造工廠，經檢查發現其藥物確有損害使用者生命、身體或健康之事實，或有損害之虞。

五　製造、輸入藥物許可證未申請展延或不准展延。

六　包裝、標籤、仿單經核准變更登記。

七　其他經中央衛生主管機關公告應回收。

②製造、輸入業者回收前項各款藥物時，醫療機構、藥局及藥商應予配合。

③第一項應回收之藥物，其分級、處置方法、回收作業實施方式及其他應遵循事項之辦法，由中央衛生福利主管機關定之。

第八一條

舉發或緝獲偽藥、劣藥、禁藥及不良醫療器材，應予獎勵。

第九章　罰　則

第八二條

①製造或輸入僞藥或禁藥者，處十年以下有期徒刑，得併科新臺幣一億元以下罰金。

②犯前項之罪，因而致人於死者，處無期徒刑或十年以上有期徒刑，得併科新臺幣二億元以下罰金；致重傷者，處七年以上有期徒刑，得併科新臺幣一億五千萬元以下罰金。

③因過失犯第一項之罪者，處三年以下有期徒刑、拘役或科新臺幣一千萬元以下罰金。

④第一項之未遂犯罰之。

第八三條

①明知爲僞藥或禁藥，而販賣、供應、調劑、運送、寄藏、牙保、轉讓或意圖販賣而陳列者，處七年以下有期徒刑，得併科新臺幣五千萬元以下罰金。

②犯前項之罪，因而致人於死者，處七年以上有期徒刑，得併科新臺幣一億元以下罰金；致重傷者，處三年以上十二年以下有期徒刑，得併科新臺幣七千五百萬元以下罰金。

③因過失犯第一項之罪者，處二年以下有期徒刑、拘役或科新臺幣五百萬元以下罰金。

④第一項之未遂犯罰之。

第八四條

①未經核准擅自製造或輸入醫療器材者，處三年以下有期徒刑，得併科新臺幣一千萬元以下罰金。

②明知爲前項之醫療器材而販賣、供應、運送、寄藏、牙保、轉讓或意圖販賣而陳列者，依前項規定處罰之。

③因過失犯前項之罪者，處六月以下有期徒刑、拘役或科新臺幣五百萬元以下罰金。

第八五條

①製造或輸入第二十一條第一款之劣藥或第二十三條第一款、第二款之不良醫療器材者，處五年以下有期徒刑或拘役，得併科新臺幣五千萬元以下罰金。

②因過失犯前項之罪或明知爲前項之劣藥或不良醫療器材，而販賣、供應、調劑、運送、寄藏、牙保、轉讓或意圖販賣而陳列者，處三年以下有期徒刑或拘役，得併科新臺幣一千萬元以下罰金。

③因過失而販賣、供應、調劑、運送、寄藏、牙保、轉讓或意圖販賣而陳列第一項之劣藥或不良醫療器材者，處拘役或科新臺幣一百萬元以下罰金。

第八六條

①擅用或冒用他人藥物之名稱、仿單或標籤者，處五年以下有期徒刑、拘役或科或併科新臺幣二千萬元以下罰金。

②明知爲前項之藥物而輸入、販賣、供應、調劑、運送、寄藏、牙保、轉讓或意圖販賣而陳列者，處二年以下有期徒刑、拘役或科

或併科新臺幣一千萬元以下罰金。

第八七條

法人之代表人，法人或自然人之代理人、受雇人，或其他從業人員，因執行業務，犯第八十二條至第八十六條之罪者，除依各該條規定處罰其行爲人外，對該法人或自然人亦科以各該條十倍以下之罰金。

第八八條

①依本法查獲供製造、調劑僞藥、禁藥之器材，不問屬於犯罪行爲人與否，沒收之。

②犯本法之罪，其犯罪所得與追徵之範圍及價額，認定顯有困難時，得以估算認定之；其估算辦法，由中央衛生主管機關定之。

第八九條

公務員假借職務上之權力、機會或方法，犯本章各條之罪或包庇他人犯本章各條之罪者，依各該條之規定，加重其刑至二分之一。

第九〇條

①製造或輸入第二十一條第二款至第八款之劣藥者，處新臺幣十萬元以上五千萬元以下罰鍰；製造或輸入第二十三條第三款、第四款之不良醫療器材者，處新臺幣六萬元以上五千萬元以下罰鍰。

②販賣、供應、調劑、運送、寄藏、牙保、轉讓或意圖販賣而陳列前項之劣藥或不良醫療器材者，處新臺幣三萬元以上二千萬元以下罰鍰。

③犯前二項規定之一者，對其藥物管理人、監製人，亦處以各該項之罰鍰。

第九一條

①違反第六十五條或第八十條第一項第一款至第四款規定之一者，處新臺幣二十萬元以上五百萬元以下罰鍰。

②違反第六十九條規定者，處新臺幣六十萬元以上二千五百萬元以下罰鍰，其違法物品沒入銷燬之。

第九二條

①違反第六條之一第一項、第二十七條第一項、第三項、第二十九條、第三十一條、第三十六條、第三十七條第二項、第三項、第三十九條第一項、第四十條第一項、第四十四條、第四十五條之一、第四十六條、第四十九條、第五十條第一項、第五十一條至第五十三條、第五十三條之一第一項、第五十五條第一項、第五十七條第一項、第二項、第四項、第五十七條之一、第五十八條、第五十九條、第六十條、第六十四條、第七十一條第一項、第七十二條、第七十四條、第七十五條規定之一者，處新臺幣三萬元以上二百萬元以下罰鍰。

②違反第五十九條規定，或調劑、供應毒劇藥品違反第六十條第一項規定者，對其藥品管理人、監製人，亦處以前項之罰鍰。

③違反第五十三條之一第一項、第五十七條第二項或第四項規定者，除依第一項規定處罰外，中央衛生主管機關得公布藥廠或藥商名單，並令其限期改善，改善期間得停止其一部或全部製造、

批發、輸入、輸出及營業；屆期未改善者，不准展延其藥物許可證，且不受理該藥廠或藥商其他藥物之新申請案件；其情節重大者，並得廢止其一部或全部之藥物製造許可或西藥運銷許可。

④違反第六十六條第一項、第二項、第六十七條、第六十八條規定之一者，處新臺幣二十萬元以上五百萬元以下罰鍰。

第九二條之一 107

①新藥藥品許可證所有人未依第四十八條之七第三項所定期限回覆，經中央衛生主管機關令其限期回覆，屆期未回覆者，由中央衛生主管機關處新臺幣三萬元以上五十萬元以下罰鍰。

②未依第四十八條之十九第一項或第二項所定辦法有關通報方式及內容之規定通報者，由中央衛生主管機關處新臺幣三萬元以上二百萬元以下罰鍰。

第九三條

①違反第十六條第二項、第二十八條、第三十條、第三十二條第一項、第三十三條、第三十七條第一項、第三十八條或第六十二條規定之一，或有左列情形之一者，處新臺幣三萬元以上五百萬元以下罰鍰：

一　成藥、固有成方製劑之製造、標示及販售違反中央衛生主管機關依第八條第三項規定所定辦法。

二　醫療器材之分級及管理違反中央衛生主管機關依第十三條第二項規定所定辦法。

三　藥物樣品、贈品之使用及包裝違反中央衛生主管機關依第五十五條第二項規定所定辦法。

②違反第十六條第二項或第三十條規定者，除依前項規定處罰外，衛生主管機關並得停止其營業。

第九四條

違反第三十四條第一項、第七十三條第二項、第八十條第一項第五款至第七款或第二項規定之一者，處新臺幣二萬元以上十萬元以下罰鍰。

第九五條

①傳播業者違反第六十六條第三項規定者，處新臺幣二十萬元以上五百萬元以下罰鍰，其經衛生主管機關通知限期停止而仍繼續刊播者，處新臺幣六十萬元以上二千五百萬元以下罰鍰，並應按次連續處罰，至其停止刊播為止。

②傳播業者違反第六十六條第四項規定者，處新臺幣六萬元以上三十萬元以下罰鍰，並應按次連續處罰。

第九六條

①違反第七章規定之藥物廣告，除依本章規定處罰外，衛生主管機關得登報公告其負責人姓名、藥物名稱及所犯情節，情節重大者，並得廢止該藥物許可證；其原品名二年內亦不得申請使用。

②前項經廢止藥物許可證之違規藥物廣告，仍應由原核准之衛生主管機關責令該業者限期在原傳播媒體同一時段及相同篇幅刊播，聲明致歉。屆期未刊播者，翌日起停止該業者之全部藥物廣告，

並不再受理其廣告之申請。

第九六條之一

①藥商違反第四十八條之一規定者，處新臺幣十萬元以上二百萬元以下罰鍰；其經衛生主管機關通知限期改善而仍未改善者，加倍處罰，並得按次連續處罰，至其改善為止。

②藥商違反第二十七條之二第一項通報規定者，中央衛生主管機關得公開該藥商名稱、地址、負責人姓名、藥品名稱及違反情節；情節重大或再次違反者，並得處新臺幣六萬元以上三十萬元以下罰鍰。

第九七條

藥商使用不實資料或證件，辦理申請藥物許可證之查驗登記、展延登記或變更登記時，除撤銷該藥物許可證外，二年內不得申請該藥物許可證之查驗登記；其涉及刑事責任者，並移送司法機關辦理。

第九七條之一

①依藥品查驗登記審查準則及醫療器材查驗登記審查準則提出申請之案件，其送驗藥物經檢驗與申請資料不符者，中央衛生主管機關自檢驗結果確定日起六個月內，不予受理其製造廠其他藥物之新申請案件。

②前項情形於申復期間申請重新檢驗仍未通過者，中央衛生主管機關自重新檢驗結果確定日起一年內，不予受理其製造廠其他藥物之新申請案件。

第九八條（刪除）

第九九條

①依本法規定處罰之罰鍰，受罰人不服時，得於處罰通知送達後十五日內，以書面提出異議，申請復核。但以一次為限。

②科處罰鍰機關應於接到前項異議書後十五日內，將該案重行審核，認為有理由者，應變更或撤銷原處罰。

③受罰人不服前項復核時，得依法提起訴願及行政訴訟。

第九九條之一

①依本法申請藥物查驗登記、許可證變更、移轉及展延之案件，未獲核准者，申請人得自處分書送達之日起四個月內，敘明理由提出申復。但以一次為限。

②中央衛生主管機關對前項申復認有理由者，應變更或撤銷原處分。

③申復人不服前項申復決定時，得依法提起訴願及行政訴訟。

第一〇〇條 107

本法所定之罰鍰，除另有規定外，由直轄市、縣（市）衛生主管機關處罰之。

第一〇〇條之一 107

新藥藥品許可證所有人依第四十八條之三至第四十八條之六規定提報專利資訊，以詐欺或虛偽不實之方法提報資訊，其涉及刑事責任者，移送司法機關辦理。

第一〇一條

依本法應受處罰者，除依本法處罰外，其有犯罪嫌疑者，應移送司法機關處理。

第十章 附 則

第一〇二條

①醫師以診療爲目的，並具有本法規定之調劑設備者，得依自開處方，親自爲藥品之調劑。

②全民健康保險實施二年後，前項規定以在中央或直轄市衛生主管機關公告無藥事人員執業之偏遠地區或醫療急迫情形爲限。

第一〇三條

①本法公布後，於六十三年五月三十一日前依規定換領中藥販賣業之藥商許可執照有案者，得繼續經營第十五條之中藥販賣業務。

②八十二年二月五日前曾經中央衛生主管機關審核，予以列冊登記者，或領有經營中藥證明文件之中藥從業人員，並修習中藥課程達適當標準，得繼續經營中藥販賣業務。

③前項中藥販賣業務範圍包括：中藥材及中藥製劑之輸入、輸出及批發；中藥材及非屬中醫師處方藥品之零售；不含毒劇中藥材或依固有成方調配而成之傳統丸、散、膏、丹、及煎藥。

④上述人員、中醫師檢定考試及格或在未設中藥師之前曾聘任中醫師、藥師及藥劑生駐店管理之中藥商期滿三年以上之負責人，經修習中藥課程達適當標準，領有地方衛生主管機關證明文件；並經國家考試及格者，其業務範圍如左：

一　中藥材及中藥製劑之輸入、輸出及批發。

二　中藥材及非屬中醫師處方藥品之零售。

三　不含毒劇中藥材或依固有成方調配而成之傳統丸、散、膏、丹、及煎藥。

四　中醫師處方藥品之調劑。

⑤前項考試，由考試院會同行政院定之。

第一〇四條

民國七十八年十二月三十一日前業經核准登記領照營業之西藥販賣業者、西藥種商，其所聘請專任管理之藥師或藥劑生免受第二十八條第一項駐店管理之限制。

第一〇四條之一

前條所稱民國七十八年十二月三十一日前業經核准登記領照營業之西藥販賣業者、西藥種商，係指其藥商負責人於七十九年一月一日以後，未曾變更且仍繼續營業者。但營業項目登記爲零售之藥商，因負責人死亡，而由其配偶爲負責人繼續營業者，不在此限。

第一〇四條之二

①依本法申請證照或事項或函詢藥品查驗登記審查準則及醫療器材查驗登記審查準則等相關規定，應繳納費用。

②前項應繳費用種類及其費額，由中央衛生主管機關定之。

第一〇四條之三

各級衛生主管機關於必要時，得將藥物抽查及檢驗之一部或全部，委任所屬機關或委託相關機關（構）辦理；其委任、委託及其相關事項之辦法，由中央衛生主管機關定之。

第一〇四條之四

①中央衛生主管機關得就藥物檢驗業務，辦理檢驗機構之認證；其認證及管理辦法，由中央衛生主管機關定之。

②前項認證工作，得委任所屬機關或委託其他機關（構）辦理；其委任、委託及其相關事項之辦法，由中央衛生主管機關定之。

第一〇五條

本法施行細則，由中央衛生主管機關定之。

第一〇六條 107

①本法自公布日施行。

②本法中華民國八十六年五月七日修正公布之第五十三條施行日期，由行政院定之；九十五年五月五日修正之條文，自九十五年七月一日施行。

③本法中華民國一百零六年十二月二十九日修正之第四章之一、第九十二條之一、第一百條及第一百條之一，其施行日期由行政院定之。

藥事法施行細則

①民國62年4月14日行政院衛生署令訂定發布全文74條。
②民國63年7月22日行政院衛生署令增訂發布第22條條文；原第22條改為第23條，餘條次遞改。
③民國68年5月31日行政院衛生署令修正發布全文75條。
④民國71年5月12日行政院衛生署令修正發布第13、14、19、31、32、40、43、48、55、75條條文。
⑤民國83年9月21日行政院衛生署令修正發布名稱及全文54條（原名稱：藥物藥商管理法施行細則）。
⑥民國88年6月30日行政院衛生署令增訂發布第23-1條條文。
⑦民國89年1月21日行政院衛生署令修正發布第10、15、29、32、38、39、44條條文。
⑧民國91年5月14日行政院衛生署令修正發布第22條條文。
⑨民國94年2月16日行政院衛生署令修正發布第15、23-1、28、34、35條條文；增訂第22-1條條文；並刪除第19～22、23、25、26、29、30、32、48、49、51、52條條文。
⑩民國101年12月7日行政院衛生署令修正發布第2、10、22-1、37條條文。
⑪民國105年9月28日衛生福利部令修正發布第33條條文。
⑫民國109年6月12日衛生福利部令修正發布第27、31條條文。
⑬民國112年10月20日衛生福利部令發布刪除第37條條文。

第一條
本細則依藥事法（以下簡稱本法）第一百零五條規定訂定之。

第二條
本法第七條，用詞定義如下：
一　新成分：指新發明之成分可供藥用者。
二　新療效複方：指已核准藥品具有新適應症、降低副作用、改善療效強度、改善療效時間或改變使用劑量之新醫療效能，或二種以上已核准成分之複方製劑具有優於各該單一成分藥品之醫療效能者。
三　新使用途徑：指已核准藥品改變其使用途徑者。

第三條
本法第八條第二項所稱醫師處方藥品，係指經中央衛生主管機關審定，在藥品許可證上，載明須由醫師處方或限由醫師使用者。

第四條
①本法所稱稽查，係指關於藥物有無經核准查驗登記及與原核准查驗登記或規定是否相符之檢查事項。
②本法所稱檢驗，係指關於藥品之性狀、成分、質、量或強度等化驗鑑定事項，或醫療器材之化學、物理、機械、材質等鑑定事項。

第五條

①本法第二十條第一款所稱未經核准，擅自製造者，不包括非販賣之研究、試製之藥品。
②前項藥品應備有研究或試製紀錄，並以無商品化之包裝者為限。

第六條

本法第二十二條第二款所稱未經核准擅自輸入之藥品，係指該藥品未曾由中央衛生主管機關依本法第三十九條規定核發輸入許可證者。

第七條

本法第二十三條第一款所稱使用，係指依標籤或仿單刊載之用法，作正常合理之使用者。

第八條

本法第二十五條所稱標籤，包括直接標示於醫療器材上之文字、圖畫或記號。

第九條

本法第二十七條第二項規定藥商登記事項如左：

一　藥商種類。
二　營業項目。
三　藥商名稱。
四　地址。
五　負責人。
六　藥物管理、監製或技術人員。
七　其他應行登記事項。

第一〇條

①依本法第二十七條第一項規定申請藥商登記者，應塡具申請書，連同執照費及下列文件，申請直轄市或縣（市）衛生主管機關核准：

一　依本法規定，應聘用藥物管理、監製或技術人員者，其所聘人員之執業執照或證明文件。
二　藥商為公司組織者，其公司登記、公司組織章程影本。
三　藥物販賣業者，其營業地址、場所（貯存藥品倉庫）及主要設備之平面略圖。
四　藥物製造業者，其工廠登記證明文件及其影本。但依工廠管理輔導法規定免辦理工廠登記者，免附。
五　直轄市或縣（市）衛生主管機關所定之其他文件。

②新設立公司組織之藥商，得由衛生主管機關先發給籌設許可文件，俟取得公司登記或工廠登記證明文件後，再核發藥商許可執照。

第一一條

①申請藥商登記者，其藥商種類及應載明之營業項目，應依本法第十四條至第十八條之規定。
②西藥販賣業者，由藥劑生駐店管理時，其營業項目應加註不販賣麻醉藥品。

③藥商經營醫用放射性藥品者，應依有關法令規定，申請核准後始得販賣。

第一二條

①藥品製造業者依本法第十六條規定在其製造加工之同一處所經營自製產品之批發、輸出、自用原料輸入及兼營自製產品之零售業務者，得由其監製人兼爲管理之。但兼營非本藥商產品之販賣業務或分設處所經營各該業務者，應分別聘管理人員，並辦理藥品販賣業之藥商登記。

②藥品製造業者依本法第五十八條規定，委託他廠製造之產品，其批發、輸出及零售，得依前項前段規定辦理。

第一三條

醫療器材製造業者依本法第三十二條規定應聘技術人員之醫療器材類別及其技術人員資格，依左列規定：

一　製造一般醫療設備、臨床檢驗設備及生物材料設備者，應聘國內公立或立案之私立專科以上學校或經教育部承認之國外專科以上學校理、工、醫、農等相關科、系、所畢業之專任技術人員駐廠監製。

二　製造隱形眼鏡鏡片消毒藥水（錠）、移植器官保存液、衛生材料、衛生棉條業者，應聘專任藥師駐廠監製。

第一四條

藥商許可執照、藥局執照，應懸掛於營業處所之明顯位置。

第一五條

①本法第二十七條第一項所稱應辦理變更登記之事項，包括藥商登記事項之變更及自行停業、復業或歇業。

②前項應辦理變更登記事項，藥商應自事實發生之日起十五日內，向原核准登記之衛生主管機關申請辦理變更登記。

第一六條

藥商辦理變更登記，除遷址變更登記，應先向衛生主管機關申請辦理外，其他公司組織或商業登記事項之變更，應先向商業主管機關辦妥各該變更登記。

第一七條

藥商依本法第二十八條或第二十九條規定聘用之管理或監製人員，或第三十一條、第三十二條規定聘用之技術人員，因解聘、辭聘或其他原因不能執行其任務而未另行聘置時，應即停止營業，並申請停業或歇業之登記。

第一八條

藥品販賣業者依本法第二十八條規定聘用之藥師、藥劑生或中醫師，或本法第十九條規定親自主持藥局業務之藥師、藥劑生，均應親自在營業場所執行業務，其不在場時，應於門口懸掛明顯標示。

第一九條至第二二條（刪除）

第二二條之一

依本法第三十九條第二項規定申請輸入試製藥品原料藥者，應繳納費用，並塡具申請書及檢附下列資料，送請中央衛生主管機關核辦：

一　藥商許可執照。
二　試製計畫書。
三　經濟部工廠登記證明文件。但研發單位，免附。
四　委託其他藥商辦理輸入試製藥品原料藥者，其委託書、委託者及受委託者之藥商許可執照。

第二三條（刪除）

第二三條之一

中央衛生主管機關對於藥物之查驗，得委託衛生財團法人或其他相關團體、機構辦理學術性研究、安全、臨床試驗等技術性資料之審查業務。

第二四條

本法第三十九條、第四十條所稱藥物查驗登記事項如左：

一　藥物中文及外文品名。
二　藥品處方及藥品劑型。
三　醫療器材成分、材料、結構及規格。
四　藥物標籤、仿單及包裝。
五　藥品之直接包裝。
六　適應症、效能、性能、用法、用量及類別。
七　藥物製造方法、檢驗規格及檢驗方法。
八　藥商名稱。
九　製造廠廠名及廠址。
十　其他經中央衛生主管機關指定登記事項。

第二五條（刪除）

第二六條（刪除）

第二七條 109

①國內製造之藥物，其標籤、仿單、包裝應以中文爲主，所附外文文字應小於中文。但輸出之藥物，不在此限。

②國外輸入之藥物，除應加附中文仿單外，其標籤、包裝均應另以中文載明品名、類別、許可證字號及輸入藥商名稱、地址，且應以中文或依習慣能辨明之方式刊載有效期間或保存期限；其中文品名之文字不得小於外文。

第二八條

藥商名稱之變更，涉及權利之移轉者，應由雙方共同提出申請。

第二九條（刪除）

第三〇條（刪除）

第三一條 109

①輸出藥物爲應輸出地區購買者之要求，其藥物名稱、標籤、仿單、包裝或附加外文，有與內銷相異之必要者，應依藥品查驗登記審查準則及醫療器材查驗登記審查準則之規定辦理。

②前項藥物，不得用於內銷。

第三二條（刪除）

第三三條

本法第四十九條所稱不得買賣，包括不得將藥物供應非藥局、非藥商及非醫療機構。但中藥製造業者所製造之藥食兩用中藥單方藥品，批發予食品製造廠商作爲食品原料者，不在此限。

第三四條

①依本法第五十三條第二項爲輸入原料藥之分裝，應由輸入之藥商於符合優良藥品製造規範之藥廠分裝後，塡具申請書，連同藥品許可證影本、海關核發之進口報單副本、原廠檢驗成績書、檢驗方法及其他指定文件，申請中央衛生主管機關備查。

②經分裝之原料藥，以銷售藥品製造業者爲限；所使用之標籤應分別刊載左列事項：

一　廠商名稱及地址。

二　品名及許可證字號。

三　效能或適應症。

四　批號。

五　分裝藥商名稱及地址。

六　分裝日期。

七　製造日期及有效期間或保存期限。

八　其他依規定應刊載事項。

③前項第七款經中央衛生主管機關明令公告免刊載者，不在此限。

第三五條

生物藥品之容器、標籤、仿單及包裝，除應依本法第七十五條規定刊載外，含有防腐劑者，應標明防腐劑含量。

第三六條

依本法第七十四條所規定辦理之藥品檢驗封緘，其審查或檢驗結果爲不合格者，國外輸入藥品應由直轄市或縣（市）衛生主管機關派員監督原輸入藥商限期退運；本國製造藥品可改製使用者，由直轄市或縣（市）衛生主管機關派員監督原製造廠商限期改製。屆期未能退運或改製，或不能改製者，應予以銷燬。

第三七條（刪除）112

第三八條

取締僞藥、劣藥、禁藥、不良醫療器材及未經許可製造或輸入之醫療器材，直轄市衛生主管機關得設置查緝中心；縣（市）衛生主管機關得設置查緝小組。

第三九條

①舉發僞藥、劣藥、禁藥、不良醫療器材或未經核准製造或輸入之醫療器材經緝獲者，應由直轄市或縣（市）衛生主管機關依左列標準計點核發獎金：

一　舉發製造或輸入僞藥、禁藥或未經核准製造或輸入醫療器材者：四至十點。

二　舉發以批發方式轉售（讓）僞藥、禁藥或未經核准製造或輸入醫療器材者：二至五點。

三　舉發零售、運送、儲（寄）藏、牙保或意圖販賣而陳列僞藥、禁藥或未經核准製造或輸入醫療器材者：二至三點。

四　舉發製造、輸入、販賣劣藥或不良醫療器材者：二至三點。

②每點獎金之數額，由直轄市或縣（市）衛生主管機關視情況訂定，並編列預算支應之。中央衛生主管機關於必要時，得編列組獲獎金補助之。

第四〇條

二人以上聯名舉發前條之案件，其獎金應由原舉發人聯名具領。二人以上分別舉發案件而有相同部分者，其獎金應發給最先舉發者；如無法分別先後時，平均分發之。

第四一條

協助查緝機關緝獲僞藥、劣藥、禁藥、不良醫療器材及未經核准製造或輸入之醫療器材者，其獎勵準用關於舉發人之規定。

第四二條

依本細則應發給獎金者，應由緝獲僞藥、劣藥、禁藥、不良醫療器材及未經核准製造或輸入醫療器材之機關敘明事實申請之。但同時符合本細則或其他法令規定給予獎勵者，不得重複給獎。

第四三條

對於舉發人或協助緝獲僞藥、劣藥、禁藥、不良醫療器材及未經核准製造或輸入醫療器材者之姓名，應嚴予保密，不得洩漏。

第四四條

登載或宣播藥物廣告，應由領有藥物許可證之藥商，塡具申請書，連同藥物許可證影本、核定之標籤、仿單或包裝影本、廣告內容及審查費，申請中央或直轄市衛生主管機關核准後爲之。

第四五條

①藥物廣告所用之文字圖畫，應以中央衛生主管機關所核定之藥物名稱、劑型、處方內容、用量、用法、效能、注意事項、包裝及廠商名稱、地址爲限。

②中藥材之廣告所用文字，其效能應以本草綱目所載者爲限。

第四六條

藥物廣告應將廠商名稱、藥物許可證及廣告核准文件字號，一併登載或宣播。

第四七條

藥物廣告之內容，具有左列情形之一者，應予刪除或不予核准：

一　涉及性方面之效能者。

二　利用容器包裝換獎或使用獎勵方法，有助長濫用藥物之虞者。

三　表示使用該藥物而治癒某種疾病或改進某方面體質及健康或捏造虛僞情事藉以宣揚藥物者。

四　誇張藥物效能及安全性者。

第四八條（刪除）

第四九條（刪除）

第五〇條

本法第一百零二條第二項所稱醫療急迫情形，係指醫師於醫療機構為急迫醫療處置，須立即使用藥品之情況。

第五一條（刪除）

第五二條（刪除）

第五三條

本法及本細則所定文書格式，由中央衛生主管機關定之。

第五四條

本細則自發布日施行。

必要藥品短缺通報登錄及專案核准製造輸入辦法

民國105年7月11日衛生福利部令訂定發布全文13條；並自發布日施行。

第一條

本辦法依藥事法（以下簡稱本法）第二十七條之二第三項規定訂定之。

第二條

①藥商依本法第二十七條之二第一項規定通報之方式及內容如下：

一　方式：應於中央衛生主管機關建構之網路平臺通報；其以書面、言詞或電子郵件通報者，應於二十四小時內，於網路平臺補正。

二　內容：應包括藥商名稱、通報連絡人、藥品品項、許可證字號、通報日期、連絡電話、庫存量、預估可供應時間、不足供應之原因及其他相關資訊。

②醫療機構或其他得知必要藥品有不足供應之虞者，得準用前項規定向中央衛生主管機關通報。

第三條

①中央衛生主管機關接獲前條通報或得知必要藥品有不足供應之虞，於登錄公開網站後，應進行評估。必要時，得通知持有該藥品許可證之藥商說明及提供資料。

②依前項評估結果，必要藥品確有不足供應之虞者，中央衛生主管機關得公開徵求藥商申請專案核准。

③依第一項評估結果，有其他藥商或有其他合適之替代藥品足資供應者，得不適用前項規定。

第四條

申請專案核准製造或輸入，應具備藥商資格，並以藥品於國際醫藥品稽查協約組織（PIC/S）會員國製造或販賣、或符合藥物優良製造準則第三條規定之製造廠優先。

第五條

申請專案核准製造，應檢附下列文件、資料：

一　申請書。

二　藥商資格證明文件。

三　藥物製造許可證明文件。

四　製造管制標準書。

五　預計製造數量及估算方式。

六　藥品之標籤、仿單及包裝擬稿。

七　其他經中央衛生主管機關認有必要提出之文件、資料。

第六條

申請專案核准輸入，應檢附下列文件、資料：

一　申請書。

二　藥商資格證明文件。

三　輸入藥品之國外核准製造及販賣證明。

四　製造廠資料。

五　藥品檢驗規格成績書。

六　預計輸入數量及估算方式。

七　藥品之標籤、仿單及包裝。

八　其他經中央衛生主管機關認有必要提出之文件、資料。

第七條

中央衛生主管機關對前二條申請文件或資料不全者，應以書面通知限期補正；未補正者，其申請案不予核准。

第八條

①申請專案核准製造或輸入，應符合下列基準，並經中央衛生主管機關核准，始得為之：

一　經評估其效能得以取代有供應不足之虞之必要藥品者。

二　專案申請之藥品為國內或國外曾核准製造及販賣之藥品。但經中央衛生主管機關認可者，不在此限。

三　申請專案製造或輸入者之製造廠，於近三年內未有嚴重違反藥物優良製造準則第三條規定之情形者。

②已核准專案製造或輸入之數量，足供必要藥品或其替代藥品之需求者，其他申請案得不予核准。

第九條

①經專案核准製造或輸入者，每次核准期限，最長為一年。期滿前三十日得申請展延，每次展延六個月，並以展延二次為限。但經中央衛生主管機關認有必要而同意再展延者，不在此限。

②前項展延，準用第五條及第六條規定向中央衛生主管機關提出申請。必要藥品或其替代藥品無不足供應之虞時，其展延申請，得不予核准。

第一〇條

專案核准製造或輸入之必要藥品或其替代藥品，藥商應依中央衛生主管機關核准之數量、期限與其他內容及附款事項執行；其核准事項有變更必要者，應經核准，始得為之。

第一一條

有下列情形之一者，中央衛生主管機關得撤銷或廢止必要藥品或其替代藥品之專案核准，並得令藥商限期回收：

一　申請之文件、資料有虛僞不實。

二　有品質、安全或效能之疑慮。

三　違反前條專案核准之內容或附款事項。

第一二條

中央衛生主管機關得將通報系統、登錄作業及專案核准之一部或全部，委任所屬機關或委託其他機關（構）辦理。

第一三條

本辦法自發布日施行。

生物藥品檢驗封緘作業辦法

①民國 93 年 5 月 17 日行政院衛生署令訂定發布全文 8 條；並自發布日施行。
②民國 101 年 6 月 1 日行政院衛生署令修正發布全文 9 條；並自發布日施行。
民國 102 年 7 月 19 日行政院公告第 3 條附件一、第 5 條第 2 項附件二、三、第 8 條所列屬「行政院衛生署」、「行政院衛生署食品藥物管理局」之權責事項，自 102 年 7 月 23 日起分別改由「衛生福利部」、「衛生福利部食品藥物管理署」管轄。
③民國 103 年 10 月 23 日衛生福利部令修正發布第 8 條條文。
④民國 104 年 7 月 15 日衛生福利部令修正發布第 5 條附件二、三。

第一條
本辦法依藥事法第七十四條第一項規定訂定之。
第二條
本辦法適用範圍為微生物學、免疫學學理製造之血清、抗毒素、疫苗、類毒素及菌液等。
第三條
①生物藥品輸入或製造後，藥商應填具生物藥品檢驗封緘申請書（格式如附件一），並檢附下列資料，向中央衛生主管機關提出封緘申請，並依通知繳納審查費（含檢驗費、封緘費及旅運費）：
一　輸入包裝清單。
二　藥品許可證或經中央衛生主管機關核可文件之影本。
三　生物藥品原產國國家檢驗機關之檢定合格證明。但原廠經其國家檢驗機關核准自行檢驗者，得以原廠之檢驗紀錄及成績書代之。
四　生物藥品之製程、檢驗方法、規格、標準品及有關文獻。
五　動物原料來源管制之標準操作程序（SOP）、及原料來源證明。
六　本批生物藥品製程之分裝數量紀錄與檢定紀錄及成品之檢定紀錄與成績書。
②國產製品由其製造廠自行檢驗合格並完成包裝後，提出前項申請，並免附第一款及第三款資料。
③屬防疫或外銷用生物藥品，經中央衛生主管機關核准，得於藥品放行前補齊第一項第六款資料。
④藥商未依規定繳納審查費、未填具申請書、未備齊資料或有其他不符第一項規定之情形而得補正者，應依中央衛生主管機關補正通知送達之日起二個月內補正。
⑤藥商未能於期限內補正者，應於期限屆至前，以書面敘明理由申

請延期；其延期期限，自期限屆至翌日起算一個月，且延期以一次為限。

⑥藥商未於期限屆至前補正或延期一個月後仍逾期未補正者，中央衛生主管機關得依現有資料逕為審查、檢驗與准駁。

第四條

中央衛生主管機關受理檢驗封緘申請後，經派員查核生物藥品運送及貯存之溫度符合貯藏條件者，即抽取適量生物藥品供檢驗或留樣所需；剩餘生物藥品則應予封存，並交由藥商自行保管。

第五條

①中央衛生主管機關得依抽驗生物藥品類別及實際需要執行檢驗項目。

②生物藥品經檢驗合格者，由中央衛生主管機關於其包裝上個別加貼藥物檢查證，始得販售、供應。中央衛生主管機關並應核發生物藥品封緘證明書（格式如附件二）或外銷用生物藥品批次放行證明（格式如附件三）予申請封緘檢驗之藥商。

第六條

①配合國家防疫政策或因應緊急重大事件、特殊醫療需要之生物藥品，經中央衛生主管機關核可者，得不適用第五條有關檢驗之規定。

②前項生物藥品，經中央衛生主管機關審查其申請資料及查核其運送與貯存之溫度符合貯藏條件後，並於其包裝上個別加貼藥物檢查證，始得販售、供應。中央衛生主管機關並應核發生物藥品封緘證明書或外銷用生物藥品批次放行證明予申請封緘檢驗之藥商。

③前項情形，中央衛生主管機關於必要時得抽驗其生物藥品或抽取適量生物藥品備查。

第七條

①因應緊急醫療需要之生物藥品，藥商得檢附地區醫院以上之主治醫師出具之切結書或醫院申請書，向中央衛生主管機關申請緊急放行所需要之數量。

②前項生物藥品，經中央衛生主管機關審查其原廠檢驗成績書後，即得於所申請放行數量之生物藥品包裝上個別加貼緊急放行證，逕予放行；其餘未放行部分應續行辦理檢驗封緘作業。

③第一項之切結書或申請書應載明病患急需使用之藥品名稱、使用理由及數量。

④藥商應將緊急放行生物藥品之批號、供應對象及數量等資料保存備查。

第八條

中央衛生主管機關得委任所屬食品藥物管理署辦理第三條至第七條所訂生物藥品檢驗封緘相關事項。

第九條

本辦法自發布日施行。

成藥及固有成方製劑管理辦法

①民國 62 年 4 月 11 日行政院衛生署令訂定發布全文 20 條。
②民國 81 年 11 月 9 日行政院衛生署令修正發布第 8、13、16、17 條條文。
③民國 89 年 3 月 2 日行政院衛生署令修正發布第 1、7、9、13、14、18 ～ 20 條條文及第 14 條附件三；並自發布日起施行。
④民國 99 年 8 月 5 日行政院衛生署令修正發布第 2 條附件一、二。

第一章　總　則

第一條
①本辦法依藥事法第八條規定訂定之。
②成藥及固有成方製劑之管理，除藥事法另有規定者外，依本辦法之規定。

第二條
①本辦法所稱成藥係指原料藥經加工調製，不用其原名稱，其摻入之麻醉藥藥品、毒劇藥品，不超過中央衛生主管機關所規定之限量，作用緩和、無積蓄性、耐久儲存、使用簡便，不待醫師指示即可供治療疾病之用者。
②成藥分甲、乙兩類，其範圍及審核標準如基準表（附件一、二）。

第三條
成藥中摻用麻醉藥品，除嗎啡含量應在千分之二以下，可卡因應在千分之一以下外，其他麻醉藥品摻用量由中央衛生主管機關比照上述標準視其劑量核定之。

第四條
成藥中摻用毒劇藥品，如爲中華藥典所載者，不得超過常用量三分之一，其未爲中華藥典所載者，由中央衛生主管機關核定之。

第五條
本辦法所稱固有成方係指我國固有醫藥習慣使用，具有療效之中藥處方，並經中央衛生主管機關選定公佈者而言。依固有成方調製（劑）成之丸散、膏、丹稱爲固有成方製劑。

第六條
成藥及以批發或供人出售之固有成方製劑，應由藥品製造業者製造。中藥販賣業者得依固有成方所載之原名稱、成分、製法、效能、用法及用量，調製（劑）固有成方製劑但以於其營業處所自行零售爲限。

第二章　審核及許可

第七條

藥品製造業者調製成藥或固有成方製劑，應依藥事法第三十九條、第四十三條、第四十六條至第四十八條、第五十六條及第五十七條之規定辦理。

第八條

成藥依成藥基準表審核之，但含藥酒類依其有關規定辦理。

第九條

①中藥販賣業者調製（劑）固有成方製劑，應列具名稱、成分、製法、效能、用法及用量，連同有關資料證件，向該管直轄市、縣（市）衛生主管機關提出申請，經核准登記發給登記證後，始得製售。

②前項經核准發給登記證案件，直轄市、縣（市）衛生主管機關應按月列冊報請中央衛生主管機關備查。

第一〇條

中藥販賣業者調製（劑）固有成方製劑，應於其管理藥品之中醫師監督下為之。但不含毒劇藥品者，可由確具中藥基本知識及鑑別能力人員自行調製（劑）之。

第一一條

固有成方製劑不得摻入防腐劑、色素、人工甘味劑、化學溶劑及其他有害添加物。

第一二條

成藥之標籤、仿單或包裝應標明甲類成藥或乙類成藥。固有成方製劑應標明名稱及固有成方字樣。

第三章　販賣之管理

第一三條

①藥品製造業者除含藥酒類不得以留置方式供銷家庭用戶外，得將自製之成藥或固有成方製劑，以留置方式直接供銷家庭用戶。但以供銷民眾購用藥品較為不便之偏僻地區為限。

②家庭留置成藥或固有成方製劑之地區，應由直轄市、縣（市）衛生主管機關每年查核一次，逐步縮減留置地區範圍。

第一四條

藥品製造業者將自製成藥或固有成方製劑留置於家庭用戶者，應依左列各款之規定：

一　申請供銷家庭留置成藥或固有成方製劑，應事先檢具藥品名清單（格式如附件三）二份，申請直轄市、縣（市）衛生主管機關，轉報中央衛生主管機關核定。

二　供銷留置成藥或固有成方製劑之日起十五日內開具左列事項，向直轄市、縣（市）衛生主管機關報備：

㈠藥品製造業者之名稱、地址及負責人姓名。

㈡銷售地區（列明直轄市、縣市、鄉鎮市區或村里名稱）及留置成藥或固有成方製劑服務員名冊（格式如附件四）一份。

㈢留置藥品清單一份。

三 留置之成藥或固有成方製劑應裝置在「家庭藥品留置袋」或「箱」內，其袋（箱）應採堅固耐用材料製成，並應載明藥品製造業者（藥商）名稱、地址與留置藥品之品名、許可字號、效能、價格、數量及注意事項等（格式如附件五）。但所刊載文字圖畫，不得有藥事法第六十八條所列各款情事。

四 應發給留置成藥或固有成方製劑服務人員服務證（格式如附件六），並指定其服務員勤予巡檢留置之藥品，每次間隔不得逾三個月。

第一五條

家庭留置成藥或固有成方製劑之服務員，於推銷或執行工作時，應配帶服務證，指導用戶將藥品留置袋（箱）置於不被日晒、雨淋、受潮及不易為兒童獲取之處所。如發現袋（箱）內藥品有變質、沉澱、損壞或其他不良狀況時，應即收回或換入新品。並不得將任何成藥或固有成方製劑拆封或改裝及沿途或設攤販賣。

第一六條

乙類成藥得由百貨店、雜貨店及餐旅服務商兼營零售之。

第一七條

兼營零售乙類成藥者應依左列各款之規定：

一 對內服及外用成藥，應各別專設櫥櫃陳列，妥善貯藏。但含藥酒類不在此限。

二 商號或招牌不得使用藥商名稱或易被誤認為藥商之字樣。

三 不得設置藥品推銷員及本辦法所稱之服務員。

四 不得將成藥拆除包裝零售。

五 不得買賣來源不明之成藥。

第四章 檢查及取締

第一八條

直轄市、縣（市）衛生主管機關對於成藥及固有成方製劑之檢查或抽驗，除依藥事法有關規定辦理外，並得派員檢查或抽驗留置於家庭用戶之成藥、固有成方製劑及其裝置用袋（箱）。

第一九條

違反本辦法之規定或涉及偽藥、劣藥、禁藥者，依藥事法有關規定處理。

第五章 附 則

第二〇條

本辦法自發布日施行。

西藥專利連結協議通報辦法

民國108年3月6日衛生福利部、公平交易委員會令會銜訂定發布全文5條；並自108年8月20日施行。

第一條

本辦法依藥事法（以下簡稱本法）第四十八條之十九第二項規定訂定之。

第二條

①協議當事人依本法第四十八條之十九第一項規定通報，應以書面及中文記載之方式為之；其通報內容應包括下列事項：

一　協議當事人之姓名或名稱、國籍、住所、居所或營業所；有代表人者，其姓名、住所或居所。

二　簽訂協議之目的。

三　協議生效日期。

四　所涉及藥品許可證字號或申請案號。

五　涉及本法第四章之一關於藥品製造、販賣及銷售專屬事實發生日、專屬期間及其他相關事項之內容。

六　協議內容所涉專利權之證書號數。

七　給付利益相關事項；涉及逆向給付利益者，註明有無通報公平交易委員會。

②前項第五款事實發生日，以協議生效日為準。但學名藥查驗登記申請日在協議生效日之後者，以查驗登記申請日為事實發生日。

③第一項通報，依本法第四十八條之十九第一項規定，應自事實發生日之次日起二十日內為之。

第三條

中央衛生主管機關接獲前條通報後，認有必要者，得通知協議當事人限期以書面釋明協議之具體內容，或提出協議之相關文件、資料；其有涉及逆向給付利益而未向公平交易委員會通報者，得告知當事人儘速為之。

第四條

中央衛生主管機關依前二條規定所獲知事項及文件、資料，認協議內容有違反公平交易法之虞者，得依本法第四十八條之十九第三項規定，通報公平交易委員會。

第五條

本辦法自本法施行之日施行。

西藥專利連結施行辦法

民國 108 年 7 月 1 日衛生福利部令訂定發布全文 18 條。
民國 108 年 8 月 20 日衛生福利部令發布定自 108 年 8 月 20 日施行。

第一條
本辦法依藥事法（以下簡稱本法）第四十八條之二十第三項及第四十八條之二十二規定訂定之。

第二條
西藥之藥品許可證申請及核發事宜，涉及本法第四章之一者，依本辦法之規定；本辦法未規定者，依其他有關法令及中央衛生主管機關公告事項之規定。

第三條
①本法第四十八條之三第二項所定藥品專利權之發明範圍，其內容如下：
一　物質：藥品製劑之有效成分，包括多形體不同化合形態之發明。
二　組合物或配方：藥品製劑有效成分之組合或配方。
三　醫藥用途：對應藥品許可證所記載適應症之全部或一部。
②前項第一款物質發明為藥品製劑有效成分之不同多形體者，應於查驗登記有試驗資料證明，以該多形體物質作為有效成分之藥品製劑，有相同療效。
③藥品之製程、中間體、代謝物或包裝者，非第一項藥品專利權之發明。

第四條
本法第四十八條之五之提報，其起算日依據之審定公告期日，為專利公報刊載之公告日。

第五條
①新藥藥品許可證所有人依本法第四十八條之三及第四十八條之四規定提報專利資訊時，應於中央衛生主管機關建置之西藥專利連結登載系統（以下簡稱登載系統），依附件一規定之書表格式填載，併同下列文件、資料掃描上傳：
一　專利證書或刊登該藥品專利權之專利公報。
二　有委任代理人者，委任之證明。
三　專利權人或專屬被授權人同意之證明、專屬授權之證明。
四　其他足資證明提報資訊屬實之文件、資料。
②前項提報之藥品專利資訊，除第三條第二項之多形體外，以該新藥落入所提報之專利請求項界定之範圍為限；藥品專利權有二個以上者，應逐一提報專利資訊；屬醫藥用途發明者，應敘明該醫

藥用途發明之請求項項號，及各項號對應至藥品許可證所記載之適應症。

③中央衛生主管機關認有必要時，得命新藥藥品許可證所有人檢附第一項文件、資料之正本。

第六條

新藥藥品許可證所有人依本法第四十八條之六或第四十八條之七規定，變更或刪除已登載之藥品專利資訊者，準用前條規定。

第七條

①依本法第四十八條之七第一項規定通知中央衛生主管機關時，其應檢附之書面理由及證據資料為一式二份。

②新藥藥品許可證所有人依本法第四十八條之七第三項規定，以書面回覆中央衛生主管機關時，並應依附件一格式，於登載系統上傳所收受之通知、回覆理由及處理情形。

第八條

①學名藥藥品許可證申請人依本法第四十八條之九規定聲明時，應依附件二格式填載，併同查驗登記申請應檢附之資料，送中央衛生主管機關。

②前項聲明，應依對照新藥於登載系統所示之專利權資訊逐一填載；其專利權為醫藥用途者，並應依請求項項號為之。

③申請人原為本法第四十八條之九第一款至第三款情事之聲明，嗣後變更為同條第四款情事之聲明者，應重新填載附件二之聲明表，並以其變更聲明表送達中央衛生主管機關之日期為申請日。

第九條

學名藥藥品許可證申請案有下列情事之一，且附具證據者，免依本法第四十八條之九規定辦理：

一　藥品許可證申請案之申請人與對照新藥藥品許可證所有人相同。

二　藥品許可證申請案經新藥藥品專利權人或專屬被授權人授權後提出。

三　對照新藥之藥品許可證經撤銷、廢止或註銷。

第一〇條

①中央衛生主管機關應就以本法第四十八條之九第四款情事聲明之學名藥藥品許可證申請案，函復其申請人有關申請資料是否齊備；其資料齊備者，應於登載系統上公開其資料齊備日。

②對照新藥相同之二件以上學名藥藥品許可證申請案，於不同日期送達中央衛生主管機關者，中央衛生主管機關應依送達日期先後，為前項之函復；同日送達者，其函復日應為同日。

第一一條

①學名藥藥品許可證申請人依本法第四十八條之十二第一項規定所為之書面通知，其內容應就專利權有應撤銷之事由或未侵害專利權之理由逐一敘明，並附具相關證明文件、資料。

②前項通知，應以附回執之雙掛號郵件交付郵務機構寄送，並於全部送達後之次日起二十日內，將所有回執影本或其他足以證明送

達之文件，送中央衛生主管機關。

第一二條

①專利權人或專屬被授權人依本法第四十八條之十三規定就已登載之專利權提起侵權訴訟者，新藥藥品許可證所有人應自其起訴日之次日起二十日內，將蓋有法院收狀章戳之起訴狀影本，送中央衛生主管機關。

②新藥藥品許可證所有人主張有本法第四十八條之十三第四項規定侵權成立確定判決之情形者，應將該判決書影本及確定判決之證明，送中央衛生主管機關。

第一三條

有本法第四十八條之十三第二項但書各款情事之一者，學名藥藥品許可證申請人應敘明各該情事及發生日期，並檢附相關證明文件、資料，送中央衛生主管機關審查。

第一四條

①中央衛生主管機關依本法第四十八條之十五第一項規定通知學名藥藥品許可證申請人時，應以書面函送之方式為之。

②前項通知之內容如下：

一　申請案號及其藥品名稱、劑型與劑量。

二　申請資料齊備日之日期。

三　發證條件。

第一五條

①中央衛生主管機關應於依本法第四十八條之十七第一項核定專屬期間及起迄日期時，將核定內容公開於登載系統。

②本法第四十八條之十七第二項所定起算日，以最早實際銷售日所開立統一發票之日期為準。

第一六條

①本法第四十八條之二十所稱新成分新藥以外之新藥，指新療效複方新藥及新使用途徑新藥。

②第八條至第十四條規定，依本法第四十八條之二十第一項，於新成分新藥以外之新藥藥品許可證申請案，準用之。

③生物相似性藥藥品許可證之申請，除本法第四章之一施行前經中央衛生主管機關核准施行臨床試驗者外，準用本法第四章之一有關學名藥藥品許可證申請之專利連結規定辦理。

④前項生物相似性藥，指以生物為來源所製造，與經中央衛生主管機關核准製造或輸入之對照生物新藥相似之製劑。

第一七條

①學名藥藥品許可證申請案，依本法第四十八條之二十第二項第二款所為之聲明，應包括下列事項：

一　登載系統中尚存續之對照新藥專利權，僅為本法第四十八條之三第二項第三款之醫藥用途專利權。

二　前款專利權之請求項項號及適應症。

三　學名藥藥品許可證申請案之適應症項目，及表明未侵害對照藥品醫藥用途專利權之意旨。

②前項聲明之格式及內容，規定如附件二。

第一八條

本辦法之施行日期，由中央衛生主管機關另定之。

西藥運銷許可及證明文件核發管理辦法

民國107年5月28日衛生福利部令訂定發布全文12條；並自發布日施行。

第一條

本辦法依藥事法（以下簡稱本法）第五十三條之一第四項規定訂定之。

第二條

①經中央衛生主管機關依本法第五十三條之一第二項公告之藥商，應填具申請書，並檢附藥商許可執照影本、廠商基本資料及繳納費用後，向中央衛生主管機關提出申請西藥運銷許可；經中央衛生主管機關檢查通過者，發給西藥運銷許可。

②前項許可有效期間，得視藥商之西藥種類、作業項目及依前項與本法第七十一條第一項規定所為檢查之紀錄，核定為三年至五年。

第三條

①西藥運銷許可之內容，應記載下列事項：

一　依本法及相關法規登記之藥商名稱與地址及管理藥師、藥劑生姓名。

二　運銷作業項目。

三　貯存藥品倉庫之場所。

四　有效期限。

五　許可編號。

②前項第一款記載事項有變更者，應自事實發生之日起三十日內，檢附西藥運銷許可影本及已完成變更之藥商許可執照影本，並繳納費用後，向中央衛生主管機關申請變更。

③第一項第二款及第三款之變更，其申請及審查程序，準用前條規定。

第四條

①藥商於西藥運銷許可有效期間屆滿，有展延必要者，應於期間屆滿六個月前填具申請書，並檢附藥商許可執照影本、廠商基本資料及繳納費用，向中央衛生主管機關申請展延；經中央衛生主管機關檢查通過者，始得展延。

②展延期間，得視藥商之西藥種類、作業項目及依前項與本法第七十一條第一項規定所為檢查之紀錄，核定為三年至五年。

第五條

中央衛生主管機關得不經通知，不定期至藥商運銷作業場所進行檢查。

第六條

中央衛生主管機關執行第二條、第四條及前條之檢查時，得通知直轄市、縣（市）衛生主管機關派員參加。

第七條

中央衛生主管機關人員執行檢查任務時，應出示身分證明文件及說明檢查目的，並得就違反本法或本辦法所定義務之行為，為保全證據措施。

第八條

藥商取得西藥運銷許可者，得填具申請書，並檢附西藥運銷許可影本、藥商許可執照影本及繳納費用後，向中央衛生主管機關申請西藥運銷許可證明文件（以下簡稱證明文件）。

第九條

藥商許可執照經撤銷或廢止者，中央衛生主管機關應廢止西藥運銷許可。

第一〇條

藥商經中央衛生主管機關廢止西藥運銷許可，有申領證明文件者，應自受處分之日起十五日內，返還其證明文件；屆期未返還者，註銷之。

第一一條

①藥商停業時，應將原領之證明文件交付當地衛生主管機關保管，俟復業時發還。

②藥商歇業時，應返還原領之證明文件；未返還者，由中央衛生主管機關註銷之。

第一二條

本辦法自發布日施行。

特定藥品專案核准製造及輸入辦法

①民國 105 年 9 月 8 日衛生福利部令訂定發布全文 8 條；並自發布日施行。

②民國 111 年 7 月 27 日衛生福利部令修正發布名稱及全文 9 條；並自發布日施行（原名稱：特定藥物專案核准製造及輸入辦法）。

第一條

本辦法依藥事法（以下稱本法）第四十八條之二第三項規定訂定之。

第二條

①區域醫院以上之教學醫院、精神科教學醫院，得檢具下列文件、資料，依本法第四十八條之二第一項第一款向中央衛生主管機關申請特定藥品之專案製造或輸入：

一　診斷證明書。

二　申請醫院之人體研究倫理審查委員會核准申請特定藥品使用之證明。

三　完整治療計畫書及相關文獻依據。

四　病人同意書。

五　所需藥品數量及計算依據。

六　藥品之說明書。

七　藥品之國外上市證明或各國醫藥品集收載影本。

②前項第一款及第二款內容，需載明為預防、診治危及生命或嚴重失能之疾病，且國內尚無適當藥品或合適替代療法之意旨。依第一項申請之藥品，無法檢具第一項第七款資料者，應檢附產品製造品質資料、動物安全性試驗報告、人體使用資料及風險利益評估報告替代之。

第三條

①衛生福利部疾病管制署、藥商，得檢具下列文件、資料，依本法第四十八條之二第一項第二款向中央衛生主管機關申請特定藥品之專案製造或輸入：

一　完整預防或診治計畫書。

二　相關科學證據或文獻依據，顯示利益大於風險。

三　藥品之說明書。

四　國外上市證明或各國醫藥品集收載影本。

五　發生嚴重不良反應時之處理方案。

②前項第一款計畫書內容，應包括因應緊急公共衛生情事之申請目的；其申請專案輸入者，並應載明所需輸入藥品數量及計算依據。

③第一項第五款所稱嚴重不良反應，指嚴重藥物不良反應通報辦法

第四條所稱之嚴重藥物不良反應。
④依第一項申請之藥品，無法檢具該項第四款資料者，應檢附產品製造品質資料、動物安全性試驗報告、人體使用資料及風險利益評估報告替代之。

第四條

①中央衛生主管機關受理前二條之申請，應審酌本法第四十八條之二第一項各款規定之情事、利益風險及數量計算方式，為准駁之決定；核准時，得為附款。
②中央衛生主管機關為前項准駁之決定，必要時得諮詢學者專家或召開專家審查會議，並得公開學者專家意見、會議相關資訊、會議紀錄或藥物核准審查報告摘要。但對於藥商之營業秘密資料，應予保密。

第五條

①依第二條核准之專案製造或輸入，得視個案情形，核予製造或輸入之期間。
②依第三條核准之專案製造或輸入，其核予製造或輸入之期間不得超過二年；期滿仍須繼續製造、輸入者，應於期滿前三個月申請展延。
③前項展延申請，準用第三條規定。

第六條

依第三條核准之藥品，其核准事項有變更必要者，應經核准，始得為之。

第七條

①依本辦法核准專案製造或輸入之藥品，申請者應於核准後續行安全及醫療效能之評估；其依第三條核准者，並應記錄運送及銷售對象。
②中央衛生主管機關於必要時，得命申請者限期提交前項評估之報告及紀錄。

第八條

依本辦法核准專案製造或輸入之藥品，有下列各款情形之一者，視為本法第四十八條之二第二項第三款有安全或醫療效能疑慮，中央衛生主管機關得廢止其核准：

一　未依核准之附款執行。
二　申請人未於前條限期內提交評估報告及紀錄，或提交後未依限完成補正。

第九條

本辦法自發布日施行。

藥品優良調劑作業準則

①民國93年11月25日行政院衛生署令訂定發布全文25條；並自發布日施行。

②民國111年7月20日衛生福利部令修正發布全文52條；並自發布後一年施行。

第一章 總 則

第一條

本準則依藥事法（以下簡稱本法）第三十七條第一項規定訂定之。

第二條

本準則所稱藥事人員，指依法執業之藥師及藥劑生。

第三條

本準則所稱調劑，指藥事人員自受理處方箋至病人取得藥品間，所為處方確認、處方登錄、用藥適當性評估、藥品調配或調製、藥品核對、取藥者確認、藥品交付及用藥指導之相關行為。

第四條

本準則所稱藥事作業處所，指經衛生主管機關核准設立之醫療機構藥劑部門及藥局。

第五條

本準則所稱調劑處所，指從事處方調劑、存放醫師處方藥品、調劑器具、設備及其他必要物品之場所。

第六條

本準則所稱調配，指調劑作業過程中，依處方箋內容選取正確藥品、計數正確數量、書寫或列印藥袋、貼標籤及包裝之行為。

第七條

本準則所稱調製，指調劑作業過程中，依醫師所開具之處方箋，改變原劑型或配製新製品之行為。

第八條

本準則所稱核醫放射性藥品，指以具有放射活度之物質使用於人體內，經體內分布之後，用於診斷、監測、治療、緩解疾病或具其他醫療效能之藥品。

第九條

藥事人員於藥事作業處所，應佩戴執業執照。

第一〇條

藥事作業處所，應具備洗滌設備。

第一一條

①調劑處所應有六平方公尺以上之作業面積，並應與其他作業處所

明顯區隔。

②前項六平方公尺作業面積，中華民國九十一年十月二十一日前設立之藥事作業處所，不適用之。

第一二條

調劑處所應依需要，設置藥品專用冷藏或冷凍冰箱；其內應置溫度計，並保持整潔。

第一三條

①醫療機構或藥局應就其所調劑藥品之來源憑證及其他相關文件、資料，至少保存三年。

②前項文件、資料，得以電子化方式保存。

第一四條

①藥品應依貯存條件存放，避免光線直接照射，並有防鼠、防蟲措施。

②需冷藏或冷凍貯存之藥品，應每日監測藥品之貯存溫度，並製作紀錄。

③前項紀錄，醫療機構或藥局應至少保存一年，並以書面或電子化方式為之。

第一五條

醫師處方藥品，不得以開架式陳列。

第一六條

①藥品庫存處所，應與調劑處所隔離。

②前項庫存及調劑處所，除醫療機構或藥局授權者外，他人不得進入。

第一七條

對於已變質、逾保存期限或下架回收之藥品，應予標示並明顯區隔置放，依法處理。

第一八條

藥品應於補充前，確認其與受補充之藥品容器標示相符，補充後應再次確認。

第一九條

①藥事人員受理處方後，應確認處方之合法性、完整性及期限有效性。

②前項確認處方，應包括下列各項：

一　病人姓名、年齡、性別及病名。

二　處方醫師姓名、其簽名或蓋章，所屬醫療機構名稱地址及電話；其為管制藥品者，管制藥品使用執照號碼。

三　藥品之名稱、劑型及單位含量。

四　藥品數量或重量。

五　劑量及用藥指示。

六　開立處方日期。

七　連續處方指示。

③前項第七款所稱連續處方指示，包括連續處方之調劑次數及時間

間隔。

第二〇條

交付藥品之容器或包裝，不得重複使用；必要時，應使用有安全瓶蓋之容器。

第二一條

藥事人員應確保所交付之藥品，在病人治療期間內，未逾標示之保存期限。

第二二條

藥事人員於交付藥品時，應核對藥袋或標籤內容、藥品種類、藥品數量及處方指示之正確性。

第二三條

藥事人員交付藥品時，應確認所交付之對象爲交付處方箋者。

第二章 西 藥

第二四條

醫療機構或藥局得設置下列處所，並有明顯區隔之獨立空間：

一 核醫放射性藥品調劑及庫存處所。

二 無菌調製處所。

第二五條

疫苗、血液製劑或其他經中央衛生主管機關公告之特殊藥品，應分層分櫃保存，並明顯標示藥品名稱。

第二六條

藥事人員自藥品拆封至調劑之期間，應注意專業包裝藥品之包裝材料及貯存環境，並標示藥名、單位含量及保存期限。

第二七條

醫療機構或藥局調製藥品之品項，不得與領有藥品許可證之製劑具相同有效成分、含量及劑型。但有下列情形之一，並經醫師臨床評估有必要者，不在此限：

一 經中央衛生主管機關公告短缺，且建議調製。

二 與領有藥品許可證之製劑具相同有效成分、含量及劑型，而不含防腐劑。

三 依斷層掃描用正子放射同位素優良調劑作業準則，由醫療機構調製之斷層掃描用正子放射同位素。

第二八條

①醫療機構或藥局調製藥品，應使用經中央衛生主管機關核准製造或輸入之製劑爲之。

②前項調製，符合中央衛生主管機關公告之下列事項者，其調製來源，得不以製劑爲限：

一 調製藥品之名稱。

二 有效成分之名稱、含量及品質規範。

三 調製人員及環境規範。

③前項不以製劑調製者，醫療機構或藥局，每年應向中央衛生主管

機關申報各品項之調製數量。

第二九條

醫療機構或藥局調製藥品，應就下列事項，採取相關措施：

一　調製人員之安全防護。

二　調製錯誤之防範。

三　交叉污染之防範。

第三〇條

①醫療機構或藥局調製藥品，其使用之量測儀器，應定期維護及校正，並製作紀錄。

②前項紀錄，醫療機構或藥局應至少保存三年，並以書面或電子化方式為之。

第三一條

①醫療機構或藥局調製藥品，應訂定標準作業程序。

②前項標準作業程序，其內容應包括下列事項：

一　調製之步驟。

二　調製正確性之確認。

三　調製紀錄之製作及保存。

第三二條

①藥事人員執行調製作業，應依前條第一項之程序為之，並製作紀錄；紀錄內容應包括下列事項：

一　調製藥事人員姓名。

二　調製日期。

三　用於調製之藥品名稱及數量。

四　完成調製之藥品數量。

②前項紀錄，醫療機構或藥局應至少保存三年，並以書面或電子化方式為之。

第三三條

①藥事人員調製藥品，應依調製作業需求，完成適當訓練，並經所屬醫療機構或藥局評估，確認其足以勝任；其訓練內容，應包括調製標準作業程序。

②前項訓練及評估之實施時間與內容，醫療機構或藥局應製作紀錄，至少保存三年，並以書面或電子化方式為之。

第三四條

①藥事人員應於調製藥品之容器或包裝，載明下列事項：

一　藥品名稱。

二　調製日期。

三　使用期限。

四　貯存條件。

②非於醫療機構內使用之調製藥品，應另標示調製所使用之各別藥品名稱及其單位含量。

第三五條

藥事人員交付調製藥品時，應就該藥品為依醫師處方調製，告知交付對象或於前條藥品容器或包裝標示。

第三六條

醫療機構或藥局執行無菌調製，應申請中央衛生主管機關核准後，始得爲之。但依醫療法規定評鑑合格之醫院，不在此限。

第三七條

前條申請，應塡具申請書，並檢附下列文件、資料：

一　醫療機構開業執照或藥局執照影本。

二　無菌調製作業處所之下列基本資料：

㈠作業場所及設備。

㈡無菌調製作業人員之訓練及評估之紀錄。

㈢無菌調製相關之標準作業程序。

㈣環境清潔、消毒及監測紀錄。

三　其他經中央衛生主管機關指定之文件、資料。

第三八條

醫療機構或藥局執行無菌調製之處所，依ISO14644-1國際標準，其空氣潔淨度，應符合下列規定：

一　作業區域：

㈠中央靜脈營養輸液：至少第七級。

㈡前目以外其他藥品：至少第八級。

二　無菌層流操作臺：至少第五級。

第三九條

醫療機構或藥局執行無菌調製，其涉及無菌操作者，應於無菌層流操作臺內爲之。

第四〇條

①醫療機構或藥局執行無菌調製，應訂定人員清潔及著裝之標準作業程序，並包括人員進入無菌調製作業區域應著潔淨衣帽及手套之相關規定。

②人員進入無菌調製作業區域，應依前項標準作業程序爲之。

第四一條

①醫療機構或藥局執行無菌調製，應就其調製作業區域及無菌層流操作臺之下列事項，分別訂定標準作業程序，並依所定程序執行之：

一　空氣懸浮粒子監測。

二　微生物監測。

三　環境清潔及消毒。

②醫療機構或藥局執行前項事項，應製作紀錄，至少保存三年，並以書面或電子化方式爲之。

第四二條

醫療機構或藥局調劑核醫放射性藥品，其人員、物質及設施設備，應符合游離輻射防護法之規定。

第四三條

①醫療機構或藥局調劑核醫放射性藥品，應訂定標準作業程序。

②前項標準作業程序，其內容應包括下列事項：
一　調劑之步驟。
二　調劑正確性之確認。
三　調劑紀錄之製作及保存。

第四四條

①藥事人員調劑核醫放射性藥品，應依前條第一項之程序為之，並製作紀錄；紀錄內容應包括下列事項：
一　調劑藥事人員姓名。
二　調劑日期。
三　用於調劑之核種名稱及放射活度。
四　完成調劑之核醫放射性藥品之放射活度及數量。
②前項紀錄，醫療機構或藥局應至少保存三年，並以書面或電子化方式為之。

第三章　中　藥

第四五條

醫療機構或藥局就粉末型態中藥之調劑作業處所，應設置避免交叉污染之設備。

第四六條

醫療機構或藥局就中藥製劑及飲片，應區隔貯存，並依個別品項明確標示，避免混用或誤用。

第四七條

醫療機構或藥局就中藥製劑及飲片，自拆封至調劑之期間，應注意專業包裝藥品之包裝材料及貯存環境，並標示藥品名稱及保存期限；中藥製劑，並應標示單位含量。

第四八條

①藥事人員應於調製中藥藥品容器或包裝，載明下列事項：
一　藥品名稱。
二　單位含量或重量。
三　調製日期。
四　使用期限。
五　貯存條件。
②藥事人員交付調製中藥藥品時，應就該中藥藥品為依醫師處方調製，告知交付對象或於前項藥品容器或包裝標示。

第四九條

第二十九條至第三十二條規定，於調製中藥藥品，準用之。

第四章　附　則

第五〇條

醫師依本法第一百零二條規定親自調劑藥品者，準用藥師法第十六條至第十八條及本準則之相關規定。

第五一條

醫療機構或藥局，應督導其人員遵守本準則之規範。

第五二條

本準則自發布後一年施行。

藥局設置作業注意事項

①民國91年10月21日行政院衛生署公告訂定發布全文7點。
②民國92年5月6日行政院衛生署公告修正發布第2點；並自即日起實施。
③民國93年2月25日行政院衛生署公告修正發布全文7點；並自即日起實施。

一　藥局設立，應依藥事法之規定，由藥師或藥劑生親自主持，依法執行藥品調劑、供應及兼營藥品零售業務。

二　藥局設置總面積需有十八平方公尺以上，其空間應有調劑處所、候藥區、受理處方箋與非處方藥品供應區及藥事諮詢服務區，但不包含廁所及倉庫等。

三　藥局設置之調劑處所，至少應有六平方公尺之作業面積，其環境設施應符合優良藥品調劑作業規範（GDP）之規定。

四　藥局不得在醫療機構內，以隔間方式設置。

五　藥局申請設立，如與其他營業、執業單位或機構同一樓層或同一門牌地址，應具備各自獨立出入門戶及明顯區隔之條件，且藥事服務作業應獨立進行，民眾進出互不影響。

六　藥局設立應有明顯市招，如屬健保特約藥局，應有全民健康保險醫事服務機構標誌。

七　（刪除）

藥品查驗登記審查準則

①民國94年1月7日行政院衛生署令訂定發布全文110條；並自發布日施行。
②民國94年2月25日行政院衛生署令修正發布第91、109條條文。
③民國94年9月15日行政院衛生署令修正發布第74、78、104條條文。
④民國97年5月13日行政院衛生署令修正發布第40條附件四。
⑤民國97年7月24日行政院衛生署令修正發布第24、28條條文及第42條附件八、九。
⑥民國97年9月12日行政院衛生署令修正發布第86條條文。
⑦民國98年2月13日行政院衛生署令增訂發布第22-1條條文。
⑧民國98年7月20日行政院衛生署令修正發布第15條條文。
⑨民國98年9月3日行政院衛生署令增訂發布第38-1條條文。
⑩民國98年9月14日行政院衛生署令修正發布第12條條文。
⑪民國99年12月9日行政院衛生署令修正發布第6、7、9～11、14、17、20、24、27、28、30、37、44、45、47、48、50、52～55、57、58、60～68、70、73條條文及第39條附件二、三、第40條附件四、第41條附件六、七、第42條附件八、第43條附件十、十一。
⑫民國101年5月8日行政院衛生署令修正發布第6、7、38、38-1條條文；並增訂第38-2～38-4條條文。
⑬民國101年7月30日行政院衛生署令修正發布第72條條文
民國102年7月19日行政院公告第21條第1項第3款第4目、第22-1條第6項所列屬「行政院衛生署」之權責事項，自102年7月23日起改由「衛生福利部」管轄。
⑭民國102年7月30日衛生福利部令修正發布第10、46、70條條文。
⑮民國102年8月30日衛生福利部令修正發布第74、77、78、83、91、104、109條條文。
⑯民國103年2月14日衛生福利部令修正發布第41條附件六。
⑰民國103年5月7日衛生福利部令修正發布第73條條文。
⑱民國104年4月15日衛生福利部令修正發布第46條條文。
⑲民國104年5月7日衛生福利部令修正發布第9條條文及第39條附件二、第40條附件四。
⑳民國105年4月6日衛生福利部令修正發布第11、12、17、20、22-1、32、49、52～55、60、73、110條條文及第39條附件二、第40條附件四、第42條附件八；除第53條、第39條附件二及第40條附件四自106年7月1日施行外，餘自發布日施行。
㉑民國106年7月31日衛生福利部令修正發布第74～76、77、78～109、110條條文及第三章第四節名稱；並增訂第76-1～76-8、77-1、109-1條條文；除第92條第3項自108年1月1日施行外，餘自發布日施行。
㉒民國106年12月5日衛生福利部令修正發布第48、49、53、62、64、73、110條條文及第39條附件二、第40條附件四、第42條附件八、九；增訂第49-1條條文；並自發布日施行。

㉓民國107年1月4日衛生福利部令增訂發布第92-1條條文。
㉔民國108年2月14日衛生福利部令修正發布第3、7、17、20、22、22-1、48、54、55、60～62、70、71、110條條文及第40條附件四。
㉕民國108年10月7日衛生福利部令修正發布第74、77-1條條文。
㉖民國109年6月12日衛生福利部令修正發布第75、98、104、105條條文及第92條附件十三；並增訂第104-1、105-1條條文。
㉗民國110年9月14日衛生福利部令修正發布第3、7、9～12、16、20、22、22-1、27、35、37、46、51、53～55、57、58、62～65、69～71、73、110條條文及第15條附件一、第39條附件二、三、第40條附件四、五、第41條附件六、七、第42條附件八、九、第43條附件十、十一；並增訂第22-2、24-1、38-5、57-1條條文；第42條附件八外銷專用原料藥之「近二年內查核原料藥符合藥品優良製造規範之證明影本」，自111年1月1日施行。
㉘民國110年9月28日衛生福利部令修正發布第75、81、92、92-1、104-1、109-1條條文。
㉙民國112年4月27日衛生福利部令修正發布第46、56、62、64、70、76-5、81、82、86、90、92、92-1、94、99～101、108、109-1、110條條文及第39條附件三、第40條附件四、第43條附件十；並增訂第108-1條條文；除第46、56、62、64、70條自113年1月1日施行外，自發布日施行。

第一章　總　則

第一條

本準則依藥事法（以下簡稱本法）第三十九條第四項規定訂定之。

第二條

藥品之查驗登記與許可證之變更、移轉、展延登記及污損或遺失之換發或補發，依本準則之規定；本準則未規定者，依其他有關法令及中央衛生主管機關公告事項之規定。

第三條

①申請前條各類登記，應繳納費用，並塡具中央衛生主管機關規定之申請書表格式及檢附應備資料，提交中央衛生主管機關審查。
②前項所稱之申請書表格式，包括藥品查驗登記申請書、變更登記申請書、許可證有效期間展延申請書、切結書、外盒仿單標籤黏貼表、證照黏貼表及其他與申請程序有關之書表格式。
③本準則所稱中文，係指繁體中文。塡寫申請書表或檢附之資料如係中文者，應使用繁體中文或附繁體中文譯本。
④以藥品查驗登記審查暨線上申請作業平台（以下簡稱線上平台）爲第一項書表或資料提交者，除許可證應於申請核准後送交中央衛生主管機關登載核准事項外，其餘書表及資料之正本留存於許可證持有者處。

第二章　西　藥

第一節　通　則

第四條

本章用詞定義如下：

一　新藥：指本法第七條所稱之新藥。

二　學名藥：指與國內已核准之藥品具同成分、同劑型、同劑量、同療效之製劑。

三　生物藥品：指依據微生物學、免疫學學理製造之血清、抗毒素、疫苗、類毒素及菌液等。

四　原料藥（藥品有效成分）：指一種經物理、化學處理或生物技術過程製造所得具藥理作用之活性物或成分，常用於藥品、生物藥品或生物技術產品之製造。

五　核醫放射性藥品：指符合本法第六條所稱藥品之定義，並係以具有放射活度之物質使用於人體內，經體內分佈之後，可被用來診斷、監測、治療、緩解疾病或具其他醫療效能之藥品。

第五條

①本章所稱委託書，係指輸入藥品之國外製造廠或其總公司、或國外許可證持有者所出具之授權登記證明文件。

②前項委託書限出具日起一年內有效，且內容應載明製造廠及代理商之名稱、地址，與藥品名稱、劑型及含量，並其記載應與申請書相符。如委託書非中文或英文者，應附中文或英文譯本。

③如持有出產國藥品製造許可證之製造廠於中華民國境內（以下簡稱國內）設有分公司者，其委託書得由該製造廠之總公司或設於亞洲之總部出具。

第六條

①本章所稱出產國許可製售證明，係指出產國最高衛生主管機關出具之許可製造及准在該國自由販賣之證明文件正本，且符合下列規定者：

一　應檢附之證明文件如非中文或英文者，應另附中文或英文譯本。

二　限出具日起二年內有效，並應經中華民國駐外使領館、代表處、辦事處或外交部授權之駐外機構（以下簡稱我國駐外館處）文書驗證。但為德國、美國、英國、法國、日本、瑞士、加拿大、澳洲、比利時、瑞典等十國（以下簡稱十大醫藥先進國家）衛生機關出具者，得免驗證。

三　記載之產品名稱、製造廠名稱、地址及處方內容、劑型、含量，應與申請書相符。其產品名稱應刊載外銷品名於許可製售證明上；未能刊載者，應有原廠函說明未能刊載之理由及其外銷品名，並說明除品名外，其餘內容均與許可製售證明所刊載者相符。如係膠囊劑者，除應載明其內容物之全處方外，軟膠囊應載明軟膠囊殼之全處方，硬膠囊應載明膠囊殼之色素名稱；其製售證明無法載明硬膠囊殼之色素名稱者，應以原廠函說明。

四　其內容應載明該藥品之製造廠及准在該國自由販售，且記載之製造及販售情形應明確。

②前項出產國許可製售證明，得以下列文件替代之：

一　中央衛生主管機關認可之販售國核准販售證明。

二　申請之藥品係列載於美國藥典藥物資訊（United States Pharmacopeia Drug Information; USPDI）、或美國食品藥物管理局（以下簡稱美國FDA）出版之處方藥品核准名冊Approved Prescription Drug Product With Therapeutic Equivalence Evaluations（Orange Book）者，得影印刊載之頁數或其網路版或電子書版，並檢附美國州政府衛生主管機關核發之許可製售證明，替代美國FDA出具之許可製售證明。

三　藥品出產國係德國者，其許可製售證明得由德國邦政府衛生主管機關出具，免其聯邦政府簽章。

四　藥品出產國係歐洲聯盟（European Union，以下簡稱歐盟）會員國之一者，得以歐盟藥品審核機關European Medicinal Agency（以下簡稱EMA）出具核准製售證明替代之。

五　輸入藥品係委託製造且未於受託製造廠所在國家上市者，得以委託者所在國出具自由販賣證明及受託製造廠所在國出具製造證明替代之，或以委託者所在國出具有載明製造廠名、廠址之自由販賣證明替代之。

③前項替代文件內容及出產國核准變更證明，除本準則另有規定外，準用第一項第一款至第四款規定。

第七條

①本章所稱採用證明，除本準則另有規定外，應由十大醫藥先進國家中之一國最高衛生主管機關或EMA出具。

②採用證明，得以下列文件替代之：

一　採用國收載該處方成分之下列醫藥品集（以下簡稱公定書）或其網路版或電子書版影本，與採用國核准含該成分之處方藥品仿單替代，免由該國最高衛生主管機關出具，並免經我國駐外館處文書驗證；其引用之公定書，應載明版次，並以最近五年內之版本為限：

㈠美國：Physicians'Desk Reference（PDR）。

㈡英國：British National Formulary（B.N.F.）、Medicines Compendium（published by Association of British Pharmaceutical Industries, ABPI）。

㈢日本：日本醫藥品集（Drugs in Japan）、日本最近之新藥。

㈣瑞士：Arzneimittel-Kompendium der Schweiz。

㈤加拿大：Compendium of Pharmaceuticals and Specialities。

㈥法國：Dictionnarie ViDAL。

㈦澳洲：MIM'S。

㈧德國：Rote Liste。

㈨比利時：Repertoire Commentedes Medicaments。

㈩瑞典：Farmacevtiska specialiteter i Sverige（FASS）。

二　十大醫藥先進國家中之一國或EMA核准該藥品之核准函及其最高衛生主管機關或EMA官方網站核准資訊。

第八條

①本章所稱處方依據，除別有規定外，以十大醫藥先進國家出版之藥典或公定書為準，並以出版日起五年內之版本為限。

②檢附處方依據，應符合下列規定，並記載所據書名、版次、年次及頁數，檢附完整依據之影本；如所附依據非中文或英文者，除專有名詞得以英文列出外，應逐字翻譯成中文。

一　如檢附USP者，應同時附USPDI供審核。非屬公定書之Extra Pharmacopoeia，僅供參考。

二　處方與所附依據未盡相符而有變更時，應附具理由書，並視實際變更情形檢附有關必要資料。

三　錠劑、膜衣錠、糖衣錠，得使用相同處方依據。但腸溶錠不得以錠劑、膜衣錠、糖衣錠為處方依據。

四　軟膏與乳膏之處方依據或採用證明，如非列入監視藥品者，得互用之。

五　如以錠劑為處方依據或採用證明者，申請雙層錠或子母錠時，應說明製成雙層錠或子母錠之理由，且不得藉劑型於仿單、標籤中誇大療效。如藉由劑型以達相乘或加大效果者，廠商於檢附臨床資料並經審查核准後，得於仿單、標籤上增列之。

六　國內廠商申請查驗登記所檢附之處方依據，如非屬十大醫藥先進國家出版之藥典或公定書者，得以美國FDA之Orangebook或USPDI替代之。

③由國內自行研發之新藥、新劑型、新使用劑量、新單位含量製劑，免附處方依據。但應另附處方設計研究及該藥品之技術性資料。

第九條

①本章所稱原料檢驗規格、方法及檢驗成績書，係指各有效成分原料及其每一處方成分原料（包括製程中加入輔助原料及色素）之檢驗規格與方法及檢驗成績書。

②前項檢驗規格、方法及檢驗成績書，規定如下：

一　申請查驗登記藥品所用之原料，其依據藥典者，應依序註明藥典名稱、年次及版次。但依據之藥典，以中華藥典、十大醫藥先進國家出版之藥典、或其他經中央衛生主管機關採用之藥典為限；其版本應為所採用者之最新版；取得藥品許可證後，除賦形劑外，其所依據藥典之檢驗項目、方法或規格有變更者，亦同。

二　新成分新藥得依廠規為主。

三　檢驗所需之標準品，應註明係Primary Standard或Working Standard。如係Primary Standard者，應註明來源；如係Working Standard者，應註明來源、批號及標示含量（或力價）、檢驗規格、檢驗成績書、標定程序。

四　色素應有檢驗規格及方法；香料無需檢附檢驗規格。

五　每一處方成分原料之檢驗成績書，應為所附成品批次使用之原料檢驗成績書。

六　原料應依規格逐項檢驗，如有減免者，應檢附減免之書面作業程序及其他全項檢驗批號之檢驗成績書。

七　檢驗結果如為數值者，應以數據表示；檢驗方法為比對標準品者，得以「合格」表示。

第一〇條

①本章所稱成品檢驗規格、方法及檢驗成績書，係指藥品製劑之檢驗規格、方法及檢驗成績書。

②前項檢驗規格、方法及檢驗成績書，規定如下：

一　申請查驗登記之藥品如屬藥典藥品者，應於申請書及所附檢驗規格中記明所依據藥典之名稱、年次及版次；其藥典並以中華藥典、十大醫藥先進國家出版之藥典或其他經中央衛生主管機關採用之藥典為限，其版本應為所採用者之最新版；取得藥品許可證後，其所依據藥典之檢驗項目、方法或規格有變更者，亦同。於同一品名下有二種以上酯或鹽類、或含結晶水及無水物之成分者，均應明確記載申請案件係採用何種。熱原試驗應以非活體動物替代方式優先。

二　申請查驗登記藥品之各有效成分，均應於檢驗規格中明確記載其各項合格範圍及檢驗方法；其鑑別及含量測定，不得僅記載按某藥典操作代之。

三　必要時，申請人應依中央衛生主管機關之要求，提出檢驗紀錄，包括所有為確定是否符合既訂規格及標準之檢驗所得數據與下列紀錄：

㈠樣品之取樣地點、數量、批號或其他明確之代號、取樣日期、樣品化驗完成日期。

㈡所有檢驗方法之依據。

㈢每一檢驗所用樣品之重量或容量。

㈣檢驗所需之標準品，應註明檢驗所需之標準品，應註明係Primary Standard或Working Standard。如係Primary Standard者，應註明來源；如係Working Standard者，應註明來源、批號及標示含量（或力價）、檢驗規格、檢驗成績書、標定程序。

㈤每一檢驗過程中所產生數據之完整紀錄，包括儀器輸出之圖表及光譜等，均應明確標記，避免混淆。

㈥有關檢驗之所有運算紀錄。

(七)檢驗結果須與既訂規格相比較而作判定。
(八)每一檢驗操作者之姓名及日期。
(九)校核者簽名認定已檢視原始紀錄之精確性、安全性與符合既訂規格之記載。

四　成品檢驗成績書，準用前條第二項第五款至第七款之規定。

③分段委託製造藥品成品檢驗試驗之執行，應符合藥物委託製造及檢驗作業準則之規定，並以能確認藥品之品質為原則，不限由分段委託製造製程之受託製造廠執行。

第一一條

①本章所稱製造管制標準書，指符合藥物優良製造準則第二編規定（以下簡稱藥品優良製造規範）之製造管制標準書。

②本章所稱批次製造紀錄，指與送驗樣品同一批之批次製造紀錄。但如無法檢送同一批次或無須送驗者，得以查驗登記或變更登記申請日前二年內或具代表性之任一批批次製造紀錄替代。

③前項所稱之具代表性，指處方、製程、製程管制等均與查驗登記或變更登記申請案相同，或製程、製程管制之改變，經提出不影響品質之證明獲中央衛生主管機關同意者。

第一二條

①本章所稱已完成變更之證照，包括工廠登記證明文件、藥商許可執照及公司登記或商業之證明文件。

②證照黏貼表應黏貼下列證照之影本或照片：

一　藥商許可執照。

二　工廠登記證明文件。但輸入藥品免附。

三　公司登記或商業登記之證明文件。

③前項各款文件以線上平台提交者，免附黏貼表。

第一三條

申請案件檢附藥品之化學、物理性質資料、藥理與毒性試驗資料、藥物動力學資料、生體可用率、臨床使用文獻及其他研究報告，應提出原始資料，不得以一般敘述性資料、摘要性資料或個案報告替代。相關資料、文獻或其他研究報告如非中文或英文者，應另附中文或英文翻譯及翻譯者姓名。

第一四條

①藥品品名，應符合下列規定：

一　品名不得使用他人藥物商標或廠商名稱。但取得所用廠商名稱之商標權者，不在此限。

二　以藥典記載之名稱、學名、通俗名稱或固有成方名稱為品名者，應加冠商標、廠商名稱或其他可資辨別之名稱。但外銷專用品名，不在此限。

三　品名不得與其他廠商藥品品名相同，或涉及仿冒或影射情事。

四　品名不得涉有虛偽或誇大，或使人對品名與效能產生不當聯想或混淆。

五　中文品名不得夾雜外文或數字。但具直接意義者，不在此限。
六　依本法撤銷許可證之藥品，其品名不得再使用；依本法註銷或廢止許可證之藥品，二年內其品名不得再使用。但依第七十二條第一項但書規定重新申請查驗登記、原有許可證變更為外銷專用許可證或外銷專用許可證之註銷或廢止原因與藥品之安全或療效無關者，經中央衛生主管機關核准後，同一廠商得將原品名使用於同成分、同劑型、同劑量且同療效之藥品，不受二年內不得再使用之限制。
七　同一廠商對於不同處方之複方製劑而使用相同品名者，應於中文品名中，以適當字詞明顯區分其藥品之不同效能。
八　不得有其他不適合為藥品名稱之情形。

②認定藥品品名是否相同或近似之標準，依商標、廠商名稱或其他可資辨別名稱之順位認定之。但前項第三款之認定，廠商名稱及劑型不列入比對。

③已核准上市之藥品許可證，中央衛生主管機關得依前二項規定，重新審查核定其藥品品名。

第一五條

①藥品製劑包裝及申請書包裝欄之記載，應符合下列規定：
一　應載明包裝數量、包裝材質及包裝形態。
二　瓶裝之內服液劑、糖漿劑，除營養口服液劑外，不得使用安瓿裝，並應註明容量。
三　包裝欄記載之單位，應與處方記載之劑型單位相同。

②每種藥品之包裝限量，應依藥品製劑包裝限量表之規定辦理；如有特殊目的者，應在包裝上加註限用目的。一般製劑之最小包裝，以成人二日最小用量為準；含可待因（磷酸鹽）糖漿劑指示藥品最大單位包裝不得超過三日用量；含麻黃素或假麻黃素之錠劑及膠囊劑，其包裝材質以鋁箔盒裝為限，如類別屬指示藥品者，其最大包裝量並以成人七日用量為限；感冒、解熱鎮痛、咳嗽液劑，其包裝限量為成人一次量至四千毫升。但暈動藥、驅蟲藥不在此限。

③前項所稱藥品製劑包裝限量表，如附件一。

④藥品之包裝如超過包裝限量規定者，應檢附醫療機構或學術團體訂購證明，申請變更登記。但含麻黃素或假麻黃素製劑，其類別屬指示藥品者，不得變更。

第一六條

①申請書之申請者商號、代號、住址、電話、藥商執照字號，與負責人及管理或監製藥師之姓名、住址及證書字號欄，應詳實塡明並加蓋印章；以線上平台提交者，免加蓋印章。

②前項加蓋之印章，應與其後所有申請案件所用之印章相同；如有遺失，應申請備案。

③申請書之製造廠名稱、代號及廠址欄，如係委託製造，應塡明包

括所有製程之製造廠名稱、代號及廠址。

第一七條

申請書之原料名稱及分量欄，其記載應符合下列規定：

一　處方應以最小單位之含量爲標示。

二　分量限以法定度量衡單位填寫，增率不得計入。

三　含生藥成分之西藥製劑，其處方中之有效成分排列方式，統一爲化學成分在前、生藥成分在後。

四　注射劑之處方所用溶劑、溶解輔助劑、安定劑或其他賦形劑，均應詳細記載，並均應適於注射用；其處方以最小單位含量表示爲原則。但如係乾粉、凍晶注射劑，得以最小包裝之含量標示。

五　香料應記載品名及分量；著色劑應詳細記載英文品名及分量；防腐劑或其他賦形劑，均應詳細記載其品名及分量。

六　人工甘味劑如經認定於醫療上有須使用者，得准使用。但不得使用於營養液劑。

七　如係膠囊劑者，除應載明其內容物之全處方外，軟膠囊應載明軟膠囊殼之全處方，硬膠囊應載明膠囊殼之色素名稱。

八　原料藥應依藥典收載原料成分、含量之標示法記載。

九　藥品成分如同一品名下有二種以上酯或鹽類、或含結晶水及無水物之成分者，均應明確記載申請案件係採用何種。

十　藥品之有效成分來源（製造廠名、廠址及其國別）應予載明，並於查驗登記核准後以電子方式登錄來源資料。

第一八條

①申請書之適應症欄，其記載應以中央衛生主管機關核定之藥品效能或適應症品目資料爲準，包括藥品再分類品項、藥品再評估結果、指示藥品審查基準。

②藥品效能或適應症除依前項規定塡明外，申請人得另參考新藥新適應症及十大醫藥先進國家之醫藥品集，簡明填寫。如療效有所增減，並應檢附有關資料以供審核。

第一九條

申請書表所附之切結書（甲）及切結書（乙），填寫時應載明具切結商號名稱、地址、負責人姓名及切結日期，並均加蓋與申請書相同之印章。如係委託製造，委託者與受託廠均應具名切結。

第二〇條

①藥品之標籤、仿單、包裝，應符合本法第七十五條規定，依中央衛生主管機關核准事項刊載。其擬製與刊載之方式及內容，應符合下列規定，且其字體應易於辨識：

一　仿單應載明使用類別、包裝、儲藏及其他依規定應刊載之必要事項。

二　輸入藥品外盒之標示，應符合下列規定：

㈠應於原廠刊載品名、有效成分及含量、製造廠或其公司之名稱及地址。但外盒未刊載製造廠名及廠址者，應另以小籤條標示之。

㈡藥商名稱及地址、許可證字號、中文品名、類別，得以小籤條標示。

㈢原廠未於外盒刊載製造廠名及廠址者，藥商得併同前目標示內容，以小籤條標示之。

㈣如係委託製造，經中央衛生主管機關核准者，其外盒之受託廠名稱、地址，得以刊載其所在國別替代之。

三　監視藥品之學名藥仿單，應依已核准之首家仿單核定方式記載；申請查驗登記或仿單變更之非監視藥品應依我國已核准之同成分、同劑型、同劑量及同療效之藥品仿單記載，其有加刊關於產品特性及藥品安全性資訊，且就加刊內容檢附科學依據者，不在此限。中央衛生主管機關得視情況要求修正仿單記載事項。

四　貼標籤（籤條）作業，視同製程之一部分，應依藥品優良製造規範之作業程序執行；輸入藥品應於原廠貼妥，或依藥物委託製造及檢驗作業準則之規定，於輸入國內後委託符合藥品優良製造規範之藥廠（以下簡稱GMP藥廠）或符合藥品優良製造規範之醫藥物流中心執行藥品包裝及貼籤條作業。依本款執行包裝及貼標籤作業之國內藥廠或醫藥物流中心資訊，得不載於小籤條內。

五　藥品外包裝及最小單位包裝（直接包材之包裝），應依本條規定，以中文及英文標示。但如受限於最小包裝之面積者，至少應標示中文品名及含量。下列品項之標示，得視爲符合本款規定：

㈠單次使用之單支單盒包裝之注射劑，其外盒已載明中文者。

㈡以原包裝給藥或販售之藥品，於給藥或販售時不單獨將外盒拆開，其外盒已載明中文者。

㈢依中央衛生主管機關核定之藥品類別列屬「限由醫師使用」之製劑，其外盒已載明中文者。

六　下列品項，其外盒已載明中文者，最小單位包裝（直接包材之包裝）得僅標示中文品名或英文品名及含量，並視爲符合前款規定：

㈠罕見疾病用藥。

㈡架儲條件特殊，須冷藏冷凍儲存之藥品。

㈢其他特殊狀況，須申請中央衛生主管機關認定之藥品。

七　仿單記載事項以不超出主治效能及主要成分之藥理範圍爲原則，複方製劑以各有效成分混合使用之主要藥理作用爲範圍，不得有誇大字樣。

八　仿單應詳實刊載禁忌、警語、副作用及注意事項，並應使用紅字或加印紅框或使用粗黑異體字，以引起使用者特別注意。

九　中文仿單之字體大小規格不得小於電腦字體七號字。

十　市售藥品得僅放置經審查核定之中文仿單。但如市售藥品同時放置中、外文仿單者，外文仿單內容須與核定本之中文仿單內容相符，廠商得依核定之中文仿單自行修正其外文仿單內容。

十一　仿單、標籤、包裝不得刊印涉及猥褻、有傷風化或誇大效能之圖案或文字。

十二　如於仿單、標籤或包裝上刊載經銷商名稱時，其上刊載經銷商名稱之字體不得大於藥商（許可證持有者）名稱之字體，並應檢附經銷商之藥商許可執照影本供參。

十三　中文品名之字體不得小於外文字體，並應清晰可辨，且得以單一中文品名字體高度不小於單一外文字母之高度爲比對標準。

十四　成藥之標籤及包裝上，應依其類別，加印明顯大號「成藥」或「乙類成藥」，其字體並以正楷爲原則。

十五　如同一張許可證藥品之有效成分、劑型、劑量及用途均相同，其不具任何藥理作用香料、色素、矯味劑之外觀或形狀變更，不影響藥品質及民衆用藥安全者，得以賦形劑變更方式增加組成。但其藥品標籤、仿單及外盒包裝應有適當文字敘述，以明顯區別，至其圖案、顏色得配合文字敘述者有不同組成。

十六　鋁箔盒裝之每一片鋁箔紙上，均應刊印藥品名稱且應以中文爲主；並得刊印其廠名及許可證字號。下列品項得視爲符合本款規定：

㈠鋁箔塑膠片之最小包裝，其每片鋁箔紙上均已刊印（含印妥或加貼）中文藥品名稱者。

㈡以原包裝給藥或販售之藥品，於給藥或販售時不單獨將外盒拆開，其外盒已載明中文者。

十七　藥品之標籤或包裝，應依下列方式之一，刊載批號、製造日期、有效期間、保存期限：

㈠批號與製造日期及有效期間。

㈡批號與保存期限。

㈢批號與製造日期及保存期限。

十八　依前款規定刊載製造日期、保存期限時，應以阿拉伯數字標示，年份以西元四碼標示。藥品保存期限僅標示年、月者，其標示順序不受限制；藥品製造日期或保存期限以年、月、日標示者，應按年、月、日之順序，由左至右排列。無法依前述原則標示者，應於外盒標示製造日期或保存期限之格式（例如：dd / mm / yyyy、日 / 月 / 西元年等）。但有效期間在二年以上者，其製造日期或保存期限得僅標示年、月，其僅標示年月者，以當月最後一日爲到期日。

十九　以塑膠為包裝容器之大型輸注液，應於容器上標示其與藥品接觸之材質名稱。

二十　仿單應分別刊載主成分及賦形劑，賦形劑得以成分名或品名標示。不存在於最終成品之賦形劑得不列出。

二十一　處方藥之新藥查驗登記或仿單變更登記，應依規定格式擬製中文仿單（格式如附件一之一）。

②國產藥品申請外銷專用者，得不依前項第一款至第三款、第五款至第十款、第十二款至第十四款及第十六款至第二十一款之規定。

③擬製藥品仿單、標籤、外盒、鋁箔及其他各種標示材料圖樣，應另符合中央衛生主管機關公告之須加刊注意事項品目、藥品再評估結果、指示藥品審查基準、藥品再分類品項、醫療藥品仿單刊載事項標準化之規定。

④管制藥品之標籤及包裝應加刊事項，除準用前三項之規定外，應另依管制藥品理條例及其相關法令規定辦理。

⑤外盒、仿單標籤黏貼表，應黏貼或附仿單、標籤、外盒、鋁箔及其他標示材料之彩色擬稿；以線上平台提交者，免附黏貼表。

⑥查驗登記申請案於領證時，應檢附藥品外觀及依中央衛生主管機關所核定之標籤、仿單、包裝之電子檔。變更登記申請案如涉及藥品外觀、標籤、仿單或包裝之變更者，應依中央衛生主管機關所核定之事項，檢附變更後之藥品外觀、標籤、仿單、包裝及相關電子檔。

第二一條

藥品製劑確效作業之實施，規定如下：

一　申請查驗登記時，得先行檢齊申請藥品之分析方法確效作業報告書及關鍵性製程確效計畫書。但核准後，應執行連續三批之製程確效，俟其結果符合規格後，始得上市。

二　藥品確效作業應達到確保藥品之有效性及安全性，並符合中央衛生主管機關公告之藥品優良製造確效作業基準。

三　藥品確效作業之實施項目與時程規定如下：

㈠國產藥品製造廠應於民國八十九年十二月三十一日前，領有輸入藥品許可證之廠商應於民國九十一年六月十日前，檢附其藥品製造廠之支援系統、儀器、設備確效與該廠至少一種以上產品之關鍵性製程（含製程之清潔確效）及分析方法確效作業書面資料，送交中央衛生主管機關核備。如未檢附資料或經審核不通過者，除依法公布該製造廠及其在我國境內之所有藥品許可證名單且令限期改善外，不准該廠藥品新案查驗登記。如未於期限改善者，不准展延藥品許可證。

㈡國產藥品製造廠應於民國九十一年六月三十日前，領有輸入藥品許可證之廠商應於民國九十二年十二月十日前，完成各藥品關鍵性製程（含製程清潔確效）與分析方法確效作業之實施及送交中央衛生主管機關核備之程序。如未檢附資料或經審核不通過者，準用前目規定處理。

㈢國產藥品製造廠應於民國九十三年六月三十日前，領有輸入藥品許可證之廠商應於民國九十四年十二月十日前，完成各藥品全面確效作業之實施及送交中央衛生主管機關核備之程序。如未檢附資料或經審核不通過者，準用第一目規定處理。

㈣國產藥品自民國九十一年七月一日起，輸入藥品自民國九十二年十二月十一日起，持有許可證而不產製、不輸入販售者，得不執行確效作業。但輸入藥品應檢附其藥品許可證，切結待備齊確效作業書面資料，經審核通過始得輸入該藥品販售，並於許可證正面加蓋本證未依本署公告事項規定檢齊資料不得輸入販售之章戳者，得不執行確效作業而准其許可證展延；其後如檢齊資料，經審核通過後，得於其許可證再加蓋本證業已依本署公告事項檢齊資料准予輸入販售之章戳。

㈤如有未執行確效作業而產製或輸入販售藥品者，依本法規定處罰。

第二二條

①申請藥品查驗登記或變更登記執行之國內臨床試驗及應檢附資料，規定如下：

一　廠商執行國內臨床試驗，應符合藥品優良臨床試驗作業準則之規定，並依中央衛生主管機關公告之臨床試驗申請須知及銜接性試驗基準辦理。

二　廠商進行臨床試驗前，應提出藥品臨床試驗計畫，詳實填載臨床試驗內容摘要表及藥品臨床試驗申請書，送交中央衛生主管機關審查。

三　俟中央衛生主管機關審查同意並發給同意試驗進行函後，廠商應依審查意見所載事項，進行臨床試驗，並於試驗完成後，將試驗報告結果送交備查。

②申請案件檢附之國外臨床資料，應具備對照組比較或雙盲設計，不得以一般敘述性資料、摘要性資料或個案報告替代。如係國內臨床試驗，應檢附之技術性資料準用前項規定。

第二二條之一

①下列藥品除已於我國進行對國人用藥安全性及有效性具代表性之臨床試驗，且能提供東亞人種之藥物動力學資料者外，應申請銜接性試驗評估：

一　新成分新藥及屬新成分之生物藥品。

二　其他經中央衛生主管機關公告應申請銜接性試驗評估之藥品。

②經中央衛生主管機關認定符合小兒或少數嚴重疾病藥品審查認定要點、細胞治療及基因治療製劑者，免申請前項銜接性試驗評

估。

③申請銜接性試驗評估，應塡具銜接性試驗評估查檢表，並附藥品之完整臨床試驗數據資料（complete clinical data package），且宜含東亞人種資料。銜接性試驗評估，得於查驗登記前提出申請、或與查驗登記申請案同時申請。

④經中央衛生主管機關評估認定得免除銜接性試驗者，其查驗登記申請案，得免附銜接性試驗資料。但其藥品之療效與安全性，仍應有充足之臨床試驗資料爲依據。

⑤如經評估認定不得免除銜接性試驗者，申請人應依評估結果，擬定適當之銜接性試驗計畫書送交中央衛生主管機關審查。俟審查同意後，申請人應執行銜接性試驗，並於試驗完成後，將試驗報告及相關資料送交中央衛生主管機關備查。

⑥於國內完成銜接性試驗並經本署核准之新藥，自發證日起五年內，凡製造或輸入相同成分、劑型、劑量之學名藥廠商，除依現行規定檢附資料外，應另檢附與申請新藥查驗登記且經本署首先核發許可證廠商相同標準之國內銜接性試驗報告。

第二二條之二

非屬前條應申請銜接性試驗評估之藥品，得自行決定是否申請該試驗評估；其決定不申請而逕辦理查驗登記，經中央衛生主管機關審查認有必要者，仍應執行銜接性試驗。

第二三條

申請查驗登記或變更登記之藥品如係委託製造或委託檢驗者，除應符合藥物委託製造及檢驗作業準則之規定外，並應依第六十四條及第六十六條規定備齊相關資料。

第二四條

①本章規定之各類申請案件，除別有規定外，其審查以書面審核與藥品送驗作業併行。如書面審核通過者，申請人即應依中央衛生主管機關通知辦理領證手續；如檢驗規格審核通過者，申請人即應依中央衛生主管機關通知辦理送驗手續。

②下列申請案，除經中央衛生主管機關認有必要送驗者外，得以書面審核而免送驗樣品：

一　查驗登記：

㈠列屬成藥（含乙類成藥）之製劑。

㈡符合含維生素產品認定基準表之維生素製劑。

㈢學名藥。

㈣新藥。

㈤符合指示藥品審查基準之製劑。

㈥一般原料藥。

㈦外銷專用之製劑及原料藥。

㈧核醫放射性藥品。

㈨過敏原藥品。

二　變更登記。

③前項採書面審核之藥品，申請人須加送樣品掃描檔或彩色圖片供審查。必要時，應依中央衛生主管機關通知，提供對照標準品，以利比對。

第二四條之一

①除放射性藥品、細胞製劑及需經查驗登記檢驗之生物藥品外，新成分、新複方新藥及首家原料藥之查驗登記，藥商應於藥品上市前，提供樣品予中央衛生主管機關留樣備查。

②前項新成分、新複方新藥，其申請第五十二條之劑型變更、第五十三條之處方變更、第五十六條之賦形劑變更、第五十七條之外觀變更、第六十二條第一項第二款之遷廠或產地變更、第六十四條之委託製造（含變更）及第六十五條之收回自製，藥商亦應依前項規定辦理。

第二五條

申請案件有下列情形之一者，不予核准：

一　申請人資格不合或製造設備不符，包括其軟硬體設備及相關劑型設備不符合藥品優良製造規範或未依規定提出符合該規範之證明文件影本。

二　未依規定繳納費用或檢附之資料不充足或與申請案件內容不符。

三　申請之藥品，主治效能不明確或無顯著療效、或未通過藥品再評估。

四　申請之藥品有嚴重副作用或具安全疑慮。

五　申請之製劑所含毒劇或管制藥品不符規定之劑量。

六　申請之藥品含有未經核准使用之著色劑、防腐劑、抗氧化劑。

七　申請含有禁止使用之成分。

八　申請之藥品，處方、製法或劑型不適當。

九　口服液製劑成分非營養保健，或含有Caffeine類之成分。

十　激素（包括蛋白同化荷爾蒙、類固醇類）、胃腸藥、驅蟲劑、鎮暈劑及具抗睡眠、解熱、鎮痛、鎮咳、袪痰或其他具醫療效能之製劑，以口服液登記。

十一　胺基酸類及多種維生素類營養劑之含醇總量超過8%W/V。

十二　含可待因（磷酸鹽）之糖漿劑，含蔗糖量未滿百分五十五W/V者；或可待因糖漿製劑含量每一百毫升未滿一公克而列屬於指示用藥，其可待因含量不符下列規定：

㈠一日最大配合量，感冒糖漿劑九毫克，鎮咳、袪痰糖漿劑十八毫克。

㈡如與Ephedrine Hydrochloride、dl-Methylephedrine Hydroc-hloride配合時，應減量百分之二十。

㈢成人每次服用量應為五毫升以上，處方單位含量應配合調整。

十三　含有影響中樞神經及毒藥、劇藥之中西藥混合製劑。
十四　檢送之檢驗規格或資料文獻不適當。
十五　未於規定期限內辦理領證或送驗手續，或送驗之藥品經檢驗與申請資料不符或其他原因不合格者。
十六　未依核定事項刊載、修正或變更藥品之包裝、標籤或仿單。
十七　其他不符本準則或有關法令規定，或不符中央衛生主管機關公告事項之情形。

第二六條

①申請案件如未依規定繳納費用、未塡具申請書表、未備齊資料或有其他不符本準則規定之情形而得補正時，申請人應依中央衛生主管機關通知之期限內補正。補正期限爲二個月。
②申請人如未能於期限內補正者，得於補正期滿前，以書面敘明理由申請延期；其延期期限，自補正期滿翌日起算一個月，且延期以一次爲限。
③申請人如未於期限內補正或延期一個月後仍逾期未補正者，中央衛生主管機關得依現有資料逕爲審查核駁。

第二七條

①申請人如接獲領證通知者，除依規定辦理藥品送驗手續外，應於領證期限內繳納費用，依下列程序辦理領證手續：
一　檢附依核定草本印妥之標籤、仿單、包裝實體或彩色擬稿各二份；以線上平台提交者，僅須檢附實體或彩色擬稿各一份。
二　檢附已蓋用申請人及其負責人印章之領證通知函正本。
三　檢還原附之標籤、仿單、外包裝核定草本。
四　檢還原附之藥品查驗登記申請書影本。
五　檢還原附之藥品許可證影本。
②領證期限爲三個月。如申請人於規定期限內辦理領證手續，所檢附之標籤、仿單、包裝或其他相關物品資料有錯誤而須重新更正刊印者，應依中央衛生主管機關通知之期內更正，並於更正後始得領證。
③藥品變更登記申請案如經審查核准者，除藥品許可證係污損或遺失予以換發或補發外，其餘變更事項，由中央衛生主管機關於原許可證加註變更登記事項、日期及加蓋章戳後發還之。但如換發新證者，應另繳納費用。
④如申請人領得藥品許可證後，未依規定辦理送驗手續或送驗樣品經檢驗與申請資料不符或其他原因不合格者，應依中央衛生主管機關通知，繳回藥品許可證。

第二八條

①申請人如接獲送驗通知者，應於通知之送驗期限內，繳納費用並檢附下列樣品及資料，送交中央衛生主管機關檢驗：
一　藥物樣品三份；本款所稱一份，係指足夠一次檢驗數量爲一

份。

二　視檢驗需要，提供對照標準品適量。

三　藥物樣品檢驗遞送表。

四　中央衛生主管機關通知之檢驗項目收費標準表。

五　樣品掃描檔或彩色圖片。

②監視期間之藥品查驗登記申請案件，應依下列程序辦理：

一　如其申請查驗登記所附之書面資料齊全者，由中央衛生主管機關通知申請人檢送樣品辦理檢驗。

二　送驗樣品經檢驗合格，如其生體相等性試驗報告或臨床試驗報告尚未准備查者，中央衛生主管機關除發函通知外，並將原檢送留存查驗登記資料，以彌封方式送還原申請廠商，申請人應負代行保管責任且不得任意自行拆封。但如經檢驗認定不合格者，依本法有關規定處罰。

三　申請人接獲中央衛生主管機關通知其藥品生體相等性試驗報告或臨床試驗報告准予備查後，應將原檢還彌封資料及該通知函影本送回中央衛生主管機關，以完成後續作業。

③凡有重新檢驗案件，申請人應再繳納費用。

第二九條

①申請人如未領證前，即辦理送驗手續者，其後不得以書面審核未獲通過爲由，要求退還檢驗費及送驗樣品。

②申請人如尚未辦理送驗手續或送驗樣品之檢驗尚未完成前，即領得藥品許可證者並將相關藥品上市銷售者，應確實逐批將製造日期、批號、銷售對象及數量列表，每隔十日分別向中央衛生主管機關及其所在地之直轄市或縣（市）衛生主管機關報備。

③前項情形，如申請人未依規定辦理送驗手續或送驗樣品經檢驗與申請資料不符或其他原因不合格，應於收受通知後立即停止製售相關藥品並繳回藥品許可證，且依本法有關規定處罰。

第三〇條

①申請輸入藥品查驗登記所需檢附樣品、數量與通關作業規定如下：

一　凡持中央衛生主管機關核發之通知廠商送驗書函通關，原則上以該送驗書函上載明之藥物樣品及對照標準品之數量爲準。但爲顧及包裝完整性，得商請海關視實際單一完整包裝酌量放行。

二　輸出、輸入管制藥品（含試製管制藥品原料藥輸入）之相關同意文件，應依管制藥品管理條例及其施行細則之規定，向中央衛生主管機關申請。非列屬管制藥品分級及品項，應出產國要求應申請我國輸入許可文件者，亦同。

②申請輸入藥品變更登記如須送驗時，其樣品、數量與通關作業，準用前項規定。

第三一條

已領有許可證之藥品，如未通過療效及安全性評估、或列爲應再評估之處方者，依下列規定處理：

一　原列為評估未通過，如提出臨床資料申復，經再評估結果仍維持原議定案者，其藥品許可證有效期間屆滿時，不准展延。

二　原列為應再評估之處方，如持有許可證之廠商提出臨床資料送審，經評估結果列為評估未通過者，其藥品許可證有效期間屆滿時，不准展延。

三　原列為評估未通過、或應再評估之處方，如檢附完整之臨床資料，經再評估通過者，其藥品許可證得准變更、展延。如提出之臨床資料不完整或未提出任何資料申復之廠商，其原領之藥品許可證有效期間屆滿時，不准展延。

四　原列為評估未通過、或應再評估之處方，持有相關處方藥品許可證之廠商，於申復期間內或送審再評估資料前，其許可證仍屬有效。但如已逾申復期限，無任何廠商提出資料或申復者，該相關處方藥品之許可證有效期間屆滿時，不准展延。

第二節　查驗登記

第三二條

①申請藥品查驗登記，其製造廠之軟硬體設備及相關劑型設備，應符合藥品優良製造規範，並提出符合該規範之證明文件影本。如係分段委託製造者，其製造廠應包括分段委託製造中所有製程涉及之受託製造廠。

②製劑使用之原料藥應符合藥品優良製造規範。

第三三條

中央衛生主管機關曾核准相同有效成分、劑型、劑量之藥品許可證，如其廢止或註銷之原因與藥品療效安全性有關者，日後首家申請案應依新成分新藥規定辦理查驗登記；如其廢止或註銷之原因與藥品療效安全性無關者，日後首家申請案得依學名藥規定辦理查驗登記。

第三四條

①申請人如在同一月份內申請藥品查驗登記四件以上者，應事先提出專案申請，說明理由並檢附製造廠有關資料，包括藥品製造、品質管制部門之設備及專業技術人員等資料，經中央衛生主管機關審查或派員實地檢視其品質管制、生產紀錄、樣品製造過程及藥品監製者駐廠情形，以確認其符合實際並有製造能力。

②藥廠如分別依第二十一條第三款時程規定完成確效作業者，每月得申請藥品查驗登記三件或一年三十六件。

第三五條

①申請查驗登記之藥品如係製劑者，其劑型應符合下列規定：

一　同一品名有二種以上劑型者，應分別申請查驗登記；同一劑型，其製劑之濃度或單位含量不同者，亦應分別申請。

二　乾粉注射劑不同內容量，得以一案申請。但其注射液濃度不同者，應分別申請。

三　乾粉注射劑如其肌肉注射與靜脈注射所附之溶液不同者，應分別申請。

四　製藥工廠之劑型，應取得中央衛生主管機關核發之藥物製造許可或核定文件。

②前項第四款之藥物製造許可或核定文件，於申請時未能檢具者，應於領取許可證前補正。

第三六條

申請查驗登記須執行之藥品安定性試驗，規定如下：

一　執行安定性試驗，應研究出藥品退化曲線，據以推定有效期間，確保藥品使用時之有效性及安全性，並符合中央衛生主管機關公告之藥品安定性試驗基準。

二　執行安定性試驗，應提出安定性試驗書面作業程序及其報告。

三　為確認安定性試驗之充足與完整，申請人應依中央衛生主管機關之通知，補充其他相關或必要資料。但藥品查驗登記申請案件，有關安定性試驗報告之原始數據紀錄得免送審而留廠商備查。

四　分段委託製造之藥品，其安定性試驗之執行，以能確認藥品品質為原則，不限由分段委託製造製程之受託製造廠執行。

第三七條

①申請查驗登記須執行生體可用率及生體相等性試驗之藥品範圍、品目、對照品、試驗原則、施行期間、替代原則及其他有關試驗之事項，應依藥品生體可用率及生體相等性試驗作業準則之規定辦理。

②執行生體可用率或生體相等性試驗，應塡具中央衛生主管機關所定之藥品生體相等性試驗計畫書申請表、藥品生體相等性試驗報告書申請表、藥品生體可用率試驗計畫書申請表、藥品生體可用率試驗報告書申請表、溶離率曲線比對報告申請表，並依書表所載事項備齊相關資料。

第三八條

①申請新成分新藥查驗登記，得免附出產國許可製售證明及採用證明。

②前項申請，如檢附出產國許可製售證明及採用證明者，中央衛生主管機關得視實際情況，調整審查流程。

③申請新療效複方、新使用途徑、新劑型、新使用劑量、新單位含量製劑查驗登記，未附出產國許可製售證明者，應於領證前補齊。

④出產國許可製售證明如係屬十大醫藥先進國者出具，視為已檢附十大醫藥先進國家中一國之採用證明。申請者檢送之採用證明，刊載之產品製造廠名稱、地址及處方內容、劑型、含量，與申請

之新藥相同者，視爲已檢附出產國許可製售證明。

第三八條之一

①申請新成分新藥查驗登記，除依第三十九條規定外，另應提供下列資料：

一　研發階段在我國進行第一期（Phase I）及與國外同步進行第三期樞紐性臨床試驗（Phase III Pivotal Trial），或與國外同步在我國進行第二期臨床試驗（Phase II）及第三期樞紐性臨床試驗（Phase III Pivotal Trial）。

二　上市後風險管理計畫。

三　經中央衛生主管機關認有實施國外查核之必要者，應配合其查核要求，且備齊相關資料。

②前項第一款試驗之結果，應經中央衛生主管機關審查通過，試驗設計應符合下列規定：

一　試驗性質屬第一期（Phase I），如藥動學試驗（PK study）或藥效學試驗（PD study）等，我國可評估之受試者人數至少十人爲原則。

二　第二期（PhaseII）之臨床試驗，我國可評估之受試者人數至少二十人爲原則。

三　第三期樞紐性臨床試驗（Phase III Pivotal Trial），我國可評估之受試者人數至少八十人爲原則，且足以顯示我國與國外試驗結果相似。

四　前三款或其他對藥品品質安全、療效有顯著改進，或造福我國民衆、或特殊情況，經中央衛生主管機關認定者，得視實際情況調整執行試驗數目及受試者人數。

第三八條之二

①申請新成分新藥查驗登記，檢附十大醫藥先進國家中之一國採用證明者，除依第三十九條規定外，另應提供可證明對國人用藥之安全性、有效性具臨床上、統計學上有意義之臨床試驗，且其試驗結果，應經中央衛生主管機關審查通過。必要時，中央衛生主管機關得另要求檢附上市後風險管理計畫。

②前項臨床試驗，應符合下列規定：

一　在我國執行之臨床試驗，其試驗性質屬第一期（Phase I），如藥動學試驗（PK study）或藥效學試驗（PD study）等，可評估之受試者人數至少十人爲原則。

二　多國多中心之第二期臨床試驗（Phase II study），我國可評估之受試者人數至少二十人爲原則，或我國受試者人數占總人數百分之十以上。

三　多國多中心之第三期臨床試驗（Phase III study），我國可評估之受試者人數至少八十人爲原則，或我國受試者人數占總人數百分之十以上。

四　有十大醫藥先進國家之一參與之多國多中心第三期臨床試驗（Phase III study），且其試驗報告將向美國FDA或歐盟EMA

申請查驗登記之臨床資料，並符合下列條件之一者：
㈠單次試驗總受試者人數二百人（含）以上，我國可評估之受試者人數至少三十人為原則，或我國受試者比例占總人數百分之五以上。
㈡單次試驗總受試者人數二百人以下，我國可評估之受試者人數至少十人為原則。

五　其他對藥品品質安全、療效有顯著改進，或造福我國民眾、或特殊情況，經中央衛生主管機關認定者，得視實際情況，調整前四款執行試驗數目及受試者人數。

第三八條之三

依前二條規定進行之臨床試驗結果，經申請中央衛生主管機關核准者，得免除或替代銜接性試驗。

第三八條之四

申請新成分新藥查驗登記，如檢附十大醫藥先進國家二國以上之採用證明者，除依第三十九條規定外，仍需依第二十二條之一規定辦理。必要時，中央衛生主管機關得要求檢附上市後風險管理計畫。

第三八條之五

經中央衛生主管機關認定符合我國小兒或少數嚴重疾病藥品審查認定之藥品，申請新成分新藥查驗登記，免附採用證明；申請人無法於申請時檢附出產國許可製售證明者，應於領取許可證前補齊。其於我國執行所申請適應症相關臨床試驗者，免附出產國許可製售證明。

第三九條

①申請新藥、新劑型、新使用劑量、新單位含量製劑查驗登記應檢附資料，規定如附件二及附件三。
②新劑型、新使用劑量、新單位含量製劑，準用本章新藥之規定。

第四〇條

申請學名藥查驗登記應檢附資料，規定如附件四及附件五。

第四一條

申請生物藥品查驗登記應檢附資料，規定如附件六及附件七。

第四二條

申請原料藥查驗登記應檢附資料，規定如附件八及附件九。

第四三條

①申請核醫放射性藥品查驗登記應檢附資料，規定如附件十及附件十一。
②前項申請應符合中央衛生主管機關公告之核醫放射性藥臨床試驗基準及核醫放射性藥品審查基準。
③新劑型、新劑量之核醫放射性藥品，準用本章新藥之規定。

第四四條

①申請外銷專用許可證查驗登記，應檢附藥品查驗登記申請書正副本、切結書（甲）、切結書（乙）、外銷專用切結書、仿單標籤

黏貼表二份、證照黏貼表、有效成分檢驗規格與方法及成績書、成品檢驗規格與方法及成績書、符合藥品優良製造規範之證明文件影本。其製造管制標準書（包括批次紀錄中之下料量）、批次製造紀錄、賦形劑檢驗規格與方法及成績書、安定性試驗資料、分析方法確效資料、關鍵性製程確效資料等，應留廠商備查。如經中央衛生主管機關認有必要者，申請人並應配合送驗樣品。

②申請外銷專用許可證查驗登記，如係輸入半成品於國內製造成成品再外銷，且持有含該半成品之輸入許可證者，除適用前項規定外，應另附委託書正本，載明授權申請人於國內登記及外銷他國販賣。如未持有含該半成品之輸入許可證者，並應再加附含該半成品之出產國許可製售證明或製造證明。

第三節　登記事項之變更

第四五條

①申請藥品登記事項變更，如依規定應執行安定性試驗者，其安定性試驗之執行及應檢送資料如下：

一　藥品各項變更，依規定須檢附安定性試驗報告資料者，均應依藥品安定性試驗基準之規定，以變更後之藥品一批，執行六個月之加速試驗及達宣稱效期之長期試驗安定性試驗。申請變更登記時，應檢送至少三個月之加速安定性資料，其餘加速試驗及長期試驗結果與安定性試驗之書面作業資料及實驗數據等，應留廠商備查。

二　藥品有效期間變更者，應以市售品三批執行包括達有效期間之長期試驗，並經統計分析。但其原許可證係於民國九十年一月一日前提出藥品查驗登記申請者，得自行決定依藥品安定性試驗基準執行儲存試驗或長期試驗。歷年安定性試驗之書面作業資料與實驗數據及其他相關資料應留廠商備查，無需再申請變更登記。

②前項規定留廠商備查之資料，經中央衛生主管機關通知提供時，申請人應即提出相關資料以供查核。如經查核發現有不實者，申請人應回收市售藥品，並依本法有關規定處罰。

第四六條

①申請變更登記之藥品，其辦理之規定如下：

一　主要改變及次要改變之定義，依中央衛生主管機關公告事項規定認定之。

二　製劑如涉及製造變更者，應檢附資料如下：

㈠屬主要改變者，應檢附生體相等性試驗報告。

㈡屬次要改變者，應檢附溶離率曲線比對報告。

三　製劑如涉及製造場所變更者，應檢附資料如下：

㈠配方與製程比對，包括原料來源、規格及製造設備。

㈡溶離率曲線比對資料。

㈢如經判定屬主要改變或資料不足者，應另檢送生體相等性試驗報告。

四　申請變更之藥品，如涉及配方與製程之多重改變者，依其各別之變更範圍辦理。

五　所有生體相等性試驗，均得以生體可用率連同臨床試驗報告替代之。

六　執行之生體可用率及生體相等性試驗，應符合藥品生體可用率及生體相等性試驗作業準則之規定。

七　變更申請涉及生體可用率及生體相等性試驗者，其試驗之免除或替代，依藥品生體可用率及生體相等性試驗作業準則第八條規定、中央衛生主管機關公告或核定之內容辦理。

②已核准上市之藥品，廠商自行申請執行生體相等性試驗並其報告經中央衛生主管機關審核通過，如其後涉及製造與其場所之變更者，準用前項規定。

③符合指示藥品審查基準之製劑或屬成藥製劑者，除另有規定外，其變更得免附生體相等性試驗，或生體可用率與臨床試驗報告。

第四七條

申請輸入藥品變更登記須檢附之原廠變更通知函，應由原登記製造廠或其總公司、或國外許可證持有者出具證明函正本，並限出具日起一年內有效，且其所載之廠名、廠址均應與原核定相符，不得以關係企業、代理商、經銷商出具，或持電報、報價單或電傳資料替代。

第四八條

①藥品製劑之仿單、標籤、包裝變更，符合下列情形之一者，得自行變更。但其變更應符合藥品優良製造規範，於書面作業程序詳實修正及作紀錄，且需留廠商備查，並以電子方式登錄變更後之仿單、標籤、包裝，其市售品應依有關法令規定辦理。

一　原核准文字內容未變更者：

㈠僅標籤、仿單、外盒圖樣或色澤之變更。但不得有涉及猥褻、有傷風化或誤導效能之圖樣。

㈡因包裝數量不同而依比例縮小或放大原核准之圖文，或更改原核准圖文位置之版面移動。

㈢原核准文字之字體更改。但其品名英文字體不得大於中文字體。

㈣企業識別系統（CIS）、防偽標籤之加印或更改。

㈤由標籤黏貼改為外盒印刷或增加外盒者。但其文字、圖樣之設計應與原核准標籤相同。

㈥同一注射劑不同包裝量之標籤外盒，得以相同圖樣、文字而不同色系之標籤外盒，以資區分。

二　文字內容雖有變更，但不涉及藥品品質、用藥安全者：

㈠僅增印或變更條碼、健保代碼、識別代碼、GMP藥廠之GMP字樣、主管機關核准登記之著作權登記字號或公司商標、註冊商標字號或專利證書字號。

(二)防僞專線之加印或更改。指示藥品及成藥增印或變更建議售價或消費者服務專線。
(三)經中央衛生主管機關核准變更藥商名稱、製造廠名稱或地址、賦形劑，與增印或變更電話、傳眞、連絡處。
(四)增印或變更經銷商名稱、地址。但經銷商名稱之字體不得大於藥商（許可證持有者）名稱之字體，且經商應具有藥商許可執照。
(五)增加封口標示（外盒）或更改其標示，包括價位標示。
(六)輸出藥品，依外銷國之要求於標籤、仿單上增列項目。
(七)爲藥品市場區隔所需，於原核定包裝上加註本藥限由某醫院使用、或限供醫院用，不得轉售及其他適當辭句。
(八)英文品名加註之廠名增刪或變更。
(九)處方之單位標示方式更改，符合中華藥典者。
(十)於不影響原訂貯藏法情形下，對整合其貯藏法之用詞改變。但其用詞應依中華藥典用詞規定。

三　爲維護藥品品質及用藥安全，而加註使用方法之文字內容變更者。

②第二十條第一項第十八款之標示格式調整非屬標籤、包裝之標示變更。

第四九條

已領有許可證之藥品，如原列屬於指示藥或其後列屬於指示藥品審查基準之類別者，應依中央衛生主管機關公告事項規定辦理。逾期未辦理者，依本法有關規定處罰。

第四九條之一

①已領有許可證之原料藥及製劑之原料藥，其技術性資料變更應檢附資料如附件十二。

②申請製劑新增或變更原料藥來源，應檢附下列資料：

一　藥品變更登記申請書。
二　藥品許可證正本。
三　新增或變更之有效成分符合藥品優良製造規範證明文件。
四　該原料藥技術性資料經中央衛生主管機關核准之證明文件。但經中央衛生主管機關公告得以其他資料替代之藥品，不在此限。
五　新舊有效成分規格差異之說明及其佐證。
六　依劑型特性之製劑成品檢驗結果比對評估資料。
七　前款比對評估不一致者，應執行溶離率曲線比對，若比對結果不相似者（f2＜50），應另檢送藥品生體相等性試驗報告。

第五〇條

申請藥品中、英文品名變更登記，應檢附下列資料：

一　藥品變更登記申請書。
二　藥品許可證正本。

三　如係國產藥品之中、英文品名或輸入藥品之中文品名變更，應另附切結書（甲）；如持有經濟部智慧財產局商標註冊證或核准審定書者，得附其影本。

四　如係輸入藥品之英文品名變更，應另附原廠變更通知函與出產國許可製售證明。

第五一條

①申請藥品類別變更登記，應檢附下列資料：

一　藥品變更登記申請書。

二　藥品許可證正本。

三　安全性試驗、臨床文獻及十大醫藥先進國家藥典或醫藥品集收載情形。

四　如係輸入藥品，應另附原廠變更通知函。

五　首家申請處方藥品類別變更登記者，其國內外藥品不良反應通報相關報告及藥師教育訓練計畫。

②經中央衛生主管機關評估應變更類別者，得免附前項第三款至第五款資料。

③如涉及須換證者，應另附查驗登記申請書正本。

第五二條

①藥品劑型之變更，以錠劑、糖衣錠、膜衣錠之間或乳膏劑、軟膏劑之間互為變更，或符合中央衛生主管機關曾核准相同有效成分、劑型、劑量之外用凝膠劑與乳膏劑、軟膏劑之間互為變更為限。

②申請前項劑型變更登記，應檢附下列資料：

一　藥品變更登記申請書。

二　藥品許可證正本。

三　製造管制標準書，或與成品同批次之製造紀錄。

四　安定性試驗資料。

五　如係國產藥品，應另附成品檢驗規格、方法及成績書、切結書（甲）及工廠登記證明文件。

六　如係輸入藥品，應另附該批次使用之原料與成品檢驗規格、方法及檢驗成績書、原廠變更通知函及出產國許可製售證明。

第五三條

①藥品之有效成分不得任意變更，如有變更，應重新申請查驗登記。但如符合下列情形之一，得以申請處方變更登記之方式辦理：

一　原許可證未列鹽類之維生素製劑，僅加註鹽類。

二　抗生素類製劑原為重量標示，改為以力價標示。

三　中央衛生主管機關認定處方成分禁用或安全堪虞，應修正。

四　如係輸入藥品，應另附其原廠之製造方法、檢驗方法、規格、安定性或藥品再評估，經由出產國最高衛生主管機關出具證明應變更處方。

②申請藥品處方變更登記，應檢附下列資料：

一　藥品變更登記申請書。

二　藥品許可證正本。

三　製造管制標準書及批次製造紀錄中之下料量，或與成品同批次之批次製造紀錄。

四　安定性試驗資料。

五　切結書（甲）。

六　如係國產藥品，應另附成品檢驗規格、方法及檢驗成績書。

七　如係輸入藥品，應另附該批次使用之原料與成品檢驗規格、方法及檢驗成績書、原廠變更通知函及出產國許可製售證明。

③藥品有下列情形之一，應重新申請查驗登記，不得以申請處方變更登記之方式辦理：

一　同一成分不同含量。

二　原製造廠不再製造原核定藥品，而以新產品替代原登記藥品，且品名、處方均與原核定不同。

第五四條

①申請藥品適應症變更登記，應檢附下列資料：

一　藥品變更登記申請書。

二　藥品許可證正本。

三　所宣稱適應症之完整臨床試驗報告或相關文獻報告二份。

四　如係國產藥品，應另附含其新適應症之公定書依據。如係輸入藥品，應另附經中央衛生主管機關認可國家所核准該適應症之證明，該證明並應經我國駐外館處文書驗證；如未能於申請時檢附者，得於中央衛生主管機關核准前補齊該證明及文書驗證。但爲十大醫藥先進國家衛生機關或EMA出具者得免驗證。前述證明文件，得以十大醫藥先進國最高衛生主管機關或EMA官方網站核准資訊及該國或EMA核准該適應症之核准函替代之。

五　原核准並蓋有中央衛生主管機關騎縫章之外盒、仿單、標籤黏貼表；經線上平台核定者，免附。

六　標籤、中文仿單、外盒、鋁箔片實體或彩色照片或其擬稿各二份；如係輸入藥品，應另附外文仿單二份。

七　輸入藥品應另附原廠變更通知函。

八　仿單變更前後對照表或含追蹤修訂及註解之中文仿單擬稿。

②如首家申請增加新適應症之廠商於國內執行臨床試驗並所附資料能證實該新適應症之療效及安全性者，得免附前項第四款資料。

③首家申請增加新適應症（含變更適應症及新增適應症）之廠商，得自行決定是否執行國內臨床試驗。如有執行國內臨床試驗並所附資料能證實該新適應症之療效及安全性者，自其獲准增加新適應症之日起五年內，其他申請相同成分、劑型、劑量許可證之查驗登記宣稱具有該適應症、或已有相同成分、劑型、劑量許可證

申請增加該適應症之廠商，應依第一項第一款、第二款及第五款至第七款規定檢附資料，並應另附與首家廠商相同標準之國內臨床試驗報告。

④如首家獲准增加新適應症（含變更適應症及新增適應症）之廠商未執行國內臨床試驗或雖有執行國內臨床試驗但其獲准增加新適應症之日已逾五年者，其他申請相同成分、劑型、劑量許可證之查驗登記宣稱具有該適應症或已有相同成分、劑型、劑量許可證申請增加該適應症之廠商，應依第一項一款、第二款及第五款至第七款規定檢附資料。

⑤依中央衛生主管機關公告之統一適應症而自行修訂標仿單者，於申請適應症變更登記時，應檢附藥品變更登記申請書及藥品許可證正本。

第五五條

申請藥品用法用量變更登記，應檢附下列資料：

一　藥品變更登記申請書。

二　藥品許可證正、反面影本。

三　所宣稱用法用量之完整臨床試驗報告或相關文獻報告二份。

四　原核准並蓋有中央衛生主管機關騎縫章之外盒、仿單、標籤黏貼表；經線上平台核定者，免附。

五　標籤、中文仿單、外盒、鋁箔片實體或彩色照片或其擬稿各二份；如係輸入藥品，應另附外文仿單二份。

六　公定書影本或經中央衛生主管機關認可之核准用法用量之證明且經我國駐外館處文書驗證；如未能於申請時檢附者，得於中央衛生主管機關核准前補齊該證明及文書驗證。但爲十大醫藥先進國家衛生機關或EMA出具者，得免驗證。前述證明文件，得以十大醫藥先進國最高衛生主管機關或EMA官方網站核准資訊及該國或EMA核准該用法用量之核准函替代之。

七　如係輸入藥品，應另附原廠變更通知函。

八　仿單變更前後對照表或含追蹤修訂及註解之中文仿單擬稿。

第五六條

①申請藥品賦形劑變更登記，應檢附下列資料：

一　藥品變更登記申請書。

二　如賦形劑變更足以影響藥品特性者，應依中央衛生主管機關通知，將藥品送驗並附檢驗規格、方法及檢驗成績書各二份、安全性之資料、生體相等性試驗資料及安定性試驗資料。

三　藥品許可證影本。

四　如係輸入藥品，應另附原廠變更通知函及出產國許可製售證明。

②前項變更登記，應符合第四十六條之規定。

③如藥品之有效成分、劑型、劑量、用途均相同，其不具任何藥理

作用香料、色素、矯味劑之外觀或形狀變更，不影響藥品品質及民眾用藥安全者，得以賦形劑變更方式，檢送資料增加上述組成。但其藥品標籤、仿單及外盒包裝應有適當文字敘述，以明顯區別，至其圖案、顏色得配合文字敘述有不同組成。

第五七條

①申請藥品檢驗規格、方法、外觀變更登記，應檢附下列資料：

一　藥品變更登記申請書。

二　藥品許可證正、反面影本。

三　變更後之藥品檢驗規格、方法及檢驗成績書各二份，並說明新舊二規格之差異。

四　如係輸入藥品，應另附原廠變更通知函。

②藥品之檢驗規格、方法依據藥典版次變更者，應於變更登記申請書中記明所依據藥典之名稱、年次及版次；其藥典並以中華藥典、十大醫藥先進國家出版之藥典或其他經中央衛生主管機關同意採爲依據之藥典爲限，其版本應爲其所依據藥典之最新版。

③前項變更，不涉及變更檢驗項目及檢驗方法者，免附第一項第三款資料。但詳細資料及原始數據應留廠商備查。

第五七條之一

①成品製程及批量之變更，有涉附件十二之一所列事項者，應向中央衛生主管機關申請變更。

②前項變更應檢附資料如附件十二之二。

第五八條

申請藥品直接包裝材質變更登記，應檢附下列資料：

一　藥品變更登記申請書。

二　藥品許可證正本。

三　安定性試驗報告。

四　如係注射劑或液體劑型，應另附成品檢驗規格、方法及檢驗成績書；並應附該容器之檢驗規格、方法、檢驗成績書及可滲出物、可萃出物評估資料。

五　如係國產注射劑，應另附處方依據影本。如未能提出處方依據者，應檢附包裝材質安全性資料，並依中央衛生主管機關通知辦理送驗手續。

六　如係輸入藥品，應另附原廠變更通知函。

七　如係注射劑增加軟袋包裝，應另附製造管制標準書及批次製造紀錄中之下料量或與成品同批次之批次製造紀錄。

第五九條

申請注射液充填量之變更，以單位含量不變及容器材質不變爲限，其變更登記應檢附資料如下：

一　藥品變更登記申請書。

二　藥品許可證正本。

三　如係國產藥品，應另附用法用量依據影本；如係輸入藥品，應另附原廠變更通知函。

四　如係充填量變小者，應另附安定性試驗資料。

第六〇條

①藥商名稱變更如不涉及權利移轉者，申請變更登記，應檢附下列資料：

一　藥品變更登記申請書。

二　藥品許可證正本。

三　藥品許可證清冊。

四　已完成變更之證照影本各一份。但全廠委託製造者免附工廠登記證明文件；如係輸入藥品之藥商，得僅附變更後之藥商許可執照影本。

②依前項規定申請變更登記時，得將所有藥品許可證一次報備。但如未能一次報備者，其於分次報備時，應註明第一次報備核准函之文號或檢附其核准函影本，免附藥商許可執照影本。

③如國外藥廠合併，致其原設立於國內之不同分公司或代理商重新改組合併且變更藥商名稱者，應依下列規定辦理變更登記，如涉及權利移轉者，並應由讓與人及受讓人共同提出申請：

一　變更登記申請書：其應由合併之藥商共同具名提出，載明申請藥商名稱變更登記，係因國外藥廠合併。但如藥商經改組後，原藥商名稱消滅者，得僅由更名後之新藥商提出申請。

二　國外藥廠合併之變更通知函，並應由國外製造廠或其總公司、或國外許可證持有者出具或有關主管機關出具之官方證明文件。

三　合併後之國外製造廠或其總公司、或國外許可證持有者出具之委託書正本，並經我國駐外館處文書驗證。

四　合併前後藥商之藥商許可執照影本。

五　合併後之藥商及其負責人出具之切結書，載明對所有藥品切結依法輸入販賣，並願負全責；另加具對同一製造廠無相同處方之切結書。

六　如變更前之藥商已持有藥品許可證者，應另附藥證正本及原持有之輸入藥品許可證清冊，並以一件申請案辦妥全部許可證變更爲原則。其變更登記申請案如經核准，申請人應自行變更所有藥品標籤、仿單、外盒、鋁箔片等之藥商名稱，必要時應提出備查。

七　如變更前之藥商有查驗登記申請案仍在審查中者，應另重新填具藥品查驗登記申請書正、副本，載明合併之藥商名稱。

第六一條

①藥品製造廠名稱變更，廠址不變者，應檢附下列資料，申請變更登記：

一　藥品變更登記申請書。

二　藥品許可證正本。

三　藥品許可證清冊。

四　如係國內藥品製造廠，應另附已完成變更之證照影本各一份。

五　如係輸入藥品之製造廠，應另附原廠變更通知函及出產國最高衛生主管機關出具之製造廠名稱變更證明文件，並應經我國駐外館處文書驗證。但為十大醫藥先進國家衛生機關出具者，得免驗證。

②如輸入藥品之國外製造廠廠址不變，製造廠公司名稱或國外許可證持有者名稱變更，而不涉及權利移轉者，應檢附下列資料，申請變更登記：

一　藥品變更登記申請書。

二　藥品許可證正本。

三　藥品許可證清冊。

四　原廠變更通知函。

第六二條

①藥品製造廠地址變更者，應依下列規定，申請變更登記：

一　地址變更如係因門牌整編，應檢附下列資料：

(一)藥品變更登記申請書。

(二)藥品許可證正本。

(三)藥品許可證清冊。

(四)如係國產藥品之製造廠，應另附已完成變更之證照影本及戶政機關出具之門牌整編證明文件各一份。

(五)如係輸入藥品之國外製造廠，應另附原廠變更通知函與出產國戶政機關或有關機關出具之證明文件，其證明文件並應經我國駐外館處文書驗證。但為十大醫藥先進國家衛生機關出具，得免驗證。

二　如係遷廠或產地變更，應檢附下列資料：

(一)藥品變更登記申請書。

(二)藥品許可證正本。

(三)如係國產藥品製造廠，應另附藥品許可證清冊、已完成變更之證照影本各一份及遷廠後取得符合藥品優良製造規範之證明文件影本。

(四)如係輸入製劑之國外製造廠，應另附委託書、原廠變更通知函正本、出產國許可製售證明、符合藥品優良製造規範之證明文件影本、製造管制標準書及批次製造紀錄中之下料量或與成品同批次之批次製造紀錄、該批次使用之原料與成品檢驗規格、方法及檢驗成績書、安定性試驗資料。如符合藥品優良製造規範之證明文件持有者非申請人時，得以原廠授權函或持有證明文件之國內藥商授權函，並載明其證明文件之核准文號替代之。

(五)如係輸入原料藥之國外製造廠，應另附委託書、原廠變更通知函正本、符合藥品優良製造規範證明文件及依附件十二檢附相關資料。

(六)依第四十六條規定檢附相關資料。

㈦如涉及須換證者，應另附查驗登記申請書正本。

②如輸入藥品之國外製造廠廠址不變，製造廠公司地址或國外許可證持有者地址變更，而不涉及權利移轉者，應檢附下列資料：

一　藥品變更登記申請書。

二　藥品許可證正本。

三　藥品許可證清冊。

四　原廠變更通知函。

第六三條

申請藥品之仿單、標籤、外盒、鋁箔變更或核定本遺失補發，應檢附下列資料：

一　藥品變更登記申請書。

二　藥品許可證正、反面影本。

三　原核准並蓋有中央衛生主管機關騎縫章之外盒、仿單、標籤黏貼表；經線上平台核定者，免附。申請核定本遺失補發者，免附。

四　標籤、仿單、外盒、鋁箔片彩色擬稿各二份；如仿單有變更者，應於中、外文仿單擬稿標示變更處，並檢附變更前後對照表或含追蹤修訂及註解之中文仿單擬稿。輸入藥品並應另附外文仿單及中文仿單擬稿，其中文仿單擬稿應依新版外文仿單內容詳實翻譯。如僅係仿單變更，其他包材未變更者，得僅送仿單，無須檢送其他包材。

五　如係申請遺失補發者，應另附遺失切結書。

六　輸入藥品應另附原廠變更通知函。但申請核定本遺失補發者，免附。

第六四條

①申請藥品委託製造登記，應符合藥物委託製造及檢驗作業準則之規定，並檢附下列資料：

一　委託製造申請函。

二　委託製造契約書影本，其內容應說明委託製造管理之規定。

三　藥品變更登記申請書。

四　藥品許可證正本。

五　藥品許可證清冊，其內容應以劑型分類。但單張委託製造者，免附。

六　說明製程之分段委託製造情形之資料。但全程委託製造者，免附。

七　製造管制標準書及批次製造紀錄中之下料量或同批次之批次製造紀錄。但國產藥品如尚不製造者，得免附製造管制標準書，惟應於許可證加註「不得製造」之字樣。如廠商其後擬實際生產該藥品者，應檢送製造管制標準書，經中央衛生主管機關審核後，始得製造。

八　委託者之藥商許可執照影本。

九　受託廠之工廠登記證及藥商製造業許可執照影本各一份。但輸入藥品之委託製造，得檢附受託製造廠符合藥品優良製造規範之證明文件影本替代之；如證明文件之持有者非申請人時，得以原廠授權函或持有證明文件之國內藥商授權函，並載明其證明文件之核准文號替代之。

十　受託廠出具之受託藥品成品檢驗規格及方法。

十一　與前受託製造廠解約書。但首次申請委託製造者，免附。

十二　輸入藥品委託製造，應另附原廠變更通知函及出產國許可製售證明。其中屬輸入原料藥者，得免附出產國許可製售證明，另應依附件十二檢附製造廠變更相關資料。

②已領有藥品許可證者，依前項規定申請改由委託製造或變更委託製造廠，適用第四十六條之規定。

③申請第一項登記之許可證換證，以於原證加註而不換證方式為原則。但如申請變更之案件，經核定需由輸入許可證改列製造許可證者，應予換證。

④有前項但書情形者，除應塡具委託製造檢附資料查檢表並依書表所載事項檢附資料外，應另附查驗登記申請書及切結書（甲）各一份。

⑤申請人於其申請案獲准後，應自行變更其藥品標籤、仿單、外盒、鋁箔片等，必要時應提出備查。

第六五條

申請國產藥品委託製造後收回自製登記，應檢附下列資料：

一　收回自製申請函。

二　藥品變更登記申請書。

三　藥品許可證正本。

四　與前受託製造廠解約書。

五　切結書（甲）。

六　已完成變更之證照影本各一份。

七　製造管制標準書及批次製造紀錄中之下料量或試製批次製造紀錄。

八　成品檢驗規格、方法及檢驗成績書。

九　如申請人原非GMP藥廠者，應另附符合藥品優良製造規範之證明文件影本。

第六六條

①申請藥品委託檢驗，應符合藥物委託製造及檢驗作業準則之規定，並檢附下列資料：

一　委託檢驗申請函。

二　委託檢驗申請表。

三　委託檢驗契約書影本，其內容應列明委託檢驗範圍之相關事項。

四　委託者與受託者訂定之委託檢驗作業計劃書及標準作業程序（含採樣方法、樣本保存方法、運送移交條件等）。

五　委託項目之檢驗規格及方法。

②中央衛生主管機關得視實際需要，對受託者進行現場查核。

第六七條

申請外銷專用之國產藥品變更或增加外銷專用直接包裝材質、包裝限量、標籤、仿單、外盒、藥品名稱、適應症、賦形劑、檢驗規格、方法、外觀者，應檢附下列資料：

一　藥品變更登記申請書。

二　如申請藥品名稱、適應症、直接包裝材質、包裝限量之變更者，應檢附藥品許可證正本。

三　如申請標仿單外盒、賦形劑、檢驗規格、方法、外觀變更或增加者，應檢附藥品許可證正、反面影本。

四　外銷專用切結書。

五　如係仿單、標籤、外盒、鋁箔之變更者，應檢附仿單、標籤、外盒、鋁箔擬稿各二份。

六　如係檢驗規格、方法、外觀之變更者，應說明新舊二規格之差異。另變更後之藥品檢驗規格、方法及檢驗成績書，應留廠商備查。

第六八條

申請藥品貯存條件變更登記，應檢附下列資料：

一　藥品變更登記申請書。

二　藥品許可證影本。

三　安定性試驗報告。

四　輸入藥品應另附原廠變更通知函。

第六九條

申請流行性感冒疫苗病毒株變更登記，應檢附下列資料：

一　藥品變更登記申請書。

二　藥品許可證正本。

三　變更後藥品之成分、製程、原料與成品檢驗規格、方法及檢驗成績書各二份。

四　藥品安定性試驗報告。但送件申請時，如變更病毒株後之藥品安定性試驗報告尚未完成者，得先檢附變更前之藥品安定性試驗報告，俟新病毒株藥品安定性試驗報告完成後，送交審查核備。

五　新病毒株之相關臨床文獻資料。

六　中央衛生主管機關原核准之外盒、仿單、標籤黏貼表；經線上平台核定者，免附。

七　變更後藥品之標籤、仿單及外盒彩色擬稿二份，仿單變更前後對照表或含追蹤修訂及註解之中文仿單擬稿。

八　如係輸入藥品，應另附原廠變更通知函及出產國許可製售證明。出產國許可製售證明，得以原產國或十大醫藥先進國家之病毒株變更核准函替代之；如未能於申請時檢附者，得於中央衛生主管機關核准前補齊該核准函。

第四節　許可證之移轉與換發及補發

第七〇條

①國產藥品許可證移轉及輸入藥品之代理權移轉登記，應由讓與人及受讓人共同申請，並檢附下列資料：

一　雙方具名之藥品變更登記申請書。

二　移轉之藥品許可證正本。

三　移轉之藥品許可證清冊，其內容應包括許可證字號、處方、劑量、劑型。

四　受讓人對移轉藥品負責之切結書；申請國產藥品許可證移轉，並應加具對移轉藥品無相同處方之切結書。

五　申請國產藥品許可證移轉登記，應另附下列資料：

㈠讓與人及受讓人所在地之直轄市或縣（市）衛生主管機關核准移轉文件影本。

㈡受讓人現有藥品許可證清冊，其內容應包括許可證字號、處方、劑量、劑型。

㈢切結書（甲）。

㈣已完成變更之證照影本各一份。

㈤製造管制標準書。但如藥品尚不製造者，得免附製造管制標準書，惟應於許可證加註「不得製造」之字樣。如廠商其後擬實際生產該藥品者，應檢送製造管制標準書，經中央衛生主管機關審核後，始得製造。

六　申請輸入藥品之代理權移轉登記，應另附下列資料：

㈠讓與人與受讓人之藥商許可執照影本。

㈡雙方讓渡書正本，並加蓋讓與人及受讓人雙方原印鑑。

㈢原廠委託書正本，詳述終止讓與人之代理權，改由受讓人取得代理權，與雙方地址及移轉藥品之品名；其委託書並應經我國駐外館處文書驗證。

㈣對移轉藥品同一製造廠無相同處方之切結書。

②申請國產藥品許可證移轉登記，如移轉藥品許可證之品名有加冠廠名且未經被加冠廠名之廠商授權者，應同時辦理藥品品名變更登記；其移轉申請涉及製造廠變更者，適用第四十六條之規定。

第七一條

藥品許可證遺失或污損，申請補發或換發，應檢附下列資料：

一　藥品變更登記申請書。

二　藥品許可證正、反面影本。但申請許可證污損換發者，應附許可證正本。

三　藥品查驗登記申請書正本。

四　藥品許可證遺失切結書。但申請許可證污損換發者，免附。

五　涉換字號之國產藥品，應另附原核准之標仿單核定本一份及外盒、仿單、標籤黏貼表二份；其以線上平台提交者，得免附黏貼表。

六　如係輸入藥品，應另附原廠委託書正本。

第五節　許可證之展延登記

第七二條

①藥品許可證有效期間之展延，應於期滿前六個月內申請。逾期者，應重新申請查驗登記，不受理其展延申請。但於原許可證有效期間屆滿後六個月內重新申請查驗登記者，得準用第七十三條規定並檢附查驗登記申請書正本，簡化其申請程序。

②申請藥品許可證展延登記，如需同時辦理變更者，應與其他展延案分開申請。

③藥品許可證有效期間欄位如已蓋滿展延章戳者，應另附藥品查驗登記申請書正本，以憑換發新證。

第七三條

申請藥品許可證展延登記，應檢附下列資料：

一　藥品許可證正本。

二　藥品許可證有效期間展延申請書。

三　國產藥品，應另附其製造廠符合藥品優良製造規範證明文件及全處方內容；其爲委託製造者，應另附委託製造契約書。

四　如係輸入藥品，應另附出產國許可製售證明正本、原廠委託書正本及輸入藥品之製造廠符合藥品優良製造規範之證明文件影本。如符合藥品優良製造規範之證明文件持有者非申請人時，得以原廠授權函或持有證明文件之國內藥商授權函，並載明其證明文件之核准文號替代之。其中屬輸入原料藥者，得免附出產國許可製售證明。

五　藥品有效成分符合藥品優良製造規範之證明文件。

六　最新版藥典或廠規之藥品檢驗規格、方法變更備查文件。藥典未變更、未依據藥典變更或廠規未變更者，應檢附理由及評估說明。

第三章　中　藥

第一節　通　則

第七四條

①本章所定中藥之檢驗規格，以臺灣中藥典、中華藥典或中央衛生主管機關認定之其他各國藥典或公告事項爲準，藥典並以最新版本或前一版本爲限，但中藥製劑之檢驗規格，以臺灣中藥典或中華藥典最新版本爲準。

②前項檢驗規格，臺灣中藥典、中華藥典未收載或非屬中央衛生主管機關認定之其他各國藥典或公告事項者，製造及輸入業者應視需要自行定之。

第七五條

①中藥之處方依據，應符合下列規定之一：

一　屬中央衛生主管機關公告之基準方者，其劑型、處方內容，與基準方所載者相同。
二　符合固有典籍或其他經中央衛生主管機關認可之典籍所載之處方。
三　符合其他藥商藥品許可證所載之處方。但內政部核發或其後經中央衛生主管機關換發之非屬固有典籍收載之藥品許可證所載之處方，不得為處方依據。
四　屬外銷專用許可證者，符合輸入國藥典、基準方或訂單要求。

②前項第二款固有典籍，指醫宗金鑑、醫方集解、本草綱目、本草綱目拾遺、外科正宗、本草備要、中國醫學大辭典及中國藥學大辭典。

③查驗登記申請書之處方依據欄，應記載許可證字號或書名、版次及頁數，並檢附其影本。

④前項所檢附處方依據之劑型，應與擬製造、輸入者相符。但散劑、膠囊劑互為變換，或中藥濃縮製劑各劑型之間互為變換者，不在此限。

第七六條

①中藥之品名，應依下列規定定之：
一　單方製劑：以中藥材名，加冠廠名、品牌或註冊商標及劑型名稱；其以商品名加冠者，並於品名末處以括號加註中藥材名。
二　複方製劑：以原典成方名，加冠廠名、品牌或註冊商標及劑型名稱；其以商品名加冠者，並於品名末處以括號加註原典成方名。

②前項中藥之品名，專供外銷者，不受前項之限制。

第七六條之一

中藥有外銷專用品名，或有下列情形之一，於申請查驗登記時，檢附註明外銷專用品名之輸入國訂單或商標註冊證影本者，其品名得免含廠名：
一　申請人為商標權人。
二　申請人為非商標權人，其獲授權使用商標，且商標權人為接受申請人委託製造之受託製造廠，並具有檢附商標使用授權書者。
三　申請人為非商標權人，其獲授權使用商標，且商標權人非接受申請人委託製造之受託製造廠，經商標專責機關登記，並具有檢附商標使用授權書及登記證明文件者。

第七六條之二

中藥之品名不得使用他廠藥品商標或廠名。但取得所用廠名之商標權，或其係委託製造，取得受託製造廠出具之廠名使用同意書者，不在此限。

第七六條之三

①中藥之品名之使用方式，分中文及外文：

一　中文：不得夾雜外文或阿拉伯數字。但具直接意義者，不在此限。

二　外文：得以中文音譯或意譯。

②前項品名，至多擬訂三種，由中央衛生主管機關核准其一。

③專供外銷中藥品名，由中文直接音譯者，不受前項數量之限制。但非直接音譯者，每次申請所核准數量，以三種爲限。

第七六條之四

①中藥之商品名，不得與其他藥商藥品之商品名相同或近似，且不得涉及仿冒或影射情事。

②新申請案擬使用申請人原有藥品許可證之品名加註其他字樣者，所加註之字樣，不得使人對原品名與加註字樣之品名有不當聯想或混淆。

第七六條之五

①中藥以同一處方，做成大小丸、錠、膠囊，及以不同香料、色素或矯味劑做成賦形劑者，其所用品名應相同，並應於品名末處以括號加註可資辨別之名稱；同一處方做成不同劑型者，其品名得不相同。

②同藥商之不同處方，不得使用相同品名。

第七六條之六

中藥之品名涉及療效者，應與其效能及適應症配合；必要時，應提供臨床療效評估結果佐證之。

第七六條之七

中藥之品名不得涉有虛僞或誇大效能、安全，或使人對品名與效能產生不當聯想、混淆或助長藥品濫用之虞。

第七六條之八

申請中藥許可證移轉或品名變更，或中藥品名有與前七條規定不符者，中央衛生主管機關得重新審查核定其藥品品名。

第七七條

①中藥查驗登記申請書之包裝欄，應載明包裝數量、包裝材質及包裝形態；其包裝數量所載之包裝最小單位，應與藥品查驗登記申請書之劑型單位相同。

②中藥藥膠布包裝數量之重量標示，不包括布膜之重量。

第七七條之一

①中藥之單位包裝最大限量如下：

一　錠劑、丸劑、膠囊劑：一千粒以下。

二　粉劑、散劑、顆粒劑、膠劑、油膏劑、硬膏劑：一千公克以下。

三　內服液劑、外用液劑、膏滋劑、酒劑、露劑：一千毫升以下。

四　碎片劑：一千包以下。

五　藥膠布劑：一千片以下。

②中藥多劑量之最小包裝，以成人二日最小用量爲準。
③申請外銷專用、藥廠及食品製造廠商作爲原料使用，或醫療機構及學術團體使用之中藥，其最大或最小包裝數量，不受前二項規定之限制。但申請供醫療機構使用之藥品包裝，不得超過包裝限量規定之二倍量；超過包裝限量規定之二倍量者，仍應檢附醫療機構訂購證明。
④中藥包裝於前三項規定範圍內，廠商得配合市場需要，自行調整，免申請變更登記；前三項規定範圍外之包裝，應申請變更登記。

第七八條

中藥查驗登記申請書之原料名稱及分量欄，應符合下列規定：

一　原料名稱以中文標示。

二　中藥材，以本草綱目、臺灣中藥典或其他經中央衛生主管機關認可之藥典或醫藥品集所載者爲準，並以公制單位塡載原料含量。

三　依君、臣、佐、使及賦形劑之順序塡明全處方；其屬中央衛生主管機關公告之基準方者，依基準方之順序塡載。

四　單位標示：

㈠傳統錠、丸、膠囊製劑：以最小單位標示各原料分量之含量。

㈡傳統粉、散、顆粒、膠、油膏、硬膏、藥膠布製劑：以每公克標示各原料分量之含量。

㈢液、膏滋、酒劑、露劑製劑：以每毫升標示各原料分量之含量。

㈣碎片劑：以一包爲單位標示。

㈤中藥濃縮製劑：單方製劑，以一公克爲單位標示；複方製劑，以一日用量爲單位標示。但錠、丸、膠囊製劑，以最小單位標示各原料分量之含量。

五　膠囊殼標示：

㈠軟膠囊：載明軟膠囊殼之全處方。

㈡硬膠囊：分別載明膠囊殼蓋、體之外觀顏色及膠囊大小號數。

六　感冒、咳嗽製劑含有茶葉者，其一日茶葉之最大分量爲三點七五公克。

第七九條

中藥查驗登記申請書之效能或適應症欄，應符合下列規定：

一　依據中央衛生主管機關公告之基準方者，所載與基準方相符。

二　依據固有典籍者，所載與典籍相符。

三　依據其他藥商之藥品許可證所載處方者，所載與藥品許可證相符。

四　經臨床試驗者，所載與經備查之臨床試驗報告相符。

第八〇條

①中藥查驗登記申請書之用法用量欄，應符合下列規定：

一　符合原處方依據之分量比例使用。

二　濃縮劑型及內服液劑中藥之每日服用量，經換算後與一日飲片量相同，原則上分二至三次服用。

三　小兒用量：原則上八至十五歲服成人三分之二量；五至七歲服成人二分之一量；二至四歲服成人三分之一量；或標示兒童依年齡遞減。

②二歲以下嬰幼兒，應由醫師診治服用，成藥不得對二歲以下嬰幼兒標示用法、用量。

第八一條

①中藥之標籤、仿單或包裝之刊載事項，應符合本法第七十五條規定；刊載之方式及內容，其字體應易於辨識，並符合下列規定：

一　仿單載明藥品類別、包裝、儲藏及其他應刊載之必要事項。

二　仿單記載事項，不得超出其效能或適應症。複方製劑，以各有效成分混合使用之主要藥理作用為範圍，不得有誇大字樣。

三　仿單詳實刊載禁忌、警語、副作用及注意事項，使用紅字或粗黑異體字，必要時，並得加印紅框。

四　使用商品名為品名之中藥製劑，於仿單之品名後加註原典成方名。無仿單者，標示於標籤或外盒。

五　中文仿單之字體大小規格，除另有規定外，不得小於標楷體七號字。

六　標籤、仿單或包裝，不得刊印涉及猥褻、有傷風化或誇大效能、適應症之圖案或文字。

七　標籤、仿單或包裝，刊載經銷商名稱時，經銷商應取得藥商許可執照，且其上刊載經銷商名稱之字體不得大於許可證持有藥商名稱之字體。

八　中文品名之字體，不得小於外文字體，且單一中文品名字體高度不得小於單一外文字母。

九　藥品名稱字體大小，每個字不得小於另一個字一倍以上；廠名、商品名及劑型名之間，不互比對。

十　成藥之標籤及包裝，依其類別，加印明顯大號「成藥」或「乙類成藥」，其字體為正楷；其屬外用製劑者，加印「外用」，使用紅字或粗黑異體字，必要時，並得加印紅框。

十一　藥品最小單位包裝（直接包材之包裝）受限於面積，且以原包裝給藥或販售之藥品，於給藥或販售時不單獨將外盒拆封者，至少應標示中文品名、廠名及許可證字號。

十二　鋁箔片盒裝之每一片鋁箔紙，均應刊載中文品名、廠名及許可證字號；供醫療機構使用之鋁箔袋裝補充包，亦同。

十三　標籤、包裝，或供醫療機構使用之鋁箔袋裝補充包，依下列方式之一刊載：

㈠批號、製造日期及有效期間。

㈡批號及保存期限。

㈢批號、製造日期及保存期限。

十四　依前款規定刊載製造日期或保存期限時，以年、月、日標明；製造日期、有效期間及保存期限，以消費者易於辨識之方式為之。

十五　輸入藥品之藥商名稱、地址、許可證字號、中文品名及類別，得以小籤條標示。

十六　貼標籤或小籤條，依藥品優良製造規範之作業程序為之；輸入藥品於原廠貼妥，或依藥物委託製造及檢驗作業準則之規定，於輸入國內後委託國內符合藥品優良製造規範之藥廠或醫藥物流中心為藥品包裝及貼標籤或小籤條作業。但國外製造廠之名稱及地址，應於原廠貼妥。

②第三條第二項所定外盒、仿單及標籤黏貼表，應貼妥符合前項各款規定之仿單、標籤或小籤條、外盒、鋁箔紙及其他標示材料之已印妥實體或擬稿。但已於標籤或包裝完整標示前項仿單應刊載事項之中藥藥膠布劑，得免附仿單。

第八二條

①申請中藥查驗登記者，應依中央衛生主管機關通知，領取藥品許可證及送驗；申請中藥查驗登記變更者，應依中央衛生主管機關通知，領取藥品許可證或送驗。

②申請人接獲前項領取藥品許可證通知後，應於三個月內繳納費用，並依下列程序辦理：

一　檢附印妥之外盒、仿單及標籤黏貼表各二份，新藥為三份。

二　檢還原附外盒、仿單及標籤黏貼表之核定草本。

三　檢還原附之藥品許可證影本。

③申請人於規定期限內辦理領取藥品許可證手續，所檢附之標籤、仿單、包裝或其他相關物品資料有誤而須重新更正刊印，應依中央衛生主管機關通知之期限內更正，始得領取藥品許可證。

④申請人收受領取藥品許可證通知後，再次申請變更者，應重新繳納變更審查費。

⑤中央衛生主管機關核定藥品許可證時，應附加附款，敘明應於收受送驗合格通知後，始得上市；申請人領取藥品許可證後，未依規定辦理送驗手續、送驗樣品經檢驗與申請資料不符或其他原因不合格者，中央衛生主管機關應撤銷藥品許可證，並通知限期繳回該藥品許可證。

第八三條

①申請人接獲前條第一項送驗通知後，應於期限內繳納費用，並檢附原料藥材三份及藥物樣品檢驗遞送表送驗。送驗期限，國產中藥為三十日，輸入中藥為三個月。

②中央衛生主管機關於必要時，得令其提供藥物樣品三份或適量對照標準品。

③前二項所稱三份，指足夠三次檢驗之數量。
④中藥檢驗案件經中央衛生主管機關認定應重新檢驗者，申請人應再繳納費用。
⑤申請人送驗時，應遵守之相關事項，準用第二十九條規定。

第八四條

①申請輸入中藥查驗登記，依前條規定送驗前須申請中藥樣品者，除依前條規定辦理送驗外，應依第八十二條第一項送驗通知所載之中藥樣品、原藥材及對照標準品之數量，辦理通關。但輸入之單一包裝數量逾檢驗所需數量者，爲顧及包裝完整性，得商請海關以單一完整包裝酌量放行。
②申請輸入中藥變更登記須送驗時，其樣品、數量與通關作業，準用前項規定。

第八五條

①申請人未依規定繳納費用、塡具申請書表、備齊資料或有其他不符本準則規定之情形而得補正時，中央衛生主管機關應通知申請人於三個月內補正。
②申請人未能於期限內補正者，得於補正期滿前，以書面敘明理由申請延期；其延期期間，自補正期滿翌日起算一個月，並以一次爲限。屆期未補正者，中央衛生主管機關得依現有資料逕爲審查核駁。

第八六條

①中藥濃縮製劑之審查基準如下：

一　複方以合併煎煮爲原則。原方爲傳統丸、散者，得分別煎煮；阿膠、芒硝、飴糖及其他不能加入煎煮者，不得合併煎煮。
二　煎煮抽出之浸膏，得以中華藥典收載之乳糖、澱粉或不影響藥效之賦形劑調製；其原方依據爲傳統丸、非煮散之傳統散或其他經中央衛生主管機關核准者，亦得以中藥原末調製。
三　中藥濃縮製劑微生物、重金屬、農藥殘留限量，應符合中央衛生主管機關公告之規定。
四　浸膏與賦形劑比例，以一比一爲原則，以一比三爲上限。
五　實際生產之生藥與浸膏比例倍數，不得超過申請值上下百分之十五。

②中藥濃縮製劑之指標成分定量法、規格及所需檢附資料，應符合中央衛生主管機關公告之規定。

第八七條

中藥材使用瀕臨絕種野生動植物國際貿易公約附錄二所列之保育類物種者，應附來源證明。

第八八條

本準則所定之切結書甲、乙表、外銷專用切結書丙表及遺失切結書丁表，應載明具切結公司或商號名稱、地址、負責人姓名及切結日期，並加蓋與申請書相同之印章；屬委託製造者，應由雙方具名切結。

第八九條

申請中藥查驗登記或變更登記，其進行國內臨床試驗之規定如下：

一　藥商進行國內臨床試驗，應符合藥品優良臨床試驗準則及中央衛生主管機關公告之規定。

二　藥商進行臨床試驗前，應提出藥品臨床試驗申請書、計畫書、內容摘要表及中央衛生主管機關公告之技術性資料，送交中央衛生主管機關審查。

三　中央衛生主管機關審查同意後，藥商應依審查意見所載事項，進行臨床試驗，並於試驗完成後，將試驗報告結果送交備查；其臨床試驗計畫有變更必要時，應申請核准變更後，始得進行。

四　試驗報告結果未經中央衛生主管機關審查核准，並發給報告備查函之前，其查驗登記或變更登記申請案不予核准。

第九〇條

①除本章另有規定外，委託書、出產國許可製售證明、批次製造紀錄與製造管制標準書、已完成變更之證照與黏貼表、檢附之文獻資料與研究報告、申請書之申請者欄、委託製造及檢驗，分別準用第五條、第六條、第十一條至第十三條、第十六條第一項、第三項及第二十三條規定。

②中藥申請案件，有下列情形之一者，不予核准：

一　有第二十五條各款情事之一。

二　重複申請同處方依據之同劑型。但做成大小丸、錠或膠囊，及以不同香料、色素或矯味劑做成賦形劑者，不在此限。

第二節　中藥查驗登記

第九一條

申請中藥查驗登記，其製造廠之軟硬體及相關劑型設備，應符合藥品優良製造規範，並提出證明文件影本；屬分段委託製造者，其製造廠應包括分段委託製造中所有製程之受託製造廠。

第九二條

①申請國產中藥查驗登記，應填具申請書，並檢附下列文件、資料：

一　切結書甲表、乙表；同時申請外銷專用品名者，並檢附外銷專用切結書丙表。

二　外盒、仿單及標籤黏貼表各二份。

三　證照黏貼表。

四　處方依據影本。

五　批次製造紀錄影本。

六　成品檢驗規格、成品檢驗方法、成品一般檢查紀錄表、成品檢驗成績書、鑑別試驗結果（包括層析圖譜或其他足資確認之資料）各二份；其檢驗項目及規格，應符合附件十三及中央衛生主管機關公告事項。

七　安定性試驗標準作業程序書及安定性試驗報告；安定性試驗，應符合中央衛生主管機關公告之中藥藥品安定性試驗基準。

八　非中央衛生主管機關核准而收載於固有典籍之處方，屬單方製劑者，檢附一種；屬複方製劑者，檢附處方中不同藥材之二種以上指標成分含量測定檢驗方法、規格範圍及圖譜。但經中央衛生主管機關認定窒礙難行者，不在此限。

九　申請以其他藥商藥品許可證所載處方為處方依據之案件，另檢附該藥品經核准時所提出相同之試驗或檢驗項目資料。

②申請外銷專用藥品查驗登記，應填具申請書，並檢附下列文件、資料：

一　前項第一款至第五款之文件、資料及第七款安定性試驗標準作業程序書。

二　成品檢驗規格、成品檢驗方法、成品一般檢查紀錄表、成品檢驗成績書；其檢驗項目及規格除鑑別試驗外，應符合附件十三及中央衛生主管機關公告事項，或依輸入國相關主管機關之法令規定辦理。

③前項外銷專用藥品應執行安定性試驗，並製作報告留廠備查；安定性試驗，應符合中央衛生主管機關公告之中藥藥品安定性試驗基準。

第九二條之一

①前條第一項申請人，得就輸入國禁用之中藥材或成分原料，自原持有該國產中藥許可證所載處方之處方依據中刪除，並以刪除後之處方作為前條第一項第四款之處方依據，申請中藥查驗登記，不受第七十五條第一項、第二項規定之限制。

②前項查驗登記所核發藥品許可證記載之製造廠，以前項原國產中藥許可證所載之製造廠為限。但依第一百零六條第一項或第一百零七條規定辦理變更製造廠者，不在此限。

③依第一項規定申請查驗登記者，其應檢附之前條第一項第五款批次製造紀錄，得以製造管制標準書代之；並得免附前條第一項第六款成品一般檢查紀錄表、成品檢驗成績書、鑑別試驗結果（包括層析圖譜或其他足資確認之資料）及第七款安定性試驗報告。

第九三條

申請輸入中藥查驗登記，應檢附下列文件、資料：

一　委託書正本。

二　出產國許可製售證明正本及中文譯本。

三　藥品查驗登記申請書正本。

四　切結書甲、乙表。

五　外盒、仿單及標籤黏貼表各二份。

六　證照黏貼表。

七　處方依據影本。
八　與送驗樣品同批之批次製造紀錄影本。
九　中文或英文之原料與成品檢驗規格及檢驗方法二份；其檢附之資料，並符合下列規定：
　㈠載明每一處方成分原料（含主成分及賦形劑）；其原料以藥典為依據者，並檢附藥典所載該原料影本。
　㈡成品之檢驗項目及規格，符合附件十三及中央衛生主管機關公告事項。
十　原料及成品之檢驗成績書二份；其檢附之資料，並符合下列規定：
　㈠載明批號、檢驗日期、品名，並有檢驗人員及其主管之簽名。
　㈡每一處方成分原料（含主成分及賦形劑）之檢驗成績書所載批號，與所附成品批次使用之原料批號相同；其原料及成品，並依規格逐項檢驗。
十一　安定性試驗書面作業程序及其報告。
十二　非中央衛生主管機關核准而收載於固有典籍之處方，屬單方製劑者，檢附一種；屬複方製劑者，檢附處方中不同藥材之二種以上指標成分含量測定檢驗方法、規格範圍及圖譜。但經中央衛生主管機關認定窒礙難行者，不在此限。
十三　申請以其他藥商藥品許可證所載處方為處方依據之案件，另檢附該藥品經核准時所提出相同之試驗或檢驗項目資料。

第九四條

①申請中藥新藥查驗登記，應檢附下列文件、資料：
一　查驗登記申請資料。
二　國內臨床試驗報告。
三　中央衛生主管機關公告之技術性資料。

②前項臨床試驗報告，於國內執行臨床試驗窒礙難行者，得另檢送足以外推適應至我國族群之佐證資料，申請以國外臨床試驗數據替代之，並經中央衛生主管機關審查同意後，始得採認。

第九五條

同劑型不同含量之藥品許可證，應分開提出申請。

第九六條

①藥商在同一月內，得申請查驗登記複方二件或單方六件，或複方一件及單方三件。但藥商敘明理由，檢附有關資料，向中央衛生主管機關專案申請核准者，不在此限。

②前項有關資料，包括藥品製造、品質管制部門之設備、專業技術人員及其他相關資料。中央衛生主管機關必要時得派員實地檢查其品質管制、生產紀錄、樣品製造過程及藥品監製者駐廠情形。

③第一項專案申請，每次以二十四件為限。

第三節　中藥登記事項之變更

第九七條

申請中藥登記事項之變更，屬委託製造者，應檢附雙方具名之藥品變更登記申請書。

第九八條

申請中藥之中、英文品名變更登記，應檢附下列文件、資料：

一　藥品變更登記申請書。
二　藥品許可證正本。
三　切結書甲表；使用商標者，並檢附商標註冊證或核准審定書影本。
四　原外盒、仿單及標籤核定本及擬變更之外盒、仿單及標籤黏貼表各二份。
五　屬輸入之中藥，並檢附原廠變更通知函及出產國許可製售證明正本。

第九九條

①中藥劑型之變更，以中央衛生主管機關公告基準方之濃縮散劑及濃縮顆粒劑之間互為變更為限。其餘變更劑型，應重新申請。

②申請中藥劑型變更登記，應送驗樣品，並檢附下列文件、資料：

一　藥品變更登記申請書。
二　藥品許可證正本。
三　藥品查驗登記申請書正本。
四　切結書甲表。
五　原外盒、仿單及標籤核定本及擬變更之外盒、仿單及標籤黏貼表各二份。
六　證照黏貼表。
七　批次製造紀錄影本。
八　成品檢驗規格、成品檢驗方法、成品一般檢查紀錄表、成品檢驗成績書、鑑別試驗結果（包括層析圖譜或其他足資確認之資料）各二份；其檢驗項目及規格，應符合附件十三及中央衛生主管機關公告事項。
九　安定性試驗書面作業程序及報告。
十　屬輸入之中藥，並檢附原廠變更通知函及出產國許可製售證明正本。

第一〇〇條

①申請中藥賦形劑變更登記者，應檢附下列文件、資料，並送驗樣品：

一　藥品變更登記申請書。
二　藥品許可證正本。
三　原外盒、仿單及標籤核定本及擬變更之外盒、仿單及標籤黏貼表各二份。
四　批次製造紀錄影本。

五　成品檢驗規格、成品檢驗方法、成品一般檢查紀錄表、成品檢驗成績書、鑑別試驗結果（包括層析圖譜或其他足資確認之資料）各二份；其檢驗項目及規格，應符合附件十三及中央衛生主管機關公告事項。

六　安定性試驗書面作業程序及其報告。

七　變更賦形劑之檢驗規格、方法及檢驗成績書。

②前項申請，僅涉及變更色素或膠囊殼，未影響原藥品特性、藥理作用、藥品品質及用藥安全者，應檢附下列文件、資料，得免送驗樣品：

一　前項第一款至第三款文件、資料。

二　製造管制標準書。

三　成品檢驗規格及成品檢驗方法。

③前二項變更登記申請之中藥為輸入者，並應檢附原廠變更通知函及出產國許可製售證明正本。

第一〇一條

中藥處方有效成分之變更，應重新申請查驗登記。但刪除硃砂、保育類藥材，或依基準方處方或其他處方等比例變更者，準用前條第一項或第三項規定，以申請賦形劑變更登記之方式辦理者，不在此限。

第一〇二條

申請中藥適應症、效能、用法用量變更登記，應檢附下列文件、資料：

一　藥品變更登記申請書。

二　藥品許可證正本。但申請變更用法用量者，檢附影本。

三　原外盒、仿單及標籤核定本及擬變更之外盒、仿單及標籤黏貼表各二份。

四　變更依據影本。

第一〇三條

申請中藥類別、證別變更登記，應檢附下列文件、資料：

一　藥品變更登記申請書。

二　藥品許可證正本。

三　查驗登記申請書正本。

四　原外盒、仿單及標籤核定本及擬變更之外盒、仿單及標籤黏貼表各二份。

五　變更依據影本。

第一〇四條

①國產中藥製劑標籤、仿單或包裝，有下列情形之一，而未變更原核准文字內容者，得自行變更：

一　圖樣或色澤變更。但不得有涉及猥褻、有傷風化或誤導效能之圖樣。

二　依比例縮小或放大原核准之圖文，或變更原核准圖文之版面位置。

三　字體變更。但其品名英文字體不得大於中文字體。
四　企業識別系統標誌之加印或變更。
五　標籤黏貼變更為於外包裝直接印刷。
六　增加與原標籤文字、圖樣設計相同之外盒。

②國產中藥製劑標籤、仿單或包裝，有下列原核准文字內容變更情形之一，而不涉及藥品品質或用藥安全者，得自行變更：
一　增印或變更條碼、健保代碼、識別代碼、GMP字樣、處方原料之外文名、著作權登記字號、商標註冊證字號或專利證書字號。
二　增印、變更建議售價或消費者服務電話。
三　變更藥商名稱或地址，或增印、變更電話、傳真、連絡處。
四　增印或變更經銷商名稱、地址。但經銷商名稱之字體不得大於藥商名稱之字體。
五　增加或變更外盒封口標示、價位標示。
六　原核定包裝加註「本藥限由某醫院或限供醫院使用，不得轉售」或其他類似用語。
七　英文品名之廠名變更。
八　處方之單位標示以符合臺灣中藥典之方式變更。
九　未變更原貯藏法，僅變更貯藏法之用詞。但其用詞應符合臺灣中藥典或中華藥典。

③國產中藥製劑標籤、仿單或包裝，有為維護藥品品質及用藥安全，而加註使用方法之文字內容變更者，得自行變更。

④國產中藥製劑有外銷需求者，其品名字體、經銷商名稱字體或貯藏法用詞，得自行變更，或增加外銷專用標籤、仿單或包裝，不受第一項第三款但書、第二項第四款但書及同項第九款但書規定之限制。

⑤前四項變更或增加外銷專用標籤、仿單或包裝，應符合藥物優良製造準則所定之藥品優良製造規範，並作成紀錄留廠備查。

第一〇四條之一

①除前條規定之情形外，國產中藥製劑有外銷需求，且屬下列原核准文字內容變更情形之一，而不涉及藥品品質或用藥安全者，其外銷專用標籤、仿單或包裝得自行變更，免申請核准：
一　變更或刪除品名之廠名或劑型名稱。
二　品名變更為經中央衛生主管機關核准之外銷專用品名。
三　變更處方標示方法或刪除賦形劑，而未變更原處方比例。
四　刪除國內藥品許可證字號或增加外銷國核准之許可字號。
五　變更或刪除用法用量。但變更之用法用量，不得超過原核定之用法用量。
六　刪除或簡化效能、適應症。
七　翻譯為外銷國語言。
八　增印商標。
九　增列注意事項、警語或其他為維護藥品品質及用藥安全而加註之文字。

十　其他經中央衛生主管機關公告之項目。

②前項變更或增加外銷專用標籤、仿單或包裝，應符合藥物優良製造準則所定之藥品優良製造規範，並作成紀錄留廠備查。

第一〇五條

①前二條規定以外國產中藥製劑包裝之變更，應依下列規定申請變更登記：

一　包裝材質不變更，僅申請變更包裝限量者，檢附下列文件、資料：

㈠藥品變更登記申請書。

㈡藥品許可證正本。

二　包裝材質變更者，檢附下列文件、資料：

㈠藥品變更登記申請書。

㈡藥品許可證正本。

㈢安定性試驗書面作業程序及其報告。

㈣批次製造紀錄影本。

②前項包裝材質之變更，涉及標籤、仿單或包裝變更者，並應加具原外盒、仿單及標籤核定本與擬變更之外盒、仿單及標籤黏貼表各二份。

③輸入之中藥製劑，除前二項規定外，應另檢附原廠變更通知函及出產國許可製售證明正本。

第一〇五條之一

除前條規定之情形外，國產中藥製劑申請外銷專用變更或增加外銷專用藥品名稱、包裝限量、包裝材質、效能、適應症、用法用量、標籤、仿單或包裝者，應檢附下列資料，申請變更登記：

一　藥品變更登記申請書。

二　外銷專用切結書丙表。

三　藥品名稱、包裝限量、包裝材質、效能或適應症變更者，其藥品許可證正本。

四　用法用量、標籤、仿單或包裝變更者，其藥品許可證正、反面影本。

五　藥品名稱變更者，其切結書甲表。

六　包裝材質變更者，其安定性試驗書面作業程序、報告及批次製造紀錄影本。

七　藥品效能或適應症變更者，其變更依據影本。

八　標籤、仿單或包裝變更者，其外盒、仿單及標籤黏貼表各二份。

第一〇六條

①中藥委託製造登記或委託製造後收回自製登記，應附切結書甲表，並分別準用第六十四條或第六十五條規定。

②中藥委託檢驗，準用第六十六條規定。

第一〇七條

中藥許可證登記事項之變更，包括原廠變更通知函、檢驗規格與方法、藥商（含製造廠）名稱或地址、藥品標籤、仿單、外盒與鋁箔紙（袋），及其核定本遺失補發，分別準用第四十七條、第五十七條及第六十條至第六十三條規定。

第四節　中藥許可證之移轉、換發及補發

第一〇八條

中藥許可證遺失補發、污損換發，準用第七十一條規定。

第一〇八條之一

①申請國產中藥許可證移轉登記，應由讓與人及受讓人共同申請，並檢附下列資料：

一　雙方具名之藥品變更登記申請書。
二　移轉之藥品許可證正本。
三　移轉之藥品許可證清冊，其內容應包括許可證字號、處方、劑量、劑型。但申請單張藥品許可證移轉者，免附。
四　受讓人對移轉藥品負責之切結書；申請國產藥品許可證移轉，並應加具對移轉藥品無相同處方之切結書。
五　讓與人及受讓人所在地之直轄市或縣（市）衛生主管機關核准移轉文件影本。
六　切結書甲表。
七　已完成變更之證照影本各一份。
八　製造管制標準書。但如產品尚不製造者，得免附製造管制標準書。

②申請輸入藥品之代理權移轉登記，應由讓與人及受讓人共同申請，並檢附下列資料：

一　前項第一款至第四款文件、資料。
二　讓與人及受讓人所在地之直轄市或縣（市）衛生主管機關核准移轉文件影本。
三　雙方讓渡書正本，並加蓋讓與人及受讓人雙方原印鑑。
四　原廠委託書正本，詳述終止讓與人之代理權，改由受讓人取得代理權，與雙方地址及移轉藥品之品名；其委託書並應經我國駐外館處文書驗證。
五　對移轉藥品同一製造廠無相同處方之切結書。

③屬第一項第八款，產品尚不製造者，中央衛生主管機關應於中藥許可證加註「不得製造」之字樣；廠商其後擬實際生產該藥品者，應檢送第一項第一款、第二款及第八款文件、資料，經中央衛生主管機關審核後，始得製造。

④申請國產中藥許可證移轉登記，如移轉藥品許可證之品名有加冠商標或廠名，且未經授權者，應同時辦理藥品品名變更登記。

第五節　中藥許可證之展延登記

第一〇九條

①中藥許可證有效期間展延，應於期滿前六個月內申請。
②逾前項期限申請者，應重新申請查驗登記。但於原許可證有效期間屆滿後六個月內重新申請查驗登記者，得檢附查驗登記申請書正本，準用第一百零九條之一規定辦理。
③申請展延登記，同時辦理查驗登記事項變更者，應與展延案分開申請。

第一〇九條之一

①前條第一項申請，應檢附下列文件、資料：
一　藥品許可證有效期間展延申請書；其藥品係委託製造者，由藥品許可證所有人提出申請。
二　藥品許可證正本。
三　藥品許可證有效期間欄位已蓋滿展延章戳者，另附藥品查驗登記申請書正本。
四　申請展延之藥品，屬中央衛生主管機關依本法第四十八條評估公告之藥品者，依公告規定檢附有關資料。
五　國產藥品委託製造者，並檢委託製造契約書。
六　屬輸入之中藥，並檢附出產國許可製售證明正本、原廠委託書及輸入藥品之國外製造廠符合藥品優良製造規範之證明文件影本。符合藥品優良製造規範之證明文件持有者非申請人時，得以原廠授權函或持有證明文件之國內藥商授權函，並載明其核准文號替代之。
②收載於臺灣中藥典之中藥製劑，應另檢附成品檢驗規格、方法，依臺灣中藥典最新版本變更之核准函影本。但檢驗規格符合或優於臺灣中藥典最新版本者，得以成品檢驗規格及方法替代之。
③辦理許可證展延申請，涉及產品安全或效能、適應症疑慮者，中央衛生主管機關得命提出相關證明文件、資料。

第四章　附　則

第一一〇條

①本準則自發布日施行。
②本準則中華民國一百零五年四月六日修正發布之第五十三條、第三十九條附件二及第四十條附件四，自一百零六年七月一日施行；一百零六年七月三十一日修正發布之第九十二條第三項，自一百零八年一月一日施行；一百十年九月十四日修正發布之第四十二條附件八外銷專用原料藥之近二年內查核原料藥符合藥品優良製造規範之證明影本，自一百十一年一月一日施行；一百十二年四月二十七日修正發布之第四十六條、第五十六條、第六十二條、第六十四條、第七十條，自一百十三年一月一日施行。

藥品優良臨床試驗作業準則

①民國94年1月6日行政院衛生署令訂定發布全文123條；並自發布日施行。
②民國99年7月19日行政院衛生署令修正發布第106條條文。
民國102年7月19日行政院公告第2條所列屬「行政院衛生署」之權責事項，自102年7月23日起改由「衛生福利部」管轄。
③民國103年10月23日衛生福利部令修正發布第2條條文。
④民國109年8月28日衛生福利部令修正發布名稱及第5、10、20、21、23、30、37、54、55、73條條文（原名稱：藥品優良臨床試驗準則）。

第一章　總　則

第一條

本準則依藥事法第四十二條第二項規定訂定之。

第二條

本準則之主管機關為衛生福利部。

第三條

本準則專用名詞定義如下：

一　臨床試驗：以發現或證明藥品在臨床、藥理或其他藥學上之作用為目的，而於人體執行之研究。

二　非臨床試驗：非於人體執行之生物醫學研究。

三　受試者：參加臨床試驗而接受試驗藥品或對照藥品之個人。

四　受試者同意書：受試者於受告知並了解將參與之臨床試驗之相關訊息，且參酌是否參與試驗之所有因素後，自願簽署願意參加試驗之文件。

五　人體試驗委員會：由具醫學背景之專業人員與非醫學背景之社會公正人士所共同組成之委員會，其責任在保護受試者之權利、安全與福祉。

六　試驗機構：執行臨床試驗之醫療機構。

七　試驗主持人：試驗機構執行臨床試驗之負責人。

八　試驗委託者：臨床試驗之發起及管理者。

九　受託研究機構：和試驗委託者締約以承擔臨床試驗一部或全部工作之個人或機構。

十　試驗藥品：臨床試驗中用來試驗之藥品，或當做參考之活性成分製劑或安慰劑。包括已上市藥品使用於與其核准內容不同之用途、配方、包裝、適應症，或用於獲得有關核准用途之進一步資料。

十一　試驗計畫書：記載臨床試驗之目的、設計、方法、統計考量與編制等事項之文件，並得載明試驗之相關背景及理論。

十二　主持人手冊：有關試驗藥品之臨床及非臨床數據之編輯物。

十三　藥品不良反應：使用藥品後所發生之有害且未預期之反應。此項反應與試驗藥品間，應具有合理之因果關係。

十四　不良事件：受試者參加試驗後所發生之任何不良情況。此項不良情況與試驗藥品間不以具有因果關係爲必要。

十五　盲性：使參與試驗之一方或多方不知試驗治療分配之方式。單盲係指受試者不知治療分配之方式，雙盲是指受試者、試驗主持人、監測者，及在某些情況下，數據分析者亦不清楚治療分配之方式。

第四條

①執行臨床試驗應符合赫爾辛基宣言之倫理原則。

②臨床試驗進行前，應權衡對個別受試者及整體社會之可能風險、不便及預期利益。預期利益應超過可能風險及不便，始得進行試驗。

③受試者之權利、安全及福祉爲藥品臨床試驗之最重要考量，且應勝於科學及社會之利益。

④人體試驗委員會應確保受試者之權利、安全，以及福祉受到保護，且對於易受傷害受試者之臨床試驗，應特別留意。

第五條　109

①試驗主持人應於臨床試驗進行前，取得受試者自願給予之受試者同意書。

②試驗主持人或由其指定之人員，應充分告知受試者臨床試驗進行之資訊、受試者同意書之內容及所有由人體試驗委員會所核准與臨床試驗相關之書面意見，並使其充分瞭解後親自簽署，並載明日期。

③前二項之行爲，受試者爲無行爲能力人者，由法定代理人代爲之；受試者爲限制行爲能力人者，應得法定代理人之同意；受試者雖非無行爲能力或限制行爲能力者，但因無意識或精神錯亂無法自行爲之時，由有同意權之人爲之。

④前項有同意權人爲配偶及同居之親屬。

第六條

在受試者參加試驗與後續追蹤期間，試驗主持人及試驗機構就受試者任何與試驗相關之不良反應，應提供受試者充分醫療照護。試驗主持人發現試驗期間受試者有疾病需要醫療照護時，應告知受試者。

第七條

若受試者有轉介醫師且經受試者同意，試驗主持人應通知其轉介醫師。

第八條

①試驗主持人與試驗相關人員不得強迫或不當影響受試者參與臨床試驗之意願。
②臨床試驗進行中，試驗主持人與試驗相關人員亦不得強迫或不當影響受試者繼續參與臨床試驗之意願。

第九條

①受試者得不附理由隨時退出臨床試驗。
②前項情形，試驗主持人應在尊重受試者之權利及意願之條件下，盡量確認其退出試驗之原因。

第一〇條 109

①委託者對於受試者可獲得之補助及付款方式，不得有強迫或不當影響受試者之情形。
②受試者之補助，應按臨床試驗進行之進度依比例給付之，不得於試驗完成後方爲給付。
③受試者補助之付款方式、金額及付款進度，應載明於受試者同意書及其他給與受試者之書面資料；補助按比例分配付款之方式，應詳細說明。

第一一條

受試者之身分及其臨床試驗相關紀錄，應予保密。

第一二條

臨床試驗應有科學根據，試驗計畫書之內容，應清楚詳盡。

第一三條

①非經人體試驗委員會之核准，不得進行藥品臨床試驗。
②人體試驗委員會於審查受試者同意書、試驗計畫書及其他相關文件後，得核准試驗機構進行臨床試驗。

第一四條

所有參與試驗執行之人員，應有符合工作資格之教育、訓練及經驗。

第一五條

所有臨床試驗之資料，應予記錄及保存。

第二章　受試者保護

第一六條

①臨床試驗開始前，試驗主持人應取得人體試驗委員會對受試者同意書和提供受試者之任何其他書面資料之核准。
②前項核准，應以書面爲之。

第一七條

①若具有重要性之新資訊可能影響受試者之同意時，應修訂受試者同意書及提供受試者之任何其他書面資料，並應立即告知受試者、法定代理人或有同意權之人。
②修訂後之受試者同意書及提供受試者之任何其他書面資料，應先得到人體試驗委員會之核准；經主管機關核准進行之臨床試驗，並應得到主管機關之核准。

③第一項之告知及第二項之核准，皆應以書面爲之。

第一八條

①受試者同意書及提供受試者之任何其他書面資料，不得有任何會造成受試者、法定代理人或有同意權之人放棄其法定權利，或免除試驗主持人、試驗機構、試驗委託者或其代理商責任之記載。

②違背前項規定之記載，無效。

第一九條

有關試驗計畫之口頭及書面資料，包括受試者同意書，皆應使用口語化及非技術性之語言，且爲受試者、法定代理人或有同意權之人所能理解者。

第二〇條 109

①受試者同意書，應由受試者、法定代理人或有同意權之人於參加試驗前，親自簽署並載明日期。

②取得受試者同意書前，試驗主持人或其指定之人員，應給予受試者、法定代理人或有同意權之人充分時間與機會，以詢問臨床試驗之細節。

③關於臨床試驗計畫之所有問題，應給予受試者、法定代理人或有同意權之人滿意之回答。

④第二項之人員應於受試者同意書簽名。

⑤用以治療或處置緊急病況之臨床試驗，預期無法預先取得受試者、法定代理人或有同意權之人同意，若於試驗計畫書中詳列緊急事件處理程序，得於取得受試者、法定代理人或有同意權之人書面同意前，先進行試驗。但若能取得受試者、法定代理人或有同意權之人書面同意時，應立即爲之。

第二一條 109

①受試者、法定代理人或有同意權之人皆無法閱讀時，應由見證人在場參與所有有關受試者同意書之討論。

②見證人應閱讀受試者同意書及提供受試者之任何其他書面資料，以見證試驗主持人或其指定之人員已經確切地將其內容向受試者、法定代理人或有同意權之人爲解釋，並確定其充分了解所有資料之內容。

③第一項情形，受試者、法定代理人或有同意權之人，仍應於受試者同意書親自簽署並載明日期。但得以指印代替簽名。

④見證人於完成第二項之行爲，並確定受試者、法定代理人或有同意權之人之同意完全出於其自由意願後，應於受試者同意書簽名並載明日期。

⑤試驗相關人員不得爲見證人。

第二二條

受試者同意書或提供受試者之其他書面資料應說明以下內容：

一　臨床試驗爲一種研究。

二　試驗之目的。

三　試驗治療及每個治療之隨機分配機率。

四　治療程序，包含所有侵入性行爲。
五　受試者之責任。
六　臨床試驗中尙在試驗之部分。
七　對受試者或對胚胎、嬰兒或哺乳中幼兒之可預期危險或不便處。
八　可合理預期之臨床利益。
九　其他治療方式或療程，及其可能之重要好處及風險。
十　試驗相關損害發生時，受試者可得到之補償或治療。
十一　如有可獲得之補助，應告知參與臨床試驗之受試者。
十二　如有應支付之費用，應告知參與臨床試驗之受試者。
十三　受試者爲自願性參與試驗，可不同意參與試驗或隨時退出試驗，而不受到處罰或損及其應得之利益。
十四　經由簽署受試者同意書，受試者即同意其原始醫療紀錄可直接受監測者、稽核者、人體試驗委員會及主管機關檢閱，以確保臨床試驗過程與數據符合相關法律及法規要求，並承諾絕不違反受試者身分之機密性。
十五　辨認受試者身分之紀錄應保密，且在相關法律及法規要求下將不公開。如果發表試驗結果，受試者之身分仍將保密。
十六　若新資訊可能影響受試者繼續參與臨床試驗之意願，受試者、法定代理人或有同意權之人會被立即告知。
十七　進一步獲知有關試驗之資訊和受試者權利之聯絡人，及與試驗相關之傷害發生時之聯絡人。
十八　受試者終止參與試驗之可預期情況及理由。
十九　受試者預計參與臨床試驗之時間。
二十　大約受試者人數。

第二三條 109

①受試者、法定代理人或有同意權之人於參加臨床試驗執行前，應收到已簽名及載明日期之受試者同意書之副本及其他應提供受試者之書面資料。但用以治療或處置緊急病況之臨床試驗，預期無法預先取得受試者或有同意權之人同意者，不在此限。

②受試者參加臨床試驗期間，若同意書或其他應提供受試者之書面文件有修正，受試者、法定代理人或有同意權之人，應收到已簽名及載明日期之受試者同意書及其他修正文件之更新副本。

第二四條

①法定代理人或有同意權之人不得代理受試者同意參與非以治療爲目的之臨床試驗。但符合下列所有條件者，不在此限：
一　無法由有能力簽署受試者同意書之受試者達成試驗目標之臨床試驗。
二　臨床試驗對受試者之可預期危險很低。
三　對受試者利益之負面影響很小。
四　法律未禁止。

五　人體試驗委員會之書面核准。

②前項但書之情形，應選擇試驗藥品所治療疾病之病患參與試驗。受試者應特別嚴密監測，如有過度不適情形，應即退出臨床試驗。

第三章　人體試驗委員會

第二五條

①試驗機構為審查藥品臨床試驗，應設人體試驗委員會，組成人員應具備審查及評估藥品臨床試驗之科學、醫學或倫理資格及經驗。

②人體試驗委員會之委員至少五人，其中至少一位為非科學背景者，且至少一位為非試驗機構成員。

③人體試驗委員會應建立並遵守書面作業程序，且應保存活動之書面紀錄及會議紀錄。

④人體試驗委員會之組成及運作，應符合主管機關公告之規定。

第二六條

人體試驗委員會之決議，應依前條第四項之規定。

第二七條

委員未親自參與人體試驗委員會之審查及討論，不得參與決議或提出意見。

第二八條

①試驗主持人得提供任何有關試驗之資料，但不得參與人體試驗委員會之審議、決議或提出意見。

②人體試驗委員會得邀請非委員之專家給予特定專業上之協助。

第二九條

①人體試驗委員會應保存書面作業程序、委員名單、委員職業及聯繫名單、送審文件、會議紀錄、信件、及其他臨床試驗相關資料至試驗結束後三年，且可供主管機關隨時調閱。

②試驗主持人、試驗委託者或主管機關得向人體試驗委員會索取書面作業程序及全體委員名單，人體試驗委員會不得拒絕。

第四章　試驗主持人

第三〇條 109

試驗主持人應符合主管機關規定之資格及能力，並具備適當執行臨床試驗之經驗及資源。

第三一條

試驗主持人應完全熟悉試驗藥品於試驗計畫書、最新版主持人手冊、藥品資訊，及其他由試驗委託者提供之藥品資訊中描述之使用方法。

第三二條

試驗主持人應明瞭並遵守本準則及相關法規之要求。

第三三條

試驗主持人及試驗機構應接受試驗委託者之監測與稽核，並接受主管機關或其指定機構之查核。

第三四條

試驗主持人應保留其授權臨床試驗相關責任之試驗相關人員名單。

第三五條

試驗主持人應證明其能在試驗計畫書規定之時間內募集足夠之受試者。

第三六條

試驗主持人在試驗期間內，應有充分時間以執行與完成試驗。

第三七條 109

①試驗主持人應有充分之合格試驗相關人員及設施，以適當並安全的執行試驗。

②試驗主持人應監督其授權執行與試驗相關業務之人員及單位。

第三八條

試驗主持人應確保所有試驗相關人員對試驗計畫書及研究藥品充分了解，以及其於臨床試驗中之責任與工作。

第三九條

試驗計畫書及主持人手冊若在臨床試驗期間更新，試驗主持人及試驗機構應主動提供人體試驗委員會更新版本。

第五章　試驗委託者

第一節　通　則

第四〇條

試驗委託者應負責甄選試驗主持人。

第四一條

試驗委託者與試驗主持人及試驗機構達成協議執行試驗前，試驗委託者應提供試驗計畫書與最新版主持人手冊予試驗主持人及試驗機構，且應給予試驗主持人充分之時間檢閱試驗計畫書及相關資訊。

第四二條

①試驗委託者應獲得試驗主持人及試驗機構對於以下事項之同意：

一　遵守本準則及相關法規之規定，並依據試驗委託者及人體試驗委員會同意之試驗計畫書，進行試驗。

二　遵守數據紀錄及報告之程序。

三　接受監測，稽核及查核。

四　依試驗委託者指定之期間保存試驗主持人及試驗機構應建檔之必要文件。

②試驗委託者、試驗主持人及試驗機構，應在試驗計畫書或其他文件上共同簽章，以確認此協議。

第四三條

①試驗委託者得移轉部分或全部與試驗相關的權利與義務於受託研

究機構。但關於維護試驗數據的品質與完整性之最終責任，仍應由試驗委託者負責。

②前項委託，應以書面為之。

③於第一項移轉之權利義務範圍內，受託研究機構準用本準則有關試驗委託者之規定。

第四四條

①試驗委託者得設立獨立數據監測委員會，以定期評估安全性數據、重要療效指標等臨床試驗之進展。

②獨立數據監測委員會得建議試驗委託者繼續、修正或終止此項試驗。

③獨立數據監測委員會應建立書面標準作業程序，並保留所有會議之書面紀錄。

第四五條

試驗委託者應任用合格、適當，以及能對試驗相關醫療問題提供意見之醫療人員。必要時，亦可指派外部顧問擔任上述工作。

第四六條

臨床試驗開始前，試驗委託者應定義及分配所有試驗相關之責任與功能。

第四七條

試驗委託者應負責試驗主持人或試驗機構因試驗所生之賠償責任或投保責任保險。但因試驗主持人或試驗機構之醫療疏失所致者，不在此限。

第四八條

①試驗主持人、試驗機構或試驗委託者之試驗相關人員不遵從試驗計畫書或本準則之規定時，試驗委託者應採取迅速之措施以確保其遵從。

②試驗主持人、試驗機構不遵從前項措施者，試驗委託者應依第一百十六條之規定處理。

第二節　品質保證及品質管制

第四九條

試驗委託者應以書面標準作業程序規定並持續執行品質保證及品質管制系統，以確保試驗進行及數據之產生、紀錄與報告皆遵守試驗計畫書與本準則之要求。

第五〇條

試驗委託者應負責取得試驗機構之同意，直接監測和稽核試驗相關場所、原始資料、文件及報告，並可接受主管機關查核。

第五一條

試驗委託者與試驗主持人、試驗機構或任何其他參與此臨床試驗之人員所訂定之協議，皆應以書面為之，並得作為試驗計畫書之一部分。

第五二條

試驗委託者應任用合格適當之人員設計試驗計畫書之內容，製作個案報告、規劃分析、期中報告及臨床試驗報告。

第三節　數據處理及保存

第五三條

數據處理之所有步驟應執行品質管制，以確保所有數據之可信度及其處理之正確性。

第五四條 109

試驗委託者應任用合格適當之人員，負責以下工作：

一　監督試驗之執行。

二　處理與驗證試驗數據。

三　統計分析。

四　其他與試驗執行有關之作業。

第五五條 109

臨床試驗使用電子資料處理系統或遠端電子資料處理系統時，試驗委託者應執行下列事項：

一　以風險評估為基礎，確保電子資料處理系統符合試驗委託者對資料完整性、精確度、可信度及一致性之要求。

二　遵循並保存系統之標準作業程序。

三　確保系統對資料更正之設計保存原有紀錄，且不將原輸入資料刪除。系統應分別保存稽核路徑、資料路徑與修正路徑。

四　應有安全程序以防止未經授權者使用系統或數據。

五　保有授權修正試驗數據之人員名單。

六　保留適當之資料備份。

七　確保盲性設計。

八　電腦系統變更時，數據完整性之確保。

第五六條

資料於處理過程中經過轉換者，原始觀察資料應能與轉換後資料進行比較。

第五七條

試驗委託者應建立清楚之身分代碼，以確認每位受試者之試驗數據。

第五八條

試驗委託者或其他數據所有者，應保存所有試驗委託者應負責與試驗相關之必要文件，至試驗藥品於我國核准上市後至少二年。但其他法規規定之保存期間長於二年者，從其規定。

第五九條

①試驗委託者終止試驗藥品之臨床研發工作時，應通知所有試驗主持人、試驗機構及主管機關。

②前項情形，試驗委託者應保存第五十八條之必要文件至試驗正式停止後至少二年。但其他法規規定之保存期間長於二年者，從其規定。

第六〇條

試驗相關資料之權利移轉，應通知主管機關。

第六一條

①試驗委託者應書面通知試驗主持人及試驗機構紀錄保存之必要性。

②試驗相關紀錄無須繼續保存者，試驗委託者應書面通知試驗主持人及試驗機構。

第四節　試驗藥品之管理

第六二條

籌畫試驗計畫時，試驗委託者應有充分之非臨床或臨床研究之安全性及有效性資料，以支持受試者於試驗期間內能承受其給藥方式及劑量。

第六三條

發現與試驗藥品有關之重大新資訊時，試驗委託者應立即更新主持人手冊。

第六四條

試驗藥品、對照藥品及安慰劑之特性應合於藥品發展之階段，且其製造、處理及儲存，應符合藥品優良製造規範，其代碼及標籤，應得以保護盲性設計。

第六五條

試驗委託者應決定試驗藥品之儲存溫度、儲存條件、儲存時間、溶劑及注射器材，並通知監測者、試驗主持人、藥師、倉儲及其他相關人員。

第六六條

試驗藥品應以適當包裝，避免運送與儲存期間之污染與變質。

第六七條

盲性試驗之藥品代碼系統，應能於緊急情況時迅速辨別所使用之藥品，而不會破壞盲性設計之功能。

第六八條

臨床發展過程中試驗藥品或對照藥品之配方有重大改變者，應於新配方使用於臨床試驗前，完成新配方是否會明顯改變藥品安定性、溶離率、生體可用率及其他藥動學特性之研究評估。

第六九條

試驗未經核准，試驗委託者不得提供試驗主持人及試驗機構試驗藥品。

第七〇條

試驗委託者所訂定之書面程序中，應包括下列事項：

一　試驗主持人與試驗機構應遵守試驗藥品處理及保存程序之文字。

二　藥品之處理、貯存、發藥、自受試者處取回餘藥、將餘藥歸還試驗委託者之程序。

第七一條

①試驗委託者對於試驗藥品之處理，應執行下列事項：

一　準時交付試驗藥品予試驗主持人。

二　保留運送、接收、配置、回收及銷毀試驗藥品之文件紀錄。

三　遵循並保存試驗藥品之回收系統及其紀錄。

四　遵循並保存餘藥配置系統及其證明文件。

五　確保試驗藥品於使用期間之安定性。

六　保存足夠之試驗藥品樣品，必要時得再詳細確認其特性。

七　保存各批次樣品分析及特性之紀錄。

②為取得延長藥品儲存時間之許可而保留前項第六款及第七款之樣品者，其樣品應保留至安定性試驗數據分析完成時。但法規規定較長期間者，從其規定。

第七二條

試驗委託者應持續進行試驗藥品之安全性評估。

第五節　監　測

第七三條 109

①試驗委託者應考量受試者保護及數據完整性的風險，訂定監測計畫，確保試驗於適當之監測下執行。

②試驗委託者得選擇實地監測、系統遠端監測或實地合併系統遠端監測。

③前項監測，僅採行系統遠端監測者，應先經合理性評估，確認其適當性後，方得為之。

④第一項計畫之內容包括監測策略、監測人員之職責、監測方法與採行理由，及應監測之關鍵數據與過程。

第七四條

監測之目的如下：

一　確保受試者之權利及福祉受到保護。

二　確保所報告之試驗數據準確、完整，且可自原始資料中查證。

三　確保試驗之執行符合已核准試驗計畫書及其修正書、本準則及相關法規之規定。

第七五條

監測者之選擇及其資格應符合下列規定：

一　監測者應由試驗委託者指派。

二　監測者應有適當之訓練，且應有足以適當監測試驗的科學及臨床知識。

三　監測者之資格應有書面證明。

四　監測者應熟知試驗藥品、試驗計畫書、受試者同意書及其他給與受試者之書面資料、試驗委託者之標準作業程序、本準則及相關法規之規定。

第七六條

①試驗委託者應決定適當之監測範圍及性質。監測範圍與性質之決定應考量試驗之目標、目的、設計、複雜性、盲性、規模及療效指標。

②試驗開始前、試驗期間及試驗後，應進行實地監測。但試驗委託者得增加試驗主持人訓練或會議等監測程序。

③監測者選擇驗證數據時，得以統計抽樣方式爲之。

第七七條

監測者應依試驗委託者之要求，進行下列措施，以確保試驗正確執行及紀錄：

一　監測者應擔任試驗委託者及試驗主持人間之主要溝通聯繫者。

二　監測者應確認試驗主持人有適當之資格與資源，並且在試驗過程中仍維持其適當性。

三　監測者應確認試驗相關人員及實驗室、儀器等試驗相關設備，可適當、安全及正確地執行試驗，並且在試驗過程仍維持其適當性。

四　監測者應確認試驗藥品符合下列規定：

㈠符合儲藏時間與條件之要求，且試驗過程中有充分試驗藥品之供給。

㈡試驗藥品僅提供於符合資格之受試者，且其使用劑量符合試驗計畫書之規定。

㈢提供受試者正確使用、處理、儲藏及歸還試驗藥品之必要說明。

㈣試驗場所試驗藥品之接收、使用及歸還，應有管制且有適當紀錄。

㈤試驗場所未使用試驗藥品之處理，應符合相關法規之規定且符合試驗委託者授權之步驟。

五　確認試驗主持人遵守經審查核准之試驗計畫書及其修正書。

六　確認受試者於參與試驗前皆已簽署受試者同意書。

七　確認試驗主持人收到最新版主持人手冊，及正確執行試驗所需之試驗資料與試驗材料。

八　確認試驗主持人與試驗相關人員已被充分告知試驗計畫之各項細節。

九　確認試驗主持人與試驗相關人員依照試驗計畫書及試驗委託者與試驗主持人及試驗機構間之書面協議，執行其被指定之職務，且未將職務指派未授權人員。

十　確認試驗主持人僅收納符合資格之受試者。

十一　報告受試者之收納速度。

十二　確認正確、完整保存原始數據、檔案與其他試驗紀錄。

十三　確認試驗主持人提供所有必要之報告、通報資料、申請書與送審資料，且以上文件皆爲正確、完整、即時、字跡清晰、載明日期並可認證此試驗。

十四　核對個案報告表之登錄、原始資料、檔案與其他試驗相關紀錄之正確性與完整性。監測者應確認以下事項：

㈠試驗計畫書所需之數據已正確登錄於個案報告表，且與原始資料一致。

㈡每位受試者有任何治療劑量或治療方式之變更者，應適當地記錄。

㈢不良事件、併用藥品與併發症，均依照試驗計畫書登錄於個案報告表。

㈣受試者未回診、未做之檢驗與檢查，均已清楚登錄於個案報告表。

㈤所有退出試驗之受試者已登錄於個案報告表，並載明其原因。

十五　通知試驗主持人個案報告表登錄上之錯誤、遺漏或不清楚處，並確定試驗主持人已為更正、新增或刪除，且在更改處註明日期、說明原因及簽名，或由經授權之試驗相關人員代試驗主持人簽名。簽署授權名單應建檔。

十六　核對是否所有不良事件均已依第一百零六條之規定通報。

十七　確認試驗主持人保存試驗之必要資料。

十八　與試驗主持人溝通不符合試驗計畫書、標準作業程序、本準則與相關法規規定之處，並採取適當措施避免其再發生。

第七八條

監測者應遵守試驗委託者建立之書面標準作業程序，及試驗委託者為監測特定試驗而指定之程序。

第七九條

監測報告應符合下列規定：

一　監測者應於每次試驗場所之訪視或試驗相關之溝通後，向試驗委託者提出書面報告。

二　報告應包含日期、地點、監測者姓名、及試驗主持人或其他聯絡人之姓名。

三　報告應摘要描述監測者檢閱之部分、重大發現、偏離及缺失、結論、採取或將採取之措施，及為確保遵守試驗而建議之措施。

四　試驗委託者應指定代表記錄、檢閱及追蹤監測報告。

第六節　稽　核

第八〇條

試驗委託者之稽核為獨立之制度，且不在監測及品質管制功能內，其目的為評估試驗之執行且確保其遵守試驗計畫書、標準作業程序、本準則及相關法規之要求。

第八一條

稽核者之任用應符合下列規定：

一　試驗委託者應任用臨床試驗及數據收集系統以外之人員進行稽核。
二　稽核者所受訓練應足以適任執行稽核，並以書面證明稽核者之資歷。

第八二條

稽核程序應符合下列規定：
一　應稽核之部分、如何稽核、稽核次數及稽核報告之內容及形式，應依照試驗委託者之標準作業程序執行。
二　試驗委託者稽核之計畫及程序，應依據試驗之重要性、受試者人數、試驗之種類及複雜性、受試者風險，及其他提出之問題訂定。
三　稽核者之觀察和發現，應以書面記錄。
四　爲維護稽核功能之獨立性及其價値，主管機關不得要求提供定期稽核報告。但證明有嚴重違反本準則之規定或因應司法程序，主管機關得要求個別稽核報告五、試驗委託者應提供稽核憑證。

第六章　臨床試驗之申請與審查

第八三條

申請臨床試驗應具申請書，並提出下列文件：
一　試驗計畫書。
二　受試者同意書。
三　受試者招募廣告或其他收集步驟之文件。
四　給與受試者之書面資料。
五　主持人手冊。
六　試驗藥品之現有安全性資料。
七　受試者之補助與補償說明。
八　試驗主持人最新學歷文件或其他可證明其資格之資料。
九　其他經人體試驗委員指定而必要者。

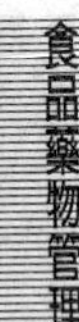

第八四條

人體試驗委員會宜於一個月內完成臨床試驗之審查，就以下四項審查結果之一做成審查決定。
一　核准。
二　修正後複審。
三　不核准。
四　中止或終止原核准之計畫。

第八五條

審查決定應以書面爲之，並載明下列事項：
一　試驗名稱。
二　試驗機構及試驗主持人。
三　所審查之資料及版本編號。
四　審查結果及其理由。

五　年、月、日。

第八六條

人體試驗委員會應審查試驗主持人之資格、學經歷及其他相關資料。

第八七條

①人體試驗委員會應根據受試者所承受之風險，定期評估進行中之臨床試驗。

②前項評估每年至少應進行一次。

第八八條

依受試者以外具有同意權之人同意，而進行臨床試驗時，人體試驗委員會應確定試驗計畫書及其他文件資料充分提及相關之倫理考量。

第七章　臨床試驗之進行

第一節　試驗計畫書

第八九條

試驗主持人及試驗機構應依經試驗委託者、人體試驗委員會及主管機關同意之試驗計畫書執行臨床試驗。試驗主持人及試驗機構應與試驗委託者共同簽署試驗計畫書或另行簽訂書面契約，以確認雙方之同意。

第九〇條

①試驗主持人未取得試驗委託者同意及人體試驗委員會核准前，不應偏離或變更試驗計畫書之執行。但為及時避免受試者遭受傷害或僅為行政事務之改變者，不在此限。

②為及時避免受試者遭受傷害所為之偏離或變更，試驗主持人應於七日內將偏離或變更之內容及其原因，或試驗計畫書修正案，提交人體試驗委員會、試驗委託者；經主管機關核准進行之臨床試驗，應同時提交主管機關。

第九一條

試驗主持人或經其指定之人員，應記錄及解釋執行試驗計畫書之偏差。

第二節　試驗藥品

第九二條

①試驗主持人或試驗機構應負責試驗藥品之點收及保存。

②試驗主持人或試驗機構得指派專責藥師或適當人員負責部分或全部試驗藥品之點收及保存。

第九三條

①試驗主持人、試驗機構、被指定之專責藥師或適當人員，應保留下列紀錄：

一　試驗藥品運送至臨床試驗機構之點收。

二　試驗藥品之存貨。

三　受試者使用之試驗藥品。

四　未使用試驗藥品歸還試驗委託者或另外處置之方式。

②前項資料應載明日期、數量、批序號、有效日期，及試驗藥品和受試者之代碼。

③試驗主持人應保留文件紀錄，說明其提供受試者之劑量和試驗計畫書規定相符，且使用之試驗藥品數量與由試驗委託者收到之數量相吻合。

第九四條

試驗藥品應依試驗委託者要求之方式儲存，並應符合相關法規之要求。

第九五條

試驗藥品僅得使用於經核准之臨床試驗計畫。

第九六條

試驗主持人或試驗主持人指定之人員，應向受試者解釋如何正確使用試驗藥品，並應於臨床試驗中每隔一段適當時間，檢查受試者是否遵守說明。

第九七條

①試驗主持人應遵從臨床試驗之隨機分配程序。

②前項隨機分配程序若可解碼，應僅依據試驗計畫書規定解碼。

③若臨床試驗採盲性設計，而試驗藥品有任何提早解碼之情況，試驗主持人應立即對試驗委託者解釋，並作書面紀錄。

第三節　紀錄與報告

第九八條

試驗主持人應確保個案報告表和所有需要向試驗委託者報告資料之精確度、完整性、易讀性及時間性。

第九九條

個案報告表中之資料，應與原始資料相同。如有差異，應解釋其原因。

第一〇〇條

①個案報告表之任何修正，應記錄其修正日期及修正原因，且不得覆蓋原先之紀錄。

②前項規定，適用於書面資料與電子資料之修正。

③試驗主持人應指定代表記錄個案報告表之修正，且修正內容應經試驗主持人同意。

④試驗主持人應保留修正紀錄。

第一〇一條

①試驗主持人及試驗機構應盡善良管理人之注意，妥善保管所有臨床試驗相關重要文件，並防止遭受意外之破壞或提早銷毀。

②前項文件，應保存至試驗藥品於我國獲准上市後至少二年。但其他法規規定之保存期間長於二年者，從其規定。

第一〇二條

臨床試驗之財務計畫，應由試驗委託者和試驗機構或試驗主持人訂定書面契約。

第一〇三條

監測者、稽核者、人體試驗委員會或主管機關得要求檢視任何與試驗相關之資料。但檢視受試者個人之身分資料前，應先確認已取得受試者書面同意。

第一〇四條

①主管機關得要求試驗主持人向其所屬機構提出書面報告，說明臨床試驗進度。

②試驗主持人及試驗機構每年應將臨床試驗進度向人體試驗委員會提出定期摘要報告。必要時，人體試驗委員會得要求縮短定期摘要報告之間隔期間。

第一〇五條

發生重大影響臨床試驗執行或增加受試者風險之情形，試驗主持人應立即向試驗委託者、人體試驗委員會及主管機關提出書面報告。

第一〇六條

①受試者發生任何嚴重不良事件，試驗主持人應立即通知試驗委託者，並儘快提供詳細書面報告。發生未預期之嚴重藥品不良反應，試驗主持人應立即通知人體試驗委員會。但若試驗計畫書或其他文件明確排除者，不在此限。

②試驗委託者獲知未預期之死亡或危及生命之嚴重藥品不良反應，應於獲知日起七日內通報主管機關或其委託機構，並在獲知日起十五日內提供詳細書面資料。

③試驗委託者獲知未預期之死亡或危及生命以外之嚴重藥品不良反應，應於獲知日起十五日內通報主管機關或其委託機構，並提供詳細書面資料。

④第一項之口頭及書面報告，應以受試者代碼代表受試者之身分，不得顯示受試者之姓名、身分證統一編號、住址或其他可辨認受試者身分之資訊。

⑤嚴重不良事件與嚴重藥品不良反應之項目由主管機關公告之。

第一〇七條

發生與試驗藥品安全性評估相關之不良反應或異常實驗室檢查值時，試驗主持人應於試驗計畫書規定之時間內向試驗委託者提出書面報告。

第一〇八條

發生死亡病例時，試驗委託者、人體試驗委員會與主管機關得要求試驗主持人提出驗屍報告、最終醫療紀錄及其他任何額外資訊。

第一〇九條

以下情形發生時，試驗委託者應立刻通知試驗主持人、試驗機構及主管機關：
一　可能危害受試者安全之新發現。
二　影響試驗執行之新發現。
三　影響人體試驗委員會同意試驗繼續進行之新發現。
第一一〇條
試驗委託者應向主管機關提出最新安全性報告。
第一一一條
①試驗完成或提早終止時，試驗主持人及試驗機構應提供試驗委託者及主管機關其所要求之任何報告，並提供人體試驗委員會試驗結果摘要。
②前項情形，試驗委託者應向主管機關提出完整詳盡之臨床試驗報告。
③前項報告之格式由主管機關公告。

第四節　試驗之中止與終止

第一一二條
①試驗中止或終止時，試驗主持人及試驗機構應立即通知受試者，並確保受試者有適當之治療及追蹤。
②前項情形，試驗主持人及試驗機構應將試驗中止或終止之事由，以書面通知主管機關。
第一一三條
試驗主持人及試驗機構未事先獲得試驗委託者之同意，而中止或終止臨床試驗者，試驗主持人及試驗機構應立即通知試驗委託者與人體試驗委員會，並提出詳細書面報告。
第一一四條
試驗委託者中止或終止臨床試驗者，試驗委託者應立即通知試驗主持人、試驗機構、人體試驗委員會及主管機關，並提出詳細書面報告。
第一一五條
人體試驗委員會終止或暫停試驗者，試驗主持人及試驗機構應立即通知試驗委託者，並提出詳細書面報告。
第一一六條
試驗主持人或試驗機構重大或持續違反試驗計畫書，試驗委託者應終止其繼續參與臨床試驗，並立即通知主管機關。

第五節　多機構合作臨床試驗

第一一七條
進行多機構合作臨床試驗時，所有試驗主持人應遵守經試驗委託者所同意，並經人體試驗委員會及主管機關所核准之試驗計畫書。
第一一八條
進行多機構合作臨床試驗時，對於依試驗計畫書收集額外數據之試驗主持人，試驗委託者應提供能獲得額外數據之補充個案報告表。

第一一九條

多機構合作臨床試驗進行前，應以書面記載試驗主持人及其他參與之試驗主持人之責任分配及協調方式。

第一二〇條

進行多機構合作臨床試驗時，所有試驗主持人應遵從一致之標準評估臨床結果、實驗室結果及填寫個案報告表。

第一二一條

進行多機構合作臨床試驗時，試驗委託者應加強試驗主持人間之溝通。

第八章　附　則

第一二二條

本準則施行前已依藥品優良臨床試驗規範進行藥品臨床試驗者，於本準則施行後，應依本準則之規定辦理。

第一二三條

本準則自發布日施行。

輸入藥物邊境抽查檢驗辦法

①民國 102 年 5 月 13 日行政院衛生署令訂定發布全文 24 條；並自發布日施行。
②民國 104 年 7 月 3 日衛生福利部令修正發布第 24 條條文及第 22 條附表二；並自 104 年 7 月 1 日施行。
③民國 107 年 8 月 22 日衛生福利部令修正發布第 3、11、22 條條文；並增訂第 4-1 條條文。
④民國 109 年 7 月 7 日衛生福利部令修正發布第 24 條條文及第 11 條附表二、第 22 條附表三；第 11 條附表二、第 22 條附表三自 109 年 7 月 7 日施行。

第一章　總　則

第一條

本辦法依藥事法第七十一條之一第二項規定訂定之。

第二條

本辦法用詞，定義如下：

一　查驗：指對輸入藥物於輸入許可前所為之抽查與檢驗。
二　檢驗：指於實驗室內進行感官、化學、生物或物理性之檢驗。
三　查驗機關：指辦理輸入藥物查驗之中央衛生主管機關或其委任（託）之機關（構）。
四　報驗義務人：指輸入藥物之業者。

第二章　輸入藥品查驗

第三條

①輸入經公告應施查驗之藥品，應由報驗義務人檢具下列文件，向查驗機關申請查驗：

一　查驗申請書。
二　藥品許可證影本或中央衛生主管機關核發之進口同意書。
三　進口報單影本。
四　其他經中央衛生主管機關公告之文件。

②前項申請，得以電子方式為之。
③第一項藥品有下列情形之一者，免予查驗：

一　經互惠免驗優待輸出國主管機關發給檢驗合格證明。
二　其他為因應國家緊急情況，或增進公益，經中央衛生主管機關專案核准。

第四條

查驗機關對輸入之藥品實施查驗，除審核前條規定應檢具之文件外，並得就下列方式擇一或合併為之：

一　逐批檢驗：對各批次輸入藥品均予檢驗。
二　抽批檢驗：按百分之二至百分之五十之抽查率為之。
三　現場查核：於產品之堆置地點執行品目核對、包裝外觀及標示項目之檢查。

第四條之一

原料藥屬中華民國輸出入貨品分類表第二十八章、第二十九章分類號列者，前條第二款抽批檢驗方式，規定如下：

一　抽中者：
　㈠以快速檢測儀器進行檢驗。經判定為毒品者，移請海關或司法警察機關處理。
　㈡檢驗結果為無法判定或未能以快速檢測儀器進行檢驗者，應即封存，並不得擅自開封。
　㈢前目封存之藥品，查驗機關得於報驗義務人依第十八條規定立切結書，並檢附存置地點符合藥物優良製造準則或經直轄市、縣（市）衛生主管機關備查之證明文件後，簽發輸入藥物先行放行通知書，供其辦理通關；其存置地點，未經查驗機關核准，不得擅自變更。
　㈣前目藥品報驗義務人，應主動通知查驗機關派員至符合藥物優良製造準則之地點開封檢驗，符合規定者，依第十九條規定辦理。
　㈤抽批檢驗數量，規定如附表一。
二　未抽中者：由查驗機關審核其申請查驗文件，符合規定者，依第十九條規定辦理。

第五條

輸入之藥品，其檢驗規格與檢驗方法，應依中華藥典、十大醫藥先進國家出版之藥典及中央衛生主管機關公告之規定辦理。

第三章　輸入中藥材查驗

第六條

①輸入之中藥材，不得改變原藥材或其飲片之形態，並應於標籤或包裝標示品名、批號、藥商之名稱及地址。

②輸入之中藥材，其檢驗標準與檢驗方法，應依中華藥典、臺灣中藥典及中央衛生主管機關公告之規定辦理。

第七條

①輸入經公告應施查驗之中藥材，應由報驗義務人檢具下列文件，向查驗機關申請查驗：

一　查驗申請書。
二　中藥商許可執照影本。
三　進口報單影本。
四　中央衛生主管機關公告認可之檢驗實驗室，或符合藥物優良製造準則之藥廠，或出口國主管機關所出具之檢驗證明。
五　其他經中央衛生主管機關公告之文件。

②前項申請，得以電子方式爲之。
③第一項之中藥材有下列情形之一，免予查驗：
一　經互惠免驗優待輸出國主管機關發給檢驗合格證明者。
二　爲取得第一項第四款之文件，而經中央衛生主管機關核准輸入之樣品者。
三　其他爲因應國家緊急情況，或增進公益，經中央衛生主管機關專案核准免查驗者。

第八條
查驗機關對輸入之中藥材實施查驗，除審核前條規定應檢具之文件外，並得就下列方式擇一或合併爲之：
一　逐批檢驗：對各批次輸入之中藥材均予檢驗。
二　抽批檢驗：按百分之二至百分之五十之抽查率爲之。
三　現場查核：於產品之堆置地點執行品目核對、包裝外觀及標示項目之檢查。

第九條
查驗機關對輸入之中藥材實施現場查核，發現有未依第六條規定標示之情形者，得通知報驗義務人限期補正後，再行複查。

第四章　輸入醫療器材查驗

第一〇條
①輸入經公告應施查驗之醫療器材，應由報驗義務人檢具下列文件，向查驗機關申請查驗：
一　查驗申請書。
二　醫療器材許可證影本。
三　進口報單影本。
四　其他經中央衛生主管機關公告之文件。
②前項申請，得以電子方式爲之。
③第一項之醫療器材有下列情形之一，免予查驗：
一　經互惠免驗優待輸出國主管機關發給檢驗合格證明者。
二　其他爲因應國家緊急情況，或增進公益，經中央衛生主管機關專案核准免查驗者。

第一一條
①查驗機關對輸入之醫療器材實施查驗，除審核前條規定應檢具之文件外，並得就下列方式擇一或合併爲之：
一　逐批檢驗：對各批次輸入醫療器材均予檢驗。
二　抽批檢驗：按百分之二至百分之五十之抽查率爲之。
三　現場查核：於產品之堆置地點執行品目核對、包裝外觀及標示項目之檢查。
②輸入之醫療器材，其查驗方式、檢驗項目及其檢驗方法，如附表二。

第五章　輸入藥物查驗其他規定

第一二條

輸入藥物有下列情形之一，中央衛生主管機關得要求報驗義務人限期提供書面資料，說明不合格原因與改善計畫及其預防措施：

一　同一報驗義務人申請屬逐批檢驗之同一輸入藥物，經二次輸入檢驗不合格者。

二　同一許可證字號之藥物，自發生查驗不合格日起一百八十日內，查驗不合格達三次者。

三　同產地或國家相同輸入貨品分類號列之中藥材，自發生查驗不合格日起一百八十日內，查驗不合格達三次者。

第一三條

輸入藥物有下列情形之一，中央衛生主管機關得暫停受理該產品同製造廠、同產地或同輸出國產品查驗申請：

一　前條書面資料經審核未通過者。

二　未於前條之期限內提供書面資料，或於限期內再次申請，經查驗仍不合格者。

第一四條

①報驗義務人應於藥物輸入前十五日內，向輸入港埠所在地之查驗機關申請查驗。

②前項申請查驗係由代理人爲之者，應加具代理人證明文件，並檢具委託書表向查驗機關報備。

第一五條

查驗機關辦理查驗所需樣品，得以無償方式取得，但其數量應以足供檢驗所必需者爲限。於抽取樣品後，並應開具取樣憑單予報驗義務人。

第一六條

①查驗之取樣，應於港埠實施。但於港埠取樣有困難者，查驗機關得指定其他取樣地點。

②報驗義務人對於前項取樣，不得指定樣品。

第一七條

輸入藥物之檢驗，應依取樣先後順序爲之。但依本辦法申請複驗者，原檢驗之實驗室應提前檢驗。

第一八條

①查驗機關對於在貨櫃場取樣困難、檢驗時間超過五日、產品容易腐敗、變質或其安全功效穩定性不足之藥物，得於報驗義務人書立切結書表明負保管責任後，簽發輸入藥物先行放行通知書，供其辦理先行通關。

②前項先行放行藥物，報驗義務人切結之存置地點與實際不符或於核發輸入許可通知之前即擅自啓用者，查驗機關得自發現日起一百八十日內，暫停受理該報驗義務人先行放行申請。

第一九條

①輸入藥物經查驗合格者，查驗機關應核發輸入許可通知予報驗義務人；報驗義務人亦得向查驗機關申請核發書面之許可通知書。

②報驗義務人應自收受許可通知之次日起十五日內，憑取樣憑單領取餘存樣品。逾期未經領取或樣品之性質不適合久存者，得由查驗機關逕行處理。

第二〇條

①輸入藥物查驗不合格者，查驗機關應核發輸入不合格之通知予報驗義務人。

②報驗義務人於收受前項通知之次日起十五日內，得向查驗機關申請複驗，但以一次為限，複驗時由查驗機關就原抽取餘存樣品為之。如係醫療器材其餘存之樣品不足供複驗者，得依第十五條規定，再行辦理抽樣。

③前項查驗不合格之輸入藥物，其餘存之樣品，除法律另有規定者外，於申請複驗之期限屆至後，應予銷毀。

第二一條

①輸入藥物查驗不合格者，該產品除法律另有規定者外，由報驗義務人辦理退運或銷毀之。

②前項不合格之藥物，如經具結先行放行，查驗機關應命報驗義務人回收之，並依前項規定辦理。

第六章　規　費

第二二條

①申請辦理輸入藥物邊境查驗應繳納之行政規費，項目如下：

一　審查費。

二　現場查核費。

三　通知書費。

四　檢驗費。

②前項各款收費數額，如附表三。

第七章　附　則

第二三條

查驗人員依本辦法執行查驗之業務時，應配帶身分證明文件。

第二四條 109

①本辦法自發布日施行。

②本辦法中華民國一百零四年七月三日修正發布之第二十二條附表二，自一百零四年七月一日施行。

③本辦法中華民國一百零九年七月七日修正發布之第十一條附表二及第二十二條附表三，自一百零九年七月七日施行。

藥品回收處理辦法

①民國 104 年 8 月 5 日衛生福利部令訂定發布全文 19 條；並自發布日施行。
②民國 112 年 10 月 20 日衛生福利部令修正發布名稱及全文 18 條；並自發布日施行（原名稱：藥物回收處理辦法）。

第一條

本辦法依藥事法（以下簡稱本法）第八十條第三項規定訂定之。

第二條

①本法第八十條第一項第一款、第二款、第四款至第六款應回收之藥品，分為下列三級：

一　第一級：
㈠本法第八十條第一項第二款之偽藥、禁藥。
㈡本法第八十條第一項第四款確有損害使用者生命、身體或健康事實之藥品。
㈢本法第八十條第一項第一款藥品、第二款之劣藥及第四款藥品，經中央衛生主管機關認定對使用者生命、身體或健康有發生重大損害之虞者。

二　第二級：前款第二目及第三目以外之本法第八十條第一項第一款藥品、第二款之劣藥及第四款藥品。

三　第三級：本法第八十條第一項第五款及第六款藥品。

②中央衛生主管機關依本法第八十條第一項第七款公告應回收之藥品時，得包括前項回收之分級。

第三條

①藥品製造或輸入業者，應依下列期限，辦理回收完畢：

一　第一級：自公告之次日或依法認定應回收之日起一個月內。

二　第二級：自公告之次日或依法認定應回收之日起二個月內。

三　第三級：自藥品許可證到期日之次日起或包裝、標籤、仿單經核准變更之次日起六個月內。

②中央衛生主管機關依本法第八十條第一項第七款公告應回收之藥品時，其未依前條第二項公告分級者，應明定回收之期限。

③偽藥、禁藥及劣藥回收後，直轄市、縣（市）衛生主管機關應依本法第七十八條及第七十九條規定處理。

第四條

藥品製造或輸入業者，其藥品回收作業之對象如下：

一　第一級、第二級及本法第八十條第一項第七款公告回收之藥品：醫療機構、藥局及藥商。

二　第三級：藥局及藥商。

第五條

①醫療機構、藥局及藥商，應自中央衛生主管機關公告或依法認定之日起，停止本法第八十條第一項第一款、第二款與第四款藥品之輸入、製造、批發、陳列、調劑及零售。

②本辦法回收之藥品市售品及庫存品，應依下列規定處理：

一　本法第八十條第一項第二款之偽藥或禁藥，沒入銷燬之。

二　本法第八十條第一項第一款及第四款藥品、第二款劣藥：

㈠屬本國製造，經檢驗後仍可改製使用者，由直轄市、縣（市）衛生主管機關派員監督原製造廠商限期改製；其不能改製或屆期未改製者，沒入銷燬之。

㈡屬國外輸入者，應即封存，並由直轄市、縣（市）衛生主管機關責令原進口商限期退運出口；屆期未能退貨者，沒入銷燬之。

三　本法第八十條第一項第五款及第六款藥品：經直轄市、縣（市）衛生主管機關核准驗章後，於藥品有效期間或保存期限內，仍得販賣。但屬第六款之仿單變更者，藥品製造或輸入業者，於完成通知直接銷售對象變更內容後，得免辦理驗章。

四　本法第八十條第一項第七款應回收之藥品：依公告指定方式辦理。

第六條

直轄市、縣（市）衛生主管機關，命其轄內藥品製造或輸入業者啓動第一級或第二級藥品回收作業時，應通報中央及其他直轄市、縣（市）衛生主管機關。

第七條

各級衛生主管機關對於回收之藥品，得於機關網站或大眾傳播媒體，公布下列資料：

一　品名、許可證字號。

二　規格、批號、序號，或其他識別資料、編號。

三　製造或輸入業者之名稱及地址。

四　回收原因。

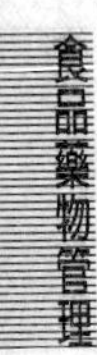

第八條

藥品製造或輸入業者，應製作銷售藥品之完整運銷紀錄，並要求其各級銷售之藥商保存相關運銷紀錄；其內容應包括產品之名稱、含量、劑型、批號，受貨者之名稱、地址、出貨日期及數量。

第九條

藥品製造或輸入業者，應訂定藥品回收作業規定，並據以執行；其規定內容如下：

一　回收作業之組織。

二　回收人員及任務。

三　回收作業計畫書範本。

四　回收之通知方式。
五　回收及處理方式。
六　回收成果報告書範本。

第一〇條

①前條第四款通知之對象，為藥品製造或輸入業者直接銷售之醫療機構、藥局及藥商。
②前項通知之內容，應包括下列事項：
一　藥品之製造或輸入業者名稱、地址及電話。
二　藥品之品名、規格及藥品許可證字號。
三　藥品之批號、序號，或其他識別資料、編號。
四　回收之原因及其可能產生之危害。
五　回收方式、回收交付之時間及地點。
六　受通知對象應配合辦理之事項。
③藥品製造或輸入業者，應依下列期限，完成第一項通知：
一　第一級及第二級：自公告之次日起二十四小時內，或依法認定之日起二十四小時內。
二　第三級：自藥品許可證到期日之次日起一星期內，或依法認定應回收之次日起一星期內。
三　本法第八十條第一項第七款應回收之藥品：依公告指定方式辦理。
④藥品製造或輸入業者，應記載其通知之醫療機構、藥局及藥商與接收通知之人員、通知之時間與方式及負責通知之人員。
⑤前項通知應作成紀錄，並至少保存五年。

第一一條

①藥品製造或輸入業者對於第一級及第二級藥品回收作業，應自公告或依法認定之日起三日內，依第九條第三款範本製作計畫書，報所在地直轄市、縣（市）衛生主管機關及中央衛生主管機關；各級主管機關得要求其更正。
②前項計畫書，應包括下列事項：
一　藥品製造或輸入業者之名稱、地址及電話。
二　藥品之品名、規格及藥品許可證字號。
三　藥品之批號、序號，或其他識別資料、編號。
四　藥品於國內製造或輸入之總量、銷售數量及庫存量。
五　藥品於國內銷售之醫療機構、藥局及藥商之名稱、地址及其個別之銷售數量。
六　國內製造藥品輸出者，其輸出之國別、對象名稱與地址及各別銷售數量。
七　回收之原因及其可能產生之危害。
八　預定完成回收之日期。
九　通知該藥品直接銷售之醫療機構、藥局及藥商之方式與內容及其他擬採取之相關措施。

第一二條

藥品製造或輸入業者對於第三級藥品回收作業，應依第九條第三款範本製作計畫書，並留廠（商）備查；其內容應包括下列事項：

一　藥品製造或輸入業者之名稱、地址及電話。
二　藥品之品名、規格及藥品許可證字號。
三　藥品之批號、序號，或其他識別資料、編號。
四　藥品於國內製造或輸入之總量、銷售數量及庫存量。
五　藥品於國內直接銷售之藥局、藥商之名稱、地址及其個別之銷售數量。
六　回收之原因。
七　預定完成回收之日期。
八　通知該藥品直接銷售之藥局、藥商之方式與內容，及其他擬採取之相關措施。

第一三條

①直轄市、縣（市）衛生主管機關，應督導轄區內醫療機構、藥局及藥商，依本法第八十條規定辦理藥品回收事宜。

②直轄市、縣（市）衛生主管機關，應於自行啓動或自收受其他衛生主管機關通知啓動第一級回收作業之日起十日內，至轄區內醫療機構、藥局及藥商進行抽查，確認回收藥品下架及其他回收作業程序。

第一四條

藥品製造或輸入業者，對於回收之藥品及其庫存品，應予識別及標示，並分別存放。

第一五條

①藥品製造或輸入業者，應於第一級及第二級回收藥品，完成回收之日起三日內，依第九條第六款範本製作成果報告書，報所在地直轄市、縣（市）衛生主管機關及中央衛生主管機關；各級主管機關得要求其補正。

②前項回收成果報告書，應包括下列事項：

一　藥品製造或輸入業者之名稱、地址及電話。
二　藥品之品名、規格及藥品許可證字號。
三　藥品之批號、序號，或其他識別資料、編號。
四　回收藥品於國內製造或輸入之總量及銷售與庫存量；並分別記載已回收及未回收之品項與數量。
五　各回收對象之回收品項及數量明細。
六　回收完成之日期、回收產品存放地點、預定後續處理之方法及日期。
七　就回收原因之後續預防矯正措施。

第一六條

①藥品製造或輸入業者，爲辦理第三級回收藥品之驗章，應塡具驗章申請書，送直轄市、縣（市）衛生主管機關核准。

②前項驗章申請書，應包括下列事項：

一　藥品製造或輸入業者之名稱、地址及電話。
二　藥品之品名、規格及藥品許可證字號。
三　藥品之批號、序號，或其他識別資料、編號。
四　回收藥品於國內製造或輸入之總量及銷售與庫存量。
五　辦理驗章之原因及依據。

第一七條

直轄市、縣（市）衛生主管機關，應就第一級及第二級藥品回收作業之後續處理方法及日期，對轄區內藥品製造或輸入業者予以查核，並將查核結果報中央衛生主管機關備查。

第一八條

本辦法自發布日施行。

藥物抽查及檢驗委任或委託作業辦法

①民國 102 年 3 月 20 日行政院衛生署令訂定發布全文 12 條；並自發布日施行。
民國 102 年 7 月 19 日行政院公告第 2 條第 2 項所列屬「行政院衛生署食品藥物管理局」之權責事項，自 102 年 7 月 23 日起改由「衛生福利部食品藥物管理署」管轄。
②民國 103 年 10 月 23 日衛生福利部令修正發布第 2 條條文。

第一條
本辦法依藥事法第一百零四條之三規定訂定之。

第二條 103
各級衛生主管機關（以下稱委任或委託機關），為研究、調查、品質管制或其他行政目的，得將藥物之抽查及檢驗，委任或委託相關機關（構）執行。前項受委任機關在中央為衛生福利部食品藥物管理署；在地方由直轄市或縣（市）衛生主管機關委任，其權利義務關係由委任機關定之。

第三條
受委託辦理藥物抽查之機關（構）（以下稱受託抽查者），應為政府機關（構）或依法設立登記之法人，並具備下列條件：
一　具相關設備及檢體儲存場所。
二　對受託之抽查業務訂有作業程序及品質保證計畫。
三　聘有藥物相關領域抽查經驗之抽查人員及修習國內大學所開設刑法、民法、刑事訴訟法、民事訴訟法及行政法總計十五個學分以上且其中不得有一門科目學分數為零，並領有學分證明之人員。

第四條
受委託辦理藥物檢驗之機關（構）（以下稱受託檢驗者），應為政府機關（構）、學校或依法設立登記之法人，並具備下列條件：
一　具檢驗項目之檢驗能力、相關設備及場所。
二　訂有檢驗作業程序及品質保證計畫。

第五條
委託機關應與受託抽查者或受託檢驗者訂定委託契約，其內容應包括下列事項：
一　委託項目。
二　委託期程。
三　委託機關之監督與稽核權利及機制。
四　受託抽查或檢驗者因執行受託事項所知悉之個人資料及營業秘密之保密義務。
五　契約解除及終止條件。

六　契約解除及終止後，受託抽查或檢驗者之義務。

七　契約爭議處理機制。

八　其他權利義務事項。

第六條

①受託抽查者執行藥物抽查時，應向受查單位出示受託執行之證明文件及現場執行人員之職務身分證明文件，告知抽查事由，並作成現場抽查紀錄，由受查單位於紀錄上簽名或蓋章確認。

②受託抽查者應妥善包裹檢體黏貼封條，明確標示檢體資訊，依檢體性質適當儲存，連同抽查相關紀錄運送至委託機關或其指定處所。

第七條

前條現場抽查紀錄，應包括下列事項；必要時，並應照相或錄影：

一　受託抽查者名稱、地址、電話及抽查人員之簽名或蓋章。

二　委託機關名稱、地址及委託抽查單號碼。

三　抽查項目、數量、地點及日期。

四　抽查檢體之廠牌、型號、序號或批號、製造廠、許可證字號、製造日期、有效期間或保存期限等檢體資訊。

五　受查單位名稱、工商登記資料、藥商登記資料、負責人身分資料及受查現場代表人之簽名或蓋章。

六　檢體相關之進貨憑證、購入證明及相關報單。

第八條

①受託檢驗者於接受委託檢驗之藥物檢體時，應出具收據，並負檢體保管義務。

②受託檢驗者完成檢驗後，應出具檢驗報告書；必要時，得依委託機關要求，先以電子方式傳送檢驗結果。

第九條

前條檢驗報告書，應記載下列事項：

一　受託檢驗者名稱、地址、電話等。

二　委託機關名稱、地址及委託檢驗單號碼。

三　藥物檢體之外觀或物理性狀描述與照片、檢體名稱或代碼、收受日期、執行檢驗日期、檢驗設備名稱、檢驗方法、檢驗方法依據、檢驗結果及契約指定相關項目。

四　藥物檢體之廠牌、型號、序號或批號、製造廠、許可證字號、製造日期、有效期間或保存期限等檢體資訊。

五　報告日期及檢驗報告書簽署人或負責人之簽名或蓋章。

第一〇條

①受託抽查者不得將受託事項委託第三人辦理。

②受託檢驗者經委託機關同意，得將受託事項分包第三人辦理；依政府採購法規定訂定委託契約者，並應遵循該法有關分包之規定。

第一一條

受託抽查者或受託檢驗者對受託內容及其檢驗結果，應負保密義務，不得擅自對外揭露。

第一二條

本辦法自發布日施行。

藥物科技研究發展獎勵辦法

①民國 89 年 11 月 20 日行政院衛生署、經濟部令會銜訂定發布全文 11 條；並自發布日起施行。

②民國 93 年 12 月 28 日行政院衛生署、經濟部令會銜修正發布全文 11 條；並自發布日施行。

民國 102 年 7 月 19 日行政院公告第 5 條第 2 項、第 7 條第 2 項、第 8 條第 1 款、第 10 條列屬「行政院衛生署」之權責事項，自 102 年 7 月 23 日起改由「衛生福利部」管轄。

③民國 102 年 10 月 18 日衛生福利部、經濟部令會銜修正發布第 4、5、7、8、10 條條文。

第一條

本辦法依藥事法第四十一條第二項規定訂定之。

第二條

本辦法所稱藥物，指藥事法所稱之藥品及醫療器材。

第三條

本辦法適用餐獎勵對象爲國內之藥物製造廠及從事藥物研發之自然人、法人、機構或團體，其研發成果符合本辦法之獎勵條件者。

第四條 102

本辦法適用之獎勵條件如下：

一　國內自行研發，取得國內（外）專利，在我國或其他先進國家首先上市之新發明藥物者。

二　取得國內（外）專利之授權，在國內研發，所生產製品爲我國或其他先進國家首先核准或上市之新發明藥物者。

三　國內研發之未上市藥物，取得國內（外）專利或授權，且經核准在國內（外）進行臨床試驗研究，有具體成效者。（人體試驗階段一、階段二或階段三，各階段得分別提出申請獎勵）

四　國內研發或製造藥物，有重要且具體之市場成效者。

五　國內研發或製造藥物以進步性，取得國內外專利，且對藥物製造工業發展有具體貢獻者。

六　國內研發或製造之新原料藥、賦形劑、醫療器材材質、零組件，對提昇我國藥物製造工業有顯著貢獻者。

七　引進國外先進科技，於國內研究並產製生物製劑藥品，對國人疾病之醫療有顯著貢獻者。

八　國內自行開發新設備裝置、製程或分析檢驗方法，對改進藥物製造或檢驗技術有重大成效者。

九　配合中央衛生或工業主管機關政策，推動本國藥物製造工業發展，提昇藥物研發水準，績效卓著者。

第五條 102

①爲審議依本辦法申請獎勵之案件，應組成藥物研發審議會（以下簡稱審議會）。

②審議會置委員九人至十三人，由中央衛生主管機關、中央工業主管機關、科技相關代表、學術機構、工業界之代表及有關學者共同遴選組成。

③審議會由委員相互推選一人爲主席。

④審議會委員均爲無給職。

⑤審議會之任務如下：

一　審查獎勵對象之資格。

二　審議各項獎勵申請案件。

三　核定獎勵名額及核給獎勵點數。

四　其他依本辦法應經審議會審議之事項。

第六條

①依本辦法申請獎勵之案件，應由審議會審議通過後，再由中央衛生主管機關會同中央工業主管機關獎勵之。

②前項之申請審議，每年辦理一次。必要時得增加辦理次數。

第七條 102

①符合第四條規定，並經審議會審議通過之受獎勵者，得頒給獎狀或獎金，獎金額度依下列標準計點核給之獎金：

一　符合第四條第一款之條件者：六十點至一百點。

二　符合第四條第二款或第三款之條件者：五十點至八十點。

三　符合第四條第四款至第八款條件之一者：三十點至七十點。

四　符合第四條第九款之條件者：二十點至五十點。

②每點獎金之數額，按年由中央衛生及工業主管機關訂定之。

第八條 102

本辦法所需之獎勵經費，由下列財源籌措：

一　中央衛生及工業主管機關逐年編列預算支應。

二　產業界捐贈之回饋金。

三　私人或團體指定用於本辦法獎勵之捐助。

第九條

遇二個以上獎勵對象，爲相同之發明或研究，分別申請獎勵時，應就最先申請者獎勵之。二個以上獎勵對象共同申請獎勵時，其所受獎勵爲該共同申請人所共有。

第一〇條 102

獎勵對象符合第四條之獎勵條件者，得由相關公、協、學會等團體推薦或直接向中央衛生主管機關提出申請。

第一一條

本辦法自發布日施行。

藥物資料公開辦法

①民國 95 年 2 月 27 日行政院衛生署令訂定發布全文 4 條；並自發布日施行。
②民國 101 年 7 月 31 日行政院衛生署令修正發布第 2 條條文。

第一條
本辦法依藥事法第四十條之一第二項規定訂定之。
第二條 101
中央衛生主管機關必要時得公開其所為之藥物核准審查報告摘要，及持有、保管藥商申請藥物查驗登記所檢附之下列資料。但藥商申請新藥查驗登記所檢附之營業秘密資料，應保密之：
一 藥物成分及仿單。
二 臨床試驗計畫摘要。
三 藥品風險管理計畫及藥物安全相關資訊。
第三條
中央衛生主管機關公開藥物查驗登記資料，其方式如下：
一 刊載於政府公報或其他出版品。
二 利用電信網路傳送或其他方式供公衆線上查詢。
三 其他足以使公衆得知之方式。
第四條
本辦法自發布日施行。

藥物製造許可及優良製造證明文件核發辦法

民國102年8月8日衛生福利部令訂定發布全文12條；並自發布日施行。

第一條

本辦法依藥事法第五十七條第六項規定訂定之。

第二條

國產藥物製造業者經中央衛生主管機關依藥物製造業者檢查辦法之規定，檢查符合藥物優良製造準則規定者，由中央衛生主管機關核發藥物製造許可。依第四條第二項規定，就許可有效期間申請展延者，亦同。

第三條

①藥物製造許可應登記下列事項：

一　藥物製造工廠名稱。

二　藥物製造工廠地址。

三　許可編號。

四　專任駐廠監製人或管理代表。

五　許可項目或作業內容。

六　有效期限。

②前項第一款或第四款登記事項有變更者，應自變更事實發生之日起三十日內，檢附附表一所列資料，並繳納費用，向中央衛生主管機關申請變更登記。

③第一項第五款之申請變更，應經中央衛生主管機關依藥物製造業者檢查辦法檢查合格後，始得核准。

第四條

①國產藥品製造業者之製造許可，有效期間爲二年；其生產產品之劑型、作業內容及歷次檢查紀錄良好者，得增加一年至二年。國產醫療器材製造業者之製造許可，有效期間爲三年。

②藥物製造業者應於藥物製造許可有效期間屆滿六個月前，向中央衛生主管機關申請展延。

第五條

①輸入藥物國外製造廠經中央衛生主管機關依藥物製造業者檢查辦法規定，檢查符合藥物優良製造準則規定者，由中央衛生主管機關發給核定文件。

②依第七條第二項規定，就核定文件有效期間申請展延者，亦同。

第六條

①前條之核定文件應登記下列事項：

一　藥物製造工廠名稱。
二　藥物製造工廠地址。
三　核定編號。
四　核定項目或作業內容。
五　有效期限。
六　代理輸入之藥商。

②前項第一款、第二款、第四款或第六款登記事項有變更者，代理輸入之藥商應自變更事實發生之日起九十日內，檢附附表一所列資料，並繳納費用，向中央衛生主管機關申請變更登記。

③第一項第二款之變更，以門牌整編者爲限。涉及遷移者，應依藥物製造業者檢查辦法申請檢查。

④第一項第四款之申請變更，應經中央衛生主管機關依藥物製造業者檢查辦法檢查合格後，始得核准。

第七條

①輸入藥品國外製造廠符合藥物優良製造準則之核定文件，有效期間爲二年；其生產產品之劑型、作業內容及歷次檢查紀錄良好者，得增加一年至二年。輸入醫療器材國外製造廠符合藥物優良製造準則之核定文件，有效期間爲三年。

②代理輸入之藥商應於核定文件有效期間屆滿六個月前，向中央衛生主管機關申請展延。

第八條

①藥商取得藥物製造許可者，得塡具申請書及檢附附表二所列資料，並繳納費用，向中央衛生主管機關申領藥物優良製造證明文件（以下簡稱證明文件）。

②輸入藥物國外製造廠經中央衛生主管機關實地檢查符合藥物優良製造準則規定者，代理輸入之藥商得依前項規定申請證明文件。

第九條

藥商取得藥物製造許可或符合藥物優良製造準則之核定文件後，經中央衛生主管機關廢止原許可或核定之一部或全部者，藥商應返還原領之證明文件，未返還者，由中央衛生主管機關逕予公告註銷。

第一〇條

①藥物製造業者停業時，應將原領之證明文件交付當地衛生主管機關保管，俟復業時發還；未交付者，中央衛生主管機關得逕予註銷該證明文件。

②藥物製造業者歇業時，應報請中央衛生主管機關廢止其藥物製造許可，並返還原領之證明文件，未返還者，由中央衛生主管機關逕予公告註銷。

③藥物製造業者申請復業時，應依藥物製造業者檢查辦法規定申請檢查，經檢查合格後，始得製造。

④藥物製造業者停業期滿未辦理繼續停業、歇業或復業登記，經查證無營業事實者，中央衛生主管機關應廢止其藥物製造許可及註

銷原領之證明文件。

⑤輸入藥物國外製造廠經查證無營業事實者，準用前項規定。

第一一條

本辦法所定各項書表格式，由中央衛生主管機關定之。

第一二條

本辦法自發布日施行。

藥物製造業者檢查辦法

①民國62年5月29日經濟部、行政院衛生署令會銜發布全文12條。
②民國85年5月27日行政院衛生署、經濟部令會銜修正發布第1條條文。
③民國90年5月24日行政院衛生署、經濟部令會銜修正發布第4、5、10條條文。
④民國93年12月2日行政院衛生署、經濟部令會銜修正發布名稱及全文17條；並自發布日施行（原名稱：藥物製造工廠檢查辦法）。
⑤民國97年2月20日行政院衛生署、經濟部令會銜修正發布第7條條文；並增訂第7-1、15-1條條文。
⑥民國100年7月6日行政院衛生署、經濟部令會銜修正發布第4、6、8～10條條文。
⑦民國103年2月21日衛生福利部、經濟部令會銜修正發布第3、7、8～10條條文。

第一條

本辦法依藥事法第七十一條第三項規定訂定之。

第二條

應依本辦法實施檢查之藥物製造業者如下：

一　經營藥品製造、加工之業者。
二　經營醫療器材製造、裝配之業者。
三　其他與藥物製造、加工或裝配有關之業者，包括經中央衛生主管機關核准爲研發而製造藥物者、兼作藥物標示及與分裝或包裝藥物有關之業者等。

第三條 103

①藥物製造業者之檢查，分類如下：

一　藥物製造業者之新設、遷移、擴建、復業或增加原料藥、劑型、加工項目、品項之檢查。
二　藥物製造業者後續追蹤管理之檢查。
三　區域例行性檢查。
四　其他檢查。

②前項第一款之國產藥物製造業者，其硬體設備及衛生條件，應符合藥物製造工廠設廠標準第二編及工廠管理輔導法之規定，並由工業主管機關及直轄市或縣（市）衛生主管機關檢查之；其軟體設備及衛生條件，應符合藥物優良製造準則之規定，並由中央衛生主管機關依第四條或第六條規定檢查之。
③第一項第一款之國外藥物製造業者，應符合藥物優良製造準則之規定，並由中央衛生主管機關依第五條或第七條規定檢查之。
④第一項第二款之檢查，國產藥物製造業者依第八條規定辦理，國外藥物製造業者依第九條規定辦理。

⑤經中央衛生主管機關核准為研發而製造藥物者，如未申請藥物上市許可，得不適用前三項規定。但其臨床試驗用藥物，應符合藥物優良製造準則之規定，並由衛生主管機關檢查之。
⑥第一項第三款之檢查，依第十一條規定辦理。
⑦第一項第四款之檢查，依第十二條規定辦理。

第四條

①新設、遷移、擴建、復業或增加原料藥、劑型、加工項目之國產藥品製造業者，應繳納費用，並填具藥品優良製造評鑑申請表及檢附下列資料，向中央衛生主管機關申請檢查：
一　通過硬體檢查之證明文件或工廠登記證明文件。
二　填具製藥工廠基本資料查核表，並依查核表所載事項檢附工廠基本資料（Site Master File，以下簡稱 SMF）。
②前項檢查，中央衛生主管機關得會同直轄市或縣（市）衛生主管機關赴廠檢查之。

第五條

①第三條第一項第一款之輸入藥品國外製造業者，應由我國代理商（藥商）繳納費用，並填具申請書表及依書表所載事項檢附該國外製造業者之工廠資料（Plant Master File，以下簡稱 PMF），向中央衛生主管機關申請檢查。但經中央衛生主管機關認可之國家，其製造業者之工廠資料（PMF），得以該業者之工廠基本資料（SMF）及該國衛生主管機關核發之稽查報告替代之。
②前項工廠資料（PMF）及工廠基本資料（SMF），應經出產國最高衛生主管機關或商會簽證。但如檢附出產國最高衛生主管機關出具該製造業者符合當地藥品優良製造規範之證明或載明該製造業者係符合當地藥品優良製造規範之製售證明正本者，得免簽證；如出產國係德國者，其證明文件得由德國邦政府衛生主管機關出具，免其聯邦政府簽證。
③第一項檢查如有實施國外查廠之必要者，申請人應向中央衛生主管機關繳納費用，並與國外製造業者配合檢查要求，備齊相關資料。

第六條

新設、遷移、擴建、復業或增加醫療器材品項之國產醫療器材製造業者，應繳納費用，並填具申請書表二份及檢附下列資料，向中央衛生主管機關申請檢查：
一　品質手冊。
二　工廠登記證明文件。
三　製造業藥商許可執照。

第七條 103

①第三條第一項第一款之輸入醫療器材國外製造業者，應由我國代理商（藥商）繳納費用，並填具申請書表二份及檢附下列資料，向中央衛生主管機關申請檢查：
一　該輸入醫療器材國外製造業者之品質系統文件。

二　與醫療器材優良製造規範同等效力之符合性驗證合格登錄證書。
三　該輸入醫療器材國外製造業者之全廠配置圖、各類產品製造作業區域、主要設備、產品製造流程；必要時，並應標示作業人員與物料搬運之通路。

②前項第一款之品質系統文件，得先檢附品質手冊與相關程序書及文件總覽表。但必要時，申請人應依中央衛生主管機關之通知，補送其他品質系統文件或資料。

③產地為美國之製造業者，得以美國最高衛生主管機關出具之製售證明，並其內容載明該製造業者係符合美國之醫療器材優良製造規範（Current Good Manufacturing Practice）者，替代第一項第二款資料。

④產地為美國、美屬波多黎各或關島之製造業者，於中美醫療器材技術合作換文有效期間內，得以美國最高衛生主管機關出具之查廠報告書與製售證明及與醫療器材優良製造規範同等效力之符合性證書（如ISO 13485證書），共同替代第一項第一款至第三款之資料。

⑤產地為歐盟之製造業者，於中歐醫療器材技術合作換文有效期間內，或產地為瑞士之製造業者，於臺瑞醫療器材技術合作換文有效期間內，或產地為列支敦斯登之製造業者，於臺列醫療器材技術合作換文有效期間內，得以經中央衛生主管機關認可且與中央衛生主管機關醫療器材優良製造規範代施查核機構簽訂查廠報告交換技術合作方案之歐盟醫療器材代施查核機構所出具查廠報告書，連同該產製國最高衛生主管機關出具之製售證明及前述認可代施查核機構出具與醫療器材優良製造規範同等效力之符合性證書（如ISO 13485證書）共同替代第一項第一款至第三款之資料。

⑥第一項檢查如有實施國外檢查之必要者，申請人應向中央衛生主管機關繳納費用及國外製造業者之品質手冊，並與國外製造業者配合檢查要求，備齊相關資料。

第七條之一

申請檢查符合醫療器材優良製造規範者，所附資料如有不符規定而得補正時，申請人應於通知期限內補正之。補正期限為二個月。申請人如未能於期限內補正者，得於補正期滿前，申請延期一個月，且延期以一次為限。申請人如未於期限內補正或延期一個月後仍逾期未補正者，中央衛生主管機關得依現有資料逕為檢查判定。

第八條 103

①第三條第一項第二款之檢查，國產藥品製造業者每二年檢查一次，並得視其生產產品之劑型、作業內容及歷次檢查紀錄，延長一年至二年。國產醫療器材製造業者，每三年檢查一次。

②前項檢查，業者應於藥物製造許可有效期間屆滿六個月前主動提出申請。

③中央衛生主管機關於必要時或發現藥物有重大危害之情事者，得另實施不定期檢查，並以不預先通知檢查對象為原則。
④第一項及前項之檢查，由中央衛生主管機關檢查藥物製造業者實施藥品優良製造規範或醫療器材優良製造規範之現況，並得通知直轄市或縣（市）衛生主管機關及工業主管機關派員參加。業者應配合檢查要求，並準用第四條或第六條規定辦理。

第九條 103

①輸入藥品國外製造業者後續追蹤管理每二年檢查一次，並得視當地國藥品製造管理制度及標準延長一年至二年；其檢查除書面審查外，得視其輸入產品之劑型、作業內容、歷次檢查紀錄及當地國藥品製造管理制度及標準等辦理實地查核。輸入醫療器材國外製造業者每三年檢查一次。
②前項檢查，業者應於核定文件有效期間屆滿六個月前主動提出申請。
③中央衛生主管機關於必要時或發現藥物有重大危害之情事者，得另實施不定期檢查。
④第一項及前項之檢查，由中央衛生主管機關檢查藥物製造業者實施藥品優良製造規範或醫療器材優良製造規範之現況；業者應配合檢查要求，並準用第五條或第七條規定辦理。

第一〇條 103

國產藥物製造業者符合第四條、第六條及第八條規定者，由中央衛生主管機關核發藥物製造許可；國外藥物製造業者符合第五條、第七條及第九條規定者，由中央衛生主管機關發給核定文件。

第一一條

第三條第一項第三款之檢查，由直轄市或縣（市）衛生主管機關會同工業主管機關檢查當地之藥物製造業者；其檢查期間及重點如下：

一　每年舉行一次。
二　檢查重點除藥物製造業者之設備外，並包括其製造、加工、裝配之作業程序、品質管制及其成品、半成品、原料、配件容器、包裝、標籤、仿單與工廠或場所之安全、機器按裝排列及操作效率等。

第一二條

其他檢查，由衛生主管機關及工業主管機關依相關法令規定或視需要依職權辦理。

第一三條

主管機關執行各項檢查時，得視需要邀請有關機關或專家參與。

第一四條

①檢查人員執行檢查任務時，應出示身分證明文件；檢查時，得索取並影印相關文件；必要時，得取樣、照相並錄音存證。
②如受檢查業者無故拒絕、規避或妨礙時，得逕予判定該次檢查結果為不合格。

第一五條

①藥物製造業者經檢查所見缺失，應依檢查機關核發之檢查報告或有關文件，於期限內改善並檢送改善報告。

②執行檢查之機關得視受檢查業者之違規情節，或於受檢查業者逾期未改善或其改善報告仍有缺失時，依相關法令規定處罰。

第一五條之一

藥商申請醫療器材製造業者應符合醫療器材優良製造規範之規定；經檢查不合格者，得於核定之日起二個月內提出複評，以一次為限。

第一六條

①本辦法之各項書表，由中央衛生主管機關定之。

②受檢查業者應依書表所載事項，備齊相關資料；填寫書表及檢附之資料，限用繁體中文及英文；如非繁體中文或英文者，應另附繁體中文或英文譯本。

第一七條

本辦法自發布日施行。

藥物樣品贈品管理辦法

①民國 62 年 3 月 30 日行政院衛生署令訂定發布全文 9 條。
②民國 72 年 12 月 22 日行政院衛生署令修正發布全文 9 條。
③民國 83 年 5 月 2 日行政院衛生署令修正發布第 1 條條文。
④民國 92 年 4 月 30 日行政院衛生署令修正發布全文 20 條；並自發布日施行。
⑤民國 108 年 4 月 11 日衛生福利部令修正發布第 4 條條文。
⑥民國 111 年 11 月 3 日衛生福利部令增訂發布第 19-1 條條文。

第一條

本辦法依藥事法（以下簡稱本法）第五十五條第二項規定訂定之。

第二條

藥物符合下列各款規定之一者，得申請為藥物樣品：

一　藥商申請供查驗登記或改進製造技術之用者。
二　藥商、學術研究或試驗機構、試驗委託機構、醫藥學術團體或教學醫院，因業務需要，申請專供研究、試驗之用者。
三　專科教學醫院或區域級以上教學醫院申請供診治危急或重大病患之用者。
四　病患經醫療機構出具證明申請供自用者。但應由醫師或專業人員操作之醫療器材除外。
五　醫療器材藥商申請供特定展覽或示範之醫療器材。
六　藥商申請依本法規定已核發許可證之藥物供教育宣導之用者。
七　申請供公共安全或公共衛生或重大災害之用者。

第三條

本辦法所稱藥物贈品，係指依本法規定已核發許可證之藥物，申請中央衛生主管機關核准贈與各級衛生醫療機構、醫院診所或救濟機構作為慈善事業使用者。

第四條

①製造或輸入本法第五十五條第一項所定藥物樣品或贈品，應由申請者填具申請書，詳列品名、製造廠名、產地、規格或包裝形態及數量，敘明申請理由及用途，並檢附申請者資格證明文件影本及第七條至第十五條規定資料，向中央衛生主管機關提出申請，經核准後，始得為之。但申請輸入臨床試驗用之檢體採集耗材套組樣品，得依中央衛生主管機關公告之便捷通關管理方式辦理。
②前項申請者資格證明文件，指病人國民身分證、護照、外僑居留證或外僑永久居留證、藥商許可執照或機關、機構、法人團體立案登記證明文件。但政府機關（構）或公、私立醫院以蓋印信公文提出申請者，免附。

第五條

申請供重大災害使用之藥物樣品，不適用前條之規定，中央衛生主管機關得視情況認定核准之。

第六條

①藥物樣品申請數量，以實際需要量爲限。但申請供改進技術、特定展覽或示範之醫療器材樣品，除特殊情形外，同一型號以一部（個）爲限。

②依第二條第四款規定申請者，除準用前項規定外，並應符合下列各款規定：

一　處方藥品不得超過處方箋之合理用量。

二　非處方藥品於六個月內不得重複申請。除特殊需要，應申請中央衛生主管機關核准外，每次數量不得超過十二瓶或軟管類十二支或總量一千二百顆。

三　醫療器材儀器同一型號以一部爲限，屬耗材或衛生材料類者，不得超過六個月用量。

第七條

依第二條第一款規定申請供改進製造技術用之藥品或醫療器材樣品，應檢附下列資料：

一　執行改進製造技術之學術研究單位證明或藥品製造業、醫療器材製造業藥商許可執照影本。

二　載明經核准之藥品或醫療器材樣品絕不轉售、轉供他用及供臨床使用之切結書。

三　改進技術相關資料。

第八條

依第二條第二款規定申請供非臨床研究或體外試驗研究用之藥物樣品，應檢附下列資料：

一　研究試驗計畫書。

二　藥物相關資料。

第九條

①依第二條第三款規定申請原產國未核准上市之試驗用藥品，供臨床試驗之用者，應檢附下列資料：

一　執行試驗之準醫學中心以上教學醫院人體試驗委員會同意書，或執行特殊用藥試驗之專科教學醫院人體試驗委員會同意書。

二　符合醫療法施行細則第五十條規定之人體試驗計畫書。

三　受試者同意書。

②前項藥品屬生物藥品者，並應檢附前次申請樣品之流向資料。但首次申請者，不在此限。

第一〇條

①依第二條第三款規定申請原產國已核准上市之試驗用藥品，供臨床試驗之用者，應檢附下列資料：

一　執行試驗之區域級以上教學醫院人體試驗委員會同意書，或執行特殊用藥試驗之專科教學醫院人體試驗委員會同意書。

二　符合醫療法施行細則第五十條規定之人體試驗計畫書。

三　受試者同意書。

四　藥品原產國上市證明。

②前項藥品屬生物藥品者，準用第九條第二項之規定。

第一一條

依第二條第二款規定申請原產國未核准上市之試驗醫療器材，供臨床試驗之用者，應檢附下列資料：

一　執行試驗之準醫學中心以上教學醫院人體試驗委員會同意書。

二　試驗醫療器材之結構、規格、性能、用途及圖樣等技術資料。

三　試驗醫療器材之安全性及功效性相關試驗資料。

四　符合醫療法施行細則第五十條規定之人體試驗計畫書。

五　受試者同意書。

第一二條

依第二條第二款規定申請原產國已核准上市之醫療器材，供臨床試驗之用者，應檢附下列資料：

一　執行試驗之區域級以上教學醫院人體試驗委員會同意書。

二　醫療器材原產國上市證明。

三　符合醫療法施行細則第五十條規定之人體試驗計畫書。

四　受試者同意書。

第一三條

①依第二條第三款規定申請藥物樣品，應檢附下列資料：

一　申請醫院人體試驗委員會同意書。

二　完整之治療方式、療程及相關文獻。

三　病患同意書。

四　藥物原產國上市證明、仿單或各國醫藥品集收載影本。

②申請藥物樣品之適應症、用法用量與原核定不符者，除前項各款規定資料外，中央衛生主管機關得令申請者檢附相關臨床文獻。

③第一項樣品屬生物藥品者，準用第九條第二項之規定。

第一四條

①依第二條第四款規定申請藥物樣品自用者，應檢附下列資料：

一　收件人為病患姓名之國際包裹招領單或海關提單。

二　藥物外盒、說明書、仿單或目錄。

三　載明「經核准之藥物樣品絕不出售、轉讓與轉供治療其他病患之用」之切結書。

②申請樣品屬處方藥品或醫療器材者，並應檢附國內醫療院所出具之診斷證明及醫師處方，或由中央衛生主管機關認定之國外原就診之醫療院所出具之診斷證明及醫師處方。

③除前二項規定資料外，必要時，中央衛生主管機關得令申請者檢附藥物原產國上市證明。

第一五條

①依第二條第五款規定申請醫療器材樣品供特定展覽或示範之用者，應檢附下列資料：
一　醫療器材仿單、說明書或目錄及其中譯本。
二　醫學會、學術機構或醫療院所同意展示函。
三　載明經核准之醫療器材樣品，絕不出售、讓與、轉供他用與用於臨床治療及依第十七條規定按時退運之切結書。
②具輻射之醫療器材，並應檢附行政院原子能委員會同意書。

第一六條
①符合第二條第五款規定並經核准之醫療器材樣品，其展覽或示範期間不得超過六個月。
②申請者應將下列醫療器材於展覽、示範期間結束或治療、臨床試驗計畫完成後一個月內退運原廠，並將海關退運出口證明文件送中央衛生主管機關核辦：
一　符合第二條第五款規定並經核准之醫療器材樣品。
二　符合第二條第二或第三款規定並經核准之醫療器材儀器樣品。

第一七條
經核准之藥物樣品或贈品，不得出售、讓與或轉供他用；供改進技術用之藥物樣品，並不得爲臨床使用。

第一八條
經核准之藥物贈品及供教育宣導之藥物樣品，其仿單、標籤及包裝式樣，應與原核發許可證登記事項相符。供教育宣導之藥物樣品包裝容量，並不得多於其原登記之最小包裝量。

第一九條
經核准之藥物樣品或贈品包裝，應於封面上標示明顯之「樣品」或「贈品」字樣。其供臨床試驗用者，並應標示「臨床試驗用」字樣。

第一九條之一　111
依本辦法申請藥品樣品或贈品案件之審核，中央衛生主管機關於必要時，得全部或一部委任所屬機關（構），或委託相關機關（構）、法人或團體辦理。

第二〇條
本辦法自發布日施行。

藥品安全監視管理辦法

①民國 93 年 9 月 9 日行政院衛生署令訂定發布全文 6 條；並自發布日施行。
民國 102 年 7 月 19 日行政院公告第 2 條第 2、3 款、第 3 條第 3 項、第 4、5 條所列屬「行政院衛生署」之權責事項，自 102 年 7 月 23 日起改由「衛生福利部」管轄。
②民國 102 年 11 月 21 日衛生福利部令修正發布全文 6 條；並自發布日施行。
③民國 111 年 4 月 15 日衛生福利部令修正發布名稱及全文 16 條；並自 112 年 1 月 1 日施行（原名稱：藥物安全監視管理辦法）。

第一條

本辦法依藥事法（以下簡稱本法）第四十五條第二項規定訂定之。

第二條

中央衛生主管機關依本法第四十五條第一項規定指定之期間，以藥品許可證有效期間為準。

第三條

①持有藥品製劑許可證之藥商（以下簡稱藥商）應於前條期間內，監視其藥品製劑之安全性。
②前項藥品安全性監視，應包括下列事項：
一　第五條藥品安全性監視計畫之訂定及第六條之通報。
二　第八條及第九條新藥安全性資料之蒐集及報告繳交。
三　第十條特定種類或成分藥品風險評估及管控計畫之訂定、執行及報告繳交。

第四條

藥品屬中藥，有下列情形之一者，適用本辦法規定：
一　本法第七條之新藥。
二　中央衛生主管機關依第十條第一項規定公告或核定之藥品。

第五條

藥商訂定之藥品安全性監視計畫，應包括下列事項：
一　監視流程之規劃、運作及管理。
二　藥品安全性資訊來源及蒐集方式。
三　前款資訊之評估及分析。
四　藥品有安全疑慮之管控措施。
五　藥商內部人員之責任及職權。
六　藥品安全監視教育訓練課程之規劃及實施。

第六條

①藥品有下列情形之一者，藥商應自知悉之日起三日內，至中央衛生主管機關建置之網路系統通報：

一　發現未預期或超出預期發生頻率之嚴重藥品不良反應。
二　有評估新增或變更禁忌、使用限制之必要。
三　於德國、美國、英國、法國、日本、瑞士、加拿大、澳洲、比利時、瑞典共十國（以下簡稱十大醫藥先進國家），因不良反應被暫停使用或下市。
四　於前款外其他國家，因不良反應應暫停使用或下市，經評估應通報。

②前項第一款所稱嚴重藥品不良反應，指嚴重藥物不良反應通報辦法第四條規定之情形。

第七條

藥品有前條第一項各款情事之一者，中央衛生主管機關得要求藥商執行下列風險管控措施：

一　發布警訊或其他相類之方式。
二　修訂仿單。
三　繳交藥品安全性報告。
四　暫停使用及販售。
五　產品回收。
六　其他必要措施。

第八條

①藥商應自中央衛生主管機關核發本法第七條新藥藥品許可證之日（以下簡稱發證日）起五年內，向該主管機關繳交藥品安全性定期報告（如附件一）；期滿時，繳交藥品安全性總結報告（如附件二）。

②前項定期報告之資料蒐集截止日（Data Lock Point, DLP），自發證日起，第一年、第二年，以每六個月爲一期，其餘三年，以每年爲一期。

③藥商得於接獲領取第一項許可證通知之次日起三個月內，檢具下列資料，向中央衛生主管機關申請重新計算資料蒐集截止日：

一　國際最早核准日期（International birth date, IBD）或十大醫藥先進國家核准之藥品安全性報告（Periodic Safety Update Report, PSUR）起算日。
二　各期報告資料蒐集截止日之規劃。但各期間隔，不得超過一年。

④第一項定期及總結報告，應於各期資料蒐集截止日屆至後九十日內繳交。

第九條

中央衛生主管機關接獲前條第一項總結報告，認有必要者，得指定期間要求藥商續行前條之資料蒐集及報告繳交；其指定不以一次爲限。

第一〇條

①中央衛生主管機關得公告或核定特定種類或成分之藥品，要求藥商自公告或核定之日起三個月內，訂定執行風險評估及管控計畫

（如附件三），報中央衛生主管機關核准後執行。

②前項計畫之內容，包括風險評估與管控之方式、報告繳交期限及其他執行事項。

③前項計畫內容有變更者，應報中央衛生主管機關核准變更後，始得據以執行。但下列情形之變更，不在此限：

一　藥商或製造廠之名稱、地址、聯絡處所、電話或傳真號碼。

二　經銷商名稱或地址。

第一一條

藥商申請停業或歇業，致第八條或第九條藥品安全性定期及總結報告未能繳交，或前條藥品風險評估及管控計畫未執行完竣者，應自停、歇業事實發生日起六十日內，就已執行部分，繳交報告；其嗣後復業者，應接續予以完成。

第一二條

①本辦法所定藥品安全性監視相關資料，藥商應於藥品許可證有效期間屆滿後保存五年。

②前項資料，包括完成該等計畫或報告所依據之原始數據、檔案、文件及文獻。

③藥品許可證經中央衛生主管機關核准移轉登記者，讓與藥商應將藥品安全性監視相關資料交付予受讓藥商，並由受讓藥商依本辦法規定續行監視及保存。

第一三條

①中央衛生主管機關得派員查核藥商之藥品安全性監視作業或要求提供相關資料，藥商不得規避、妨礙或拒絕。

②中央衛生主管機關執行前項查核或審視前項資料，得邀請學者、專家或相關機關（構）參與。

第一四條

本辦法所定之計畫及報告，應以正體中文或英文撰寫；其附件非正體中文或英文者，應另行撰寫正體中文或英文譯本。

第一五條

藥商為執行藥品安全監視，有蒐集、處理或利用個人資料之必要時，應依個人資料保護法及其相關法規規定辦理。

第一六條

本辦法自中華民國一百十二年一月一日施行。

藥品嚴重不良反應通報辦法

①民國 93 年 8 月 31 日行政院衛生署令訂定發布全文 9 條；並自發布日施行。

②民國 113 年 3 月 28 日衛生福利部令修正發布名稱及全文 13 條；並自 114 年 1 月 1 日施行（原名稱：嚴重藥物不良反應通報辦法）。

第一條

本辦法依藥事法第四十五條之一規定訂定之。

第二條

本辦法所稱藥品嚴重不良反應，指因使用藥品致生下列各款情形之一者：

一　死亡。

二　危及生命。

三　永久性殘疾。

四　胎兒、嬰兒先天性畸形。

五　病人住院或延長病人住院時間。

六　其他可能導致永久性傷害之併發症。

第三條

①醫療機構、藥局，及取得藥品製造或輸入許可之藥商（以下簡稱藥商）知悉前條藥品嚴重不良反應時，應至中央衛生主管機關指定之網路系統，填具通報表，通報中央衛生主管機關。

②前項通報，必要時，得先以口頭、電話、傳眞或電子郵件方式爲之，並應依第六條或第七條所定期限，完成前項網路通報。

③前二項通報，中央衛生主管機關認通報內容未盡明確或完整者，得令通報者限期補正。

第四條

前條通報表之填具，得逕依國際醫藥法規協和會（The International Council for Harmonisation, ICH）之電子傳輸標準化格式爲之。

第五條

第三條之通報，其內容應包括下列事項：

一　通報人姓名、聯絡方式及其服務單位之名稱、地址。

二　藥品嚴重不良反應發生日期及知悉日期。

三　知悉藥品嚴重不良反應資訊來源。

四　病人識別代號、性別，及年齡或出生日期。

五　病人用藥資訊。

六　藥品嚴重不良反應之類別、症狀及相關描述。

第六條

①醫療機構及藥局爲第三條第一項之通報，應依下列期限辦理：

一　第二條第一款及第二款：自知悉之次日起七日內。

二　第二條第三款至第六款：自知悉之次日起三十日內。

②醫療機構及藥局辦理前項通報，得要求藥商提供產品相關資料，藥商不得規避、妨礙或拒絕。

第七條

藥商爲第三條第一項之通報，應於知悉通報事由之次日起十五日內完成。

第八條

①中央衛生主管機關接獲醫療機構及藥局通報藥品嚴重不良反應後，得將相關通報資料轉知藥商。

②藥商接獲中央衛生主管機關前項轉知後，有新增、更新或補充通報資料者，準用第三條第一項、第二項及前條關於通報之規定。

第九條

①藥商知悉藥品嚴重不良反應時，應主動調查及評估通報資料之成因相關性。

②藥商依前項調查及評估結果，發現未預期或超出預期發生頻率之藥品嚴重不良反應，或有新增或變更禁忌、使用限制之必要者，應依藥品安全監視管理辦法第六條規定辦理。

第一〇條

①醫療機構、藥局及藥商應保存藥品嚴重不良反應相關文件、資料；其保存期間如下：

一　醫療機構及藥局：至少五年。

二　藥商：至藥品製造或輸入許可效期屆滿後五年。

②中央衛生主管機關得要求醫療機構、藥局及藥商提供前項文件、資料；醫療機構、藥局及藥商不得規避、妨礙或拒絕。

第一一條

醫療機構、藥局及藥商，依本辦法蒐集、處理或利用個人資料時，應依個人資料保護法及其相關法規規定辦理。

第一二條

本辦法所定通報之受理、要求補正或提供相關文件、資料，中央衛生主管機關得委任所屬機關或委託相關機關（構）、法人或團體辦理。

第一三條

本辦法自中華民國一百十四年一月一日施行。

藥品檢驗機構認證及委託認證管理辦法

①民國 102 年 1 月 17 日行政院衛生署令訂定發布全文 15 條；並自發布日施行。
②民國 103 年 8 月 19 日衛生福利部令修正發布名稱及全文 29 條；並自發布日施行（原名稱：藥物檢驗機構認證及管理辦法）。
③民國 108 年 8 月 5 日衛生福利部令修正發布全文 32 條；並自發布日施行。
④民國 110 年 4 月 29 日衛生福利部令修正發布名稱及第 2、3、10、16、20 ～ 22 條條文（原名稱：藥物檢驗機構認證及委託認證管理辦法）。

第一章　總　則

第一條

本辦法依藥事法第一百零四條之四第一項及第二項規定訂定之。

第二條 110

本辦法用詞，定義如下：

一　檢驗機構：指具有藥品檢驗能力之檢驗機關（構）、法人或團體。

二　認證：指依本辦法所定之程序，對於檢驗機構就特定檢驗項目具備檢驗能力之確認。

第二章　檢驗機構認證條件及程序

第三條 110

①申請認證之檢驗機構，應有專屬實驗室；其實驗室應符合下列條件：

一　具備必要檢驗設備、場地及品質管理系統，並能自行執行檢驗。

二　置實驗室負責人、報告簽署人、技術主管、品質主管及檢驗人員；其應具備之資格如下：

㈠學歷：國內大專校院，或符合大學、專科學校辦理國外學歷採認相關法規規定之國外大專校院以上醫藥、化學、生物、食品或其他相關科、系、所畢業。

㈡經歷：

1. 實驗室負責人、報告簽署人、技術主管及品質主管：經品質管理相關專業訓練，且具三年以上檢驗相關工作年資。

2. 檢驗人員：經檢驗業務訓練。

②前項第二款第二目之1.工作年資，得以同款第一目學歷抵充；碩士

學位抵充一年，博士學位抵充二年。同等學位採計一次，並以其最高學位抵充。

第四條

檢驗機構應填具申請書，並檢具下列文件、資料，向中央衛生主管機關申請認證：

一　符合前條所定條件之證明。

二　檢驗能力之證明。

三　依中央衛生主管機關公告之檢驗機構實驗室品質系統基本規範編製之下列文件：

㈠品質手冊。

㈡檢驗方法標準作業程序，其內容包括檢驗結果品質管制之措施。

㈢申請定量檢驗項目者，應提供其量測不確定度之評估報告。

㈣申請認證之檢驗項目，中華藥典、臺灣中藥典未有檢驗方法者，其方法確效試驗評估報告。

㈤認證檢驗項目之檢驗報告出具格式、報告簽署人中文正楷簽名。

四　實驗室位置簡圖及檢驗設施配置圖。

第五條

前條文件、資料與規定不符或內容不全者，中央衛生主管機關應通知申請者限期補正；屆期未補正者，不予受理。

第六條

①中央衛生主管機關對於檢驗機構之申請，應進行書面審查及實地查核。

②實地查核結果認有缺失者，檢驗機構應依實地查核之報告，自查核結束之日起六十日內，將改善報告送中央衛生主管機關進行複評。

第七條

第四條申請案經審核通過者，中央衛生主管機關應發給認證證明書，並公告之。

第八條

①認證證明書應載明下列事項：

一　檢驗機構名稱。

二　實驗室名稱、地址及負責人姓名。

三　經認證之檢驗項目、檢驗方法、檢驗範圍及報告簽署人。

四　認證證明書核發之年、月、日及認證編號。

五　認證有效期間。

②檢驗機構應將認證證明書揭示於該機構明顯處所。

第九條

①認證證明書有效期間為三年；有展延必要者，應於期滿六個月前至八個月間申請，每次展延期間，以三年為限。

②申請展延應具備之文件、資料及程序，準用第四條至第六條規定；除第四條第二款外，其餘各款所定文件、資料，於前次申請認證或展延後未變動者，免予檢具。

③依第一項所定期間申請展延，中央衛生主管機關未能於原認證效期內作出准駁處分者，原認證之效力延長至准駁處分之日。

第三章　認證檢驗機構之管理

第一〇條 110

①第八條第一項第一款至第三款所定事項變更時，檢驗機構應於下列規定期間內，向中央衛生主管機關申請變更：

一　實驗室地址變更：自事實發生之日起三十日。

二　檢驗方法之依據變更：自事實發生之日起九十日。

三　中藥材及中藥濃縮製劑含異常物質限量基準修正致檢驗範圍變更：自生效之日起九十日。

四　檢驗機構名稱、實驗室名稱、實驗室負責人或報告簽署人變更：自事實發生之日起九十日。

②前項申請，必要時，中央衛生主管機關得進行實地查核。

第一一條

①前條第一項第一款為搬遷之變更者，應於搬遷十五日前，向中央衛生主管機關提報搬遷計畫。

②前項計畫，應包括下列項目：

一　搬遷之時程。

二　實驗室新地址及位置簡圖。

三　檢驗儀器清單及檢驗設施配置圖。

第一二條

檢驗機構專屬實驗室，因故不能依認證內容執行檢驗者，應自事實發生之日起七日內通知中央衛生主管機關；其恢復時，亦同。

第一三條

檢驗機構應依第四條第三款第一目品質手冊及第二目檢驗方法標準作業程序執行檢驗，並應遵行下列規定：

一　接受委託檢驗時，與委託者訂定書面檢驗委託契約，載明委託檢驗項目、檢驗方法、檢驗範圍、委託檢驗項目之認證狀況及其他事項。委託事項有變更者，於檢驗委託契約載明變更內容及理由，並經雙方當事人確認及記錄。

二　詳實記錄委託者資料、檢驗報告用途。

三　詳實記錄樣品之收樣狀態，包括產品名稱、批號、製造或有效日期、來源、包裝及數量之樣品資訊，不得空白，並就送驗樣品照相留存。

四　檢驗報告註明樣品資訊、檢驗項目、檢驗方法、檢驗範圍及檢驗結果，不得有虛偽不實之情事。

五　同一份檢驗報告有非認證範圍，包括檢驗項目、檢驗方法及檢驗範圍者，明確載明或註記。

六　不得以非認證之檢驗方法執行認證檢驗項目之檢驗。但檢驗委託契約另有約定或委託者以書面要求，且於檢驗報告中確實敘明者，不在此限。
七　檢驗報告註明：「檢驗報告僅就委託者之委託事項提供檢驗結果，不對產品合法性作判斷」。
八　檢驗報告與品質管制資料、原始數據及其他相關紀錄，併案保存至少三年。
九　檢驗報告有防偽設計。
十　非經委託者同意，不得將受託事項轉由他人辦理；其經同意轉由他人辦理者，該他人應具執行轉委託項目之能力，且於檢驗報告中載明轉委託承接機構出具之檢驗報告編號或其他可供追溯之資料。
十一　不同產品品名、原料來源或最小獨立包裝之樣品，分別執行檢驗並出具報告，不得混測。
十二　同一樣品於一份檢驗委託契約上載明之所有委託檢驗項目，其檢驗結果以同一份檢驗報告出具。
十三　執行認證檢驗項目之檢驗，以中央衛生主管機關認證之檢驗報告格式出具檢驗結果。

第一四條

①中央衛生主管機關應定期對檢驗機構之設備、人員編組、品質管理、作業程序、檢驗能力及檢驗紀錄，進行查核，並得要求其就認證範圍之檢驗業務提出報告；必要時，得進行不定期查核。
②中央衛生主管機關得命檢驗機構參加中央衛生主管機關自行、委託或其他經中央衛生主管機關認可機構辦理之能力試驗；其參加費用，由檢驗機構自行負擔。
③檢驗機構對於前二項之查核、提出報告及參加能力試驗，不得規避、妨礙或拒絕。

第一五條

檢驗機構參加前條第二項能力試驗，經評定未通過者，應自收受測試評定通知之日起十五日內完成改善，並將改善報告送中央衛生主管機關，並於中央衛生主管機關指定之日期，再參加能力試驗之複測。

第一六條 110

藥品重大突發事件發生時，檢驗機構應依中央衛生主管機關緊急動員之通知，於指定期限內辦理藥品檢驗，並將完整之樣品資訊及檢驗結果，通報中央衛生主管機關。

第一七條

檢驗機構有下列各款情事之一者，中央衛生主管機關得暫停或廢止其認證；經廢止認證者，一年內不得重新申請認證：
一　違反第十四條第三項不得規避、妨礙或拒絕之規定。
二　檢驗數據、檢驗報告或其他提報文件、資料虛偽不實。
三　其他違反本辦法規定，經中央衛生主管機關認定不適執行檢驗業務。

第一八條

檢驗機構有下列各款情事之一者，中央衛生主管機關得暫停或廢止其一部或全部認證項目：

一　依本辦法取得認證後，專屬實驗室不再存續或該實驗室不符合第三條所定條件。

二　違反第十條規定，未辦理變更或未於期限內辦理變更。

三　違反第十一條或第十二條規定，未於期限內提報或通知。

四　違反第十三條各款之一規定。

五　違反第十五條規定，未於期限內送交改善報告、未於指定日期參加複測或未通過複測。

六　檢驗機構停業或歇業。

第四章　委託辦理認證工作之程序

第一九條

中央衛生主管機關依藥事法第一百零四條之四第二項規定，將認證工作委託其他機關（構）（以下簡稱受託者）辦理時，應以公開甄選方式爲之。

第二〇條 110

受託者應符合下列條件：

一　具備辦理檢驗機構認證所需之經驗，並能提出證明者。

二　聘有符合下列資格之人員：

㈠國內大專校院，或符合大學、專科學校辦理國外學歷採認相關法規規定之國外大專校院以上食品、營養、生物醫學工程、醫藥、化學、生物、生命科學或其他相關科、系、所畢業，並具有從事檢驗機構檢驗能力確認之經驗。

㈡修習國內大學開設之民事、刑事及行政法規課程總計十五個學分以上，並領有學分證明。

三　其他經中央衛生主管機關公告之條件。

第五章　受託認證機構之管理

第二一條 110

①受託者應建置管理系統，配合其執行之認證工作內容建立相關程序，並編製成手冊；其內容包括下列事項：

一　組織架構。

二　文件管制。

三　紀錄。

四　不符合事項及矯正措施。

五　預防措施。

六　內部稽核。

七　管理審查。

八　抱怨。

②前項手冊，受託者應定期審查其適用性，並因應實際需要隨時更新或修正。

③第一項第六款、第七款事項，受託者應每年至少執行一次。

第二二條 110

①受託者應確保其執行認證人員具備藥品檢驗相關知識及能力，並備有受託者對該人員初次及定期評估之紀錄。

②前項人員，每年應接受中央衛生主管機關認可之機關（構）或民間機構、團體辦理之繼續教育訓練十二小時以上；其課程包括查核技巧、檢驗知能及相關法令。

第二三條

①受託者於辦理認證工作時所獲得之資料及檢驗機構提供之認證資料，應至少保存十五年；與認證工作相關之各項文件、資料，應永久保存。

②受託者於委託關係終止時，應將前項保存之文件、資料，交付予中央衛生主管機關。

第二四條

受託者對於執行認證工作所獲得之資訊，應負保密義務，不得無故洩漏。

第二五條

受託者依第六條第一項進行實地查核時，應於查核一星期前，將預定行程通知中央衛生主管機關；中央衛生主管機關得派員隨同查核，受託者不得規避、妨礙或拒絕。

第二六條

受託者應逐案將認證結果通知中央衛生主管機關，並檢附相關文件、資料。

第二七條

①中央衛生主管機關得通知受託者提供業務文件、資料，並至受託者營業場所進行不定期查核。

②受託者對於前項通知、提供或查核，不得規避、妨礙或拒絕。

第二八條

受託者依本辦法規定應提供中央衛生主管機關之文件、資料，不得虛偽不實。

第二九條

①受託者及其人員受託辦理認證工作時，其迴避事項，依行政程序法之規定。

②受託者辦理前項工作時，不得有觸犯刑事法律之行為；有觸犯嫌疑者，中央衛生主管機關應將其移送司法機關偵辦。

第三〇條

中央衛生主管機關應與受託者訂定委託契約書，載明委託項目與內容、相關權利義務、違約處罰事由、爭議處理機制、暫停與終止委託事由及其他事項。

第三一條

受託者有下列各款情事之一者，中央衛生主管機關得暫停或終止其委託；其情節重大並經終止委託者，一年內不得再接受委託：
一　違反第二十四條規定。
二　違反第二十五條規定，未依期限通知中央衛生主管機關，或規避、妨礙或拒絕中央衛生主管機關之隨同查核。
三　違反第二十七條第二項規定。
四　違反第二十八條規定。
五　違反第二十九條第一項迴避規定。
六　有第二十九條第二項觸犯刑事法律情形。

第六章　附　則

第三二條

本辦法自發布日施行。

藥品醫材儲備動員管制辦法

①民國 91 年 9 月 26 日行政院衛生署、國防部令會銜訂定發布全文 10 條；並自發布日施行。
民國 102 年 7 月 19 日行政院公告第 9 條所列屬「行政院衛生署管制藥品管理局」之權責事項，自 102 年 7 月 23 日起改由「衛生福利部食品藥物管理署」管轄。
②民國 103 年 10 月 23 日衛生福利部令修正發布第 9 條條文。
③民國 109 年 2 月 21 日衛生福利部、國防部令會銜修正發布第 4 條附表。

第一條
本辦法依全民防衛動員準備法（以下簡稱本法）第二十三條第三項規定訂定之。

第二條
本辦法所稱藥品醫材，係指本法第二十三條第一項及第二項規定之重要外傷用藥品醫材。

第三條
本辦法所稱公、民營醫院，係指下列之醫院：
一　直轄市、縣（市）政府衛生主管機關，依緊急醫療救護法規定，指定之急救責任醫院。
二　國軍醫院。
三　其他經直轄市、縣（市）政府衛生主管機關依需要指定之醫院。

第四條
①公、民營醫院應配合辦理完成藥品醫材之儲備。
②前項應儲備藥品醫材之品項及數量，如附表。

第五條
公、民營醫院儲備之藥品醫材，應管制維持符合規定之品項及數量，其有效期間低於三個月時，應即更新。

第六條
公、民營醫院儲備之藥品醫材，應分別依其儲存條件妥善儲存，以維持堪用；需動員使用時，應於二個小時內提供使用。

第七條
公、民營醫院儲備之藥品醫材，需動員使用時，應接受衛生主管機關之管制與調度使用。

第八條
①直轄市、縣（市）政府衛生主管機關，對轄區內公、民營醫院藥品醫材儲備情形，每年應定期實施輔導檢查。
②前條所定之管制與調度使用及前項所定之輔導檢查，國軍醫院由

國防部軍醫局爲之。

第九條

衛生福利部食品藥物管理署應儲備適量之第一級、第二級管制藥品，以備動員時，提供公、民營醫院使用。

第一〇條

本辦法自發布日施行。

管制藥品管理條例

①民國 18 年 11 月 11 日國民政府制定公布全文 22 條。
②民國 20 年 11 月 7 日國民政府修正公布全文 22 條。
③民國 31 年 8 月 11 日國民政府修正公布全文 16 條。
④民國 43 年 3 月 27 日總統令修正公布全文 16 條。
⑤民國 62 年 6 月 14 日總統令修正公布全文 16 條。
⑥民國 68 年 4 月 4 日總統令修正公布第 10 條條文。
⑦民國 69 年 7 月 2 日總統令修正公布第 1、13 條條文；並增訂第 13-1、13-2、13-3 條條文。
⑧民國 80 年 11 月 22 日總統令修正公布第 13-2 條條文；並增訂第 13-4 條條文。
⑨民國 84 年 1 月 13 日總統令修正公布第 13-2 條條文；並刪除第 13-4 條條文。
⑩民國 88 年 6 月 2 日總統令修正公布名稱及全文 44 條（原名稱：麻醉藥品管理條例）。
⑪民國 92 年 2 月 6 日總統令修正公布第 3、25 條條文；並增訂第 42-1 條條文。
⑫民國 94 年 1 月 19 日總統令修正公布第 20、29、39 條條文。
⑬民國 95 年 6 月 14 日總統令修正公布第 7、39、40 條條文；增訂第 34-1 條條文；並刪除第 41 條條文。
⑭民國 100 年 1 月 26 日總統令修正公布第 3、4、7、8、13、15～20、22、23、27～30、33、37、42-1 條條文。
⑮民國 106 年 6 月 14 日總統令修正公布第 1、2、4、7、13、16～20、22、23、27～30、33、37 條條文；並刪除第 42-1 條條文。
民國 102 年 7 月 19 日行政院公告第 2 條、第 4 條第 1 項、第 7 條第 1～3 項、第 13 條、第 16 條第 2、3 項、第 17～19 條第 1 項、第 20、22、23 條、第 27 條第 1 項、第 28 條第 2 項、第 29 條第 1、3 款、第 30 條第 1 項第 1 款、第 2 項、第 33 條、第 42-1 條所列屬「行政院衛生署」、「行政院衛生署食品藥物管理局」之權責事項，自 102 年 7 月 23 日起分別改由「衛生福利部」、「衛生福利部食品藥物管理署」管轄。

第一章　總　則

第一條 106

管制藥品之管理，依本條例之規定。

第二條 106

本條例所稱衛生主管機關：在中央為衛生福利部；在直轄市為直轄市政府；在縣（市）為縣（市）政府。

第三條

①本條例所稱管制藥品，指下列藥品：
一　成癮性麻醉藥品。

二　影響精神藥品。
三　其他認為有加強管理必要之藥品。
②前項管制藥品限供醫藥及科學上之需用，依其習慣性、依賴性、濫用性及社會危害性之程度，分四級管理；其分級及品項，由中央衛生主管機關設置管制藥品審議委員會審議後，報請行政院核定公告，並刊登政府公報。

第四條 106
①第一級、第二級管制藥品之輸入、輸出、製造及販賣，應由衛生福利部食品藥物管理署（以下稱食品藥物署）之製藥工廠為之；必要時，其製造得由食品藥物署委託藥商為之。
②前項製藥工廠得以公司方式設置；其設置另以法律定之。
③第一項受託藥商之資格、條件、管理及其他應遵行事項之辦法，由中央衛生主管機關定之。

第二章　使用及調劑

第五條
①管制藥品之使用，除醫師、牙醫師、獸醫師、獸醫佐或醫藥教育研究試驗人員外，不得為之。
②獸醫佐使用管制藥品，以符合獸醫師法第十六條第二項規定者為限。

第六條
①醫師、牙醫師、獸醫師及獸醫佐非為正當醫療之目的，不得使用管制藥品。
②醫藥教育研究試驗人員非經中央衛生主管機關核准之正當教育研究試驗，不得使用管制藥品。

第七條 106
①醫師、牙醫師、獸醫師或獸醫佐非領有食品藥物署核發之管制藥品使用執照，不得使用第一級至第三級管制藥品或開立管制藥品專用處方箋。
②前項使用執照登載事項變更時，應自事實發生之日起十五日內，向食品藥物署辦理變更登記。
③第一項使用執照遺失或損毀時，應向食品藥物署申請補發或換發。
④第一項使用執照之核發、變更登記、補發、換發及管理等事項之辦法，由中央衛生主管機關定之。

第八條
①醫師、牙醫師使用第一級至第三級管制藥品，應開立管制藥品專用處方箋。
②獸醫師、獸醫佐使用管制藥品，其診療紀錄應記載飼主之姓名、住址、動物種類名稱、體重、診療日期、發病情形、診斷結果、治療情形、管制藥品品名、藥量及用法。
③第一項管制藥品之範圍及其專用處方箋之格式、內容，由中央衛

生主管機關訂定公告，並刊登政府公報。

第九條

①管制藥品之調劑，除醫師、牙醫師、藥師或藥劑生外，不得為之。

②藥劑生得調劑之管制藥品，不含麻醉藥品。

③醫師、牙醫師調劑管制藥品，依藥事法第一百零二條之規定。

第一〇條

①醫師、牙醫師、藥師或藥劑生調劑第一級至第三級管制藥品，非依醫師、牙醫師開立之管制藥品專用處方箋，不得為之。

②前項管制藥品，應由領受人憑身分證明簽名領受。

③第一級、第二級管制藥品專用處方箋，以調劑一次為限。

第一一條

供應含管制藥品成分屬醫師、藥師、藥劑生指示藥品者，應將領受人之姓名、住址、所購品量、供應日期，詳實登錄簿冊。但醫療機構已登載於病歷者，不在此限。

第一二條

醫療機構未經中央衛生主管機關核准，不得使用第一級、第二級管制藥品，從事管制藥品成癮（以下簡稱藥癮）治療業務。

第一三條 106

為醫藥及科學研究之目的，食品藥物署得使用經司法機關沒收及查獲機關沒入之毒品。

第三章　輸入、輸出、製造及販賣

第一四條

①醫療機構、藥局、醫藥教育研究試驗機構、獸醫診療機構、畜牧獸醫機構、西藥製造業、動物用藥品製造業、西藥販賣業、動物用藥品販賣業使用或經營管制藥品，應置管制藥品管理人管理之。

②管制藥品管理人之資格，除醫療機構、藥局應指定醫師、牙醫師或藥師擔任外，其餘由中央衛生主管機關定之。

③醫療機構、藥局購用之管制藥品不含麻醉藥品者，得指定藥劑生擔任管制藥品管理人。

第一五條

有下列情形之一者，不得充任管制藥品管理人；已充任者，解任之：

一　違反管制藥品相關法律，受刑之宣告，經執行完畢未滿三年者。

二　受監護或輔助宣告尚未撤銷或藥癮者。

第一六條 106

①管制藥品之輸入、輸出、製造、販賣、購買，應依下列規定辦理

一　第四條第一項所定之製藥工廠得辦理第一級、第二級管制藥品之輸入、輸出、製造、販賣。

二　第四條第一項所定之受託藥商得製造第一級、第二級管制藥

品。

三　西藥製造業或動物用藥品製造業得辦理管制藥品原料藥之購買、輸入及第三級、第四級管制藥品之輸出、製造、販賣。

四　西藥販賣業或動物用藥品販賣業得辦理第三級、第四級管制藥品之輸入、輸出、販賣。

五　醫療機構、藥局、獸醫診療機構、畜牧獸醫機構或醫藥教育研究試驗機構得購買管制藥品。

②前項機構或業者，應向食品藥物署申請核准登記，取得管制藥品登記證。

③前項登記事項變更時，應自事實發生之日起十五日內，向食品藥物署辦理變更登記。

④管制藥品登記證不得借予、轉讓他人。

⑤第二項登記證之核發、變更登記、補發、換發、撤銷、廢止及管理等事項之辦法，由中央衛生主管機關定之。

第一七條 106

第一級、第二級管制藥品之需要數量，每年由食品藥物署預爲估計，報中央衛生主管機關核定。

第一八條 106

食品藥物署應按月將第一級、第二級管制藥品之收支情形及現存品量，陳報中央衛生主管機關，由中央衛生主管機關每年公告一次，並刊登政府公報。

第一九條 106

①第四條第一項所定之製藥工廠輸入、輸出第一級、第二級管制藥品，應向食品藥物署申請核發憑照。

②前項輸入、輸出口岸，由中央衛生主管機關核定之。

第二〇條 106

第三級、第四級管制藥品之輸入、輸出及製造，除依藥事法第三十九條規定取得許可證外，應逐批向食品藥物署申請核發同意書。但因特殊需要，經中央衛生主管機關許可者，不在此限。

第二一條

管制藥品之販賣，應將購買人及其機構、團體之名稱、負責人姓名、管制藥品登記證字號、所購品量及販賣日期，詳實登錄簿冊，連同購買人簽名之單據保存之。

第二二條 106

第一級、第二級管制藥品之申購，食品藥物署得限量核配；其限量辦法，由中央衛生主管機關定之。

第二三條 106

在國內運輸第一級、第二級管制藥品，應向食品藥物署申請核發憑照，始得爲之。但持有當地衛生主管機關證明，爲辦理該藥品銷燬作業而運輸者，不在此限。

第二四條

管制藥品應置於業務處所保管；其屬第一級至第三級管制藥品者，並應專設櫥櫃，加鎖儲藏。

第二五條
①管制藥品之標籤，應以中文載明管制級別、警語及足以警惕之圖案或顏色；其屬麻醉藥品者，並應以中文標示麻醉藥品標幟。
②前項管制級別及麻醉藥品標幟之式樣，由中央衛生主管機關定之。

第四章　管　制

第二六條
①領有管制藥品登記證者銷燬管制藥品，應申請當地衛生主管機關核准後，會同該衛生主管機關為之。
②領有管制藥品登記證者調劑、使用後之殘餘管制藥品，應由其管制藥品管理人會同有關人員銷燬，並製作紀錄備查。

第二七條 106
①管制藥品減損時，管制藥品管理人應立即報請當地衛生主管機關查核，並自減損之日起七日內，將減損藥品品量，檢同當地衛生主管機關證明文件，向食品藥物署申報。其全部或一部經查獲時，亦同。
②前項管制藥品減損涉及遺失或失竊等刑事案件，應提出向當地警察機關報案之證明文件。

第二八條 106
①領有管制藥品登記證者，應於業務處所設置簿冊，詳實登載管制藥品每日之收支、銷燬、減損及結存情形。
②前項登載情形，應依中央衛生主管機關規定之期限及方式，定期向當地衛生主管機關及食品藥物署申報。

第二九條 106
領有管制藥品登記證者，其開業執照、許可執照、許可證等設立許可文件或管制藥品登記證受撤銷、廢止或停業處分時，應依下列規定辦理：
一　自受處分之日起十五日內，將管制藥品收支、銷燬、減損及結存情形，分別向當地衛生主管機關及食品藥物署申報。
二　簿冊、單據及管制藥品專用處方箋，由原負責人保管。
三　受撤銷或廢止處分者，其結存之管制藥品，應自第一款所定申報之日起六十日內轉讓予其他領有管制藥品登記證者，並再分別報請當地衛生主管機關及食品藥物署查核，或報請當地衛生主管機關會同銷燬後，報請食品藥物署查核。
四　受停業處分者，其結存之管制藥品得依前款規定辦理或自行保管。

第三〇條 106
①領有管制藥品登記證者，其申請歇業或停業時，應依下列規定辦理：
一　將管制藥品收支、銷燬、減損及結存情形，分別向當地衛生主管機關及食品藥物署申報。

二　申請歇業者，應將結存之管制藥品轉讓予其他領有管制藥品登記證者，並報請當地衛生主管機關查核無誤，或報請當地衛生主管機關會同銷燬後，始得辦理歇業登記。

三　申請停業者，其結存之管制藥品得依前款規定辦理或自行保管。

②當地衛生主管機關於核准歇業或停業或受理前項第一款之申報後，應儘速轉報食品藥物署。

第三一條

第一級、第二級管制藥品不得借貸、轉讓。但依前二條規定轉讓者，不在此限。

第三二條

本條例所規定之簿冊、單據及管制藥品專用處方箋，均應保存五年。

第三三條 106

衛生主管機關及食品藥物署，必要時得派員稽核管制藥品之輸入、輸出、製造、販賣、購買、使用、調劑及管理情形，並得出具單據抽驗其藥品，受檢者不得規避、妨礙或拒絕。但抽驗數量，以足供檢驗之用者為限。

第三四條

①各級政府及有關機關應編列預算，宣導管制藥品濫用之危害及相關法令，並得委請公益團體協助辦理。

②各級衛生主管機關或經中央衛生主管機關指定之醫療機構、精神復健機構或相關公益團體，得成立管制藥品防治諮詢單位，接受民眾諮詢。

第三四條之一

中央衛生主管機關為偵測管制藥品濫用情形及辦理預警宣導，應建立監視及預警通報系統，對於醫療（事）與其他相關機構、團體及人員通報濫用個案者，並得予以獎勵；其通報對象、內容、程序及相關獎勵措施之辦法，由中央衛生主管機關定之。

第三五條

各級衛生主管機關及經中央衛生主管機關指定之醫療機構、精神復健機構，得視需要置專人辦理藥癮防治諮詢服務。

第三六條

醫師、牙醫師、藥師、藥劑生、獸醫師及獸醫佐違反本條例規定受罰鍰處分者，中央衛生主管機關得視其情節輕重，自處分之日起，停止其處方、使用或調劑管制藥品六個月至二年。違反毒品危害防制條例規定經起訴者，自起訴之日起，暫停其處方、使用或調劑管制藥品；其經無罪判決確定者，得申請恢復之。

第五章　罰　則

第三七條 106

有下列情形之一者，處新臺幣十五萬元以上七十五萬元以下罰鍰：

一　非第四條第一項之製藥工廠，輸入、輸出、販賣第一級或第二級管制藥品。
二　非第四條第一項之製藥工廠或受託藥商，製造第一級或第二級管制藥品。
三　違反第五條或第九條規定。

第三八條

①違反第二十條或第二十六條第一項規定者，處新臺幣十五萬元以上七十五萬元以下罰鍰。
②違反第二十六條第一項規定者，其管制藥品管理人亦處以前項之罰鍰。

第三九條

①未依第十六條第二項規定領有管制藥品登記證而輸入、輸出、製造、販賣、購買第三級、第四級管制藥品，或違反第六條、第七條第一項、第八條第一項、第二項、第十條第一項、第三項、第十二條、第二十一條、第二十四條、第二十七條、第二十八條第一項、第二十九條、第三十一條或第三十二條規定，或受檢者違反第三十三條規定或違反中央衛生主管機關依第三十六條所為之處分者，處新臺幣六萬元以上三十萬元以下罰鍰，受檢者違反第三十三條規定者，並得予以強制檢查。
②違反第二十一條、第二十四條、第二十八條第一項、第三十一條或第三十二條規定者，其管制藥品管理人亦處以前項之罰鍰。
③違反第六條、第八條第一項、第二項、第十條第一項、第三項、第二十七條規定，或違反中央衛生主管機關依第三十六條所為之處分者，其所屬機構或負責人亦處以第一項之罰鍰。
④違反第十二條規定者，其行為人亦處以第一項之罰鍰。
⑤違反第六條、第七條第一項或第十二條規定者，除依第一項規定處罰外，其情節重大者，並得由原核發證書、執照機關廢止其管制藥品登記證、醫師證書、牙醫師證書、獸醫師證書、獸醫佐證書或管制藥品使用執照。

第四〇條

①未依第十四條第一項規定置管制藥品管理人，或未依第七條第二項、第十六條第三項規定辦理變更登記，或違反第十條第二項、第十一條、第十六條第四項、第二十三條、第二十五條、第二十六條第二項或第二十八條第二項規定者，處新臺幣三萬元以上十五萬元以下罰鍰。
②違反第二十八條第二項規定者，其管制藥品管理人亦處以前項之罰鍰。
③違反第十條第二項或第二十六條第二項規定者，其所屬機構或負責人亦處以第一項之罰鍰。

第四一條（刪除）

第四二條

①本條例所定之罰鍰，由直轄市或縣（市）衛生主管機關處罰之。

但違反第七條、第十六條第二項至第四項、第二十條或第二十三條規定，或違反中央衛生主管機關依第三十六條所為之處分者，由中央衛生主管機關處罰之。

②海關查獲違反本條例有關輸入、輸出規定案件，除依海關緝私條例論處外，並通知衛生主管機關處理。

第四二條之一（刪除）106

第六章　附　則

第四三條

本條例施行細則，由中央衛生主管機關定之。

第四四條

本條例自公布日施行。

管制藥品管理條例施行細則

①民國 33 年 2 月 23 日行政院令訂定發布全文 18 條。
②民國 46 年 11 月 2 日行政院令修正發布全文 30 條。
③民國 56 年 10 月 26 日行政院令修正發布第 13 條條文。
④民國 59 年 2 月 3 日內政部令修正發布全文 30 條。
⑤民國 64 年 7 月 15 日行政院衛生署令修正發布全文 32 條。
⑥民國 66 年 3 月 3 日行政院衛生署令修正發布第 12、20～22 條條文。
⑦民國 68 年 7 月 4 日行政院衛生署令修正發布第 21 條條文。
⑧民國 71 年 4 月 23 日行政院衛生署令修正發布全文 32 條。
⑨民國 73 年 10 月 29 日行政院衛生署令增訂發布第 8 條附表四、第 10 條附表五。
⑩民國 82 年 8 月 18 日行政院衛生署令修正發布第 18、20、23、25、29 條條文；增訂第 29-1 條條文；並刪除第 17 條條文。
⑪民國 84 年 1 月 13 日行政院衛生署令修正發布第 29-1 條條文。
⑫民國 88 年 3 月 24 日行政院衛生署令修正發布第 6 條附表二。
⑬民國 89 年 4 月 1 日行政院衛生署令修正發布名稱及全文 38 條；並自發布日起施行（原名稱：麻醉藥品管理條例施行細則）。
⑭民國 92 年 10 月 15 日行政院衛生署令修正發布第 3、4、11、12 條條文；刪除第 6、27、37 條條文；並增訂第 22-1 條條文。
⑮民國 101 年 6 月 20 日行政院衛生署令修正發布全文 31 條；並自發布日施行。
民國 102 年 7 月 19 日行政院公告第 2、6 條、第 8 條第 2、3、5 項、第 9、10 條、第 12 條第 1、2、4 項、第 13～16 條第 1 項、第 18 條、第 20 條第 2 項、第 21、22 條、第 26 條第 1 項、第 27 條第 1 項第 1、2 款、第 29 條所列屬「行政院衛生署食品藥物管理局」之權責事項，自 102 年 7 月 23 日起改由「衛生福利部食品藥物管理署」管轄。
⑯民國 102 年 11 月 8 日衛生福利部令修正發布全文 31 條；並自發布日施行。
⑰民國 107 年 4 月 24 日衛生福利部令修正發布第 20 條條文。

第一條
本細則依管制藥品管理條例（以下簡稱本條例）第四十三條規定訂定之。

第二條
領有管制藥品登記證之機構或業者，其醫藥教育研究試驗人員依本條例第六條第二項規定申請使用管制藥品，應由該機構或業者備具申請書，檢附醫藥教育研究試驗人員身分證明文件影本及其相關研究試驗計畫資料，向衛生福利部食品藥物管理署（以下簡稱食品藥物署）申請，經中央衛生主管機關核准後，始得爲之。

第三條
領有管制藥品登記證之機構，其所屬人員申領之管制藥品使用執照，應由該機構依本條例第十四條規定所置之管制藥品管理人列冊管理。

第四條

醫師、牙醫師、獸醫師或獸醫佐使用第一級至第三級管制藥品時，醫師、牙醫師應將使用執照號碼載明於管制藥品專用處方箋；獸醫師、獸醫佐應將使用執照號碼載明於診療紀錄。

第五條

本條例第十一條所稱含管制藥品成分屬醫師、藥師、藥劑生指示藥品，指含有行政院依本條例第三條第二項規定所核定公告之各級管制藥品成分之製劑，且爲醫師、藥師、藥劑生指示用藥者。但所含管制藥品成分有下列情形之一者，不適用之：

一　行政院僅公告管制其原料藥。

二　其濃度或劑量單位在中央衛生主管機關公告之限量以下。

第六條

醫療機構依本條例第十二條規定申請使用第一級、第二級管制藥品，從事管制藥品成癮治療業務者，應檢附治療計畫，向食品藥物署申請，並經中央衛生主管機關核准後，始得爲之。但爲配合中央衛生主管機關核定之專案計畫者，不在此限。

第七條

①本條例第十四條第二項所稱管制藥品管理人之資格，規定如下：

一　醫療機構：所屬醫師、牙醫師或藥師。但購用之管制藥品不含麻醉藥品者，得爲藥劑生。

二　藥局及西藥販賣業：所屬藥師。但購用或販賣之管制藥品不含麻醉藥品者，得爲藥劑生。

三　醫藥教育研究試驗機構：所屬專任教師、編制內醫師、牙醫師、獸醫師、獸醫佐、藥師、研究人員或檢驗人員。

四　獸醫診療機構及畜牧獸醫機構：所屬獸醫師或獸醫佐。

五　西藥製造業：所屬藥師。

六　動物用藥品製造業及動物用藥品販賣業：所屬藥師、獸醫師或獸醫佐。

②前項第三款、第四款及第六款之獸醫佐，以符合獸醫師法第十六條第二項規定者爲限。

第八條

①本條例第十九條第一項規定所稱憑照，包括輸入憑照及輸出憑照。

②輸入憑照一式五聯，第一聯交輸入者轉輸出者，據以向輸出國政府申請輸出憑照；第二聯交輸入者於通關時使用，經海關核驗簽署後，由輸入者於十五日內交還食品藥物署；第三聯由海關存查；第四聯由食品藥物署轉輸出國政府；第五聯由食品藥物署存查。

③輸出憑照一式五聯，第一聯交輸出者隨貨運遞；第二聯交輸出者於通關時使用，經海關核驗簽署後，由輸出者於十五日內交還食品藥物署；第三聯由海關存查；第四聯由食品藥物署寄輸入國政府簽署後寄回；第五聯由食品藥物署存查。

④前二項之輸入憑照、輸出憑照，以使用一次為限；其輸入、輸出期限，自簽發日起不得超過六個月。
⑤未於輸入憑照、輸出憑照期限內辦理輸入、輸出者，應將輸入憑照、輸出憑照繳回食品藥物署註銷。

第九條

依本條例第十九條第一項規定向食品藥物署申請核發第一級、第二級管制藥品輸入憑照者，應備具申請書，並檢附下列文件：

一　中央衛生主管機關核發之藥品輸入、製造許可證影本或經核准之醫藥教育研究試驗計畫文件影本。但上開證件影本已送食品藥物署備查者，無須檢附。

二　申請輸入之管制藥品於申請日前月之收支結存情形。但已依第二十六條規定申報者，無須檢附。

第一〇條

依本條例第十九條第一項規定向食品藥物署申請核發第一級、第二級管制藥品輸出憑照者，應備具申請書，並檢附下列文件：

一　中央衛生主管機關核發之藥品製造許可證影本或經核准之醫藥教育研究試驗計畫文件影本。但上開證件影本已送食品藥物署備查者，無須檢附。

二　輸入國政府核准輸入之許可文件。

三　申請輸出之管制藥品於申請日前月之收支結存情形。但已依第二十六條規定申報者，無須檢附。

第一一條

本條例第二十條所稱同意書，包括輸入同意書、輸出同意書及製造同意書。

第一二條

①管制藥品輸入同意書一式四聯，第一聯交輸入者轉輸出者，據以向輸出國政府辦理輸出事宜；第二聯交輸入者於通關時使用，經海關核驗簽署後，由輸入者於十五日內交還食品藥物署；第三聯由海關存查；第四聯由食品藥物署存查。
②管制藥品輸出同意書一式五聯，第一聯交輸出者隨貨運遞；第二聯交輸出者於通關時使用，經海關核驗簽署後，由輸出者於十五日內交還食品藥物署；第三聯由海關存查；第四聯由食品藥物署依國際公約之規定或應輸入國政府之管制需要，寄輸入國政府簽署後寄回；第五聯由食品藥物署存查。
③前二項之管制藥品輸入同意書、輸出同意書，以使用一次為限；其輸入、輸出期限，自簽發日起不得超過三個月。
④未於管制藥品輸入同意書、輸出同意書期限內辦理輸入、輸出者，應將輸入同意書、輸出同意書繳回食品藥物署註銷。

第一三條

依本條例第二十條規定向食品藥物署申請核發第三級、第四級管制藥品輸入同意書者，應備具申請書，並檢附下列文件：

一　中央衛生或農業主管機關核發之藥品輸入、製造許可證影本或經核准之醫藥教育研究試驗計畫文件影本。但上開證件影本已送食品藥物署備查者，無須檢附。

二　申請輸入之管制藥品於申請日前月之收支結存情形。但已依第二十六條規定申報者，無須檢附。

第一四條

依本條例第二十條規定向食品藥物署申請核發第三級、第四級管制藥品輸出同意書者，應備具申請書，並檢附下列文件：

一　中央衛生或農業主管機關核發之藥品製造許可證影本或經核准之醫藥教育研究試驗計畫文件影本。但上開證件影本已送食品藥物署備查者，無須檢附。

二　申請輸出之管制藥品於申請日前月之收支結存情形。但已依第二十六條規定申報者，無須檢附。

三　輸入國政府核准輸入之許可文件；必要時，食品藥物署得要求該文件先經我國駐外使領館、代表處、辦事處或其他外交部授權機構之驗證。

第一五條

管制藥品輸入後，食品藥物署於收到輸出國政府依國際公約規定發送之確認輸入文件時，應於該文件註明實際輸入藥品品量並簽署後，寄還輸出國政府。

第一六條

①依本條例第二十條規定向食品藥物署申請核發第三級、第四級管制藥品製造同意書者，應備具申請書，並檢附下列文件：

一　中央衛生或農業主管機關核發之藥品製造許可證影本、經核准之醫藥教育研究試驗計畫文件影本或藥品試製許可證明文件影本。但上開證件影本已送食品藥物署備查者，無須檢附。

二　申請製造之管制藥品於申請日前月之收支結存情形。但已依第二十六條規定申報者，無須檢附。

②前項管制藥品製造同意書，以使用一次爲限；其製造期限，自簽發日起不得超過三個月。

第一七條

①本條例第二十一條所稱購買人簽名之單據，其內容應載明買、賣雙方之名稱、管制藥品登記證字號、地址、買賣日期、品名、許可證字號、製造廠名稱、管制藥品成分含量、管制級別、批號及數量。

②前項單據一式二聯，分別由購買人及販賣之業者各執一份。買賣雙方均應將其內容登錄簿冊，並依本條例第三十二條規定保存五年。

第一八條

病人爲治療其本人之疾病，隨身攜帶第一級至第三級管制藥品出國或入國者，得檢附聲明書與載明病名、治療經過及必須施用管制藥品理由之醫師診斷證明書，報請食品藥物署備查。聲明書並應載明下列事項：

一　病人之姓名、出生年月日、住居所及護照號碼。

二　攜帶出國或入國之管制藥品品名、規格及數量。

三　出國或入國期間。

四　出國或入國口岸。

第一九條

①領有管制藥品登記證之機構或業者第一次購用第一級、第二級管制藥品，應先向本條例第四條第一項所定之製藥工廠（以下簡稱製藥工廠）索取印鑑卡一式二份，填妥加蓋印章後，一份送製藥工廠，一份保存備查。

②申購第一級、第二級管制藥品者，應向製藥工廠索取訂購單，填妥加蓋印章後，送製藥工廠申購。訂購單上所蓋之印章應與前項送存之印鑑相同。

③第一項送存之印鑑如有變更，應重新檢送新印鑑卡送製藥工廠備查，始得續購。

第二〇條 107

①製藥工廠依本條例第四條第一項規定販賣第一級、第二級管制藥品，應自行遞交或以郵局寄送方式辦理。但符合下列情形之一，且有無法自行遞交或由郵局寄送之虞者，得經中央衛生主管機關核准後，委託物流業者或以其他方式運送：

一　藥品需特殊運輸條件。

二　天災、事變或發生大量傷病患事件。

②製藥工廠配送政府機關專案計畫所需第一級、第二級管制藥品之方式，應報中央衛生主管機關核准後，始得為之。

第二一條

在國內運輸第一級、第二級管制藥品，應由起運機構或業者檢附下列資料，依本條例第二十三條規定向食品藥物署申請核發管制藥品運輸憑照：

一　起運及運達機構或業者之名稱、地址、負責人、管制藥品登記證字號、管制藥品管理人及其專門職業證書字號。

二　擬運輸管制藥品之品名、規格、數量及批號。

三　運輸原由。

四　預定運輸日期。

第二二條

依本條例第二十六條第一項規定辦理管制藥品之銷燬者，應備具申請書；銷燬後，由當地衛生主管機關出具銷燬證明，並副知食品藥物署。

第二三條

管制藥品之減損涉及本條例第二十七條第二項所定遺失或失竊等刑事案件時，應保留現場，立即向當地警察機關報案，並取得報案之證明文件；警察機關應列入管制刑案，加強偵辦。

第二四條

西藥或動物用藥品製造業者及販賣業者依本條例第二十八條第一項規定登載簿冊時，應依各藥品品項及批號分別登載下列事項：

一　品名、管制藥品成分、含量、許可證字號、級別、批號、最小單位及製造廠名稱。

二　收入及支出資料，包括收入或支出之日期、原因、數量、收入來源或支出對象機構、業者之名稱、地址、電話號碼與其管制藥品登記證字號及下列事項：

㈠收入原因為輸入或製造者，並應載明輸入或製造同意書編號。

㈡收入原因為查獲減損之管制藥品者，並應載明減損管制藥品查獲證明文號。

㈢支出原因為輸出、銷燬或減損者，並應載明輸出同意書編號、銷燬或減損證明文號。

㈣支出原因為用於製造藥品者，並應載明生產製劑之品名、批號及製造同意書編號。

三　結存數量。

第二五條

醫療機構、藥局、獸醫診療機構、畜牧獸醫機構及醫藥教育研究試驗機構依本條例第二十八條第一項規定登載簿冊時，應依各藥品品項分別登載下列事項：

一　品名、管制藥品成分、含量、許可證字號、級別、最小單位及製造廠名稱。

二　收入及支出資料，包括收入或支出之日期、原因、數量及下列事項：

㈠收入原因為購買或受讓者，並應登載藥品批號、來源之機構或業者名稱及其管制藥品登記證字號。

㈡收入原因為查獲減損之管制藥品者，並應載明減損管制藥品查獲證明文號。

㈢支出原因為銷燬或減損者，並應載明藥品銷燬或減損證明文號。

㈣支出原因為退貨或轉讓者，並應載明支出對象之機構或業者名稱及其管制藥品登記證字號。

㈤支出原因為調劑、使用第一級至第三級管制藥品者，並應逐日詳實登載病人姓名（或病歷號碼、飼主姓名）及其領用數量。

㈥支出原因為調劑、使用第四級管制藥品者，並應逐日詳實登載總使用量。

㈦支出原因為研究、試驗者，並應登載研究試驗計畫名稱與其核准文號及使用者姓名。

三　結存數量。

第二六條

①西藥或動物用藥品製造業者及販賣業者依本條例第二十八條第二

項規定申報管制藥品簿冊登載情形者，應於每月二十日前就其前一個月簿冊登載情形，依藥品品項逐批載明下列事項，向所在地、銷售地衛生主管機關及食品藥物署申報；於該期間無任何管制藥品收入、支出或結存者，亦同：

一　申報者之名稱、管制藥品登記證字號、地址、電話號碼、負責人、管制藥品管理人、申報日期及申報資料期間，並加蓋印信戳記、負責人印章及管制藥品管理人之簽章。

二　品名、管制藥品成分、含量、許可證字號、級別、批號、最小單位及製造廠名稱。

三　上期結存數量。

四　本期收入及支出資料，其內容並應與簿冊登載者相同。

五　本期結存數量。

②前項申報得以電子方式爲之；其媒體形式及規格，由中央衛生主管機關公告之。

第二七條

①醫療機構、藥局、獸醫診療機構、畜牧獸醫機構及醫藥教育研究試驗機構依本條例第二十八條第二項規定申報管制藥品簿冊登載情形者，應依下列規定辦理：

一　每年一月向所在地衛生主管機關及食品藥物署辦理前一年管制藥品之申報；於該期間無任何管制藥品收入、支出或結存者，亦同。

二　申請管制藥品登記證之負責人或管制藥品管理人變更登記時，應向所在地衛生主管機關及食品藥物署辦理管制藥品之申報。

三　前二款之申報，應依各藥品品項分別載明下列事項：

㈠申報者之名稱、管制藥品登記證字號、地址、電話號碼、負責人、管制藥品管理人、申報日期及申報資料期間，並加蓋印信戳記、負責人印章及管制藥品管理人之簽章。

㈡品名、管制藥品成分、含量、許可證字號、級別、最小單位及製造廠名稱。

㈢上期結存數量。

㈣本期收入及支出資料，其內容並應與簿冊登載者相同。但收入原因爲退藥或支出原因爲調劑、使用、研究、試驗者，得僅登載申報期間之收入及支出總數量。

㈤本期結存數量。

②前項申報得以電子方式爲之；其媒體形式及規格，由中央衛生主管機關公告之。

第二八條

領有管制藥品登記證之機構或業者因負責人死亡辦理歇業者，得由其最近親屬依規定辦理結存管制藥品之轉讓、銷燬及申報手續。

第二九條

依本條例第三十一條但書規定辦理第一級、第二級管制藥品之轉讓者，應先向食品藥物署申請運輸憑照。

第三〇條

本條例及本細則應用之書件格式，由中央衛生主管機關定之。

第三一條

本細則自發布日施行。

管制藥品使用執照與登記證核發及管理辦法

①民國 100 年 11 月 22 日行政院衛生署令訂定發布全文 18 條；並自發布日施行。

民國 102 年 7 月 19 日行政院公告第 2、4～10 條、第 13 條第 1 項、第 14～17 條所列屬「行政院衛生署食品藥物管理局」之權責事項，自 102 年 7 月 23 日起改由「衛生福利部食品藥物管理署」管轄。

②民國 102 年 11 月 8 日衛生福利部令修正發布全文 18 條；並自發布日施行。

第一條

本辦法依管制藥品管理條例（以下稱本條例）第七條第四項及第十六條第五項規定訂定之。

第二條

醫師、牙醫師、獸醫師或獸醫佐依本條例第七條第一項規定申請核發管制藥品使用執照，應備具下列文件，向衛生福利部食品藥物管理署（以下稱食品藥物署）辦理：

一　管制藥品使用執照申請書。

二　專門職業證書影本一份。

三　執業執照影本一份。

第三條

管制藥品使用執照應登記使用者之姓名、出生年月日、專門職業證書字號及使用執照號碼等事項。

第四條

管制藥品使用執照登記事項變更時，應自事實發生之日起十五日內，檢附管制藥品使用執照變更登記申請書、第二條第二款、第三款之文件及原管制藥品使用執照正本，向食品藥物署辦理變更登記。

第五條

管制藥品使用執照遺失或損毀者，應備具第二條規定之文件，向食品藥物署申請補發或換發。嗣後發現已報失之使用執照，應即繳銷。

第六條

領有管制藥品使用執照者死亡，由食品藥物署註銷其管制藥品使用執照。

第七條

專門職業證書或執業執照經撤銷、廢止或註銷者，食品藥物署得撤銷、廢止其管制藥品使用執照。

第八條

領有管制藥品使用執照者，不再使用第一級至第三級管制藥品，得備具管制藥品使用執照繳還申請書及管制藥品使用執照正本，向食品藥物署辦理管制藥品使用執照之註銷。

第九條

領有管制藥品使用執照者，受停止處方或停止使用管制藥品處分時，其管制藥品使用執照應隨繳食品藥物署，俟期限屆至時發還之。

第一〇條

申請管制藥品登記證者，應備具下列文件各一份，向食品藥物署辦理：

一　管制藥品登記證申請書。

二　機構或業者之設立許可文件影本：

㈠醫療機構：開業執照。

㈡藥局：藥局執照。

㈢西藥販賣業：販賣業藥商許可執照。

㈣西藥製造業：製造業藥商許可執照。

㈤獸醫診療機構：開業執照。

㈥畜牧獸醫機構：經政府立案之設立許可文件。

㈦動物用藥品販賣業：動物用藥品販賣業許可證。

㈧動物用藥品製造業：工廠登記、公司登記或商業登記證明文件。

㈨醫藥教育研究試驗機構：經政府立案之設立許可文件或其他證明文件。

三　機構或業者負責人之身分證明文件影本。

四　管制藥品管理人之資格文件影本：

㈠第二款第一目至第五目：專門職業證書及執業執照。

㈡第二款第六目至第八目：專門職業證書及在職證明。

㈢第二款第九目：國民身分證及在職證明。

第一一條

機構或業者申請管制藥品登記證，有下列情形之一者，不予核准：

一　負責人曾違反本條例規定，致使機構或業者於申請前二年內受撤銷、廢止管制藥品登記證處分。

二　負責人或管制藥品管理人曾違反毒品危害防制條例規定，經檢察機關起訴或法院判決有罪。但經判決無罪確定者，不在此限。

第一二條

管制藥品登記證應登記機構或業者之名稱、地址、登記證字號、負責人姓名、管制藥品管理人姓名、專門職業類別、經營業別及發證日期等事項。

第一三條

①管制藥品登記證登記事項變更時，應依本條例第十六條第三項規

定，自事實發生之日起十五日內，備具管制藥品登記證變更登記申請書、第十條第二款至第四款之文件及原管制藥品登記證正本，向食品藥物署辦理變更登記。

②申請負責人或管制藥品管理人變更登記時，應申報管制藥品簿冊登載情形，並檢附管制藥品收支結存資料。

第一四條

管制藥品登記證遺失或損毀者，應備具第十條規定之文件及管制藥品收支結存資料，向食品藥物署申請補發或換發。嗣後發現已報失之登記證，應即繳銷。

第一五條

領有管制藥品登記證者不再從事管制藥品業務，經申報管制藥品簿冊登載情形後，其管制藥品已無庫存者，應檢附管制藥品登記證繳還申請書、管制藥品登記證及管制藥品收支結存資料，向食品藥物署辦理管制藥品登記證之註銷。

第一六條

領有管制藥品登記證者，申請歇業或依第十條第二款所定設立許可文件受撤銷、廢止處分時，應申報管制藥品簿冊登載情形，並檢附管制藥品登記證繳還申請書、管制藥品登記證及管制藥品收支結存資料，向食品藥物署辦理管制藥品登記證之註銷；未依規定繳銷者，由食品藥物署註銷之。

第一七條

領有管制藥品登記證者申請停業或受停業處分時，應申報管制藥品簿冊登載情形，並檢附聲明書及管制藥品收支結存資料，報請食品藥物署備查，其管制藥品登記證應隨繳當地主管機關，俟核准復業時發還之。

第一八條

本辦法自發布日施行。

管制藥品製藥工廠作業基金收支保管及運用辦法

①民國90年9月27日行政院令訂定發布全文12條;並自發布日施行。
②民國99年8月17日行政院令修正發布名稱及全文11條;並自99年1月1日施行(原名稱:管制藥品管理局製藥工廠作業基金收支保管及運用辦法)。
民國102年7月19日行政院公告第2條所列屬「行政院衛生署」、「行政院衛生署食品藥物管理局」之權責事項,自102年7月23日起分別改由「衛生福利部」、「衛生福利部食品藥物管理署」管轄。
③民國102年12月19日行政院令修正發布第2、5、9、11條條文;並自發布日施行。

第一條
爲辦理管制藥品之輸入、輸出、製造、品管、銷售、保管及製造方法之研究事項,特設置管制藥品製藥工廠作業基金(以下簡稱本基金),並依預算法第二十一條規定,訂定本辦法。

第二條 102
本基金爲預算法第四條第一項第二款所定之特種基金,編製附屬單位預算,以衛生福利部爲主管機關(以下簡稱本部),本部食品藥物管理署爲管理機關。

第三條
本基金之來源如下:
一　由政府循預算程序之撥款。
二　產品之銷售收入及製藥工廠提供勞務收入。
三　本基金之孳息收入。
四　其他有關收入。

第四條
本基金之用途如下:
一　產品之生產與銷售支出及製藥工廠提供勞務支出。
二　產品行銷、管理、總務及研究發展支出。
三　其他有關支出。

第五條 102
本基金之保管及運用應注意收益性及安全性,其存儲並應依公庫法及其相關法令規定辦理。

第六條
本基金爲應業務需要,得購買政府公債、國庫券或其他短期票券。

第七條
本基金有關預算編製與預算執行及決算編造,應依預算法、會計法、決算法、審計法及相關法令規定辦理。

第八條

本基金會計事務之處理，應依規定訂定會計制度。

第九條 102

本基金年度決算如有賸餘，應依規定辦理分配。

第一〇條

本基金結束時，應予結算，其餘存權益應解繳國庫。

第一一條 102

①本辦法自中華民國九十九年一月一日施行。

②本辦法修正條文自發布日施行。

管制藥品濫用通報及獎勵辦法

①民國95年12月15日行政院衛生署令訂定發布全文9條；並自96年1月1日施行。
②民國99年6月3日行政院衛生署令修正發布第4、9條條文；並自99年1月1日施行。
民國102年7月19日行政院公告第4條所列屬「行政院衛生署食品藥物管理局」之權責事項，自102年7月23日起改由「衛生福利部食品藥物管理署」管轄。
③民國102年11月8日衛生福利部令修正發布第4、9條條文；並自發布日施行。

第一條
本辦法依管制藥品管理條例（以下簡稱本條例）第三十四條之一規定訂定之。

第二條
本辦法適用之通報對象，爲非經醫囑，不當或過度使用管制藥品而至醫療（事）機構或戒癮輔導機構、團體就診、戒毒者。

第三條
管制藥品濫用通報之內容包括藥物濫用個案來源、基本資料、就診地點、就診原因、濫用藥物原因、取得藥物場所、取得藥物來源對象、用藥史、用藥種類及其他經中央衛生主管機關規定者等資料。

第四條 102
管制藥品濫用通報之程序，由各醫療（事）機構或戒癮輔導機構、團體之人員，向衛生福利部食品藥物管理署申請管制藥品濫用通報資訊系統之帳號及密碼後，依前條所定內容通報。

第五條
未經依本條例第三條規定，報請行政院核定公告分級管理前之新興濫用藥品，經中央衛生主管機關審議認定者，準用本辦法規定通報。

第六條
各醫療（事）機構或戒癮輔導機構、團體及其人員對於管制藥品濫用通報內容之有關資料，應予保密。

第七條
依本辦法通報，著有績效之醫療（事）機構或戒癮輔導機構、團體或其人員，由中央衛生主管機關頒發獎狀、獎牌或其他獎勵方式予以獎勵。

第八條
依本辦法通報之人員，經中央衛生主管機關認定後，得依下列標準發給通報獎金：

一　通報每一個案，發給新臺幣一百元。

二　通報首例個案，發給新臺幣一萬元。

第九條　102

①本辦法自中華民國九十六年一月一日施行。

②本辦法中華民國九十九年六月三日修正之條文，自九十九年一月一日施行。

③本辦法修正條文自發布日施行。

藥商受託製造第一級及第二級管制藥品管理辦法

民國108年5月23日衛生福利部令訂定發布全文16條；並自發布日施行。

第一條

本辦法依管制藥品管理條例（以下稱本條例）第四條第三項規定訂定之。

第二條

①衛生福利部食品藥物管理署（以下稱食品藥物署）依本條例第四條第一項規定，委託藥商製造管制藥品時，應訂定委託契約，載明委託製造項目、相關權利義務、爭議處理及其他相關事項。
②受託藥商依前項規定簽訂契約後，應於製造管制藥品前，報食品藥物署同意後，始得製造。

第三條

①受託藥商應具備下列資格：
一　營業項目為製造西藥之藥商。
二　領有符合契約所定製造劑型之製造許可。
三　領有營業別為西藥製造業之管制藥品登記證。
②經食品藥物署依委託契約解除或依本辦法終止委託契約者，一年內不具有受託製造管制藥品之資格。

第四條

①受託藥商之廠房、實驗室及作業場所，應符合下列條件：
一　廠房及實驗室：堅固、安全，設有防盜措施，且與轄區警察機關或保全業設有緊急通報連線系統。
二　生產及分包裝作業場所：堅固、安全，具加強防護設備之獨立作業場所。但有特殊情況，經食品藥物署認可者，不在此限。
②前項第二款獨立作業場所，指具實體區隔，且於製造期間，實際專用於製造管制藥品之場所。
③第一項廠房、實驗室及作業場所之結構、隔間及其他硬體設施，有增建、改建、修繕或變更用途必要時，應經食品藥物署同意後，始得為之。

第五條

①受託藥商製造管制藥品，其設施及設備，於實際受託製造期間，應為專用；其原料藥、半製品及成品，應設置具雙重門鎖之專用儲存場所或固定式專櫃。
②前項儲存場所之牆壁、門及專櫃本體，應為不鏽鋼材質。但有特

殊情況，經食品藥物署認可者，不在此限。

第六條

受託藥商或其管制藥品之生產、分包裝、品管、警衛（保全）及管理作業人員，應遵行下列規定：

一　受託藥商於作業前，將所有參與作業人員名冊與其作業及進出相關作業區之權限，送食品藥物署備查；其有異動時，亦同。
二　參與作業人員於作業前，瞭解管制藥品之管制等級，詳閱物質安全資料表，瞭解藥品之危險性。
三　參與作業人員依受託藥商建立之安全管理作業程序，確實執行，並避免藥品吸入口鼻或接觸眼睛、皮膚或衣服。
四　從事生產、分包裝之人員，穿著連身，且無口袋之作業服裝。
五　參與作業人員有皮膚直接接觸管制藥品時，立即清洗及記錄，並由監督製造人員督導。
六　第一款列冊人員，接受食品藥物署依特定人員尿液採驗辦法之規定，實施藥物濫用尿液篩檢，每年至少一次。

第七條

①受託藥商應訂定管制藥品保全計畫，報食品藥物署備查，並落實執行。

②前項保全計畫，應包括下列內容：

一　作業與儲存場所之進出管制及監視錄影措施。
二　管制藥品移轉程序。
三　管制藥品之作業與儲存場所之垃圾處理，及管制藥品回收作業程序。
四　置二十四小時駐廠警衛（保全）人員，並訂定工作守則，其內容如下：
㈠進出作業及儲存場所人員確認、登記與必要之檢查。
㈡作業及儲存場所有異常情事或警報發報時，應立即向受託藥商指定人員報告，並至現場處理；其過程及結果，應予記錄。
五　與轄區警察機關或保全業簽訂警民聯防支援協定或保全協議。
六　發現人員進出作業及儲存場所有異常，或發生危安事故時，立即通報警衛室及廠區負責人，必要時通報警察機關及食品藥物署。

第八條

受託藥商之管制藥品作業及儲存場所，應裝設掌紋、磁卡或其他可辨識人員之管制裝置；其裝置應可儲存，並列印紀錄。

第九條

①受託藥商之警衛（保全）室、管制藥品作業及儲存場所，應裝設數位監視錄影設備；其監視系統，應設於指定之處所。

②管制藥品作業及儲存場所監視錄影點，應至少涵蓋管制藥品容器

開封與回封、生產、分包裝、運送、儲存與其他藥品暴露作業處所及儲存場所門口。

③受託藥商之管制藥品作業及儲存場所所在建築物之四週、出入口，應裝設數位監視錄影設備；其監視系統，應設於警衛（保全）室。

第一〇條

①前條數位監視錄影設備及監視系統，應符合下列規定：

一　錄影畫面解析度及景深，至少達到清晰辨識人員臉部外觀之程度。

二　妥善維護，並具有防止斷電措施。

三　受託製造管制藥品之作業及儲存期間，全程錄影，其畫面連續完整，並顯示日期、時間，且無剪接或重製情事。

②受託藥商應將監錄所得之數位檔案，於每批產品交貨時，併交付予食品藥物署。

第一一條

受託藥商應訂定管制藥品移轉作業程序。其於不同建築物之間移轉者，應填具移轉單；其內容應包括下列事項：

一　移轉目的。

二　移轉日期及時間。

三　轉出及轉入建築物名稱。

四　移轉品項之品名、料批號。

五　經手人員會同食品藥物署人員稱量確認之重（數）量。

六　經手人員與複核者及前款食品藥物署人員簽章。

第一二條

①食品藥物署於委託製造藥品實際製造期間，應每日派員至受託藥商監督。

②前項所派人員，應執行下列事項：

一　於每批產品各階段製程完成後，後續作業進行前，會同受託藥商指定之作業負責人，於「製造指示及紀錄」及其他表單相對應欄位簽核。

二　監督受託藥商於作業完成當日，立即完成與藥品接觸之設備、容器之清潔工作。

三　依第六條第五款會同監督受託藥商作業人員完成清洗、記錄。

③食品藥物署所派人員之監督，受託藥商應予配合，不得規避、妨礙或拒絕。

第一三條

①食品藥物署得就本辦法規定事項，對受託藥商進行不定期查核，受託藥商不得規避、妨礙或拒絕。

②前項查核，食品藥物署得邀請相關機關代表或專家學者參加。

第一四條

受託藥商有下列情形之一者，食品藥物署應令其限期改善；屆期未改善或情節重大者，應終止委託：

一　違反第二條第二項規定。

二　未具備第三條第一項資格。

三　違反第四條第一項或第三項規定。

四　違反第五條規定。

五　違反第六條規定。

六　違反第七條第一項規定，或其保全計畫內容與第二項規定不符。

七　違反第八條規定。

八　違反第九條規定。

九　違反第十條規定。

十　違反第十一條規定。

十一　違反第十二條第三項規定。

十二　違反第十三條第一項規定。

第一五條

本辦法施行前，已依委託契約製造管制藥品者，得依原契約辦理，不受本辦法規定之限制。

第一六條

本辦法自發布日施行。

藥害救濟法

①民國89年5月31日總統令制定公布全文28條；並自公布日起施行。
②民國100年5月4日總統令修正公布第1、5、12、13、22、23條條文；並刪除第25、27條條文。
民國102年7月19日行政院公告第2條所列屬「行政院衛生署」之權責事項，自102年7月23日起改由「衛生福利部」管轄。
③民國109年1月15日總統令修正公布第2條條文。

第一章　總　則

第一條

為使正當使用合法藥物而受害者，獲得及時救濟，特制定本法。

第二條 109

本法所稱主管機關為衛生福利部。

第三條

本法用詞定義如下：

一　藥害：指因藥物不良反應致死亡、障礙或嚴重疾病。
二　合法藥物：指領有主管機關核發藥物許可證，依法製造、輸入或販賣之藥物。
三　正當使用：指依醫藥專業人員之指示或藥物標示而為藥物之使用。
四　不良反應：指因使用藥物，對人體所產生之有害反應。
五　障礙：指符合身心障礙者保護法令所定障礙類別、等級者。但不包括因心理因素所導致之情形。
六　嚴重疾病：指主管機關參照全民健康保險重大傷病範圍及藥物不良反應通報規定所列嚴重不良反應公告之疾病。

第四條

①因正當使用合法藥物所生藥害，得依本法規定請求救濟。
②前項救濟分為死亡給付、障礙給付及嚴重疾病給付；其給付標準，由主管機關另定之。
③第一項救濟，主管機關於必要時，得考量藥害救濟基金財務狀況，依藥害救濟急迫程度，分階段實施之。

第二章　藥害救濟基金

第五條

為辦理藥害救濟業務，主管機關應設藥害救濟基金，基金之來源如下：

一　藥物製造業者及輸入業者繳納之徵收金。
二　滯納金。

三　代位求償之所得。
四　捐贈收入。
五　本基金之孳息收入。
六　其他有關收入。

第六條

①主管機關為辦理藥害救濟業務，得委託其他機關（構）或團體辦理下列事項；必要時，並得捐助成立財團法人，委託其辦理：
一　救濟金之給付。
二　徵收金之收取及管理。
三　其他與藥害救濟業務有關事項。

②前項委託，主管機關得隨時要求受託機關（構）或團體提出業務及財務報告，並得派員檢查其業務狀況及會計帳簿等資料。

第七條

①藥物製造業者及輸入業者應於主管機關規定期限內，依其前一年度藥物銷售額一定比率，繳納徵收金至藥害救濟基金。

②前項徵收金一定比率，於基金總額未達新臺幣三億元時，定為千分之一；基金總額達新臺幣三億元時，由主管機關視實際情形，衡酌基金財務收支狀況，於千分之零點二至千分之二範圍內，調整其比率。

③藥物製造業者或輸入業者無前一年度銷售額資料者，應就其當年度估算之銷售額繳納徵收金。估算銷售額與實際銷售額有差異時，應於次年度核退或追繳其差額。

④藥物製造業者或輸入業者所製造、輸入之藥物造成藥害，並依本法為給付者，主管機關得調高其次年度徵收金之收取比率至千分之十，不受第二項規定之限制。

第八條

藥物製造業者或輸入業者未依規定期限繳納徵收金，經以書面催繳後仍未依限繳納者，每逾二日加徵百分之一之滯納金。但加徵之滯納金總額，以應繳納徵收金數額之二倍為限。

第三章　藥害救濟業務

第九條

①藥物製造業者及輸入業者應依主管機關規定期限，申報當年度估算銷售額或前一年度銷售額及相關資料。

②主管機關為辦理藥害救濟及其相關業務，得要求藥物製造業者及輸入業者提供相關資料，藥物製造業者及輸入業者不得拒絕、規避或妨礙。

第一〇條

為辦理藥害救濟及其相關業務，主管機關得向財稅機關、醫療機構及其他相關機關（構）或團體要求提供有關資料，被要求者不得拒絕、規避或妨礙。

第一一條

辦理本法所定藥害救濟相關業務之人員，因執行職務而知悉、持有藥物製造業者、輸入業者或藥害受害人之秘密者，不得無故洩漏，並不得為自己利益而使用。

第一二條

①藥害救濟之請求權人如下：

一　死亡給付：受害人之法定繼承人。

二　障礙給付或嚴重疾病給付：受害人本人或其法定代理人。

②前項請求權人申請救濟之程序、應檢附之資料及其他應遵行事項之辦法，由主管機關定之。

第一三條

有下列各款情事之一者，不得申請藥害救濟：

一　有事實足以認定藥害之產生應由藥害受害人、藥物製造業者或輸入業者、醫師或其他之人負其責任。

二　本法施行前已發見之藥害。

三　因接受預防接種而受害，而得依其他法令獲得救濟。

四　同一原因事實已獲賠償或補償。但不含人身保險給付在內。

五　藥物不良反應未達死亡、障礙或嚴重疾病之程度。

六　因急救使用超量藥物致生損害。

七　因使用試驗用藥物而受害。

八　未依藥物許可證所載之適應症或效能而為藥物之使用。但符合當時醫學原理及用藥適當性者，不在此限。

九　常見且可預期之藥物不良反應。

十　其他經主管機關公告之情形。

第一四條

藥害救濟之請求權，自請求權人知有藥害時起，因三年間不行使而消滅。

第一五條

①主管機關為辦理藥害救濟及給付金額之審定，應設藥害救濟審議委員會（以下簡稱審議委員會）；其組織及審議辦法，由主管機關定之。

②前項審議委員會置委員十一人至十七人，由主管機關遴聘醫學、藥學、法學專家及社會公正人士擔任之，其中法學專家及社會公正人士人數不得少於三分之一。

第一六條

審議委員會受理藥害救濟案件後，應於收受之日起三個月內作成審定；必要時，得延長之。但延長期限不得逾一個月。

第一七條

已領取藥害救濟給付而基於同一原因事實取得其他賠償或補償者，於取得賠償或補償之範圍內，應返還其領取之藥害救濟給付。

第一八條

主管機關給付藥害救濟後，發現有依法應負藥害賠償責任者，得於給付金額範圍內，代位請求賠償。

第一九條
①申請藥害救濟之權利，不得讓與、抵銷、扣押或供擔保。
②受領藥害救濟給付，免納所得稅；受領藥害救濟給付之權利，免納遺產稅。

第四章　行政救濟

第二〇條
藥害救濟之申請人對救濟給付之審定如有不服，得依法提起訴願及行政訴訟。

第二一條
藥物製造業者及輸入業者對於徵收金之徵收、滯納金或罰鍰之處分，如有不服，得依法提起訴願及行政訴訟。

第五章　罰　則

第二二條
違反第九條規定者，處新臺幣六萬元以上三十萬元以下罰鍰，並得按次處罰；其有漏報或短報情事者，處應繳納徵收金之差額二倍至三倍之罰鍰。

第二三條
醫療機構或其他相關機關（構）或團體違反第十條規定者，處新臺幣二萬元以上十萬元以下罰鍰，並得按次處罰。

第二四條
違反第十一條規定者，處新臺幣六千元以上三萬元以下罰鍰。

第二五條（刪除）

第二六條
本法所定之罰鍰，由主管機關處罰之。

第六章　附　則

第二七條（刪除）

第二八條
本法自公布日施行。

藥害救濟申請及審議委員會審議辦法

民國112年6月15日衛生福利部令訂定發布全文20條；並自發布日施行。

第一條

本辦法依藥害救濟法（以下簡稱本法）第四條第二項、第十二條第二項及第十五條第一項規定訂定之。

第二條

藥害救濟之請求權人，依本法第十二條第一項規定。

第三條

申請藥害救濟，應填具申請書，並檢附下列文件、資料，向主管機關或其委託之機關（構）、法人或團體（以下併稱受託機構）提出：

一　藥害事件發生前，受害人之病史紀錄及其他健康狀況資料。
二　藥害事件發生後，受害人之就醫過程、紀錄及其他健康狀況資料。
三　藥害事件發生後，醫療機構就受害人出具之診斷證明書。
四　申請人與受害人關係證明。
五　受害人因藥害事實申請嚴重疾病給付之醫療機構必要醫療費用收據影本。
六　受害人因藥害事實申請障礙給付之身心障礙證明影本。
七　受害人因藥害事實申請死亡給付之死亡證明書影本。
八　其他經主管機關指定之必要文件、資料。

第四條

①申請人檢附之文件、資料不合程式或有缺漏者，主管機關或受託機構應通知限期補正；屆期未補正者，逕行駁回之。
②前項補正，申請人有正當理由者，得於補正期間屆滿前，申請展延。

第五條

主管機關或受託機構收受申請後，得依本法第十條規定蒐集資料，製作報告，併同第三條之文件、資料，送衛生福利部藥害救濟審議委員會（以下簡稱本會）審議。

第六條

本會之任務如下：

一　申請案受害範圍之認定。
二　藥害救濟給付金額之審定。
三　其他有關藥害救濟事項之審議。

第七條

①本會置委員十一人至十七人，由主管機關就醫學、藥學、法學專家及社會公正人士聘任之，其中一人爲召集人，由主管機關指定委員一人擔任之。

②前項法學專家及社會公正人士，合計不得少於委員總數三分之一；任一性別委員，不得少於委員總數三分之一。

③本會委員任期二年，期滿得予續聘；任期內出缺時，得予補聘，其任期至原委員任期屆滿之日止。

第八條

①本會會議由召集人召集，並爲主席；召集人未能出席時，由委員互推一人爲主席。

②本會會議應有全體委員過半數之出席，決議事項應有出席委員過半數之同意。

③本會委員應親自出席本會會議，不得委任他人代理。

第九條

①本會受理申請案件後，應依本法第十六條規定，於收受之日起三個月內作成審定；必要時，得延長之，其延長期間，不得逾一個月。

②本會自主管機關或受託機構收受申請案後，發現申請人檢附之文件、資料有缺漏而通知限期補正者，補正期間不計入前項審定期間。

③第一項審定之結果，應記明理由。

第一〇條

本會審議藥害救濟申請案件，得指定委員先行審查；必要時，並得邀請有關機關（構）、專業團體或專家學者提供書面意見或列席諮詢。

第一一條

本會審議藥害救濟申請案件，以第三條、第五條之文件、資料、報告，及前條審查、書面或諮詢意見爲審議基礎；必要時，得指定醫療機構或相關醫師對受害人進行複檢，並得指派專人對受害人、申請人或其他利害關係人進行訪查或蒐集相關事證。

第一二條

主管機關得委託受託機構，依本法第十條規定，向財稅機關、醫療機構或其他相關機關（構）要求提供有關文件、資料；被要求者不得規避、妨礙或拒絕。

第一三條

①第三條申請經審定死亡原因與藥害有關聯者，應給予死亡給付；其給付額度如下：

一　中華民國一百十年九月二日以前發生藥害事件者，最高給付新臺幣二百萬元。

二　中華民國一百十年九月三日以後發生藥害事件者，最高給付新臺幣三百萬元。

②經審定無法確認或排除死亡原因係藥害所致者，得視個案具體情

狀，於前項給付額度範圍內，酌予給付。

第一四條

①第三條申請經審定障礙原因與藥害有關聯者，應給予障礙給付；其給付額度如下：

一　中華民國一百十年九月二日以前發生藥害事件者：

(一)極重度障礙：最高給付新臺幣二百萬元。

(二)重度障礙：最高給付新臺幣一百五十萬元。

(三)中度障礙：最高給付新臺幣一百三十萬元。

(四)輕度障礙：最高給付新臺幣一百十五萬元。

二　中華民國一百十年九月三日以後發生藥害事件者：

(一)極重度障礙：最高給付新臺幣三百萬元。

(二)重度障礙：最高給付新臺幣二百二十五萬元。

(三)中度障礙：最高給付新臺幣一百九十五萬元。

(四)輕度障礙：最高給付新臺幣一百七十五萬元。

②經審定無法確認或排除障礙原因係藥害所致者，得視個案具體情狀，於前項給付額度範圍內，酌予給付。

③第一項障礙等級，其鑑定依身心障礙者鑑定作業辦法之規定。

第一五條

①第三條申請經審定嚴重疾病原因與藥害有關聯者，應給付受害人於醫療機構住院期間或延長住院期間，所支出並具有正式收據之必要醫療費用；其因病情需要入住加護病房或燒燙傷病房者，得酌予增加給付。

②經審定無法確認或排除嚴重疾病原因係藥害所致者，得視個案具體情狀，依前項規定酌予給付。

③前二項嚴重疾病，最高給付新臺幣六十萬元；給付金額未滿新臺幣一萬元者，以新臺幣一萬元給付之。

第十六條

藥害救濟給付種類競合時，擇其較高金額者給付；其已給付較低金額者，得補足其差額。

第一七條

本會之審議結果，經主管機關核定後，應通知申請人。

第一八條

①本會委員之迴避，依行政程序法之規定。

②第十條之專家學者及第十一條之醫師，準用前項規定。

第一九條

本會委員及相關人員，對於受害人及申請人之文件、資料、會議紀錄、諮詢意見、委員意見及會議結論，應予保密，不得無故洩漏。

第二〇條

本辦法自發布日施行。

再生醫療製劑條例

民國113年6月19日總統令制定公布全文23條。

第一條

爲確保再生醫療製劑之安全、品質及有效性，維護病人權益，特制定本條例；本條例未規定者，依藥事法及其他相關法律之規定。

第二條

本條例所稱主管機關：在中央爲衛生福利部；在直轄市爲直轄市政府；在縣（市）爲縣（市）政府。

第三條

①本條例所稱再生醫療製劑，指含有基因、細胞及其衍生物，供人體使用之製劑。

②前項再生醫療製劑，屬藥事法第六條規定之藥品。

第四條

再生醫療製劑，分類如下：

一　基因治療製劑：將重組基因嵌入或輸注人體內，以治療、預防或診斷疾病之製劑。

二　細胞治療製劑：將細胞或其衍生物加工製造，以治療、預防或診斷疾病之製劑。

三　組織工程製劑：將含有經加工、改造之組織或細胞，修復、再生或替代人體組織、器官之製劑。

四　複合製劑：將具有醫療器材屬性之結構材料，嵌合前三款全部或部分之製劑。

第五條

①再生醫療製劑之販賣業者及製造業者（以下併稱藥商），爲藥事法第十五條第一款之藥品販賣業者及第十六條第一項之藥品製造業者。

②前項製造業者，應由專任藥師駐廠監製，及應聘用國內外大學院校以上醫藥或生命科學等相關科系畢業，並具有細胞學、微生物學或免疫學專門知識之專任人員，駐廠參與製造。

第六條

①藥商製造、輸入再生醫療製劑，應向中央主管機關申請查驗登記，並經核准發給藥品許可證或核予有附款許可後，始得爲之。

②中央主管機關核予前項有附款許可，應先經再生醫療審議會之審議通過。

③輸入第一項再生醫療製劑，應由藥品許可證或有附款許可之所有人或其授權者爲之。

第七條

經核准製造、輸入之再生醫療製劑，應經中央主管機關核准，始得變更藥品許可證或有附款許可及原查驗登記事項；藥品許可證及有附款許可移轉時，應辦理移轉登記。

第八條

①依第六條第一項規定發給之藥品許可證有效期間為五年，期滿仍需繼續製造、輸入者，應於有效期間屆滿三個月前至六個月間，申請中央主管機關核准展延；每次展延，不得超過五年。藥品許可證效期屆滿未申請或經否准展延者，原許可證失其效力，並由中央主管機關註銷之。

②前項許可證有汙損或遺失時，應敘明理由，向中央主管機關申請換發或補發；換發者，並應同時將原許可證繳銷。

③前二條申請查驗登記、移轉登記、藥品許可證、有附款許可與原查驗登記事項之變更及前二項藥品許可證之展延、換發與補發者，其申請條件、應檢附之文件、資料、審查程序、核准基準、收費及其他相關事項之準則，由中央主管機關定之。

第九條

①中央主管機關受理第六條第一項之查驗登記申請後，為診治危及生命或嚴重失能之疾病，於完成第二期臨床試驗，並經審查風險效益，具安全性及初步療效者，得附加附款，核予有效期間不超過五年之許可；期滿不得展延。

②前項危及生命或嚴重失能之疾病，得於申請查驗登記前，向中央主管機關申請認定。

第一〇條

①前條第一項所定附款，應包括下列事項：

一　執行療效驗證試驗，並定期或於指定期限內繳交試驗報告。

二　費額及其收取方式。

三　病人因使用製劑發生不良反應致死亡、障礙或嚴重疾病之救濟措施。

四　其他經中央主管機關指定之事項。

②依前條第一項規定核予有附款許可者，於履行所附加之附款後，得向中央主管機關申請查驗登記並經核准後，發給藥品許可證。

③未履行所附加之附款或經評估有重大安全疑慮者，中央主管機關得廢止其附款許可。

第一一條

①再生醫療製劑取自人體組織、細胞製造者，其製造或輸入業者，應確保該製劑來源提供者之合適性，始得製造或輸入。

②前項提供者合適性之判定條件、篩選、測試項目及其他相關事項之辦法，由中央主管機關定之。

第一二條

①為供製造再生醫療製劑而於國內取得人體組織、細胞者，其提供者，以有意思能力之成年人為限。但顯有益於治療特定人口群且

未能以其他對象取代者，不在此限。

②前項之組織、細胞，應於取得前，獲得提供者之書面同意。

③前項書面同意，提供者為限制行為能力人或受輔助宣告之人時，應得其本人及法定代理人或輔助人書面同意；為無行為能力人或受監護宣告之人時，應得其法定代理人或監護人書面同意。

④提供者為無意思能力之成年人，未能依前項規定辦理時，應按下列順序之人員，取得其書面同意：

一　配偶。
二　成年子女。
三　父母。
四　兄弟姊妹。
五　祖父母。

⑤前項第二款至第五款規定人員所為之書面同意，得以一人為之；同一順序之人意思表示不一致時，以與無意思能力之成年人同居親屬為先，其同居親屬有二人以上者，以年長者為先；無同居親屬者，以年長者為先。

⑥第三項、第四項規定再生醫療組織、細胞來源之提供者為限制行為能力人、受輔助宣告之人、無行為能力人、受監護宣告之人、或無意思能力之成年人，取得之書面同意應經公證始生效力。

⑦本條及第十三條書面同意之內容得以完整呈現，並於日後取出供查驗者，得以電子文件為之。

第一三條

①再生醫療製劑製造業者依前條規定取得同意前，應告知下列事項：

一　再生醫療製劑製造業者名稱。
二　組織、細胞之用途。
三　所製成再生醫療製劑預定之適應症及適用對象。
四　組織、細胞之取得方式、可能產生之副作用與併發症、發生率與處理方法、禁忌、限制及其他相關應配合事項。
五　提供者合適性判定條件。
六　剩餘組織、細胞之後續處置或可能之使用範圍。
七　對提供行為之補助內容及方式。
八　後續追蹤內容及方式。
九　退出、中止及終止之權利。
十　取得組織、細胞過程發生不良反應之醫療照護、補償及處理。
十一　預期可能衍生之利益及歸屬。
十二　個人資料保密措施。
十三　其他經中央主管機關公告之事項。

②前項同意之告知方式、程序及其他應遵行事項之辦法，由中央主管機關定之。

第一四條

①招募再生醫療製劑組織、細胞提供者之廣告（以下稱招募廣告），限由藥商爲之。
②再生醫療製劑廣告，依藥事法藥品廣告之規定。

第一五條

①招募廣告，不得有誇大、不實或無科學實證之標示、宣傳。
②藥商刊播前項招募廣告時，應於刊播前將其內容及刊播方式，向中央主管機關或其委任、委託之機關（構）或法人申請核准，並向傳播業者提具核准文件後，始得爲之；刊播期間未經核准，不得變更原核准招募廣告內容或刊播方式。
③核准刊播之招募廣告經發現其內容或刊播方式危害民衆健康或有重大危害之虞時，中央主管機關應令藥商立即停止刊播並限期改善；屆期未改善者，廢止核准。
④傳播業者，不得刊播未經核准、與核准事項不符、已廢止核准或經令立即停止刊播之招募廣告。
⑤傳播業者接受委託刊播招募廣告，應自廣告之日起六個月內，保存委託刊播招募廣告之藥商名稱、藥商許可執照字號、營業所地址、電話及第二項之核准文件影本資料；經中央主管機關要求提供時，不得規避、妨礙或拒絕。
⑥第二項招募廣告得刊播與不得刊播之文字、言詞、圖畫或其他內容、招募對象、刊播方式、刊播地點及其他應遵行事項之辦法，由中央主管機關定之。

第一六條

①藥商應依藥事法第五十三條之一及第五十七條規定取得運銷、製造許可，並符合藥物優良製造準則及西藥優良運銷準則之規定，始得製造及運銷再生醫療製劑。
②違反前項規定，未經許可擅自製造或運銷，或未符合藥物優良製造準則或西藥優良運銷準則之規定製造或運銷者，依藥事法規定裁處。

第一七條

①經核准製造、輸入之再生醫療製劑，中央主管機關得指定品項、期間，令藥品許可證或有附款許可之所有人依公告或核定之安全監視計畫，監視其安全性；醫療機構應提供相關安全監視資料予該許可證或有附款許可之所有人。
②前項許可證或有附款許可之所有人，應定期製作安全監視報告繳交中央主管機關，未定期繳交或經中央主管機關認該製劑有安全疑慮，或安全監視計畫執行之方式、內容與原公告或核定不符者，得令其限期改善或延長監視期間；必要時得令其暫停製造、輸入或販賣；情節重大者，得逕予廢止其藥品許可證或有附款許可。
③前二項安全監視資料及報告，其繳交方式、期限、內容、格式、蒐集資料之限制與維護、監視期間、評估及其他應遵行事項之辦法，由中央主管機關定之。

第一八條

①藥商及醫療機構，應保存再生醫療製劑供應來源及流向之資料。
②前項資料之範圍、保存方式與期限及其他應遵行事項之辦法，由中央主管機關定之。

第一九條

使用取得有附款許可之再生醫療製劑，發生不良反應致死亡、障礙或嚴重疾病時，依所附加之第十條第一項第三款救濟措施辦理；使用取得藥品許可證之再生醫療製劑，適用藥害救濟法之規定。

第二〇條

有下列各款情形之一者，由中央主管機關處新臺幣三萬元以上三百萬元以下罰鍰：

一　違反第十五條第二項規定，未經核准或未向傳播業者提具核准文件，刊播招募廣告；或未經核准變更原核准之招募廣告內容或刊播方式。
二　違反第十五條第四項規定，刊播未經核准、與核准事項不符、已廢止核准或經令立即停止刊播之招募廣告。
三　違反第十五條第五項規定，未依規定期限保存資料或保存資料不全；或規避、妨礙或拒絕提供資料。
四　違反第十五條第六項所定辦法中有關招募廣告刊播地點之規定。

第二一條

有下列各款情形之一者，由直轄市、縣（市）主管機關處新臺幣三萬元以上三百萬元以下罰鍰：

一　未依第五條第二項規定，聘用具相關學歷及專門知識之專任人員。
二　違反第六條第一項規定，未取得藥品許可證或有附款許可，製造或輸入再生醫療製劑。
三　違反第七條規定，未經核准擅自變更藥品許可證、有附款許可或原查驗登記事項，或擅自移轉藥品許可證或有附款許可。
四　違反第十一條第一項規定，未確保提供者合適性，擅自製造或輸入再生醫療製劑。
五　違反第十二條第一項本文規定，非以有意思能力之成年人之組織、細胞，製造再生醫療製劑。
六　違反第十二條第二項規定，未於取得組織、細胞前獲得提供者書面同意，或未依同條第三項至第六項有關同意權行使規定辦理。
七　未依第十三條第一項規定，於取得同意前，告知該項所列事項。
八　違反第十三條第二項所定辦法中有關告知方式或程序之規定。
九　違反第十四條第一項規定，非藥商為招募廣告。

十　違反第十七條第一項規定，藥品許可證或有附款許可之所有人未依公告或核定之安全監視計畫執行，或醫療機構未提供安全監視資料。

十一　違反第十七條第三項所定辦法中有關安全監視報告內容、繳交期限或監視期間之規定。

十二　違反第十八條第一項規定，未保存資料。

十三　違反第十八條第二項所定辦法中有關保存資料之範圍、保存方式或保存期限之規定。

第二二條

本條例有關再生醫療製劑之管理事項，主管機關得定期或不定期稽查。

第二三條

本條例施行日期，由行政院定之。

三、醫療器材類

醫療器材管理法

民國 109 年 1 月 15 日總統令制定公布全文 85 條。
民國 110 年 2 月 17 日行政院令發布定自 110 年 5 月 1 日施行。

第一章　總　則

第一條

為保障國人使用醫療器材之安全、效能及品質、增進國民健康及強化醫療器材管理，特制定本法。

第二條

本法所稱主管機關：在中央為衛生福利部；在直轄市為直轄市政府；在縣（市）為縣（市）政府。

第三條

①本法所稱醫療器材，指儀器、器械、用具、物質、軟體、體外診斷試劑及其相關物品，其設計及使用係以藥理、免疫、代謝或化學以外之方法作用於人體，而達成下列主要功能之一者：
　一　診斷、治療、緩解或直接預防人類疾病。
　二　調節或改善人體結構及機能。
　三　調節生育。
②前項醫療器材之分類、風險分級、品項、判定原則及其他相關事項之辦法，由中央主管機關定之。
③第一項第二款屬非侵入性、無危害人體健康之虞及使用時毋需醫事人員協助之輔具，得報請中央主管機關核准，免列為前項醫療器材之品項。
④前項輔具係指協助身心障礙者改善或維護身體功能、構造，促進活動及參與，或便利其照顧者照顧之裝置、設備、儀器及軟體等產品。

第四條

本法所稱試驗用醫療器材，指醫療效能及安全尚未經證實，專供臨床試驗用之醫療器材。

第五條

本法所稱醫療器材臨床試驗，指醫療機構或經中央主管機關公告之機構（以下簡稱臨床試驗機構），對受試者所為有關醫療器材安全或效能之系統性研究。

第六條

①本法所稱醫療器材廣告，指利用傳播方法，宣傳醫療效能，以達招徠銷售醫療器材為目的之行為。

②採訪、報導或宣傳之內容暗示或影射醫療器材之醫療效能，以達招徠銷售醫療器材為目的者，視為醫療器材廣告。

第七條

①本法所稱標籤，指標示於醫療器材或其包裝上之文字、圖畫或記號。

②本法所稱說明書，指對醫療器材安全、效能及使用等產品資訊之相關說明資料。

第八條

本法所稱不良醫療器材，指醫療器材經稽查或檢驗有下列情形之一者：

一　使診斷發生錯誤，或含有毒、有害物質，致危害人體健康。

二　依標籤或說明書刊載之用法，作正常合理使用時易生危險，或危害人體健康之虞。

三　超過有效期間或保存期限。

四　性能或規格與查驗登記、登錄之內容不符，或與第三十條第二項之公告內容不符。

五　未依查驗登記核准儲存條件保存。

六　混入或附著影響品質之異物。

七　經中央主管機關公告之其他瑕疵。

第九條

本法所稱醫療器材商，指醫療器材製造業者或販賣業者。

第一〇條

本法所稱醫療器材製造業者，指下列二類業者：

一　從事醫療器材製造、包裝、貼標、滅菌或最終驗放。

二　從事醫療器材設計，並以其名義於市場流通。

第一一條

本法所稱醫療器材販賣業者，指經營醫療器材之批發、零售、輸入、輸出、租賃或維修之業者。

第一二條

本法所稱醫事機構，指醫療法第十條第一項所定醫事人員依其專門職業法規規定申請核准開業之機構。

第二章　製造販賣之管理

第一三條

①非醫療器材商，除另有規定外，不得為第十條及第十一條所定之業務。

②申請為醫療器材商者，應經直轄市、縣（市）主管機關核准登記，領得許可執照後，始得營業；其登記事項有變更時，應辦理變更登記。

③醫療器材商應於登記處所製造、販賣或供應醫療器材；其分設製造場所或營業處所者，應依前項規定各別辦理醫療器材商登記，但經中央主管機關公告者，免各別辦理營業處所販賣業許可執照

或於登記處所販賣或供應醫療器材。
④第二項申請醫療器材商，如非有公司登記或商業登記者，需檢附其目的事業主管機關同意函。
⑤第二項之醫療器材商，應依工業團體法或商業團體法之規定加入同業公會。

第一四條
①申請登記為醫療器材製造業者，得兼營其已完成登錄或經核准之自製醫療器材之批發、零售、輸出、租賃、維修或其自用原料輸入之業務，免請領醫療器材販賣業許可執照。
②藥局得兼營中央主管機關公告等級之醫療器材零售業務；其兼營醫療器材零售業務者，適用本法醫療器材販賣業者之規定，但得免請領醫療器材販賣業許可執照。
③醫事機構為執行業務之必要，得供應業務相關之醫療器材，並得免請領醫療器材販賣業許可執照。但非屬執行業務提供病人使用，而係販賣、零售醫療器材者，仍應依本法第十三條第二項規定，辦理醫療器材商登記。

第一五條
①醫療器材製造業者及從事輸入或維修之販賣業者，應視醫療器材類別，聘僱技術人員。
②前項醫療器材類別、技術人員資格及比例、教育訓練之課程時數及其他相關事項之辦法，由中央主管機關定之。
③醫療器材製造業者及從事輸入或維修之販賣業者依第一項聘僱之技術人員，因解聘、辭聘或其他原因不能執行其任務而未另行聘僱者，主管機關應令其限期改善；屆期未改善者，應即停止醫療器材之製造、輸入或維修業務。

第一六條
①醫療器材商申請停業，應將醫療器材商許可執照及醫療器材許可證繳交直轄市、縣（市）主管機關，於執照上記明停業理由及期限，並於核准復業時發還之；每次停業期間，不得超過一年。
②醫療器材商應於停業期滿前，申請復業、繼續停業或歇業登記；屆期未申請者，經直轄市、縣（市）主管機關查核發現原址已無營業事實，應由原發證照之主管機關，將其有關證照逕予廢止。
③醫療器材商申請歇業時，應將其所領醫療器材商許可執照及醫療器材許可證一併繳銷；未繳銷者，由原發證照之主管機關廢止之。
④違反本法規定，經主管機關處分停業者，其證照繳交、記明及發還，依第一項規定辦理。

第一七條
醫療器材商不得購入或承租未經查驗登記、登錄或非醫療器材商供應之醫療器材。

第一八條
中央主管機關應視醫療器材使用風險，公告特定醫療器材之種類、品項，限制其販售或供應型態。

第一九條

①經中央主管機關公告一定風險等級之醫療器材，醫療器材商及醫事機構應建立與保存產品直接供應來源及流向之資料。

②經中央主管機關公告之品項，前項建立及保存之資料應向中央主管機關申報。

③前二項資料之範圍、建立與保存方式、保存年限、申報內容、方式及其他應遵行事項之辦法，由中央主管機關定之。

第二〇條

①醫療器材製造業者之場所設施、設備及衛生條件，應符合醫療器材製造業者設置標準。

②前項醫療器材製造業者設置標準，由中央主管機關會同中央工業主管機關定之。

第二一條

從事第十條第一款製造之醫療器材製造業者，應依工廠管理輔導法規定，辦理工廠登記。但依工廠管理輔導法規定免辦理工廠登記，或經中央主管機關核准為研發而製造者，不在此限。

第二二條

①醫療器材製造業者應建立醫療器材品質管理系統，就場所設施、設備、組織與人事、生產、品質管制、儲存、運銷、客戶申訴及其他事項予以規範，並應符合品質管理系統準則。

②醫療器材製造業者依前項準則規定建立醫療器材品質管理系統，並報中央主管機關檢查合格取得製造許可後，始得製造。但經中央主管機關公告之品項，免取得製造許可。

③輸入醫療器材之國外製造業者，準用前二項規定，並由中央主管機關定期或依實際需要赴國外製造場所檢查之。

④第一項之品質管理系統準則及第二項檢查內容與方式、許可之條件、程序、審查、核發、效期、變更、撤銷或廢止及其他應遵行事項之辦法，由中央主管機關定之。

第二三條

①醫療器材製造業者，非經中央主管機關核准，不得委託其他製造業者製造或接受委託製造醫療器材。

②醫療器材販賣業者不得製造醫療器材。但經中央主管機關核准其委託其他醫療器材製造業者製造者，不在此限。

③前二項委託製造之申請文件、產品責任、契約規定、標籤、包裝及其他相關作業事項之準則，由中央主管機關定之。

第二四條

①經中央主管機關公告之醫療器材及其販賣業者，應建立醫療器材優良運銷系統，就產品之儲存、運銷、服務、人員配置及其他相關作業事項予以規範，並應符合醫療器材優良運銷準則。

②醫療器材販賣業者依前項準則規定建立醫療器材優良運銷系統，並報中央主管機關檢查合格，取得運銷許可後，始得批發、輸入或輸出。

③第一項之優良運銷準則及前項檢查內容與方式、許可之條件、程

序、審查、核發、效期、變更、撤銷或廢止及其他應遵行事項之辦法，由中央主管機關定之。

第三章　醫療器材之登錄及查驗登記

第二五條

①製造、輸入醫療器材，應向中央主管機關申請查驗登記，經核准發給醫療器材許可證後，始得為之。但經中央主管機關公告之品項，其製造、輸入應以登錄方式為之。

②醫療器材應依前項規定辦理查驗登記者，不得以登錄方式為之。

③醫療器材之輸入，應由許可證所有人、登錄者或其授權者為之。

④依第一項但書規定應登錄之醫療器材，於本法施行前已取得醫療器材許可證者，由中央主管機關逕予登錄及註銷原許可證，並通知原許可證所有人。

第二六條

醫療器材查驗登記或登錄之事項，經中央主管機關指定者，其變更應報中央主管機關核准後，始得為之。

第二七條

①醫療器材製造、輸入許可證有效期間最長為五年，自發證日起算，期滿仍須繼續製造、輸入者，應事先申請中央主管機關核准展延之；每次展延，不得超過五年。屆期未申請或經否准展延者，原許可證失其效力，並由中央主管機關註銷之。

②前項許可證有污損致不堪使用時，應檢附原許可證，申請中央主管機關換發；有遺失時，應申請補發。

第二八條

醫療器材商完成醫療器材登錄者，每年應向中央主管機關辦理年度申報；屆期未申報者，原登錄失其效力。依第二十五條第四項規定逕予登錄之醫療器材，亦同。

第二九條

下列相關事項之準則，由中央主管機關定之：

一　依第二十五條規定申請醫療器材查驗登記與許可證核發或登錄之條件、程序及審查基準。

二　依第二十六條規定申請變更查驗登記或登錄事項之條件及程序。

三　依第二十七條規定申請許可證展延、換發及補發之程序。

四　依前條規定辦理年度申報之程序。

第三〇條

①經中央主管機關指定品項之醫療器材，應符合特定之規格及性能。

②前項醫療器材之品項、規格、檢驗方法及性能，由中央主管機關公告之；未定檢驗方法者，得依國際間認可之方法為之；如未有國際間認可之檢驗方法者，應予以證實其合適性。

第三一條

中央主管機關對於醫療器材商辦理查驗登記或登錄時所檢附之資

料，屬營業上秘密或經營事業有關之資訊，應限制公開或不予提供。但對公益或保護人體健康有必要者，不在此限。

第三二條

醫療器材商製造、輸入醫療器材，應於最小販售包裝標示中文標籤，並附中文說明書，始得買賣、批發及零售。但因窒礙難行，經中央主管機關公告或核准者，不在此限。

第三三條

①醫療器材商對醫療器材之標籤、說明書或包裝，應依第十三條第二項及第二十五條第一項之核准、查驗登記或登錄內容，刊載下列事項。但經中央主管機關公告免予刊載者，不在此限：

一　品名。
二　許可證字號或登錄字號。
三　效能、用途或適應症。
四　製造日期及有效期間，或保存期限。
五　型號、規格或主要成分。
六　警告、注意事項、使用限制或預期可預見之副作用。
七　許可證所有人或登錄者之名稱及地址。
八　製造業者名稱及地址。
九　批號或序號。
十　其他經中央主管機關公告應刊載事項。

②經中央主管機關公告之特定醫療器材，得以電子化說明書取代前項說明書。

③醫療器材除依第一項規定刊載外，有提供點字或其他足供資訊易讀之輔助措施必要者，由中央主管機關公告之。

第三四條

①國內製造之醫療器材輸出國外銷售時，其應輸入國家要求證明文件者，製造業者得向中央主管機關申請證明文件。

②前項醫療器材，中央主管機關認有不敷國內需求之虞時，得限制其輸出。

③經核准製造專供外銷之醫療器材，不得於國內銷售。但中央主管機關認國內有需求之虞時，不在此限。

④醫療器材商持有經中央主管機關公告為必要醫療器材之許可證，如有無法繼續製造、輸入或不足供應該醫療器材之虞時，應至少於六個月前向中央主管機關通報；如因天災或其他不應歸責於醫療器材商之事由，而未及於前述期間內通報者，應於事件發生後三十日內向中央主管機關通報。

⑤中央主管機關於接獲前項通報或得知必要醫療器材有不足供應之虞時，得登錄於公開網站。

第三五條

①有下列情形之一者，中央主管機關得專案核准特定醫療器材之製造或輸入，不受第二十五條第一項規定之限制：

一　為預防、診治危及生命或嚴重失能之疾病，國內尚無合適替代療法。

二　因應緊急公共衛生情事之需要。
三　試驗用醫療器材。
四　專供樣品或贈品之用，或個人自用。
五　輸入專供維修，且修復後非於國內流通販賣。
六　依前條第四項公告為必要醫療器材之許可證產品，有無法繼續製造、輸入或不足供應之情形。

②前項專案核准之申請條件、審查程序、核准基準、供售限制、退運及其他應遵行事項之辦法，由中央主管機關定之。

第三六條

前條專案核准製造或輸入之醫療器材，有下列情形之一者，中央主管機關得廢止其核准及令申請者限期處理或回收該醫療器材：

一　已有合適替代療法。
二　緊急公共衛生情事已終結。
三　經中央主管機關評估確有安全或醫療效能之疑慮。

第四章　醫療器材臨床試驗之管理

第三七條

①臨床試驗機構或試驗委託者發起醫療器材臨床試驗，應申請中央主管機關核准後，始得為之。但無顯著風險經中央主管機關公告者，不在此限。

②臨床試驗機構執行前項試驗，應善盡醫療上必要之注意，除情況緊急者外，應先取得受試者之同意。

③前二項醫療器材臨床試驗之管理範圍、作業規範、申請程序、審查基準、利益迴避、資訊揭露、監督管理、查核、受試者同意書應記載內容及其他應遵行事項之辦法，由中央主管機關定之。

第三八條

①醫療器材臨床試驗之受試者，於臨床試驗施行期間發生下列情事之一者，臨床試驗機構及試驗委託者應通報中央主管機關：

一　死亡。
二　危及生命。
三　暫時或永久性失能。
四　受試者之胎兒或嬰兒先天性畸形。
五　需住院或延長住院。
六　其他可能導致永久性傷害之併發症。

②臨床試驗終止後，受試者發生前項情事之一，且與臨床試驗有關者，臨床試驗機構應通報中央主管機關。

③前二項通報，應於得知事實後七日內為之，並於十五日內檢具詳細調查資料，報中央主管機關備查。

第三九條

中央主管機關認醫療器材臨床試驗有危害人體健康之虞者，得令試驗之機構中止或終止試驗，或採取其他必要之措施。

第五章　醫療器材廣告之管理

第四〇條

非醫療器材商不得爲醫療器材廣告。

第四一條

①醫療器材商刊播醫療器材廣告時，應由許可證所有人或登錄者於刊播前，檢具廣告所有文字、圖畫或言詞，依醫療器材商登記所在地，在直轄市者向直轄市主管機關，在縣（市）者向中央主管機關，申請核准刊播；經核准後，應向傳播業者送驗核准文件，始得刊播。

②醫療器材廣告於核准刊播期間，不得變更原核准事項而爲刊播。

③原核准機關發現已核准之醫療器材廣告內容或刊播方式違反前項規定，或對民衆人體健康有危害之虞時，應令醫療器材商立即停止刊播或限期改善；屆期未改善者，廢止其核准。

④爲前項處分之機關應副知刊播之傳播業者。

第四二條

①傳播業者不得刊播未經中央或直轄市主管機關核准、與核准事項不符、已廢止或經令立即停止刊播，或限期改善而尙未改善之醫療器材廣告。

②接受委託刊播之傳播業者，應自廣告最後刊播日之次日起六個月內，保存委託刊播廣告者之姓名或名稱、身分證明文件或事業登記文件字號、住居所、事務所或營業所、電話及其他相關資料；主管機關要求提供時，傳播業者不得規避、妨礙或拒絕。

第四三條

醫療器材廣告核准文件有效期間爲三年，自核發證明文件之日起算。期滿有繼續刊播之必要者，應於期滿前六個月內，申請原核准機關展延之；每次展延期間，不得超過三年。

第四四條

醫療器材於說明書載明須由醫事人員使用，或經中央主管機關公告者，其廣告以登載於專供醫事人員閱聽之醫療刊物、傳播工具，或專供醫事人員參與之醫療學術性相關活動爲限。

第四五條

醫療器材廣告，不得以下列方式爲之：

一　假借他人名義爲宣傳。

二　利用書刊、文件或資料保證其效能或性能。

三　藉採訪或報導爲宣傳。

四　以其他不正當方式爲宣傳。

第四六條

非醫療器材，不得爲醫療效能之標示或宣傳。但其他法律另有規定者，不在此限。

第六章　監督及預防

第四七條

①醫療器材經核准製造、輸入或完成登錄者，中央主管機關得指定品項、期間，令醫療器材商依公告或核定之安全監視計畫，監視

其安全性；醫事機構應協助提供相關安全監視資料予醫療器材商。
②前項醫療器材商應定期製作安全監視報告繳交中央主管機關。未定期繳交安全監視報告或經中央主管機關認該產品有安全疑慮，或安全監視計畫執行之方式、內容與原公告或核定不符者，得令其限期改善或延長監視期間，必要時得令其暫停製造、輸入或販賣；情節重大者，得逕予廢止其許可證或登錄。
③前二項安全監視資料及報告，其繳交方式、期限、內容、格式、蒐集資料之限制與維護、監視期間、評估及其他相關事項之辦法，由中央主管機關定之。

第四八條

①醫療器材商或醫事機構發現醫療器材嚴重不良事件，應通報中央主管機關。
②前項嚴重不良事件之情形、通報方式、期限、內容及其他應遵行事項之辦法，由中央主管機關定之。

第四九條

①醫療器材許可證所有人或登錄者發現醫療器材有危害人體健康之虞時，應即主動通報中央主管機關，並採取矯正預防措施。
②前項矯正預防措施，應包括訂定警訊內容、更換零配件、產品檢測、暫停使用、產品回收或其他必要措施，並以合理方式揭露之，供醫事機構、醫療器材商及使用者知悉。

第五〇條

醫療器材經核准製造、輸入或完成登錄者，於其製造、輸入許可證或登錄有效期間內，經中央主管機關重新評估認有安全或醫療效能疑慮者，得令醫療器材商限期改善，必要時得令其下架、回收、暫停製造、輸入、販賣；屆期未改善或安全疑慮重大者，得廢止其許可證或登錄。

第七章　稽查及取締

第五一條

主管機關得派員檢查醫療器材商或醫事機構之處所設施及有關業務，並得抽驗其醫療器材，受檢者不得規避、妨礙或拒絕；其抽驗數量，以足供檢驗之用者為限，並應交付憑據予業者。

第五二條

①經中央主管機關指定之醫療器材品項，其輸入時應經抽查、檢驗，合格後始得放行。
②前項醫療器材之品項、抽查與檢驗項目、方式、方法、範圍、收費及其他相關事項之辦法，由中央主管機關定之。

第五三條

直轄市、縣（市）主管機關應至少每二年辦理醫療器材商普查；醫療器材商不得規避、妨礙或拒絕。

第五四條

中央主管機關發現醫療器材有重大危害人體健康之虞時，應即禁止其製造、輸入，並得廢止其醫療器材許可證或登錄；其已製造或輸入者，應限期禁止其輸出、販賣、供應、運送、寄藏、媒介、轉讓或意圖販賣而陳列；必要時並得沒入銷燬之。

第五五條

①直轄市、縣（市）主管機關對疑為未經查驗登記、登錄之醫療器材或不良醫療器材，就未經查驗登記、登錄之醫療器材部分，應先行就地封存，並抽取樣品予以查核或檢驗後，再行處理；就不良醫療器材部分，得先行就地封存，並抽取樣品予以查核或檢驗後，再行處理。其已發生重大危害者，應於報請中央主管機關核准後，沒入銷燬之。

②前項抽驗數量，以足供查核或檢驗之用者為限，並應交付憑據予業者。

③第一項醫療器材，主管機關得通知或公告其下架、停止使用，或暫停製造、輸入、販賣。

第五六條

①未經查驗登記、登錄之醫療器材或不良醫療器材，除依本法有關規定處理外，並依其情形分別為下列處分：

一　製造、輸入未經查驗登記或登錄之醫療器材及頂替使用許可證者，原核准機關得廢止其全部或一部醫療器材許可證或登錄、醫療器材商許可執照、醫療器材製造許可，或公司、商業、工廠之登記事項。

二　販賣或意圖販賣而陳列未經查驗登記或登錄之醫療器材者，應禁止其販賣；再次違反者，得令其停止營業。

三　製造、輸入、販賣或意圖販賣而陳列不良醫療器材者，其情節重大或再次違反者，得由原核准機關廢止其各該醫療器材許可證或登錄、醫療器材製造許可或令其停止營業。

②主管機關得公布前項受處分公司或商號之名稱、地址、負責人姓名、醫療器材名稱及違反情節。

第五七條

①查獲之不良醫療器材係本國製造者，經查核或檢驗後仍可改製使用時，應由直轄市、縣（市）主管機關派員監督原製造廠商限期改製；其不能改製或屆期未改製者，沒入銷燬之；國外輸入者，應即封存，並由直轄市、縣（市）主管機關令原進口商限期退運出口，屆期未能退貨者，沒入銷燬之。

②查獲第八條第六款之不良醫療器材者，按其情節，應令製造、輸入之該醫療器材商限期改正品質管理系統。

③經認定為未經查驗登記或登錄而製造、輸入之醫療器材，準用第一項規定。

第五八條

①醫療器材有下列情形之一者，製造、輸入之醫療器材商應即通知醫事機構、其他醫療器材商及藥局，並依規定期限回收處理市售品及庫存品：

一　原領有許可證或完成登錄，經公告禁止製造或輸入。

二　為不良醫療器材或未經查驗登記或登錄。

三　經檢查、檢驗或其他風險評估，發現有危害使用者人體健康之虞。

四　醫療器材製造許可經中央主管機關廢止或非於醫療器材製造許可有效期間內製造或輸入。

五　製造、輸入醫療器材違反第二十六條、第三十二條或第三十三條規定。

六　其他經中央主管機關公告應回收。

②製造、輸入之醫療器材商回收前項醫療器材時，醫事機構、其他醫療器材商及藥局應予配合。

③第一項應回收之醫療器材，其分級、回收作業方式、處理方法及其他應遵行事項之辦法，由中央主管機關定之。

第五九條

主管機關對於檢舉查獲不良醫療器材或未經查驗登記或登錄之醫療器材者，除應對檢舉人身分資料嚴守秘密外，並得酌予獎勵。

第八章　罰　　則

第六〇條

①製造或輸入第八條第一款之不良醫療器材者，處五年以下有期徒刑、拘役或科或併科新臺幣五千萬元以下罰金。

②明知為前項之不良醫療器材，而販賣、供應、運送、寄藏、媒介、轉讓或意圖販賣而陳列者，處三年以下有期徒刑、拘役或科或併科新臺幣一千萬元以下罰金。

③因過失犯第一項之罪者，處三年以下有期徒刑、拘役或科或併科新臺幣一千萬元以下罰金。

④因過失犯第二項之罪者，處拘役或科新臺幣一百萬元以下罰金。

第六一條

①擅用或冒用本人或他人合法醫療器材之名稱、說明書或標籤者，處五年以下有期徒刑、拘役或科或併科新臺幣二千萬元以下罰金。

②明知為前項之醫療器材而輸入、販賣、供應、運送、寄藏、媒介、轉讓或意圖販賣而陳列者，處二年以下有期徒刑、拘役或科或併科新臺幣一千萬元以下罰金。

第六二條

①意圖販賣、供應而違反第二十五條第一項規定，未經核准擅自製造或輸入醫療器材，或違反第二十五條第二項規定，應辦理查驗登記而以登錄方式為之者，處三年以下有期徒刑、拘役或科或併科新臺幣一千萬元以下罰金。

②明知為前項之醫療器材而販賣、供應、運送、寄藏、媒介、轉讓或意圖販賣而陳列者，亦同。

第六三條

法人之代表人，法人或自然人之代理人、受雇人或其他從業人員，因執行業務，犯第六十條至前條之罪者，除依各該條規定處罰其行爲人外，對該法人或自然人亦科以各該條十倍以下之罰金。

第六四條

①製造或輸入第八條第二款至第五款、第七款之不良醫療器材者，處新臺幣六萬元以上五千萬元以下罰鍰。

②販賣、供應、運送、寄藏、媒介、轉讓或意圖販賣而陳列前項之不良醫療器材者，處新臺幣三萬元以上二千萬元以下罰鍰。

第六五條

①違反第四十六條規定，非醫療器材爲醫療效能之標示或宣傳者，處新臺幣六十萬元以上二千五百萬元以下罰鍰。

②有下列情形之一者，處新臺幣二十萬元以上五百萬元以下罰鍰：

一　違反第四十條規定，非醫療器材商爲醫療器材廣告。

二　違反第四十一條第一項規定，醫療器材廣告未於刊播前申請核准或向傳播業者送驗核准文件。

三　違反第四十一條第二項規定，醫療器材廣告未經核准擅自變更原核准事項。

四　違反第四十四條所定醫療器材廣告登載範圍之限制。

五　醫療器材廣告方式，有第四十五條規定情形之一。

六　有第五十八條第一項第一款至第三款情形之一，未爲通知或未依規定期限回收醫療器材。

第六六條

①傳播業者違反第四十二條第一項規定刊播廣告者，處新臺幣二十萬元以上五百萬元以下罰鍰，並令其停播；未停播者，按次處罰至其停播爲止。

②傳播業者未依第四十二條第二項規定保存委託刊播廣告者資料，或規避、妨礙或拒絕主管機關要求提供資料者，處新臺幣六萬元以上三十萬元以下罰鍰，並應按次處罰。

③直轄市、縣（市）主管機關爲第一項處分時，應通知傳播業者之地方主管機關或目的事業主管機關依相關法令處理。

第六七條

①違反第五章規定，除依本章規定處分，並得公布其名稱或姓名、醫療器材名稱及所犯情節外，應視其情節分別爲下列處分：

一　廢止該醫療器材許可證或登錄；其原品名二年內不得申請使用。

二　令於處分書送達三十日內，於原刊播之同一篇幅、時段刊播一定次數之更正廣告；其內容應載明表達歉意及排除錯誤訊息。未刊播更正廣告者，處新臺幣十二萬元以上六十萬元以下罰鍰，同時廢止該業者之全部醫療器材廣告核准，並二年內不再受理其廣告之申請。

②依前項規定處分後再次違反者，並得令其歇業及廢止其公司、商業、工廠登記之全部或一部登記事項。

第六八條

①有下列情形之一者，處新臺幣六萬元以上二百萬元以下罰鍰：
一　違反第十七條規定，購入或承租未經查驗登記、登錄或非醫療器材商供應之醫療器材。
二　違反第二十條第一項規定，未符合醫療器材製造業者設置標準。
三　國內醫療器材製造業者，違反第二十二條第一項規定，未符合醫療器材品質管理系統準則，或違反第二十二條第二項規定，未取得製造許可擅自製造醫療器材。
四　醫療器材販賣業者輸入違反第二十二條第三項準用第一項或第二項規定所製造之醫療器材。
五　違反第二十五條第一項規定，製造、輸入醫療器材未辦理查驗登記或登錄，或違反第二十五條第二項規定，應辦理查驗登記而以登錄方式爲之。
六　違反第三十四條第三項規定，將專供外銷之醫療器材於國內銷售。

②有前項第三款或第四款情形者，除依前項規定處罰外，中央主管機關得公布醫療器材商名稱，並令其限期改善，改善期間得停止其全部或一部醫療器材之製造、輸入或營業；屆期未改善者，不得依第二十七條規定展延醫療器材許可證，或依第二十八條規定辦理年度申報，且不受理該製造業者其他醫療器材查驗登記或登錄之新申請案；其情節重大者，並得廢止其全部或一部之醫療器材製造許可、許可證或登錄。

第六九條

醫療器材商使用虛僞不實之文件或資料，辦理本法規定之各項申請者，處新臺幣六萬元以上二百萬元以下罰鍰；情節重大者，二年內不得再申請；其經許可或核准者，撤銷之。

第七〇條

①有下列情形之一者，處新臺幣三萬元以上一百萬元以下罰鍰：
一　違反第十三條第一項規定，非爲醫療器材商而爲醫療器材商之業務，或違反第十三條第二項規定，登記事項變更未辦理變更登記。
二　違反第十三條第三項規定，未辦理醫療器材商登記，或未於登記處所製造、販賣或供應醫療器材。
三　違反依第十八條所爲公告之限制規定。
四　違反依第二十二條第四項所定辦法有關變更之規定。
五　違反第二十三條第一項規定，未經核准而委託或接受委託製造醫療器材，或違反第二十三條第二項規定製造醫療器材。
六　違反第二十四條第一項規定，未符合醫療器材優良運銷準則，或違反第二十四條第二項規定，未取得運銷許可擅自批發、輸入或輸出醫療器材。
七　販賣、供應、運送、寄藏、媒介、轉讓或意圖販賣而陳列未依第二十五條第一項規定，辦理查驗登記或登錄之醫療器材。

八　違反第二十六條規定，未經核准擅自變更原查驗登記或登錄事項。

九　違反第三十二條或第三十三條關於醫療器材包裝標示、標籤、說明書或其刊載事項之規定。

十　違反依第三十五條第二項所定辦法有關供售限制或退運之規定。

十一　違反第三十七條第一項規定，未經核准擅自執行臨床試驗，或違反第三十七條第二項規定，執行臨床試驗未先取得受試者之同意。

十二　違反第四十八條第一項規定，未通報中央主管機關，或違反依第四十八條第二項所定辦法有關通報方式、期限、內容之規定。

十三　違反第五十一條規定，規避、妨礙或拒絕檢查或抽驗。

②有前項第六款情形者，除依前項規定處罰外，中央主管機關得公布醫療器材商名稱，並令其限期改善，改善期間得停止其全部或一部醫療器材之批發、零售、輸入及輸出；屆期未改善者，得按次處罰至改善爲止。

第七一條

有下列情形之一者，處新臺幣二萬元以上五十萬元以下罰鍰：

一　製造或輸入第八條第六款之不良醫療器材，情節重大，或經主管機關依第五十七條第二項令其限期改正，屆期未改正。

二　違反第十五條第一項規定，未聘僱技術人員。

三　違反第十九條第一項、第二項規定，或違反依第十九條第三項所定辦法有關資料之範圍、建立或保存方式、保存年限、申報內容、方式之規定。

四　違反依第二十四條第三項所定辦法有關變更之規定。

五　違反依第三十七條第三項所定辦法有關利益迴避、資訊揭露、監督管理或查核之規定，或經主管機關依該辦法之規定令其限期改善而屆期未改善。

六　違反第三十八條規定，未通報或報備查，或未於期限內通報或報備查。

七　違反第四十九條規定，未通報，或未依規定採取矯正預防措施。

八　違反第五十三條規定，規避、妨礙或拒絕普查。

九　違反第五十五條第三項規定，未下架，或暫停製造、輸入或販賣。

十　有第五十八條第一項第四款至第六款情形之一，未爲通知或未依規定期限回收醫療器材。

十一　違反第五十八條第二項規定，未配合回收醫療器材。

十二　違反依第五十八條第三項所定辦法有關醫療器材回收作業方式、處理方法之規定。

第七二條

①依本法規定處罰鍰，受處分人不服時，得於處分書送達後十五日內，以書面提出異議，申請復核。但以一次爲限。

②處罰鍰機關應於接到前項異議書後十五日內完成復核，認爲有理由者，應變更或撤銷原處分。

③受處分人不服前項復核時，得依法提起訴願及行政訴訟。

第七三條

①依本法申請執行醫療器材臨床試驗、醫療器材查驗登記、許可證變更或展延，未獲核准，申請人不服者，應自處分書送達之日起四個月內，敘明理由提出申復。但以一次爲限。

②中央主管機關對前項申復認有理由者，應變更或撤銷原處分。

③申復人不服申復決定者，得依法提起訴願及行政訴訟。

第七四條

本法所定之處分，除另有規定外，由直轄市、縣（市）主管機關爲之，必要時得由中央主管機關爲之。但有關公司、商業或工廠之全部或一部登記事項之廢止，由直轄市、縣（市）主管機關於勒令歇業處分確定後，移由其工、商業主管機關或其目的事業主管機關爲之。

第九章　附　則

第七五條

依本法執行沒入銷燬所需之必要費用，由受處分人負擔之。

第七六條

①依本法所爲證照或其他事項之申請、申報，或函詢醫療器材產品查驗登記、登錄及年度申報等相關規定，應繳納費用。

②前項應繳費用種類及其費額之標準，由中央主管機關定之。

第七七條

各級主管機關於必要時，得將醫療器材檢驗之全部或一部，委任所屬機關（構）或委託相關機關（構）、法人或團體辦理；其委任、委託及其相關事項之辦法，由中央主管機關定之。

第七八條

①中央主管機關得就前條受託檢驗之法人、團體，辦理認證；其認證及管理辦法，由中央主管機關定之。

②前項認證工作，得委任所屬機關（構）或委託其他機關（構）、法人或團體辦理；其委任、委託及其相關事項之辦法，由中央主管機關定之。

第七九條

①本法關於技術人員之教育訓練、醫療器材之查驗登記審查、證明文件之核發、臨床試驗審查及查核、廣告審查、嚴重不良事件通報、醫療器材商檢查或普查等事項，主管機關得委任所屬機關（構），或委託其他機關（構）或經認證之法人或團體辦理。

②前項委任或委託事項，除教育訓練外，受託者應遵守利益迴避原

則；其委託、認證、利益迴避及其他相關事項之辦法，由中央主管機關定之。

③第一項認證工作得委任所屬機關（構）或委託其他機關（構）辦理；其委任、委託及其相關事項之辦法，由中央主管機關定之。

第八〇條

①醫療器材創新科技之研究發展，得由中央主管機關會同中央工業主管機關獎勵之。

②前項獎勵之資格條件、審議程序及其他相關事項之辦法，得由中央主管機關會同中央工業主管機關定之。

第八一條

研究機構、醫事機構或醫療器材商，因醫療器材之使用特性，依據個人資料保護法第六條第一項第六款蒐集、處理或利用個人資訊者，中央主管機關得公告其他等同書面之同意方式。

第八二條

①醫療器材製造、輸入業者違反第八條第一款、第二款規定，致生損害於醫療器材最終使用之病患或消費者時，應負賠償責任。但醫療器材製造、輸入業者證明對於醫療器材之製造、包裝、貼標、滅菌、最終驗放、設計並無欠缺，或其損害非因該項欠缺所致，或於防止損害之發生已盡相當之注意者，不在此限。

②前項情形之醫療器材最終使用之病患或消費者，雖非財產上之損害，亦得請求賠償相當之金額。

③醫療器材最終使用之病患或消費者因前二項損害之請求，得準用消費者保護法第四十七條至第五十五條之規定提起消費訴訟。

④依第一項、第二項情形，如醫療器材最終使用之病患或消費者不易或不能證明其實際損害額時，得請求法院依其受害情節，以每人每一事件新臺幣一千元以上計算。

⑤直轄市、縣（市）政府受理同一原因事件，致二十人以上醫療器材最終使用之病患或消費者受有損害之申訴時，應協助醫療器材最終使用之病患或消費者依消費者保護法第五十條之規定辦理。

第八三條

自本法施行之日起，醫療器材之管理，應適用本法之規定，藥事法有關醫療器材之規定，不再適用。

第八四條

本法施行細則，由中央主管機關定之。

第八五條

本法施行日期，由行政院定之。

醫療器材管理法施行細則

民國 110 年 4 月 26 日衛生福利部令訂定發布全文 34 條；並自 110 年 5 月 1 日施行。

第一條

本細則依醫療器材管理法（以下簡稱本法）第八十四條規定訂定之。

第二條

有下列各款情形之一者，不屬本法第六條所定醫療器材廣告：

一　僅刊登醫療器材品名、價格、特價優惠折扣、規格、材質、產品外觀圖片、廠商名稱、地址或電話，未涉及宣傳醫療效能。

二　針對特殊事件之聲明啓事，未涉及宣傳醫療效能。

三　辨別醫療器材眞僞之差異圖片或說明，未涉及宣傳醫療效能。

四　完整刊登依本法核准之標籤及說明書，未記載前三款事項或招徠銷售之內容。

五　衛教宣導。

第三條

前條第五款衛教宣導，以有下列各款情形之一者爲限：

一　以健康促進或預防疾病爲目的，未涉及特定醫療器材之宣傳。

二　提供醫事人員作爲對病人或特定對象之衛教使用，其內容僅刊登疾病介紹、術後照顧、特定醫療器材裝置介紹、回診訊息或注意事項，未包括醫療器材業者聯絡資訊。

第四條

第二條第五款衛教宣導有下列情形之一者，視爲醫療器材廣告：

一　與醫療器材平面廣告，刊登於同一版面或具連續性質之版面。

二　併同醫療器材動態廣告，連續刊播。

三　衛教宣導之演出或代言者，與其他醫療器材廣告之演出或代言者相同，而使消費者誤認爲廣告或有誤認之虞。

第五條

本法第八條第六款所稱混入或附著影響品質之異物，指於醫療器材完整包裝內，混入或附著足以影響品質之物質。

第六條

本法第十條第一款用詞，定義如下：

一　製造：指以物理或化學方法，將材料、物質或零組件轉變成醫療器材，不以完成包裝、貼標或滅菌爲必要之作業。

二　包裝：指附加於醫療器材本體外，用以維持醫療器材之價值、狀態，包括分裝之作業。

三　貼標：指於該醫療器材最小販售包裝或本體上，附貼標籤之作業。

四　最終驗放：指最終確認醫療器材產品，與其設計開發預定之安全、效能及品質合致，並予放行之作業。

第七條

本法第十一條所稱維修，指將醫療器材故障、損壞或劣化部分，予以修護，或以拆解方式進行醫療器材檢查之作業。但有下列情形之一者，不包括在內：

一　產品髒污之清潔。

二　依原廠手冊，對產品進行功能測試、點檢相關配件、更換耗材或其他自主之保養。

三　瑕疵品整機之更換。

四　產品之校正。

第八條

依本法第十三條第二項規定申請醫療器材商核准登記，其登記事項如下：

一　醫療器材商種類。

二　醫療器材商名稱。

三　醫療器材商營業地址及醫療器材販賣業者倉庫地址。

四　負責人姓名及國民身分證統一編號，或身分證明文件號碼。

五　營業項目。

六　屬本法第十五條所定製造業者或從事輸入、維修之販賣業者，其醫療器材技術人員姓名及國民身分證統一編號，或身分證明文件號碼。

七　開（停）業狀態。

八　醫療器材屬中央主管機關依本法第十八條公告之種類、品項，並限制販售或供應之型態者，其公告規定應登記事項。

九　其他經中央主管機關公告之事項。

第九條

①依本法第十三條第二項規定申請醫療器材商許可執照者，應填具申請書，並檢附下列文件、資料，及繳納執照費，向直轄市、縣（市）主管機關提出：

一　應聘僱技術人員者，其聘僱關係及所聘僱人員之證明文件。

二　醫療器材商爲公司者，其公司登記、公司組織章程影本；商業者，其商業登記證明文件影本。

三　公司或商業以外之機構、學校、法人或團體，其目的事業主管機關依本法第十三條第四項出具之同意函。

四　醫療器材販賣業者，其營業地址、場所、儲存醫療器材之倉庫及主要設備之平面略圖。

五　從事本法第十條第一款製造之醫療器材製造業者，其工廠登記證明文件影本。但依工廠管理輔導法規定免辦理工廠登記者，免附。

六　其他經直轄市、縣（市）主管機關指定之文件、資料。

②前項第二款公司或商業為新設立者，應由直轄市、縣（市）主管機關先發給籌設許可文件；於檢附該籌設許可文件辦理公司登記、商業登記或工廠登記及取得證明文件後，報該主管機關發給醫療器材商許可執照。

第一〇條

直轄市、縣（市）主管機關核發醫療器材商許可執照時，應於許可執照，載明本法第九條至第十一條所定醫療器材商種類及營業項目。

第一一條

醫療器材商許可執照，應懸掛於營業處所之明顯位置。

第一二條

本法施行前，醫療器材商已依藥事法第二十七條第一項規定申請核准登記，取得藥商許可執照者，於本法施行後，免重新申請醫療器材商許可執照；原核准登記事項有變更者，應依本法第十三條第二項規定辦理變更登記，並重新核發醫療器材商許可執照。

第一三條

醫療器材商依本法第十三條第二項規定，辦理第八條登記事項變更者，應自事實發生之日起三十日內為之。

第一四條

①前條登記事項變更，應向原核准登記之主管機關辦理變更登記。

②前項變更，其涉及地址以外之公司或商業登記事項者，應先向商業主管機關辦理變更登記。

第一五條

依本法第十五條第一項規定聘僱技術人員之輸入醫療器材販賣業者，包括醫療器材許可證所有人或登錄者，及其授權輸入者。

第一六條

醫療器材商因遷移至原發給醫療器材商許可執照以外之直轄市、縣（市）營業者，應向原核准登記之主管機關辦理歇業；其所領醫療器材許可證，得免繳銷。

第一七條

①依本法第三十一條規定公開或提供之資料，包括醫療器材商依醫療器材許可證核發與登錄及年度申報準則規定，辦理查驗登記或登錄時所檢附之資料。

②前項資料公開之方式如下：

一　刊載於政府公報或其他政府出版品。

二　利用政府電信網路傳送或於政府網站公開。

三　其他足以使公眾得知之方式。

第一八條

本法第三十二條所稱最小販售包裝，指直接販售予消費者或醫事機構之包裝。

第一九條

醫療器材商依本法第三十三條規定，就醫療器材標籤、說明書或包裝所爲之刊載，其方式及內容，應符合下列規定：

一　國內製造之醫療器材，其標示應以正體中文爲主，所附外文文字應小於中文。但經核准製造專供外銷者，不在此限。

二　最小販售包裝，應以正體中文載明品名、許可證字號或登錄字號及許可證所有人或登錄者之名稱、地址，並依能辨明之方式，刊載製造日期及有效期間，或保存期限。

第二〇條

醫療器材商依本法第三十四條第四項規定通報時，其通報內容應包括下列事項：

一　醫療器材商名稱。

二　通報人聯繫方式。

三　醫療器材名稱。

四　許可證字號或登錄字號。

五　產品型號。

六　知悉無法繼續製造、輸入或不足供應該醫療器材之虞之日期。

七　不足供應之原因。

八　庫存量。

九　預估可供應時間。

十　其他經中央主管機關指定之資訊。

第二一條

醫療器材許可證所有人或登錄者，依本法第四十一條第一項規定申請刊播醫療器材廣告者，其應檢具之文件、資料如下：

一　醫療器材廣告申請核定表。

二　說明書、標籤核定本影本；屬第一等級醫療器材者，以其市售說明書、標籤或包裝影本，及表明其內容眞實無僞意旨之切結書代之。

三　宣傳內容包括與醫療效能無關之產品特性者，其佐證資料。

四　其他經中央主管機關指定之文件、資料。

第二二條

①依本法第四十一條核准刊播之醫療器材廣告，其內容應包括下列事項：

一　許可證或登錄之產品名稱。

二　許可證所有人或登錄者之名稱。

三　醫療器材許可證或登錄字號。

四　醫療器材廣告核准刊播文件字號。

②醫療器材廣告內容涉及醫療器材效能、使用方法、注意事項、標籤、說明書、包裝或廠商地址資訊者，應以該產品查驗登記或登

錄之內容爲限。

第二三條

依本法第四十一條申請刊播之醫療器材廣告，其內容有下列情形之一者，不予核准：

一　內容不實、誇張或易生誤解。
二　未以公正、客觀及相同基準之方式，與他人產品進行效能或性能比較。
三　違反法規規定。

第二四條

依本法第四十三條規定，申請醫療器材廣告核准文件有效期間展延者，應塡具醫療器材廣告展延申請書及查檢表，向原核准機關提出。

第二五條

①醫療器材許可證所有人或登錄者依本法第四十九條第一項規定通報者，應於發現有危害人體健康之虞之次日起七日內，以中央主管機關指定之電子系統爲之；必要時，得以紙本、電子郵件、傳眞或電話方式爲之。

②前項通報之內容如下：

一　醫療器材許可證所有人或登錄者之名稱及聯繫方式。
二　醫療器材許可證字號或登錄字號、型號、批號或序號、國內已銷售數量及庫存品數量。
三　有危害人體健康或有危害之虞之事實及理由。
四　採取矯正預防措施之內容，及預定完成之期日。
五　其他經中央主管機關指定之資訊。

③依前二項通報時，尙未採取矯正預防措施者，前項第四款通報內容，應於合理期間或中央主管機關指定期限內補正。

④醫療器材許可證所有人或登錄者完成矯正預防措施後，應製作矯正預防措施成果報告留存備查；其內容包括下列事項：

一　危害或危害之虞存否之確認；確有危害或危害之虞者，其原因事實。
二　所採行之矯正預防措施內容，及實施期程與成果。
三　警訊內容揭露之期日、方式及對象。

第二六條

①檢舉人檢舉違反本法規定之案件時，得以書面、言詞、電子郵件或其他方式敘明下列事項，向主管機關提出：

一　檢舉人姓名、國民身分證統一編號或身分證明文件號碼、聯絡方式及地址。
二　被檢舉人姓名與地址，或公司、商業名稱、負責人姓名及營業地址。
三　涉嫌違規之具體事項、違規地點、相關資料或可供調查之線索。

②前項第二款、第三款事項，檢舉人無法查明者，得免敘明。

③以言詞檢舉者，應由受理檢舉機關製作紀錄，並與檢舉人確認其檢舉內容。
④受理檢舉機關對檢舉事項無管轄權者，應於確認管轄機關後七日內移送該有管轄權之機關，並通知檢舉人。

第二七條

主管機關接獲前條檢舉後，應迅速確實處理，並自接獲檢舉之次日起三十日內，將處理情形通知檢舉人。

第二八條

①本法第五十九條所定檢舉不良醫療器材，或未取得許可證或登錄而製造、輸入之醫療器材經查獲者，直轄市、縣（市）主管機關，應依其查獲情形，以下列基準計點，核發獎金予檢舉人：
一　未取得許可證或登錄而製造、輸入醫療器材：四點至十點。
二　以批發方式轉售未取得許可證或登錄而製造、輸入之醫療器材：二點至五點。
三　轉讓、零售、運送、寄藏、媒介或意圖販賣而陳列未取得許可證或登錄而製造、輸入之醫療器材：二點至三點。
四　製造、輸入或販賣不良醫療器材：二點至三點。
②前項每點獎金之數額，由直轄市、縣（市）主管機關視情況訂定，並編列預算支應。

第二九條

依前條規定發給檢舉人之獎金，被檢舉人獲無罪判決或裁罰處分經廢止、撤銷，非因檢舉不實所致者，主管機關得不請求檢舉人返還。

第三〇條

檢舉案件有下列情形之一者，不予獎勵：
一　匿名。
二　檢舉人姓名、身分文件或檢舉內容虛僞不實。
三　無具體內容。
四　主管機關或其他機關於接獲檢舉前，已發覺違反本法規定之案件。

第三一條

二人以上聯名檢舉第二十八條之案件，其獎金應由全體檢舉人具領。二人以上分別檢舉案件而有相同部分者，其獎金應發給最先檢舉者；無法分別先後者，平均發給之。

第三二條

①主管機關對於檢舉人之姓名、年齡、地址、文書、圖畫、消息、相貌、身分資料或其他足資辨別檢舉人之物品，除法律另有規定外，應予保密；有洩密者，應依個人資料保護法、刑法或其他法律處罰或懲處。
②對於檢舉人之檢舉書、筆錄或其他資料，應以密件保存，並禁止第三人閱覽或抄錄。

第三三條

①受理檢舉之主管機關對於檢舉人之安全，於必要時，得洽請警察機關提供保護。

②前項檢舉人因檢舉案件而受有威脅、恐嚇或其他危害安全之行爲或有發生之虞者，主管機關應洽請警察機關依法處理。

第三四條

本細則自中華民國一百十年五月一日施行。

特定醫療器材專案核准製造及輸入辦法

民國 110 年 4 月 22 日衛生福利部令訂定發布全文 25 條；並自 110 年 5 月 1 日施行。

第一條

本辦法依醫療器材管理法（以下稱本法）第三十五條第二項規定訂定之。

第二條

依本法第三十五條第一項各款規定，向中央主管機關申請醫療器材專案核准製造或輸入者，應具備下列資格、條件：

一　第一款：區域醫院以上之教學醫院或精神科教學醫院。

二　第二款：政府機關、學校、機構、法人或團體。

三　第三款：醫療器材商、藥商或臨床試驗機構。

四　第四款：

㈠使用樣品之政府機關、學校、機構、法人或團體。

㈡捐贈贈品之政府機關、學校、機構、法人、團體、自然人或商號。

㈢使用專供個人自用醫療器材之自然人。

五　第五款：從事維修之醫療器材販賣業者（以下簡稱維修業者）。

六　第六款：醫療器材商。

第三條

①前條第四款第一目樣品，指符合下列各款情形之一之醫療器材：

一　醫療器材商申請供查驗登記送驗之用。

二　醫療器材製造業者專供改進製造技術之用。

三　醫療器材商、藥商、研究機構、試驗機構或教學醫院，專供體外研究或非屬臨床試驗之用。

四　醫療器材商或展示主辦單位專供特定展示之用。

五　許可證所有人或登錄者專供宣導之用，且其包裝量少於原查驗登記或登錄之最小包裝量。

②前項第三款體外研究，指不用於人體，且不涉及醫療診斷、治療或臨床處置，進行醫療器材本體性能之研究。

第四條

第二條第四款第二目贈品，指因應公共安全、公共衛生或重大災害，捐贈作爲慈善目的用之醫療器材。

第五條

第二條第四款第三目專供個人自用，指無需由醫師或專業人員操作，由自然人自行使用之醫療器材。

第六條

①申請特定醫療器材專案製造或輸入者，應填具申請書，並檢附第八條至第十九條規定之文件、資料，及繳納費用，向中央主管機關提出。

②前項文件、資料，應以正體中文書寫；非正體中文者，應檢附正體中文或英文譯本。

③第一項申請，其申請書或文件、資料有闕漏或不完備而得補正者，中央主管機關得通知限期補正，並以一次為限；未於期限內補正或補正不完備者，得逕予駁回。

④第一項醫療器材符合下列規定之一者，得以中央主管機關公告之便捷通關管理方式輸入，不受前三項規定之限制：

一　專供個人自用，且符合附表所列項目及數量。

二　臨床試驗用，且屬檢體採集耗材套組。

⑤前項第一款情形，除入境旅客自行攜入者外，其經便捷通關方式輸入之次數，以每半年一次為限。

第七條

前條第一項申請之數量，應符合下列規定：

一　供改進技術、特定展示之儀器類，同一型號以一部（個）為限。但供不同展場、檢測需要或其他特殊情形，不在此限。

二　專供個人自用之耗材類，其數量以六個月用量為限。

三　專供個人自用之儀器類，同一型號以一部（個）為限。但有於不同地點使用或有其他特殊情形必要者，不在此限。

第八條

①第二條第一款醫院申請製造或輸入醫療器材者，其應檢附之文件、資料如下：

一　診斷證明書及病歷。

二　醫院人體研究倫理審查委員會之核准使用證明。

三　完整治療計畫書及相關文獻依據。

四　病人同意書，其內容應載明該醫療器材係未取得中央主管機關許可證或登錄者。

五　申請數量及計算依據。

六　醫療器材使用說明書。

七　醫療器材結構、規格、性能、用途、圖樣、製造品質資料、安全性與效能試驗報告、人體使用資料及風險利益評估報告。

②前項第一款及第二款內容，應載明申請目的為預防、診治危及生命或嚴重失能之疾病，且國內尚無合適替代療法之意旨。

③第一項第一款病歷、第二款證明及第四款病人同意書，得於申請或使用後三十日內補具。

④第一項第七款文件、資料，得以醫療器材之國外政府核准製造銷售證明替代。

第九條

①第二條第二款政府機關、學校、機構、法人或團體申請製造或輸入醫療器材者，其應檢附之文件、資料如下：
一　因應緊急公共衛生情事之說明文件。
二　申請數量及計算依據。
三　醫療器材使用說明書。
四　醫療器材結構、規格、性能、用途、圖樣、製造品質資料、安全性與效能試驗報告、人體使用資料及風險利益評估報告。
五　國內製造者，另檢附工廠登記證資料。但依工廠管理輔導法規定免辦理工廠登記者，不在此限。
②前項第四款文件、資料，得以醫療器材之國外政府核准製造銷售證明或中央主管機關指定文件、資料替代。

第一〇條

①第二條第三款醫療器材商、藥商或臨床試驗機構申請製造或輸入醫療器材者，其應檢附之文件、資料如下：
一　申請者資格文件：
㈠醫療器材商或藥商：許可執照影本。
㈡臨床試驗機構：機構設立證明文件；其申請書蓋印信者，免附。
二　臨床試驗倫理審查委員會同意書。
三　試驗用醫療器材之結構、規格、性能、用途、圖樣及其他相關資料。
四　試驗用醫療器材之安全及效能相關試驗資料。
五　臨床試驗計畫書。
六　受試者同意書。
七　申請數量及計算依據。
②前項第四款資料，得以醫療器材之原產國政府核准製造銷售證明替代。

第一一條

第三條第一項第一款醫療器材商申請製造或輸入醫療器材樣品者，其應檢附之文件、資料如下：
一　中央主管機關通知查驗登記送驗之公文。
二　申請數量及計算依據。
三　醫療器材使用說明書。

第一二條

第三條第一項第二款醫療器材製造業者申請製造或輸入醫療器材樣品者，其應檢附之文件、資料如下：
一　醫療器材製造業許可執照影本。
二　改進製造計畫書。
三　申請數量及計算依據。
四　醫療器材使用說明書。

第一三條

第三條第一項第三款醫療器材商、藥商、研究機構、試驗機構或教學醫院申請製造或輸入醫療器材樣品者，其應檢附之文件、資料如下：

一　申請者資格文件：

　㈠醫療器材商或藥商：許可執照影本。

　㈡研究機構、試驗機構或教學醫院：機構設立證明文件；其申請書蓋印信者，免附。

二　研究計畫書。

三　醫療器材使用說明書。

四　申請數量及計算依據。

第一四條

第三條第一項第四款醫療器材商或展示主辦單位申請製造或輸入醫療器材樣品者，其應檢附之文件、資料如下：

一　醫療器材商許可執照影本，或展示主辦單位登記或設立證明。

二　醫療器材使用說明書。

三　主辦單位出具載有醫療器材商名稱、展示活動名稱、時間、地點之證明文件。

四　申請數量及計算依據。

第一五條

第三條第一項第五款許可證所有人或登錄者申請製造或輸入醫療器材樣品者，其應檢附之文件、資料如下：

一　醫療器材商許可執照影本。

二　醫療器材許可證影本。

三　醫療器材使用說明書。

四　宣導計畫書，包括包裝量改變之情形。

五　申請數量及計算依據。

第一六條

符合第二條第四款第二目資格，申請捐贈醫療器材贈品者，其應檢附之文件、資料如下：

一　捐贈者說明文件：捐贈事由、受贈對象、捐贈品項及數量。

二　受贈者說明文件：受贈醫療器材之名稱及數量，並聲明不販售、轉讓或轉供他用。

三　醫療器材使用說明書、外盒或目錄。

第一七條

①第二條第四款第三目自然人，申請專供個人自用之醫療器材者，其應檢附之文件、資料如下：

一　申請人身分證明文件。

二　醫療器材使用說明書。

三　載有不販售、轉讓或轉供他用意旨之切結書。

四　國內、外就診醫療機構出具載有醫療器材名稱之診斷證明或處方。

②前項申請，委託代理人辦理者，並應檢附代理人身分及委託證明文件。

第一八條

第二條第五款維修業者申請輸入醫療器材者，其應檢附之文件、資料如下：

一　醫療器材商許可執照影本，其營業項目應包括維修。

二　載有委託者名稱或姓名、委託維修意旨及維修期間之證明文件。

三　醫療器材使用說明書。

四　其他中央主管機關指定之文件、資料。

第一九條

①第二條第六款醫療器材商申請醫療器材製造或輸入者，其應檢附之文件、資料如下：

一　醫療器材商許可執照影本：

㈠申請製造者：醫療器材製造業許可執照。

㈡申請輸入者：醫療器材販賣業許可執照。

二　醫療器材結構、規格、性能、用途、圖樣、製造品質資料、安全性與效能試驗報告、人體使用資料及風險利益評估報告。

三　製造廠符合醫療器材品質管理系統準則之文件。

四　申請數量及計算依據。

五　醫療器材使用說明書。

六　其他中央主管機關指定之文件、資料。

②前項第二款及第三款文件、資料，得以國外政府核准製造銷售證明替代。

第二〇條

中央主管機關受理第六條第一項之申請，應審酌其申請事由、利益風險及數量計算方式，為准駁之決定，並得為附款。

第二一條

依前條核准製造或輸入之醫療器材，應依下列規定標示：

一　本法第三十五條第一項第二款及第六款之用者：包裝上依中央主管機關核准函內容標示。

二　本法第三十五條第一項第三款專供試驗者：包裝上標示「臨床試驗用」字樣。

三　本法第三十五條第一項第四款專供樣品或贈品者：包裝上分別標示「樣品」或「贈品」字樣。

第二二條

中央主管機關核准第二條第一款、第二款或第六款申請製造或輸入者，得通知申請人限期提交實際使用之安全或效能評估報告；屆期未提交，或提交之評估報告經審核認有安全或效能疑慮者，中央主管機關得廢止其核准。

第二三條

依本辦法核准製造或輸入之醫療器材，其使用及處置，不得逾越或違反核准之目的、限制、方式、期限或其他相關內容。

第二四條

依本辦法核准輸入之醫療器材，除專供個人自用者、受其器材使用目的或本質限制，或其他特殊情形經中央主管機關同意者外，申請人應於輸入原因消滅後一個月內退運出口，並將海關退運出口證明文件送中央主管機關備查。

第二五條

本辦法自中華民國一百十年五月一日施行。

輸入醫療器材邊境抽查檢驗辦法

①民國 110 年 4 月 27 日衛生福利部令訂定發布全文 19 條；並自 110 年 5 月 1 日施行。
②民國 111 年 7 月 8 日衛生福利部令修正發布第 4、19 條條文及第 3 條附表一、第 6 條附表二；並自發布日施行。

第一章　總　則

第一條

本辦法依醫療器材管理法（以下簡稱本法）第五十二條第二項規定訂定之。

第二條

本辦法用詞，定義如下：

一　查驗：指對輸入醫療器材於輸入許可前，以逐批或抽批方式所為之查核、檢驗。

二　查核：指由查驗人員依法執行品目、包裝外觀、標示或其他項目之檢查、核對。

三　檢驗：指於實驗室進行感官、化學、生物或物理性之檢查、化驗。

四　查驗機關：指辦理輸入醫療器材查驗之中央主管機關或其委任之機關或委託之機關（構）。

五　報驗義務人：指醫療器材之輸入業者。

第二章　輸入醫療器材查驗申請

第三條

中央主管機關應實施邊境查驗之醫療器材品項，規定如附表一。

第四條　111

①依本法第五十二條第一項規定，申請輸入前條醫療器材者，應由報驗義務人於輸入前十五日起，填具查驗申請書，並檢附下列文件、資料，向輸入港埠所在地之查驗機關提出：

一　醫療器材許可證、登錄證明或專案輸入核准文件影本。

二　進口報單影本。

三　其他經中央主管機關指定之文件、資料。

②前項申請由代理人為之者，應另檢附代理人證明文件及委託書。但報驗義務人檢具長期代理委託契約，並向查驗機關報備者，不在此限。

③第一項申請，中央主管機關得要求報驗義務人以電子方式為之。

④第一項申請文件、資料有不備，其得補正者，查驗機關應通知報

驗義務人於二十日內補正；屆期未補正者，予以駁回。

第五條

輸入醫療器材有下列情形之一者，免依前條規定申請查驗：

一　依本法第三十五條第一項第四款規定，核准專供樣品或個人自用。

二　國內製造醫療器材輸出，經中央主管機關核准運返國內。

三　經互惠免驗優待之輸出國政府發給檢驗合格證明。

四　為因應國家緊急情況或促進公益，經中央主管機關核准。

第三章　查驗程序

第六條

①查驗機關實施查驗，就下列方式擇一或合併為之：

一　逐批查驗：對各批次輸入醫療器材，均予查驗。

二　抽批查驗：對申請查驗之醫療器材，依下列抽驗率執行抽批；經抽中者，予以查驗：

㈠一般抽批查驗：抽驗率為百分之二至百分之十。

㈡加強抽批查驗：抽驗率為百分之二十至百分之五十。

三　現場查核：於醫療器材存置處所執行查核。

②輸入之醫療器材，其查核項目、檢驗項目及檢驗方法，規定如附表二。

第七條

①輸入醫療器材有下列情形之一者，採逐批查驗：

一　報驗義務人首次輸入之前三批同品目、同商標（牌名）及同產地之醫療器材。

二　報驗義務人前一批輸入之同品目、同商標（牌名）及同產地之醫療器材，經加強抽批查驗結果不符合規定。

三　查驗機關認有逐批查驗之必要。

②逐批查驗未完成前，同一報驗義務人再申請查驗者，仍依逐批查驗方式執行。

第八條

輸入醫療器材有下列情形之一者，採加強抽批查驗：

一　報驗義務人前一批輸入為同品目、同商標（牌名）及同產地者，經一般抽批查驗結果不符合規定。

二　查驗機關認有加強抽批查驗之必要。

第九條

輸入醫療器材有下列情形之一者，採一般抽批查驗：

一　依第七條第一項第一款逐批查驗後，皆符合規定。

二　依第七條第一項第二款逐批查驗或前條加強抽批查驗，連續五批皆符合規定，且連續輸入五批符合規定之累計數量，達前一批查驗結果不符合規定之三倍量。

第一〇條

①查驗機關辦理查驗所需樣品，以無償方式取得；其數量，以足供

檢驗所需者爲限。

②查驗機關抽取樣品後，應開具取樣憑單予報驗義務人。

第一一條

①查驗之取樣，應於醫療器材存置處所實施。

②醫療器材由整裝貨櫃裝運者，應於海關指定之集中查驗區或經查驗機關認可之特定區域實施；其單一貨櫃抽樣耗時長久或有其他困難者，得要求拆櫃進倉爲之。

③前項查驗，報驗義務人應予配合，且不得指定樣品。

第一二條

輸入醫療器材之檢驗，應依取樣先後順序爲之。但依第十五條申請複驗者，原檢驗之實驗室應提前檢驗。

第一三條

①查驗機關對於在貨櫃場取樣困難、檢驗時間超過五日、容易腐敗、變質或其安全功效穩定性不足之醫療器材，得於報驗義務人書立切結書表明負保管責任後，簽發輸入醫療器材具結先行放行通知書，供其辦理先行通關，並存置於特定地點。

②前項具結先行放行之醫療器材，報驗義務人切結之存置地點與實際不符，或於核發輸入許可通知前，擅自啓用、移動或販售者，查驗機關應暫停受理該報驗義務人具結先行放行申請一年。

第一四條

①輸入醫療器材經查驗合格者，查驗機關應核發輸入許可，並通知報驗義務人；報驗義務人亦得向查驗機關申請核發書面之許可通知書。

②報驗義務人應自收受許可通知之次日起十五日內，憑取樣憑單領取餘存樣品；屆期未領取或樣品性質不適合久存者，查驗機關得逕行處置。

第一五條

①輸入醫療器材查驗不合格者，查驗機關應核發輸入不合格之通知予報驗義務人。

②報驗義務人於收受前項通知之次日起十五日內，得向查驗機關申請複驗，以一次爲限。

③複驗時，由查驗機關就原抽取餘存樣品爲之；餘存之樣品不足供複驗者，得依第十一條規定，再行辦理抽樣。

④第一項查驗不合格之醫療器材，其餘存樣品，除法律另有規定外，於申請複驗之期限屆至後，應予銷燬。

第一六條

①輸入之醫療器材經查驗不合格者，除法律另有規定外，應由報驗義務人辦理退運或銷燬。

②查驗不合格之醫療器材，經具結先行放行者，查驗機關應通知報驗義務人依前項規定辦理，並副知直轄市、縣（市）主管機關。

第四章　規　費

第一七條

①依本辦法辦理查驗，報驗義務人應繳納下列行政規費：
　一　審查費。
　二　現場查核費。
　三　通知書費。
　四　電腦傳送訊息更正費。
　五　檢驗費。
②前項各款收費數額，規定如附表三。

第五章　附　則

第一八條
查驗人員依本辦法執行查驗業務時，應出示有關執行業務之證明文件或顯示足以辨識其身分之標誌。

第一九條 111
①本辦法自中華民國一百十年五月一日施行。
②本辦法修正條文，自發布日施行。

醫療器材分類分級管理辦法

①民國 110 年 4 月 26 日衛生福利部令訂定發布全文 7 條；除附表品項代碼「A.3652」、「C.3372」及「C.3970」之規定，自 111 年 7 月 1 日施行外，自 110 年 5 月 1 日施行。
②民國 110 年 12 月 9 日衛生福利部令修正發布第 4 條附表。
③民國 112 年 8 月 22 日衛生福利部令修正發布第 7 條條文及第 4 條附表；除第 4 條附表品項代碼「D.1100」、「J.5780」及「M.5844」之規定，自 114 年 8 月 22 日施行，品項代碼「I.4040」之規定，自 115 年 8 月 22 日施行外，自發布日施行。

第一條

本辦法依醫療器材管理法第三條第二項規定訂定之。

第二條

醫療器材就其功能、用途、使用方法及工作原理，視其應用科別，分類如下：

一　臨床化學及臨床毒理學。
二　血液學、病理學及基因學。
三　免疫學及微生物學。
四　麻醉科學。
五　心臟血管醫學科學。
六　牙科學。
七　耳鼻喉科學。
八　胃腸病科學及泌尿科學。
九　一般、整形外科手術及皮膚科學。
十　一般醫院及個人使用裝置。
十一　神經科學。
十二　婦產科學。
十三　眼科學。
十四　骨科學。
十五　物理醫學科學。
十六　放射學科學。

第三條

醫療器材，依其風險程度，分級如下：

一　第一等級：低風險性。
二　第二等級：中風險性。
三　第三等級：高風險性。

第四條

①醫療器材分類分級之品項，規定如附表。
②醫療器材除前項附表規定者外，其功能、用途或工作原理特殊者，

得依下列原則判定其分級：

一　同一醫療器材符合二以上分類、分級或品項者，以其較高風險性等級定之。

二　醫療器材附（配）件，其原廠產品說明書載明專用於特定醫療器材者，除前項附表另有規定者外，以該特定醫療器材等級定之。

三　二以上醫療器材組成之組合產品，適用於二以上醫療器材分類、分級或品項者，以其較高風險性等級定之。

四　以醫療器材作用爲主之含藥醫療器材，除前項附表另有規定者外，以第三等級醫療器材定之。

第五條

①醫療器材商或民衆，得向中央主管機關查詢醫療器材分級或其他相關事項。

②前項查詢者，應塡具查詢單，並檢附下列相關文件、資料，及繳納費用，向中央主管機關提出：

一　原廠產品說明書：包括使用方法、功能及工作原理；其非正體中文或英文版本者，應另附正體中文或英文譯本。

二　分類分級參考資料：美國、歐盟或其他國家對該查詢產品已爲分類分級之參考資料；無參考資料者，免附。

③除前項文件、資料外，中央主管機關得視需要，要求查詢者提供其他相關文件、資料。

第六條

①醫療器材之功能、用途或工作原理，未符合附表所列品項之鑑別範圍者，其分級以第三等級醫療器材定之。

②醫療器材已有類似品於國內取得許可證或登錄者，其分級依類似品風險等級定之，或依前條規定向中央主管機關查詢分級，依中央主管機關回覆之風險等級定之。

第七條 112

①本辦法除附表品項代碼「A.3652」、「C.3372」及「C.3970」之規定，自中華民國一百十一年七月一日施行外，自一百十年五月一日施行。

②本辦法中華民國一百十二年八月二十二日修正發布之條文，除附表品項代碼「D.1100」、「J.5780」及「M.5844」之規定，自一百十四年八月二十二日施行，品項代碼「I.4040」之規定，自一百十五年八月二十二日施行外，自發布日施行。

醫療器材回收處理辦法

民國 110 年 4 月 28 日衛生福利部令訂定發布全文 14 條；並自 110 年 5 月 1 日施行。

第一條

本辦法依醫療器材管理法（以下簡稱本法）第五十八條第三項規定訂定之。

第二條

本法第五十八條第一項各款應回收之醫療器材，分為下列三級：

一　第一級：

㈠第一款醫療器材、第二款不良醫療器材及第三款醫療器材：經中央主管機關認定有重大危害使用者人體健康或有重大危害之虞。

㈡第二款：未取得許可證或登錄。

二　第二級：

㈠第一款醫療器材、第二款不良醫療器材：經中央主管機關認定無危害、非有重大危害使用者人體健康或無危害之虞。

㈡第三款醫療器材：經中央主管機關認定無重大危害使用者人體健康之虞。

三　第三級：第四款及第五款醫療器材。

第三條

本法第二十五條醫療器材許可證所有人或登錄者，應依下列期限，辦理回收完畢：

一　第一級：自公告之次日或依法認定應回收之日起一個月內。

二　第二級：自公告之次日或依法認定應回收之日起二個月內。

三　第三級：自本法第二十二條第二項製造許可廢止之次日起或依法認定應回收之日起六個月內。

第四條

①醫事機構及醫療器材商，應自中央主管機關公告、依法認定或製造許可廢止之日起，停止醫療器材輸入、製造、批發、零售或意圖販賣而陳列。

②本辦法回收之醫療器材市售品及庫存品，應依下列規定處理：

一　本國製造：經查核或檢驗後仍可改製使用者，由直轄市、縣（市）主管機關派員監督原製造廠商限期改製；其不能改製或屆期未改製者，沒入銷燬之。

二　國外輸入：即行封存，並由直轄市、縣（市）主管機關令原進口商限期退運出口；屆期未能退貨者，沒入銷燬之。

第五條

直轄市、縣（市）主管機關通知醫療器材商啓動醫療器材回收作業時，應通報中央及其他直轄市、縣（市）主管機關。

第六條

各級主管機關對於應回收之醫療器材，得於機關網站或大衆傳播媒體，公布下列資料：

一　品名、許可證或登錄字號。
二　規格、批號或序號之識別資料。
三　醫療器材許可證所有人或登錄者之名稱及地址。
四　回收原因。

第七條

醫療器材許可證所有人或登錄者應訂定醫療器材回收作業規定，並據以執行，其規定內容如下：

一　回收作業之組織。
二　回收人員及任務。
三　回收作業計畫書。
四　回收之通知方式。
五　回收及處理方式。
六　回收成果報告書。

第八條

①前條第四款通知之收受者，爲醫療器材許可證所有人或登錄者之直接銷售對象。

②前項通知之內容，應包括下列事項：

一　醫療器材許可證所有人或登錄者之名稱、地址及電話。
二　醫療器材製造業者名稱及地址。
三　醫療器材之品名、規格及許可證或登錄字號。
四　醫療器材批號或序號之識別資料及編號。
五　回收之原因及其可能產生之危害。
六　回收方式、回收交付之時間及地點。
七　直接銷售對象應配合之事項。

③醫療器材許可證所有人或登錄者，應依下列期限，完成第一項通知：

一　第一級及第二級：自公告之次日或依法認定之日起二十四小時內。
二　第三級：自製造許可廢止之次日或依法認定應回收之日起一星期內。

④醫療器材許可證所有人或登錄者，應記載執行通知之人員、直接銷售對象與接收通知之人員及通知之時間與方式。

⑤前項通知應作成紀錄，並至少保存五年。

第九條

①醫療器材許可證所有人或登錄者，執行醫療器材回收作業前，應訂定第七條第三款計畫書，報直轄市、縣（市）主管機關，並副

知中央主管機關；主管機關認有修正必要者，得要求其修正。
②前項計畫書，應包括下列事項：
一　醫療器材許可證所有人或登錄者之名稱、地址及電話。
二　醫療器材製造業者名稱及地址。
三　醫療器材之品名、規格及許可證或登錄字號。
四　醫療器材之批號或序號之識別資料及編號。
五　醫療器材於國內製造或輸入之總量、銷售數量及庫存量。
六　醫療器材於國內銷售之醫事機構、醫療器材商之名稱、地址及其各別之銷售數量。
七　國內製造醫療器材輸出者，其輸出之國別、對象名稱與地址及各別銷售數量。
八　回收之原因及其可能產生之危害。
九　預定完成回收之日期。
十　通知該醫療器材直接銷售之醫事機構、醫療器材商之方式與內容及其他擬採取之相關措施。
③第一項計畫書報主管機關之期限如下：
一　第一級及第二級：自公告或依法認定應回收之日起三日內。
二　第三級：自製造許可廢止之次日或依法認定應回收之日起二星期內。

第一〇條
①直轄市、縣（市）主管機關應督導轄區內醫事機構、醫療器材商，依本法第五十八條規定辦理醫療器材回收事宜。
②直轄市、縣（市）主管機關應於自行啓動或自收受其他主管機關通知啓動第一級回收作業之日起十日內，至轄區內醫事機構、醫療器材商進行抽查，確認回收醫療器材下架及其他回收作業程序。

第一一條
醫療器材許可證所有人或登錄者對於回收之醫療器材，連同其庫存品，應予識別及標示，並分別存放。

第一二條
①醫療器材許可證所有人或登錄者執行回收作業完成後，應製作第七條第六款成果報告書，報直轄市、縣（市）主管機關，並副知中央主管機關；主管機關認有修正必要時，得要求其修正。
②前項回收成果報告書，應包括下列事項：
一　醫療器材許可證所有人或登錄者之名稱、地址及電話。
二　醫療器材製造業者名稱及地址。
三　醫療器材之品名、規格及許可證或登錄字號。
四　醫療器材之批號或序號之識別資料及編號。
五　回收醫療器材於國內製造或輸入之總量、銷售與庫存量及已回收與未回收之品項、數量。
六　各回收對象之回收品項及數量明細。
七　回收完成之日期、回收產品存放地點、預定後續處理之方法及日期。

八　後續預防矯正措施。

③第一項回收成果報告書報主管機關之期限如下：

一　第一級及第二級：完成回收之日起三日內。

二　第三級：完成回收之日起二星期內。

第一三條

直轄市、縣（市）主管機關應審酌醫療器材回收作業之後續處理方法及日期，對醫療器材許可證所有人或登錄者予以查核，並將查核結果報中央主管機關備查。

第一四條

本辦法自中華民國一百十年五月一日施行。

醫療器材安全監視管理辦法

民國 110 年 4 月 28 日衛生福利部令訂定發布全文 15 條；並自 110 年 5 月 1 日施行。

第一條

本辦法依醫療器材管理法（以下簡稱本法）第四十七條第三項規定訂定之。

第二條

本辦法適用範圍如下：

一　中央主管機關公告指定一定種類或品項之醫療器材。

二　其他中央主管機關公告指定之特定醫療器材。

第三條

前條醫療器材，以下列方式執行安全監視：

一　蒐集、調查、統計及分析醫療器材國內、外使用人數、不良事件之項目與發生數，及有關其使用之文獻或相關佐證資料。

二　醫療器材許可證所有人或登錄者，應依中央主管機關指定之特定安全問題，擬訂計畫，就特定使用者定期追蹤、蒐集、調查、統計及分析該特定安全之風險。

第四條

前條安全監視之期間，自發證日、登錄日、公告日或指定日起三年；必要時，中央主管機關得於安全監視計畫執行前、執行中或執行期滿後延長之。

第五條

①醫療器材許可證所有人或登錄者，執行第三條第一款安全監視，應依中央主管機關公告指定之內容、格式，訂定計畫書執行；計畫書，應由醫療器材許可證所有人或登錄者留存備查。

②醫療器材許可證所有人或登錄者，執行第三條第二款安全監視，應就其監視對象、範圍、內容、方式、監視期間、報告繳交期限及其他應執行事項，訂定計畫書報中央主管機關審核通過後，始得爲之；計畫書有變更者，亦同。

③前二項計畫書，應載明之項目如附件一。

第六條

①醫療器材許可證所有人或登錄者，執行第三條第一款之安全監視，應蒐集國內、外醫療器材之安全資料，除依醫療器材嚴重不良事件通報辦法之規定爲通報外，應依附件二或中央主管機關公告指定之內容、格式，至中央主管機關指定之網路系統，登載定期安全性報告。

②前項報告，自發證日、登錄日或安全監視公告日起，每半年塡具當期蒐集所得資料，於該期截止日後三十日內登載；必要時，中央主管機關得要求其於指定期日登載。

③第一項所有人或登錄者，應於計畫書所定安全監視期間屆滿後六十日內，依附件三內容、格式，塡具安全監視期間所得之安全資料，至中央主管機關指定之網路系統，登載總結報告。

第七條

①第三條第二款醫療器材許可證所有人或登錄者，應於監視期間蒐集國內、外醫療器材之安全資料，除依醫療器材嚴重不良事件通報辦法之規定爲通報外，應依中央主管機關核定之分期、期間及報告登載期限，至中央主管機關指定之網路系統，登載安全性報告；必要時，中央主管機關得要求其於指定期日登載。

②未能依前條或前項規定，至中央主管機關指定網路系統登載者，得先以紙本方式爲之，並依中央主管機關指定之期限補正登載。

第八條

醫療器材許可證所有人或登錄者，蒐集、鑑別、檢索、保存及處理前二條所定資料時，應建立管理程序。

第九條

醫療器材許可證所有人或登錄者，應保存第六條及第七條資料至監視期間屆滿後五年。

第一〇條

①醫療器材許可證所有人或登錄者，經依本法第十六條規定停業，其安全監視計畫未能執行完竣者，應自停業日起六十日內，就其已執行部分，至中央主管機關指定之網路系統，登載已執行部分之定期安全性報告；其嗣後復業者，安全監視計畫應接續予以完成。

②未能依前項規定，至中央主管機關指定網路系統登載者，得先以紙本方式爲之，並依中央主管機關指定之期限補正登載。

第一一條

醫療器材許可證經中央主管機關核准移轉登記，其監視尙未完成或第九條之保存期間未屆滿者，原醫療器材許可證所有人，應將安全監視資料交付予受讓人，並由受讓人依本辦法規定續行監視或保存。

第一二條

醫療器材許可證所有人或登錄者，執行安全監視，其計畫書內容涉及臨床試驗或人體研究者，應依本法或人體研究法規定辦理。

第一三條

醫療器材商及醫事機構爲執行醫療器材安全監視，有蒐集、處理或利用個人資料之必要時，應依醫療法、個人資料保護法及其相關法規規定辦理。

第一四條

本辦法所定報告，應以正體中文登載，不得自行刪減項目或以「詳見附件」方式爲之；登載之附件，非正體中文或英文者，應另登載正體中文或英文譯本。

第一五條

本辦法自中華民國一百十年五月一日施行。

醫療器材技術人員管理辦法

民國 110 年 4 月 1 日衛生福利部令訂定發布全文 14 條；並自 110 年 5 月 1 日施行。

第一條

本辦法依醫療器材管理法（以下簡稱本法）第十五條第二項規定訂定之。

第二條

①本辦法所定技術人員如下：

一　製造業者：

㈠製造體外診斷醫療器材人員。

㈡製造非體外診斷醫療器材人員。

二　從事輸入或維修之販賣業者：

㈠輸入醫療器材技術人員。

㈡維修體外診斷醫療器材人員。

㈢維修非體外診斷醫療器材人員。

②同一業者聘僱前項各款技術人員，應至少一人。

第三條

製造體外診斷醫療器材技術人員，應具備下列資格之一：

一　公、私立專科以上學校或符合教育部辦理國外學歷採認法規之國外專科以上學校醫學工程、醫學檢驗相關科、系、所或學位學程畢業，領有畢業證書，並在醫療器材製造業者從事製造相關業務一年以上。

二　公、私立專科以上學校或符合教育部辦理國外學歷採認法規之國外專科以上學校理、工、醫、農相關科、系、所或學位學程畢業，領有畢業證書，並在醫療器材製造業者從事製造相關業務三年以上。

第四條

①製造非體外診斷醫療器材技術人員，應具備下列資格之一：

一　公、私立專科以上學校或符合教育部辦理國外學歷採認法規之國外專科以上學校醫學工程相關科、系、所或學位學程畢業，領有畢業證書，並在醫療器材製造業者從事製造相關業務一年以上。

二　公、私立專科以上學校或符合教育部辦理國外學歷採認法規之國外專科以上學校理、工、醫、農相關科、系、所或學位學程畢業，領有畢業證書，並在醫療器材製造業者從事製造相關業務三年以上。

②製造具放射性之非體外診斷醫療器材者之技術人員，除得聘僱具

前項資格之一者外，亦得聘僱公、私立專科以上學校或符合教育部辦理國外學歷採認法規之國外專科以上學校醫學放射相關科、系、所或學位學程畢業，領有畢業證書，並於醫療器材製造業者從事製造相關業務一年以上之人員。

第五條

輸入醫療器材技術人員，應具備下列各款資格：

一　公、私立專科以上學校或符合教育部辦理國外學歷採認法規之國外專科以上學校畢業，領有畢業證書。

二　於醫療器材製造業或販賣業，從事醫療器材製造或醫療器材查驗登記文件資料準備、程序管理及送件實務相關業務一年以上。

三　最近五年內曾接受至少二十小時以上之教育訓練；其教育訓練包括下列課程：

㈠我國醫療器材相關法令。

㈡醫療器材產品製造品質管理系統。

㈢查驗登記文件資料準備及程序管理。

㈣查驗登記送件實務。

㈤醫療器材產品上市後管理。

第六條

維修體外診斷醫療器材技術人員，應具備下列資格之一：

一　公、私立專科以上學校或符合教育部辦理國外學歷採認法規之國外專科以上學校醫學工程、醫學檢驗相關科、系、所或學位學程畢業，領有畢業證書，並於醫療器材製造或輸入、維修之販賣業者，從事製造或維修相關業務一年以上。

二　公、私立專科以上學校或符合教育部辦理國外學歷採認法規之國外專科以上學校理、工、醫、農相關科、系、所或學位學程畢業，領有畢業證書，並於醫療器材製造或輸入、維修之販賣業者，從事製造或維修相關業務三年以上。

三　於醫療器材製造或輸入、維修之販賣業者，從事製造或維修相關業務五年以上。

第七條

①維修非體外診斷醫療器材技術人員，應具備下列資格之一：

一　公、私立專科以上學校或符合教育部辦理國外學歷採認法規之國外專科以上學校醫學工程相關科、系、所或學位學程畢業，領有畢業證書，並於醫療器材製造或輸入、維修之販賣業者，從事製造或維修相關業務一年以上。

二　公、私立專科以上學校或符合教育部辦理國外學歷採認法規之國外專科以上學校理、工、醫、農相關科、系、所或學位學程畢業，領有畢業證書，並於醫療器材製造或輸入、維修之販賣業者，從事製造或維修相關業務三年以上。

三　於醫療器材製造或輸入、維修之販賣業者，從事製造或維修相關業務五年以上。

②維修具放射性之非體外診斷醫療器材者之技術人員，除得聘僱具前項資格之一者外，亦得聘僱公、私立專科以上學校或符合教育部辦理國外學歷採認法規之國外專科以上學校醫學放射相關科、系、所或學位學程畢業，領有畢業證書，並於醫療器材製造或輸入、維修之販賣業者，從事製造或維修相關業務一年以上之人員。

第八條

第三條及第四條技術人員，其業務如下：

一　專任駐廠監督醫療器材製造流程。
二　管理醫療器材品質系統文件。
三　管理醫療器材不良事件。
四　管理醫療器材安全監督事項。
五　督導、管理依本法第二十九條所定準則規定事項，並協助提供技術說明或文件資料。

第九條

第五條技術人員，其業務如下：

一　管理依本法第二十九條所定準則規定事項。
二　管理醫療器材不良事件。
三　管理醫療器材安全監督事項。
四　管理醫療器材產品來源及流向文件。

第一〇條

①第六條及第七條技術人員，其業務如下：

一　維修並確認維修後產品之安全及效能。
二　製作並簽署維修紀錄。

②維修之販賣業者應保存前項紀錄至少五年。

第一一條

①技術人員自製造業或販賣業者依本法第十三條第二項辦理登記之日起，每年應接受八小時繼續教育訓練；屆期未完成訓練者，應限期令其改善，屆期未改善者，直轄市、縣（市）主管機關應通知製造業或販賣業者限期辦理技術人員變更登記；屆期未辦理者，依本法第七十條第一項第一款規定處罰。

②前項繼續教育訓練，包括下列課程：

一　醫療器材相關法令。
二　醫療器材品質管理。
三　醫療器材違規案例解析。

第一二條

第五條第三款教育訓練及前條第一項繼續教育訓練，其委任所屬機關（構），或委託其他機關（構）或經認證之法人或團體辦理者，依本法第七十九條第三項所定辦法之規定辦理。

第一三條

①自本辦法施行之日起三年內，具有國內專科以上學校或經教育部承認之國外專科以上學校理、工、醫、農或其他相關科、系、所或學程畢業之資格，而未符合第三條或第四條所定資格者，得擔

任製造業技術人員。

②自本辦法施行之日起三年內，未符合第五條、第六條或第七條所定資格者，得擔任輸入販賣業或維修販賣業技術人員。

③本辦法施行滿三年之次日起，應符合本辦法所定資格，始得繼續擔任前二項技術人員。

第一四條

本辦法自中華民國一百十年五月一日施行。

醫療器材來源流向資料建立及管理辦法

民國 110 年 4 月 20 日衛生福利部令訂定發布全文 9 條；並自 110 年 5 月 1 日施行。

第一條

本辦法依醫療器材管理法（以下簡稱本法）第十九條第三項規定訂定之。

第二條

取得醫療器材許可證或完成登錄之醫療器材商，應以電子或書面方式，依本法第十九條第一項規定，建立及保存醫療器材下列供應來源及流向之資料：

一　供應來源資料：

㈠產品識別資訊。

㈡批號或序號。

㈢數量。

㈣輸入者之報關日期。

㈤製造日期及有效期間，或保存期限。

㈥其他中央主管機關指定之項目。

二　流向資料：

㈠供應對象之名稱、地址及聯絡資訊。

㈡產品識別資訊。

㈢批號或序號。

㈣數量。

㈤交貨日期。

㈥製造日期及有效期間，或保存期限。

㈦其他中央主管機關指定之項目。

第三條

非持有醫療器材許可證或完成登錄之醫療器材販賣業者，應以電子或書面方式，依本法第十九條第一項規定，建立及保存醫療器材下列供應來源及流向之資料：

一　供應來源資料：

㈠供應者之名稱、地址及聯絡資訊。

㈡產品識別資訊。

㈢批號或序號。

㈣數量。

㈤收貨日期。

㈥製造日期及有效期間，或保存期限。

㈦其他中央主管機關指定之項目。

二　流向資料：

㈠供應對象之名稱、地址及聯絡資訊。

㈡產品識別資訊。

㈢批號或序號。

㈣數量。

㈤交貨日期。

㈥製造日期及有效期間，或保存期限。

㈦其他中央主管機關指定之項目。

第四條

①醫事機構就其使用之醫療器材，應以電子或書面方式，依本法第十九條第一項規定，建立及保存醫療器材下列供應來源資料：

一　產品識別資訊。

二　批號或序號。

三　數量。

四　供應者或其他提供者之名稱、地址及聯絡資訊。

五　收貨日期。

六　其他中央主管機關指定之項目。

②前項醫療器材，屬本法第十九條第二項規定應申報之品項者，除前項資料外，醫事機構應依各別批號或序號，建立及保存接受治療之病人姓名、國民身分證統一編號或身分證明文件號碼及聯絡資料之流向資料。

第五條

依前三條建立及保存之資料，屬本法第十九條第二項公告之品項者，醫療器材商及醫事機構應於每年一月、四月、七月及十月之二十日前，以電子方式申報至中央主管機關建立之系統。但醫事機構之流向資料，不包括在內。

第六條

第二條第一款第一目、第二款第二目、第三條第一款第二目、第二款第二目及第四條第一款所定產品識別資訊，應包括下列項目：

一　品名。

二　許可證字號或登錄字號。

三　型號或規格。

四　其他中央主管機關指定之項目。

第七條

醫療器材商已依本法第三十三條第一項第十款公告，於醫療器材刊載單一識別碼者，醫療器材商及醫事機構依第五條規定申報前條第一款至第三款之產品識別資訊，應以單一識別碼替代。

第八條

醫療器材商及醫事機構依本辦法規定建立資訊之保存期間，除本法第十九條第二項申報品項應永久保存外，其餘為三年。

第九條

本辦法自中華民國一百十年五月一日施行。

醫療器材優良臨床試驗管理辦法

民國 110 年 4 月 9 日衛生福利部令訂定發布全文 72 條；並自 110 年 5 月 1 日施行。

第一章　總　則

第一條

本辦法依醫療器材管理法（以下簡稱本法）第三十七條第三項規定訂定之。

第二條

本辦法用詞，定義如下：

一　受試者：指參與臨床試驗而接受試驗用醫療器材或作爲試驗對照之個人。

二　易受傷害群體：指因年齡、智能或身體（生理）狀況缺乏充分決定能力，或因所處環境、身分或社會經濟狀況而容易遭受不當影響、脅迫或無法以自由意願作決定者。

三　試驗主持人：指臨床試驗機構執行臨床試驗之負責人。

四　試驗委託者：指臨床試驗之發起及管理者。

五　受託研究機構：指接受試驗委託者委託，執行試驗委託者有關臨床試驗之全部或一部業務。

六　試驗偏離：指未依臨床試驗計畫書規範執行之偏差情形。

七　不良事件：指受試者參加臨床試驗所發生，與試驗用醫療器材間不以具有因果關係爲必要之不良情事。

八　醫療器材不良反應：指與試驗用醫療器材有關之不良事件。

九　嚴重不良事件：指受試者發生下列情事之一：

㈠死亡。

㈡危及生命。

㈢暫時或永久性失能。

㈣受試者之胎兒或嬰兒先天性畸形。

㈤需住院或延長住院。

㈥其他可能導致永久性傷害之併發症。

十　嚴重醫療器材不良反應：指與試驗用醫療器材有關之嚴重不良事件。

第三條

執行臨床試驗，應遵行下列規定：

一　符合赫爾辛基宣言之倫理原則。

二　符合科學原則。

三　符合風險最小化原則，對受試者侵害最小，並確保風險與利益相平衡。

四　經臨床試驗倫理審查委員會（以下簡稱審查會）核准。

五　徵求受試者同意。

六　保障受試者之自主權及隱私權。

第四條

①試驗委託者應擬訂臨床試驗計畫，經審查會及中央主管機關核准後，始得執行。

②試驗主持人及臨床試驗機構應依前項核准之計畫，執行臨床試驗。

第二章　試驗委託者

第五條

試驗委託者應訂定、執行及管理臨床試驗工作，並確保資料之完整性及受試者之權利、安全與福祉。

第六條

試驗委託者應完成試驗用醫療器材之下列臨床前研究，並以臨床前數據及臨床評估之結果，證明試驗設計之合理性：

一　產品設計。

二　安全性及功能性測試。

三　風險分析。

四　其他必要之臨床前研究。

第七條

①試驗委託者應於中央主管機關公告指定之網頁，依第四條第一項核准後三十日內，登錄下列臨床試驗相關資料：

一　臨床試驗機構名稱。

二　試驗委託者名稱。

三　試驗主持人姓名。

四　臨床試驗名稱。

五　臨床試驗核准文號。

六　臨床試驗核准日期。

七　臨床試驗目的。

八　受試者納入、排除條件。

九　受試者人數。

十　試驗用醫療器材名稱。

十一　臨床試驗階段。

十二　其他必要之登錄事項。

②臨床試驗計畫有修正時，試驗委託者應於核准修正後三十日內更新登錄資料。

③臨床試驗執行期間，試驗委託者應於每年六月及十二月定期更新登錄資料。

第八條

試驗委託者應訂定主持人手冊、臨床試驗計畫書、受試者同意書、個案報告表、相關標準作業流程及其他相關規定。

第九條

①試驗委託者因臨床試驗致受試者傷害、死亡或其他損失者，應負醫療照護、損害賠償或損失補償及其他依法應負之責任。

②有下列情形之一者，試驗委託者免負前項損害賠償或損失補償責任：

一　受試者同意書已記載臨床試驗可能發生之不良反應、副作用或風險。

二　試驗委託者能證明已善盡醫療上必要之注意。

三　試驗委託者能證明無故意或過失。

③臨床試驗由試驗主持人發起者，臨床試驗機構應適用前二項規定。

第一〇條

執行臨床試驗前，試驗委託者應與臨床試驗機構及試驗主持人就試驗之職責分工、相關費用及可能發生之傷害、死亡或其他損失處理原則，達成協議，並以書面定之。

第一一條

試驗委託者與受託研究機構間之職責分工，應以書面訂定協議。試驗委託者應對臨床試驗數據品質及完整性，負最終責任。

第一二條

試驗委託者規劃跨臨床試驗機構之臨床試驗時，應就各臨床試驗機構之主持人，指派其中一人爲總主持人，並協調總主持人及各主持人間之職責分工後，以書面定之。

第一三條

①試驗委託者應備妥試驗用醫療器材，該器材並應標示有「臨床試驗專用」之文字。

②前項器材之研製，應符合醫療器材品質管理系統準則之規定。

第一四條

審查會及中央主管機關依第四條第一項規定核准臨床試驗計畫前，試驗委託者不得提供試驗用醫療器材予臨床試驗機構及試驗主持人。

第一五條

試驗委託者應製作並保存試驗用醫療器材之文件紀錄；其內容應包括試驗用醫療器材之生產日期、產品批號及運送、接收、儲存、配置、回收與銷燬之情形。

第一六條

①試驗委託者應將下列資訊，通知臨床試驗機構及試驗主持人，並作出相應處理：

一　影響臨床試驗安全性、合理性及其他影響受試者權益之重大資訊。

二　醫療器材有瑕疵導致不良反應之虞者。

三　其他與臨床試驗有關之重要資訊。

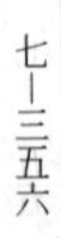

②有前項各款情形之一，必要時，試驗委託者應修正試驗計畫書、主持人手冊、受試者同意書及相關規定，並報經審查會核准。

第一七條

①試驗委託者應監測下列事項：

一　試驗相關人員與實驗室、儀器或其他相關設備之適當、安全及正確性。

二　臨床試驗機構與試驗主持人對臨床試驗計畫書核定內容、相關法規及本辦法規定之遵行。

三　收案進度及受試者同意書之簽署。

四　下列個案報告表之登錄及其他與試驗相關紀錄之正確性與完整性：

㈠封面頁／登入頁、頁首或頁尾／電子個案報告表識別碼、個案報告表項目。

㈡退出試驗、未作檢驗、檢查或追蹤。

㈢不良事件或其他特殊反應及其通報。

五　試驗用醫療器材之供給、使用、維護、運輸、接收、儲存、處理及回收之妥當性。

六　臨床試驗相關儀器設備接受定期維護及校正。

七　試驗主持人與試驗相關人員已收到最新版本之臨床試驗相關文件。

②試驗委託者得就前項監測，指派外部專業人員（以下簡稱監測者）執行。

第一八條

監測者進行前條監測，應向試驗委託者提出書面報告；其內容如下：

一　監測日期及地點。

二　監測者姓名。

三　試驗主持人姓名。

四　臨床試驗進度。

五　偏離或缺失。

六　當次監測之評估結果。

七　建議改進之措施。

第一九條

試驗委託者應自行或委託臨床試驗團隊及監測者以外之機構或人員，就臨床試驗是否遵行臨床試驗計畫書、標準作業、本辦法、相關法規及研究倫理之事項，進行稽核。

第二〇條

前條稽核，應依下列規定辦理：

一　試驗委託者依臨床試驗之重要性、受試者人數、試驗種類、複雜性及受試者風險訂定稽核計畫及標準作業規定。

二　依前款計畫及標準作業規定執行。

三　稽核者之觀察、發現及結果，應以書面記錄之。

第二一條

試驗委託者發現下列情事之一者，應即中止或終止臨床試驗，並依第六十四條辦理：

一　未依規定經審查會通過或中央主管機關核可，自行變更臨床試驗內容。

二　顯有影響受試者權益、安全之事實。

三　不良事件發生數或嚴重度顯有異常。

四　有足以影響臨床試驗成果評估之事件。

五　臨床試驗未完成前，有具體事實證明並無實益、風險高於潛在利益，或顯有實益致不利於對照組。

第二二條

試驗委託者應妥善保存臨床試驗之所有文件及更新版本；其保存期間，至臨床試驗完成後或該醫療器材依本法規定登錄或取得許可證後至少三年，二者以期間較後者爲準。

第二三條

試驗委託者規劃之臨床試驗使用電子資料處理系統時，應執行下列事項：

一　訂定系統規格需求。

二　確認系統符合前款規格需求。

三　確認輸入數據之精確度、完整性、可信度及一致性。

四　確認系統輸出報告之正確性。

五　確認數據修改皆有記錄，且不得將原始及歷次修正數據刪除，應保留稽核路徑、資料路徑及編輯路徑。

六　維持防護系統，防止未經授權者存取數據。

七　保存授權使用系統人員之名單及使用期間與權限之紀錄。

八　確認個案報告表有試驗主持人或其授權人員之簽章。

九　定期備份系統資料。

十　訓練系統使用者正確使用。

第二四條

臨床試驗由試驗主持人發起者，本辦法對試驗委託者之規定，於試驗主持人，適用之。

第三章　臨床試驗機構及試驗主持人

第二五條

臨床試驗機構執行臨床試驗前，應依試驗用醫療器材之特性，就其人力、空間、設施及設備進行評估，並作成評估報告書。

第二六條

臨床試驗機構執行臨床試驗，應經該機構審查會，或依法委託其他機構設立之審查會或共同約定之審查會審查通過後，始得爲之。

第二七條

①試驗主持人，應具備下列資格及條件：

一　領有執業執照，並從事臨床醫療五年以上之醫師。但依本法第三十七條第一項但書公告無顯著風險之臨床試驗，得以領有中央主管機關核發之師類醫事人員專門職業證書，且實際從事五年以上相關專業工作者爲之。
二　最近六年曾受臨床試驗相關訓練三十小時，且至少包括醫療器材臨床試驗及醫學倫理各九小時之相關課程。
三　試驗用醫療器材必要操作能力，經取得證明文件。

②醫事人員曾受懲戒處分或因違反臨床試驗相關法規規定，受停業一個月以上或廢止執業執照處分者，不得擔任前項主持人。

第二八條

①試驗主持人應嚴格遵守臨床試驗計畫之內容。但有緊急情況須執行必要處置者，不在此限。

②前項但書，試驗主持人應於處置完成後七日內以書面敘明理由，報審查會及試驗委託者備查。

第二九條

臨床試驗數據應準確、完整、即時記載於個案報告表；其有更改時，應載明更改日期及更改人之姓名，並保留原記載內容。試驗主持人應確保其正確性，並簽名。

第三〇條

臨床試驗機構及試驗主持人，應妥善保存臨床試驗相關紀錄、文件及資料；其保存期間，至試驗完成後至少三年。但其他法規規定之保存期間逾三年者，從其規定。

第三一條

臨床試驗機構及試驗主持人，應妥善保存試驗用醫療器材，並確保其僅用於經核准之臨床試驗。

第三二條

試驗主持人或其指定之人員，應於試驗前充分告知受試者臨床試驗資訊、同意書內容及已知或可能發生之不良事件，經其瞭解後簽名，並載明日期。

第三三條

試驗主持人於發生不良事件或發現試驗用醫療器材有瑕疵時，應予記錄。

第三四條

臨床試驗機構及試驗主持人，於受試者參加試驗及後續追蹤期間，發生不良事件時，應予充分醫療照護。

第三五條

臨床試驗機構或試驗主持人發現臨床試驗之風險超過預期利益，或有其他足以影響試驗適當性之情事者，應即中止或終止臨床試驗，並通報審查會及試驗委託者。

第三六條

①中央主管機關得對臨床試驗機構及試驗主持人進行查核，並要求提供臨床試驗有關之資料。

②臨床試驗機構及試驗主持人對前項之查核與要求，不得妨礙、規避或拒絕。

第四章　臨床試驗倫理審查委員會

第三七條

①審查會所爲臨床試驗之審查，其範圍包括下列項目：

一　臨床試驗計畫之申請、修正、終止及中止後繼續執行。

二　定期期中報告。

三　試驗偏離報告。

四　嚴重不良事件報告。

五　結案報告。

六　研究人員利益衝突事項之揭露。

七　其他臨床試驗相關之重要事項。

②審查會對執行中之臨床試驗，每年應至少查核一次。

第三八條

審查會於臨床試驗計畫之審查，應注意下列事項：

一　臨床試驗設計與執行符合最小化風險原則，對受試者侵害最小，並確保風險與利益相平衡。

二　執行方式及內容符合科學原則。

三　受試者之條件及召募方式。

四　受試者之醫療照護、損害賠償或損失補償及其他救濟機制。

五　受試者之隱私保護。

六　受試者同意書內容及告知程序。

七　易受傷害群體之保護。

八　保障受試者安全之必要管理措施。

第三九條

第三十七條審查，其審查決定應以書面爲之，並載明下列事項：

一　試驗計畫名稱。

二　臨床試驗計畫書、受試者同意書、個案報告表及其他臨床試驗相關資料之版本編號與制定日期。

三　臨床試驗機構、試驗主持人及試驗委託者。

四　審查結果及其理由。

五　審查決議作成日期。

第四〇條

審查會應置委員五人以上，包括法律專家及其他社會公正人士；臨床試驗機構以外人士應達五分之二以上；任一性別委員，不得低於委員總數三分之一。

第四一條

審查會委員有下列情形之一者，應即迴避：

一　爲試驗主持人、協同主持人或試驗委託者。

二　與試驗主持人有配偶、四親等內之血親或三親等內之姻親或曾有此關係。

三　與試驗委託者有聘僱關係。
四　其他經審查會認有利益迴避之必要。

第四二條
審查會委員未親自參與審查會之審查及討論，不得參與決議。

第四三條
審查會委員及其他參與審查事務者，就其職務上知悉之資訊，無正當理由，不得洩漏。

第四四條
審查會之人員名單及會議紀錄，應予公開。

第四五條
審查會爲第三十七條之審查或查核時，發現有下列情事之一者，得命試驗主持人或試驗委託者限期改善、中止或終止臨床試驗：
一　未依規定經審查會或中央主管機關核准，自行變更臨床試驗內容。
二　顯有影響受試者權益、安全之事實。
三　不良事件發生數或嚴重度顯有異常。
四　有事實足認臨床試驗已無必要。
五　發生其他影響試驗之風險及利益評估情事。

第四六條
臨床試驗完成後，有下列情形之一者，審查會應進行調查，並通報臨床試驗機構及中央主管機關：
一　違反法規或計畫內容。
二　嚴重晚發性不良事件。
三　嚴重影響受試者權益。

第四七條
審查會應將試驗計畫書、會議紀錄、查核紀錄及其他相關文件、資料，保存至試驗完成後至少三年。

第四八條
審查會對於中央主管機關之查核，不得規避、妨礙或拒絕。

第五章　受試者同意書

第四九條
①受試者同意書，應由受試者、受試者之法定代理人、輔助人或監護人及試驗主持人或協同主持人簽名，並載明日期。
②前項受試者同意書副本，應交予受試者。

第五〇條
①受試者應以有意思能力之成年人爲限。但對特定人口群或特殊疾病罹患者健康權益之試驗顯有助益者，不在此限。
②前項但書之受試者爲限制行爲能力人或受輔助宣告之人者，應得其本人，及法定代理人或輔助人之同意；爲無行爲能力者，應得其法定代理人或監護人之同意。其屬人體研究法第十二條第三項之情形者，並得依該條規定辦理。

③前項無行為能力人，試驗主持人應於其得以理解之範圍內，告知臨床試驗相關資訊。
④受試者行為能力及受輔助宣告之情事有變更者，其臨床試驗之同意，應重新為之。

第五一條

①本法第三十七條第二項所稱情況緊急者，指符合下列各款情形，且於臨床試驗計畫中載明臨床試驗得於取得受試者、法定代理人、輔助人或監護人書面同意前執行者，免先取得受試者之同意：
一　受試者有緊急且危及生命之情況。
二　預期無法以現有治療方法達到足夠之臨床效益。
三　使用試驗用醫療器材可能緩解危及生命之風險。
四　使用試驗用醫療器材之可能利益超過其預期風險。
五　受試者無意思能力且無法及時通知法定代理人、輔助人或監護人。
②前項情形，於能取得受試者、法定代理人、輔助人或監護人書面同意時，應即補正；其未補正者，不得使用受試者相關資料。

第五二條

①前條受試者、法定代理人、輔助人或監護人得隨時撤回同意。
②臨床試驗機構對不同意參與臨床試驗者或經前項撤回同意之受試者，應執行常規治療，不得減損其正當醫療權益。

第五三條

①受試者、法定代理人、輔助人或監護人，均無法閱讀受試者同意書及其他提供予受試者之所有書面資料時，應由見證人在場參與有關受試者同意之討論。
②見證人應閱讀前項同意書及資料，並見證試驗主持人或其指定之人員已將其內容向受試者、法定代理人、輔助人或監護人為完整之說明。
③見證人應確定受試者、法定代理人、輔助人或監護人已充分了解試驗之內容及權利與義務，及其決定係出於自由意願。
④經完成前三項程序，同意參與試驗者，受試者、法定代理人、輔助人或監護人及見證人，應於受試者同意書親筆簽名，並載明日期。除見證人外，得以指印代替簽名。
⑤試驗相關人員，不得為見證人。

第五四條

受試者同意書，應載明下列各款事項：
一　試驗委託者及試驗機構名稱。
二　試驗主持人之姓名、職稱及聯絡資訊。
三　試驗目的及方法。
四　可預期風險及副作用。
五　預期試驗效果。
六　其他可能之治療方式及說明。

七　受試者得隨時撤回同意。
八　試驗有關之損失補償、損害賠償或保險機制。
九　臨床試驗不得向受試者收取任何費用。
十　受試者個人資料依法應予保密。但必要時，試驗委託者、審查會及中央主管機關得隨時檢視。
十一　受試者生物檢體、個人資料或其衍生物之保存及再利用。
十二　試驗用醫療器材於國內登錄或取得醫療器材許可證之情形。

第五五條

受試者同意書之修正對受試者權益有影響者，應事先取得受試者、法定代理人、輔助人或監護人同意，並簽名及載明日期後，始得依修正後之受試者同意書執行。

第五六條

①試驗委託者、試驗主持人或其他相關人員不得以脅迫、金錢或其他不正當方式，誘使受試者參與臨床試驗。
②試驗委託者、試驗主持人或其他相關人員給予受試者交通費、營養費或其他相當之給付者，應載明於受試者同意書。

第五七條

試驗委託者或臨床試驗機構，不得向受試者收取臨床試驗有關之任何費用。

第六章　臨床試驗申請、中止、終止及結案

第五八條

①臨床試驗機構或試驗委託者申請醫療器材臨床試驗，應填具申請書，並檢附下列文件、資料：
一　醫療器材商許可執照。
二　臨床試驗計畫書及其中文摘要。
三　受試者同意書。
四　個案報告表。
五　試驗主持人及臨床試驗機構之資格證明。
六　第二十五條之評估報告書。
七　臨床試驗可能之損失補償、損害賠償措施及相關文件。
八　試驗主持人手冊。
九　試驗用醫療器材臨床前資料及說明書。
②臨床試驗由臨床試驗機構提出申請者，得免檢附前項第一款文件。

第五九條

臨床試驗計畫書，應載明下列事項：
一　臨床試驗名稱。
二　試驗委託者姓名及地址。
三　臨床試驗機構名稱。
四　試驗主持人及協同主持人姓名、職稱及聯絡資訊。

五　試驗目的。
六　試驗設計。
七　試驗用醫療器材基本資訊。
八　受試者條件、招募方法及數目。
九　知情同意程序。
十　數據處理程序。
十一　統計考量。
十二　不良事件、醫療器材不良反應及醫療器材有瑕疵之情形。
十三　偏離臨床試驗計畫之記錄、通報及分析程序。
十四　臨床試驗中止、終止之條件及後續措施。

第六〇條

試驗主持人手冊，應載明下列事項：
一　試驗用醫療器材之基本資訊。
二　試驗用醫療器材之臨床前測試資料。
三　試驗用醫療器材已知之臨床試驗資料。
四　試驗用醫療器材之風險管理。

第六一條

①試驗委託者於臨床試驗計畫有修正時，應填具申請書，並檢附下列文件、資料，向中央主管機關申請：
一　中央主管機關歷次核准之公文影本。
二　修正前後之文件、資料。
三　修正前後對照表。
②前項修正，經中央主管機關核准後，始得執行。

第六二條

執行臨床試驗期間，試驗委託者、試驗主持人及臨床試驗機構應依中央主管機關之通知，提出試驗情形報告。

第六三條

試驗委託者於試驗完成或終止後，應作成結案報告，並報中央主管機關備查。

第六四條

①依第二十一條、第三十五條、第四十五條或依本法第三十九條規定中止或終止試驗時，試驗委託者應即通知臨床試驗機構、試驗主持人、審查會及中央主管機關。
②臨床試驗由試驗主持人發起者，前項通知，由臨床試驗機構為之。

第六五條

已中止之臨床試驗，應經審查會及中央主管機關核准後，始得繼續執行。

第六六條

①臨床試驗結案報告經同意核備或同意結案前，試驗委託者、試驗機構或試驗主持人不得對外發表成果或為宣傳。
②前項成果發表及宣傳之限制，試驗委託者、試驗機構或試驗主持人不得藉採訪或報導規避之。

第六七條

臨床試驗屬本法第三十七條第一項但書無顯著風險者，不適用第五十八條及第六十一條至第六十四條規定；第四條及第六十五條有關向中央主管機關申請核准之規定，亦不適用之。

第七章 不良事件之對應

第六八條

臨床試驗發生嚴重不良事件，或有導致嚴重醫療器材不良反應之虞者，試驗主持人應即通知臨床試驗機構、試驗委託者及審查會，並提出詳細書面報告。

第六九條

①除本法第三十八條規定外，試驗委託者獲知醫療器材有瑕疵可能導致嚴重醫療器材不良反應者，試驗委託者應通報中央主管機關。

②前項通報，應於得知事實後七日內為之，並於十五日內檢具詳細調查資料報中央主管機關。

第七〇條

第十二條之試驗委託者，應將各臨床試驗機構通報之嚴重不良事件，以書面通知所有試驗主持人，並確認試驗主持人均已向其所屬之審查會通報。

第八章 附 則

第七一條

本辦法施行前，試驗委託者或臨床試驗機構已依醫療器材臨床試驗相關法令規定核准之臨床試驗，依原規定辦理。

第七二條

本辦法自中華民國一百十年五月一日施行。

醫療器材檢驗委任或委託作業辦法

民國 110 年 4 月 30 日衛生福利部令訂定發布全文 9 條；並自 110 年 5 月 1 日施行。

第一條

本辦法依醫療器材管理法第七十七條規定訂定之。

第二條

①各級主管機關，得將醫療器材檢驗之全部或一部，委任或委託相關機關（構）執行。

②前項受委任機關（構），在中央為衛生福利部食品藥物管理署或其他所屬機關（構）；在地方由直轄市、縣（市）主管機關委任所屬機關（構）；其權利義務關係，由委任機關定之。

第三條

前條受委託機關（構）、法人或團體，應符合下列條件：

一　具備檢驗項目之檢驗能力、相關場所、設施及設備。

二　訂有檢驗作業程序及品質保證計畫。

第四條

委託者應與受託者訂定委託契約；其內容應包括下列事項：

一　委託項目。

二　委託期程。

三　委託者之監督與稽核權利及機制。

四　受託者因執行受託事項所知悉或持有之個人資料及營業秘密之保密義務。

五　契約解除及終止條件。

六　契約解除及終止後，受託者之義務。

七　契約爭議處理機制。

八　其他權利義務事項。

第五條

①受託者於接受委託檢驗之醫療器材檢體時，應出具收據，並負保管義務。

②受託者完成檢驗後，應出具檢驗報告書予委託者；必要時，得依委託者之要求，先以電子方式傳送檢驗結果。

第六條

前條第二項檢驗報告書，應記載下列事項：

一　檢驗報告書編號或其他可供識別之資料。

二　受託者名稱、地址、電話及其他相關事項。

三　委託者名稱、地址及委託檢驗單號碼。

四　醫療器材檢體名稱或代碼、外觀或物理性狀描述與照片、收受日期、執行檢驗日期、檢驗方法、檢驗結果及契約指定相關項目。

五　醫療器材檢體之廠牌、型號、序號或批號、製造廠、許可證字號、製造日期、有效期間或保存期限及其他檢體資訊。

六　報告日期及檢驗報告書簽署人或負責人之簽名或蓋章。

第七條

受託者經委託者同意，得將技術性事項委由符合第三條所定條件之第三人辦理；並於檢驗報告書載明第三人出具之檢驗報告編號或其他可供追溯之識別資料。

第八條

受託者對受託內容及其檢驗結果，應負保密義務，不得擅自對外洩露。

第九條

本辦法自中華民國一百十年五月一日施行。

醫療器材檢驗機構認證及委託認證管理辦法

民國 110 年 4 月 29 日衛生福利部令訂定發布全文 32 條；並自 110 年 5 月 1 日施行。

第一章 總 則

第一條

本辦法依醫療器材管理法（以下簡稱本法）第七十八條第一項及第二項規定訂定之。

第二條

本辦法用詞，定義如下：

一 檢驗機構：指具有醫療器材檢驗能力之檢驗機關（構）、法人或團體。

二 認證：指依本辦法所定之程序，對於檢驗機構就特定檢驗項目具備檢驗能力之確認。

第二章 檢驗機構認證條件及程序

第三條

①申請認證之檢驗機構，應有專屬實驗室；其實驗室應符合下列條件：

一 具備必要檢驗設備、場地及品質管理系統，並能自行執行檢驗。

二 置實驗室負責人、報告簽署人、技術主管、品質主管及檢驗人員；其應具備之資格如下：

㈠學歷：國內大專校院，或符合大學、專科學校辦理國外學歷採認相關法規規定之國外大專校院以上電子、生物醫學工程、醫藥、化學、生物、生命科學或其他相關科、系、所畢業。

㈡經歷：

1. 實驗室負責人、報告簽署人、技術主管及品質主管：經品質管理相關專業訓練，且具三年以上檢驗相關工作年資。

2. 檢驗人員：經檢驗業務訓練。

②前項第二款第二目之 1. 工作年資，得以同款第一目學歷抵充；碩士學位抵充一年，博士學位抵充二年。同等學位採計一次，並以其最高學位抵充。

第四條

檢驗機構應填具申請書，並檢具下列文件、資料，向中央主管機關申請認證：

一　符合前條所定條件之證明。
二　檢驗能力之證明。
三　依中央主管機關公告之檢驗機構實驗室品質系統基本規範編製之下列文件：
　㈠品質手冊。
　㈡檢驗方法標準作業程序，其內容包括檢驗結果品質管制之措施。
　㈢申請定量檢驗項目者，應提供其量測不確定度之評估報告。
　㈣申請認證檢驗項目之檢驗方法確效試驗評估報告。
　㈤認證檢驗項目之檢驗報告出具格式、報告簽署人中文正楷簽名。
四　實驗室位置簡圖及檢驗設施配置圖。

第五條

前條文件、資料與規定不符或內容不全者，中央主管機關應通知申請者限期補正；屆期未補正者，不予受理。

第六條

①中央主管機關對於檢驗機構之申請，應進行書面審查及實地查核。

②實地查核結果認有缺失者，檢驗機構應依實地查核之報告，自查核結束之日起六十日內，將改善報告送中央主管機關進行複評。

第七條

第四條申請案經審核通過者，中央主管機關應發給認證證明書，並公告之。

第八條

①認證證明書應載明下列事項：

一　檢驗機構名稱。
二　實驗室名稱、地址及負責人姓名。
三　經認證之檢驗項目、檢驗方法、檢驗範圍及報告簽署人。
四　認證證明書核發之年、月、日及認證編號。
五　認證有效期間。

②檢驗機構應將認證證明書揭示於該機構明顯處所。

第九條

①認證證明書有效期間爲三年；有展延必要者，應於期滿六個月前至八個月間申請，每次展延期間，以三年爲限。

②申請展延應具備之文件、資料及程序，準用第四條至第六條規定；除第四條第二款外，其餘各款所定文件、資料，於前次申請認證或展延後未變動者，免予檢具。

③依第一項所定期間申請展延，中央主管機關未能於原認證效期內

作出准駁處分者，原認證之效力延長至准駁處分之日。

第三章　認證檢驗機構之管理

第一〇條

①第八條第一項第一款至第三款所定事項變更時，檢驗機構應於下列規定期間內，向中央主管機關申請變更：

一　實驗室地址變更：自事實發生之日起三十日。

二　檢驗方法之依據變更：自事實發生之日起九十日。

三　醫療器材特定規格及性能修正致檢驗範圍變更：自生效之日起九十日。

四　檢驗機構名稱、實驗室名稱、實驗室負責人或報告簽署人變更：自事實發生之日起九十日。

②前項申請，必要時，中央主管機關得進行實地查核。

第一一條

①前條第一項第一款為搬遷之變更者，應於搬遷十五日前，向中央主管機關提報搬遷計畫。

②前項計畫，應包括下列項目：

一　搬遷之時程。

二　實驗室新地址及位置簡圖。

三　檢驗儀器清單及檢驗設施配置圖。

第一二條

檢驗機構專屬實驗室，因故不能依認證之內容執行檢驗者，應自事實發生之日起七日內通知中央主管機關；其恢復時，亦同。

第一三條

檢驗機構應依第四條第三款第一目品質手冊及第二目檢驗方法標準作業程序執行檢驗，並應遵行下列規定：

一　接受委託檢驗時，與委託者訂定書面檢驗委託契約，載明委託檢驗項目、檢驗方法、檢驗範圍、委託檢驗項目之認證狀況及其他事項。委託事項有變更者，於檢驗委託契約載明變更內容及理由，並經雙方當事人確認及記錄。

二　詳實記錄委託者資料、檢驗報告用途。

三　詳實記錄樣品之收樣狀態，包括產品名稱、批號、製造或有效日期、來源、包裝及數量之樣品資訊，不得空白，並就送驗樣品照相留存。

四　檢驗報告註明樣品資訊、檢驗項目、檢驗方法、檢驗範圍及檢驗結果，不得有虛偽不實之情事。

五　同一份檢驗報告有非認證範圍，包括檢驗項目、檢驗方法及檢驗範圍者，明確載明或註記。

六　不得以非認證之檢驗方法執行認證檢驗項目之檢驗。但檢驗委託契約另有約定或委託者以書面要求，且於檢驗報告中確實敘明者，不在此限。

七　檢驗報告註明：「檢驗報告僅就委託者之委託事項提供檢驗

結果，不對產品合法性作判斷」。

八　檢驗報告與品質管制資料、原始數據及其他相關紀錄，併案保存至少三年。

九　檢驗報告有防偽設計。

十　非經委託者同意，不得將受託事項轉由他人辦理；其經同意轉由他人辦理者，該他人應具執行轉委託項目之能力，且於檢驗報告中載明轉委託承接機構出具之檢驗報告編號或其他可供追溯之資料。

十一　不同產品品名、原料來源或最小獨立包裝之樣品，分別執行檢驗並出具報告，不得混測。

十二　同一樣品於一份檢驗委託契約上載明之所有委託檢驗項目，其檢驗結果以同一份檢驗報告出具。

十三　執行認證檢驗項目之檢驗，以中央主管機關認證之檢驗報告格式出具檢驗結果。

第一四條

①中央主管機關應定期對檢驗機構之設備、人員編組、品質管理、作業程序、檢驗能力及檢驗紀錄，進行查核，並得要求其就認證範圍之檢驗業務提出報告；必要時，得進行不定期查核。

②中央主管機關得命檢驗機構參加中央主管機關自行、委託或其他經中央主管機關認可機構辦理之能力試驗；其參加費用，由檢驗機構自行負擔。

③檢驗機構對於前二項之查核、提出報告及參加能力試驗之要求，不得規避、妨礙或拒絕。

第一五條

檢驗機構參加前條第二項能力試驗，經評定未通過者，應自收受測試評定通知之日起十五日內完成改善，並將改善報告送中央主管機關，並於中央主管機關指定之日期，再參加能力試驗之複測。

第一六條

醫療器材重大突發事件發生時，檢驗機構應依中央主管機關緊急動員之通知，於指定期限內辦理醫療器材檢驗，並將完整之樣品資訊及檢驗結果，通報中央主管機關。

第一七條

檢驗機構有下列各款情事之一者，中央主管機關得暫停或廢止其認證；經廢止認證者，一年內不得重新申請認證：

一　違反第十四條第三項不得規避、妨礙或拒絕之規定。

二　檢驗數據、檢驗報告或其他提報文件、資料虛偽不實。

三　其他違反本辦法規定，經中央主管機關認定不適執行檢驗業務。

第一八條

檢驗機構有下列各款情事之一者，中央主管機關得暫停或廢止其一部或全部認證項目：

一　依本辦法取得認證後，專屬實驗室不再存續或該實驗室不符合第三條所定條件。

二　違反第十條規定，未辦理變更或未於期限內辦理變更。

三　違反第十一條或第十二條規定，未於期限內提報或通知。

四　違反第十三條各款之一規定。

五　違反第十五條規定，未於期限內送交改善報告、未於指定日期參加複測或未通過複測。

六　檢驗機構停業或歇業。

第四章　委託辦理認證工作之程序

第一九條

中央主管機關依本法第七十八條第二項規定，將認證工作委託其他機關（構）、法人或團體（以下簡稱受託者）辦理時，應以公開甄選方式爲之。

第二〇條

受託者應符合下列條件：

一　具備辦理檢驗機構認證所需之經驗，並能提出證明者。

二　聘有符合下列資格之人員：

㈠國內大專校院，或符合大學、專科學校辦理國外學歷採認相關法規規定之國外大專校院以上食品、營養、生物醫學工程、醫藥、化學、生物、生命科學或其他相關科、系、所畢業，並具有從事檢驗機構檢驗能力確認之經驗。

㈡修習國內大學開設之民事、刑事及行政法規課程總計十五個學分以上，並領有學分證明。

三　其他經中央主管機關公告之條件。

第五章　受託認證機構之管理

第二一條

①受託者應建置管理系統，配合其執行之認證工作內容建立相關程序，並編製成手冊；其內容包括下列事項：

一　組織架構。

二　文件管制。

三　紀錄。

四　不符合事項及矯正措施。

五　預防措施。

六　內部稽核。

七　管理審查。

八　抱怨。

②前項手冊，受託者應定期審查其適用性，並因應實際需要隨時更新或修正。

③第一項第六款、第七款事項，受託者應每年至少執行一次。

第二二條

①受託者應確保其執行認證人員具備醫療器材檢驗相關知識及能

力，並備有受託者對該人員初次及定期評估之紀錄。
②前項人員，每年應接受中央主管機關認可之機關（構）或民間機構、團體辦理之繼續教育訓練十二小時以上；其課程包括查核技巧、檢驗知能及相關法令。

第二三條

①受託者於辦理認證工作時所獲得之資料及檢驗機構提供之認證資料，應至少保存十五年；與認證工作相關之各項文件、資料，應永久保存。
②受託者於委託關係終止時，應將前項保存之文件、資料，交付予中央主管機關。

第二四條

受託者對於執行認證工作所獲得之資訊，應負保密義務，不得無故洩漏。

第二五條

受託者依第六條第一項進行實地查核時，應於查核一星期前，將預定行程通知中央主管機關；中央主管機關得派員隨同查核，受託者不得規避、妨礙或拒絕。

第二六條

受託者應逐案將認證結果通知中央主管機關，並檢附相關文件、資料。

第二七條

①中央主管機關得通知受託者提供業務文件、資料，並至受託者營業場所進行不定期查核。
②受託者對於前項通知、提供或查核，不得規避、妨礙或拒絕。

第二八條

受託者依本辦法規定應提供中央主管機關之文件、資料，不得虛僞不實。

第二九條

①受託者及其人員受託辦理認證工作時，其迴避事項，依行政程序法之規定。
②受託者辦理前項工作時，不得有觸犯刑事法律之行爲；有觸犯嫌疑者，中央主管機關應將其移送司法機關偵辦。

第三〇條

中央主管機關應與受託者訂定委託契約書，載明委託項目與內容、相關權利義務、違約處罰事由、爭議處理機制、暫停與終止委託事由及其他事項。

第三一條

受託者有下列各款情事之一者，中央主管機關得暫停或終止其委託；其情節重大並經終止委託者，一年內不得再接受委託：

一　違反第二十四條規定。
二　違反第二十五條規定，未依期限通知中央主管機關，或規避、妨礙或拒絕中央主管機關之隨同查核。

三　違反第二十七條第二項規定。
四　違反第二十八條規定。
五　違反第二十九條第一項迴避規定。
六　有第二十九條第二項觸犯刑事法律情形。

第六章　附　則

第三二條

本辦法自中華民國一百十年五月一日施行。

醫療器材嚴重不良事件通報辦法

民國110年4月28日衛生福利部令訂定發布全文11條；並自110年5月1日施行。

第一條

本辦法依醫療器材管理法第四十八條第二項規定訂定之。

第二條

本辦法所稱醫療器材嚴重不良事件，指因使用醫療器材致生下列各款情形之一或有致生之虞者：

一　死亡。
二　危及生命。
三　永久性殘疾。
四　胎嬰兒先天性畸形。
五　需住院或延長住院。
六　其他可能導致永久性傷害之併發症。

第三條

①醫療器材商為醫療器材許可證所有人或登錄者及醫事機構，發現國內醫療器材嚴重不良事件時，應至中央主管機關指定之網路系統，將事件資料通報至中央主管機關，或其委託之機構、法人或團體。

②前項以外醫療器材商發現國內醫療器材嚴重不良事件時，得通知醫療器材許可證所有人或登錄者。

③第一項不良事件之通報，必要時，得先以口頭方式為之，並應依第五條或第六條所定期限，補正前項網路通報。

④未能依第一項及前項規定辦理網路通報者，應填具通報表（如附表），以紙本、傳真、書信或電子郵件之方式完成通報。

⑤第一項及前二項通報，其內容未完備者，中央主管機關或其委託機構、法人或團體，得指定期限通知其補正。

第四條

①醫療器材許可證所有人或登錄者及醫事機構為前條之通報，其內容應至少包括下列事項：

一　通報廠商或機構之名稱、地址、聯絡方式及通報人姓名。
二　嚴重不良事件發生日期及發現日期。
三　醫療器材中文品名及許可證字號或登錄字號。
四　醫療器材之型號或規格及批號。
五　醫療器材直接供應來源及流向；通報者為不良事件發生之最終使用機構，無須通報產品流向。
六　發生嚴重不良事件之醫療器材現況。

七　不良事件之類別及結果。

八　不良事件發生之描述。

②前項第八款描述，應包括下列事項：

一　發生不良反應之部位、症狀及嚴重程度。

二　產品問題。

三　可能導致嚴重傷害之原因及過程。

四　病人後續處置。

第五條

①醫事機構應依下列期限爲第三條之通報，並副知醫療器材許可證所有人或登錄者：

一　第二條第一款及第二款：自發現之日起七日內。

二　第二條第三款至第六款：自發現之日起十五日內。

②醫事機構辦理前項通報，得要求醫療器材商提供通報表相關資料；醫療器材商應予配合。

第六條

醫療器材許可證所有人或登錄者爲第三條之通報，應於發現第二條事件之日起十五日內完成。

第七條

①醫療器材許可證所有人或登錄者完成前條通報後，應主動調查，評估矯正、預防措施採行之必要性及矯正、預防措施之執行內容。

②前項調查及評估結果，醫療器材許可證所有人或登錄者，應通報中央主管機關或第三條第一項受委託機構、法人或團體；其通報方式，準用第三條規定；有採矯正、預防措施必要者，並應將該措施，通知使用該醫療器材之醫事機構。

第八條

醫療器材許可證所有人或登錄者及醫事機構，應保存醫療器材嚴重不良事件通報內容，及前條調查、評估與矯正、預防措施之文件、資料，其保存期間至少五年；五年內，其許可證有移轉者，受讓人應於該期間內續行保存。

第九條

中央主管機關或其委託機構、法人或團體，得要求醫療器材商及醫事機構，提供醫療器材嚴重不良事件之病人或醫療器材相關文件、資料；被要求者不得規避、妨礙或拒絕。

第一〇條

醫療器材商及醫事機構，依本辦法蒐集、處理或利用個人資料，應依個人資料保護法及其相關法規規定辦理。

第一一條

本辦法自中華民國一百十年五月一日施行。

四、化妝品類

化粧品衛生安全管理法

①民國 61 年 12 月 28 日總統令制定公布全文 35 條。
②民國 68 年 4 月 4 日總統令修正公布第 19 條條文。
③民國 74 年 5 月 27 日總統令修正公布全文 35 條。
④民國 80 年 5 月 27 日總統令修正公布第 3、6、7、16、23、27～30 條條文；並增訂第 23-1 條條文。
⑤民國 88 年 12 月 22 日總統令修正公布第 2、13、16、23～26 條條文。
⑥民國 91 年 6 月 12 日總統令修正公布第 9、13、23-1、24、30、31 條條文；並增訂第 26-1、33-1 條條文。
民國 102 年 7 月 19 日行政院公告第 2 條所列屬「行政院衛生署」之權責事項，自 102 年 7 月 23 日起改由「衛生福利部」管轄。
⑦民國 105 年 11 月 9 日總統令修正公布第 27、35 條條文；並增訂第 23-2 條條文；除第 23-2 條、第 27 條第 2、3 項有關違反第 23-2 條規定部分，自公布後三年施行外，餘自公布日施行。
⑧民國 107 年 5 月 2 日總統令修正公布名稱及全文 32 條；除第 6 條第 4～6 項及第 23 條第 1 項第 6 款規定，自 108 年 11 月 9 日施行外，其餘條文施行日期由行政院定之（原名稱：化粧品衛生管理條例）。
民國 108 年 4 月 29 日行政院令發布第 7 條、第 16 條第 1 項第 5 款、第 17 條第 1 項第 4 款、第 18 條第 1 項第 4 款及第 23 條第 1 項第 7 款，定自 110 年 7 月 1 日施行，餘定自 108 年 7 月 1 日施行。

第一章　總　則

第一條

為維護化粧品之衛生安全，以保障國民健康，特制定本法。

第二條

本法所稱主管機關：在中央為衛生福利部；在直轄市為直轄市政府；在縣（市）為縣（市）政府。

第三條

①本法用詞，定義如下：
一　化粧品：指施於人體外部、牙齒或口腔黏膜，用以潤澤髮膚、刺激嗅覺、改善體味、修飾容貌或清潔身體之製劑。但依其他法令認屬藥物者，不在此限。
二　化粧品業者：指以製造、輸入或販賣化粧品為營業者。
三　產品資訊檔案：指有關於化粧品品質、安全及功能之資料文件。
四　化粧品成分：指化粧品中所含之單一化學物質或混合物。
五　標籤：指化粧品容器上或包裝上，用以記載文字、圖畫或符號之標示物。

六　仿單：指化粧品附加之說明書。

②前項第一款化粧品之範圍及種類，由中央主管機關公告之。

第二章　製造、輸入及工廠管理

第四條

①經中央主管機關公告之化粧品種類及一定規模之化粧品製造或輸入業者應於化粧品供應、販賣、贈送、公開陳列或提供消費者試用前，完成產品登錄及建立產品資訊檔案；其有變更者，亦同。

②前項之一定規模、產品登錄之項目、內容、程序、變更、效期、廢止與撤銷及其他應遵行事項之辦法，由中央主管機關定之。

③第一項之一定規模、產品資訊檔案之項目、內容、變更、建立與保存方式、期限、地點、安全資料簽署人員資格及其他應遵行事項之辦法，由中央主管機關定之。

第五條

①製造或輸入經中央主管機關指定公告之特定用途化粧品者，應向中央主管機關申請查驗登記，經核准並發給許可證後，始得製造或輸入。

②前項取得許可證之化粧品，非經中央主管機關核准，不得變更原登記事項。但經中央主管機關公告得自行變更之事項，不在此限。

③輸入特定用途化粧品有下列情形之一者，得免申請第一項之查驗登記，並不得供應、販賣、公開陳列、提供消費者試用或轉供他用：

一　供個人自用，其數量符合中央主管機關公告。

二　供申請第一項之查驗登記或供研究試驗之用，經中央主管機關專案核准。

④前項第一款個人自用之特定用途化粧品超過公告數量者，其超量部分，由海關責令限期退運或銷毀。

⑤本法中華民國一百零七年四月十日修正之條文施行前，製造或輸入化粧品含有醫療或毒劇藥品，領有許可證者，其許可證有效期間於一百零七年四月十日修正之條文施行之日起五年內屆滿，仍須製造或輸入者，得於效期屆滿前三個月內申請展延，免依第一項申請查驗登記。

⑥第一項與第二項之許可證核發、變更、廢止、撤銷、第三項第二款之專案核准、第五項之許可證展延之申請程序及其他應遵行事項之辦法，由中央主管機關定之。

⑦第一項及第二項規定，於本法中華民國一百零七年四月十日修正之條文施行之日起五年後，停止適用。

第六條

①化粧品不得含有汞、鉛或其他經中央主管機關公告禁止使用之成分。但因當時科技或專業水準無可避免，致含有微量殘留，且其微量殘留對人體健康無危害者，不在此限。

②中央主管機關為防免致敏、刺激、褪色等對人體健康有害之情事，

得限制化粧品成分之使用。

③第一項禁止使用與微量殘留、前項限制使用之成分或有其他影響衛生安全情事者，其成分、含量、使用部位、使用方法及其他應遵行事項，由中央主管機關公告之。

④化粧品業者於國內進行化粧品或化粧品成分之安全性評估，除有下列情形之一，並經中央主管機關許可者外，不得以動物作爲檢測對象：

一　該成分被廣泛使用，且其功能無法以其他成分替代。

二　具評估資料顯示有損害人體健康之虞，須進行動物試驗者。

⑤違反前項規定之化粧品，不得販賣。

⑥第四項以動物作爲檢測對象之申請程序及其他應遵行事項之辦法，由中央主管機關定之。

第七條

①化粧品之外包裝或容器，應明顯標示下列事項：

一　品名。

二　用途。

三　用法及保存方法。

四　淨重、容量或數量。

五　全成分名稱，特定用途化粧品應另標示所含特定用途成分之含量。

六　使用注意事項。

七　製造或輸入業者之名稱、地址及電話號碼；輸入產品之原產地（國）。

八　製造日期及有效期間，或製造日期及保存期限，或有效期間及保存期限。

九　批號。

十　其他經中央主管機關公告應標示事項。

②前項所定標示事項，應以中文或國際通用符號標示之。但第五款事項，得以英文標示之。

③第一項各款事項，因外包裝或容器表面積過小或其他特殊情形致不能標示者，應於標籤、仿單或以其他方式刊載之。

④前三項之標示格式、方式及其他應遵行事項，由中央主管機關公告之。

⑤化粧品販賣業者，不得將化粧品之標籤、仿單、外包裝或容器等改變出售。

第八條

①化粧品製造場所應符合化粧品製造工廠設廠標準；除經中央主管機關會同中央工業主管機關公告者外，應完成工廠登記。

②經中央主管機關公告之化粧品種類，其化粧品製造場所應符合化粧品優良製造準則，中央主管機關得執行現場檢查。

③化粧品之國外製造場所，準用前項規定。

④第一項標準，由中央主管機關會同中央工業主管機關定之；第二

項準則，由中央主管機關定之。

第九條

①製造化粧品，應聘請藥師或具化粧品專業技術人員駐廠監督調配製造。

②前項化粧品專業技術人員資格、訓練、職責及其他應遵行事項之辦法，由中央主管機關定之。

第三章　廣告及流通管理

第一〇條

①化粧品之標示、宣傳及廣告內容，不得有虛僞或誇大之情事。

②化粧品不得爲醫療效能之標示、宣傳或廣告。

③接受委託刊播化粧品廣告之傳播業者，應自刊播之日起六個月內，保存委託刊播廣告者之姓名或名稱、國民身分證統一編號或公司、商號、法人或團體之設立登記文件號碼、住居所或地址及電話等資料，且於主管機關要求提供時，不得規避、妨礙或拒絕。

④第一項虛僞、誇大與第二項醫療效能之認定基準、宣傳或廣告之內容、方式及其他應遵行事項之準則，由中央主管機關定之。

第一一條

①化粧品業者應建立與保存產品直接供應來源及流向之資料。但直接販賣至消費者之產品流向資料，不在此限。

②前項資料之範圍、項目、內容、建立與保存期限、方式及其他應遵行事項之辦法，由中央主管機關定之。

第一二條

①化粧品業者對正常或合理使用化粧品所引起人體之嚴重不良反應或發現產品有危害衛生安全或有危害之虞時，應行通報，並依消費者保護法第十條規定辦理。

②前項所稱之嚴重不良反應，指有下列各款情形之一者：

一　死亡。

二　危及生命。

三　暫時或永久性失能。

四　胎嬰兒先天性畸形。

五　導致使用者住院治療。

③第一項通報對象、方式、內容、期限及其他應遵行事項之辦法，由中央主管機關定之。

第四章　抽查、檢驗及管制

第一三條

①主管機關得派員進入化粧品業者之處所，抽查其設施、產品資訊檔案、產品供應來源與流向資料、相關紀錄及文件等資料，或抽樣檢驗化粧品或其使用之原料，化粧品業者應予配合，不得規避、妨礙或拒絕。

②主管機關爲前項抽樣檢驗時，其抽樣檢驗之數量，以足供抽樣檢

驗之用爲限，並應交付憑據予業者。

③執行抽查或抽樣檢驗之人員依法執行公務時，應出示執行職務之證明文件。

第一四條

①中央主管機關爲加強輸入化粧品之邊境管理，得對有害衛生安全之虞之化粧品，公告一定種類或品項，經抽查、抽樣檢驗合格後，始得輸入。

②前項抽查、抽樣檢驗之方式、方法、項目、範圍及其他應遵行事項之辦法，由中央主管機關定之。

第一五條

①化粧品業者疑有違反本法規定或化粧品有下列情形之一者，主管機關應即啓動調查，並得命化粧品業者暫停製造、輸入或販賣，或命其產品下架或予以封存：

一　逾保存期限。

二　來源不明。

三　其他足以損害人體健康之情事。

②主管機關執行前項調查或本法其他之抽查、抽樣檢驗，得命化粧品業者提供原廠檢驗規格、檢驗方法、檢驗報告書與檢驗所需之資訊、樣品、對照標準品及有關資料，化粧品業者應予配合，不得規避、妨礙或拒絕。

③第一項情形經調查無違規者，應撤銷原處分，並予啓封。

第一六條

①化粧品業者有下列情形之一者，該違規之化粧品不得供應、販賣、贈送、公開陳列或提供消費者試用：

一　違反第四條第一項規定。

二　違反依第四條第二項或第三項所定辦法有關登錄或檔案之項目、內容、變更或建立與保存方式、期限及地點之規定，經主管機關認定有害衛生安全之虞。

三　違反第五條第一項或第二項規定。

四　違反第六條第一項規定或依第三項公告之事項。

五　違反第七條第一項、第二項、第三項或第五項規定或依第四項公告之事項。

六　違反第八條第一項規定，未辦理工廠登記。

七　違反第八條第一項化粧品製造工廠設廠標準或第二項化粧品優良製造準則規定，經主管機關認定有害衛生安全之虞。

八　違反第十條第一項或第二項之標示規定。

九　經中央主管機關撤銷或廢止產品登錄或產品許可證。

②化粧品逾保存期限、來源不明或其他經中央主管機關公告有害衛生安全，亦同。

第一七條

①化粧品製造或輸入業者有下列情形之一者，應即通知販賣業者，並於主管機關所定期限內回收市售違規產品：

一　違反第四條第一項規定、依第二項或第三項所定辦法有關登錄或檔案之項目、內容、變更或建立與保存方式、期限及地點之規定，經主管機關命其限期改正而屆期不改正。
二　違反第五條第一項、第二項或第三項規定，經主管機關命其限期改正而屆期不改正。
三　違反第六條第一項規定或依第三項公告之事項。
四　違反第七條第一項、第二項、第三項或第五項規定或依第四項公告之事項。
五　違反第八條第一項規定，未辦理工廠登記。
六　違反第八條第一項化粧品製造工廠設廠標準或第二項化粧品優良製造準則規定，經主管機關認定有害衛生安全之虞。
七　違反第十條第一項或第二項之標示規定。
八　經中央主管機關撤銷或廢止產品登錄或產品許可證。

②化粧品來源不明或其他經中央主管機關公告有害衛生安全，亦同。
③製造或輸入業者回收前二項化粧品時，販賣業者應予配合。
④第一項及第二項應回收之化粧品，其分級、處置方法、回收作業實施方式、完成期限、計畫書與報告書內容、紀錄保存及其他應遵行事項之辦法，由中央主管機關定之。

第一八條

①化粧品業者有下列情形之一者，該違規之化粧品沒入銷毀之：
一　違反第四條第一項規定、依第二項或第三項所定辦法有關登錄或檔案之項目、內容、變更或建立與保存方式、期限及地點之規定，經主管機關認定有害衛生安全。
二　違反第五條第一項、第二項或第三項規定，經主管機關認定有害衛生安全。
三　違反第六條第一項規定或依第三項公告之事項。
四　違反第七條第一項、第二項、第三項或第五項規定或依第四項公告之事項，經主管機關認定有害衛生安全。
五　違反第八條第一項或第二項規定，經主管機關認定有害衛生安全。
六　違反第九條第一項規定，經主管機關認定有害衛生安全。
七　違反第十條第一項或第二項規定，經主管機關認定有害衛生安全。
八　經中央主管機關撤銷或廢止產品登錄或產品許可證。

②化粧品逾保存期限、來源不明或其他經中央主管機關公告有害衛生安全，亦同。

第一九條

①主管機關對於檢舉查獲違反本法規定之化粧品、標示、宣傳、廣告或化粧品業者，除應對檢舉人身分資料嚴守秘密外，並得酌予獎勵。
②前項檢舉獎勵辦法，由中央主管機關定之。

第五章　罰　則

第二〇條

①違反第十條第一項規定或依第四項所定準則有關宣傳或廣告之內容、方式之規定者，處新臺幣四萬元以上二十萬元以下罰鍰；違反同條第二項規定者，處新臺幣六十萬元以上五百萬元以下罰鍰；情節重大者，並得令其歇業及廢止其公司、商業、工廠之全部或部分登記事項。

②化粧品之宣傳或廣告違反第十條第一項、第二項規定或依第四項所定準則有關內容、方式之規定者，應按次處罰至其改正或停止為止。

③違反第十條第一項或第二項有關宣傳或廣告規定，情節重大者，除依前二項處分外，主管機關並應令其不得供應、販賣、贈送、公開陳列或提供消費者試用。

④前項違反廣告規定者，應於裁處書送達三十日內，於原刊播之同一篇幅、時段刊播一定次數之更正廣告，其內容應載明表達歉意及排除錯誤訊息。

⑤違反前二項規定，繼續供應、販賣、贈送、公開陳列或提供消費者試用或未刊播更正廣告者，處新臺幣十二萬元以上二百萬元以下罰鍰。

第二一條

傳播業者違反第十條第三項規定者，處新臺幣六萬元以上三十萬元以下罰鍰，並得按次處罰。

第二二條

①化粧品業者有下列行為之一者，處新臺幣二萬元以上五百萬元以下罰鍰，並得按次處罰；情節重大者，並得處一個月以上一年以下停業處分或令其歇業、廢止其公司、商業、工廠之全部或部分登記事項，或廢止該化粧品之登錄或許可證：

一　違反第六條第一項規定或依第三項公告之事項。
二　違反第八條第一項規定。
三　違反第八條第二項規定，經令限期改正，屆期不改正。

②前項經廢止化粧品之登錄或許可證者，一年內不得再辦理該產品登錄或申請查驗登記。

第二三條

①化粧品業者有下列行為之一者，處新臺幣一萬元以上一百萬元以下罰鍰，並得按次處罰；情節重大者，並得處一個月以上一年以下停業處分或令其歇業、廢止其公司、商業、工廠之全部或部分登記事項，或撤銷或廢止該化粧品之登錄或許可證：

一　違反第四條第一項規定。
二　依第四條第一項規定所登錄或建立檔案之資料不實。
三　違反第四條第二項或依第三項所定辦法有關登錄或檔案之項目、內容、變更或建立與保存方式、期限及地點之規定，經令限期改正，屆期不改正。

四　違反第五條第一項、第二項或第三項規定。
五　以不實資料申請第五條第一項或第二項之登記。
六　違反第六條第四項、第五項規定。
七　違反第七條第一項、第二項、第三項或第五項規定或依第四項公告之事項。
八　違反第九條第一項規定。
九　依第十一條第一項規定所建立之來源或流向資料不實。
十　違反第十三條第一項規定。
十一　違反第十五條第二項規定。
十二　違反第十六條規定，供應、販賣、贈送、公開陳列違規化粧品或提供消費者試用。

②前項經撤銷或廢止化粧品之登錄或許可證者，一年內不得再辦理該產品登錄或申請查驗登記。

第二四條

①化粧品業者有下列行為之一者，經令限期改正，屆期不改正，處新臺幣一萬元以上一百萬元以下罰鍰，並得按次處罰；情節重大者，並得處一個月以上一年以下停業處分或令其歇業、廢止其公司、商業、工廠之全部或部分登記事項，或廢止該化粧品之登錄或許可證：

一　違反第十一條第一項規定或依第二項所定辦法有關資料之範圍、項目、內容或建立與保存方式及期限之規定。
二　違反第十二條第一項規定或依第三項所定辦法有關通報方式、內容或期限之規定。
三　違反第十七條第一項、第二項規定，未通知販賣業者或未依期限回收，或違反第三項規定或依第四項所定辦法有關處置方法、回收作業實施方式、完成期限、計畫書與報告書內容或紀錄保存之規定。

②前項經廢止化粧品之登錄或許可證者，一年內不得再辦理該產品登錄或申請查驗登記。

第二五條

違反前五條規定者，主管機關得視其違規情節、危害程度及影響範圍，公布違規業者之名稱、地址、商品及違法情形。

第二六條

本法所定之處罰，除撤銷或廢止化粧品之登錄或許可證，由中央主管機關處罰外，其餘由直轄市、縣（市）主管機關為之，必要時得由中央主管機關為之。

第二七條

本法有關公司、商業或工廠之全部或部分登記事項之廢止，由直轄市、縣（市）主管機關於勒令歇業處分確定後，移由工、商主管機關或其目的事業主管機關為之。

第六章　附　則

第二八條

①主管機關得將化粧品及化粧品業者之檢查、抽查、抽樣檢驗或產銷證明書之核發，委任所屬機關或委託相關機關（構）、法人或團體辦理。

②中央主管機關得就前項受委託機關（構）、法人或團體辦理認證；其認證工作，得委任所屬機關或委託其他機關（構）、法人或團體辦理。

③前二項之機構、法人或團體接受委託或認證之資格與條件，以及委託、認證工作之程序及受委託者之其他相關事項管理辦法，由中央主管機關定之。

第二九條

①化粧品業者得就其登錄或取得許可證之化粧品，或經中央主管機關檢查認定符合化粧品優良製造準則之化粧品製造場所，向中央主管機關申請產銷證明、符合化粧品優良製造準則證明等證明書。

②前項證明書核發之申請條件、審查程序與基準、效期、廢止、返還、註銷及其他應遵行事項之辦法，由中央主管機關定之。

第三〇條

化粧品業者依本法辦理化粧品登錄、申請查驗登記、申請化粧品優良製造準則符合性檢查、申請化粧品輸入之邊境抽查與抽樣檢驗及申請證明書，應繳納費用。

第三一條

本法施行細則，由中央主管機關定之。

第三二條

本法施行日期，除第六條第四項至第六項及第二十三條第一項第六款規定，自中華民國一百零八年十一月九日施行外，由行政院定之。

化粧品衛生安全管理法施行細則

①民國 62 年 12 月 18 日行政院衛生署令訂定發布全文 35 條。
②民國 71 年 1 月 20 日行政院衛生署令修正發布第 6、7、16 條條文；並刪除第 33、34 條條文。
③民國 75 年 12 月 17 日行政院衛生署令修正發布全文 34 條。
④民國 81 年 3 月 20 日行政院衛生署令修正發布全文 26 條；並自發布日起施行。
⑤民國 89 年 3 月 2 日行政院衛生署令修正發布第 6、8、12、14、15、22、23 條條文；並刪除第 2 條條文。
⑥民國 91 年 11 月 8 日行政院衛生署令修正發布第 5、9、21、23 條條文；並刪除第 18 條條文。
⑦民國 98 年 9 月 16 日行政院衛生署令修正發布第 3 條條文。
⑧民國 108 年 6 月 27 日衛生福利部令修正發布名稱及全文 10 條；除第 3 條、第 4 條第 2 項自 110 年 7 月 1 日施行外，餘自 108 年 7 月 1 日施行（原名稱：化粧品衛生管理條例施行細則）。

第一條
本細則依化粧品衛生安全管理法（以下簡稱本法）第三十一條規定訂定之。

第二條
①本法第四條第一項化粧品產品登錄與產品資訊檔案建立及第十七條第一項回收作業，應由化粧品製造或輸入業者爲之。
②受託製造業者，非屬前項之化粧品製造或輸入業者。

第三條
本法第七條第一項第七款所稱輸入產品之原產地（國），指依進口貨物原產地認定標準認定，製造或加工製成終產品之國家或地區。

第四條
①本法第八條第一項、第二項所稱製造場所，指執行化粧品製造或包裝作業之場所。
②就已完成本法第七條標示之化粧品產品，再予組合之作業場所，不屬前項製造場所。

第五條
本法第九條第一項所定應聘請藥師或具化粧品專業技術人員駐廠監督調配製造者，經中央主管機關會同中央工業主管機關依本法第八條第一項公告免辦理工廠登記之製造場所，不適用之。

第六條
①依本法第十五條規定封存之產品，主管機關應加封緘或其他標識，並照相或錄影，且就封存品項及數量製作清冊，由在場業者簽名或蓋章確認。

②依前項封存之產品，得責付業者妥善保管，業者不得擅自更換、移置、隱匿或處理。

第七條

本法第十五條第一項第二款、第十六條第二項、第十七條第二項及第十八條第二項所稱來源不明之化粧品，指下列各款情形之一者：

一　無法提出來源證明。

二　提出之來源或其證明經查證不實。

三　外包裝或容器未刊載製造或輸入業者之名稱或地址，且無產品登錄資料可資查證。

第八條

本法第二十條第一項及第三項所稱情節重大，指下列各款情形之一者：

一　宣傳或廣告就同一產品宣稱醫療效能，經主管機關連續裁處仍未停止刊播。

二　宣傳或廣告使民眾產生錯誤認知，致生人體健康之傷害或致人於死。

三　其他經主管機關認定與前二款情節相當。

第九條

①化粧品之登錄事項變更或原核准事項經核准變更者，其原標示事項與變更後標示事項不符時，於變更日前已製造或輸入之化粧品，得於原標示之保存期限內繼續販賣。

②特定用途化粧品許可證、化粧品產品登錄未申請展延或不准展延者，於許可證或登錄到期日前已製造或輸入之化粧品，得於原標示之保存期限內繼續販賣。

第一〇條

本細則除第三條及第四條第二項自中華民國一百十年七月一日施行外，自一百零八年七月一日施行。

化粧品回收處理辦法

民國108年5月22日衛生福利部令訂定發布全文12條；除第2條第1項第2款第5目及第3款規定，自110年7月1日施行外，餘自108年7月1日施行。

第一條
本辦法依化粧品衛生安全管理法（以下簡稱本法）第十七條第四項規定訂定之。

第二條
化粧品回收作業，依回收化粧品對人體健康之風險程度，分為下列三級：

一　第一級：
㈠違反本法第六條第一項規定，含有汞、鉛或其他經中央主管機關公告禁止使用之成分。
㈡違反本法第六條第三項規定，使用對人體健康有害之成分或有其他影響衛生安全情事。
㈢違反本法第八條第一項規定，由未辦理工廠登記場所製造。
㈣本法第十七條第一項第八款所定經中央主管機關撤銷或廢止產品登錄或許可證。
㈤本法第十七條第二項所定來源不明或經中央主管機關公告有害衛生安全。

二　第二級：
㈠違反本法第四條第一項規定，未完成產品登錄或未建立產品資訊檔案，經主管機關依本法第十七條第一項第一款命其限期改正而屆期不改正。
㈡違反依本法第四條第二項或第三項所定辦法有關登錄或檔案之項目、內容、變更或建立與保存方式、期限及地點之規定，經主管機關依本法第十七條第一項第一款命其限期改正而屆期不改正。
㈢違反本法第五條第一項或第二項規定，未申請特定用途化粧品許可證或擅自變更原登記事項，經主管機關依本法第十七條第一項第二款命其限期改正而屆期不改正。
㈣違反本法第五條第三項規定，供應、販賣、公開陳列、提供消費者試用或轉供他用，經主管機關依本法第十七條第一項第二款命其限期改正而屆期不改正。
㈤違反本法第七條第五項規定，販賣業者將標籤、仿單、外包裝或容器等改變出售。

㈥違反本法第八條第一項化粧品製造工廠設廠標準或第二項化粧品優良製造準則規定，經主管機關認定有害衛生安全之虞。

㈦違反本法第十條第一項或第二項規定，化粧品標示有虛僞、誇大或醫療效能之情事。

三　第三級：化粧品之外包裝或容器，違反本法第七條第一項、第二項、第三項或依第四項公告事項之標示規定。

第三條

本法第十七條第一項、第二項所定回收完成期限，規定如下：

一　第一級：自化粧品製造或輸入業者接獲主管機關通知日之次日起一個月；必要時，主管機關得縮短爲十四日。

二　第二級：自化粧品製造或輸入業者接獲主管機關通知日之次日起二個月。

三　第三級：自化粧品製造或輸入業者接獲主管機關通知日之次日起六個月。

第四條

直轄市、縣（市）主管機關通知化粧品製造或輸入業者回收時，應通報中央及其他直轄市、縣（市）主管機關。

第五條

主管機關對於回收之化粧品，得於機關網站或大眾傳播媒體，公開下列事項：

一　產品名稱。

二　產品登錄號碼或許可證字號。

三　產品之批號或序號之識別資料或編號。

四　製造或輸入業者之名稱、地址及電話號碼。

五　回收原因。

第六條

化粧品製造或輸入業者，應訂定化粧品回收作業程序，其內容包括回收作業之組織、指定人員與任務、回收作業計畫書之訂定、回收訊息通知與市售品及庫存品之回收成果報告書之製作。

第七條

①化粧品製造或輸入業者對於回收作業，應自接獲第三條通知之次日起七日內通知販賣業者；第一級回收作業，直轄市、縣（市）主管機關得通知縮短爲三日內通知。

②前項通知，應包括下列事項：

一　製造或輸入業者之名稱、地址及電話號碼。

二　產品名稱。

三　產品登錄號碼或許可證字號。

四　產品之批號或序號之識別資料或編號。

五　回收原因及其可能產生之危害。

六　回收方式與回收品交付之時間及地點。

七　販賣業者其他應配合之事項。

③前二項販賣業者，指化粧品產品供應來源及流向資料管理辦法第二條第二款第一目之供應對象。

④化粧品製造或輸入業者應記錄第一項通知之事項、通知人、受通知人、時間及方式，並保存紀錄五年。

第八條

①化粧品製造或輸入業者對於回收作業，應自接獲第三條通知之次日起十四日內，將回收作業計畫書報直轄市、縣（市）主管機關；第一級回收作業，直轄市、縣（市）主管機關得通知縮短爲七日內辦理。

②回收作業計畫書，應包括下列事項：

一　製造或輸入業者之名稱、地址及電話號碼。
二　產品名稱。
三　產品登錄號碼或許可證字號。
四　產品之批號或序號之識別資料或編號。
五　產品製造或輸入總量、銷售數量及庫存量。
六　販賣業者之名稱、地址及其個別之銷售數量。
七　回收原因及其可能產生之危害。
八　預定完成回收日期。
九　通知販賣業者之方式、內容及其他擬採取之相關措施。

③回收作業計畫書內容有缺漏者，直轄市、縣（市）主管機關得通知限期補正。

第九條

化粧品製造或輸入業者對於回收之化粧品及其庫存品，於最終處置前，應予識別及標示，並與合格品分別置放。

第一〇條

①化粧品製造或輸入業者，依回收作業計畫書執行完畢者，應於完成回收之次日起十四日內，製作執行回收成果報告書報直轄市、縣（市）主管機關；第一級回收作業，直轄市、縣（市）主管機關得通知縮短爲七日內辦理。

②回收成果報告書，應包括下列事項：

一　製造或輸入業者之名稱、地址及電話號碼。
二　產品名稱。
三　產品登錄號碼或許可證字號。
四　產品之批號或序號之識別資料或編號。
五　產品製造或輸入總量、銷售數量及庫存量；並分別記載已回收及未回收之品項與數量。
六　各回收業者之回收品項及數量明細。
七　回收完成之日期、回收產品存放地點、預定後續處置方法及日期。
八　如已銷毀者，並檢附銷毀過程之拍照或錄影紀錄。
九　就回收原因之後續矯正預防措施。

③回收成果報告書內容有缺漏者，直轄市、縣（市）主管機關得通

知限期補正。

第一一條

直轄市、縣（市）主管機關應督導回收作業之執行；收受回收成果報告書後，得至化粧品製造、貯存及販賣場所，檢查回收情形。

第一二條

本辦法施行日期，除第二條第一項第二款第五目及第三款規定，自中華民國一百十年七月一日施行外，自一百零八年七月一日施行。

化粧品或化粧品成分安全性評估申請動物試驗辦法

①民國 106 年 9 月 14 日衛生福利部令訂定發布全文 8 條；並自 108 年 11 月 9 日施行。

②民國 108 年 6 月 28 日衛生福利部令修正發布第 1、2、4 條條文；並自 108 年 11 月 9 日施行。

第一條 108

本辦法依化粧品衛生安全管理法（以下簡稱本法）第六條第六項規定訂定之。

第二條 108

化粧品製造、輸入或販賣業者依本法第六條第四項規定，申請以動物作為檢測對象，進行化粧品或化粧品成分之安全性評估（以下簡稱動物試驗）時，應填具申請書，並檢附下列文件、資料，向中央主管機關申請許可，始得為之：

一　申請動物試驗者之公司或商業登記證明文件影本。

二　委託執行動物試驗者，其受託試驗者之公司、商號、大專校院、法人、團體或機構依法設立登記之文件影本。

三　執行動物試驗者依動物保護法第十六條規定設置之實驗動物照護及使用委員會或小組（以下簡稱照護委員會或小組）審議核可之審查同意書影本。

四　具有本法第六條第四項第一款、第二款之情形，須進行動物試驗之必要性說明及相關佐證資料。

五　無其他非動物性之替代試驗方法說明及相關證明資料。

六　經照護委員會或小組，依實驗動物照護及使用委員會或小組設置及管理辦法（以下簡稱照護辦法）第四條規定審議核可之動物試驗計畫。

第三條

①前條文件、資料有缺漏，得補正者，中央主管機關應通知申請人限期補正；屆期未補正或未完全補正者，不予受理。

②前項期限屆至前，申請人有正當理由者，得申請展延；其申請以一次為限。

第四條 108

①中央主管機關受理申請案後，經審查符合本法第六條第四項規定者，應發給許可文件，並通知申請人。

②前項審查，中央主管機關得請化粧品、毒理學、動物保護及其他相關專業領域之專家學者為之。

第五條

經中央主管機關許可執行動物試驗，有下列情形之一者，中央主管機關得撤銷或廢止其許可文件：

一　申請之文件、資料有虛偽不實。

二　執行動物試驗違反動物試驗計畫、本條例、動物保護法或照護辦法之規定，情節重大。

第六條

申請人經中央主管機關撤銷或廢止其執行動物試驗許可文件者，二年內不受理其申請。

第七條

許可文件遺失或毀損者，應填具申請書，並檢附下列文件，向中央主管機關申請補發或換發：

一　補發：遺失切結書。

二　換發：原許可文件正本。

第八條

本辦法自中華民國一百零八年十一月九日施行。

化粧品專業技術人員資格及訓練辦法

民國 108 年 6 月 27 日衛生福利部令訂定發布全文 6 條；並自 108 年 7 月 1 日施行。

第一條

本辦法依化粧品衛生安全管理法（以下簡稱本法）第九條第二項規定訂定之。

第二條

①本法第九條第一項化粧品專業技術人員（下稱專業技術人員），應具備下列資格之一：

一　公、私立專科以上學校或符合教育部辦理國外學歷採認法規之國外專科以上學校化粧品、藥學相關科、系、所或學位學程畢業，領有畢業證書。

二　公、私立專科以上學校或符合教育部辦理國外學歷採認法規之國外專科以上學校化學、化工相關科、系、所或學位學程畢業，領有畢業證書，並從事化粧品製造相關業務三年以上。

三　公、私立專科以上學校或符合教育部辦理國外學歷採認法規之國外專科以上學校畢業，領有畢業證書，並從事化粧品製造相關業務五年以上。

②前項第二款、第三款化粧品製造相關業務，指在化粧品製造工廠從事生產、調配、加工或其他與製造相關之業務。

第三條

專業技術人員應接受主管機關或其認可機構舉辦之下列職前訓練二十四小時以上，並領有證明文件：

一　化粧品衛生安全法令。

二　化粧品製造相關職業倫理。

三　第四條職責之範圍及內容。

四　其他與化粧品製造及品質管制相關課程。

第四條

專業技術人員職責如下：

一　化粧品調配、製造之駐廠監督。

二　化粧品製造場所、設施、設備維護之檢查及指導。

三　符合化粧品優良製造準則作業計畫之擬訂及執行之監督。

第五條

專業技術人員於從業期間，每年至少應接受主管機關或其認可之機構舉辦之化粧品製造及優良製造準則訓練八小時。

第六條

本辦法自中華民國一百零八年七月一日施行。

化粧品產品供應來源及流向資料管理辦法

民國 108 年 5 月 22 日衛生福利部令訂定發布全文 5 條；並自 108 年 7 月 1 日施行。

第一條

本辦法依化粧品衛生安全管理法（以下簡稱本法）第十一條第二項規定訂定之。

第二條

化粧品製造或輸入業者，依本法第十一條第一項規定建立之直接供應來源及流向資料，其範圍、項目及內容如下：

一　製造或輸入資訊及憑證：

㈠產品名稱、產品登錄號碼或許可證字號、包裝規格及淨重或容量。

㈡批號。

㈢數量。

㈣輸入之報關日期及進口報單號碼。

二　流向資訊及憑證：

㈠供應對象之名稱、地址及聯絡人姓名、電話。

㈡產品名稱、產品登錄號碼或許可證字號、包裝規格及淨重或容量。

㈢批號。

㈣數量。

㈤交貨日期。

第三條

化粧品販賣業者，依本法第十一條第一項規定建立之直接供應來源及流向資料，其範圍、項目及內容如下：

一　供應來源資訊及憑證：

㈠供應者之名稱、地址及聯絡人姓名、電話。

㈡產品名稱、產品登錄號碼或許可證字號、包裝規格及淨重或容量。

㈢批號。

㈣數量。

㈤收貨日期。

二　流向資訊及憑證：

㈠供應對象之名稱、地址及聯絡人姓名、電話。

㈡產品名稱、產品登錄號碼或許可證字號、包裝規格及淨重或容量。

㈢批號。

㈣數量。

㈤交貨日期。

第四條

化粧品業者應就前二條資料，詳實記錄，並以書面或電子文件建檔，併同憑證保存；其保存期間，自製造、輸入或供應日之次日起至少五年。

第五條

本辦法自中華民國一百零八年七月一日施行。

化粧品產品登錄辦法

民國 108 年 5 月 30 日衛生福利部令訂定發布全文 12 條；並自 108 年 7 月 1 日施行。

第一條

本辦法依化粧品衛生安全管理法（以下簡稱本法）第四條第二項規定訂定之。

第二條

本法第四條第一項所定一定規模之化粧品製造或輸入業者（以下簡稱化粧品製造或輸入業者），指經營化粧品製造或輸入之下列對象：

一　依公司法、商業登記法，應辦理設立登記之公司或商號。
二　依本法第八條第一項規定，應完成登記之工廠。
三　除免工廠登記之手工香皂業者外，非屬前二款之其他製造或輸入化粧品之團體或法人。

第三條

化粧品製造或輸入業者，製造或輸入依本法第四條第一項公告之化粧品，應至中央主管機關建置之化粧品網路系統登錄。

第四條

①前條登錄之資料，應包括下列事項：

一　產品登錄號碼。
二　產品中、英文名稱。但國產化粧品，得免登錄英文名稱。
三　產品種類及用途。
四　產品類型；其爲系列產品者，應塡列型號或色號。
五　產品劑型。
六　產品使用注意事項。
七　產品製造或輸入業者之名稱、地址及電話號碼。
八　產品製造場所之名稱、地址、國別及其符合化粧品優良製造規範情形。
九　產品全成分名稱。中央主管機關訂有使用限量之成分，並應以重量或容量百分比塡列其含量。
十　產品其他有關說明。

②前項登錄，應以中文、英文、號碼或國際通用符號爲之。

第五條

化粧品製造或輸入業者，不得登錄虛僞不實之資料。

第六條

第四條第一項各款所載登錄事項不同者，應分別辦理登錄。但有下列情形之一者，得免分別登錄：

一　多筆產品名稱為相同成分配方、劑型及用途。
二　同系列產品為相同劑型及用途，僅成分配方之色素或香精香料不同。
三　組合式產品為二以上化粧品，未能單獨供應、販賣、贈送、公開陳列或提供消費者試用。

第七條

化粧品產品登錄事項，除涉及成分變更者，應重新登錄外，其餘事項得以變更登錄辦理。

第八條

化粧品產品登錄之有效期間為三年；期間屆滿仍有供應、販賣、贈送、公開陳列或提供消費者試用之必要者，應於有效期間屆滿前三個月內，辦理展延登錄。

第九條

有下列情形之一者，其登錄不予核准：
一　依本法第二十二條第二項、第二十三條第二項或第二十四條第二項規定不得辦理登錄。
二　產品中含有中央主管機關公告禁止使用之成分。
三　未依第四條規定完成登錄。

第一〇條

①化粧品製造或輸入業者，已解散或歇業，或其公司登記、商業登記、工廠登記或其他相當之設立許可、登記，經撤銷或廢止者，應廢止其登錄。
②產品已無供應、販賣、贈送、公開陳列或提供消費者試用者，化粧品製造或輸入業者得註記停止該產品之登錄狀態。

第一一條

已完成登錄之產品，非屬本法第三條第一項第一款之化粧品者，由中央主管機關撤銷其登錄。

第一二條

本辦法自中華民國一百零八年七月一日施行。

化粧品產品資訊檔案管理辦法

①民國 108 年 5 月 30 日衛生福利部令訂定發布全文 9 條；並自 108 年 7 月 1 日施行。
②民國 111 年 6 月 16 日衛生福利部令修正發布第 4 條條文。

第一條

本辦法依化粧品衛生安全管理法（以下簡稱本法）第四條第三項規定訂定之。

第二條

本法第四條第一項所定一定規模之化粧品製造或輸入業者（以下簡稱化粧品製造或輸入業者），指經營化粧品製造或輸入之下列對象：

一　依公司法、商業登記法，應辦理設立登記之公司或商號。
二　依本法第八條第一項規定，應完成登記之工廠。
三　除免工廠登記之手工香皂業者外，非屬前二款之其他製造或輸入化粧品之團體或法人。

第三條

①化粧品產品資訊檔案，應以中文或英文建立下列資料：

一　產品基本資料：產品名稱、產品類別、劑型、用途、製造廠名稱與地址及產品製造或輸入業者資訊。
二　完成產品登錄之證明文件。
三　全成分名稱及其各別含量。
四　產品標籤、仿單、外包裝或容器。
五　製造場所符合化粧品優良製造準則之證明文件或聲明書。
六　製造方法、流程。
七　使用方法、部位、用量、頻率及族群。
八　產品使用不良反應資料。
九　產品及各別成分之物理及化學特性。
十　成分之毒理資料。
十一　產品安定性試驗報告。
十二　微生物檢測報告。
十三　防腐效能試驗報告。
十四　功能評估佐證資料。
十五　與產品接觸之包裝材質資料。
十六　產品安全資料：
㈠經安全資料簽署人員簽名並載明日期之安全性評估結論及建議。
㈡安全資料簽署人員符合第四條至第六條規定之資格證明

文件。

②前項檔案原始資料非以中文或英文建立者，應備有中文或英文譯本。

③化粧品分段製造者，第一項第一款之製造廠名稱及地址，應包括製程中所有製造廠及其執行製程。

④第一項資料有變更者，其檔案應更新之。

⑤第一項第十一款至第十三款資料，經安全資料簽署人員依產品屬性或特性評估，且由安全資料簽署人員於同項第十六款產品安全資料敘明理由者，得免建立之。

第四條 111

①曾修習由國內大學或符合大學辦理國外學歷採認辦法之國外大學（以下併稱國內、外大學）或中央主管機關所開設化粧品安全性評估訓練課程，並符合下列情形之一者，得任前條第一項第十六款之安全資料簽署人員：

一　國內、外大學醫學系、藥學系、或化粧品學、毒理學及其相關系、所畢業。

二　於中華民國一百零八年六月三十日前，自國內、外大學化學或化工系、所畢業，具五年以上化粧品安全評估相關工作經驗。

②前項安全性評估訓練課程之內容及時數，規定如下：

一　化粧品管理法規：包括我國化粧品衛生管理規範、國際間化粧品管理規範及我國化粧品產品資訊檔案制度；至少四小時。

二　化粧品成分之應用及風險：包括美白、防曬、止汗、制臭、染髮、燙髮與其他成分之作用原理與安全性，及化粧品常見不良反應或違規案例；至少八小時。

三　化粧品安全評估方式：包括皮膚生理解剖學、化粧品經皮吸收能力、化粧品皮膚刺激、光老化與光過敏之機轉與臨床症狀、奈米安全性評估、天然物化粧品安全性評估、化粧品風險評估、毒理評估方法（皮膚刺激性、皮膚敏感性、皮膚腐蝕性、眼睛刺激性及基因毒性與致突變性測試）、系統性毒性與安全臨界值及動物試驗替代性方法；至少三十六小時。

四　產品安全性評估結論製作：至少六小時。

第五條

安全資料簽署人員，每年應接受由國內、外大學或中央主管機關所開設與前條第二項相關課程之訓練至少八小時。

第六條

與我國訂有安全資料簽署人員合作協議之國家（地區）、區域，其安全資料簽署人員得免適用第四條第一項及前條規定。

第七條

化粧品產品資訊檔案，應以書面或電子儲存方式保存，並自產品最後上市日之次日起，至少保存五年。

第八條

①化粧品製造或輸入業者，應將化粧品產品資訊檔案，存放於依本法第七條第一項第七款標示之地址，以供主管機關查核。

②主管機關派員查核前項檔案時，應於七日前通知。但情況緊急或爲公共利益之必要者，不在此限。

第九條

本辦法自中華民國一百零八年七月一日施行。

化粧品衛生安全案件檢舉獎勵辦法

民國108年6月27日衛生福利部令訂定發布全文10條；並自108年7月1日施行。

第一條

本辦法依化粧品衛生安全管理法（以下簡稱本法）第十九條第二項規定訂定之。

第二條

①檢舉人檢舉違反本法規定案件時，得以書面、言詞、電子郵件或其他方式敘明下列事項，向主管機關提出：

一　檢舉人姓名、國民身分證統一編號、聯絡方式及地址。

二　被檢舉人姓名與地址，或公司、商號名稱、負責人姓名及營業地址。

三　涉嫌違反本法規定之具體事項、違規地點、相關資料或可供調查之線索。

②前項第二款、第三款事項，檢舉人無法查明者，得免敘明。

③以言詞檢舉者，應由受理檢舉機關作成紀錄，並與檢舉人確認其檢舉內容。

④受理檢舉機關對檢舉事項無管轄權者，應於確認管轄機關後七日內移送該機關，並通知檢舉人。

第三條

主管機關對前條之檢舉，應迅速確實處理，並自接獲檢舉之次日起三十日內，將處理情形通知檢舉人。

第四條

①因檢舉而查獲違反本法規定情事者，直轄市、縣（市）主管機關得發給檢舉人至少罰鍰實收金額百分之五之獎金。

②檢舉人現為或曾為被檢舉人之受雇人，且檢舉內容有下列情形之一者，得發給檢舉人至少罰鍰實收金額百分之十之獎金：

一　違反本法第六條第一項規定，化粧品含有汞、鉛或其他經中央主管機關公告禁止使用之成分。

二　違反中央主管機關依本法第六條第三項之公告。

三　違反本法第六條第四項或第五項規定。

四　違反本法第八條第一項規定，化粧品製造場所未符合化粧品製造工廠設廠標準；或應完成工廠登記者未完成登記。

五　違反本法第八條第二項規定，化粧品製造場所未符合化粧品優良製造準則。

③前二項獎金，由直轄市、縣（市）主管機關編列預算支應之。

第五條

依前條規定發給檢舉人之獎金，依其檢舉內容所爲之處分經廢止、撤銷，且非檢舉不實所致者，直轄市、縣（市）主管機關得不向檢舉人請求返還。

第六條

檢舉有下列情形之一者，不予獎勵：

一　匿名或姓名、身分文件虛僞不實。

二　無具體內容。

三　主管機關或其他機關已發覺違反本法規定之案件。

第七條

二人以上聯名檢舉之案件，其獎金由全體檢舉人具領。二人以上分別檢舉案件而有相同部分者，其獎金發給最先檢舉者；無法分別先後時，平均發給之。

第八條

①主管機關或其他機關對於第二條第一項文件、資料，或其他文書、圖畫、消息、相貌及足資辨別檢舉人之物品，應予保密；有洩密者，應依個人資料保護法、刑法或其他法律處罰或懲處。

②對於檢舉人之檢舉書、筆錄或其他資料，應以密件保存，並禁止第三人閱覽或抄錄。

第九條

①主管機關對於檢舉人之安全，於必要時得洽請警察機關提供保護。

②檢舉人因檢舉案件而有受威脅、恐嚇或其他危害安全之行爲或有發生之虞者，主管機關應洽請警察機關依法處理。

第一〇條

本辦法自中華民國一百零八年七月一日施行。

化粧品檢驗機構認證及委託認證管理辦法

民國 108 年 8 月 5 日衛生福利部令訂定發布全文 32 條；並自發布日施行。

第一章　總　則

第一條

本辦法依化粧品衛生安全管理法第二十八條第三項規定訂定之。

第二條

本辦法用詞，定義如下：

一　檢驗機構：指具有化粧品檢驗能力之檢驗機關（構）、法人或團體。

二　認證：指依本辦法所定之程序，對於檢驗機構就特定檢驗項目具備檢驗能力之確認。

第二章　檢驗機構認證條件及程序

第三條

①申請認證之檢驗機構，應有專屬實驗室；其實驗室應符合下列條件：

一　具備必要檢驗設備、場地及品質管理系統，並能自行執行檢驗。

二　置實驗室負責人、報告簽署人、技術主管、品質主管及檢驗人員；其應具備之資格如下：

㈠學歷：國內大專校院或符合大學辦理國外學歷採認辦法之國外大專校院以上醫藥、化學、生物、食品或其他相關科、系、所畢業。

㈡經歷：

1. 實驗室負責人、報告簽署人、技術主管及品質主管：應經品質管理相關專業訓練，且具三年以上檢驗相關工作年資。

2. 檢驗人員：應經檢驗業務訓練。

②前項第二款第二目之一工作年資，得以同款第一目學歷抵充；碩士學位抵充一年，博士學位抵充二年。同等學位採計一次，並以其最高學位抵充。

第四條

檢驗機構應填具申請書，並檢具下列文件、資料，向中央主管機關申請認證：
一　符合前條所定條件之證明。
二　檢驗能力之證明。
三　依中央主管機關公告之檢驗機構實驗室品質系統基本規範編製之下列文件：
㈠品質手冊。
㈡檢驗方法標準作業程序，其內容包括檢驗結果品質管制之措施。
㈢申請定量檢驗項目者，應提供其量測不確定度之評估報告。
㈣申請認證檢驗項目之檢驗方法確效試驗評估報告。
㈤認證檢驗項目之檢驗報告出具格式、報告簽署人中文正楷簽名。
四　實驗室位置簡圖及檢驗設施配置圖。

第五條

前條文件、資料與規定不符或內容不全者，中央主管機關應通知申請者限期補正；屆期未補正者，不予受理。

第六條

①中央主管機關對於檢驗機構之申請，應進行書面審查及實地查核。
②實地查核結果認有缺失者，檢驗機構應依實地查核之報告，自查核結束之日起六十日內，將改善報告送中央主管機關進行複評。

第七條

第四條申請案經審核通過者，中央主管機關應發給認證證明書，並公告之。

第八條

①認證證明書應載明下列事項：
一　檢驗機構名稱。
二　實驗室名稱、地址及負責人姓名。
三　經認證之檢驗項目、檢驗方法、檢驗範圍及報告簽署人。
四　認證證明書核發之年、月、日及認證編號。
五　認證有效期間。
②檢驗機構應將認證證明書揭示於該機構明顯處所。

第九條

①認證證明書有效期間爲三年；有展延必要者，應於期滿六個月前至八個月間申請，每次展延期間，以三年爲限。
②申請展延應具備之文件、資料及程序，準用第四條至第六條規定；除第四條第二款外，其餘各款所定文件、資料，於前次申請認證或展延後未變動者，免予檢具。
③依第一項所定期間申請展延，中央主管機關未能於原認證效期內作出准駁處分者，原認證之效力延長至准駁處分之日。

第三章　認證檢驗機構之管理

第一〇條

①第八條第一項第一款至第三款所定事項變更時，檢驗機構應於下列規定期間內，向中央主管機關申請變更：

一　實驗室地址變更：自事實發生之日起三十日。
二　檢驗方法之依據變更：自事實發生之日起九十日。
三　禁止、限制使用或特定用途化粧品之成分或限量修正致檢驗範圍變更：自生效之日起九十日。
四　檢驗機構名稱、實驗室名稱、實驗室負責人或報告簽署人變更：自事實發生之日起九十日。

②前項申請，必要時，中央主管機關得進行實地查核。

第一一條

①前條第一項第一款爲搬遷之變更者，應於搬遷十五日前，向中央主管機關提報搬遷計畫。

②前項計畫，應包括下列項目：

一　搬遷之時程。
二　實驗室新地址及位置簡圖。
三　檢驗儀器清單及檢驗設施配置圖。

第一二條

檢驗機構專屬實驗室，因故不能依認證內容執行檢驗者，應自事實發生之日起七日內通知中央主管機關；其恢復時，亦同。

第一三條

檢驗機構應依第四條第三款第一目品質手冊及第二目檢驗方法標準作業程序執行檢驗，並應遵行下列規定：

一　接受委託檢驗時，與委託者訂定書面檢驗委託契約，載明委託檢驗項目、檢驗方法、檢驗範圍、委託檢驗項目之認證狀況及其他事項。委託事項有變更者，於檢驗委託契約載明變更內容及理由，並經雙方當事人確認及記錄。
二　詳實記錄委託者資料、檢驗報告用途。
三　詳實記錄樣品之收樣狀態，包括產品名稱、批號、製造或有效日期、來源、包裝及數量之樣品資訊，不得空白，並就送驗樣品照相留存。
四　檢驗報告註明樣品資訊、檢驗項目、檢驗方法、檢驗範圍及檢驗結果，不得有虛僞不實之情事。
五　同一份檢驗報告有非認證範圍，包括檢驗項目、檢驗方法及檢驗範圍者，明確載明或註記。
六　不得以非認證之檢驗方法執行認證檢驗項目之檢驗。但檢驗委託契約另有約定或委託者以書面要求，且於檢驗報告中確實敘明者，不在此限。
七　檢驗報告註明：「檢驗報告僅就委託者之委託事項提供檢驗結果，不對產品合法性作判斷」。
八　檢驗報告與品質管制資料、原始數據及其他相關紀錄，併案保存至少三年。
九　檢驗報告有防偽設計。
十　非經委託者同意，不得將受託事項轉由他人辦理；其經同意轉由他人辦理者，該他人應具執行轉委託項目之能力，且於檢驗報告中載明轉委託承接機構出具之檢驗報告編號或其他可供追溯之資料。
十一　不同產品品名、原料來源或最小獨立包裝之樣品，分別執行檢驗並出具報告，不得混測。
十二　同一樣品於一份檢驗委託契約上載明之所有委託檢驗項目，其檢驗結果以同一份檢驗報告出具。
十三　執行認證檢驗項目之檢驗，以中央主管機關認證之檢驗報告格式出具檢驗結果。

第一四條

①中央主管機關應定期對檢驗機構之設備、人員編組、品質管理、作業程序、檢驗能力及檢驗紀錄，進行查核，並得要求其就認證範圍之檢驗業務提出報告；必要時，得進行不定期查核。
②中央主管機關得命檢驗機構參加中央主管機關自行、委託或其他經中央主管機關認可機構辦理之能力試驗；其參加費用，由檢驗機構自行負擔。
③檢驗機構對於前二項之查核、提出報告及參加能力試驗，不得規避、妨礙或拒絕。

第一五條

檢驗機構參加前條第二項能力試驗，經評定未通過者，應自收受測試評定通知之日起十五日內完成改善，並將改善報告送中央主管機關，並於中央主管機關指定之日期，再參加能力試驗之複測。

第一六條

遇有化粧品重大突發事件時，檢驗機構應依中央主管機關緊急動員之通知，於指定期限內辦理化粧品檢驗，並將完整之樣品資訊及檢驗結果，通報中央主管機關。

第一七條

檢驗機構有下列各款情事之一者，中央主管機關得暫停或廢止其認證；經廢止認證者，一年內不得重新申請認證：
一　違反第十四條第三項不得規避、妨礙或拒絕之規定。
二　檢驗數據、檢驗報告或其他提報文件、資料虛偽不實。
三　其他違反本辦法規定，經中央主管機關認定不適執行檢驗業務。

第一八條

檢驗機構有下列各款情事之一者，中央主管機關得暫停或廢止其一部或全部認證項目：
一　依本辦法取得認證後，專屬實驗室不再存續或該實驗室不符合第三條所定條件。
二　違反第十條規定，未辦理變更或未於期限內辦理變更。

三　違反第十一條或第十二條規定，未於期限內提報或通知。
四　違反第十三條各款之一規定。
五　違反第十五條規定，未於期限內送交改善報告、未於指定日期參加複測或未通過複測。
六　檢驗機構停業或歇業。

第四章　委託辦理認證工作之程序

第一九條

中央主管機關依化粧品衛生安全管理法第二十八條第二項規定，將認證工作委託其他機關（構）、法人或團體（以下簡稱受託者）辦理時，應以公開甄選方式爲之。

第二〇條

受託者應符合下列條件：
一　具備辦理檢驗機構認證所需之經驗，並能提出證明者。
二　聘有符合下列資格之人員：
㈠國內大專校院或符合大學辦理國外學歷採認辦法之國外大專校院以上食品、營養、醫藥、化學、生物或其他相關科、系、所畢業，並具有從事檢驗機構檢驗能力確認之經驗。
㈡修習國內大學開設之民事、刑事及行政法規課程總計十五個學分以上，並領有學分證明。
三　其他經中央主管機關公告之條件。

第五章　受託認證機構之管理

第二一條

①受託者應建置管理系統，配合其執行之認證工作內容建立相關程序，並編製成手冊；其內容包括下列事項：
一　組織架構。
二　文件管制。
三　紀錄。
四　不符合事項及矯正措施。
五　預防措施。
六　內部稽核。
七　管理審查。
八　抱怨。
②前項手冊，應定期審查其適用性，並因應實際需要隨時更新或修正，其中內部稽核及管理審查，應至少每年執行一次。

第二二條

①受託者應確保其執行認證人員具備化粧品檢驗相關知識及能力，並備有受託者對該人員初次及定期評估之紀錄。
②前項人員每年應接受中央主管機關認可之機關（構）或民間機構、團體辦理之繼續教育訓練十二小時以上；其課程包括查核技巧、

檢驗知能及相關法令。

第二三條

①受託者於辦理認證工作時所獲得之資料及檢驗機構提供之認證資料，應至少保存十五年；與認證工作相關之各項文件、資料，應永久保存。

②受託者於委託關係終止時，應將前項保存之文件、資料，交付予中央主管機關。

第二四條

受託者對於執行認證工作所獲得之資訊，應負保密義務，不得無故洩漏。

第二五條

受託者依第六條第一項進行實地查核時，應於查核一星期前，將預定行程通知中央主管機關；中央主管機關得派員隨同查核，受託者不得規避、妨礙或拒絕。

第二六條

受託者應逐案將認證結果通知中央主管機關，並檢附相關文件、資料。

第二七條

①中央主管機關得通知受託者提供業務文件、資料，並至受託者營業場所進行不定期查核。

②受託者對於前項通知、提供或查核，不得規避、妨礙或拒絕。

第二八條

受託者依本辦法規定應提供中央主管機關之文件、資料，不得虛僞不實。

第二九條

①受託者及其人員受託辦理認證工作時，其迴避事項，依行政程序法之規定。

②受託者辦理前項工作時，不得有觸犯刑事法律之行爲；有觸犯嫌疑者，中央主管機關應將其移送司法機關偵辦。

第三〇條

中央主管機關應與受託者訂定委託契約書，載明委託項目與內容、相關權利義務、違約處罰事由、爭議處理機制、暫停與終止委託事由及其他事項。

第三一條

受託者有下列各款情事之一者，中央主管機關得暫停或終止其委託；其情節重大並經終止委託者，一年內不得再接受委託：

一　違反第二十四條規定。

二　違反第二十五條規定，未依期限通知中央主管機關，或規避、妨礙或拒絕中央主管機關之隨同查核。

三　違反第二十七條第二項規定。

四　違反第二十八條規定。

五　違反第二十九條第一項迴避規定。

六　有第二十九條第二項觸犯刑事法律情形。

第六章　附　則

第三二條

本辦法自發布日施行。

化粧品證明書核發及管理辦法

民國 108 年 5 月 22 日衛生福利部令訂定發布全文 12 條；並自 108 年 7 月 1 日施行。

第一條

本辦法依化粧品衛生安全管理法（以下簡稱本法）第二十九條第二項規定訂定之。

第二條

本辦法所定證明書，分爲下列五種：

一　化粧品甲式產銷證明書：指國產化粧品得於國內製造及銷售之證明文件。

二　化粧品乙式產銷證明書：指國產化粧品已於國內製造及銷售之證明文件。

三　化粧品製造證明書：指國產化粧品於國內製造場所製造之證明文件。

四　輸入化粧品銷售證明書：指輸入化粧品於國內銷售之證明文件。

五　化粧品優良製造證明書：指化粧品製造場所符合化粧品優良製造準則之證明文件。

第三條

申請化粧品甲式產銷證明書，應塡具申請書，並檢附下列文件、資料：

一　完成產品登錄之證明文件或許可證影本。

二　公司登記或商業登記證明文件影本。

三　工廠登記證明文件影本；依法免辦理工廠登記者，免附。

四　委託製造者，其委託契約。

五　其他經中央主管機關指定之文件、資料。

第四條

申請化粧品乙式產銷證明書，應塡具申請書，並檢附下列文件、資料：

一　完成產品登錄之證明文件或許可證影本。

二　公司登記或商業登記證明文件影本。

三　工廠登記證明文件影本；依法免辦理工廠登記者，免附。

四　委託製造者，其委託契約。

五　已銷售之證明文件。

六　其他經中央主管機關指定之文件、資料。

第五條

申請化粧品製造證明書，應塡具申請書，並檢附下列文件、資料：

一　完成產品登錄之證明文件或許可證影本。
二　公司登記或商業登記證明文件影本。
三　工廠登記證明文件影本；依法免辦理工廠登記者，免附。
四　委託製造者，其委託契約。
五　其他經中央主管機關指定之文件、資料。

第六條

申請輸入化粧品銷售證明書，應填具申請書，並檢附下列文件、資料：

一　完成產品登錄之證明文件或許可證影本。
二　公司登記或商業登記證明文件影本。
三　原廠授權證明文件。
四　其他經中央主管機關指定之文件、資料。

第七條

①化粧品業者申請化粧品優良製造證明書，應填具申請書，並檢附下列文件、資料，向中央主管機關提出：

一　申請者之公司或商業登記文件影本。
二　工廠登記證明文件影本。

②中央主管機關受理前項申請後，應執行現場檢查，經認定符合化粧品優良製造準則者，發給檢查合格文件及證明書。

③化粧品業者得準用前二項規定，向中央主管機關申請符合化粧品優良製造準則之檢查，經認定合格者，發給檢查合格文件。

④化粧品業者得檢附檢查合格文件，依第一項規定申請發給證明書；證明書之效期，依檢查合格文件之效期定之。

⑤中華民國一百十年一月一日前，第二項、第三項檢查，化粧品業者應向經濟部申請，經認定合格者，由經濟部發給檢查合格文件。

第八條

本辦法所定申請案，其應檢附之文件、資料有欠缺者，中央主管機關得通知限期補正；屆期未補正者，不予受理。

第九條

申請本辦法之證明書，所檢附之文件、資料有下列情形之一者，不予核發：

一　與申請內容不符。
二　虛偽不實。

第一〇條

①有下列情形之一者，得廢止依本辦法核發之證明書：

一　化粧品登錄證明文件或許可證經撤銷或廢止。
二　公司登記、商業登記或工廠登記經撤銷或廢止。

②化粧品製造場所經依本法第八條第二項規定檢查結果不合格，經依本法第二十二條第一項第三款規定令限期改正，屆期不改正者，廢止其化粧品優良製造證明書。

第一一條

本法所定證明書經撤銷或廢止者，中央主管機關應令其限期返還屆期未返還者，註銷之。

第一二條

本辦法自中華民國一百零八年七月一日施行。

化粧品嚴重不良反應及衛生安全危害通報辦法

民國 108 年 5 月 22 日衛生福利部令訂定發布全文 5 條；並自 108 年 7 月 1 日施行。

第一條

本辦法依化粧品衛生安全管理法（以下簡稱本法）第十二條第三項規定訂定之。

第二條

①化粧品業者對正常或合理使用化粧品所引起人體之嚴重不良反應，或發現產品有危害衛生安全或有危害之虞時，應自得知之日起十五日內，至中央主管機關建置之網路系統通報。

②前項通報，於緊急時，應即先以口頭或其他方式爲之，並於前項期間內至網路系統完成通報。

第三條

①前條通報，應包括下列事項或文件、資料：

一　通報者名稱、地址及電話號碼。

二　通報者得知前條第一項情事之日期。

三　產品名稱。

四　產品登錄號碼或許可證字號。

五　嚴重不良反應、危害衛生安全或有危害之虞之情形。

六　其他中央主管機關指定之事項或文件、資料。

②前項通報內容有缺漏並得補正者，主管機關應通知其限期補正。

第四條

化粧品業者應就可資證明前條第一項通報內容之憑證、文件或資料，自通報日起妥善保存至少五年。

第五條

本辦法自中華民國一百零八年七月一日施行。

輸入化粧品邊境查驗辦法

民國108年6月27日衛生福利部令訂定發布全文18條；並自108年7月1日施行。

第一條

本辦法依化粧品衛生安全管理法（以下簡稱本法）第十四條第二項規定訂定之。

第二條

本辦法用詞，定義如下：

一　查驗：指於邊境對輸入化粧品輸入許可前所爲之抽查或抽樣檢驗。

二　檢驗：指於實驗室進行感官、物理、化學或生物性之檢查及化驗。

三　查驗機關：指辦理輸入化粧品查驗之中央主管機關或其委任、委託之機關（構）、法人或團體。

四　報驗義務人：指輸入化粧品業者。

第三條

①報驗義務人輸入中央主管機關依本法第十四條第一項公告之化粧品者，應於化粧品輸入前十五日內，塡具申請書，並檢附下列文件、資料，向輸入港埠所在地之查驗機關申請查驗：

一　進口報單影本。

二　其他經查驗機關指定之文件。

②前項申請，得以電子方式爲之。

③第一項申請由代理人爲之者，應檢具委託書及代理人身分或公司、商號證明文件。

第四條

前條第一項化粧品有下列情形之一者，免申請查驗：

一　經互惠免驗優待輸出國主管機關發給檢驗合格證明。

二　其他經中央主管機關專案核准免查驗。

第五條

①中央主管機關應對輸入化粧品查驗有無違反本法相關規定；其查驗項目，不包括本法第七條及第十條第一項所定情事。

②報驗義務人應於產品供應、販賣、贈送、公開陳列或提供消費者試用前，使前項不予查驗之項目，符合本法之規定。

第六條

查驗機關對輸入之化粧品實施查驗，除審核第三條第一項、第三項規定之應備文件、資料外，並得依下列方式擇一或合併爲之：

一　現場查核：於產品堆置地點執行品目核對，並檢查包裝外觀、標示及其他相關項目。

二　抽批檢驗：以百分之二至百分之五十之抽查率為之。

三　逐批檢驗：對各批次輸入化粧品均予檢驗。

第七條

①查驗機關辦理查驗所需樣品，應以無償方式取得，其數量以足供查驗之用為限；抽取樣品後，應交付憑據予報驗義務人。

②報驗義務人對於前項取樣，不得指定樣品。

第八條

查驗之查核、抽樣，於產品堆置地點實施。產品由整櫃貨櫃裝運者，應於集中查驗區或經衛生福利部食品藥物管理署認可之特定區域實施。

第九條

依第六條查驗取得之樣品，必要時應送檢驗，並依取樣先後順序為之。但依第十二條第二項規定申請複驗者，原檢驗之實驗室應提前檢驗。

第一〇條

①查驗機關對於在貨櫃場取樣困難、檢驗所需時間超過五日、產品容易變質或穩定性不足之化粧品，得於報驗義務人書立切結書表明負保管責任後，簽發輸入化粧品先行放行通知書，供其辦理通關。

②前項先行放行化粧品，報驗義務人切結之存置地點與實際不符，或於核發輸入許可之前，即擅自啓用、移動、供應、販賣或贈送者，查驗機關得自發現日起一百八十日內，暫停受理該報驗義務人先行放行之申請。

第一一條

①輸入化粧品經查驗符合規定者，查驗機關應核發輸入許可予報驗義務人；報驗義務人亦得向查驗機關申請核發書面之許可。

②報驗義務人應自收受許可之次日起十五日內，憑取樣憑單領取餘存樣品；屆期未經領取或樣品之性質不適合久存者，得由查驗機關逕行處理。

第一二條

①輸入化粧品查驗不符合規定者，查驗機關應核發輸入不符合通知書予報驗義務人。

②報驗義務人於收受前項通知書之次日起十五日內，得向查驗機關申請複驗，並以一次為限；複驗時，由查驗機關就原抽取餘存樣品為之。

③查驗不符合規定之輸入化粧品，其餘存之樣品，除法律另有規定者外，於申請複驗之期限屆至或報驗義務人收受複驗不符合通知書後，應予銷毀。

第一三條

①輸入化粧品查驗不符合規定者，除法律另有規定外，查驗機關應依抽查或檢驗結果，為下列處置：

一　違反本法第十條第二項規定者，報驗義務人得向查驗機關申請限期改正，經查驗機關審查同意，得輸入該產品後，再行改正。
二　未依前款規定申請改正、申請改正未獲同意，或其他不符合本法規定情事者，由報驗義務人辦理退運或銷毀。

②前項產品已依第十條第一項規定先行放行者，亦應依前項規定辦理。

第一四條

有下列情形之一者，查驗機關得通知報驗義務人限期提出不符合規定之發生原因、改善計畫及其預防措施之文件、資料，報查驗機關審核；於審核通過前，不受理同一化粧品登錄號碼或許可證字號化粧品再次查驗之申請：

一　同一報驗義務人之同一化粧品登錄號碼或許可證字號化粧品，經二次逐批檢驗不符合規定。
二　同一化粧品登錄號碼或許可證字號化粧品，自發生查驗不符合規定日起一百八十日內，再查驗不符合規定達三次。

第一五條

有下列情形之一者，查驗機關得暫停受理該產品同製造廠、同產地或同輸出國產品查驗申請：

一　前條通知所定期限內，屆期未提出文件、資料。
二　前條文件、資料經審核不符合規定。

第一六條

①依本法第三十條規定申請邊境抽查及抽樣檢驗應繳納之費用，其項目如下：

一　審查費：查驗機關就查驗申請予以審查之費用。
二　臨場費：查驗人員至現場抽取樣品、核對品目、檢查包裝、標示及其他相關項目檢查措施之費用。
三　延長作業費：報驗義務人或代理人申請延長查驗作業之費用。
四　文件作業費：輸入化粧品許可通知之補發、換發、加發或更正登載事項之費用。
五　檢驗費：產品逐批檢驗或複驗之費用。

②前項第一款至第四款收費項目之費額，規定如附表；第五款收費項目之費額，依食品藥物化粧品檢驗封緘及對照標準品供應收費標準之規定。

第一七條

查驗人員依本辦法執行查驗業務時，應出示執行職務之證明文件。

第一八條

本辦法自中華民國一百零八年七月一日施行。

五、其他類

血液製劑條例

①民國 94 年 1 月 19 日總統令制定公布全文 19 條；並自公布後一年施行。

民國 102 年 7 月 19 日行政院公告第 2 條所列屬「行政院衛生署」之權責事項，自 102 年 7 月 23 日起改由「衛生福利部」管轄。

②民國 108 年 1 月 2 日總統令修正公布第 2 條條文。

第一條

爲提昇血液製劑之安全與品質及確保其穩定供應，以維護國民健康，特制定本條例。本條例未規定者，依醫療法、藥事法及其他相關法律之規定。

第二條 108

本條例所稱主管機關：在中央爲衛生福利部；在直轄市爲直轄市政府；在縣（市）爲縣（市）政府。

第三條

本條例所稱血液製劑，指以人類血液經加工調製，製成一定劑型及劑量之藥品。

第四條

血液製劑原料，應以國內捐血而得。但國內原料供應不足時，血液製劑製造業者得經中央主管機關核准，自國外輸入。

第五條

主管機關爲達到血液製劑之國內自製自給，應積極推行捐血教育及宣導措施，鼓勵民衆捐血。

第六條

中央主管機關爲確保血液製劑安全、品質及穩定供應，並促進血液製劑安全性技術之研發及發展國內血液製劑產業，應訂定血液製劑發展方案。

第七條

捐血機構應致力推展捐血工作，提昇血液製劑原料安全，協助確保穩定供應及採行保護捐血者健康措施。

第八條

血液製劑製造業者，應符合藥品優良製造規範，提供安全及優良品質之血液製劑。

第九條

①醫療機構、醫師使用血液製劑時，應優先使用國內捐血製造之血液製劑，並提供病人血液製劑之用藥資訊。

②爲尊重病人使用之意願，以其他原料、方法或基因工程所製成之

製劑，使用時不受前項規定之限制。

第一〇條

捐血機構應訂定年度採集血液計畫，包括捐血量、醫療用血量、供血液製劑製造之原料血量及辦理推展捐血事宜，報請中央主管機關備查。

第一一條

血液製劑製造、輸入業者，應定期將其預估及實際製造或輸入之血液製劑數量，報請中央主管機關備查。

第一二條

①中央主管機關應訂定年度血液製劑預估需求計畫，並公告之。

②前項年度預估需求計畫，應包括下列事項：

一　血液製劑之種類。

二　年度所需製造與輸入血液製劑之種類及目標量。

三　血液製劑製造之目標量所需血液原料量。

四　血液製劑之替代性醫藥品量。

五　其他有關血液原料有效利用事項。

第一三條

①捐血機構對於所採集之血液原料，得自爲血液製劑製造業者或經中央主管機關核准後，提供其他血液製劑製造業者。

②捐血機構提供其他血液製劑製造業者，得收取工本費用；其費額，應報中央主管機關核准。

第一四條

①捐血機構採集血液應對捐血者實施健康篩檢。

②捐血者健康要件之標準及前項健康篩檢之項目，由中央主管機關定之。

第一五條

捐血機構於必要時，應提供血液製劑製造業者相關血液原料之採集時間、檢驗項目與結果及捐血者資料等必要資訊，以防止血液原料發生健康危害。

第一六條

違反第十條、第十一條規定者，由中央主管機關處新臺幣二萬元以上十萬元以下罰鍰，並令其限期改善，屆期未改善者，按次連續處罰。

第一七條

依本條例所處之罰鍰，經限期繳納，屆期未繳納者，依法移送強制執行。

第一八條

本條例施行細則，由中央主管機關定之。

第一九條

本條例自公布後一年施行。

血液製劑條例施行細則

民國 94 年 11 月 16 日行政院衛生署令訂定發布全文 9 條；並自血液製劑條例施行之日施行。

第一條

本細則依血液製劑條例（以下簡稱本條例）第十八條規定訂定之。

第二條

本條例第四條所稱血液製劑原料，應以國內捐血而得，指國內製造業者製造血液製劑，供應國內使用者，應以國內捐血爲其之主要原料來源。

第三條

血液製劑製造業者依本條例第四條規定向中央主管機關申請自國外輸入血液製劑原料，應檢具下列文件：

一　申請輸入血液製劑原料報告書，包括下列事項：

　㈠國內血液製劑原料供應不足分析。

　㈡擬輸入血液製劑原料總量。

　㈢擬輸入血液製劑原料來源國名及該國許可輸出之證明。

　㈣擬製造血液製劑種類及數量。

二　藥品專案進口申請書。

三　藥品製造許可證影本。

四　血液製劑原料檢驗規格書。

第四條

①國外輸入之血液製劑原料，不得與國內捐血所得之原料混用。

②國內血液製劑產品，應於標籤仿單及包裝明顯標示原料來源，並區分國內、國外原料來源，爲不同之包裝。

第五條

捐血機構應依本條例第十條規定，於每年七月三十一日前提出次年度之採集血液計畫，報請中央主管機關備查。

第六條

血液製劑製造業者及血液製劑輸入業者，應依本條例第十一條規定，於每年一月及七月將下列事項報請中央主管機關備查：

一　未來六個月（含報告當月）製造或輸入之血液製劑預估數量。

二　前六個月（不含報告當月）實際製造或輸入之血液製劑數量。

第七條

①中央主管機關依本條例第十二條規定訂定年度血液製劑預估需求計畫，應於前一年十二月三十一日前公告。

②前項年度血液製劑預估需求計畫得以一至三年為期訂定之。

第八條

捐血機構依本條例第十三條第一項規定，將所採集之血液原料提供其他血液製劑製造業者，應檢具該血液製劑製造業者之藥品製造許可證影本，並載明血液原料提供數量，申請中央主管機關核准；變更時，亦同。

第九條

本細則自本條例施行之日施行。

捌、國民健康

人工生殖法

①民國 96 年 3 月 21 日總統令制定公布全文 40 條；並自公布日施行。
民國 102 年 7 月 19 日行政院公告第 3 條所列屬「行政院衛生署」之權責事項，自 102 年 7 月 23 日起改由「衛生福利部」管轄。
②民國 107 年 1 月 3 日總統令修正公布第 3、31、36 條條文。

第一章　總　則

第一條

為健全人工生殖之發展，保障不孕夫妻、人工生殖子女與捐贈人之權益，維護國民之倫理及健康，特制定本法。

第二條

本法用詞定義如下：

一　人工生殖：指利用生殖醫學之協助，以非性交之人工方法達到受孕生育目的之技術。
二　生殖細胞：指精子或卵子。
三　受術夫妻：指接受人工生殖之夫及妻，且妻能以其子宮孕育生產胎兒者。
四　胚胎：指受精卵分裂未逾八週者。
五　捐贈人：指無償提供精子或卵子予受術夫妻孕育生產胎兒者。
六　無性生殖：指非經由精子及卵子之結合，而利用單一體細胞培養產生後代之技術。
七　精卵互贈：指二對受術夫妻約定，以一方夫之精子及他方妻之卵子結合，使各方之妻受胎之情形。
八　人工生殖機構：指經主管機關許可得施行人工生殖相關業務之醫療機構及公益法人。

第三條 107

本法之主管機關為衛生福利部。

第四條

①主管機關應邀集相關學者專家及民間團體代表，斟酌社會倫理觀念、醫學之發展及公共衛生之維護，成立諮詢委員會，定期研討本法執行之情形。
②前項委員會成員之女性委員人數不得少於全體委員人數二分之一。

第五條

以取出夫之精子植入妻體內實施之配偶間人工生殖，除第十六條第三款及其違反之處罰規定外，不適用本法之規定。

第二章　醫療機構施行人工生殖之管理

第六條

①醫療機構應申請主管機關許可後，始得實施人工生殖、接受生殖細胞之捐贈、儲存或提供之行為。

②公益法人應申請主管機關許可後，始得接受精子之捐贈、儲存或提供之行為。

③前二項許可之有效期限為三年；期限屆滿仍欲繼續實施前項行為者，應於屆滿三個月前申請許可；其申請許可之條件、申請程序及其他應遵行事項之辦法，由主管機關定之。

第七條

①人工生殖機構於實施人工生殖或接受捐贈生殖細胞前，應就受術夫妻或捐贈人為下列之檢查及評估：

一　一般心理及生理狀況。

二　家族疾病史，包括本人、四親等以內血親之遺傳性疾病紀錄。

三　有礙生育健康之遺傳性疾病或傳染性疾病。

四　其他經主管機關公告之事項。

②前項之檢查及評估，應製作紀錄。

第八條

①捐贈人符合下列各款情形者，人工生殖機構始得接受其捐贈生殖細胞：

一　男性二十歲以上，未滿五十歲；女性二十歲以上，未滿四十歲。

二　經依前條規定實施檢查及評估結果，適合捐贈。

三　以無償方式捐贈。

四　未曾捐贈或曾捐贈而未活產且未儲存。

②受術夫妻在主管機關所定金額或價額內，得委請人工生殖機構提供營養費或營養品予捐贈人，或負擔其必要之檢查、醫療、工時損失及交通費用。

③第一項第四款所定情形，人工生殖機構應向主管機關查核，於核復前，不得使用。

第九條

①人工生殖機構接受生殖細胞捐贈時，應向捐贈人說明相關權利義務，取得其瞭解及書面同意，始得為之。

②人工生殖機構接受生殖細胞捐贈，應製作紀錄，並載明下列事項：

一　捐贈人之姓名、住（居）所、國民身分證統一編號或護照號碼、出生年月日、身高、體重、血型、膚色、髮色及種族。

二　捐贈項目、數量及日期。

第一〇條

人工生殖機構對同一捐贈人捐贈之生殖細胞，不得同時提供二對以上受術夫妻使用，並於提供一對受術夫妻成功懷孕後，應即停止提供使用；俟該受術夫妻完成活產，應即依第二十一條規定處理。

第三章　人工生殖之施行

第一一條

①夫妻符合下列各款情形者，醫療機構始得為其實施人工生殖：
一　經依第七條規定實施檢查及評估結果，適合接受人工生殖。
二　夫妻一方經診斷罹患不孕症，或罹患主管機關公告之重大遺傳性疾病，經由自然生育顯有生育異常子女之虞。
三　夫妻至少一方具有健康之生殖細胞，無須接受他人捐贈精子或卵子。

②夫妻無前項第二款情形，而有醫學正當理由者，得報經主管機關核准後，實施人工生殖。

第一二條

①醫療機構實施人工生殖時，應向受術夫妻說明人工生殖之必要性、施行方式、成功率、可能發生之併發症、危險及其他可能替代治療方式，取得其瞭解及受術夫妻雙方書面同意，始得為之。

②醫療機構實施前項人工生殖，對於受術夫妻以接受他人捐贈之精子方式實施者，並應取得受術夫之書面同意；以接受他人捐贈之卵子方式實施者，並應取得受術妻之書面同意，始得為之。

③前項之書面同意，應並經公證人公證。

第一三條

①醫療機構實施人工生殖，不得應受術夫妻要求，使用特定人捐贈之生殖細胞；接受捐贈生殖細胞，不得應捐贈人要求，用於特定之受術夫妻。

②醫療機構應提供捐贈人之種族、膚色及血型資料，供受術夫妻參考。

第一四條

①醫療機構實施人工生殖，應製作紀錄，並載明下列事項：
一　受術夫妻之姓名、住（居）所、國民身分證統一編號或護照號碼、出生年月日、身高、體重、血型、膚色及髮色。
二　捐贈人之國民身分證統一編號或護照號碼及在醫療機構之病歷號碼。
三　人工生殖施術情形。

②醫療機構依受術夫妻要求提供前項病歷複製本時，不得包含前項第二款之資料。

第一五條

①精卵捐贈之人工生殖，不得為下列親屬間精子與卵子之結合：
一　直系血親。
二　直系姻親。
三　四親等內之旁系血親。

②前項親屬關係查證之申請人、負責機關、查證方式、內容項目、查證程序、及其他應遵行事項之辦法，由主管機關另行會同中央

戶政主管機關定之。

③已依前項規定辦法先行查證，因資料錯誤或缺漏，致違反第一項規定者，不適用第三十條之規定。

第一六條

實施人工生殖，不得以下列各款之情形或方式爲之：

一 使用專供研究用途之生殖細胞或胚胎。
二 以無性生殖方式爲之。
三 選擇胚胎性別。但因遺傳疾病之原因，不在此限。
四 精卵互贈。
五 使用培育超過七日之胚胎。
六 每次植入五個以上胚胎。
七 使用混合精液。
八 使用境外輸入之捐贈生殖細胞。

第一七條

醫療機構實施人工生殖屬人體試驗者，應依醫療法有關規定辦理。

第一八條

醫療機構於受術妻懷孕後，應建議其接受例行之產前檢查並視需要建議受術妻接受產前遺傳診斷。

第四章　生殖細胞及胚胎之保護

第一九條

生殖細胞經捐贈後，捐贈人不得請求返還。但捐贈人捐贈後，經醫師診斷或證明有生育功能障礙者，得請求返還未經銷毀之生殖細胞。

第二〇條

人工生殖機構接受捐贈之生殖細胞，經捐贈人事前書面同意得轉贈其他人工生殖機構，實施人工生殖。

第二一條

①捐贈之生殖細胞有下列情形之一者，人工生殖機構應予銷毀：

一 提供受術夫妻完成活產一次。
二 保存逾十年。
三 捐贈後發現不適於人工生殖之使用。

②受術夫妻之生殖細胞有下列情形之一者，人工生殖機構應予銷毀：

一 生殖細胞提供者要求銷毀。
二 生殖細胞提供者死亡。
三 保存逾十年。但經生殖細胞提供者之書面同意，得依其同意延長期限保存。

③受術夫妻爲實施人工生殖形成之胚胎，有下列情形之一者，人工生殖機構應予銷毀：

一 受術夫妻婚姻無效、撤銷、離婚或一方死亡。
二 保存逾十年。

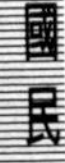

三　受術夫妻放棄施行人工生殖。

④人工生殖機構歇業時，其所保存之生殖細胞或胚胎應予銷毀。但經捐贈人書面同意，其所捐贈之生殖細胞，得轉贈其他人工生殖機構；受術夫妻之生殖細胞或胚胎，經受術夫妻書面同意，得轉其他人工生殖機構繼續保存。

⑤前四項應予銷毀之生殖細胞及胚胎，經捐贈人或受術夫妻書面同意，並報經主管機關核准者，得提供研究使用。

第二二條

依本法捐贈之生殖細胞、受術夫妻之生殖細胞及受術夫妻爲實施人工生殖形成之胚胎，人工生殖機構不得爲人工生殖以外之用途。但依前條第五項規定提供研究使用之情形，不在此限。

第五章　人工生殖子女之地位

第二三條

①妻於婚姻關係存續中，經夫同意後，與他人捐贈之精子受胎所生子女，視爲婚生子女。

②前項情形，夫能證明其同意係受詐欺或脅迫者，得於發見被詐欺或被脅迫終止後六個月內提起否認之訴。但受詐欺者，自子女出生之日起滿三年，不得爲之。

③民法第一千零六十七條規定，於本條情形不適用之。

第二四條

①妻於婚姻關係存續中，同意以夫之精子與他人捐贈之卵子受胎所生子女，視爲婚生子女。

②前項情形，妻能證明其同意係受詐欺或脅迫者，得於發見被詐欺或被脅迫終止後六個月內提起否認之訴。但受詐欺者，自子女出生之日起滿三年，不得爲之。

第二五條

妻受胎後，如發見有婚姻撤銷、無效之情形，其分娩所生子女，視爲受術夫妻之婚生子女。

第六章　資料之保存、管理及利用

第二六條

第七條第二項、第九條第二項、第十四條第一項所定之紀錄，應依醫療法有關病歷之規定製作及保存。

第二七條

①人工生殖機構應向主管機關通報下列資料，並由主管機關建立人工生殖資料庫管理之：

一　依第七條第一項規定施行之檢查及評估。

二　依第九條第一項規定捐贈人之捐贈。

三　依第十二條第一項規定實施人工生殖。

四　依第二十一條第一項至第四項規定所爲之銷毀。

五　每年度應主動通報受術人次、成功率、不孕原因，以及所採行之人工生殖技術等相關事項。主管機關應定期公布上述資料。

②前項通報之期限、內容、格式、流程及其他應遵行事項之辦法，由主管機關定之。

第二八條

人工生殖機構實施人工生殖、接受生殖細胞之捐贈、儲存或提供，應指定專人負責前條之通報事項。

第二九條

①人工生殖子女，或其法定代理人，遇有下列情形之一者，得向主管機關申請查詢：

一　結婚對象有違反民法第九百八十三條規定之虞時。

二　被收養人有違反民法第一千零七十三條之一規定之虞時。

三　違反其他法規關於限制一定親屬範圍規定之虞時。

②前項查詢之適用範圍、查詢程序、內容及其他應遵行事項之辦法，由主管機關定之。

第七章　罰　則

第三〇條

違反第十五條、第十六條第一款或第二款規定者，處其行爲人五年以下有期徒刑，得併科新臺幣一百五十萬元以下罰金。

第三一條 107

意圖營利，從事生殖細胞、胚胎之買賣或居間介紹者，處二年以下有期徒刑、拘役或科或併科新臺幣二十萬元以上一百萬元以下罰金。

第三二條

違反第十條、第十三條第一項或第十六條第三款至第八款規定之一者，處新臺幣二十萬元以上一百萬元以下罰鍰。

第三三條

違反第六條第一項、第二項、第八條第一項或第十一條規定者，處新臺幣十萬元以上五十萬元以下罰鍰。

第三四條

①違反第七條第一項、第八條第三項、第九條第一項、第十二條、第二十條、第二十一條、第二十二條或第二十七條第一項各款規定之一者，處新臺幣三萬元以上十五萬元以下罰鍰。

②違反第二十一條第一項至第四項規定之一者，除依前項規定處罰外，並得限期命其改善；逾期未改善者，得連續加重處罰。

第三五條

違反第六條第一項、第二項、第八條第一項、第十條、第十一條、第十五條或第十六條規定者，其行爲醫師，並依醫師法規定移付懲戒。

第三六條 107

①以詐欺或脅迫之方式使人爲第二十三條第一項或第二十四條第一

項之同意者，處三年以下有期徒刑。
②前項教唆犯及幫助犯罰之。
③本條之罪，須告訴乃論。

第三七條

①人工生殖機構有下列情形之一者，主管機關得廢止第六條第一項、第二項之許可：
一　依第三十二條規定處罰。
二　醫療機構之負責人、受雇人或其他執業人員犯第三十條之罪，經判刑確定。
②人工生殖機構違反第八條第一項、第三項、第十一條、第二十條、第二十一條第五項或第二十二條規定者，除依第三十三條、第三十四條規定處罰外，主管機關並得限定其於一定期間停止實施人工生殖、接受生殖細胞之捐贈、儲存或提供。
③人工生殖機構依第一項規定受廢止許可處分者，自受廢止之日起二年內，不得重新依第六條第一項、第二項規定申請許可。

第三八條

本法所定之罰鍰，由直轄市或縣（市）政府處罰之。

第八章　附　則

第三九條

本法施行前經主管機關依人工協助生殖技術管理辦法核准從事人工生殖之醫療機構，應自本法施行之日起六個月內，依本法規定申請許可；屆期未申請或未經許可者，不得從事人工生殖；其有違反者，依第三十三條規定處罰。

第四〇條

本法自公布日施行。

人工生殖資料通報及管理辦法

①民國 96 年 8 月 8 日行政院衛生署令訂定發布全文 15 條；並自發布日施行。
②民國 100 年 4 月 7 日行政院衛生署令修正發布第 5、11、12 條條文及第 10 條附表五。
民國 102 年 7 月 19 日行政院公告第 14 條所列屬「行政院衛生署國民健康局」之權責事項，自 102 年 7 月 23 日起改由「衛生福利部國民健康署」管轄。
③民國 102 年 9 月 18 日衛生福利部令修正發布第 14 條條文。
④民國 104 年 4 月 20 日衛生福利部令修正發布第 7 條附表二及第 11 條附表七。

第一條
本辦法依人工生殖法（以下簡稱本法）第二十七條第二項規定訂定之。

第二條
人工生殖機構（以下簡稱機構）應通報之人工生殖資料如下：
一　生殖細胞捐贈人健康檢查及評估。
二　捐贈生殖細胞施術結果。
三　捐贈生殖細胞或以捐贈之生殖細胞形成之胚胎未完成捐贈、返還、銷毀、轉贈或轉移之資料。
四　人工生殖開始使用排卵藥物等進入治療週期個案之資料。
五　人工生殖個案資料。
六　受術夫妻生殖細胞或胚胎銷毀資料。

第三條
機構辦理生殖細胞捐贈前，應塡具生殖細胞捐贈查核申請表（附表一）向主管機關申請查核。

第四條
①主管機關受理前條查核，應將該捐贈人之資料收錄至人工生殖資料庫；經查核其符合本法第八條第一項第四款規定者，並應予以列管。
②主管機關查核後發現該捐贈人已列管於另一機構者，應以書面通知該申請查核之機構不得接受該捐贈人之捐贈，如已取得該捐贈人之生殖細胞，應予以銷毀。

第五條
經第三條查核符合捐贈精子資格者，該機構得於第一次取得精子日起六個月內分次取得其精子，並應確保該捐贈人健康狀況適合捐贈，且其精子不得同時提供二對以上受術夫妻使用。

第六條

第四條之資料非有下列情形之一，不得解除列管：
一　該捐贈人未完成實際捐贈程序，且經通報主管機關者。
二　該捐贈人之生殖細胞或以捐贈之生殖細胞形成之胚胎已全數銷毀，並通報主管機關者。
三　該捐贈人生殖細胞或以捐贈之生殖細胞形成之胚胎已使用而未有活產，且施術後已無儲存，並通報主管機關者。

第七條

機構依本法第七條第一項規定進行檢查及評估後，應於完成日起十四日內塡報生殖細胞捐贈人健康檢查及評估通報表（附表二）。

第八條

機構使用捐贈之生殖細胞或以捐贈之生殖細胞形成之胚胎爲受術夫妻施行人工生殖時，應於施術日起十二週內塡報捐贈生殖細胞施術結果通報表（附表三）第一聯，並應於預產日起二個月內塡報同表第二聯。

第九條

①機構遇有下列情形之一，應於事實發生日起二個月內塡報捐贈生殖細胞或以捐贈之生殖細胞形成之胚胎未完成捐贈、返還、銷毀、轉贈或轉移通報表（附表四）：
一　依第四條第一項列管之捐贈人，無法完成捐贈者。
二　依本法第十九條但書規定，返還捐贈人未經銷毀之生殖細胞者。
三　依本法第二十一條第一項至第四項之規定爲銷毀者。

②依本法第二十條及第二十一條第四項規定之轉贈及轉移，應由轉出機構將個案之附表一至附表三、捐贈人或受術夫妻之書面同意書及主管機關回復等有關資料影本移由轉入機構保存，並由轉入機構於附表四簽章確認。

③前項轉出機構應於轉贈或轉移完成日起二個月內，檢具附表四向主管機關通報。

第一〇條

①機構應按週塡報前一週接受治療個案之人工生殖開始使用排卵藥物等進入治療週期個案通報表（附表五）。

②機構應依附表六所列項目爲受術夫妻施行健康檢查及評估，並將其結果記錄於附表五。

第一一條

機構應按季以主管機關提供之通報系統，通報前一季之人工生殖個案資料表（附表七）。

第一二條

機構應按年以主管機關提供之通報系統，通報前一年之受術夫妻生殖細胞或胚胎銷毀情形通報表（附表八）。

第一三條

主管機關得隨時查核機構之人工生殖相關資料。

第一四條

本法第二十七條第一項及本辦法所定事項，主管機關得委任其所屬國民健康署或委託相關團體辦理。

第一五條

本辦法自發布日施行。

人工生殖機構許可辦法

①民國 96 年 7 月 26 日行政院衛生署令訂定發布全文 32 條；並自發布日施行。
②民國 99 年 1 月 14 日行政院衛生署令修正發布第 2、3、5 條條文及第 8 條附表二、三。
③民國 99 年 12 月 2 日行政院衛生署令修正發布第 9 條條文。
④民國 101 年 5 月 31 日行政院衛生署令修正發布第 3 條條文。
民國 102 年 7 月 19 日行政院公告第 27 條第 1 項所列屬「行政院衛生署國民健康局」之權責事項，自 102 年 7 月 23 日起改由「衛生福利部國民健康署」管轄。
⑤民國 103 年 2 月 18 日衛生福利部令修正發布第 2 ～ 5、8 ～ 10、14 ～ 16、18、27 條條文及第 2 條附表一、第 8 條附表三、四。

第一章　總　則

第一條
本辦法依人工生殖法（以下簡稱本法）第六條第三項規定訂定之。

第二章　人工生殖機構許可之條件

第一節　醫療機構

第二條 103
醫療機構申請設立人工生殖機構（以下簡稱機構）之許可，應具下列人員、設施及設備：
一　人員：
㈠專任施術醫師及機構主持人：婦產科專科醫師受一定訓練者，得為專任施術醫師，並為該機構主持人；施術醫師有二人以上者，指定其中一人為主持人。
㈡專任技術員：具附表一所列生物相關系、所學士以上學歷，受一定訓練者。
㈢專任或兼任諮詢員：醫事人員或社工師，受一定訓練者。
二　設施與設備：規定如附表二。

第三條 103
①前條第一款第一目所稱一定訓練，規定如下：
一　於主管機關認定之醫療機構接受二年以上之不孕、人工生殖技術及生殖內分泌臨床醫學訓練，於訓練期間參與施術數達四十例以上。
二　施術醫師完成前款訓練滿一年後，每三年接受三十六小時以上經主管機關認定之不孕症、人工生殖技術、生殖內分泌、心理、倫理及法律課程之繼續教育；其中心理、倫理及法律課程不得少於五小時。

②前項第一款訓練，應取得載有相關訓練內容、指導醫師及實際施術個案明細之證明文件。

③第一項第一款之醫療機構，指經主管機關醫院評鑑為醫學中心或醫學校院附設教學醫院，每年施術數應達一百個取卵週期以上，且未滿三十八歲前，其治療週期累積活產率達百分之二十五以上者（以小數點一位數，四捨五入方式計算）。

④第一項第一款臨床醫學訓練，於完成婦產科專科醫師訓練後，辦理執業登記之期間，至少一年以上在同一醫療機構為限。

第四條 103

①第二條第一款第二目所稱一定訓練，規定如下：

一　於主管機關認定之醫療機構，接受一年以上人類精、卵及胚胎之操作、培養及冷凍、受精過程及胚胎品質判讀訓練，且於訓練期間施行二十人次以上體外受精操作。

二　每三年接受十八小時以上經主管機關認定之不孕症、人工生殖技術、生殖內分泌、心理、倫理及法律課程之繼續教育，且心理、倫理及法律課程不得少於三小時。

②前項第一款品質判讀訓練，應取得載有相關訓練內容及體外受精操作個案明細之證明文件。

③第一項第一款之醫療機構，其每年施術數應達五十個取卵週期以上，且未滿三十八歲前，其治療週期累積活產率達百分之二十五以上者（以小數點一位數，四捨五入方式計算）。

第五條 103

①第二條第一款第三目所定一定訓練，規定如下：

一　於主管機關認定之醫療機構接受三個月以上不孕症、人工生殖技術、諮商及相關法令等訓練。

二　每三年接受十八小時以上經主管機關認定之不孕症、人工生殖技術、生殖內分泌、諮商、心理、倫理及法律課程之繼續教育，且心理、倫理及法律課程不得少於三小時。

②前項之訓練，應取得載有相關訓練內容之證明文件。

第六條

醫療機構依本法規定申請首次許可時，應檢附下列文件：

一　開業執照影本。

二　第二條至前條所定之人員名冊及資格證明文件。

三　第二條第五款所定設施與設備清冊。

四　作業手冊包括：

㈠培養液之準備。

㈡精子與卵子之準備及授精。

㈢卵與胚胎之分級。

㈣顯微操作。

㈤冷凍與解凍、電腦控制式冷凍機或相當冷凍胚胎設備操作之流程。
㈥二氧化碳培養箱測試規範。
㈦胚胎室品質管制措施。

五　二氧化碳培養箱測試、電腦控制式冷凍機或相當冷凍胚胎設備操作測試等紀錄。

第七條

主管機關受理前條之申請，於書面審查通過後，應經實地查核通過，始發給三年效期之許可證書。

第八條 103

①機構於許可證書有效期限屆滿三個月前，應檢附人工生殖機構申請再次許可審核項目表（附表三）所列文件，送請主管機關依人工生殖機構再次許可審查項目、基準及配分表（附表四）審查。
②再次許可之審查，必要時得辦理實地查核。

第九條 103

①機構經依前條規定審查未達一定基準者，主管機關得發給六個月以內效期之臨時許可，並載明應改善事項及其期限。
②前項應改善事項涉及未滿三十八歲前，其治療週期累積活產率百分之九以下者（以小數點一位數，四捨五入方式計算），得採取下列方式改善：

一　主持人或施術醫師應自原效期屆滿之日起六個月內，於符合第三條第三項所定醫療機構，接受三個月至少一百八十小時之訓練；其技術員應於符合第四條第一項第一款所定醫療機構，接受三個月至少一百八十小時之訓練。

二　主持人、施術醫師及技術員不接受訓練者，得自原效期屆滿之日起六個月內，重新聘請非原機構之主持人或施術醫師爲主持人及非原機構技術員爲技術員。

③採用第二項第一款規定取得再次許可者，以一次爲限。
④機構於臨時許可期間內不得接受新案。其於改善期限屆至前提出改善證明，經主管機關審查通過者，發給許可證書；許可證書效期自原許可效期屆滿之翌日起算三年；未能提出改善證明或改善證明審查未通過者，自臨時許可期間屆滿翌日起，不得繼續施行人工生殖業務。

第一〇條 103

機構於許可證書有效期間屆滿後三年內重行申請許可者，應依第八條規定辦理；超過三年始申請許可者，依第六條規定辦理。

第一一條

機構之主持人、施術醫師或技術員異動時，應於一個月內向主管機關報備。

第一二條

①機構應確保其人員、設施及設備符合本辦法之規定。
②機構於許可效期內，因施術醫師或技術員離職或有其他因素致不

能執行業務時，應停止辦理人工生殖業務。

③機構違反第一項規定，經主管機關通知限期改善而未改善者，得廢止其許可。

第二節　公益法人

第一三條

公益法人應向主管機關申請設立精子保存庫，始得接受精子之捐贈及其儲存、提供。

第一四條 103

公益法人申請設立精子保存庫之許可，應具下列人員、設施及設備：

一　領有社團法人或財團法人登記證明書，其設立目的為公益且非屬營利性質者。

二　置有專任品質管理員一名以上，並指定一名為主持人，負責精子檢查、儲存、提供之品質管制，及其他行政管理事宜。

三　附表五所定設施與設備。

第一五條 103

①前條第二款所定品質管理員，應具下列資格之一：

一　領有醫事檢驗師（生）證書，且於主管機關認定之醫療機構接受三個月以上精子檢查、判讀、冷凍及儲存等訓練持有證明者。

二　符合第二條第一款第二目所定技術員之資格者。

②前項第一款所稱訓練，應於第四條第一項第一款所定之醫療機構內為之。

③品質管理員應每三年接受十二小時以上經主管機關認定之不孕症、人工生殖技術、生殖內分泌或心理、倫理及法律等課程之繼續教育。

第一六條 103

公益法人首次依本法第六條第二項申請設立精子保存庫時，應檢附下列文件：

一　社團法人或財團法人登記證明書。

二　前二條所定之人員名冊及資格證明文件。

三　附表五所定之相關設施與設備清冊。

四　冷凍作業手冊、實驗室品質管制作業手冊、冷凍作業品質管制及儀器設備測試紀錄等文件。

第一七條

主管機關受理前條之申請，於書面審查通過後，應經實地查核通過，始發給三年效期之許可證書。

第一八條 103

①精子保存庫於許可證書有效期間屆滿三個月前，應檢附下列文件送請主管機關申請再次許可：

一　附表五所定之相關設施、設備及保養維修紀錄。

二　第十六條第一款至第三款所定文件。
三　冷凍作業與實驗室品質管制等作業手冊。
四　實驗室品質管制作業與管理流程等紀錄。
②再次許可之審查，必要時得辦理實地查核。
第一九條
①精子保存庫經前條審查未達一定基準，按其情節容許限期改善者，主管機關得發給三個月以內效期之臨時許可，並載明應改善事項及其期限或其主持人須於符合第四條第一項第一款所稱醫療機構接受一個月至少一百五十小時之訓練。
②精子保存庫於臨時許可期限屆至前，提出符合前項要求之改善證明，經主管機關審查通過者，發給許可證書；許可證書效期自原許可效期屆滿之翌日起算三年；未能提出前項之改善證明者，自臨時許可期限屆至日起不得繼續執行精子保存庫之業務。
第二〇條
精子保存庫之主持人或其他品質管理員異動時，應於一個月內向主管機關報備。
第二一條
①精子保存庫應確保其人員、設施及設備符合本辦法之規定。
②精子保存庫於許可效期內，因品質管理員離職或有其他因素致不能執行業務時，應停止辦理精子保存庫之業務。
③精子保存庫違反第一項規定者，經主管機關通知限期改善而未改善者，得廢止其許可。
第二二條
①精子保存庫接受捐贈之精子，非經捐贈人事前書面同意，不得轉贈其他醫療機構。
②精子保存庫對同一捐贈人捐贈之精子得爲部分之提供。但提供予第二醫療機構時，須確定前一醫療機構施術後，該捐贈人精子已無剩餘且無活產或無儲存該捐贈人精子所形成之胚胎，始得爲之。
第二三條
①精子保存庫應確認捐贈人已接受健康檢查及評估，並依本法第七條第二項及第九條第二項規定製作紀錄且妥善保存，精子提供至醫療機構使用時，該紀錄影本應隨同移轉至醫療機構保存。
②精子保存庫對於前項紀錄，應於精子使用或銷毀後繼續保存七年。

第三章　附　則

第二四條
機構及其所屬人員，因執行業務知悉或持有他人隱私之資訊，應善盡保密之責任，不得無故洩漏。
第二五條
主管機關必要時得辦理訪查，機構及其所屬人員應予配合，不得規避、妨礙或拒絕。

第二六條

機構依本法第八條第一項規定接受捐贈之精子，應予冷凍滿六個月後，對捐贈人再次進行人類免疫缺乏病毒檢查，未經感染者，始得提供使用。

第二七條 103

本辦法所定之訓練、繼續教育、人員資格審查、機構之許可及其他相關事項，主管機關得委任其所屬國民健康署或委託相關團體辦理之。

第二八條

醫療機構於本辦法發布施行後一年內提出申請許可者，其施術醫師、技術員及諮詢員得免附繼續教育證明。

第二九條

醫療機構依本法第三十九條規定提出申請者，得免第七條所定之實地查核，但經書面審查通過者，其許可之有效期限以本辦法施行前核准之效期爲限。

第三〇條

①施術醫師於本辦法施行前，符合下列資格之一者，得於本辦法施行後一年內，申請資格認定，不受第三條之限制：

一　取得主管機關依人工協助生殖技術醫療機構評核要點（以下簡稱本要點）認定具主持人資格。

二　本辦法發布前已符合本要點之訓練規定，完成訓練後持續執行人工生殖業務。

三　本辦法發布前已符合本要點之訓練規定，但完成訓練後，五年內完全無執行該項技術，於主管機關依第三條第三項公告之醫療機構接受三個月至少一百八十小時訓練並取得證明資格文件。

②前項第二款、第三款並須依本要點於九十三年六月二十五日公告修正之規定，補足自九十三年六月起，每年平均十二小時以上之繼續教育。

第三一條

①技術員於本辦法施行前，符合所定下列資格之一者，得於本辦法施行後一年內，申請資格認定，不受第四條之限制：

一　取得主管機關依本要點認定具技術員資格。

二　本辦法發布前已符合本要點之訓練規定，並持續執行人工生殖業務。

②前項第二款並須依本要點於九十三年六月二十五日公告修正之規定，補足自九十三年六月起，每年平均八小時以上之繼續教育。

第三二條

本辦法自發布日施行。

人工生殖子女親屬關係查詢辦法

①民國 96 年 6 月 23 日行政院衛生署令訂定發布全文 7 條；並自發布日施行。
②民國 97 年 1 月 11 日行政院衛生署令修正發布第 3 條附表二。
③民國 100 年 10 月 20 日行政院衛生署令修正發布第 3 條條文及第 2 條附表一。
民國 102 年 7 月 19 日行政院公告第 2 條附表一、第 6 條所列屬「行政院衛生署國民健康局」之權責事項，自 102 年 7 月 23 日起改由「衛生福利部國民健康署」管轄。
④民國 103 年 2 月 13 日衛生福利部令修正發布第 6 條條文及第 2 條附表一。
⑤民國 104 年 2 月 2 日衛生福利部令修正發布第 3 條條文及第 2 條附表一。
⑥民國 107 年 8 月 21 日衛生福利部令修正發布全文 7 條；並自 107 年 10 月 1 日施行。

第一條

本辦法依人工生殖法（以下稱本法）第二十九條第二項規定訂定之。

第二條

中華民國八十七年後，經主管機關登錄在案，接受生殖細胞捐贈所生之子女（以下稱人工生殖子女）或其法定代理人，有本法第二十九條第一項所定各款情形之一者，得向主管機關申請發給人工生殖子女證明書。

第三條

人工生殖子女擬結婚、收養或被收養時，得分別由其擬結婚對象、被收養人或收養人持前條之人工生殖子女證明書，依親等關聯資料申請提供及管理辦法之規定，向戶政機關申請核發親等關聯資料證明。

第四條

人工生殖子女或其法定代理人得依本法第二十九條第一項規定，檢具下列文件，向主管機關申請查詢：

一　本人之國民身分證；無國民身分證之外籍人士，其有統一證號或護照號碼之證明文件。
二　人工生殖子女親屬關係查詢申請表（如附件一或附件二）。
三　前條所定親等關聯資料證明。

第五條

①主管機關應自收受前條申請之次日起三十日內，以書面通知申請人查詢結果；必要時，得通知其限期補正，屆期未補正者，不予受理。

②前項通知，以本法第二十九條第一項各款情形之一為限。

第六條

本辦法所定查詢業務，主管機關得委任衛生福利部國民健康署或委託相關法人、團體辦理之。

第七條

本辦法自中華民國一百零七年十月一日施行。

精卵捐贈親屬關係查證辦法

①民國 96 年 7 月 30 日行政院衛生署、內政部令會銜訂定發布全文 7 條；並自發布日施行。
②民國 97 年 2 月 20 日行政院衛生署、內政部令會銜修正發布第 3 條附表一。
③民國 100 年 11 月 17 日行政院衛生署、內政部令會銜修正發布第 3 條條文。
民國 102 年 7 月 19 日行政院公告第 6 條所列屬「行政院衛生署國民健康局」之權責事項，自 102 年 7 月 23 日起改由「衛生福利部國民健康署」管轄。
④民國 103 年 4 月 17 日衛生福利部、內政部令會銜修正發布第 6 條條文。
⑤民國 104 年 3 月 3 日衛生福利部、內政部令會銜修正發布第 3 條條文。
⑥民國 107 年 10 月 5 日衛生福利部、內政部令會銜修正發布全文 8 條；並自 107 年 11 月 15 日施行。

第一條
本辦法依人工生殖法（以下稱本法）第十五條第二項規定訂定之。

第二條
人工生殖機構（以下稱機構）使用捐贈之生殖細胞實施人工生殖，應先開立診斷證明書（如附件一），交由受術夫妻依親等關聯資料申請提供及管理辦法之規定，向戶政機關申請親等關聯資料證明。

第三條
接受精子或卵子捐贈施行人工生殖，應分別申請妻方或夫方之直系血親與四親等內之旁系血親，及其配偶之直系血親與直系姻親之親等關聯資料證明。但受術夫妻應申請親屬資料證明之一方爲外籍人士，取得親等關聯資料證明確有困難時，得塡具切結書（如附件二），詳述理由，並由受術夫妻親自簽名。

第四條
①機構於實施人工生殖前，應就受術夫妻提供之親等關聯資料證明與捐贈人姓名及出生年、月、日或其他個人資料確實核對；於查無本法第十五條第一項所定情形時，應再向主管機關申請就人工生殖資料庫之捐贈人資料，進行查證。
②醫療機構對持有受術夫妻所提供之親等關聯資料，應善盡保密之責任，不得無故洩漏。

第五條
主管機關受理前條第一項申請後，應於十五日內將查證結果，以書面通知機構。

第六條

機構於收受前條書面通知，查無本法第十五條第一項所定情形後，始得使用捐贈之特定生殖細胞為受術夫妻實施人工生殖。

第七條

本辦法所定查證業務，主管機關得委任衛生福利部國民健康署或委託相關法人、團體辦理之。

第八條

本辦法自中華民國一百零七年十一月十五日施行。

公共場所母乳哺育條例

①民國 99 年 11 月 24 日總統令制定公布全文 13 條；並自公布日施行。
民國 102 年 7 月 19 日行政院公告第 2 條所列屬「行政院衛生署」之權責事項，自 102 年 7 月 23 日起改由「衛生福利部」管轄。
②民國 108 年 1 月 2 日總統令修正公布第 2 條條文。
③民國 108 年 4 月 24 日總統令修正公布第 2、5、9、10 條條文；並增訂第 5-1、7-1 條條文。

第一條
為維護婦女於公共場所哺育母乳之權利，並提供有意願哺育母乳之婦女無障礙哺乳環境，特制定本條例。

第二條 108
本條例所稱主管機關：在中央為衛生福利部；在直轄市為直轄市政府；在縣（市）為縣（市）政府。

第三條
本條例所稱母乳哺育，指婦女以乳房哺餵嬰幼兒或收集母乳哺餵嬰幼兒之行為。

第四條
①婦女於公共場所母乳哺育時，任何人不得禁止、驅離或妨礙。
②前項選擇母乳哺育場所之權利，不因該公共場所已設置哺（集）乳室而受影響。

第五條 108
①下列公共場所，應設置哺（集）乳室供民眾使用，並有明顯標示：
一　提供民眾申辦業務或服務之場所總樓地板面積五百平方公尺以上之政府機關（構）。
二　營業場所總樓地板面積五百平方公尺以上之公營事業。
三　服務場所總樓地板面積一千平方公尺以上之鐵路車站、航空站、捷運交會轉乘站及進出站（含轉乘）人次達該捷運路線運量前百分之十之捷運車站。
四　營業場所總樓地板面積五千平方公尺以上之百貨公司、零售式量販店、國際觀光旅館及一般觀光旅館。
五　鐵路對號列車及高速鐵路列車。但通勤列車，不在此限。
六　其他經中央主管機關公告之場所。
②前項公共場所如有不適合設置哺（集）乳室之正當理由，經中央主管機關核准者，得不設置之。
③第一項哺（集）乳室之基本設備、安全、採光、通風及管理、維護或使用等其他相關事項之標準，由中央主管機關定之。

第五條之一 108
舉辦大型戶外活動時，應設置臨時哺（集）乳設施；其大型戶外活動人數、條件、類別及相關標準，由主管機關訂定之。

第六條

①直轄市及縣（市）主管機關應對公共場所建築物所設置之哺（集）乳室及其設備，進行檢查或抽查。

②前項檢查或抽查，該公共場所之負責人及從業人員不得規避、妨礙或拒絕，並應提供必要之協助。

第七條

為提倡母乳哺育之風氣及觀念，各級主管機關應積極宣導，並得與民間團體合作辦理。

第七條之一 108

哺（集）乳室應設為獨立空間，不得與其他空間共同使用。

第八條

①違反第四條第一項規定，禁止、驅離或妨礙婦女於公共場所母乳哺育者，處新臺幣六千元以上三萬元以下罰鍰。

②前項行為人如為該公共場所之從業人員者，併處該公共場所負責人新臺幣六千元以上三萬元以下罰鍰。但能證明非因該公共場所之內部規定且該公共場所負責人已對從業人員盡相當管理與教導之責者，不在此限。

第九條 108

①違反第五條第一項規定，未設置哺（集）乳室或設置而無明顯標示者，直轄市或縣（市）主管機關應加以勸導，並命其限期改善；屆期未改善者，處新臺幣二萬元以上十萬元以下罰鍰，並得按次處罰。

②設置哺（集）乳室違反第五條第三項所定標準者，直轄市或縣（市）主管機關應加以勸導，並命其限期改善；屆期未改善者，處新臺幣二萬元以上十萬元以下罰鍰，並得按次處罰。

第一〇條 108

①違反第六條第二項規定，規避、妨礙或拒絕檢查、抽查或未提供必要之協助者，處新臺幣四千元以上二萬元以下罰鍰。

②違反第七條之一規定，未將哺（集）乳室設為獨立空間者，直轄市或縣（市）主管機關應加以勸導，並命其限期改善；屆期未改善者，處新臺幣二萬元以上十萬元以下罰鍰，並得按次處罰。

第一一條

本條例所定之罰鍰，由直轄市、縣（市）主管機關處罰之。

第一二條

公共場所依第五條第一項規定應設置哺（集）乳室者，應於本條例施行之日起一年內完成設置；屆期未設置、設置而無明顯標示或不符第五條第三項所定之標準者，依第九條規定處罰。

第一三條

本條例自公布日施行。

罕見疾病防治及藥物法

①民國 89 年 2 月 9 日總統令制定公布全文 37 條；並自公布日起六個月施行。

②民國 94 年 1 月 19 日總統令修正公布第 1、3、5、7～11、13、15、19、25、32、34、36 條條文；刪除第 12、37 條條文；並自公布日施行。

③民國 99 年 12 月 8 日總統令修正公布第 6、33 條條文。

民國 102 年 7 月 19 日行政院公告第 2 條所列屬「行政院衛生署」之權責事項，自 102 年 7 月 23 日起改由「衛生福利部」管轄。

④民國 104 年 1 月 14 日總統令修正公布第 2～4、8、10、11、13、17、22、26、33 條條文；增訂第 15-1、27-1、34-1 條條文；並刪除第 5 條條文。

第一條

①為防治罕見疾病之發生，及早診斷罕見疾病，加強照顧罕見疾病病人，協助病人取得罕見疾病適用藥物及維持生命所需之特殊營養食品，並獎勵與保障該藥物及食品之供應、製造與研究發展，特制定本法。

②本法未規定者，適用其他有關法律之規定。

第二條 104

本法所稱主管機關：在中央為衛生福利部；在直轄市為直轄市政府；在縣（市）為縣（市）政府。

第三條 104

①本法所稱罕見疾病，指疾病盛行率在中央主管機關公告基準以下或因情況特殊，經第四條所定審議會審議認定，並經中央主管機關指定公告者。

②本法所稱罕見疾病藥物，指依本法提出申請，經第四條所定審議會審議認定，並經中央主管機關公告，其主要適應症用於預防、診斷、治療罕見疾病者。

③本法所稱維持生命所需之特殊營養食品，指經第四條所定審議會審議認定，並經中央主管機關公告，主要適用於罕見疾病病人營養之供應者。

第四條 104

①下列事項由罕見疾病及藥物審議會（以下簡稱審議會）辦理：

一　罕見疾病認定之審議及防治之諮詢。

二　罕見疾病藥物及維持生命所需之特殊營養食品認定之審議。

三　罕見疾病藥物查驗登記之審議。

四　罕見疾病藥物與維持生命所需之特殊營養食品補助及研發之審議。

五　罕見疾病國際醫療合作之審議、協助及諮詢。

六　治療特定疾病之非罕見疾病藥物之審議。

七　其他與罕見疾病有關事項之諮詢。

②前項審議會由中央主管機關邀集政府機關代表、醫事學者專家及社會公正人士組成，其中委員名額，至少應有二分之一以上為具罕見疾病臨床治療、照護經驗或研究之醫事學者專家；單一性別不得少於三分之一。

③審議會為辦理第一項事項，應徵詢其他相關學者專家、產業或罕見疾病病人代表之意見。

第五條（刪除）104

第六條

中央主管機關應辦理罕見疾病之防治與研究。

第七條

醫事人員發現罹患罕見疾病之病人或因而致死者，應向中央主管機關報告。

第八條 104

①中央主管機關接獲前條報告或發現具有罕見遺傳疾病缺陷者，經病人或其法定代理人同意，應派遣專業人員訪視，告知相關疾病之影響，並提供病人及家屬心理支持、生育關懷、照護諮詢等服務。

②前項服務之內容、實施方式及其他應遵循事項之辦法，由中央主管機關定之。

第九條

①從事前二條業務之機關、機構、團體及其人員，應注意執行之態度及方法，尊重病人之人格與自主，並維護其隱私與社會生活之經營。

②前項人員，因業務知悉或持有之罕見疾病資料，應予保密，不得無故洩漏或交付。

第一〇條 104

①中央主管機關應獎勵各級醫療機構、研究機構及罕見疾病相關團體從事罕見疾病防治工作，補助相關人力培育、研究及設備所需經費。

②前項獎勵及補助之項目、範圍、金額，由中央主管機關定之；直轄市、縣（市）主管機關並得準用之。

第一一條 104

①主管機關應辦理罕見疾病之教育及宣導，並由機關、學校、團體及大眾傳播媒體協助進行。

②主管機關於罕見疾病病人就學、就業或就養時，應協調相關機關（構）協助之。

第一二條（刪除）

第一三條 104

①罕見疾病病人或其法定代理人得備具申請書、第十條規定之醫療

或研究機構出具之證明書、診療計畫書及相關證明文件，向中央主管機關提出申請，經審議會審議通過後，中央主管機關得提供補助至國外進行國際醫療合作。

②前項醫療合作為代行檢驗項目者，得由第十條規定之醫療或研究機構申請補助。

③前二項補助之申請程序、應備之書證資料及其他應遵行事項之辦法，由中央主管機關定之。

第一四條

除本法另有規定外，罕見疾病藥物非經中央主管機關查驗登記，並發給藥物許可證，不得製造或輸入。

第一五條

①主要適應症用於預防、診斷或治療罕見疾病者，得申請查驗登記為罕見疾病藥物。

②前項申請查驗登記應備之書證資料、審查程序及相關事項之準則，由中央主管機關定之。

第一五條之一 104

罕見疾病藥物經中央主管機關查驗登記或專案申請核定通過，依全民健康保險藥物給付項目及支付標準之收載程序辦理時，應徵詢審議會之意見。

第一六條

申請罕見疾病藥物查驗登記者，中央主管機關於必要時，得要求其進行國內臨床試驗，並應對臨床試驗之申請內容及結果予以適當之公開說明。

第一七條 104

①罕見疾病藥物依本法查驗登記發給藥物許可證者，其許可證有效期間為十年。有效期間內，中央主管機關對於同類藥物查驗登記之申請，應不予受理。

②前項罕見疾病藥物於十年期滿後仍須製造或輸入者，應事先申請中央主管機關核准展延，每次展延不得超過五年。展延期間，同類藥物得申請中央主管機關查驗登記。

③罕見疾病藥物依本法查驗登記發給許可證後，如經中央主管機關公告不再列屬罕見疾病藥物者，其許可證之展延，適用藥事法有關規定。

④依第一項規定取得許可證之所有人，除因不可抗力之情形外，應於許可證有效期間內持續供應罕見疾病藥物；於特許時間內擬停止製造或輸入罕見疾病藥物者，應於停止日前六個月以書面通知中央主管機關。

第一八條

①有下列情形之一者，中央主管機關得不受前條第一項規定之限制，受理其他同類藥物之查驗登記申請，並發給許可證：

一　新申請人取得經查驗登記許可為罕見疾病藥物之權利人授權同意。

二　具相同適應症且本質類似之罕見疾病藥物之新申請案，其安全性或有效性確優於已許可之罕見疾病藥物。

三　持有罕見疾病藥物許可證者無法供應該藥物之需求。

四　罕見疾病藥物售價經中央主管機關認定顯不合理。

②依前項第二款至第四款規定經中央主管機關查驗登記發給許可證者，適用前條之規定。

第一九條

①罕見疾病藥物未經查驗登記或有前條第一項第三款、第四款情形之一者，政府機關、醫療機構、罕見疾病病人與家屬及相關基金會、學會、協會，得專案申請中央主管機關許可。但不得作為營利用途。

②前項專案申請，中央主管機關於必要時，得委託或指定相關機構或團體辦理。

③前二項專案申請應備之書證資料、審查程序及其他應遵行事項之辦法，由中央主管機關定之。

第二〇條

罕見疾病藥物經認定有危害人體健康之情事或有危害之虞者，中央主管機關得命藥商或專案申請者於期限內回收。必要時，並得廢止該藥物之許可。

第二一條

①經依本法核准上市或專案申請之罕見疾病藥物，應由中央主管機關編列年報，載明其使用數量、人數、不良反應及其他相關報告等資料。

②藥商及專案申請者應提供相關資料，配合前項年報之辦理。

第二二條　104

非罕見疾病藥物依藥事法規定製造或輸入我國確有困難，且經審議會審議認定有助於特定疾病之醫療者，準用本法有關查驗登記及專案申請之規定。

第二三條

罕見疾病及藥物之認定、許可、撤銷及廢止，中央主管機關應定期公告之。

第二四條

依本法申請查驗登記、臨床試驗、許可證之核發、展延或專案申請者，應繳納審查費、登記費或證照費；其費額，由中央主管機關定之。

第二五條

主管機關得獎勵罕見疾病藥物或維持生命所需之特殊營養食品之供應、製造及研究發展；其獎勵對象、方式或被獎勵者應遵循事項之辦法，由主管機關定之。

第二六條　104

擅自製造、輸入未經許可之罕見疾病藥物者，或明知未經許可之罕見疾病藥物，而販賣、供應、調劑、運送、寄藏、媒介、轉讓或意圖販賣而陳列者，依藥事法第八十二條、第八十三條規定處罰之。

第二七條

違反第十六條規定者，處新台幣三萬元以上十五萬元以下罰鍰；其情節重大者，藥商於二年內不得再申請該藥物之查驗登記，並得處醫療機構一個月以上一年以下停業處分。

第二七條之一 104

違反第十七條第四項規定，停止供應罕見疾病藥物，或未於停止日前六個月以書面通知中央主管機關者，處新臺幣十萬元以上五十萬元以下罰鍰，必要時並得廢止該藥物許可證。

第二八條

申請罕見疾病藥物查驗登記或展延登記，提供不實之書證資料者，處新台幣二萬元以上十萬元以下之罰鍰，二年內不得再申請該藥物之查驗登記；其已領取該藥物許可證者，撤銷之；其涉及刑責者，移送司法機關辦理。

第二九條

違反第十九條第一項規定，將專案申請之罕見疾病藥物充作營利用途者，處新台幣三萬元以上十五萬元以下罰鍰；其獲取之利益，沒入之；二年內並不得再行提出罕見疾病藥物之專案申請。

第三〇條

違反主管機關依第二十條規定令其限期回收之命令者，處新台幣三萬元以上十五萬元以下罰鍰，並按次連續處罰至回收為止。

第三一條

違反第二十一條第二項規定，藥商處新台幣一萬元以上五萬元以下之罰鍰；專案申請者，其再申請罕見疾病藥物，中央主管機關得不予許可。

第三二條

①本法所定之罰鍰，由主管機關處罰之。

②前項罰鍰經限期繳納，屆期未繳納者，依法移送強制執行。

第三三條 104

①中央主管機關應編列預算，補助罕見疾病預防、篩檢、研究之相關經費及依全民健康保險法未能給付之罕見疾病診斷、治療、藥物、支持性與緩和性照護及維持生命所需之特殊營養食品、居家醫療照護器材費用。其補助方式、內容及其他相關事項之辦法，由中央主管機關定之。

②前項補助經費，得由菸品健康福利捐之分配收入支應或接受機構、團體之捐助。

第三四條

醫療機構得專案申請輸入罕見疾病病人維持生命所需之特殊營養食品；其應備之書證資料、申請審查程序及其他應遵行事項之辦法，由中央主管機關定之。

第三四條之一 104

中央主管機關應協助各診療醫院及罕見疾病病人，維持生命所需之特殊營養食品及需用罕見疾病適用藥物之緊急取得。

第三五條

本法施行細則，由中央主管機關定之。

第三六條

①本法自公布日起六個月施行。

②本法修正條文自公布日施行。

第三七條（刪除）

罕見疾病防治及藥物法施行細則

①民國 89 年 8 月 9 日行政院衛生署令訂定發布全文 16 條；並自發布日起施行。

②民國 104 年 12 月 7 日衛生福利部令修正發布全文 15 條；並自發布日施行。

第一條

本細則依罕見疾病防治及藥物法（以下稱本法）第三十五條規定訂定之。

第二條

①本法第三條第一項所稱疾病盛行率，指中央主管機關參照醫事人員依本法第七條規定報告之資料及全民健康保險就醫資料所計算之年盛行率。

②前項年盛行率，至少每三年檢討一次。

第三條

本法第三條第一項所稱情況特殊，指疾病盛行率難以推算，或已逾中央主管機關公告之基準，而其診斷治療所需之方法、藥物、特殊營養食品，取得確有困難之情事。

第四條

中央主管機關依本法第三條第三項規定公告特殊營養食品時，應包括其品目名稱及適用之疾病。

第五條

本法第七條規定之報告，應自發現之日起一個月內爲之。

第六條

中央主管機關應將罕見疾病人口之變遷資料，納入衛生統計。

第七條

①主管機關依本法第十一條第一項規定辦理教育及宣導，應每年訂定計畫，據以辦理。

②主管機關依本法第十一條第二項規定爲協調時，得經病人或其法定代理人、監護人之同意，將必要之資料，提供相關機關（構）參考。病人欠缺意思能力，經輔助人同意者，亦同。

第八條

本法第十七條第一項、第二項及第十八條第一項所稱之同類藥物如下：

一　有效成分及適應症與依本法查驗登記發給許可證之一般化學藥物相同者，包括其結構上之異構物、錯化物、鹽類、酯類、螯合物或其他非共價鍵衍生物。

二　主分子結構及適應症與依本法查驗登記發給許可證之生物製劑或大分子藥物相同者。

第九條

本法第十八條第一項第一款所稱罕見疾病藥物之權利人，指領有罕見疾病藥物許可證者。

第一〇條

依本法第十八條第一項第二款規定向中央主管機關申請查驗登記者，應檢附足以證明該新申請罕見疾病藥物之安全性或有效性優於已許可之罕見疾病藥物之資料。

第一一條

本法第十八條第一項第三款所稱無法供應該藥物之需求，指權利人未能充分供應該罕見疾病藥物，經中央主管機關令其限期改善，屆期仍未改善者。

第一二條

中央主管機關依本法第十八條第一項第四款規定爲罕見疾病藥物售價合理與否之認定時，應參考新申請人及權利人檢送之售價分析資料、全民健康保險藥物給付項目及支付標準及其他有關資料。

第一三條

中央主管機關爲執行本法第三十四條之一所定事項，得委託專業機構或團體辦理。

第一四條

本法及本細則所定文書格式，由中央主管機關定之。

第一五條

本細則自發布日施行。

罕見疾病國際醫療合作補助辦法

民國105年3月2日衛生福利部令訂定發布全文10條；並自發布日施行。

第一條

本辦法依罕見疾病防治及藥物法（以下稱本法）第十三條第三項規定訂定之。

第二條

①本辦法所稱國際醫療合作，指至國外接受治療或國際代行檢驗之行為。

②前項國際醫療合作，以國內醫療、檢驗或研究機構不具病人所需之診斷、檢驗或治療能力，且非屬人體試驗之項目為範圍。但國際代行檢驗項目，以對診斷、疾病治療方式或遺傳諮詢建議有重大影響者為限。

第三條

申請補助至國外進行國際醫療合作，應於病人或檢體出境前一個月為之。但情況急迫時，不在此限。

第四條

①申請至國外進行國際醫療合作，醫療或研究機構應協助提出下列文件：

一　至國外進行國際醫療合作所需之申請書（如附表一）、證明書、醫療評估報告、診療計畫書及相關證明文件。

二　申請代行檢驗所需之申請書（如附表二）、證明書及相關證明文件。

②前項文件應加註足以證明該國外機構具有相關診斷、檢驗或治療能力之說明，或檢附足以佐證之文件。

③第一項申請至國外接受治療，病人為未成年人、受監護或輔助宣告之人時，除應檢具前二項文件外，應出具法定代理人、監護人或輔助人陪同就醫之切結書（如附表三），或委託具照顧能力之人陪同就醫之委託書（如附表四）。

第五條

①醫療或研究機構出具申請至國外進行國際醫療合作之醫療評估報告，得依第七條規定申請補助，每一個案補助金額累計上限為新臺幣一萬元。

②醫療或研究機構醫師一人陪同罕見疾病病人至國外進行國際醫療合作，得於返國後三個月內檢附機票票根正本及購票證明或旅行業代收轉付收據證明，申請補助經濟（標準）座（艙）位機票費用，並依實核銷。

第六條

中央主管機關依罕見疾病及藥物審議會之建議，駁回國際醫療合作之申請案件時，得轉介病人至國內醫療、檢驗、研究機構或其他國際相關機構，接受診斷、檢驗或治療。

第七條

國際醫療合作費用補助，應於返國後三個月內，由病人或其法定代理人檢具原申請書、收據及就醫證明向中央主管機關申請補助；代行檢驗項目，應由原申請之醫療或研究機構於事實發生或結帳後三個月內，檢具申請書及收據向中央主管機關申請補助。如有特殊原因，得於期間屆滿前申請延長，延長期間不得超過三個月。逾期未提出申請者，視同放棄。

第八條

①國際醫療合作補助之項目以病人及必要陪同就醫家屬一人之機票費、病人之醫療費、藥材費、檢驗費、病房費、門診費等醫療服務項目爲限，但病人爲未成年人或重度失能者，其陪同就醫家屬或必要照顧人力之機票費得酌增至二人。

②每一個案補助金額累計上限爲新臺幣一百五十萬元。符合低收入戶及中低收入戶病人，補助金額累計上限爲新臺幣三百萬元。

③代行檢驗費用之補助額度，以實際發生數之百分之八十爲限，且每一個案累計每年不得逾新臺幣八十萬元。

第九條

申請國際醫療合作費用補助者，如向二個以上機關（構）提出申請補（捐）助，應列明全部經費內容，及向各機關（構）申請補（捐）助之項目及金額。如有隱匿不實或造假情事，應負相關法律責任。主管機關應撤銷該補助案件，並追回已撥付款項。

第一〇條

本辦法自發布日施行。

罕見疾病醫療照護費用補助辦法

①民國 89 年 8 月 9 日行政院衛生署令訂定發布全文 9 條；並自發布日起施行。
②民國 100 年 4 月 7 日行政院衛生署令修正發布全文 10 條；除第 2 條第 1 項第 3、5 款自 100 年 1 月 1 日施行外，餘自發布日施行。
③民國 100 年 12 月 29 日行政院衛生署令修正發布第 3、4 條條文。
④民國 103 年 10 月 13 日衛生福利部令修正發布全文 11 條；除第 2 條第 1 項第 3、5 款自 100 年 1 月 1 日施行；第 2 條第 1 項第 6 款、第 3 條第 1 項自 103 年 10 月 13 日施行；第 4 條第 1 項自 100 年 4 月 7 日施行外，自發布日施行。
⑤民國 104 年 3 月 6 日衛生福利部令修正發布第 2、5 條條文。
⑥民國 106 年 9 月 8 日衛生福利部令修正發布名稱及全文 12 條；並自發布日施行（原名稱：罕見疾病醫療補助辦法）。

第一條
本辦法依罕見疾病防治及藥物法（以下稱本法）第三十三條第一項規定訂定之。

第二條
本法第三十三條第一項所定依全民健康保險法未能給付之費用，以罕見疾病診斷、治療、藥物、支持性與緩和性照護及維持生命所需之特殊營養食品、居家醫療照護器材所生費用者為限；其補助項目如下：
一　未收載於全民健康保險醫療服務給付項目及支付標準，或全民健康保險藥物給付項目及支付標準之醫療服務或藥物。
二　全民健康保險法第四十五條規定，定有給付上限，應由保險對象自付差額之特殊材料。
三　全民健康保險法第五十一條規定不納入保險給付範圍之診療服務、藥物及其他項目。
四　其他依全民健康保險法相關法令不給付，經罕見疾病及藥物審議會審議認可之項目。

第三條
①罕見疾病之預防、篩檢及符合前條規定之下列費用，得依本辦法申請補助：
一　具一定效益之預防及篩檢費用。
二　對治療或遺傳有重大影響之檢查、檢驗費用。
三　確診疑似罕見疾病之檢查、檢驗費用。
四　確診新增罕見疾病所需之檢查、檢驗費用。
五　具相當療效及安全性之醫療處置費用。
六　具一定效益與安全性之支持性及緩和性之照護費用。

七　經中央主管機關公告之罕見疾病藥物及維持生命所需之特殊營養食品費用。
八　代謝性罕見疾病之特殊營養諮詢費用。
九　維持生命所需之居家醫療照護器材費用。

②前項各款之費用，已依其他法令規定申請補助或給付者，不得依本辦法重複申請補助；重複領取者，廢止本辦法補助處分之全部或一部，並以書面通知限期返還。

第四條

前條第一項第一款至第七款之費用，應由醫事服務機構於事前報中央主管機關審查通過，始得於事實發生後申請補助。但情況危急者，得於事實發生後十四日內報中央主管機關審查。

第五條

①第三條第一項第九款之費用補助，以罕見疾病病人為申請人；病人為未成年人、受監護或輔助宣告之人時，為其法定代理人、監護人或輔助人。

②第三條第一項第一款、第三款、第四款、第六款及第八款之費用補助，由診治之醫事服務機構為申請人；第二款、第五款及第七款之費用補助，以經評定為區域級醫院以上之醫事服務機構為申請人。

第六條

前條第一項之申請人應檢具相關費用收據及醫事服務機構開立之診斷證明書；第二項之申請人應檢具載明疾病名稱與各項費用明細之文件，及第四條所定事前審查通過之通知書影本，於事實發生後或結帳日後三個月內，向中央主管機關提出申請。但由中央主管機關直接配送者，依中央主管機關規定程序辦理。

第七條

①第三條第一項費用之補助基準如下：

一　第一款預防、篩檢之費用，依中央主管機關認定之項目及金額補助。
二　第二款至第六款及第九款之費用，以實際所生費用之百分之八十為限。
三　第七款藥物費用之補助如附表；維持生命所需之特殊營養食品費用，全額補助。
四　第八款之特殊營養諮詢費用，每人每年以六次為限，每次補助新臺幣二百五十元。

②前項第三款特殊營養食品，中央主管機關得每年檢討其使用之必要性。

第八條

有下列情形之一者，得全額補助，不受前條第一項所定補助金額及比率之限制：

一　低收入戶及中低收入戶病人之醫療照護費用。
二　維持生命所需之緊急醫療照護費用。

第九條

①醫事服務機構依前二條規定申請補助之費用，不得以任何理由向病人收取。

②醫事服務機構申請補助費用時，有擅立收費項目、費用異常或其他虛僞不實情事時，中央主管機關得予刪減；所刪減之費用，不得向病人收取。

第一〇條

罕見疾病人體試驗之研究，應依醫療法、藥事法及其相關法規之規定爲之；其所需經費，應於施行前檢具計畫書，向中央主管機關申請補助。

第一一條

接受醫療補助之藥物及維持生命所需之特殊營養品，不得轉讓他人使用。

第一二條

本辦法自發布日施行。

罕見疾病及罕見遺傳疾病缺陷照護服務辦法

民國105年9月2日衛生福利部令訂定發布全文11條；並自發布日施行。

第一條

本辦法依罕見疾病防治及藥物法（以下稱本法）第八條第二項規定訂定之。

第二條

①本辦法服務之對象如下：

一　依本法第七條醫事人員報告得知罕見疾病之病人。

二　中央主管機關發現具有罕見遺傳疾病缺陷者。

②前項第二款所稱罕見遺傳疾病缺陷，指罕見疾病病人具有源自親代之異常基因，或自身之基因突變，致有遺傳後續世代之虞者。

第三條

①本法第八條第一項所定之同意，應以書面爲之。

②前項書面同意，應由中央主管機關保存五年；必要時，並得以電子方式儲存之。

第四條

中央主管機關派遣專業人員訪視病人或其家屬時，應依各該疾病或遺傳缺陷之特性，告知下列事項：

一　對生長發育可能產生之影響。

二　對生育及其子女可能產生之影響。

三　對日常生活與生活環境及飲食可能產生之影響。

四　對就學、就業可能產生之影響。

五　其他對生理、心理及社會健康層面可能產生之短期、中期或長期之影響。

第五條

中央主管機關應視需要，提供病人或其家屬下列心理支持服務事項：

一　疾病適應之增進。

二　自我認同能力之提升。

三　家庭及人際關係之增進。

四　安排病友團體之支持。

五　心靈或悲傷之輔導。

六　其他心理支持之服務。

第六條

中央主管機關應視疾病或遺傳缺陷之特性，提供病人或其家屬下列生育關懷事項：
一　遺傳及相關檢查之諮詢。
二　生育之諮詢。
三　其他必要之諮詢與關懷。

第七條

中央主管機關應視疾病或遺傳缺陷之特性，提供病人或其家屬下列照護諮詢事項：
一　醫療補助之資訊。
二　取得特殊營養食品之資訊。
三　緊急需用藥物之資訊。
四　國外接受治療或國際代行檢驗之國際醫療合作之資訊。
五　國內檢驗服務之資訊。
六　維持生命所需居家醫療照護器材之資訊。
七　社會福利及有關民間團體之資訊。
八　其他必要之照護資訊。

第八條

中央主管機關提供本辦法所定服務事項，得以下列方式為之：
一　到宅服務。
二　電話服務。
三　轉介醫事機構或罕見疾病相關專業機構、團體。
四　不含個人資料之網路資訊查詢服務。
五　其他必要之服務。

第九條

中央主管機關提供本辦法所定服務事項時，除網路資訊查詢服務外，應作成書面紀錄，並至少保存五年；必要時，並得以電子方式儲存之。

第一〇條

中央主管機關得就第四條至前條事項，委託相關醫事機構或罕見疾病相關專業機構、團體辦理。

第一一條

本辦法自發布日施行。

罕見疾病防治工作獎勵及補助辦法

民國 105 年 6 月 6 日衛生福利部令訂定發布全文 9 條；並自發布日施行。

第一條

本辦法依罕見疾病防治及藥物法（以下稱本法）第十條第二項規定訂定之。

第二條

①中央主管機關辦理罕見疾病防治工作之獎勵，及其人力培育、研究與設備所需經費之補助，應以公開甄選方式爲之。

②前項甄選，由中央主管機關視年度預算相關經費及實際需要，以每年辦理一次爲原則。

第三條

具有下列資格之一者，得在中央主管機關依前條規定辦理公開甄選時，申請獎勵或補助：

一　教學醫院。

二　大學校院、公立研究機構，或依法設立、登記，以中央主管機關或教育部爲目的事業主管機關之法人研究機構。

三　以促進罕見疾病防治或病人權益爲設立宗旨，依法設立、登記之全國性社團法人、財團法人或人民團體。

第四條

①前條機構、法人或團體，有下列情形之一者，得予獎勵：

一　辦理罕見疾病防治有關之人力培育、研究或學術交流，顯有成效。

二　辦理罕見疾病防治宣導及病友關懷，績效卓著。

三　積極協助或照護罕見疾病病人，著有功績。

四　其他對罕見疾病之防治工作有重大貢獻。

②前項獎勵方式，包括獎狀、獎牌或獎金。

第五條

①第三條機構、法人或團體辦理下列事項，得予全部或部分之補助；每一申請單位之補助金額，每年最高不得逾新臺幣三百萬元：

一　培育罕見疾病防治有關之研究、診斷、檢驗、治療所需之必要專業人力。

二　進行罕見疾病防治有關之學術研究及臨床研究。

三　購置罕見疾病防治有關之研究、診斷、檢驗、治療所需之專用設備。

四　進行罕見疾病防治有關之學術交流及宣導。

②前項第二款臨床研究，其中有關人體試驗之醫療項目，依罕見疾

病醫療補助辦法規定申請補助。

③同一案件向二個以上機關提出申請補助，應列明全部經費內容、申請補助之項目及金額；其有隱匿、虛偽不實情事者，中央主管機關應撤銷該補助之核定，並以書面追繳已撥付之補助款。

第六條

①申請補助者，應擬具計畫書，載明經費項目及金額。

②依本辦法補助之項目如下：

一　前條第一項第一款及第二款所需之人事費、業務費及管理費用。

二　前條第一項第三款罕見疾病防治之專用設備購置費用。

三　前條第一項第四款主辦學術交流之會議場地費、學者專家出席相關費用及臨時工資之費用。

四　前條第一項第四款辦理罕見疾病防治宣導之有關費用。

第七條

各機構、法人或團體爲維持其運作之人事費、水電費、設備購置費、設備租金、房租費、通訊費及其他相關支出，不予補助。

第八條

本辦法所定獎勵或補助事項所需經費，由中央主管機關按年度預算支應。

第九條

本辦法自發布日施行。

罕見疾病特殊營養食品專案申請輸入辦法

民國 96 年 6 月 5 日行政院衛生署令訂定發布全文 7 條；並自發布日施行。

第一條

本辦法依罕見疾病防治及藥物法第三十四條規定訂定。

第二條

罕見疾病特殊營養食品依食品衛生管理法規定輸入我國確有困難時，經醫療機構提出有助於罕見疾病病人維持生命所需者，得專案向中央主管機關申請輸入。

第三條

本辦法所稱之產品證明文件，係指工廠認證證明、產品於其他國家販售證明或核准用於臨床治療證明等文件。

第四條

經中央主管機關公告之罕見疾病特殊營養食品，由醫療機構檢附醫療機構出具之使用病患爲罕見疾病病人證明，並載明需輸入之產品名稱、數量、包裝規格、委託進口廠商名稱及病患同意書等資料，向中央主管機關提出專案申請輸入。

第五條

未經中央主管機關公告之營養食品，由醫療機構檢附下列資料，向中央主管機關提出罕見疾病特殊營養食品專案申請輸入，並由中央主管機關將醫療機構專案申請輸入資料，提送罕見疾病及藥物審議委員會審查認定：

㈠醫療機構出具之病歷摘要及該品列屬於罕見疾病病人專用之理由。

㈡該品之原料成分含量表。

㈢產品標示、產品說明書及有關之安全或說明資料。

㈣產品證明文件。

㈤委託廠商營利事業登記證影本。

㈥病患同意書。

㈦其他應補充說明事項。

第六條

專案申請輸入經中央主管機關公告之罕見疾病特殊營養食品時，得視實際需要免驗、免貼中文標示。

第七條

本辦法自發布日施行。

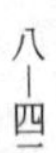

罕見疾病藥物供應製造及研究發展獎勵辦法

民國 89 年 7 月 31 日行政院衛生署令訂定發布全文 9 條；並自 89 年 8 月 9 日起施行。

第一條
本辦法依罕見疾病防治及藥物法第二十五條規定訂定之。

第二條
具有下列情形之一者，得依本辦法申請獎勵：
一　引進罕見疾病藥物、或將罕見疾病藥物列入處方集、或專案申請罕見疾病藥物，對罕見疾病藥物之供應，著有貢獻者。
二　製造符合國內需求、本土特有、不易進口、當時無法充分供應或其售價顯不合理之罕見疾病藥物，嘉惠病患，著有效益者。
三　在國內自行研發新罕見疾病藥物，經取得國內、外之專利或授權，或取得國內、外新罕見病藥物之專利或授權，並在國內進行臨床試驗研究，對罕見疾病藥物之研究發展，著有成效者。
四　其他對罕見疾病藥物之供應、製造及研究發展，有特殊貢獻者。

第三條
①獎勵方式以頒發獎金為之，但情形特殊者，得改予或併予其他獎勵。
②頒發獎金之額度及其他獎勵方式，由中央主管機關視年度預算、相關經費及實際需要另定之。

第四條
①獎勵以每年定期辦理一次為原則。
②符合第二條所定資格者，得於規定期限內，逕向中央主管機關申請獎勵；相關之公會、團體，亦得薦請中央主管機關核予獎勵。

第五條
獎勵案件應先提交罕見疾病及藥物審議委員會審議後，再行陳請中央主管機關核定之。

第六條
相同之研究或發明分別申請獎勵時，應就最先提出申請者獎勵之。二個以上獎勵對象就同一事實共同申請獎勵時，所獲得之獎勵應由全體申請人所共有。

第七條
所需獎勵經費，由中央主管機關編列預算支應，並得接受團體、單位或個人之捐助。

第八條

被獎勵者所提供事蹟若有虛僞不實，由中央主管機關予以撤銷獎勵並追回獎勵金。

第九條

本辦法自中華民國八十九年八月九日施行。

罕見疾病藥物專案申請辦法

民國 89 年 8 月 8 日行政院衛生署令訂定發布全文 6 條；並自 89 年 8 月 9 日起施行。

第一條

本辦法依罕見疾病防治及藥物法（以下簡稱本法）第十九條第三項及第二十二條規定訂定之。

第二條

①罕見疾病藥物未經查驗登記，或持有許可證者無法供應，或該藥物售價經中央主管機關認定顯不合理時，其製造或輸入得由政府機關、醫療機構、罕見疾病病人與家屬及相關基金會、學會、協會，依本法第十九條第一項規定，專案申請中央主管機關許可。

②非罕見疾病藥物依藥事法規定製造或輸入我國確有困難，且經罕見疾病及藥物審議委員會認定有助於特定疾病之醫療者，準用前項之規定。

第三條

依前條規定專案申請罕見疾病藥物，應塡具申請書，並檢附下列資料：

一　由罕見疾病病患或家屬提出申請者：病患身分證明文件影本、醫療機構出具之診斷證明書或處方、該藥物出產國仿單，或有關之安全或療效資料。

二　由政府機關、醫療機構及相關基金會、學會、協會提出申請者：病患同意書、醫療機構提出之治療計畫書或出具之診斷證明書、該藥物出產國仿單，或有關之安全或療效資料。

三　由中央主管機關委託或指定之機關、團體提出申請者：病患同意書、醫療機構提出之治療計畫書或出具之診斷證明書、該藥物出產國仿單，或有關之安全或療效資料。

第四條

中央主管機關應於收受專案申請書件三十日內，完成審查作業，並將審查結果以書面通知申請人。

第五條

專案申請藥物，每次以足供一病患二年之用量爲限，並得視實際需要分批辦理。

第六條

本辦法自中華民國八十九年八月九日施行。

油症患者健康照護服務條例

①民國 104 年 2 月 4 日總統令制定公布全文 14 條；並自公布日施行。
②民國 105 年 11 月 16 日總統令修正公布第 4、12 條條文。

第一條
爲使油症患者獲得妥善醫療照護，保障其健康權益，特制定本條例。

第二條
本條例所稱主管機關：在中央爲衛生福利部；在直轄市爲直轄市政府；在縣（市）爲縣（市）政府。

第三條
①本條例所稱油症患者，指中華民國六十八年間，因多氯聯苯米糠油事件致中毒者。
②前項油症患者分類如下：
一　第一代油症患者，指具下列情形之一者：
㈠中華民國六十八年十二月三十一日前出生，已由中央主管機關列冊，或經審查確認。
㈡中華民國六十九年一月一日至六十九年十二月三十一日出生，其生母爲前目之第一代油症患者，或經審查確認。
二　第二代油症患者，指中華民國七十年一月一日後出生，且其生母爲第一代油症患者。

第四條 105
①前條第二項第一款須經中央主管機關審查確認之油症患者，應檢具中毒暴露相關證明文件向直轄市、縣（市）主管機關申請，轉中央主管機關審查。
②前項證明文件，由中央主管機關邀請專家學者成立委員會審查之。
③經中央主管機關認可檢驗機構出具之血液多氯聯苯（PCBs）或多氯呋喃（PCDF）濃度異常報告，得作爲第一項之補充證明文件。
④前項報告之多氯聯苯及多氯呋喃血液濃度異常值，由中央主管機關定之。

第五條
依前條規定審查通過者，得檢具檢驗報告之費用收據，向中央主管機關申請補助。

第六條
①油症患者之人格及合法權益，應受尊重及保障，對其接受教育、就業、醫療等權益，不得有歧視之對待；其相關權益保障辦法，由中央主管機關會商中央各目的事業主管機關訂定之。

②非經油症患者同意，不得對其錄音、錄影或攝影。
③媒體報導油症事件或製作相關節目時，應注意油症患者或其遺屬之名譽及隱私。
④從事油症患者醫療照護之機關、機構、團體及其人員，應注意執行之態度及方法，維護其隱私與社會生活之經營，不得無故洩漏其資料。

第七條

①中央主管機關應推動事項如下：
一　協調醫療院所設置油症患者特別門診。
二　油症患者健康狀況評估、醫療照護與健康促進之研究及發展。
三　醫事人員對油症患者照護之宣導。
四　油症患者健康照護之國際交流。
五　定期檢討油症患者健康照護政策及執行成果。
六　其他關於油症患者健康照護事項。
②前項第二款之研究結果，應主動公開。
③中央主管機關推動第一項事項，應邀集相關部會、油症患者、專家學者、民間組織參與共同推動；其中單一性別不得少於三分之一，且油症患者、專家學者及民間組織代表席次比例不得少於二分之一。

第八條

中央主管機關應提供油症患者下列健康照護之補助：
一　油症患者定期健康檢查費用。
二　油症患者全民健康保險之門診、急診部分負擔醫療費用。
三　第一代油症患者全民健康保險之住院部分負擔醫療費用。

第九條

第五條、前條補助基準及健康檢查項目，由中央主管機關定之。

第一〇條

直轄市、縣（市）主管機關應對油症患者定期訪視並提供保健資訊、醫療轉介、諮商及追蹤服務，作成紀錄送中央主管機關備查。

第一一條

①油症患者涉及本條例之合法權益受侵害，而向法院提出訴訟時，主管機關應提供必要之法律扶助。
②前項法律扶助辦法，由中央主管機關定之。
③油症患者爲第一項訴訟而聲請保全處分時，法院得減少或免除供擔保之金額。

第一二條　105

①政府已列冊油症患者於本條例施行前死亡者，其配偶、直系血親卑親屬之遺屬，得申請新臺幣二十萬元之一次撫慰金；無配偶及直系血親卑親屬者，得由父母申請之。
②前項之遺屬有二人以上者，應共同委託其中一人代表提出申請。
③第一項撫慰金應於中華民國一百零九年八月九日前提出申請，逾

期不予受理。

④第一項得申請撫慰金之事宜，中央主管機關應將申請書送達遺屬。但經調閱戶政資料無法確知遺屬者，不在此限。

⑤前項送達，其遺屬有二人以上者，中央主管機關得向其中一人爲之。

⑥依本條例領取之撫慰金免繳所得稅。

第一三條

違反第六條規定者，處新臺幣二萬元以上十萬元以下罰鍰。

第一四條

本條例自公布日施行。

油症患者權益保障辦法

民國104年11月27日衛生福利部令訂定發布全文13條；並自發布日施行。

第一條

本辦法依油症患者健康照護服務條例第六條第一項規定訂定之。

第二條

①中央主管機關及各中央目的事業主管機關應規劃之油症患者權益保障事項如下：

一　衛生福利部：油症患者之醫療照護權益之維護。

二　教育部：油症患者之就學權益之維護。

三　勞動部：油症患者就業輔導及相關就業權益之維護。

四　國家通訊傳播委員會：廣播電視報導油症事件或製作相關節目時，對油症患者相關權益之維護。

五　文化部：出版品內容對油症患者相關權益之維護。

②中央主管機關及各中央目的事業主管機關，執行油症患者權益保障事項時，應互相配合，並應協商各直轄市及縣（市）政府予以必要之協助。

第三條

傳播媒體報導油症或油症患者時，不得有下列情事：

一　使用歧視性之稱呼或描述。

二　與事實不符或足以使人產生歧視或偏見之敘述。

三　未經當事人同意而揭露姓名、影像、住（居）所或就學（業）地點。

四　未經當事人同意而揭露別名或俗稱等足以推斷其身分之資料。

第四條

油症患者有醫療或其他照護需要時，醫療及照護機構人員不得無故拒絕提供服務，亦不得予以任何歧視或不公平之對待。

第五條

①機關（構）、學校或團體辦理招生或招募人員時，不得排除或限制油症患者接受教育、應考試及受僱之權利，或予以其他不公平之待遇。

②油症患者於受僱期間，雇主對其薪資待遇、職務分配及晉用等事項，不得予以歧視。

第六條

機關（構）、學校或團體設有宿舍者，不得以當事人爲油症患者爲唯一理由，拒絕其住宿或予其他任何不公平之對待。

第七條

油症患者或其家屬於油症患者之相關權益保障受有侵害，或受有不公平待遇或歧視時，得向所在地之直轄市、縣（市）主管機關提出申訴。

第八條

①前條之申訴，得以書面或言詞方式爲之；並得委託機關（構）、團體或第三人提出。

②以言詞爲申訴者，受理機關或人員，應作成紀錄，並經申訴人確認後，由其簽名或蓋章。

第九條

①申訴案件之提出，應於事實發生之次日起一年內爲之。

②主管機關受理申訴案件，應自受理日起三個月內完成處理。

第一〇條

①主管機關受理申訴時，得邀集雙方當事人及相關專業人士、油症患者權益保障團體代表接受諮詢。

②前項申訴之處理，應注意維護申訴人之名譽及隱私。

第一一條

申訴案件未於規定期間內提出或未提出具體事實者，主管機關得決定不予受理或終止其處理。

第一二條

機關（構）、學校或團體不得因油症患者提出其權益申訴案件，而予以報復性之不利對待、管理措施或其他不公平之待遇。

第一三條

本辦法自發布日施行。

菸害防制法

①民國 86 年 3 月 19 日總統令制定公布全文 30 條；並自公布後六個月施行。
②民國 89 年 1 月 19 日總統令修正公布第 3、30 條條文；並自公布日施行。
③民國 96 年 7 月 11 日總統令修正公布全文 35 條；除第 4 條之施行日期，由行政院定之外，自公布後十八個月施行。
④民國 98 年 1 月 23 日總統令修正公布第 4、35 條條文；第 4 條施行日期，由行政院定之。
民國 98 年 4 月 13 日行政院令發布第 4 條定自 98 年 6 月 1 日施行。
民國 102 年 7 月 19 日行政院公告第 3 條所列屬「行政院衛生署」之權責事項，自 102 年 7 月 23 日起改由「衛生福利部」管轄。
⑤民國 112 年 2 月 15 日總統令修正公布全文 47 條。
民國 112 年 3 月 20 日行政院令發布第 4 條第 1 項第 4 款，自 112 年 4 月 1 日施行；第 9 條第 2 項、第 29 條第 1 項第 3 款及第 3 項，自 113 年 3 月 22 日施行；餘自 112 年 3 月 22 日施行。

第一章　總　則

第一條

爲防制菸害，維護國民健康，特制定本法。

第二條

本法所稱主管機關：在中央爲衛生福利部；在直轄市爲直轄市政府；在縣（市）爲縣（市）政府。

第三條

①本法用詞，定義如下：
一　菸品：指全部或部分以菸草或其他含有尼古丁之天然植物爲原料，製成可供吸用、嚼用、含用、聞用或以其他方式使用之紙菸、菸絲、雪茄及其他菸品。
二　類菸品：指以菸品原料以外之物料，或以改變菸品原料物理性態之物料製成，得使人模仿菸品使用之尼古丁或非尼古丁之電子或非電子傳送組合物及其他相類產品。
三　吸菸：指吸用、嚼用、含用、聞用或以其他方式使用菸品之行爲。
四　菸品容器：指向消費者販賣菸品使用之所有包裝盒罐或其他容器。
②攜帶已點燃或已啓動使用功能之菸品，視爲前項第三款之吸菸。

第二章　菸品健康福利捐

第四條

①菸品應徵健康福利捐，其金額如下：

一　紙菸：每千支新臺幣一千元。

二　菸絲：每公斤新臺幣一千元。

三　雪茄：每公斤新臺幣一千元。

四　其他菸品：每公斤新臺幣一千元或每千支新臺幣一千元，取其高者。

②前項健康福利捐金額，中央主管機關及財政部應每二年邀集財政、經濟、公共衛生及相關領域學者專家，依下列因素評估一次：

一　可歸因於吸菸之疾病，其罹病率、死亡率及全民健康保險醫療費用。

二　菸品消費量及吸菸率。

三　菸品稅捐占平均菸品零售價之比率。

四　國民所得及物價指數。

五　其他影響菸品價格及菸害防制之相關因素。

③第一項金額，經中央主管機關會商財政部依前項規定評估結果，認有調高必要時，應報請行政院核定，並送立法院審議通過。

第五條

①菸品健康福利捐應用於全民健康保險之安全準備、癌症防治、提升醫療品質、補助醫療資源缺乏地區、罕見疾病等之醫療費用、經濟困難者之保險費、中央與地方之菸害防制、衛生保健、社會福利、私劣菸品查緝、防制菸品稅捐逃漏、菸農與相關產業勞工之輔導及照顧；其分配及運作辦法，由中央主管機關會同財政部定之。

②前項所定醫療資源缺乏地區及經濟困難者，由中央主管機關定之。

第六條

菸品健康福利捐由菸酒稅稽徵機關於徵收菸酒稅時代徵之；其繳納義務人、免徵、退還、稽徵及罰則，依菸酒稅法之規定辦理。

第三章　菸品之管理

第七條

①中央主管機關公告指定之菸品，業者應於製造或輸入前，向中央主管機關申請健康風險評估審查，經核定通過後，始得為之。

②經向中央主管機關依法完成申報之菸品有新發現健康風險時，中央主管機關得公告指定其應於一定期限內申請健康風險評估審查，並應限期命業者回收及停止製造、輸入；申請健康風險評估審查，未經核定通過者，限期命其回收或銷毀並禁止製造、輸入。

③前二項所定應申請健康風險評估審查之菸品（以下稱指定菸品），其健康風險評估審查之申請程序、應備文件與資料及必要之組合元件、健康風險評估審查範圍與審查程序、上市後監視與管控機制、核定之廢止及其他相關事項之辦法，由中央主管機關定之。

④指定菸品經扣押或扣留於海關者，於中央主管機關公告指定後三

個月內未申請健康風險評估審查，或已申請健康風險評估審查而未經核定通過者，得由原扣押或扣留海關逕予銷毀。

⑤前項扣押或扣留於海關之指定菸品，其攜帶或輸入者得於該指定菸品經核定通過健康風險評估審查後三個月內領回；屆期未領回者，原扣押或扣留海關得逕予銷毀。

第八條

販賣菸品、指定菸品必要之組合元件，不得以下列方式為之：

一　自動販賣、郵購、電子購物或其他無法辨識消費者年齡之方式。

二　開放式貨架或其他可由消費者直接取得之方式。

三　每一販賣單位，以少於二十支及其內容物淨重低於十五公克之包裝方式。但雪茄、指定菸品必要之組合元件不在此限。

第九條

①菸品、品牌名稱及其容器，不得使用或加註淡菸、低焦油或其他有誤導吸菸無害健康或危害輕微之虞之文字及標示。但本法中華民國九十八年一月十一日修正生效前已使用之品牌名稱，不適用之。

②菸品容器最大正面及反面明顯位置處，應以中文標示吸菸有害健康之警示圖文及戒菸相關資訊；其標示不得低於該面積百分之五十。

③前項警示圖文、戒菸相關資訊標示之方式、內容、位置及其他應遵行事項之辦法，由中央主管機關定之。

第一〇條

①菸品不得使用經中央主管機關公告禁止使用之添加物。

②菸品所含尼古丁、焦油，不得逾最高含量，並應以中文標示於菸品容器上。但專供外銷者，不在此限。

③前項尼古丁、焦油之最高含量、檢測方法、含量標示方式及其他應遵行事項之辦法，由中央主管機關定之。

第一一條

①菸品製造及輸入業者，應向中央主管機關申報菸品之下列資料：

一　成分、添加物及其相關毒性資料。

二　排放物及其相關毒性資料。

②前項申報資料，中央主管機關應定期主動公開，並得派員取樣檢查（驗）或要求提供原始檢驗紀錄或其他相關資料；製造及輸入業者不得規避、妨礙或拒絕。

③前二項應申報資料之內容、時間、程序、檢查（驗）及其他應遵行事項之辦法，由中央主管機關定之。

第一二條

菸品、指定菸品必要之組合元件，其促銷或廣告，不得以下列方式為之：

一　以廣播、電視、電影片、錄影物、電子訊號、電腦網路、報紙、雜誌、看板、海報、單張、通知、通告、說明書、樣品、招貼、展示或其他文字、圖畫、物品或電磁紀錄物宣傳。
二　以採訪、報導介紹或假借他人名義之方式宣傳。
三　以折扣方式銷售或搭配其他物品作爲贈品或獎品。
四　作爲銷售物品、活動之贈品或獎品。
五　與其他物品包裹併同銷售。
六　將菸品以單支、散裝或分裝方式分發或兜售。
七　以相同或近似其品牌名稱、商標之名義或形式，贊助任何事件、活動或爲宣傳。
八　以茶會、餐會、說明會、品嚐會、演唱會、演講會、體育活動、公益活動、宣稱通過健康風險評估審查或其他方式爲宣傳。
九　以推銷或促進使用之目的，對任何事件、活動，或自然人、法人、團體、機構或學校，爲直接或間接捐助。
十　以多層次傳銷方式促銷。
十一　其他經中央主管機關公告禁止之方式。

第一三條

①販賣菸品之場所，應於明顯處標示第九條第二項前段、第十六條第一項及第十七條意旨之警示圖文。
②展示菸品或菸品容器，應以使消費者獲知菸品品牌及價格之必要者爲限。
③前二項標示、展示之範圍、內容、方式及其他應遵行事項之辦法，由中央主管機關定之。

第一四條

營業場所不得爲促銷或營利目的免費供應菸品、指定菸品必要之組合元件。

第一五條

①任何人不得製造、輸入、販賣、供應、展示或廣告下列物品：
一　與菸品或菸品容器形狀近似之糖果、點心、玩具或其他物品。
二　類菸品或其組合元件。
三　未依第七條第一項或第二項規定，經核定通過健康風險評估審查之指定菸品或其必要之組合元件。
②任何人不得使用類菸品及前項第三款之指定菸品。
③主管機關辦理前二項所定事項之調查時，得要求相關機關、機構、團體、法人或個人，提供各該有關產品之製造、輸入、販賣、供應、展示、廣告及其他有關事項之文件、資料。被要求者不得規避、妨礙或拒絕。
④主管機關辦理第八條或第十二條所定事項之調查，得依前項規定辦理。

第四章　特定人吸菸行為之禁止

第一六條

①未滿二十歲之人及孕婦，不得吸菸。
②父母、監護人或其他實際為照顧之人，應禁止未成年人吸菸。

第一七條

①任何人不得供應菸品、指定菸品必要之組合元件予未滿二十歲之人，亦不得以強迫、引誘或其他方式使孕婦或未滿二十歲之人吸菸。
②前項供應者屬菸品販賣業，且有難以辨識消費者之年齡情事時，應要求其出示足資證明年齡之文件；消費者拒絕時，應不予販售。

第五章　吸菸場所之限制

第一八條

①下列場所全面禁止吸菸：
一　各級學校、幼兒園、托嬰中心、居家式托育服務場所及其他供兒童及少年教育或活動為主要目的之場所。
二　圖書館、博物館、美術館及其他文化或社會教育機構所在之室內場所。
三　醫療機構、護理機構、其他醫事機構及社會福利機構所在場所。但老人福利機構之室外場所與設有獨立空調及獨立隔間之室內吸菸室，不在此限。
四　政府機關及公營事業機構所在之室內場所。
五　大眾運輸工具、計程車、遊覽車、車站及旅客等候室。
六　製造、儲存或販賣易燃易爆物品之場所。
七　金融機構、郵局及電信事業之營業場所。
八　供室內體育、運動或健身之場所。
九　教室、圖書室、實驗室、表演廳、禮堂、展覽室、會議廳（室）及電梯廂內。
十　歌劇院、電影院、視聽歌唱業或資訊休閒業及其他供公眾休閒娛樂之室內場所。
十一　旅館、商場、餐飲店、酒吧、夜店或其他供公眾消費之室內場所。但於該場所內設有獨立空調及獨立隔間之室內吸菸室或雪茄館，不在此限。
十二　三人以上共用之室內工作場所。
十三　其他供公共使用之室內場所與經各級主管機關公告指定之場所及交通工具。
②前項所定禁止吸菸之場所，應於所有入口處設置明顯禁菸標示，並不得供應與吸菸有關之器物。
③第一項第三款及第十一款但書之室內吸菸室，其面積、設施、設備及其他相關事項之設置辦法，由中央主管機關定之。

第一九條

①下列場所，除吸菸區外，不得吸菸；未設吸菸區者，全面禁止吸菸：
一　圖書館、博物館、美術館及其他文化或社會教育機構所在之室外場所。

二　室外體育場、游泳池或其他供公眾休閒娛樂之室外場所。
三　老人福利機構所在之室外場所。
四　其他經各級主管機關公告指定之場所及交通工具。
②前項所定場所，應於所有入口處及其他適當地點，設置明顯禁菸標示或除吸菸區外不得吸菸意旨之標示；且除吸菸區外，不得供應與吸菸有關之器物。
③第一項吸菸區之設置，應符合下列規定：
一　吸菸區應有明顯之標示。
二　吸菸區之面積不得大於該場所室外面積二分之一，且不得設於人員往來必經之處。

第二〇條

①第十八條第一項及前條第一項以外之場所，經所有人、負責人或管理人指定禁止吸菸者，不得吸菸。
②孕婦或未滿三歲兒童在場之室內場所，不得吸菸。

第二一條

於第十八條或第十九條禁止吸菸場所吸菸或未滿二十歲之人進入吸菸區，該場所負責人或從業人員應予勸阻；在場之其他人亦得予勸阻。

第二二條

直轄市、縣（市）主管機關對第十八條、第十九條規定之禁止吸菸場所與吸菸區之設置及管理事項，應定期派員檢查；場所負責人或從業人員不得規避、妨礙或拒絕。

第六章　菸害防制教育及宣導

第二三條

各機關學校應積極辦理菸害防制教育及宣導。

第二四條

①中央主管機關得指定醫事機構及公益團體提供戒菸服務，並得予以補助。
②各級主管機關得對前項績優醫事機構及公益團體予以獎勵。
③第一項受指定醫事機構、公益團體之資格、得辦理之服務範圍、補助之方式及其他相關事項之辦法，由中央主管機關定之。

第二五條

電視節目、視聽歌唱、戲劇表演、運動表演或其他表演，不得特別強調吸菸之形象。

第七章　罰　則

第二六條

①製造或輸入業者，有下列情形之一者，處新臺幣一千萬元以上五千萬元以下罰鍰，並令其限期改善、回收、銷毀或退運；屆期未改善、回收、銷毀或退運者，按次處罰：
一　違反第十五條第一項第二款規定，製造、輸入類菸品或其組

合元件。

二　違反第十五條第一項第三款規定，製造、輸入指定菸品或其必要之組合元件。

②製造或輸入業者以外之人，有前項各款情形之一者，處新臺幣五萬元以上五百萬元以下罰鍰，並令其限期改善、回收、銷毀或退運；屆期未改善、回收、銷毀或退運者，按次處罰。

第二七條

製造或輸入業者，有下列情形之一者，處新臺幣一千萬元以上五千萬元以下罰鍰，並令其限期改善；屆期未改善者，按次處罰：

一　違反第十五條第一項第二款規定，廣告類菸品或其組合元件。

二　違反第十五條第一項第三款規定，廣告指定菸品或其必要之組合元件。

第二八條

菸品製造或輸入業者，違反第十二條各款促銷或廣告方式規定之一者，處新臺幣五百萬元以上二千五百萬元以下罰鍰，並令其限期改善；屆期未改善者，按次處罰。

第二九條

①菸品製造或輸入業者，有下列情形之一者，處新臺幣一百萬元以上五百萬元以下罰鍰，並令其限期回收或退運；屆期未回收或退運者，按次處罰，違規之菸品沒入並銷毀之：

一　未於中央主管機關依第七條第二項所定期限，回收或銷毀該指定菸品。

二　違反第九條第一項不得使用或加註文字或標示之規定。

三　違反第九條第二項標示面積之規定。

四　違反依第九條第三項所定辦法中有關標示之方式、內容或位置之規定。

五　違反第十條第一項禁止使用添加物規定。

六　違反依第十條第三項所定辦法中有關尼古丁、焦油含量標示方式之規定。

②販賣之菸品有前項第一款或第五款情形，經令其限期改善，屆期未改善者，處新臺幣一萬元以上五萬元以下罰鍰。

③販賣之菸品有第一項第二款至第四款或第六款情形者，處新臺幣一萬元以上五萬元以下罰鍰。

第三〇條

①廣告業或傳播媒體業者，有下列情形之一者，處新臺幣四十萬元以上二百萬元以下罰鍰，並令其限期改善；屆期未改善者，按次處罰：

一　違反第十五條第一項第二款規定，製作廣告、接受傳播或刊載類菸品或其組合元件。

二　違反第十五條第一項第三款規定，製作廣告、接受傳播或刊載指定菸品或其必要之組合元件。

②委託製作、傳播或刊載前項各款廣告之一者，併處罰廣告委託人。

第三一條

製造業、輸入業、廣告業、傳播媒體業者或廣告委託人以外之人，有下列情形之一者，處新臺幣二十萬元以上一百萬元以下罰鍰，並令其限期改善；屆期未改善者，按次處罰：

一　違反第十五條第一項第二款規定，製作廣告、接受傳播或刊載類菸品或其組合元件。

二　違反第十五條第一項第三款規定，製作廣告、接受傳播或刊載指定菸品或其必要之組合元件。

第三二條

有下列情形之一者，處新臺幣二十萬元以上一百萬元以下罰鍰，並令其限期改善、回收、銷毀或退運；屆期未改善、回收、銷毀或退運者，按次處罰：

一　違反第十五條第一項第二款規定，販賣、展示類菸品或其組合元件。

二　違反第十五條第一項第三款規定，販賣、展示指定菸品或其必要之組合元件。

第三三條

①廣告業或傳播媒體業者，違反第十二條各款規定之一，製作廣告或接受傳播或刊載者，處新臺幣二十萬元以上一百萬元以下罰鍰，並令其限期改善；屆期未改善者，按次處罰。

②委託製作、傳播或刊載前項廣告者，併處罰廣告委託人。

第三四條

菸品製造業、菸品輸入業、廣告業、傳播媒體業者或廣告委託人以外之人，違反第十二條各款促銷或廣告方式規定之一者，處新臺幣十萬元以上五十萬元以下罰鍰，並令其限期改善；屆期未改善者，按次處罰。

第三五條

①違反第十一條第一項規定未辦理申報，或違反同條第三項所定辦法中有關申報內容、時間或程序之規定，或申報之資料虛僞不實者，處新臺幣十萬元以上五十萬元以下罰鍰，並令其限期改善；屆期未改善者，按次處罰。

②規避、妨礙或拒絕中央主管機關依第十一條第二項所爲之取樣檢查（驗）、要求提供原始檢驗紀錄或其他相關資料者，處新臺幣十萬元以上五十萬元以下罰鍰。

第三六條

①製造或輸入第十五條第一項第一款與菸品或菸品容器形狀近似之物品者，處新臺幣五萬元以上二十五萬元以下罰鍰；販賣、供應、展示或廣告者，處新臺幣二千元以上五萬元以下罰鍰。

②依前項規定處罰鍰者，並應令其限期改善、回收、銷毀或退運；屆期未改善、回收、銷毀或退運者，按次處罰。

第三七條

①有下列情形之一者，處新臺幣一萬元以上二十五萬元以下罰鍰：

一　違反第十五條第一項第二款規定，供應類菸品或其組合元件。

二　違反第十五條第一項第三款規定，供應指定菸品或其必要之組合元件。

三　違反第十七條第一項規定，供應菸品、指定菸品必要之組合元件予未滿二十歲之人，或以強迫、引誘或其他方式使孕婦或未滿二十歲之人吸菸。

②營業場所供應菸品、指定菸品必要之組合元件予未滿二十歲之人，處罰其負責人。

第三八條

販賣菸品、指定菸品必要之組合元件或販賣菸品之場所，有下列情形之一者，處新臺幣一萬元以上五萬元以下罰鍰，並令其限期改善；屆期未改善者，按次處罰：

一　違反第八條所定禁止之方式販賣菸品、指定菸品必要之組合元件。

二　違反第十三條第一項規定，未於明顯處標示警示圖文。

三　違反依第十三條第三項所定辦法中有關標示、展示之範圍、內容或方式之規定。

第三九條

營業場所違反第十四條規定免費供應菸品、指定菸品必要之組合元件者，處新臺幣一萬元以上五萬元以下罰鍰。

第四〇條

①禁止吸菸場所，有下列情形之一者，處場所負責人新臺幣一萬元以上五萬元以下罰鍰，並令其限期改善；屆期未改善者，按次處罰：

一　違反第十八條第二項規定，未於所有入口處設置明顯禁菸標示或供應與吸菸有關之器物。

二　違反第十九條第二項規定，未於所有入口處及其他適當地點，設置明顯禁菸標示或除吸菸區外不得吸菸意旨之標示；或於吸菸區外供應與吸菸有關之器物。

三　設置吸菸區違反第十九條第三項規定。

②於第十八條第一項所定場所或第十九條第一項不得吸菸之場所吸菸者，處新臺幣二千元以上一萬元以下罰鍰。

③違反第十五條第二項規定，使用類菸品或同條第一項第三款之指定菸品者，處新臺幣二千元以上一萬元以下罰鍰。

第四一條

①違反第十五條第三項或第四項規定，規避、妨礙或拒絕主管機關要求之事項者，處新臺幣一萬元以上五萬元以下罰鍰，並得限期令其改善；屆期未改善者，得按次處罰之。

②場所負責人或從業人員規避、妨礙或拒絕直轄市、縣（市）主管機關依第二十二條規定所為檢查者，處新臺幣一萬元以上五萬元

以下罰鍰。

第四二條

①未滿二十歲之人違反第十六條第一項規定吸菸，直轄市、縣（市）主管機關應通知其限期接受戒菸教育；未成年者，並應令其父母或監護人使其到場。

②未滿二十歲之人無正當理由未依前項通知接受戒菸教育者，處新臺幣二千元以上一萬元以下罰鍰，並按次處罰；行為人為未成年者，處罰其父母或監護人。

③第一項戒菸教育之實施方式、內容、時數、執行單位及其他應遵行事項之辦法，由中央主管機關定之。

第四三條

違反本法規定，經依第二十六條至前條規定處罰者，得併公布被處分者及其違法情形。

第四四條

本法所定罰則，除第三十五條規定由中央主管機關處罰外，由直轄市、縣（市）主管機關處罰之。

第八章　附　則

第四五條

依第四條規定徵收之菸品健康福利捐，分配用於中央與地方菸害防制及衛生保健之部分，由中央主管機關設置基金，辦理菸害防制及衛生保健相關業務。

第四六條

本法施行細則，由中央主管機關定之。

第四七條

本法施行日期，由行政院定之。

菸害防制法施行細則

民國 112 年 3 月 22 日衛生福利部令訂定發布全文 12 條；並自發布日施行。

第一條

本細則依菸害防制法（以下稱本法）第四十六條規定訂定之。

第二條

本法第四條第一項以支計徵菸品健康福利捐者，其計徵單位不受形狀之限制。

第三條

本法所稱指定菸品必要之組合元件，指使用該指定菸品時，應搭配之裝置。

第四條

本法第九條第一項但書所定，中華民國九十八年一月十一日修正生效前已使用之品牌名稱，以同一品牌及該日期前，有於國內販賣之事實者爲限。

第五條

本法第十二條第一款所定說明書，不包括僅記載使用指定菸品必要之組合元件時，應注意事項之文件。

第六條

本法第十八條第一項第三款所定社會福利機構，包括長期照顧服務機構。

第七條

①本法第十八條第一項第十一款但書所稱雪茄館，指供人吸用雪茄及販賣雪茄之場所。

②前項雪茄館，應具備下列要件：

一　營業項目包括雪茄零售業。

二　雪茄或相關器具之營業額，占全部營業額百分之五十以上。

三　場所設施足以阻絕吸用雪茄產生之排放物或氣味，不得影響工作人員專用之工作區域，或該場所以外之處所。

第八條

本法第十九條第二項所稱吸菸有關之器物，指收集菸品使用後殘餘物之器物。

第九條

經依本法第二十條第一項指定禁止吸菸之場所，應於所有入口處設置明顯禁菸標示，且不得供應與吸菸有關之器物。

第一〇條

電視節目、視聽歌唱、戲劇表演、運動表演或其他表演，確有因情節必要，出現吸菸之情境時，應併同呈現吸菸有害健康之警示。

第一一條

本法第三十七條第二項所定負責人及第二十二條、第四十條第一項、第四十一條第二項所定場所負責人，為實際管理該場所之人。

第一二條

本細則自中華民國一百十二年三月二十二日施行。

菸品健康福利捐分配及運作辦法

①民國 96 年 10 月 11 日行政院衛生署、財政部令會銜訂定發布全文 8 條；並自 98 年 6 月 1 日施行。
②民國 98 年 4 月 17 日行政院衛生署、財政部令會銜修正發布第 4、5 條條文；並自 98 年 6 月 1 日施行。
③民國 98 年 12 月 30 日行政院衛生署、財政部令會銜修正發布第 4、5、8 條條文；並自發布日施行。
④民國 100 年 9 月 5 日行政院衛生署、財政部令會銜修正發布第 4、8 條條文；並自發布日施行。
民國 102 年 7 月 19 日行政院公告第 5 條第 1 項第 1、2 款所列屬「行政院衛生署」、「內政部」之權責事項，自 102 年 7 月 23 日起改由「衛生福利部」管轄。
⑤民國 104 年 10 月 15 日衛生福利部、財政部令會銜修正發布全文 7 條；並自 104 年 9 月 1 日施行。
⑥民國 105 年 10 月 7 日衛生福利部、財政部令會銜修正發布第 4、5、7 條條文；並自發布日施行。
⑦民國 108 年 5 月 24 日衛生福利部、財政部令會銜修正發布第 4、5、7 條條文；並自 108 年 4 月 1 日施行。
⑧民國 112 年 11 月 6 日衛生福利部、財政部令會銜修正發布全文 7 條；並自發布日施行。

第一條

本辦法依菸害防制法（以下稱本法）第五條第一項規定訂定之。

第二條

菸品健康福利捐之金額應依本法第四條規定計算並徵收之。

第三條

菸品健康福利捐依本法第五條第一項規定用於菸農及相關產業勞工之輔導與照顧，以受輔導與照顧者因配合本法之施行，致無法繼續從事於本法施行前已從事與菸草種植相關之工作，且其配合確符本法之立法目的，防制菸害發生者為限。

第四條

菸品健康福利捐之分配，應視受輔導與照顧者實際需求，以定額先分配供菸農及相關產業勞工輔導與照顧及由農業主管機關使用於有利癌症防治之相關產業輔導之用。但其金額不得超過前一年度菸品健康福利捐徵收金額之百分之一，由農業部依年度預算程序編列，其餘額依下列比率分配之：

一　百分之五十供全民健康保險之安全準備、醫療科技評估、醫療服務審查、全民健康保險政策推動及補助經濟困難者之保險費之用。

二　百分之二十七點二供罕見疾病相關之醫療費用、癌症防治、中央與地方菸害防制及衛生保健之用。

三　百分之十六點七供提升預防醫學與臨床醫學醫療品質、補助醫療資源缺乏地區及辦理生產事故救濟相關之用。
四　百分之五點一供中央與地方社會福利及長期照顧資源發展之用。
五　百分之一供中央與地方私劣菸品查緝及防制菸品稅捐逃漏之用。

第五條

①菸品健康福利捐之運作方式如下：
一　供前條第一款至第四款之用者，其受分配機關爲衛生福利部及所屬機關。
二　供前條第五款之用者，其受分配機關爲財政部及所屬機關。
三　供前條菸農及相關產業勞工輔導與照顧之用及由農業主管機關使用於有利癌症防治之相關產業輔導者，其受分配機關爲農業部及所屬機關。

②前項各該受分配機關獲配款項之運用，應以明顯標示或其他方式，表達款項來源爲菸品健康福利捐，並應納入其主管之單位預算採收支併列方式辦理或其主管之特種基金循預算程序辦理，並建立完善之管理機制。

③衛生福利部應就菸品健康福利捐使用成效、行政配合及預算執行相關狀況進行評核，納入未來調整分配比率之參考。

④菸品健康福利捐之運用，各受分配機關年度經費之執行情形、成效、金額、補（捐）助事項、受補（捐）助單位名稱與金額及相關資訊，應於次年四月前於各機關網站公開。

第六條

菸品健康福利捐會計事務之處理，由各受分配機關就其受分配之部分，依有關法令規定辦理。

第七條

本辦法自發布日施行。

室內吸菸室設置辦法

①民國 97 年 5 月 29 日行政院衛生署令訂定發布全文 10 條；並自 98 年 1 月 11 日施行。
②民國 112 年 3 月 22 日衛生福利部令修正發布全文 9 條；並自發布日施行。

第一條
本辦法依菸害防制法第十八條第三項規定訂定之。

第二條
旅館、商場、餐飲店、酒吧、夜店或其他供公眾消費之室內場所（以下稱室內場所）及老人福利機構（以下稱機構）得設置室內吸菸室（以下稱吸菸室），其單一吸菸室之面積以六平方公尺以上三十五平方公尺以下為限，且其所有吸菸室總面積不得逾該室內場所或機構總面積之百分之二十。

第三條
吸菸室，不得為吸菸以外之用途。

第四條
吸菸室之獨立隔間，應符合下列規定：
一　其上下方及前後左右四面，應與其他室內空間區隔。
二　隔間應使用不透氣、防火，符合消防法令之建材，且不得有菸煙逸出情事。
三　出入口使用平行移動，且能自動關閉之滑門。

第五條
吸菸室之獨立空調，應符合下列規定：
一　有獨立連接室外空間之進氣、排氣管。
二　室內負壓達零點八一六毫米水柱以上。
三　室內換氣量每小時達吸菸室空間十倍以上。
四　排煙口距離禁止吸菸場所及任一建物五公尺以上。

第六條
①吸菸室之入口，應以中文明顯標示下列事項：
一　本場所除吸菸室外，禁止吸菸。
二　吸菸有害健康之警語與戒菸相關資訊。
三　孕婦或未滿二十歲之人禁止進入。
四　第八條所定檢查合格之證明。
②前項第一款至第三款標示之文字，其字體長寬各不得小於二公分。

第七條
吸菸室於清潔、維護前後一小時內停止使用，並應於該期間持續維持其獨立空調之運轉。

第八條

吸菸室於設置或設施變更後，應取得中央主管機關認可之專業機構發給檢查合格證明，始得使用；並應每二年更新檢查合格證明。

第九條

本辦法自中華民國一百十二年三月二十二日施行。

戒菸服務補助辦法

①民國 88 年 2 月 10 日行政院衛生署令訂定發布全文 11 條。
②民國 97 年 2 月 22 日行政院衛生署令修正發布名稱及全文 8 條；並自 98 年 1 月 11 日施行（原名稱：戒菸諮詢服務機構獎勵辦法）。
③民國 112 年 4 月 20 日衛生福利部令修正發布名稱及全文 9 條；並自發布日施行（原名稱：戒菸服務補助獎勵辦法）。

第一條

本辦法依菸害防制法第二十四條第三項規定訂定之。

第二條

受指定提供戒菸服務之醫事機構（以下稱指定機構），應為全民健康保險（以下稱健保）特約醫事服務機構（以下稱健保特約機構），並依中央主管機關訂定之戒菸服務補助計畫（以下稱戒菸補助計畫）辦理。其服務範圍如下：

一　診療、衛生教育指導。
二　開立戒菸輔助用藥處方、調劑。
三　給予醫師藥師藥劑生指示藥品。
四　個案管理。
五　戒菸之教育訓練或宣導。

第三條

中央主管機關得接受健保特約機構之申請，依戒菸補助計畫所定資格條件審查合格後，指定其提供戒菸服務。

第四條

健保特約機構有下列情形之一者，不予指定：

一　曾於五年內受健保停約一年以上或終止特約。但停約或終止特約為一部分之科別時，以該等科別為限。
二　曾於五年內因辦理戒菸補助計畫，受終止特約及移送司法機關偵辦。但經不起訴處分或無罪判決確定者，不在此限。
三　曾於二年內因辦理戒菸補助計畫，受終止特約及懲罰性違約金新臺幣五十萬元以上，或於一年內受終止特約及懲罰性違約金新臺幣十萬元以上。

第五條

①指定機構應依戒菸補助計畫，與中央主管機關簽訂契約。
②前項契約之內容，應包括補助基準、申報程序、契約之中止或終止、申報費用之核扣與追扣、違約之處罰及其他有關事項。

第六條

①中央主管機關得與健保特約機構之藥局（以下稱健保藥局）簽訂契約，並補助其調劑戒菸輔助用藥處方之費用。

②前項契約之內容，準用前條第二項規定。
③健保藥局有第四條所定違反規定情事之一者，不得辦理第一項業務。

第七條

受指定提供戒菸服務之公益團體，應爲財團法人、社團法人或依人民團體法設立之社會團體；其服務範圍，限於第二條第五款所定戒菸之教育訓練或宣導。

第八條

本辦法所定事項，中央主管機關得委任所屬機關或委託相關機關、機構、法人或團體辦理。

第九條

本辦法自發布日施行。

口腔健康法

①民國 92 年 5 月 21 日總統令制定公布全文 12 條；並自公布日施行。
民國 102 年 7 月 19 日行政院公告第 2 條第 1 項所列屬「行政院衛生署」之權責事項，自 102 年 7 月 23 日起改由「衛生福利部」管轄。
②民國 106 年 1 月 11 日總統令修正公布第 1 ～ 6、8、9 條條文；並增訂第 6-1 條條文。

第一條 106
爲促進及維護國民口腔健康，特制定本法。本法未規定者，適用其他法律之規定。

第二條 106
①本法所稱主管機關：在中央爲衛生福利部；在直轄市爲直轄市政府；在縣（市）爲縣（市）政府。
②本法所定事項，涉及各目的事業主管機關職掌者，由各目的事業主管機關辦理。

第三條 106
①政府應推行口腔疾病預防及保健工作，並推展下列有關口腔健康事項：
一　口腔健康狀況之調查。
二　口腔預防醫學之推展。
三　口腔健康教育之實施。
四　口腔保健用品之監督與改進。
五　口腔健康問題之研究。
六　口腔健康危害因子之調查、研究及防制政策。
七　口腔健康與全身健康之相關性研究。
八　其他與口腔健康促進有關之事項。
②口腔疾病之醫療應納入全民健康保險，其醫療給付範圍，依全民健康保險法之規定辦理。

第四條 106
主管機關及各目的事業主管機關應逐年編列預算，辦理有關口腔健康危害因子之防制、口腔健康促進、衛教宣導與預防工作。

第五條 106
主管機關應積極辦理口腔健康危害因子之防制與宣導。

第六條 106
各級各類學校應加強口腔健康、危害因子防制教育之推展及定期實施口腔檢查。

第六條之一 106
主管機關應對口腔癌高危險群提供具成本效益之口腔癌篩檢服務，勞工主管機關應於辦理勞工健康檢查時，協助推行。

第七條

主管機關、教育主管機關辦理口腔健康教育之推展與宣導時，相關機關、學校、團體及大衆傳播媒體應配合推行。

第八條 106

直轄市、縣（市）主管機關應加強推展下列對象之口腔保健措施及口腔危害因子防制：

一　老人、身心障礙者。

二　孕婦、乳幼兒、幼兒、兒童及少年。

三　口腔癌高危險群。

第九條 106

①主管機關應編列預算辦理有關口腔健康及危害因子之調查與研究，並得委託或補助有關機關、學校或口腔健康相關專業團體爲之。

②中央主管機關應每六年提出國民口腔健康狀況調查及研究之報告，並對外公布，以作爲口腔健康促進工作之參考。

第一〇條

直轄市、縣（市）主管機關應指定專責人員；中央主管機關應設專責單位，辦理有關口腔健康業務。

第一一條

①中央主管機關應設口腔醫學委員會，其任務如下：

一　口腔健康政策之擬議。

二　口腔疾病流行病學調查之審議。

三　口腔疾病預防措施之審議。

四　口腔健康教育推展與宣導之審議。

五　孕產婦、乳幼兒口腔保健推展之審議。

六　老人、身心障礙者口腔保健推展之審議。

七　學童口腔保健推展之諮詢。

八　口腔癌危險因子及其他口腔健康危害因子之審議。

九　口腔保健用品標準及效果之諮詢。

十　口腔健康研究與發展之審議。

十一　其他有關口腔保健之審議。

②前項口腔醫學委員會之委員人數、組成與會議程序等組織與職權事項，由中央主管機關定之。

第一二條

本法自公布日施行。

優生保健法

①民國73年7月9日總統令制定公布全文18條；並自74年1月1日施行。
②民國88年4月21日總統令修正公布第9條條文。
③民國88年12月22日總統令修正公布第2、3條條文。
④民國98年7月8日總統令修正公布第9、10、18條條文；並自98年11月23日施行。
民國102年7月19日行政院公告第2條所列屬「行政院衛生署」之權責事項，自102年7月23日起改由「衛生福利部」管轄。

第一章 總 則

第一條
①爲實施優生保健，提高人口素質，保護母子健康及增進家庭幸福，特制定本法。
②本法未規定者，適用其他有關法律之規定。

第二條
本法所稱主管機關：在中央爲行政院衛生署；在直轄市爲直轄市政府；在縣（市）爲縣（市）政府。

第三條
①中央主管機關爲推行優生保健，諮詢學者、專家意見，得設優生保健諮詢委員會，研審人工流產及結紮手術之標準；其組織規程，由中央主管機關定之。
②直轄市、縣（市）主管機關爲推行優生保健，得設優生保健委員會，指導人民人工流產及結紮手術；其設置辦法，由直轄市、縣（市）主管機關定之。

第四條
①稱人工流產者，謂經醫學上認定胎兒在母體外不能自然保持其生命之期間內，以醫學技術，使胎兒及其附屬物排除於母體外之方法。
②稱結紮手術者，謂不除去生殖腺，以醫學技術將輸卵管或輸精管阻塞或切斷，而使停止生育之方法。

第五條
①本法規定之人工流產或結紮手術，非經中央主管機關指定之醫師不得爲之。
②前項指定辦法，由中央主管機關定之。

第二章 健康保護及生育調節

第六條

①主管機關於必要時，得施行人民健康或婚前檢查。
②前項檢查除一般健康檢查外，並包括左列檢查：
一　有關遺傳性疾病檢查。
二　有關傳染性疾病檢查。
三　有關精神疾病檢查。
③前項檢查項目，由中央主管機關定之。

第七條

主管機關應實施左列事項：
一　生育調節服務與指導。
二　孕前、產前、產期、產後衛生保健服務與指導。
三　嬰、幼兒健康服務及親職教育。

第八條

避孕器材及藥品之使用，由中央主管機關定之。

第三章　人工流產及結紮手術

第九條　98

①懷孕婦女經診斷或證明有下列情事之一，得依其自願，施行人工流產：
一　本人或其配偶患有礙優生之遺傳性、傳染性疾病或精神疾病者。
二　本人或其配偶之四親等以內之血親患有礙優生之遺傳性疾病者。
三　有醫學上理由，足以認定懷孕或分娩有招致生命危險或危害身體或精神健康者。
四　有醫學上理由，足以認定胎兒有畸型發育之虞者。
五　因被強制性交、誘姦或與依法不得結婚者相姦而受孕者。
六　因懷孕或生產，將影響其心理健康或家庭生活者。
②未婚之未成年人或受監護或輔助宣告之人，依前項規定施行人工流產，應得法定代理人或輔助人之同意。有配偶者，依前項第六款規定施行人工流產，應得配偶之同意。但配偶生死不明或無意識或精神錯亂者，不在此限。
③第一項所定人工流產情事之認定，中央主管機關於必要時，得提經優生保健諮詢委員會研擬後，訂定標準公告之。

第一〇條　98

①已婚男女經配偶同意者，得依其自願，施行結紮手術。但經診斷或證明有下列情事之一，得逕依其自願行之：
一　本人或其配偶患有礙優生之遺傳性、傳染性疾病或精神疾病者。
二　本人或其配偶之四親等以內之血親患有礙優生之遺傳性疾病者。
三　本人或其配偶懷孕或分娩，有危及母體健康之虞者。
②未婚男女有前項但書所定情事之一者，施行結紮手術，得依其自

願行之；未婚之未成年人或受監護或輔助宣告之人，施行結紮手術，應得法定代理人或輔助人之同意。
③第一項所定應得配偶同意，其配偶生死不明或無意識或精神錯亂者，不在此限。
④第一項所定結紮手術情事之認定，中央主管機關於必要時，得提經優生保健諮詢委員會研擬後，訂定標準公告之。

第一一條
①醫師發現患有礙優生之遺傳性、傳染性疾病或精神疾病者，應將實情告知患者或其法定代理人，並勸其接受治療。但對無法治愈者，認為有施行結紮手術之必要時，應勸其施行結紮手術。
②懷孕婦女施行產前檢查，醫師如發現有胎兒不正常者，應將實情告知本人或其配偶，認為有施行人工流產之必要時，應勸其施行人工流產。

第四章　罰　則

第一二條
非第五條所定之醫師施行人工流產或結紮手術者，處一萬元以上三萬元以下罰鍰。

第一三條
未取得合法醫師資格，擅自施行人工流產或結紮手術者，依醫師法第二十八條懲處。

第一四條
依本法所處罰鍰，經催告後逾期仍未繳納者，由主管機關移送法院強制執行。

第五章　附　則

第一五條
本法所稱有礙優生之遺傳性、傳染性疾病或精神疾病之範圍，由中央主管機關定之。

第一六條
①接受本法第六條、第七條、第九條、第十條所定之優生保健措施者，政府得減免或補助其費用。
②前項減免或補助費用辦法，由中央主管機關擬訂，報請行政院核定後行之。

第一七條
本法施行細則，由中央主管機關定之。

第一八條 98
①本法自中華民國七十四年一月一日施行。
②本法中華民國九十八年六月十二日修正之條文，自九十八年十一月二十三日施行。

優生保健法施行細則

①民國 74 年 1 月 4 日行政院衛生署令訂定發布全文 17 條。
②民國 89 年 5 月 9 日行政院衛生署令修正發布第 6 條條文及第 2 條附件一、第 11 條附件二、第 12 條附件三；並刪除第 9 條條文。
③民國 101 年 4 月 5 日行政院衛生署令增訂發布第 13-1 條條文。

第一條

本細則依優生保健法（以下簡稱本法）第十七條規定訂定之。

第二條

本法第六條所稱健康或婚前檢查，其項目如附件一。

第三條

①本法第六條第一項所稱必要時，係指有左列情事之一者：

一　疑似罹患有礙優生之遺傳性、傳染性疾病或精神疾病者。

二　本人之四親等以內血親罹患有礙優生之遺傳性疾病者。

三　疑有應施行健康檢查之疾病者。

②各級公立醫療保健機構及私立醫院診所遇有前項情事之一時，應即報告當地主管機關。

第四條

本法第七條第一款所稱生育調節服務及指導，係指對生育年齡男女提供各種避孕方法、器材、藥品、結紮手術及不孕症之診治。但結紮手術以合於本法第十條規定者為限。

第五條

本法第七條第二款所稱孕前、產前、產期、產後衛生保健服務及指導，係指對懷孕前、懷孕、分娩及產後之婦女，提供檢查、接生、營養及孕期衛生指導。

第六條

本法第七條第三款所稱嬰、幼兒健康服務，係指對未滿一歲之嬰兒及滿一歲至就學前之幼兒，提供健康檢查、預防接種、必要之診斷治療、營養及各項衛生指導。

第七條

本法第六條、第七條規定之檢查、服務、指導及教育，由各級公立醫療保健機構及私立醫院診所辦理之。

第八條

①各級公立醫療保健機構及私立醫院診所，應辦理相關業務之門診，並製作個案紀錄，對需要施行健康或婚前檢查者，勸導其接受檢查，發現有疾病者，勸導其接受治療並給予生育調節指導。

②各級公立醫療保健機構及私立醫院診所，必要時並得辦理家庭訪視及各種教育宣導。

第九條（刪除）

第一〇條

本法所稱有礙優生之遺傳性、傳染性疾病或精神疾病者，其範圍如左：

一　足以影響胎兒正常發育者，如患苯酮尿症或德國痲疹之孕婦等。

二　無能力照顧嬰兒者，如患重度智能不足或精神分裂症之男女等。

三　可將異常染色體或基因傳至後代者，如患唐氏症之婦女或亨汀頓氏舞蹈症之男女等。

第一一條

本法所稱懷孕或分娩有招致生命危險或危害身體或精神健康之醫學上理由，其範圍如附件二。

第一二條

本法第九條第一項第四款所稱足以認定胎兒有畸型發育之虞之醫學上理由，其範圍如附件三。

第一三條

本法第九條第一項第五款所稱依法不得結婚者，其範圍依民法第九百八十三條之規定。

第一三條之一 101

本法第九條第一項第六款所定因懷孕或生產，將影響其心理健康或家庭生活者，不得以胎兒性別差異作為認定理由。

第一四條

第十條至第十三條所定情事，由指定得施行人工流產或結紮手術之醫師依規定認定之。

第一五條

①人工流產應於妊娠二十四週內施行。但屬於醫療行為者，不在此限。

②妊娠十二週以內者，應於有施行人工流產醫師之醫院診所施行；逾十二週者，應於有施行人工流產醫師之醫院住院施行。

第一六條

本法所定罰鍰之處分機關為直轄市及縣（市）政府。

第一七條

本細則自發布日施行。

優生保健措施減免或補助費用辦法

①民國 91 年 12 月 10 日行政院衛生署令訂定發布全文 7 條；並自發布日施行。
②民國 95 年 4 月 19 日行政院衛生署令修正發布第 2、7 條條文及第 4 條附表一；並自 95 年 7 月 1 日施行。
民國 102 年 7 月 19 日行政院公告第 4 條附表一所列屬「行政院衛生署國民健康局」之權責事項，自 102 年 7 月 23 日起改由「衛生福利部國民健康署」管轄。
③民國 103 年 11 月 3 日衛生福利部令修正發布第 4、7 條條文；並自 103 年 1 月 1 日施行。

第一條
本辦法依優生保健法第十六條第二項規定訂定之。

第二條
本辦法減免或補助費用之優生保健措施如下：
一　遺傳性疾病檢查：
㈠經中央主管機關認定之新生兒先天性代謝異常疾病篩檢。
㈡經中央主管機關認定之新生兒先天性代謝異常疾病陽性個案之確認診斷。
㈢海洋性貧血檢查。
㈣血液細胞遺傳學檢驗。
㈤產前遺傳診斷，包括細胞遺傳學檢驗、基因檢驗、生化遺傳學或其他產前遺傳診斷之檢驗。
㈥流產組織或死產者之確認診斷。
㈦其他經中央主管機關認定之遺傳性疾病檢查。
二　精神疾病檢查。
三　生育調節服務：子宮內避孕器裝置。
四　結紮手術。
五　人工流產。

第三條
①接受前條優生保健措施者，應減免其費用。
②前項減免之費用，辦理優生保健措施機構得申請主管機關補助之。

第四條 103
①第二條優生保健措施應予減免費用之項目、對象、金額、辦理機構及受理申請機關，規定如附表一。
②前項附表一所稱優生保健措施醫療資源不足地區，其範圍規定如附表二。

第五條

辦理優生保健措施機構申請減免費用之補助，應備具申請書、個案紀錄，並檢附相關證明文件。

第六條

本辦法補助之優生保健措施費用，由中央及直轄市主管機關編列年度預算支應。

第七條 103

①本辦法自發布日施行。

②本辦法中華民國九十五年四月十九日修正發布之條文，自九十五年七月一日施行；一百零三年十一月三日修正發布之條文，自一百零三年一月一日施行。

衛生福利部優生保健諮詢會組織規程

①民國 74 年 3 月 6 日行政院令訂定發布全文 8 條。
②民國 84 年 12 月 13 日行政院令修正發布第 3 條條文。
③民國 103 年 3 月 19 日衛生福利部令修正發布名稱及全文 8 條；並自發布日施行（原名稱：行政院衛生署優生保健諮詢委員會組織規程）。
④民國 103 年 12 月 16 日衛生福利部令修正發布第 3 ～ 5 條條文。
⑤民國 109 年 9 月 15 日衛生福利部令修正發布第 3 條條文。

第一條

衛生福利部（以下簡稱本部）為推行優生保健，諮詢學者專家意見，依優生保健法第三條第一項規定，設優生保健諮詢會（以下簡稱本會）。

第二條

本會之任務為對下列事項提供建議：

一　關於施行人工流產或結紮手術情事認定標準之研議事項。
二　關於生育調節器材及藥品使用之研議事項。
三　關於優生保健法規制（訂）定案、修正案之研議事項。
四　關於優生保健研究、發展之研議事項。
五　關於優生保健工作人員培訓之研議事項。
六　其他有關優生保健諮詢事項。

第三條 108

①本會置委員十三人至十五人，其中一人為召集人，由本部部長指定次長兼任之，其餘委員，由部長就具有優生保健相關學術或工作經驗之學者專家聘兼之，任期二年，期滿得續聘；委員出缺時，其繼任者之任期至原任期屆滿之日止。
②前項委員任一性別人數不得少於三分之一。

第四條

本會置執行秘書一人，承召集人之命，綜理日常事務，置幹事一人至三人，辦理所任事務，均就本部現職人員中派兼之。

第五條

本會會議每六個月召開一次，必要時得召開臨時會，均由召集人召集，並以召集人為主席；召集人未能出席時，由委員互推一人為主席。

第六條

本會開會時，應有全體委員過半數之出席，議案表決以出席委員過半數之同意行之，出席委員之同意與不同意意見人數相等時，取決於主席。

第七條

本會委員、執行秘書、幹事均為無給職，但委員得依規定支給出席費。

第八條

本規程自發布日施行。

癌症防治法

①民國 92 年 5 月 21 日總統令制定公布全文 18 條；並自公布日施行。
民國 102 年 7 月 19 日行政院公告第 2 條所列屬「行政院衛生署」之權責事項，自 102 年 7 月 23 日起改由「衛生福利部」管轄；第 8 條第 1 項所列由「行政院衛生署署長」擔任召集人事項，自 102 年 7 月 23 日起改由「衛生福利部部長」擔任。
民國 103 年 2 月 27 日行政院公告第 8 條第 1 項第 2 款所列屬「行政院國家科學委員會」之權責事項，自 103 年 3 月 3 日起改由「科技部」管轄。
②民國 107 年 5 月 23 日總統令修正公布第 2、8、13 條條文。
民國 111 年 7 月 27 日行政院公告第 8 條第 1 項第 2 款所列屬「科技部」之權責事項，自 111 年 7 月 27 日起改由「國家科學及技術委員會」管轄。
③民國 112 年 4 月 26 日總統令修正公布第 8 條條文。

第一條

爲整合運用醫療保健資源，有效推動癌症防治工作，減少癌症威脅，維護國民健康，特制定本法。

第二條

本法所稱主管機關：在中央爲衛生福利部；在直轄市爲直轄市政府；在縣（市）爲縣（市）政府。

第三條

本法用辭定義如下：

一　癌症：係指經由病理切片證實，或經其他檢查、檢驗有效推定診斷，在臨床上具有再發或轉移現象之惡性腫瘤。

二　癌症篩檢：係指利用檢查、檢驗或其他方法，辨別可能罹患癌症或可能未罹患癌症之過程。

第四條

本法所稱癌症防治包括下列事項：

一　推動防癌宣導教育與預防措施。

二　提供符合經濟效益之癌症篩檢。

三　提供以癌症病人爲中心之正確醫療、適切照護，以及後續追蹤計畫。

四　提供癌症末期病人安寧療護。

五　辦理癌症防治相關研究。

六　建立癌症相關資料庫。

七　癌症防治醫事人員之教育訓練。

八　其他有關癌症之預防、診斷、治療、照護事項。

第五條

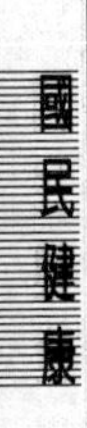

國家應提供充分資源，並整合政府及民間力量，致力研究開發尖端醫學技術，協助推展臨床試驗，推動癌症防治工作，並應將防癌知識與癌症病人就醫之正確知識納入國民義務教育，致力於避免或減少國民暴露於可能致癌因子。

第六條

①行政院爲執行癌症防治政策，應設中央癌症防治會報。

②中央癌症防治會報置召集人一人，由行政院院長兼任；委員若干人，由行政院院長就政務委員、有關機關首長及具有癌症防治經驗之專家學者派兼或聘兼之。

③中央癌症防治會報每年至少開會一次。

第七條

①爲落實國家癌症防治政策，中央主管機關應設立癌症防治政策委員會，其任務如下：

一　研訂癌症防治政策。

二　評估癌症防治預算。

三　評估癌症防治中心執行之成效。

四　訂定醫療院所癌症防治醫療品質指標。

五　審議癌症防治相關醫事人力、設備與癌症防治方案。

六　審議癌症診斷治療指引。

七　審查癌症篩檢方案。

八　其他有關癌症防治事項。

②委員會執行前項任務，應徵詢其他相關專家學者、產業、癌症病人與家屬代表之意見。

第八條 112

①癌症防治政策委員會以衛生福利部部長爲召集人，置委員十八人至二十四人，均爲無給職。應包含下列人士：

一　國家衛生研究院代表。

二　國家科學及技術委員會代表。

三　醫學院校代表。

四　公共衛生學者、癌症研究者、醫師團體代表及病理、腫瘤科、放射腫瘤科醫師與相關專家學者。

五　社會公正人士、民間團體代表。

②前項第三款至第五款之委員，由召集人遴聘，任期二年，期滿得連任。第四款及第五款人數不得少於委員總人數二分之一。前項委員，單一性別不得少於三分之一。

③癌症防治政策委員會每季至少應開會一次，必要時，得召開臨時會議，均由召集人召集之。

第九條

①中央主管機關得整合癌症篩檢及診斷治療機構，建立完整之區域癌症篩檢及治療服務網，並得視需要獎助設立癌症防治中心及獎助醫療機構辦理癌症防治有關服務措施。

②癌症防治中心應依據癌症防治政策委員會議之決議，辦理下列事

項：

一　推廣癌症宣導教育及癌症篩檢。
二　參照癌症診斷治療指引診治癌症病人。
三　提供癌症病人治療後續計畫。
四　整合可平緩病人與家屬心靈之安寧療護服務。
五　建立癌症防治相關資料庫。
六　建立轉介服務網路。
七　癌症防治相關醫療人員之訓練。
八　實施癌症診療品質保證計畫。
九　結合社區資源，積極推動社區癌症防治方案。

第一〇條

財團法人國家衛生研究院應設癌症研究中心，辦理並整合與癌症有關之各項研究與治療方法、診斷技術、治療藥品等之開發及臨床試驗。

第一一條

①爲建立癌症防治相關資料庫，癌症防治醫療機構應向中央主管機關所委託之學術研究機構，提報下列資料：

一　新發生之癌症個案與期別等相關診斷及治療資料。
二　癌症篩檢陽性個案之後續確診及治療資料。
三　經由病理切片證實及經其他檢查、檢驗有效推定診斷爲癌症之個案資料。
四　癌症死亡資料。
五　其他因推廣癌症防治業務所需資料。

②前項資料提報之期限、格式、給付癌症防治醫療機構之費用及其他應遵行事項之辦法，由中央主管機關定之。

第一二條

受理第十一條資料提報之機構，應指定專人依相關法令辦理安全維護事項，防止個人資料被竊取、竄改、毀損或滅失。

第一三條

①主管機關得視需要，辦理人民癌症預防、篩檢。
②前項辦理經費，得由菸品健康福利捐之分配收入支應或接受機構、團體之捐助。

第一四條

癌症篩檢醫療機構應主動催促其篩檢之癌前期及癌症陽性個案回院確診，或提供轉診資訊。

第一五條

①癌症防治醫療機構應於內部成立癌症醫療品質小組，以確保其癌症篩檢及診斷治療之品質。
②前項品質保證相關措施之準則，由中央主管機關會商相關專家學者定之。

第一六條

國家應寬列人力與經費，確保有效推動癌症防治工作。

第一七條

①違反第十一條第一項規定，經主管機關限期提報逾期未提報者，處新臺幣一萬元以上五萬元以下罰鍰。

②違反第十二條規定者，處新臺幣十萬元以上五十萬元以下罰鍰。

③前二項所定之罰鍰，由中央主管機關處罰之。

第一八條

本法自公布日施行。

資料補充欄

玖、疾病管制

傳染病防治法

①民國33年12月6日國民政府制定公布全文35條。
②民國37年12月28日總統令修正公布第31、32條條文。
③民國72年1月19日總統令修正公布全文40條。
④民國88年6月23日總統令修正公布名稱及全文47條（原名稱：傳染病防治條例）。
⑤民國91年1月30日總統令修正公布第27、37條條文。
⑥民國93年1月7日總統令修正公布第5、31條條文。
⑦民國93年1月20日總統令修正公布全文75條；並自公布日施行。
⑧民國95年6月14日總統令修正公布第4條條文。
⑨民國96年7月18日總統令修正公布全文77條；並自公布日施行。
⑩民國98年1月7日總統令修正公布第27條條文。
⑪民國102年6月19日總統令修正公布第4、9、27、32、39、46、50、59、62、67、69條條文。
民國102年7月19日行政院公告第2條所列屬「行政院衛生署」之權責事項，自102年7月23日起改由「衛生福利部」管轄。
⑫民國103年6月4日總統令修正公布第2、23、51條條文。
⑬民國104年6月17日總統令修正公布第38、67、70條條文。
⑭民國104年12月30日總統令修正公布第32、33、67～69條條文。
⑮民國107年6月13日總統令修正公布第28、30、39條條文。
⑯民國108年6月19日總統令修正公布第63、64、65、66條條文；並增訂第64-1條條文。
⑰民國112年6月21日總統令增訂公布第74-1條條文。
⑱民國112年6月28日總統令增訂公布第61-1、61-2條條文。

第一章 總則

第一條

爲杜絕傳染病之發生、傳染及蔓延，特制定本法。

第二條

本法主管機關：在中央爲衛生福利部；在直轄市爲直轄市政府；在縣（市）爲縣（市）政府。

第三條

①本法所稱傳染病，指下列由中央主管機關依致死率、發生率及傳播速度等危害風險程度高低分類之疾病：

一 第一類傳染病：指天花、鼠疫、嚴重急性呼吸道症候群等。
二 第二類傳染病：指白喉、傷寒、登革熱等。
三 第三類傳染病：指百日咳、破傷風、日本腦炎等。
四 第四類傳染病：指前三款以外，經中央主管機關認有監視疫情發生或施行防治必要之已知傳染病或症候群。
五 第五類傳染病：指前四款以外，經中央主管機關認定其傳染流行可能對國民健康造成影響，有依本法建立防治對策或準備計畫必要之新興傳染病或症候群。

②中央主管機關對於前項各款傳染病之名稱，應刊登行政院公報公告之；有調整必要者，應即時修正之。

第四條

①本法所稱流行疫情，指傳染病在特定地區及特定時間內，發生之病例數超過預期值或出現集體聚集之現象。

②本法所稱港埠，指港口、碼頭及航空站。

③本法所稱醫事機構，指醫療法第十條第一項所定醫事人員依其專門職業法規規定申請核准開業之機構。

④本法所稱感染性生物材料，指具感染性之病原體或其衍生物，及經確認含有此等病原體或衍生物之物質。

⑤本法所稱傳染病檢體，指採自傳染病病人、疑似傳染病病人或接觸者之體液、分泌物、排泄物與其他可能具傳染性物品。

第五條

①中央主管機關及直轄市、縣（市）主管機關（以下簡稱地方主管機關）執行本法所定事項權責劃分如下：

一　中央主管機關：

㈠訂定傳染病防治政策及計畫，包括預防接種、傳染病預防、流行疫情監視、通報、調查、檢驗、處理、檢疫、演習、分級動員、訓練及儲備防疫藥品、器材、防護裝備等措施。

㈡監督、指揮、輔導及考核地方主管機關執行傳染病防治工作有關事項。

㈢設立預防接種受害救濟基金等有關事項。

㈣執行國際及指定特殊港埠之檢疫事項。

㈤辦理傳染病防治有關之國際合作及交流事項。

㈥其他中央主管機關認有防疫必要之事項。

二　地方主管機關：

㈠依據中央主管機關訂定之傳染病防治政策、計畫及轄區特殊防疫需要，擬定執行計畫付諸實施，並報中央主管機關備查。

㈡執行轄區各項傳染病防治工作，包括預防接種、傳染病預防、流行疫情監視、通報、調查、檢驗、處理、演習、分級動員、訓練、防疫藥品、器材、防護裝備之儲備及居家隔離民眾之服務等事項。

㈢執行轄區及前款第四目以外港埠之檢疫事項。

㈣辦理中央主管機關指示或委辦事項。

㈤其他應由地方主管機關辦理事項。

②地方主管機關辦理前項第二款事項，必要時，得報請中央主管機關支援。

③各級主管機關執行港埠之檢疫工作，得委託其他機關（構）或團

體辦理之。

第六條

中央各目的事業主管機關應配合及協助辦理傳染病防治事項如下：

一　內政主管機關：入出國（境）管制、協助督導地方政府辦理居家隔離民眾之服務等事項。

二　外交主管機關：與相關外國政府及國際組織聯繫、持外國護照者之簽證等事項。

三　財政主管機關：國有財產之借用等事項。

四　教育主管機關：學生及教職員工之宣導教育及傳染病監控防治等事項。

五　法務主管機關：矯正機關收容人之傳染病監控防治等事項。

六　經濟主管機關：防護裝備供應、工業專用港之管制等事項。

七　交通主管機關：機場與商港管制、運輸工具之徵用等事項。

八　大陸事務主管機關：臺灣地區與大陸地區或香港、澳門之人員往來政策協調等事項。

九　環境保護主管機關：公共環境清潔、消毒及廢棄物清理等事項。

十　農業主管機關：人畜共通傳染病之防治、漁港之管制等事項。

十一　勞動主管機關：勞動安全衛生及工作權保障等事項。

十二　新聞及廣播電視主管機關：新聞處理與發布、政令宣導及廣播電視媒體指定播送等事項。

十三　海巡主管機關：防範海域、海岸、河口與非通商口岸傳染病媒介物之查緝走私及非法入出國等事項。

十四　其他有關機關：辦理傳染病防治必要之相關事項。

第七條

主管機關應實施各項調查及有效預防措施，以防止傳染病發生；傳染病已發生或流行時，應儘速控制，防止其蔓延。

第八條

①傳染病流行疫情、疫區之認定、發布及解除，由中央主管機關爲之；第二類、第三類傳染病，得由地方主管機關爲之，並應同時報請中央主管機關備查。

②中央主管機關應適時發布國際流行疫情或相關警示。

第九條

利用傳播媒體發表傳染病流行疫情或中央流行疫情指揮中心成立期間防治措施之相關訊息，有錯誤、不實，致嚴重影響整體防疫利益或有影響之虞，經主管機關通知其更正者，應立即更正。

第一〇條

政府機關、醫事機構、醫事人員及其他因業務知悉傳染病或疑似傳染病病人之姓名、病歷及病史等有關資料者，不得洩漏。

第一一條

①對於傳染病病人、施予照顧之醫事人員、接受隔離治療者、居家檢疫者、集中檢疫者及其家屬之人格、合法權益，應予尊重及保障，不得予以歧視。

②非經前項之人同意，不得對其錄音、錄影或攝影。

第一二條

政府機關（構）、民間團體、事業或個人不得拒絕傳染病病人就學、工作、安養、居住或予其他不公平之待遇。但經主管機關基於傳染病防治需要限制者，不在此限。

第一三條

感染傳染病病原體之人及疑似傳染病之病人，均視同傳染病病人，適用本法之規定。

第二章　防治體系

第一四條

①中央主管機關得建立傳染病防治醫療網，將全國劃分為若干區，並指定醫療機構設傳染病隔離病房。經指定之醫療機構對於主管機關指示收治傳染病病人者，不得拒絕、規避或妨礙。

②中央主管機關得指定區指揮官及副指揮官若干人，統籌指揮、協調及調度區內相關防疫醫療資源。

③第一項指定之醫療機構，中央主管機關得酌予補助。

④傳染病防治醫療網區之劃分方式、區指揮官與副指揮官之任務及權限、醫療機構之指定條件、期限、程序、補助內容及其他應遵行事項之辦法，由中央主管機關定之。

第一五條

傳染病發生或有發生之虞時，主管機關得組機動防疫隊，巡迴辦理防治事宜。

第一六條

①地方主管機關於轄區發生流行疫情或有發生之虞時，應立即動員所屬各相關機關（構）及人員採行必要之措施，並迅速將結果彙報中央主管機關。

②前項情形，地方主管機關除應本諸權責採行適當之防治措施外，並應依中央主管機關之指示辦理。

③前二項流行疫情之處理，地方主管機關認有統籌指揮、調集所屬相關機關（構）人員及設備，採行防治措施之必要時，得成立流行疫情指揮中心。

④中央主管機關於必要時，得邀集相關機關召開流行疫情處理協調會報，協調各級政府相關機關（構）人員及資源、設備，並監督及協助地方主管機關採行防治措施。

第一七條

①中央主管機關經考量國內、外流行疫情嚴重程度，認有統籌各種資源、設備及整合相關機關（構）人員之必要時，得報請行政院同意成立中央流行疫情指揮中心，並指定人員擔任指揮官，統一指揮、督導及協調各級政府機關、公營事業、後備軍人組織、民

間團體執行防疫工作；必要時，得協調國軍支援。

②中央流行疫情指揮中心之編組、訓練、協助事項及作業程序之實施辦法，由中央主管機關定之。

第一八條

主管機關於國內、外發生重大傳染病流行疫情，或於生物病原攻擊事件時，得結合全民防衛動員準備體系，實施相關防疫措施。

第三章　傳染病預防

第一九條

各級政府機關（構）及學校平時應加強辦理有關防疫之教育及宣導，並得商請相關專業團體協助；主管機關及醫療機構應定期實施防疫訓練及演習。

第二〇條

①主管機關及醫療機構應充分儲備各項防治傳染病之藥品、器材及防護裝備。

②前項防疫藥品、器材與防護裝備之儲備、調度、通報、屆效處理、查核及其他應遵行事項之辦法，由中央主管機關定之。

第二一條

主管機關於必要時，得暫行封閉可能散布傳染病之水源。

第二二條

各級政府機關應加強當地上、下水道之建設，改良公廁之設備與衛生，宣導私廁之清潔與衛生；必要時，得施行糞便等消毒或拆除有礙衛生之廁所及其相關設施。

第二三條

①國內發生流行疫情時，地方主管機關對於各種已經證實媒介傳染病之飲食物品、動物或動物屍體，於傳染病防治之必要下，應切實禁止從事飼養、宰殺、販賣、贈與、棄置，並予以撲殺、銷毀、掩埋、化製或其他必要之處置。

②主管機關基於傳染病防治必要，對於有媒介傳染病之虞之動物，準用前項禁止、處置之規定。

③爲防治傳染病之必要，對發生重大人畜共通動物傳染病之動物，中央主管機關應商請中央農業主管機關依動物傳染病防治條例相關規定爲必要之處置。

第二四條

①前條之飲食物品、動物或動物屍體，經依規定予以撲殺、銷毀、掩埋、化製或其他必要之處置時，除其媒介傳染病之原因係由於所有人、管理人之違法行爲或所有人、管理人未立即配合處理者不予補償外，地方主管機關應評定其價格，酌給補償費。

②前項補償之申請資格、程序、認定、補償方式及其他應遵行事項之辦法，由中央主管機關定之。

第二五條

①地方主管機關應督導撲滅蚊、蠅、蚤、蝨、鼠、蟑螂及其他病媒。

②前項病媒孳生源之公、私場所，其所有人、管理人或使用人應依地方主管機關之通知或公告，主動清除之。

第二六條

中央主管機關應訂定傳染病通報流程、流行疫情調查方式，並建立傳染病流行疫情監視、預警及防疫資源系統；其實施辦法，由中央主管機關定之。

第二七條

①中央主管機關為推動兒童及國民預防接種政策，應設置基金，辦理疫苗採購及預防接種工作。

②前項基金之來源如下：

一　政府編列預算之補助。

二　公益彩券盈餘、菸品健康福利捐。

三　捐贈收入。

四　本基金之孳息收入。

五　其他有關收入。

③前項第三款之任何形式捐贈收入，不得使用於指定疫苗之採購。

④疫苗基金運用於新增疫苗採購時，應依據中央主管機關傳染病防治諮詢會建議之項目，依成本效益排列優先次序，並於次年開始編列經費採購。其相關會議應錄音，並公開其會議詳細紀錄。成員應揭露以下之資訊：

一　本人接受非政府補助之研究計畫及金額。

二　本人所屬團體接受非政府補助之疫苗相關研究計畫及金額。

三　所擔任與疫苗相關之事業機構或財團法人董、監事或顧問職務。

⑤兒童之法定代理人，應使兒童按期接受常規預防接種，並於兒童入學時提出該紀錄。

⑥國民小學及學前教（托）育機構對於未接種之新生，應輔導其補行接種。

第二八條

①主管機關規定之各項預防接種業務、因應疫情防治實施之特定疫苗管理、使用及接種措施，得由受過訓練且經認可之護理人員施行之，不受醫師法第二十八條、藥事法第三十七條及藥師法第二十四條規定之限制。

②前項預防接種施行之條件、限制與前條預防接種紀錄檢查、補行接種及其他相關事項之辦法，由中央主管機關定之。

第二九條

①醫療機構應配合中央主管機關訂定之預防接種政策。

②醫療機構對於主管機關進行之輔導及查核，不得拒絕、規避或妨礙。

第三〇條

①因預防接種而受害者，得請求救濟補償。

②前項請求權，自請求權人知有受害情事日起，因二年間不行使而

消滅；自受害發生日起，逾五年者亦同。

③中央主管機關應於疫苗檢驗合格時，徵收一定金額充作預防接種受害救濟基金。

④前項徵收之金額、繳交期限、免徵範圍與預防接種受害救濟之資格、給付種類、金額、審議方式、程序及其他應遵行事項之辦法，由中央主管機關定之。

第三一條

醫療機構人員於病人就診時，應詢問其病史、就醫紀錄、接觸史、旅遊史及其他與傳染病有關之事項；病人或其家屬，應據實陳述。

第三二條

①醫療機構應依主管機關之規定，執行感染管制工作，並應防範機構內發生感染；對於主管機關進行之輔導及查核，不得拒絕、規避或妨礙。

②醫療機構執行感染管制之措施、主管機關之查核基準及其他應遵行事項之辦法，由中央主管機關定之。

第三三條

①安養機構、養護機構、長期照顧機構、安置（教養）機構、矯正機關及其他類似場所，對於接受安養、養護、收容或矯正之人，應善盡健康管理及照護之責任。

②前項機關（構）及場所應依主管機關之規定，執行感染管制工作，防範機關（構）或場所內發生感染；對於主管機關進行之輔導及查核，不得拒絕、規避或妨礙。

③第一項機關（構）及場所執行感染管制之措施、受查核機關（構）及場所、主管機關之查核基準及其他應遵行事項之辦法，由中央主管機關定之。

第三四條

①中央主管機關對持有、使用感染性生物材料者，應依危險程度之高低，建立分級管理制度。

②持有、使用感染性生物材料者，輸出入感染性生物材料，非經中央主管機關核准，不得為之。

③第一項感染性生物材料之範圍、持有、使用者之資格條件、實驗室生物安全管理方式、陳報主管機關事項與前項輸出入之申請程序及其他應遵行事項之辦法，由中央主管機關定之。

第四章　防疫措施

第三五條

地方主管機關於傳染病發生或有發生之虞時，對轄區一定地域之農漁、畜牧、游泳或飲用水，得予以限制、禁止或為其他適當之措施；必要時，並得請求中央各目的事業主管機關協助。

第三六條

民眾於傳染病發生或有發生之虞時，應配合接受主管機關之檢查、治療、預防接種或其他防疫、檢疫措施。

第三七條

①地方主管機關於傳染病發生或有發生之虞時，應視實際需要，會同有關機關（構），採行下列措施：

一　管制上課、集會、宴會或其他團體活動。

二　管制特定場所之出入及容納人數。

三　管制特定區域之交通。

四　撤離特定場所或區域之人員。

五　限制或禁止傳染病或疑似傳染病病人搭乘大眾運輸工具或出入特定場所。

六　其他經各級政府機關公告之防疫措施。

②各機關（構）、團體、事業及人員對於前項措施，不得拒絕、規避或妨礙。

③第一項地方主管機關應採行之措施，於中央流行疫情指揮中心成立期間，應依指揮官之指示辦理。

第三八條

①傳染病發生時，有進入公、私場所或運輸工具從事防疫工作之必要者，應由地方主管機關人員會同警察等有關機關人員爲之，並事先通知公、私場所或運輸工具之所有人、管理人或使用人到場；其到場者，對於防疫工作，不得拒絕、規避或妨礙；未到場者，相關人員得逕行進入從事防疫工作；必要時，並得要求村（里）長或鄰長在場。

②前項經通知且親自到場之人員，其所屬機關（構）、學校、團體、公司、廠場，應依主管機關之指示給予公假。

第三九條

①醫師診治病人或醫師、法醫師檢驗、解剖屍體，發現傳染病或疑似傳染病時，應立即採行必要之感染管制措施，並報告當地主管機關。

②前項病例之報告，第一類、第二類傳染病，應於二十四小時內完成；第三類傳染病應於一週內完成，必要時，中央主管機關得調整之；第四類、第五類傳染病之報告，依中央主管機關公告之期限及規定方式爲之。

③醫師對外說明相關個案病情時，應先向當地主管機關報告並獲證實，始得爲之。

④醫事機構、醫師、法醫師及相關機關（構）應依主管機關之要求，提供傳染病病人或疑似疫苗接種後產生不良反應個案之就醫紀錄、病歷、相關檢驗結果、治療情形及解剖鑑定報告等資料，不得拒絕、規避或妨礙。中央主管機關爲控制流行疫情，得公布因傳染病或疫苗接種死亡之資料，不受偵查不公開之限制。

⑤第一項及前項報告或提供之資料不全者，主管機關得限期令其補正。

第四〇條

①醫師以外醫事人員執行業務，發現傳染病或疑似傳染病病人或其屍體時，應即報告醫師或依前條第二項規定報告當地主管機關。

②醫事機構應指定專責人員負責督促所屬醫事人員，依前項或前條規定辦理。

第四一條

村（里）長、鄉長、村（里）幹事、警察或消防人員發現疑似傳染病病人或其屍體時，應於二十四小時內通知當地主管機關。

第四二條

下列人員發現疑似傳染病病人或其屍體，未經醫師診斷或檢驗者，應於二十四小時內通知當地主管機關：

一 病人或死者之親屬或同居人。

二 旅館或店鋪之負責人。

三 運輸工具之所有人、管理人或駕駛人。

四 機關、學校、學前教（托）育機構、事業、工廠、礦場、寺院、教堂、殯葬服務業或其他公共場所之負責人或管理人。

五 安養機構、養護機構、長期照顧機構、安置（教養）機構、矯正機關及其他類似場所之負責人或管理人。

六 旅行業代表人、導遊或領隊人員。

第四三條

①地方主管機關接獲傳染病或疑似傳染病之報告或通知時，應迅速檢驗診斷，調查傳染病來源或採行其他必要之措施，並報告中央主管機關。

②傳染病或疑似傳染病病人及相關人員對於前項之檢驗診斷、調查及處置，不得拒絕、規避或妨礙。

第四四條

①主管機關對於傳染病病人之處置措施如下：

一 第一類傳染病病人，應於指定隔離治療機構施行隔離治療。

二 第二類、第三類傳染病病人，必要時，得於指定隔離治療機構施行隔離治療。

三 第四類、第五類傳染病病人，依中央主管機關公告之防治措施處置。

②主管機關對傳染病病人施行隔離治療時，應於強制隔離治療之次日起三日內作成隔離治療通知書，送達本人或其家屬，並副知隔離治療機構。

③第一項各款傳染病病人經主管機關施行隔離治療者，其費用由中央主管機關編列預算支應之。

第四五條

①傳染病病人經主管機關通知於指定隔離治療機構施行隔離治療時，應依指示於隔離病房內接受治療，不得任意離開；如有不服指示情形，醫療機構應報請地方主管機關通知警察機關協助處理。

②主管機關對於前項受隔離治療者，應提供必要之治療並隨時評估；經治療、評估結果，認為無繼續隔離治療必要時，應即解除其隔離治療之處置，並自解除之次日起三日內作成解除隔離治療

通知書，送達本人或其家屬，並副知隔離治療機構。

③地方主管機關於前項隔離治療期間超過三十日者，應至遲每隔三十日另請二位以上專科醫師重新鑑定有無繼續隔離治療之必要。

第四六條

①傳染病檢體之採檢、檢驗與報告、確定及消毒，應採行下列方式：

一　採檢：傳染病檢體，由醫師採檢為原則；接觸者檢體，由醫師或其他醫事人員採檢；環境等檢體，由醫事人員或經採檢相關訓練之人員採檢。採檢之實施，醫事機構負責人應負督導之責；病人及有關人員不得拒絕、規避或妨礙。

二　檢驗與報告：第一類及第五類傳染病之相關檢體，應送中央主管機關或其指定之具實驗室能力試驗證明之地方主管機關、醫事機構、學術或研究機構檢驗；其他傳染病之檢體，得由中央主管機關委託或認可之衛生、醫事機構、學術或研究機構檢驗。檢驗結果，應報告地方及中央主管機關。

三　確定：傳染病檢驗結果，由中央主管機關或其指定、委託、認可之檢驗單位確定之。

四　消毒：傳染病檢體，醫事機構應予實施消毒或銷毀；病人及有關人員不得拒絕、規避或妨礙。

②前項第一款病人檢體之採檢項目、採檢時間、送驗方式及第二款檢驗指定、委託、認可機構之資格、期限、申請、審核之程序、檢體及其檢出病原體之保存及其他應遵行事項之辦法，由中央主管機關定之。

第四七條

依前條取得之檢體，得基於防疫之需要，進行處理及研究。

第四八條

①主管機關對於曾與傳染病病人接觸或疑似被傳染者，得予以留驗；必要時，並得令遷入指定之處所檢查、施行預防接種、投藥、指定特定區域實施管制或隔離等必要之處置。

②中央主管機關得就傳染病之危險群及特定對象實施防疫措施；其實施對象、範圍及其他應遵行事項之辦法，由中央主管機關定之。

第四九條

傳染病病人移居他處或死亡時，其原居留之病房或住（居）所內外，應由醫事機構或該管主管機關視實際情況，施行必要之消毒或其他適當之處置。

第五〇條

①醫事機構或當地主管機關對於因傳染病或疑似傳染病致死之屍體，應施行消毒或其他必要之處置；死者家屬及殯葬服務業不得拒絕、規避或妨礙。

②前項之屍體，中央主管機關認為非實施病理解剖不足以瞭解傳染

病病因或控制流行疫情者，得施行病理解剖檢驗；死者家屬不得拒絕。
③疑因預防接種致死之屍體，中央主管機關認為非實施病理解剖不足以瞭解死因，致有影響整體防疫利益者，得施行病理解剖檢驗。
④死者家屬對於經確認染患第一類傳染病之屍體應於二十四小時內、染患第五類傳染病之屍體應於中央主管機關公告之期限內入殮並火化；其他傳染病致死之屍體，有特殊原因未能火化時，應報請地方主管機關核准後，依規定深埋。
⑤第二項施行病理解剖檢驗者，由中央主管機關訂定補助標準，補助其喪葬費用。

第五一條

①中央主管機關於傳染病發生或有發生之虞時，得緊急專案採購藥品、器材，惟應於半年內補齊相關文件並完成檢驗。
②無法辦理前項作業程序，又無其它藥品可替代者，中央主管機關得例外開放之，並向民眾說明相關風險。

第五二條

中央流行疫情指揮中心成立期間，各級政府機關得依指揮官之指示，優先使用傳播媒體與通訊設備，報導流行疫情及緊急應變相關資訊。

第五三條

①中央流行疫情指揮中心成立期間，指揮官基於防疫之必要，得指示中央主管機關彈性調整第三十九條、第四十四條及第五十條之處置措施。
②前項期間，各級政府機關得依指揮官之指示，指定或徵用公、私立醫療機構或公共場所，設立檢疫或隔離場所，並得徵調相關人員協助防治工作；必要時，得協調國防部指定國軍醫院支援。對於因指定、徵用、徵調或接受隔離檢疫者所受之損失，給予相當之補償。
③前項指定、徵用、徵調、接受隔離檢疫之作業程序、補償方式及其他應遵行事項之辦法，由中央主管機關定之。

第五四條

①中央流行疫情指揮中心成立期間，各級政府機關得依指揮官之指示，徵用或調用民間土地、工作物、建築物、防疫器具、設備、藥品、醫療器材、污染處理設施、運輸工具及其他經中央主管機關公告指定之防疫物資，並給予適當之補償。
②前項徵用、徵調作業程序、補償方式及其他應遵行事項之辦法，由中央主管機關定之。

第五五條

中央流行疫情指揮中心成立期間，各級政府機關依指揮官之指示，對於事業徵用及配銷防疫物資之行為，得不受公平交易法第十四條、商品標示法有關商品標示文字、標示方法及標示事項等規定之限制；各該事業受各級政府機關委託，依政府機關規定價格代售徵用或配銷之防疫物資，其出售收入全數交該委託機關解繳公庫者，免課徵營業稅。

第五六條

①中央流行疫情指揮中心成立期間，各級政府機關得依指揮官之指示，借用公有財產，不受國有財產法第四十條及地方公產管理法規有關規定之限制。

②各級政府機關依前項規定借用公有財產時，管理機關不得拒絕；必要時，於徵得管理機關同意後，先行使用，再辦理借用手續。

第五七條

地方流行疫情指揮中心成立期間，地方主管機關於報請中央主管機關同意後，得準用第五十三條至前條之規定。

第五章　檢疫措施

第五八條

①主管機關對入、出國（境）之人員，得施行下列檢疫或措施，並得徵收費用：

一　對前往疫區之人員提供檢疫資訊、防疫藥物、預防接種或提出警示等措施。

二　命依中央主管機關規定詳實申報傳染病書表，並視需要提出健康證明或其他有關證件。

三　施行健康評估或其他檢疫措施。

四　對自感染區入境、接觸或疑似接觸之人員、傳染病或疑似傳染病病人，採行居家檢疫、集中檢疫、隔離治療或其他必要措施。

五　對未治癒且顯有傳染他人之虞之傳染病病人，通知入出國管理機關，限制其出國（境）。

六　商請相關機關停止發給特定國家或地區人員之入國（境）許可或提供其他協助。

②前項第五款人員，已無傳染他人之虞，主管機關應立即通知入出國管理機關廢止其出國（境）之限制。

③入、出國（境）之人員，對主管機關施行第一項檢疫或措施，不得拒絕、規避或妨礙。

第五九條

①主管機關為防止傳染病傳入、出國（境），得商請相關機關採行下列措施：

一　對入、出國（境）之人員、運輸工具及其所載物品，採行必要防疫、檢疫措施，並得徵收費用。

二　依防疫需要，請運輸工具所有人、管理人、駕駛人或代理人，提供主管機關指定之相關文件，且不得拒絕、規避或妨礙，並應保持運輸工具之衛生。

②對於前項及前條第一項規定之相關防疫、檢疫措施與所需之場地及設施，相關主管機關應配合提供或辦理。

③第一項及前條第一項檢疫方式、程序、管制措施、處置及其他應遵行事項等規則；其費用徵收之對象、金額、繳納方式、期間及其他應遵行事項之辦法，由中央主管機關定之。

第六〇條

①主管機關對於入、出國（境）之運輸工具及其所載物品，有傳染病發生或有發生之虞者，應採行下列措施：

一　對運輸工具採行必要管制及防疫措施，所受損失並不予補償。

二　對輸入或旅客攜帶入國（境）之物品，令輸入者、旅客退運或銷毀，並不予補償；對輸出或旅客隨身攜帶出國（境）之物品，準用第二十三條及第二十四條規定處置。

②主管機關對於違反中央主管機關所定有關申報、接受檢疫或輸入之物品，得不經檢疫，逕令其退運或銷毀，並不予補償。

第六章　罰　則

第六一條

中央流行疫情指揮中心成立期間，對主管機關已開始徵用之防疫物資，有囤積居奇或哄抬物價之行為且情節重大者，處一年以上七年以下有期徒刑，得併科新臺幣五百萬元以下罰金。

第六一條之一 112

①以竊取、毀壞或其他非法方法，危害中央主管機關依第二十六條規定建立之傳染病監視及預警系統設備或電腦機房之功能正常運作者，處一年以上七年以下有期徒刑，得併科新臺幣一千萬元以下罰金。

②意圖危害國家安全或社會安定，而犯前項之罪者，處三年以上十年以下有期徒刑，得併科新臺幣五千萬元以下罰金。

③前二項情形致釀成災害者，加重其刑至二分之一；因而致人於死者，處無期徒刑或七年以上有期徒刑，得併科新臺幣一億元以下罰金；致重傷者，處五年以上十二年以下有期徒刑，得併科新臺幣八千萬元以下罰金。

④第一項及第二項之未遂犯罰之。

第六一條之二 112

①對中央主管機關依第二十六條規定建立之傳染病監視及預警系統，以下列方法之一，危害其功能正常運作者，處一年以上七年以下有期徒刑，得併科新臺幣一千萬元以下罰金：

一　無故輸入其帳號密碼、破解使用電腦之保護措施或利用電腦系統之漏洞，而入侵其電腦或相關設備。

二　無故以電腦程式或其他電磁方式干擾其電腦或相關設備。

三　無故取得、刪除或變更其電腦或相關設備之電磁紀錄。

②製作專供犯前項之罪之電腦程式，而供自己或他人犯前項之罪者，亦同。

③意圖危害國家安全或社會安定，而犯前二項之罪者，處三年以上十年以下有期徒刑，得併科新臺幣五千萬元以下罰金。

④前三項情形致釀成災害者，加重其刑至二分之一；因而致人於死者，處無期徒刑或七年以上有期徒刑，得併科新臺幣一億元以下罰金；致重傷者，處五年以上十二年以下有期徒刑，得併科新臺幣八千萬元以下罰金。
⑤於中央流行疫情指揮中心成立期間，犯第一項至第三項之罪者，加重其刑至二分之一。
⑥第一項至第三項之未遂犯罰之。

第六二條

明知自己罹患第一類傳染病、第五類傳染病或第二類多重抗藥性傳染病，不遵行各級主管機關指示，致傳染於人者，處三年以下有期徒刑、拘役或新臺幣五十萬元以下罰金。

第六三條

散播有關傳染病流行疫情之謠言或不實訊息，足生損害於公眾或他人者，科新臺幣三百萬元以下罰金。

第六四條

有下列情事之一者，處新臺幣九萬元以上四十五萬元以下罰鍰：
一　醫師違反第三十九條規定。
二　法醫師違反第三十九條規定。
三　醫師以外人員違反第四十條第一項規定。
四　醫事人員及其他因業務知悉傳染病或疑似傳染病病人有關資料之人違反第十條規定。
五　違反第三十四條第二項規定。

第六四條之一

違反第九條規定者，處新臺幣十萬元以上一百萬元以下罰鍰。

第六五條

醫事機構有下列情事之一者，處新臺幣三十萬元以上二百萬元以下罰鍰：
一　所屬醫師或其他人員，經依第六十四條各款或前條規定之一處罰者，得併處之。
二　拒絕、規避或妨礙主管機關依第十四條第一項規定指示收治傳染病病人。
三　違反第二十九條第一項、第三十九條第四項、第五項規定。

第六六條

學術或研究機構所屬人員違反第九條規定，經依第六十四條之一規定處罰者，得併罰該機構新臺幣三十萬元以上二百萬元以下罰鍰。

第六七條

①有下列情事之一者，處新臺幣六萬元以上三十萬元以下罰鍰：
一　違反第二十條第二項規定之儲備、調度、屆效處理或拒絕主管機關查核、第三十條第四項之繳交期限、地方主管機關依第三十五條規定所為之限制、禁止或處理。
二　拒絕、規避或妨礙主管機關依第二十九條第二項、第三十二條第一項所為之輔導及查核或第三十七條第一項第一款至第五款所採行之措施。
三　違反第三十八條第一項、第四十三條第二項、第五十條第四項規定或違反主管機關依第四十四條第一項、第四十五條第一項規定所為之處置。
四　違反主管機關依第四十八條第一項規定所為之留驗、檢查、預防接種、投藥或其他必要處置之命令。
五　拒絕、規避或妨礙各級政府機關依第五十二條、第五十三條第二項或第五十四條第一項所為之優先使用、徵調、徵用或調用。

②醫療機構違反第三十二條第一項規定，未依主管機關之規定執行，或違反中央主管機關依第三十二條第二項所定辦法中有關執行感染管制措施之規定者，主管機關得令限期改善，並得視情節之輕重，為下列處分：
一　處新臺幣六萬元以上三十萬元以下罰鍰。
二　停止全部或部分業務至改善為止。

第六八條

違反主管機關依第二十三條規定所為禁止或處置之規定者，處新臺幣六萬元以上三十萬元以下罰鍰；其情節重大者，並得予以一年以下停業之處分。

第六九條

①有下列情事之一者，處新臺幣一萬元以上十五萬元以下罰鍰；必要時，並得限期令其改善，屆期未改善者，按次處罰之：
一　違反第十一條、第十二條、第三十一條、第五十八條第三項、第五十九條第一項或中央主管機關依第三十四條第三項授權所定辦法有關持有、使用感染性生物材料、實驗室生物安全管理及陳報主管機關之規定。
二　拒絕、規避或妨礙主管機關依第三十三條第二項所為之輔導或查核。
三　未依第四十二條規定通知。
四　違反主管機關依第六十條規定所為之限制或禁止命令。
五　違反第四十六條第一項第一款、第二款、第四款、第四十九條、第五十條第一項規定，未配合採檢、檢驗、報告、消毒或處置。

②違反第三十三條第二項規定，未依主管機關之規定執行，或違反中央主管機關依第三十三條第三項所定辦法中有關執行感染管制措施之規定者，主管機關得令限期改善，並得視情節之輕重，為下列處分：
一　處新臺幣一萬元以上十五萬元以下罰鍰。
二　停止全部或部分業務至改善為止。

第七〇條

①有下列情事之一者，處新臺幣三千元以上一萬五千元以下罰鍰；

必要時，並得限期令其改善，屆期未改善者，按次處罰之：
一　違反第二十五條第二項規定。
二　拒絕、規避或妨礙主管機關依第三十六條規定所定檢查、治療或其他防疫、檢疫措施。
三　拒絕、規避或妨礙各級政府機關依第三十七條第一項第六款規定所定之防疫措施。
四　違反第四十六條第二項檢體及其檢出病原體之保存規定者。

②有前項第一款情形，屆期仍未完成改善情節重大者，必要時，得命其停工或停業。

第七一條

本法所定之罰鍰、停業，除違反第三十四條規定者，由中央主管機關處罰外，由地方主管機關處罰之。但有下列情事之一者，中央主管機關得處罰之：
一　違反第九條、第五十八條至第六十條規定者。
二　於中央流行疫情指揮中心成立期間，違反本法規定。

第七章　附　則

第七二條

地方政府防治傳染病經費，應列入預算；必要時，中央主管機關得酌予補助。

第七三條

執行本法防治工作著有績效之人員、醫事機構及其他相關團體，應予獎勵；其獎勵辦法，由中央主管機關定之。

第七四條

①因執行本法第五類傳染病防治工作，致傷病、身心障礙或死亡者，主管機關得酌予補助各項給付或其子女教育費用等；其給付項目、基準、申請條件、程序及其他應遵行事項之辦法，由中央主管機關定之。

②前項費用，由主管機關編列預算支應之。

第七四條之一　112

嚴重特殊傳染性肺炎防治及紓困振興特別條例施行期間，符合該條例所定防疫補償要件而未於該條例施行期間屆滿前申請，且其二年請求權時效尚未完成者，於該條例施行期間屆滿後二年內，仍得依該條例相關規定申請防疫補償。

第七五條

本法所定地方主管機關應辦理事項，地方主管機關未予辦理者，中央主管機關得命其於一定期限內辦理之；屆期仍未辦理者，中央主管機關得代為執行之。但情況急迫時，得逕予代為執行。

第七六條

本法施行細則，由中央主管機關定之。

第七七條

本法自公布日施行。

傳染病防治法施行細則

①民國74年9月9日行政院衛生署令訂定發布全文12條。
②民國 87 年 3 月 11 日行政院衛生署令修正發布第 7 條條文。
③民國 89 年 3 月 7 日行政院衛生署令修正發布名稱及全文 21 條；並自發布日施行（原名稱：傳染病防治條例施行細則）。
④民國 91 年 12 月 31 日行政院衛生署令修正發布第 20 條條文。
⑤民國 93 年 12 月 3 日行政院衛生署令修正發布全文 18 條；並自發布日施行。
⑥民國 96 年 11 月 7 日行政院衛生署令修正發布全文 17 條；並自發布日施行。
⑦民國 102 年 11 月 29 日衛生福利部令修正發布第 3、10、14 ～ 16 條條文；並增訂第 5-1 條條文。
⑧民國 105 年 7 月 6 日衛生福利部令修正發布第 10、13、16 條條文。

第一條

本細則依傳染病防治法（以下簡稱本法）第七十六條規定訂定之。

第二條

①本法所稱預防接種，指為達預防疾病發生或減輕病情之目的，將疫苗施於人體之措施。

②本法所稱疫苗，指配合預防接種或防疫需要之主動及被動免疫製劑。

第三條

本法所定調查，其具體措施如下：

一　疫情調查：為瞭解經通報之傳染病個案之感染地、接觸史、旅遊史及有無疑似病例所為之各種措施。

二　流行病學調查：為瞭解傳染病發生之原因、流行狀況及傳染模式所為之各種措施。

三　病媒調查：為瞭解地區病媒之種類、密度及其消長等所為之各種措施。

四　其他調查：前三款調查以外，為瞭解傳染病等發生之狀況及原因，所為之各種措施。

第四條

本法所稱檢驗，指為確定診斷或研判疫情，由實驗室就相關檢體進行化驗、鑑定或其他必要之檢查等行為。

第五條

本法所稱疫區，指有傳染病流行或有疫情通報，經中央或地方主管機關依本法第八條第一項規定發布之國際疫區或國內疫區。

第五條之一

①本法第九條所定傳播媒體之範圍，包括平面或電子新聞媒體、網際網路，及以有線、無線、衛星或其他電子傳輸設施傳送聲音、影像、文字或數據者。
②本法第九條所定錯誤或不實訊息之發表人，包括自然人及法人在內。

第六條

本法第二十三條所稱各種已經證實媒介傳染病之飲食物品、動物或動物屍體，指經主管機關調查或檢驗其可致傳染於人者。

第七條

地方主管機關依本法第二十五條第二項規定所爲之通知，應以書面爲之。但情況急迫者，不在此限。

第八條

地方主管機關依本法第三十八條規定所爲之通知，得以書面、言詞或電子資料傳輸等方式爲之。

第九條

未經指定爲隔離治療機構之醫療機構，發現各類應隔離治療之傳染病病人，應配合各級主管機關依本法第四十四條第一項規定所爲處置，依醫療法等相關法令規定進行轉診事宜。

第一〇條 105

①本法第四十四條第一項第二款所稱必要時，指該傳染病病人有傳染他人之虞時。
②本法第四十四條第三項所定由中央主管機關支應之各類傳染病病人施行隔離治療之費用，指比照全民健康保險醫療服務給付項目及支付標準核付之醫療費用及隔離治療機構之膳食費。
③負擔家計之傳染病病人，因隔離治療致影響其家計者，主管機關得依社會救助法等相關法令予以救助。

第一一條

主管機關依本法第四十八條第一項規定爲留驗、檢查或施行預防接種等必要處置時，應注意當事人之身體及名譽，並不得逾必要之程度。

第一二條

醫事機構或該管主管機關依本法第四十九條規定施行必要之消毒或其他適當之處置時，應依傳染病種類及其傳染特性，於傳染病病人原居留之病房或住（居）所內外，對可能受到體液、分泌物與排泄物污染之場所及物品，或潛在可能具有傳染性之病媒，執行清潔、消毒、殺菌、滅蟲及進行具感染性廢棄物之清理等相關措施。

第一三條 105

①醫事機構依本法第五十條第一項規定施行消毒及其他必要處置時，應依感染管制相關規定，對因傳染病或疑似傳染病致死之屍體，施予終末消毒；相關人員於執行臨終護理、終末消毒、屍體運送、病理解剖及入殮過程中，應著個人防護衣具，以防範感

染；主管機關處置社區內因傳染病或疑似傳染病致死之屍體時，亦同。

②前項屍體，如係因疑似第一類傳染病或第五類傳染病所致者，應先以具防護功能之屍袋包覆，留置適當場所妥善冰存，並儘速處理。

第一四條

①本法第五十條第四項所定二十四小時之起算時點如下：

一　屍體經中央主管機關依本法第五十條第二項規定施行病理解剖者，自解剖完成時起算。

二　無前款情形者，自醫師開具死亡證明書或檢察機關開具相驗屍體證明書時起算。

②本法第五十條第四項所稱依規定深埋，指深埋之棺面應深入地面一公尺二十公分以下。

第一五條

中央主管機關依第五十條第二項、第三項規定施行病理解剖檢驗前，應會同地方主管機關確實與死者家屬充分溝通，始得作成傳染病或疑似傳染病屍體病理解剖檢驗通知書，或疑似預防接種致死屍體病理解剖檢驗通知書，送達死者家屬。

第一六條 105

中央主管機關為因應傳染病防治需要，得委任所屬疾病管制署辦理下列事項：

一　依本法第三十四條規定之感染性生物材料與實驗室生物安全管理事項。

二　依本法第三十九條第四項規定要求醫事機構、醫師或法醫師限期提供傳染病病人或疑似疫苗接種後產生不良反應個案之相關資料。

三　本法第四十六條第一項第一款傳染病檢體採檢及第二款檢驗機構管理之相關規定。

四　本法第五十條第二項、第三項規定之傳染病或疑似傳染病，或疑似預防接種致死屍體之病理解剖檢驗相關事項。

五　本法第五十八條至第六十條規定之國際及指定特殊港埠檢疫相關事項。

第一七條

本細則自發布日施行。

防疫物資及資源建置實施辦法

①民國93年8月3日行政院衛生署令訂定發布全文16條；並自發布日施行。
②民國 97 年 7 月 15 日行政院衛生署令修正發布名稱及全文 18 條；並自發布日施行（原名稱：防疫資源管理系統實施辦法）。
③民國 100 年 6 月 27 日行政院衛生署令修正發布第 2、5、6、8、9、11、15 條條文；並刪除第 10、17 條條文。
④民國 102 年 9 月 3 日衛生福利部令修正發布第 2 條附表。
⑤民國105年4月1日衛生福利部令修正發布第6條條文。

第一章　通　則

第一條
本辦法依傳染病防治法（以下簡稱本法）第二十條第二項及第二十六條規定訂定之。

第二條
①本辦法所稱防疫物資，指本法第二十條所稱藥品、器材及防護裝備。
②各級主管機關為因應流行疫情與傳染病防治需要，應建立防疫物資安全儲備控管機制，其品項如附表。
③各級主管機關為促進庫存流通，得於不妨礙前項儲備之目的下，依本辦法之規定進行防疫物資之調度。

第三條
本法第二十六條所稱防疫資源系統，指中央主管機關就防疫人力、物資及設施等建立之有關資料庫，其類別區分如下：
一　防疫人力資料庫。
二　防疫物資資料庫。
三　防疫設施資料庫。

第四條
①前條資料庫，中央主管機關得依傳染病防治之需要辦理調查更新。
②前項調查作業，相關機關及醫療機構應予配合。

第二章　儲備及調度

第五條
①中央主管機關應建立防疫物資安全儲備模式，以因應全國防疫需求及調節防疫物資需要，並應定期檢討之。
②地方主管機關應建立防疫物資安全儲備模式，以因應轄區內公共衛生及防疫需求，並報中央主管機關核定。

第六條 105

醫療機構爲因應傳染病大流行之隔離需要，應自行預估防治動員三十天所需求之防疫物資安全儲備量，並將計算基礎及參數報請地方主管機關核定。

第七條

①中央主管機關爲因應疫情防治需要，得調用地方主管機關儲備之防疫物資，調用總量以不超過地方主管機關儲備量二分之一爲原則；地方主管機關不得拒絕。

②前項調用之防疫物資，應於六個月內，以新品歸還。

第八條

①中央主管機關依疫情之需求，對有下列情形之政府機關、學校、機構、事業或團體，得無償撥用防疫物資供其使用：

一　配合中央主管機關執行傳染病防治工作者。

二　配合中央流行疫情指揮中心指揮官指定之工作者。

②中央主管機關於非流行疫情期間，得將標示有效期間逾三分之二或庫存三年以上之防疫物資，無償撥用予前項第一款之機關（構），爲防疫之使用，並得減免其運送費用。

③地方主管機關儲備之防疫物資，準用前項規定。

第九條

①政府機關、學校、機構、團體或事業得向所在地之地方主管機關申請調用防疫物資；地方主管機關應衡量疫情調度需求及機關安全儲備需要審酌受理調用量。

②前項申請，地方主管機關無法供應時，應將申請文件轉送中央主管機關辦理之。

③調用之防疫物資，應於六個月內歸還新品或所調用之同等品；調用防疫物資所需之運送費用，除有特殊情形者外，應由申請單位負擔。

第一〇條 （刪除）

第一一條

①依第七條及第九條規定應歸還防疫物資者，遇有特殊情形致無法屆期歸還時，應以書面向受理調用機關申請同意延緩歸還。

②未依前項規定申請延緩歸還或屆期未歸還者，受理調用機關應追償原調用物資重新購置之必要費用。但於流行疫情期間，經主管機關同意者，不在此限。

第三章　通報及查核

第一二條

主管機關、經醫院評鑑合格之醫院及其他儲備防疫物資之機關，應指定專人管理防疫物資，並依中央主管機關規定，通報其儲備狀況變動之相關資訊。

第一三條

地方主管機關應定期查核防疫藥品之使用情形，不符使用條件者，應令申請使用者返還等量、等效期之防疫藥品。

第一四條

①主管機關每年應就各級單位之防疫物資進行查核。查核發現缺失，應予輔導改善。

②相關機關（構）、團體、醫療機構應配合查核，不得有拒絕、虛報或隱匿情事。

③各級主管機關執行查核時，應於事前告知被查核者；執行時，該管人員應主動出示足資證明身分之證件，並將查核事由、種類，以書面告知。

第四章　屆效處理

第一五條

①各級主管機關及醫療機構儲備之防疫物資，應定期維護，並爲必要之抽驗，已逾標示效期者，不得計入儲備量管理。

②各級主管機關對已逾標示效期之防疫物資，除法律另有規定外，應依物資之性質，以下列方式處理：

一　留存供作教育訓練或研究用途。

二　贈與機關（構）、學校及公營事業單位供作非防疫用途。

三　依防疫物資之殘餘價值更換新品或變賣。

四　銷毀。

五　其他經中央主管機關指定之方式。

第一六條

①各級主管機關儲備之消毒劑或殺蟲劑有效期限屆滿前三個月，得無償移撥當地相關機關有效利用。

第一七條（刪除）

第五章　附　則

第一八條

本辦法自發布日施行。

傳染病危險群及特定對象檢查辦法

①民國90年8月6日行政院衛生署令訂定發布全文14條；並自發布日施行。
②民國93年10月20日行政院衛生署令修正發布名稱及全文11條；並自發布日施行（原名稱：傳染病危險群及特定對象檢查（篩檢）辦法）。
③民國96年10月19日行政院衛生署令修正發布第1、4條條文。

第一條

本辦法依傳染病防治法（以下簡稱本法）第四十八條第二項規定訂定之。

第二條

①中央主管機關得對下列傳染病之危險群或特定對象，實施檢查：

一　傷寒、副傷寒、桿菌性痢疾、阿米巴性痢疾、腸道出血性大腸桿菌感染症。
二　結核病。
三　梅毒。
四　淋病。
五　其他經中央主管機關公告者。

②中央主管機關依前項第五款規定公告時，應同時公告其對象、範圍及檢查方式。

第三條

實施前條第一項第一款規定各項傳染病檢查之對象及範圍，以精神病患或智能障礙者收容機構共同生活之人為限。

第四條

實施結核病檢查之對象及範圍為高發生率地區民眾及其他經中央主管機關認定為高危險群者。

第五條

實施梅毒檢查之對象及範圍如下：

一　有梅毒垂直感染之虞者。
二　意圖營利與人為性交或猥褻之行為者及相對人。
三　矯正機關收容人。
四　接受徵兵檢查之役男。
五　施用或販賣毒品者。
六　其他經中央主管機關認定為高危險群者。

第六條

實施淋病檢查之對象及範圍如下：

一　意圖營利與人為性交或猥褻之行為者及相對人。
二　其他經中央主管機關認定為高危險群者。

第七條

①依本辦法所為之檢查，包括必要之臨床檢查及下列之檢查：

一　傷寒、副傷寒：糞便、血液檢查。

二　桿菌性痢疾、阿米巴性痢疾、腸道出血性大腸桿菌感染症：糞便檢查。

三　結核病：胸部X光檢查或其他相關檢查。

四　梅毒：血清檢查。

五　淋病：細菌檢查。

六　其他傳染病：依其特性，得實施必要之理學檢查或實驗室檢驗。

②前項檢查方式，中央主管機關得依需要公告之。

第八條

中央主管機關依本辦法所為之檢查，得委託相關機關或民間團體為之。

第九條

①實施檢查之工作人員，應於檢查前出示足資證明身分之證件，並將檢查事由、種類以書面告知受檢查者。

②經檢驗為傳染病陽性者，主管機關應告知受檢查者，並得依本法為必要之處置。

第一〇條

主管機關依本辦法實施之檢查，對該檢查資料不得洩漏。

第一一條

本辦法自發布日施行。

執行第五類傳染病防治工作致傷病或死亡補助辦法

①民國93年10月20日行政院衛生署令訂定發布全文12條；並自發布日施行。
②民國96年11月16日行政院衛生署令修正發布名稱及第1～4、7、11條條文（原名稱：執行新感染症防治工作致傷病或死亡補助辦法）。
③民國110年3月19日衛生福利部令修正發布第4、7、9、10、12條條文；並自109年1月15日施行。
④民國110年9月3日衛生福利部令修正發布第2、7、12條條文；增訂第7-1、7-2條條文；並自109年1月15日施行。

第一條
本辦法依傳染病防治法（以下簡稱本法）第七十四條第一項規定訂定之。

第二條 110
①本法第七十四條第一項所稱因執行第五類傳染病防治工作，致傷病、身心障礙或死亡者，指公、私立醫療機構、警察或消防機關與其他相關機關（構）、學校、法人、團體之人員或受委託之自然人，因執行第五類傳染病防治工作，致感染第五類傳染病造成傷病、身心障礙或死亡者。
②前項執行第五類傳染病防治工作之人員，因故意或重大過失而感染第五類傳染病者，得不予補助。
③醫事人員或緊急醫療救護人員，執行第五類傳染病防治工作，發生醫療法第一百零六條第三項或第四項規定情事，致傷病、身心障礙或死亡者，準用本辦法規定予以補助。

第三條
本辦法之補助種類如下：
一　感染第五類傳染病致傷病給付。
二　感染第五類傳染病致身心障礙給付。
三　感染第五類傳染病致死亡給付。
四　感染第五類傳染病致身心障礙或死亡者子女教育費用給付。

第四條
①前條第一款至第三款之補助上限如下：
一　感染第五類傳染病致傷病者：新臺幣一百萬元。
二　感染第五類傳染病致身心障礙者：
㈠重度或極重度身心障礙：新臺幣一千萬元。
㈡中度身心障礙：新臺幣五百萬元。
㈢輕度身心障礙：新臺幣二百六十五萬元。
三　感染第五類傳染病致死亡者：新臺幣一千萬元。

②前項第二款身心障礙等級之鑑定，依身心障礙者權益保障法及其相關法規規定辦理。

③第一項補助上限，中央主管機關於必要時，得視第五類傳染病之特性及嚴重度，經報請行政院核定後，以公告調整之。

第五條

第三條第四款規定之子女教育費用，以學費及雜費爲限，依下列規定補助之：

一　就讀於國內學校之未成年子女，核實補助；其成年時仍在學校就讀者，於取得學位或學業中輟前，亦同。

二　就讀於國外學校之子女，比照前款規定補助之。但其額度，以國內相當層級類似性質科系平均額度爲限。

第六條

①本辦法各補助費之請求權人如下：

一　死亡給付：死者之法定繼承人。

二　身心障礙或傷病給付：本人或其法定代理人。

三　子女教育費用：子女本人或其法定代理人。

②前項第一款法定繼承人申請領受之順序、數人領受之方式、經死亡者預立遺囑指定領受及領受權之喪失，比照公務人員撫卹法相關規定辦理。

第七條 110

請求權人依第二條第一項規定申請補助費者，應塡具申請書，並檢附下列文件，向中央主管機關提出申請或由其服務單位核轉：

一　感染第五類傳染病致傷病：

㈠醫院出具感染第五類傳染病之診斷證明書。

㈡相關單位出具係因執行防治工作致感染第五類傳染病之證明文件。

㈢主管機關確認罹患第五類傳染病報告。

㈣國民身分證正反面影本。

二　感染第五類傳染病致身心障礙：

㈠前款各目規定文件。

㈡身心障礙證明。

三　感染第五類傳染病致死亡：

㈠第一款各目規定文件。

㈡醫院出具死亡原因爲感染第五類傳染病之證明文件。

㈢死亡者除戶戶籍謄本。

㈣全戶戶籍謄本（應能檢視與死亡者之遺族關係）。

四　子女教育費用：

㈠第一款各目規定文件。

㈡身心障礙證明或醫院出具死亡原因爲感染第五類傳染病之證明文件。

㈢學生證影本及繳費單據。

第七條之一 110

①請求權人依第二條第三項規定申請補助費者，應填具申請書，並檢附下列文件，向中央主管機關提出申請或由其服務單位核轉：
一　發生醫療法第一百零六條第三項或第四項規定情事致傷病：
㈠檢察官起訴書、緩起訴處分書、不起訴處分書或法院判決書。但經法院依少年事件處理法裁定不付審理、不付保護處分或保護處分者，得以法院裁定書代之。
㈡醫院出具之傷病證明文件。
㈢國民身分證正反面影本。
二　發生醫療法第一百零六條第三項或第四項規定情事致身心障礙：
㈠前款各目規定文件。
㈡身心障礙證明。
三　發生醫療法第一百零六條第四項規定情事致死亡：
㈠第一款各目規定文件。
㈡合法死亡證明文件。
㈢死亡者除戶戶籍謄本。
㈣全戶戶籍謄本（應能檢視與死亡者之遺族關係）。
四　子女教育費用：
㈠第一款各目規定文件。
㈡身心障礙證明或合法死亡證明文件。
㈢學生證影本及繳費單據。

第七條之二 110

①中央主管機關受理申請案件時，應設審議小組審議之。
②審議小組置委員九人至十七人，由中央主管機關就醫藥、衛生、解剖病理、法學專家或社會公正人士聘兼之，並以其中一人為召集人，任期兩年。
③前項之委員，單一性別不得少於三分之一。

第八條

中央主管機關應於案件受理或資料齊全之日起於六個月內完成審定。必要時，得予延長一次，並以三個月為限。

第九條

中央主管機關應將審定結果，以書面通知請求權人，並副知請求權人戶籍所在地主管機關。

第一〇條

補助費用經審定後，主管機關應於審定結果處分送達日起三個月內完成撥付手續。但請求權人對補助費用之審定不服者，不在此限。

第一一條

①因同一原因事實同時或先後具有第四條第一項各款補助費用領取資格者，應擇其較高之給付金額予以補助；已就較低之補助金額予以補助者，應補足其差額。
②除第四條第一項之補助屬補償性質，不須抵充外，依第五條規定

補助之子女教育費用，如已因相同原因依其他法令規定領取性質相同給付者，應予抵充。

③執行本法防治工作致傷者於醫療終止後，地方主管機關如發現疑似有身心障礙或需社會救助狀況，應通知當地社會行政單位主動協助。

第一二條 110

本辦法除中華民國一百十年三月十九日及一百十年九月三日修正發布條文自一百零九年一月十五日施行外，自發布日施行。

處置傳染病媒介物補償辦法

①民國89年6月27日行政院衛生署令訂定發布全文11條；並自發布日起施行。
②民國 93 年 7 月 15 日行政院衛生署令修正發布全文 10 條；並自發布日施行。
③民國 96 年 10 月 18 日行政院衛生署令修正發布第 1、2、4 條條文。

第一條

本辦法依傳染病防治法第二十四條第二項規定訂定之。

第二條

本辦法所稱傳染病媒介物，指經主管機關調查或檢驗其可致傳染於人之飲食物品、動物或動物屍體。

第三條

①地方主管機關爲辦理處置傳染病媒介物損失補償之審議，應設處置損失補償審議小組（以下簡稱審議小組）。
②審議小組置委員九人至十五人；委員由地方主管機關就農政、建設、衛生主管機關代表或鄉（鎮、市、區）公所、農會獸醫、農漁會推廣人員代表聘兼之，並指定一人爲召集人。
③前項鄉（鎮、市、區）公所、農會獸醫、農漁會推廣人員代表人數，合計不得少於三分之一。
④委員任期二年，期滿得續聘之；任期內出缺時，得就原代表之同質性人員補足聘任，其任期至原任期屆滿之日止。
⑤審議小組之召集人，負責召集會議，並擔任主席。
⑥審議小組開會，得邀請發生地飲食物品或動物產業界代表列席。
⑦審議小組之會議紀錄，應報請中央主管機關備查。

第四條

審議小組審議處置傳染病媒介物補償費，應依下列補償項目及認定基準爲之：

一　飲食物品：原購置價格。
二　動物：農業主管機關所定之評價標準；未定評價標準者，參酌農業主管機關查估標準或市價。
三　動物屍體：實際處置費用。

第五條

處置傳染病媒介物損失補償之申請，應由傳染病媒介物之所有人塡具處置傳染病媒介物補償費申請書，並檢附損失證明或其他足資證明損失之證據等資料，向地方主管機關提出申請。

第六條

地方主管機關受理前條申請後，應於七天內就處置傳染病媒介物情形進行調查，並將調查結果作成書面報告，連同申請書及相關證明資料，提報審議小組審定。

第七條

審議小組應於案件受理或資料補正齊全之日起三個月內完成審定。必要時，得予延長一次，並以三個月爲限。

第八條

地方主管機關應將審議小組之審定結果報請機關首長核定後，以書面通知申請人，並副知中央主管機關。

第九條

補償費之核發，依前條核定結果爲之，並應於核定後三個月內完成撥付手續。

第一〇條

本辦法自發布日施行。

長期照護矯正機關（構）與場所執行感染管制措施及查核辦法

①民國105年7月8日衛生福利部令訂定發布全文19條；並自發布日施行。

②民國106年10月16日衛生福利部令修正發布第4條條文。

第一條

本辦法依傳染病防治法（以下簡稱本法）第三十三條第三項規定訂定。

第二條

本辦法之適用對象如下：

一　依護理人員法設置之一般護理之家、精神護理之家及產後護理之家。

二　依精神衛生法設置之住宿型精神復健機構。

三　依老人福利法、長期照顧服務法設置之長期照顧機構及安養機構。

四　依身心障礙者權益保障法設置之全日型身心障礙福利機構。

五　依兒童及少年福利與權益保障法設置之托嬰中心、安置及教養機構。

六　依國軍退除役官兵輔導條例設置之榮譽國民之家。

七　法務部所屬矯正機關。

八　其他經中央主管機關公告之機關（構）或場所。

第三條

①前條適用對象（以下簡稱機關（構）及場所）應訂定並執行感染管制計畫，且每年應至少檢視更新一次。

②前項感染管制計畫，應包括下列項目：

一　感染管制相關人員組織架構及職責分工。

二　感染管制與傳染病之教育訓練及衛教宣導。

三　傳染病、群聚感染與醫療照護相關感染預防、監測、通報、調查及處理標準作業程序。

四　員工、服務對象與訪客之管理及感染管制措施。

五　照護之感染管制、環境、設施及設備之清潔消毒標準作業程序。

六　洗手設施建置、防護裝備儲備及管理措施。

七　其他經主管機關依機關（構）及場所性質認定必要之感染管制措施。

第四條　106

①機關（構）及場所應指派感染管制專責人員（以下簡稱專責人員），依前條感染管制計畫，負責推動機關（構）及場所之感染管制作業，定期召開相關會議，並留存紀錄備查。
②專責人員應由編制內全職人員擔任，並具備下列資格之一：
一　專科以上學校醫學、護理、公共衛生、復健及其他相關系、所、學位學程畢業，曾接受至少二十小時感染管制課程，或具一年以上感染管制工作經驗。
二　專科以上學校，非屬前款所列相關系、所、學位學程畢業，曾接受至少二十小時感染管制課程，並具一年以上感染管制工作經驗。
三　改制前高級職業學校護理或護理助產科畢業，曾接受至少二十小時感染管制課程，並具六個月以上感染管制工作經驗。
四　高級中等學校或改制前高級職業學校非屬前款所列科別畢業，曾接受至少三十小時感染管制課程，並具二年以上感染管制工作經驗。

第五條
①機關（構）及場所應訂定員工感染管制教育訓練計畫，並依計畫辦理員工教育訓練及留存訓練證明文件備查。
②機關（構）及場所新進員工應於到職後一個月內接受至少四小時感染管制課程；在職員工每年應接受至少四小時感染管制課程，專責人員每年應接受至少八小時感染管制課程。

第六條
前二條所定之感染管制課程，內容如下：
一　傳染病與感染管制相關政策及法規。
二　機關（構）及場所常見感染與傳染病。
三　感染管制及實務。
四　服務對象相關照護實務。
五　傳染病、群聚感染與醫療照護相關感染預防、監測、通報、調查及處理。
六　環境、設施、設備及衣物被單等清潔消毒。
七　其他與感染管制相關事項。

第七條
機關（構）及場所應依本法第二十六條及傳染病流行疫情監視及預警系統實施辦法規定，進行傳染病疫情監視及通報，並訂定疑似傳染病病人之處理流程。

第八條
①機關（構）及場所應訂定疑似感染之預防、監測、調查、控制及因應異常狀況標準作業程序。
②機關（構）及場所於發生疑似感染時，應依主管機關之規定通報並採取適當隔離措施，且應有調查處理改善報告及追蹤建檔。必要時，得請求主管機關協助。

第九條

機關（構）及場所應限制罹患傳染性皮膚、腸胃道或呼吸道疾病員工從事照護或準備飲食之服務。

第一〇條

機關（構）及場所應依傳染病防治需要，蒐集員工及服務對象健康資料，施行胸部X光、預防接種、體溫監測及其他必要檢查或防疫措施。

第一一條

機關（構）及場所應宣導手部衛生、咳嗽禮儀及配戴口罩，並張貼標示於明顯處，提供傳染病防治相關衛教訊息。

第一二條

機關（構）及場所應訂定訪客管理規範及留存紀錄，並依疫情防治需要，進行訪客體溫監測或其他必要防疫措施。

第一三條

機關（構）及場所提供侵入性醫療照護服務時，應訂定下列標準作業程序：

一　侵入性醫療照護處置。

二　員工接觸血液、體液與扎傷事件之預防、處置及追蹤。

第一四條

機關（構）及場所應有充足且適當之洗手設備，並訂定員工洗手標準作業程序及查核機制。

第一五條

機關（構）及場所應訂定環境、設施與設備之清潔及消毒標準作業程序。

第一六條

機關（構）及場所應儲備安全存量之防範感染裝備物資，適當存放，定期檢視存量及有效日期，並留存紀錄。

第一七條

①直轄市、縣（市）主管機關應對機關（構）及場所進行感染管制之查核；其查核基準之項目如下：

一　感染管制品質改善。

二　工作人員健康管理。

三　服務對象健康管理。

四　疫苗接種情形。

五　工作人員感染管制教育訓練。

六　環境清潔及病媒防治。

七　防疫機制之建置。

八　隔離空間設置及使用。

九　醫療照護執行情形。

十　服務對象感染預防、處理及監測。

②前項查核至少每四年辦理一次，必要時得增減之；中央主管機關得派員協助或進行查核。

③第一項查核基準，由中央主管機關公告之。

第一八條

主管機關辦理查核時，得邀請相關機關代表或感染管制相關專家學者共同參與。

第一九條

本辦法自發布日施行。

屍體解剖喪葬費用補助標準

①民國93年5月25日行政院衛生署令訂定發布全文7條；並自發布日施行。
②民國 96 年 8 月 31 日行政院衛生署令修正發布第 1 條條文。
③民國 96 年 11 月 2 日行政院衛生署令修正發布第 2 條條文。
④民國 102 年 10 月 24 日衛生福利部令修正發布第 1、3、4 條條文。

第一條 102
本標準依傳染病防治法第五十條第五項規定訂定之。

第二條
因傳染病或疑似傳染病致死屍體，經中央主管機關施行病理解剖檢驗者，每一個案給付喪葬補助費新臺幣三十萬元。

第三條 102
①前條喪葬補助費之請求權人，依下列順序定之：
一　配偶。
二　直系血親卑親屬。
三　父母。
四　兄弟姊妹。
五　祖父母。
六　曾祖父母或三親等旁系血親。
七　一親等直系姻親。
②前項請求權人如爲二人以上者，應推由一人代表領取。

第四條 102
請求權人申請喪葬補助費，應塡具申請書，並檢附下列文件，向死者戶籍所在地之主管機關提出申請：
一　個案之死亡證明書或屍體相驗證明書正本。
二　戶籍證明文件（證明請求權人與死者之親屬關係）。
三　屍體病理解剖檢驗通知書正本。
四　其他中央主管機關指定之文件。

第五條
地方主管機關受理前條申請案後，應於一個月內就所附文件進行初審，並將初審結果作成報告，連同補助費申請書及相關證明資料，轉陳中央主管機關審核。

第六條
①中央主管機關接獲前條申請案後，應將審定結果以書面通知請求權人。
②前項審定結果，同意補助喪葬費用者，應於二個月內完成補助費用之撥付，並副知個案戶籍所在地之主管機關。

第七條

本標準自發布日施行。

指定徵用設立檢疫隔離場所及徵調相關人員作業程序與補償辦法

①民國89年6月27日行政院衛生署令訂定發布全文12條；並自發布日起施行。
②民國93年7月30日行政院衛生署令修正發布名稱及全文16條；並自發布日施行（原名稱：傳染病流行時徵用私立醫院或公共場所暨徵調民間醫事人員作業程序及補償辦法）。
③民國97年1月21日行政院衛生署令修正發布名稱及全文15條；並自發布日施行（原名稱：臨時傳染病醫療所設立及補償辦法）。
④民國99年2月3日行政院衛生署令修正發布第5、7、10、11條條文。
⑤民國103年1月21日衛生福利部令修正發布第10條條文。

第一條
本辦法依傳染病防治法（以下簡稱本法）第五十三條第三項規定訂定之。

第二條
①本辦法所稱醫事人員，依醫療法之規定。
②本辦法所稱其他人員，指非屬醫事人員，為設立檢疫或隔離場所必要之工作人員。

第三條
①本辦法所稱設立機關，指依本法第五十三條就中央流行疫情指揮中心指揮官（以下簡稱指揮官）之指示，指定或徵用醫療機構或公共場所，設立檢疫或隔離場所，並得徵調人員協助防治工作之各級政府機關。
②地方主管機關平時應建置醫療機構或公共場所及防治工作人員名冊，並依傳染病特性、醫療機構之醫療品質、公共場所之適用性及醫事人員傳染病防治專長等，予以分類規劃、造冊後並送請中央主管機關備查。每半年更新一次資料時，亦同。

第四條
①設立機關應依指揮官指示，公告其所指定或徵用之醫療機構或公共場所。
②設立機關應依指揮官指示就所建立之人員名冊徵調，必要時得徵調其他相關人員協助防治工作。

第五條
①本辦法所定指定、徵用或徵調，應以書面為之。但有緊急需要時，該書面得於指定、徵用或徵調後三日內補發之。
②傳染病已獲控制或無傳染之虞時，設立機關應依指揮官指示或經報准解除指定、徵用或徵調，並於解除後三日內補送書面。

第六條

進行檢疫或隔離措施時，應以書面通知為之。緊急時該書面得於接受檢疫或隔離事實發生後三日內補發之。該書面應送達本人，並副知檢疫或隔離場所。結束檢疫或隔離時，亦同。

第七條

醫療機構及公共場所之補償項目及基準如下：

一　醫療機構：

㈠收容傳染病病人之醫療及膳食費用：依全民健康保險醫療費用支付標準及中央主管機關規定額度給付。

㈡其他場地、設施或設備之損失：依指定或徵用項目及費用，核實補償。

㈢因指定或徵用致影響營運，中央主管機關得補助其與前一未被指定或徵用年同期健保總醫療費用之差額，補助期間自指定或徵用當月起至解除當月後三個月為止。

二　公共場所之徵用：參照指定、徵用當時同區域或臨近公共場所之房地租金加計二成補償。徵用期間未滿十五日者，其補償費以十五日計算；逾十五日未達三十日者，其補償費以三十日計算。

第八條

人員薪資及津貼補償計算自徵調日起至結束日止，其補償項目及基準如下：

一　薪資部分：比照原日薪計算。

㈠任職於公立醫療機構人員：由原任職機構發給；如原任職機構未發給者，由設立機關發給。

㈡任職於私立醫療機構人員：由設立機關發給。

二　津貼部分，由設立機關依其擔任下列職務之一發給：

㈠醫師：每人每日新臺幣一萬元。

㈡護理人員：每人每班新臺幣五千元。

㈢前二目以外之醫事人員：每人每日新臺幣二千元。

㈣其他人員：每人每日新臺幣一千五百元。

第九條

①人員因直接或間接照護（顧）傳染病病患致感染傳染病或死亡者之補償項目及基準如下：

一　醫療費：扣除全民健康保險支付者外，核實補償。

二　身心障礙者補償費：

㈠重度或極重度身心障礙者，最高給付新臺幣一千萬元。

㈡中度身心障礙者，最高給付新臺幣五百萬元。

㈢輕度身心障礙者，最高給付新臺幣二百六十五萬元。

三　喪葬費：新臺幣三十萬元，一次給付。

四　撫卹金：新臺幣一千萬元，一次給付。

五　非財產上損害之慰助金：最高以新臺幣三百萬元為限，一次給付。

②前項身心障礙等級之鑑定，依身心障礙者權益保障法及相關法規辦理。
③請求第一項補償費者，如已受有其他法令規定事實相當之給付，應減除之。

第一〇條 103

①至指定檢疫場所接受檢疫且未違反檢疫相關規定者或受指定至檢疫場所照顧幼童者，自接受檢疫日起至結束日止，每人每日補償金額，由中央流行疫情指揮中心公告之。
②前項檢疫期間，有支領薪資或依其他法令規定性質相同之補助者，不得重複領取。

第一一條

受指定、徵用、徵調或接受檢疫者，應依下列規定，向設立機關申請補償：

一　醫療機構或公共場所：由負責人填具申請書，並檢附損失證明或其他足資證明損失等資料。
二　人員：由本人或法定繼承人填具申請書，並檢附相關證明文件、單據等資料。
三　接受檢疫者：填具申請書，並檢附檢疫通知書或相關證明文件，於接受檢疫事實發生後六個月內，提出申請。

第一二條

設立機關受理前條申請後，應於七日內就指定、徵用或徵調損失情形進行調查；調查後三個月內將結果作成書面報告，連同補償費申請書及相關證明資料完成審定。

第一三條

設立機關應將審定結果報請機關首長核定後，以書面通知申請人，並副知中央主管機關。

第一四條

補償費之核發，依前條核定結果爲之，並應於核定後三個月內完成撥付手續。

第一五條

本辦法自發布日施行。

傳染病防治財物徵用徵調作業程序及補償辦法

①民國93年7月14日行政院衛生署令訂定發布全文9條；並自發布日施行。
②民國97年1月22日行政院衛生署令修正發布名稱及全文12條；並自發布日施行（原名稱：防疫物資徵用作業程序及補償辦法）。

第一條
本辦法依傳染病防治法第五十四條第二項規定訂定之。

第二條
①本辦法所稱傳染病防治財物，指土地、工作物、建築物、防疫器具、設備、藥品、醫療器材、污染處理設施、車、船、航空器或其他經中央主管機關公告指定之防疫物資。
②前項被徵用財物如需連同徵調該操作人員時，適用本法第五十三條相關規定。

第三條
①各級政府機關執行前條徵用時，應對其所有人、管理人或使用人發給徵用書，並命其依規定時間、地點交付被徵用財物。但有急迫情況時，得先行徵用，並於徵用後三日內補發徵用書。
②徵用之財物有展延期限之必要時，徵用機關應於徵用期限屆至七日前，重新陳請指揮官核准之。
③各級徵用機關於徵用原因消滅後，應於十日內解除並發給解除徵用書及補償通知書。

第四條
徵用書應記載下列事項：
一　被徵用財物所有人、管理人或使用人、性別、國民身分證或統一編號、住居所、聯絡電話。
二　主旨、說明及其法令依據。
三　徵用財物之品名、單位、數量及規格。
四　徵用期限。
五　交付財物之時間、地點。
六　徵用機關名稱及其首長署名、簽章。
七　發文日期及字號。
八　表明行政處分之意旨及不服行政處分之救濟方法、期間等。

第五條
徵用機關於接收財物後，應即填發財物受領證明書，載明品名、單位、數量、規格、不動產標示資料、新舊程度及評定價格等，並應載明徵用期限，交予財物所有人、管理人或使用人，作為計價或補償之憑證。

第六條

①徵用土地、建築物之補償費，應參照徵用當時同一區域鄰近房地之租金加計二成計算。

②前項財物之徵用期間未滿十五日者；其補償費以十五日計算，逾十五日未達三十日者，其補償費以三十日計算。

第七條

徵用前條第一項規定以外財物之補償基準，依下列順序定之：

一　依政府機關訂定之費率加計二成補償。

二　依相關公會提供徵用機關所定期間之市場行情加計二成補償。

三　由徵用機關與各被徵用人協議定之。

第八條

①各級政府機關徵用之財物屬消耗性質者，於解除徵用後三十日內發給補償費。

②如須歸還未使用之財物時，徵用機關應填具財物返還證明，連同該剩餘財物，歸還被徵用人。

第九條

①各級政府機關徵用之財物屬非消耗性質且徵用未滿三十日者，於解除徵用後三十日內發給補償費；徵用達三十日以上者，其連續徵用每滿三十日，應先發給該期間之補償費。

②完成消毒之非消耗性財物，並應歸還被徵用人。

第一〇條

非消耗性財物因毀壞或滅失致無法返還時，按該財物被徵用時其使用程度之市價補償。

第一一條

各級政府機關為執行前五條之補償規定，遇有爭議時，得成立補償評定小組處理之。

第一二條

本辦法自發布日施行。

傳染病防治獎勵辦法

①民國89年11月17日行政院衛生署令訂定發布全文12條；並自發布日起施行。
②民國 91 年 11 月 8 日行政院衛生署令修正發布第 5、10 條條文；並刪除第 7 條條文。
③民國 92 年 4 月 21 日行政院衛生署令修正發布第 8 條條文。
④民國 93 年 9 月 9 日行政院衛生署令修正發布全文 13 條；並自 94 年 1 月 1 日施行。
⑤民國 95 年 9 月 8 日行政院衛生署令修正發布第 4、5、13 條條文；刪除第 10、11 條條文；並自 96 年 1 月 1 日施行。
⑥民國 97 年 3 月 21 日行政院衛生署令修正發布全文 11 條；並自發布日施行。
⑦民國 98 年 7 月 24 日行政院衛生署令修正發布第 3、5、6 條條文。
⑧民國 103 年 9 月 29 日衛生福利部令修正發布第 5 條條文。
⑨民國 105 年 4 月 26 日衛生福利部令修正發布第 6 條條文。
⑩民國 108 年 6 月 4 日衛生福利部令修正發布第 5、11 條條文；並自 108 年 4 月 1 日施行。
⑪民國 111 年 5 月 27 日衛生福利部令修正發布第 5 條條文。

第一條

本辦法依傳染病防治法（以下簡稱本法）第七十三條規定訂定之。

第二條

本辦法獎勵之對象，為執行本法防治工作著有績效之人員、醫事機構及其他相關團體。

第三條

本辦法獎勵之事項如下：

一　主動通報發現傳染病（源），並經主管機關證實者。
二　發生重大疫情時，積極參與救治病患、協助防治或防止疫病傳播有功者。
三　對防疫業務之研究、策劃、推行或提供興革意見，具有重大貢獻者。
四　對突發性傳染病、生物病原攻擊事件，能積極執行應變作為，具有重大功績者。
五　協助各級主管機關辦理傳染病防治工作，顯有績效者。
六　其他辦理防疫工作具有重大功績者。

第四條

①前條第二款至第六款之獎勵方式如下：

一　發給防治獎金。
二　公開表揚並頒發獎狀、獎章或獎牌。

三　其他獎勵方式。
②具有公務人員身分者，依相關法令予以獎勵。
第五條 111
①醫事人員發現傳染病（源），主動通報（知）並經主管機關證實者，發給通報獎金，其基準如下：
一　第一類、第五類傳染病（不含嚴重特殊傳染性肺炎）或生物病原攻擊事件病例：每例新臺幣一萬元。
二　登革熱、屈公病、西尼羅熱、茲卡病毒感染症全縣（市）地區當年度流行季本土病例之首例：新臺幣四千元。
三　登革熱、屈公病、茲卡病毒感染症境外移入病例：每例新臺幣二千五百元。
四　下列傳染病之本土或境外移入病例：
㈠腸道出血性大腸桿菌感染症、霍亂、麻疹、德國麻疹、先天性德國麻疹症候群或新生兒破傷風病例：每例新臺幣三千元。
㈡急性無力肢體麻痺病例：每例新臺幣一千元；經證實爲小兒麻痺症者，加發新臺幣四千元。
②前項第一款病例之檢驗人員，發給新臺幣一千元。
第六條
符合下列情形之一，每例得發給通報獎金新臺幣二千五百元：
一　主動至主管機關接受經中央主管機關指定之傳染病檢體篩檢，並經主管機關證實爲病例之民衆。
二　醫事人員以外之其他人員發現經中央主管機關指定之傳染病病例，主動通報並經主管機關證實者。
第七條
①通報病例之人得領不同額度之通報獎金時，以最高額發給之。
②二人以上通報同一病例，以先通報者爲發給對象；同時通報者，依其得領獎金平均發給之。
第八條
①個人符合第三條第二款至第六款規定者，得發給防治獎金，最高以新臺幣五萬元爲限。
②前項之獎勵對象，每年以十五名爲限，並僅得擇一發給。
第九條
①醫事機構或相關團體符合第三條第二款至第六款規定者，得發給防治獎金，最高以新臺幣十萬元爲限。
②前項之獎勵對象，每年以十五名爲限，並僅得擇一發給。
第一〇條
本辦法之獎勵，由中央主管機關爲之，地方主管機關得比照辦理。
第一一條
本辦法除中華民國一百零八年六月四日修正發布條文自一百零八年四月一日施行外，自發布日施行。

傳染病防治醫療網作業辦法

①民國89年11月20日行政院衛生署令訂定發布全文10條；並自發布日起施行。
②民國 91 年 1 月 16 日行政院衛生署令修正發布第 5 條附表一～四。
③民國 92 年 5 月 23 日行政院衛生署令修正發布全文 9 條；並自 92 年 3 月 1 日施行。
④民國 93 年 8 月 5 日行政院衛生署令修正發布全文 9 條；並自發布日施行。
⑤民國 97 年 5 月 16 日行政院衛生署令修正發布名稱及全文 14 條；並自發布日施行（原名稱：傳染病隔離治療醫院指定辦法）。
⑥民國 97 年 8 月 15 日行政院衛生署令修正發布第 3 ～ 5 條條文。
⑦民國 99 年 2 月 3 日行政院衛生署令修正發布第 5、8、12、13 條條文。
⑧民國 101 年 10 月 2 日行政院衛生署令修正發布第 14 條條文及第 2 條附表一　第 6 條附表二；除第 6 條附表二自 102 年 1 月 1 日施行外，自發布日施行。
⑨民國 104 年 10 月 12 日衛生福利部令修正發布第 2、6、7、13 條條文。
⑩民國 104 年 12 月 18 日衛生福利部令修正發布第 14 條條文及第 2 條附表；並自發布日施行。
⑪民國 105 年 7 月 19 日衛生福利部令修正發布第 4、5 條條文。
⑫民國 110 年 12 月 21 日衛生福利部令修正發布第 13、14 條條文；除第 13 條自 110 年 5 月 14 日施行外，自發布日施行。

第一條

本辦法依傳染病防治法（以下簡稱本法）第十四條第四項規定訂定之。

第二條

本辦法所定傳染病防治醫療網區之劃分方式，如附表。

第三條

中央主管機關於各傳染病防治醫療網區得指定指揮官、副指揮官各一人。

第四條

①區指揮官應依中央主管機關指示，辦理下列事項；區副指揮官襄助之：

一　審查傳染病防治醫療網各區之相關計畫。

二　輔導、考核地方主管機關、醫療院所有關傳染病防治事項。

三　其他經指示辦理之事項。

②區指揮官得邀集醫療、感染管制、公共衛生等專家、學者及相關地方主管機關代表，提供該區傳染病防治事項之諮詢意見。

第五條

①中央流行疫情指揮中心成立期間，區指揮官應依中心指揮官指示統籌指揮下列事項；區副指揮官襄助之：

一　轄區病例研判、疫情調查、醫療機構感染管制等事宜。

二　轄區醫院、病床、人力之指定、徵用、徵調及各項調度。

三　啓動醫療機構作爲傳染病病人隔離治療之用。

四　其他經指示辦理之事項。

第六條

①爲收治需隔離治療之傳染病病人，主管機關得指定隔離醫院，並自其中指定應變醫院。

②前項醫院之指定作業程序，得以下列方式之一爲之：

一　由地方主管機關就轄區特性、醫療設施分布，醫院軟硬體及收治量能等，選擇適當之醫療院所指定爲隔離醫院；並得依轄區特殊防疫需要，指定應變醫院。

二　由區指揮官就網區醫療資源分配，自前款隔離醫院名單中選擇適當之醫療院所，送請中央主管機關指定爲應變醫院。

三　由中央主管機關逕予指定。

第七條

隔離醫院應聘有台灣感染症醫學會認定之感染症專科醫師或中央主管機關認可之醫學會專科醫師。

第八條

①隔離醫院收治傳染病病人之原則如下：

一　第一類及第五類傳染病病人，以收治於應變醫院爲原則。

二　第二類、第三類及第四類傳染病病人；必要時，得收治於隔離醫院。

②前項醫院於未發生傳染病疫情時，傳染病隔離病房得移作一般病房使用。

③中央流行疫情指揮中心成立期間，收治病人之地點應依中心指揮官之指示辦理。

第九條

①隔離醫院之指定，有效期間爲三年，期滿得展延一次或重新指定。

②隔離醫院有下列情事之一者，中央主管機關得變更或廢止其指定：

一　隔離病房未符合第六條第二項第二款規定。

二　未符合第七條規定。

第一〇條

隔離醫院對於主管機關之傳染病防治醫療網政策、隔離病房之設施、設備、防護器材及作業品質之查核，均應充分配合。

第一一條

地方主管機關及應變醫院於平時應對可運用之人力、物力、設施及交通運輸工具等，進行建檔及動員規劃，並得實施演習驗證之。

第一二條
①於中央流行疫情指揮中心成立期間，隔離醫院應依中心指揮官或區指揮官指示優先收治傳染病病人，並於必要時進行啓動。
②前項期間，各級醫療院所及中心指揮官指示設立之隔離場所，應配合傳染病防治醫療網之運作。
③區指揮官經評估有啓動隔離醫院或請求跨區協助支援時，應以書面報經中心指揮官同意；遇有緊急狀況時，得先以口頭報准，並於啓動後三日內補送書面。
④啓動之解除，以中心指揮官指示之日期或中央流行疫情指揮中心解散當日爲解除日。指揮中心得先口頭通知被啓動醫院，並於啓動解除後三日內補送書面。
第一三條 110
①主管機關對於應變醫院之人員訓練、演習、隔離病房之設施、設備購置及其維護費用等，得酌予補助。
②隔離醫院依前條規定啓動收治傳染病病人致影響營運時，中央主管機關得補助其與前一未被啓動年同期全民健康保險總醫療費用之差額。但中央流行疫情指揮中心成立超過一年，得依中心指揮官指示補助其與前一未被啓動年或中央流行疫情指揮中心成立前一年同期全民健康保險總醫療費用之差額。
③前項補助期間，以啓動當月起至啓動解除當月後三個月爲止。
第一四條 110
①本辦法自發布日施行。
②本辦法中華民國一百十年十二月二十一日修正發布之第十三條，自一百十年五月十四日施行。

傳染病流行疫情監視及預警系統實施辦法

①民國90年5月10日行政院衛生署令訂定發布；並自發布日起實施。
②民國93年6月25日行政院衛生署令修正發布名稱及全文19條；並自發布日施行（原名稱：傳染病疫情監視及預警體系實施辦法）。
③民國97年1月4日行政院衛生署令修正發布全文19條；並自發布日施行。
④民國102年8月5日衛生福利部令修正發布第2、3、6、7條條文；並刪除第5條條文。
⑤民國104年3月23日衛生福利部令修正發布第6條附表。
⑥民國105年7月7日衛生福利部令修正發布第4、12、18條條文。
⑦民國109年9月14日衛生福利部令修正發布第6條附表。
⑧民國111年10月5日衛生福利部令修正發布第6條條文。

第一條

本辦法依傳染病防治法（以下簡稱本法）第二十六條規定訂定之。

第二條

①中央主管機關應建立傳染病流行疫情監視及預警系統，並執行下列事項：

一　就本法第三條所定傳染病，訂定傳染病通報定義及傳染病防治工作手冊，具體規範標準化通報流程、採檢方式、疫情調查及防治措施等作業。

二　建構全國各類傳染病監視及預警系統，從事通報資料之蒐集、分析，建置檢驗體制與電腦網路系統，並將分析資料回覆通報機構及地方主管機關。

三　督導地方主管機關執行本辦法所定之相關事項，必要時得支援其疫情處理工作。

四　其他與傳染病流行疫情監視及預警相關之事項。

②本辦法所定下列工作，由中央主管機關委任所屬疾病管制署或委託相關機關（構）、團體辦理：

一　訂定傳染病通報定義及傳染病防治工作手冊等作業。

二　建構全國各類傳染病監視及預警系統。

三　督導地方主管機關執行疫情監視及預警相關事項。

第三條

傳染病流行疫情監視及預警系統分類如下：

一　傳染病監視及預警系統。

二　實驗室監視及預警系統。

三　定點醫療機構監視及預警系統。

四　學校監視及預警系統。
五　醫院院內感染監視及預警系統。
六　全民監視及預警系統。
七　防疫物資監視及預警系統。
八　人口密集機構監視及預警系統。
九　症狀監視及預警系統。
十　即時疫情監視及預警系統。
十一　其他傳染病流行疫情監視及預警系統。

第四條

傳染病監視及預警系統之辦理事項如下：

一　醫師發現傳染病或疑似傳染病時，應依規定時限報告地方主管機關。
二　法醫師檢驗屍體，發現傳染病或疑似傳染病時，應依規定時限報告地方主管機關。
三　醫師以外醫事人員發現傳染病或疑似傳染病時，應依規定時限報告醫師或地方主管機關。
四　依前三款報告地方主管機關者，應填寫法定及新興傳染病個案（含疑似病例）報告單或於中央主管機關指定資訊系統鍵入報告資料。
五　地方主管機關接獲第一款至第三款之報告，應即將報告及疫情調查資料以電腦處理轉報中央主管機關。
六　醫療機構應設置機構內感染管制專責單位或指定專人，負責協助醫師報告。醫師於報告地方主管機關時，應知會機構內感染管制專責單位或該專人。

第五條　（刪除）

第六條 111

實驗室監視及預警系統之辦理事項如下：

一　中央主管機關得視需要指定設有臨床檢驗單位之醫事機構、衛生局（所）或研究單位之實驗室，定期報告特定病原體檢驗項目與檢驗結果等資料，如附表；必要時實驗室應提供指定檢體或病原體供流行疫情監視及流行病學調查之用。
二　中央主管機關應就前款報告結果，進行疫情監視。

第七條

定點醫療機構監視及預警系統之辦理事項如下：

一　中央主管機關得視需要指定應監視之傳染病或症狀，並指定特定醫療機構定期通報相關資料。
二　中央主管機關應就前款報告結果，進行疫情監視。

第八條

學校監視及預警系統之辦理事項如下：

一　中央主管機關得視需要指定應監視之傳染病或症狀，並選擇志願參與之學校定期通報相關資料。
二　中央主管機關應就前款報告結果，進行疫情監視。

第九條

醫院院內感染監視及預警系統之辦理事項如下：

一　中央主管機關得視需要指定醫院定期報告院內感染及院內感染藥物敏感性檢驗結果等資料。

二　中央主管機關應就前款報告結果，進行疫情監視。

第一〇條

全民監視及預警系統之辦理事項如下：

一　本法第四十一條、第四十二條所規定之人員或一般社區民衆，發現疑似傳染病病人、疑似傳染病致死之屍體，或有疑似聚集病例情事時，得以電話、網路、電子文件、入、出國（境）旅客傳染病書表等方式，主動通知中央主管機關或地方主管機關。

二　中央主管機關或地方主管機關，應設置全天候通知連繫管道，廣為宣導並確保其暢通。

第一一條

防疫物資監視及預警系統之辦理事項如下：

一　經濟主管機關應掌握有關防疫物資之市場銷售情形，並將相關資料定期提供中央主管機關。

二　地方主管機關應指派專人，監視其轄內各地區級以上醫院防疫物資之耗用情形。

三　地方主管機關發現醫療機構之防疫物資耗用異常時，應派員查詢，並將其結果主動報告中央主管機關。

四　中央主管機關發現防疫物資異常耗用時，得要求地方主管機關及相關機關（構）協助查明其原因。

第一二條

人口密集機構監視及預警系統之辦理事項如下：

一　中央主管機關得視需要指定安養機構、養護機構、長期照顧機構、安置（教養）機構、矯正機關或其他類似場所，應依規定通報指定之傳染病或症狀監視資料。

二　地方主管機關應就前款報告結果，進行疫情監視。

第一三條

症狀監視及預警系統之辦理事項如下：

一　中央主管機關得視需要指定應監視之症狀項目。

二　地方主管機關人員發現前款症狀項目之疑似個案或群聚事件，應塡寫症狀通報報告單，報告中央主管機關。

第一四條

即時疫情監視及預警系統之辦理事項如下：

一　中央主管機關得視需要指定醫院定期報告急診病人就診相關資料。

二　中央主管機關應就前款報告結果，進行疫情監視。

第一五條

地方主管機關，對曾與傳染病病人接觸或疑似被傳染者，得進行必要之疫情調查；其檢體經檢驗爲傳染病陽性者，應採行必要之防疫措施，並報告中央主管機關。

第一六條

地方主管機關應向轄區醫事機構、相關醫事團體、安養機構、養護機構、長期照顧機構、安置（教養）機構、矯正機關及其他類似場所，宣導傳染病流行疫情監視及預警系統之相關規定及作業方式。

第一七條

傳染病之通報，以書面或網路爲原則。必要時，得以電話、電子文件等方式先行報告及確認，書面或網路後補。

第一八條

①各級主管機關，得查核醫事機構、安養機構、養護機構、長期照顧機構、安置（教養）機構、矯正機關及其他類似場所之傳染病或症狀監視資料通報情形，各機關（構）及場所應予配合，不得拒絕、規避或妨礙。

②各級主管機關對於未依規定通報者，除依本法相關規定處罰外，並應輔導其限期改善。

第一九條

本辦法自發布日施行。

傳染病檢驗及檢驗機構管理辦法

①民國93年7月29日行政院衛生署令訂定發布全文10條；並自發布日施行。
②民國 97 年 7 月 4 日行政院衛生署令修正發布名稱及全文 11 條；並自發布日施行（原名稱：傳染病檢驗指定機構管理辦法）。
③民國 101 年 11 月 28 日行政院衛生署令修正發布全文 17 條；並自發布日施行。
④民國 102 年 10 月 25 日衛生福利部令修正發布第 3、11、16 條條文。
⑤民國 104 年 12 月 7 日衛生福利部令修正發布第 3、8、12、13、16 條條文。
⑥民國 106 年 6 月 15 日衛生福利部令修正發布第 6 ～ 8、10、14 ～ 16 條條文。
⑦民國 109 年 2 月 11 日衛生福利部令修正發布第 6、17 條條文；並自 109 年 2 月 11 日施行。
⑧民國 109 年 5 月 13 日衛生福利部令修正發布第 6 條條文。
⑨民國 112 年 5 月 1 日衛生福利部令修正發布第 8 條條文。

第一條

本辦法依傳染病防治法（以下簡稱本法）第四十六條第二項規定訂定之。

第二條

本辦法用詞，定義如下：

一　檢驗機構：指由中央主管機關指定、委託或認可，從事傳染病檢體檢驗之衛生機關、醫事機構、學術或研究機構。

二　實驗室認證機構：指對實驗室之檢驗能力及品質，依國際標準進行符合性評鑑及認證之機構。

三　實驗室能力試驗：指藉由實驗室間之比對以評估實驗室測試或校正能力之試驗。

第三條

①傳染病檢體採檢項目、採檢時間及送驗方式如下：

一　採檢項目：傳染病檢體及病原體。

二　採檢時間：投藥前、投藥後、潛伏期、發病期及恢復期。

三　送驗方式：檢體保存溫度及包裝方式。

②中央主管機關於依本法第三條第二項公告傳染病名稱時，應同時公告前項檢體採檢項目、採檢時間及送驗方式。

第四條

傳染病檢體於運送途中發生外溢情事時，運送相關人員應立即通知託運單位；託運單位於接獲通知後，應立即通知直轄市、縣（市）政府，並為必要之處置。

第五條

執行傳染病檢體之採檢及檢驗等相關人員，應依傳染病危害風險程度高低，採取適當防護措施。

第六條

①中央主管機關得就符合下列資格者，指定為指定檢驗機構：

一　具備符合感染性生物材料管理辦法所定第三等級、第四等級實驗室或經機構生物安全會通過之第二等級負壓實驗室。

二　置有經生物安全訓練合格之實驗室人員。

三　備有與操作檢體相當等級之生物安全管理措施及文件。

②前項指定，除書面審查外，得辦理實地訪查、驗證。

③中央流行疫情指揮中心成立期間，因應疫情防治而有擴充檢驗量能必要時，中央主管機關得指定具操作特定檢驗方法資格之檢驗機構為指定檢驗機構，不受第一項第一款資格規定之限制。

第七條

①中央主管機關必要時得就符合下列資格者，委託為受託檢驗機構：

一　使用中央主管機關規定之標準檢驗方法。

二　經實驗室能力試驗合格。

三　通過與委託檢驗項目及方法相當等級實驗室之生物安全檢測。

四　備有與操作檢體相當等級之生物安全管理手冊或規定。

②受託檢驗機構以辦理本法第二類、第三類或第四類傳染病之檢驗為限。

第八條

①符合下列資格之一者，得向中央主管機關申請或由中央主管機關認可為合格檢驗機構：

一　經實驗室認證機構認證通過。

二　經實驗室能力試驗合格。

②前項申請，應檢具下列文件：

一　申請書。

二　資格證明文件。

三　標準檢驗方法。

四　備有與操作檢體相當等級之生物安全管理手冊或規定。

③衛生機關、醫事機構、學術或研究機構使用依法核准之體外診斷試劑者，中央主管機關得認可為該試劑之合格檢驗機構，不受第一項規定之限制。

④經認可之合格檢驗機構以辦理本法第二類、第三類或第四類傳染病之檢驗為限。

第九條

經指定、委託或認可為檢驗機構者，其期限最長為四年。

第一〇條

①檢驗機構應於完成本法第一類或第五類法定傳染病之檢驗後一個月內，將驗餘之檢體送中央主管機關保存。

②指定或受託檢驗機構應於完成檢驗後一個月內，將分離之病原體、經確認內含病原體或其抗體之血清或血漿檢體送中央主管機關保存。
③中央主管機關因防疫需要，得通知檢驗機構將指定之檢體或分離之病原體送中央主管機關保存。

第一一條

除本法第一類及第五類法定傳染病檢體外，檢驗機構於完成檢驗報告後，檢體應保存至少三日，始得銷毀。但分離之病原體、經確認內含病原體或其抗體之切片、血片、血清或血漿檢體，應保存至少三十日始得銷毀。

第一二條

①檢驗機構應於檢驗期限內完成檢驗及報告，並向各級主管機關通報檢驗結果。
②檢驗機構操作傳染病檢體，對於檢體保存、檢驗品質及檢驗報告異常之處理，應依中央主管機關所定之品質保證作業要求辦理。

第一三條

①各級主管機關得對檢驗機構予以查核；檢驗機構應配合，不得規避、妨礙或拒絕。
②前項查核，得以書面審查、能力試驗或實地訪查爲之。
③第一項查核，發現有缺失時，檢驗機構應於指定之期限內完成改善；屆期未改善者，由中央主管機關逕行廢止或由地方主管機關報請中央主管機關廢止其指定、認可或終止委託。

第一四條

認可之合格檢驗機構於期限內，其名稱、住址、負責人有變更時，應自變更之日起三十日內，通知中央主關機關；有歇業、停業或喪失執行業務能力者，應自歇業、停業或喪失能力之日後十五日內，通知中央主管機關，廢止其認可之一部或全部檢驗項目。

第一五條

中央主管機關對於指定或受託檢驗機構，得補助部分或全部費用。

第一六條

第三條第二項、第六條至第八條、第十三條所定事項，中央主管機關得委託相關機關（構）、團體辦理。

第一七條

本辦法除中華民國一百零九年二月十一日修正發布條文自一百零九年二月十一日施行外，自發布日施行。

感染性生物材料管理辦法

①民國94年9月26日行政院衛生署令訂定發布全文19條；並自95年3月26日施行。
②民國 95 年 4 月 11 日行政院衛生署令修正發布第 19 條條文；增訂第 2-1 條條文；並自發布日施行。
③民國 103 年 3 月 11 日衛生福利部令修正發布名稱及全文 21 條；並自發布日施行（原名稱：感染性生物材料管理及傳染病病人檢體採檢辦法）。
④民國 105 年 12 月 13 日衛生福利部令修正發布全文 21 條；並自發布日施行。
⑤民國 108 年 1 月 31 日衛生福利部令修正發布全文 39 條；並自發布日施行。
⑥民國 110 年 12 月 15 日衛生福利部令修正發布全文 44 條；除第 11 條、第 32 條第 2 項，自 114 年 1 月 1 日施行，第 19 條自發布一年後施行外，自發布日施行。

第一章　總　則

第一條

本辦法依傳染病防治法（以下稱本法）第三十四條第三項規定訂定之。

第二條

本辦法用詞，定義如下：

一　設置單位：指持有、保存、使用、處分或輸出入感染性生物材料，並設有實驗室或保存場所之機關（構）、團體或事業。

二　實驗室：指進行傳染病檢驗，或保存、使用、處分感染性生物材料之場所。

三　保存場所：指實驗室以外保存、處分感染性生物材料之場所。

四　生物安全：指為預防工作人員意外暴露，或預防洩漏感染性生物材料，而實施之防護措施。

五　生物保全：指為防止感染性生物材料未經授權而取得、遺失、遭竊、濫用、移轉或洩漏，所實施之保護及管理措施。

六　處分：指感染性生物材料之新增、刪除品項或增減數量之行為。

第三條

①本法第四條第四項病原體，依其致病危害風險高低，分為四級危險群：

一　第一級：大腸桿菌K12型、腺相關病毒及其他未影響人體健康者。

二　第二級：金黃色葡萄球菌、B型肝炎病毒、惡性瘧原蟲及其他輕微影響人體健康，且有預防及治療方法者。

三　第三級：結核分枝桿菌、人類免疫缺乏病毒第一型與第二型及其他嚴重影響人體健康或可能致死，且有預防及治療可能者。

四　第四級：伊波拉病毒、天花病毒及其他嚴重影響人體健康或可能致死，且通常無預防及治療可能者。

②本法第四條第四項所稱病原體衍生物，指病原體組成成分或其分泌產物經純化或分離者，包括核酸、質體、蛋白質、生物毒素及其他衍生物。

第四條

①前條病原體、生物毒素，對公眾健康及公共安全具有嚴重危害之虞者，應列為管制性病原體及生物毒素（以下簡稱管制性病原、毒素）；其因濫用或洩漏，可能造成人員大量傷亡者，應列為高危險管制性病原、毒素。

②前條病原體、生物毒素與前項管制性病原、毒素之細項、品類、包裝及其他相關事項，由中央主管機關定之。

第五條

實驗室，有操作動物實驗者，為動物生物安全實驗室；其餘為生物安全實驗室。

第六條

生物安全實驗室，依其操作規範、屏障與安全設備及設施，分為四等級（Biosafety level）；其等級及操作之感染性生物材料如下：

一　第一等級（BSL-1）：不會造成人類疾病者。

二　第二等級（BSL-2）：造成人類疾病者。

三　第三等級（BSL-3）：造成人類嚴重或潛在致命疾病者。

四　第四等級（BSL-4）：造成人類嚴重致命疾病且無疫苗或治療方法者。

第七條

動物生物安全實驗室，依其操作規範、屏障與安全設備及設施，分為四等級（Animal Biosafety level）；其等級及動物實驗操作之感染性生物材料如下：

一　第一等級（ABSL-1）：不會造成人類疾病者。

二　第二等級（ABSL-2）：造成人類疾病者。

三　第三等級（ABSL-3）：造成人類嚴重或潛在致命疾病者。

四　第四等級（ABSL-4）：造成人類嚴重致命疾病且無疫苗或治療方法者。

第八條

前二條實驗室操作規範、屏障與安全設備及設施，由中央主管機關定之。

第二章　感染性生物材料之管理

第九條

①設置單位應建立適當之生物安全及生物保全管理機制。

②設置單位應就第二級至第四級危險群病原體及生物毒素之管理，置生物安全主管（以下稱生安主管）；設置單位人員達三十人者，應另設生物安全會（以下稱生安會）。

③依前項規定應設生安會之設置單位，始得持有、使用、輸出入、保存及處分第三級、第四級危險群病原體及管制性病原、毒素。

④生安主管，應具備三年以上實驗室生物安全及生物保全工作經驗。

⑤生安會置委員若干人，由設置單位首長或副首長擔任主任委員，生安主管為當然委員，其餘委員如下：

一　實驗室、保存場所主管代表。

二　實驗室、保存場所之管理人員代表。

三　工程技術人員或其他具備專業知識人員代表。

第一〇條

①設置單位應於置生安主管或設生安會後一個月內，報所在地地方主管機關核定；其有異動者，亦同。

②完成前項核定程序後，設置單位所屬實驗室及保存場所，始得持有、使用、輸出入、保存或處分前條第二項病原體及生物毒素。

第一一條

①生安主管應於前條第一項核定後三個月內，參加中央主管機關指定之訓練課程，取得合格證明。

②生安主管每年應受至少八小時繼續教育；每三年應重新接受其專業能力之核定。

③前二項訓練課程及繼續教育，應由中央主管機關自行或委由專業機構辦理；重新核定，應由地方主管機關辦理。

第一二條

生安主管之職責如下：

一　擔任設置單位生物安全、生物保全之對外事務聯繫窗口。

二　提供實驗室、保存場所之生物安全、生物保全諮詢。

三　審查實驗室、保存場所申請第二級至第四級危險群病原體及生物毒素之持有、使用、輸出入、保存或處分。

四　督導實驗室、保存場所工作人員之生物安全、生物保全訓練。

五　辦理每年實驗室、保存場所之生物安全、生物保全內部稽核。

六　督導高防護實驗室人員之知能評核及生物風險管理系統運作。

七　督導實驗室、保存場所辦理之應變演習。

八　督導實驗室、保存場所設備保養及維修前之清潔消毒作業。

九　督導實驗室、保存場所發生感染性生物材料溢出或其他事故之除污作業。

十　督導實驗室、保存場所之廢棄物處理。

十一　調查實驗室、保存場所之生物安全、生物保全異常或意外事件，向生安會報告調查結果及改善建議。

第一三條

①生安會之職責如下：

一　訂定實驗室、保存場所之生物安全、生物保全管理政策及規定。

二　審核實驗室之安全等級。

三　審核實驗室、保存場所之持有、使用、輸出入、保存或處分第二級至第四級危險群病原體及生物毒素。

四　審核實驗室、保存場所之生物安全、生物保全及緊急應變計畫。

五　審核實驗室、保存場所之新建、改建、擴建、啓用或停止運作計畫。

六　審核實驗室、保存場所之生物安全、生物保全爭議事項。

七　建立實驗室、保存場所工作人員之健康監測機制。

八　審核及督導其他有關感染性生物材料、實驗室、保存場所之生物安全、生物保全管理事項。

②免設生安會之設置單位，前項職責由生安主管負責。

第一四條

設置單位之實驗室、保存場所已無持有、使用、輸出入、保存或處分第二級至第四級危險群病原體及生物毒素之需求時，應檢附上開感染性生物材料耗盡、銷毀或移轉之證明文件，報所在地地方主管機關備查。

第一五條

①第二級至第四級危險群病原體及生物毒素之持有、使用、保存或處分，應經設置單位生安會審核通過；其爲第三級及第四級危險群病原體之持有、保存、新增品項或因移轉而增減數量，並應由設置單位報中央主管機關核准，始得爲之。

②設置單位刪除第三級及第四級危險群病原體之品項者，應於刪除後三十日內報中央主管機關備查。

第一六條

①設置單位輸出入感染性生物材料，應依本法第三十四條第二項規定，檢具申請書及相關文件、資料，向中央主管機關申請核准。

②輸出入感染性生物材料爲第二級至第四級危險群病原體及生物毒素者，應另檢具所屬設置單位生安會之同意文件。

第一七條

實驗室或保存場所保存第二級至第四級危險群病原體及生物毒素者，應辦理下列事項：

一　指派專人負責管理。

二　設有門禁管制，且保存設施及設備應有適當保全機制。
三　備有保存清單及存取紀錄。
四　備有生物保全相關管理手冊。
五　定期盤點保存之品項及數量或重量。

第一八條

①第二等級至第四等級生物安全及動物生物安全實驗室，應於明顯處標示生物安全等級、生物危害標識、實驗室主管、管理人員姓名、聯絡電話及緊急聯絡窗口，並備有實驗室生物安全相關管理手冊。

②設置單位對於使用第三級及第四級危險群病原體之實驗室工作人員，應保存血清檢體至其離職後十年；使用第二級危險群病原體之實驗室工作人員，其血清檢體保存必要性及期限，由生安會定之。

第一九條

實驗室或保存場所使用、保存第三級及第四級危險群病原體者，應建置生物風險管理系統。

第二〇條

①新設立之高防護實驗室，應經設置單位生安會同意，並報中央主管機關核准後，始得啓用。

②前項高防護實驗室，指第三等級、第四等級生物安全實驗室及第三等級、第四等級動物生物安全實驗室。

第二一條

①實驗室及保存場所之新進人員，應受至少八小時生物安全及生物保全基本課程。但高防護實驗室之新進人員，其所受之生物安全及生物保全課程應經中央主管機關認可。

②實驗室及保存場所之工作人員，每年應受生物安全及生物保全繼續教育至少四小時。

③前二項課程及繼續教育，設置單位得自行或委託其他機構、法人或團體辦理；或安排人員接受其他設置單位、機構、法人或團體辦理之課程或繼續教育。

第二二條

實驗室及保存場所應保存第二級至第四級危險群病原體與生物毒素之庫存、處分、異常事件、人員訓練及其他相關活動之紀錄至少三年。

第二三條

①感染性生物材料之運送，應符合中央主管機關所定之三層包裝規定，以適當交通工具爲之，並應依中央交通主管機關規定辦理。

②感染性生物材料於運送途中發生洩漏或其他意外情事時，運送人應立即爲必要之處置，並通知委託運送之設置單位。設置單位於接獲通知後，應循相關系統或以其他適當方式，立即通知事故所在地之地方主管機關及中央主管機關。

第二四條

①實驗室、保存場所發生異常事件時，應立即通報生安主管。
②前項事件屬於保存或移轉第三級、第四級危險群病原體之品項、數量不符，或使用前開病原體時，發生實驗室負壓或生物安全櫃功能異常，且無法立即恢復者，設置單位應於三日內通報各級主管機關；各級主管機關應視狀況進行調查或瞭解，並得為適當之處理。
③前項異常事件，生安主管應於接獲通報後次日起三十日內，完成調查異常事件，並向生安會提出報告及建議改善方案；設置單位應於生安會核定調查報告及改善方案之次日起七日內，報各級主管機關備查。

第二五條

①實驗室、保存場所發生感染性生物材料洩漏意外事件，依洩漏程度分為下列危害等級：

一　高度：感染性生物材料洩漏至實驗室、保存場所以外區域，致有感染或危害工作人員、其他部門或鄰近社區民眾之虞。

二　中度：感染性生物材料洩漏局限於實驗室、保存場所以內區域，致有感染或危害工作人員之虞。

三　低度：感染性生物材料洩漏局限於實驗室、保存場所安全設備內，致有感染或危害工作人員之虞。

②前項洩漏意外事件之通報及處理，由中央主管機關定之。

第二六條

設置單位應確保感染性生物材料無洩漏造成感染之虞，並由生安主管督導實驗室、保存場所辦理下列事項：

一　建立緊急應變計畫，其項目及內容如下：

㈠緊急應變小組及任務。

㈡意外事件類型、危害等級鑑定及風險評估。

㈢意外事件之警示、處理及通報機制。

㈣緊急應變物資庫存管理。

㈤緊急醫療救護程序。

㈥應變人員之安全防護措施。

㈦緊急應變疏散程序及其他因應措施。

㈧危害區域清潔、消毒、整治、與單位內其他專責人員之協調、善後處理措施及調查報告。

二　每年應依前款應變計畫辦理演習，每三年應有一次實地演習。

第二七條

中央主管機關因防疫需要，得令設置單位於限期內，將特定感染性生物材料，以適當方式銷毀、移轉保管或為其他處置。

第二八條

①中央主管機關得對使用、保存第三級及第四級危險群病原體之實驗室及保存場所，進行查核。
②地方主管機關得對轄區使用、保存第二級危險群病原體及非管制

性生物毒素之實驗室或保存場所，進行查核；必要時，中央主管機關得派員督導或查核。

③經前二項查核結果發現有缺失者，主管機關應令其限期改善，必要時得要求其停止使用、保存相關感染性生物材料。

④設置單位對於主管機關之督導或查核，不得規避、妨礙或拒絕。

第二九條

①實驗室或保存場所發生生物安全、生物保全意外事件或有發生之虞時，主管機關得要求設置單位停止使用或處分相關感染性生物材料。

②前項安全疑慮解除，經設置單位生安會確認，並報主管機關同意後，始得再行使用或處分。

第三章　管制性病原體及生物毒素之管理

第三〇條

實驗室或保存場所持有、使用、輸出入、保存或處分管制性病原、毒素，應適用本章規定。但屬中央主管機關公告之特定管制性毒素，且未達公告管制總量者，比照第三級危險群病原體之規定，免適用本章規定。

第三一條

①實驗室、保存場所初次持有、使用、保存或處分管制性病原、毒素前，應擬具生物安全、生物保全及緊急應變計畫，報生安會核准。

②設置單位應檢具前項經核准之計畫，並提出其指派之管制性病原、毒素主管及其代理人各一人，向中央主管機關申請核准後，始得持有、使用、輸出入、保存或處分。

③前項管制性病原、毒素主管，應由主管層級人員擔任，與生安主管不得為同一人。

④下列事項有異動時，應報中央主管機關核准後，始得為之；其他事項有異動時，應於異動後一個月內，報中央主管機關備查：

一　設置單位之管制性病原、毒素主管或其代理人。

二　管制性病原、毒素實驗室或保存場所新增管制性病原、毒素品項。

三　管制性病原、毒素實驗室或保存場所位置或地址。

第三二條

①設置單位應於中央主管機關依前條第二項核准後一個月內，聘管制性病原、毒素主管為生安會委員。

②管制性病原、毒素主管及代理人每年應受至少十二小時之繼續教育課程，每三年重新接受其專業能力之核定。

③前項繼續教育課程，其內容如下：

一　每年應受至少四小時管制性病原、毒素之相關課程。

二　除前款課程外，每年應受至少八小時其他生物安全課程。

第三三條

管制性病原、毒素主管綜理管制性病原、毒素實驗室或保存場所管理事務；其職責，除準用第十二條生安主管規定外，並包括下列事項：

一　每年審查管制性病原、毒素實驗室或保存場所之生物安全、生物保全及緊急應變計畫。
二　審查管制性病原、毒素實驗室去活化程序之確效。
三　指定或停止指定持有、使用或保存管制性病原、毒素工作人員。
四　督導管制性病原、毒素實驗室或保存場所之人員知能評核及生物風險管理系統運作。
五　督導可取得高危險管制性病原、毒素工作人員進行職前及持續適任性評估。
六　擔任設置單位管制性病原、毒素對外事務聯繫窗口。
七　提供管制性病原、毒素實驗室或保存場所之匿名通報管道。

第三四條

①前條第三款被指定人員，其任期最長為三年；任期屆滿前或被指定人員有異動時，應重新指定。

②被指定人員有違反實驗室生物安全及生物保全管理規定情節重大、涉嫌參加國內、外生物恐怖活動或其他相關犯罪行為者，管制性病原、毒素主管應立即終止被指定人員之持有、使用及保存權限，並報中央主管機關備查。

第三五條

新設立持有、保存或使用管制性病原、毒素之實驗室或保存場所，應經其設置單位管制性病原、毒素主管審查及生安會核准，並報中央主管機關核准後，始得啟用。

第三六條

①管制性病原、毒素實驗室或保存場所持有、使用、保存或處分管制性病原、毒素，應經其設置單位管制性病原、毒素主管審查及生安會核准後，適用或準用第十五條規定。

②前項管制性病原、毒素之移轉，接收單位應先報中央主管機關核准後，提供單位始得進行移轉。接收單位應於收到管制性病原、毒素後二個工作日內，報中央主管機關備查。

③管制性病原、毒素實驗室或保存場所刪除第一項感染性生物材料品項，應於刪除後三十日內，由設置單位報中央主管機關備查。

第三七條

①設置單位輸出入管制性病原、毒素，除依第十六條第一項規定辦理外，並應檢具生安會之同意文件。

②前項同意文件，應經管制性病原、毒素主管之簽署。

第三八條

①管制性病原、毒素實驗室或保存場所，應建置生物風險管理系統。

②管制性病原、毒素實驗室或保存場所，每年應將生物安全、生物保全及緊急應變計畫送管制性病原、毒素主管審核。

③管制性病原、毒素實驗室或保存場所，每年應依計畫辦理應變演習，且每三年應有一次實地演習。

第三九條

管制性病原、毒素實驗室進行臨床檢驗或參加能力試驗，檢出管制性病原、毒素者，應於七日內由設置單位報中央主管機關，並於下列期限內，完成銷毀、保存或移轉至經中央主管機關核准之管制性病原、毒素實驗室或保存場所：

一　臨床檢驗：三十日。

二　能力試驗：九十日。

第四〇條

①管制性病原、毒素之實驗室或保存場所工作人員，於依第二十一條第一項、第二項規定受基本課程或繼續教育時，應包括管制性病原、毒素之相關課程。

②高危險管制性病原、毒素之實驗室或保存場所工作人員，每年應受一次安全意識教育。

第四一條

管制性病原、毒素之實驗室及保存場所，應妥善保存管制性病原、毒素之庫存、人員訓練及其他相關活動紀錄至少三年，處分及異常事件紀錄至少十年。

第四二條

①主管機關應適用或準用第二十八條第一項至第三項規定，對管制性病原、毒素實驗室或保存場所，進行查核、令其限期改善或為其他處分。

②設置單位對於主管機關之督導或查核，不得規避、妨礙或拒絕。

第四章　附　則

第四三條

中央主管機關得就第十五條、第十六條、第二十條、第二十一條、第二十三條至第二十五條、第二十七條至第二十九條、第三十一條、第三十四條至第三十六條、第三十九條及前條所定事項，委託、委辦相關機關（構）、法人或團體辦理。

第四四條

本辦法除民國一百十年十二月十五日修正發布之第十一條、第三十二條第二項規定，自一百十四年一月一日施行；第十九條，自發布一年後施行外，自發布日施行。

預防接種作業與兒童預防接種紀錄檢查及補行接種辦法

①民國91年11月28日行政院衛生署、內政部、教育部令會銜訂定發布全文9條；並自發布日施行。
②民國 93 年 5 月 18 日行政院衛生署、內政部、教育部令會銜修正發布第 1 條條文。
③民國 97 年 4 月 15 日行政院衛生署令修正發布名稱及全文 7 條；除第 2 條自 97 年 11 月 1 日施行者外，自發布日施行（原名稱：兒童預防接種紀錄檢查及補種辦法）。
④民國 100 年 12 月 6 日行政院衛生署令修正發布第 2 條條文。
⑤民國 101 年 2 月 21 日行政院衛生署令修正發布第 7 條條文及第 4 條附表；並自 101 年 3 月 1 日施行。
⑥民國 106 年 1 月 18 日衛生福利部令修正發布全文 10 條；並自發布日施行。
⑦民國 112 年 3 月 27 日衛生福利部令修正發布第 6 條附表。

第一條

本辦法依傳染病防治法第二十八條第二項規定訂定之。

第二條

衛生單位護理人員施行預防接種作業，應接受之訓練課程如下：

一　疫苗學、接種實務、急救等至少六小時基礎教育訓練。
二　每二年定期接受至少四小時之前款進階教育訓練。
三　基礎及進階教育訓練，須取得學習時數證明文件。

第三條

衛生單位護理人員施行預防接種作業範圍，包括執行接種前之健康與適當性評估、疫苗取用、接種準備與疫苗之核對、確認接種對象與進行疫苗接種及衛教等程序。

第四條

衛生單位護理人員執行預防接種場所如下：

一　衛生主管機關及所屬衛生所（室）、各級學校。
二　經立案之護理之家、老人照護及安養機構。
三　其他經中央衛生主管機關核准之場所。

第五條

護理人員執行預防接種，應確實遵循必要之評估流程，並依規定辦理通報及核發紀錄。

第六條

國民小學（以下簡稱國小）、幼兒園、托嬰中心學童及嬰幼兒應完成之疫苗接種項目及時程，如附表。

第七條

①國小、幼兒園、托嬰中心新生及嬰幼兒於入學、托育時，其法定代理人應提出符合前條時程及項目之預防接種紀錄供查。
②國小、幼兒園、托嬰中心對於未按期接受預防接種之新生及嬰幼兒，應造冊通知當地衛生主管機關，協助完成補行接種，並視需要連繫當地教育或社政主管機關配合辦理。

第八條

前條第二項通知及作業程序如下：

一　書面通知法定代理人檢查結果及補種事項。

二　學童有其他醫療特殊理由未能完成預防接種者，應連繫或轉介至當地醫療機構做進一步檢查，以決定是否補種。

三　協助當地衛生主管機關辦理補（接）種事宜及追蹤學童完成接種。

四　配合當地衛生主管機關登錄，並提供學生就學期間進行各項疫苗接種之電子資料檔。

第九條

預防接種紀錄檢查，由國小、幼兒園及托嬰中心為之；補行接種相關事宜，由衛生主管機關辦理。

第一〇條

本辦法自發布日施行。

預防接種受害救濟基金徵收及審議辦法

①民國 93 年 7 月 13 日行政院衛生署令訂定發布全文 14 條；並自發布日施行。
②民國93年10月1日行政院衛生署令修正發布名稱及增訂第2-1條條文（原名稱：預防接種受害救濟審議辦法）。
③民國 96 年 10 月 18 日行政院衛生署令修正發布名稱及第 1、2-1、7、13 條條文；並增訂第 2-2 條條文（原名稱：預防接種受害救濟基金徵收基準及審議辦法）。
④民國 98 年 5 月 26 日行政院衛生署令修正發布第 7 條條文。
⑤民國99年2月12日行政院衛生署令修正發布第4、7、8、14條條文；增訂第 4-1 條條文；並自 98 年 11 月 1 日施行。
⑥民國 101 年 12 月 14 日行政院衛生署令修正發布第 2 ～ 2-2、4、10、14 條條文；除第 2-1 條自 102 年 1 月 1 日施行者外，自發布日施行。
⑦民國 103 年 1 月 9 日衛生福利部令修正發布第 2 ～ 2-2、4、7、8 條條文；並增訂第 7-1、7-2 條條文。
⑧民國 107 年 11 月 16 日衛生福利部令修正發布全文 23 條；並自發布日施行。
⑨民國 110 年 2 月 18 日衛生福利部令修正發布第 3、7、10、13、18 條條文。
⑩民國 112 年 12 月 29 日衛生福利部令修正發布第 3 條條文。

第一條
本辦法依傳染病防治法第三十條第四項規定訂定之。

第二條
①本人或母體疑因預防接種而受害者，得依本辦法之規定請求救濟。
②前項預防接種之範圍，包括施打領有中央主管機關核發許可證或專案核准進口，並經檢驗或書面審查合格之疫苗。

第三條 112
①疫苗製造或輸入廠商應繳納一定金額，充作預防接種受害救濟基金。基金總額未達新臺幣一億五千萬元或逾新臺幣四億元時，中央主管機關得依基金收支運用情形調整之。
②前項基金之徵收，依疫苗檢驗合格之劑數，按劑計算。但依藥事法第四十八條之二或本法第五十一條規定緊急專案採購之疫苗，以其製造或輸入之劑數，按劑計算。
③依前項所計算每一人劑疫苗，徵收基準如下：
一　嚴重特殊傳染性肺炎（COVID-19）疫苗：每一人劑疫苗，徵收新臺幣二十二元。
二　卡介苗（BCG）：每一人劑疫苗，徵收新臺幣二元。
三　前二款以外之疫苗：每一人劑疫苗，徵收新臺幣一點五元。

④第一項徵收金之免徵範圍如下：
一　製造供輸出之疫苗。
二　由主管機關專案採購以援助外國之疫苗。
三　其他專案申請中央主管機關核准免徵之疫苗。

第四條

①疫苗製造或輸入廠商應於中央主管機關核發疫苗檢驗合格證明、檢驗或書面審查報告書之次日起三十日內，繳納徵收金至預防接種受害救濟基金。

②疫苗製造或輸入廠商逾期繳納徵收金者，應自繳納期限屆至之次日起，每逾二日按滯納金額加徵百分之一滯納金；逾三十日仍未繳納者，移送強制執行。

第五條

預防接種受害救濟給付種類及請求權人如下：
一　死亡給付：疑似受害人之法定繼承人。
二　障礙給付：疑似受害人。
三　嚴重疾病給付：疑似受害人。
四　其他不良反應給付：疑似受害人。

第六條

①請求權人申請預防接種受害救濟，應填具預防接種受害救濟申請書（以下簡稱申請書），並檢附受害證明或其他足資證明受害之資料，向接種地直轄市、縣（市）主管機關（以下簡稱地方主管機關）提出申請。

②主管機關得通知請求權人限期提供健康檢查、非以全民健康保險身分就醫之病歷、身心障礙鑑定結果證明或其他相關資料；請求權人屆期不提供者，依審議前已取得資料進行審議。

第七條

①地方主管機關受理前條申請後，應於七日內就預防接種受害情形進行調查。

②地方主管機關應將前項調查結果填入預防接種受害調查表，連同申請書、疑似受害人就醫病歷及相關證明資料，送請中央主管機關審議。

第八條

依前條調查之疑似受害人就醫病歷，其範圍如下：
一　年齡未滿三歲或罹患先天性疾病之兒童：出生起訖申請日止之全部病歷。
二　罹患慢性疾病者：接種前至少三年迄申請日止之全部病歷。
三　前二款以外者：接種前一年迄申請日止之全部病歷。

第九條

中央主管機關為辦理預防接種受害救濟之審議，應設預防接種受害救濟審議小組（以下簡稱審議小組），其任務如下：
一　預防接種受害救濟申請案之審議。
二　預防接種與受害情形關聯性之鑑定。

三　預防接種受害救濟給付金額之審定。
四　其他與預防接種受害救濟之相關事項。

第一〇條

①審議小組置委員十九人至二十五人；委員由中央主管機關就醫藥衛生、解剖病理、法學專家或社會公正人士聘兼之，並指定一人爲召集人。
②前項法學專家、社會公正人士人數，合計不得少於三分之一；委員之單一性別人數不得少於三分之一。
③委員任期二年，期滿得續聘之；任期內出缺時，得就原代表之同質性人員補足聘任，其任期至原任期屆滿之日止。
④審議小組之召集人，負責召集會議，並擔任主席。召集人因故不能出席時，由委員互推一人爲主席。

第一一條

審議小組審議預防接種受害救濟案時，得指定委員或委託有關機關、學術機構先行調查研究；必要時，並得邀請有關機關或學者專家參與鑑定或列席諮詢。

第一二條

審議小組於必要時，得依職權或依請求權人之申請，通知其於指定期日、處所陳述意見。

第一三條

①審議小組鑑定預防接種與受害情形關聯性之分類如下：
一　無關：有下列情形之一者，鑑定結果爲無關：
㈠臨床檢查或實驗室檢驗結果，證實受害情形係由預防接種以外其他原因所致。
㈡醫學實證證實爲無關聯性或醫學實證未支持其關聯性。
㈢醫學實證支持其關聯性，但受害情形非發生於預防接種後之合理期間內。
㈣衡酌醫學常理且經綜合研判不支持受害情形與預防接種之關聯性。
二　相關：符合下列情形者，鑑定結果爲相關：
㈠醫學實證、臨床檢查或實驗室檢驗結果，支持預防接種與受害情形之關聯性。
㈡受害情形發生於預防接種後之合理期間內。
㈢經綜合研判具有相當關聯性。
三　無法確定：無前二款情形，經綜合研判後，仍無法確定其關聯性。
②前項醫學實證，指以人口群體或致病機轉爲研究基礎，發表於國內外期刊之實證文獻。
③第一項綜合研判，指衡酌疑似受害人接種前後之病史、家族病史、過去接種類似疫苗後之反應、藥物使用、毒素暴露、生物學上之贊同性及其他相關因素所爲之醫療專業判斷。

第一四條

①中央主管機關應於案件資料齊全之次日起交由審議小組於六個月內完成審定。必要時，得予延長，並以一次爲限，最長不得逾三個月。

②請求權人於審議期間或進行陳述意見時，補具理由或事證者，審議期間自收受最後補具理由或事證之次日起算。

③請求權人於延長審議期間或進行陳述意見時，補具理由或事證者，審議期間自收受補具理由或事證之次日起算，不得逾三個月。

第一五條

審議小組置辦事人員，協助預防接種受害救濟審議相關事項，由衛生福利部疾病管制署現職人員擔任；並得視救濟審議業務需要，進用相關專業或技術人員。

第一六條

預防接種受害救濟案件，有下列各款情形之一者，應爲不受理之審定：

一　逾本法第三十條第二項所定請求期間。

二　受害證明或其他足資證明受害之資料不足，不能補正或經通知限期補正屆期未補正。

第一七條

預防接種受害救濟案件，有下列各款情形之一者，不予救濟：

一　發生死亡、障礙、嚴重疾病或其他不良反應與預防接種確定無關。

二　常見、輕微之可預期預防接種不良反應。

三　轉化症或其他因心理因素所致之障礙。

四　非因預防接種目的使用疫苗致生損害。

第一八條

①審議小組依救濟給付種類，審定給付金額範圍如附表。

②審定給付金額，應依受害人之受害就醫過程、醫療處置、實際傷害、死亡或致身心障礙程度、與預防接種之關聯性及其他相關事項爲之。

③障礙程度之認定，依身心障礙者權益保障法令所定障礙類別、等級。

④嚴重疾病之認定，依全民健康保險重大傷病範圍或嚴重藥物不良反應通報辦法所列嚴重藥物不良反應。

⑤給付種類發生競合時，擇其較高金額給付之；已就較低金額給付者，補足其差額。

第一九條

預防接種受害救濟案件，有下列各款情事者，得酌予補助：

一　疑因預防接種致嚴重不良反應症狀，經審議與預防接種無關者，得考量其爲釐清症狀與預防接種之關係，所施行之合理檢查及醫療費用，最高給予新臺幣二十萬元。

二　疑因預防接種受害致死，並經病理解剖者，給付喪葬補助費新臺幣三十萬元。

三　孕婦疑因預防接種致死產或流產，其胎兒或胚胎經解剖或檢驗，孕程滿二十週，給付新臺幣十萬元；未滿二十週，給付新臺幣五萬元。

第二〇條

中央主管機關應就審議小組之審定結果，以書面通知請求權人，並副知地方主管機關。

第二一條

①救濟給付由中央主管機關依前條核定結果，一次撥付請求權人。但審定結果需視預防接種受害人之受害程度或治療情況分次給付者，不在此限。

②救濟給付應於救濟給付行政處分送達日起三個月內完成撥付手續。

第二二條

中央主管機關爲辦理預防接種受害救濟業務，得委任或委託其他機關（構）、團體辦理下列事項：

一　預防接種受害救濟業務之審議準備及結果通知等工作。

二　救濟金之給付。

三　其他與預防接種受害救濟業務有關事項。

第二三條

本辦法自發布日施行。

醫療機構執行感染管制措施及查核辦法

①民國93年11月3日行政院衛生署令訂定發布全文9條；並自發布日施行。
②民國 97 年 1 月 22 日行政院衛生署令修正發布名稱及全文 17 條；並自發布日施行（原名稱：醫療（事）機構傳染病感染管制及預防接種措施查核辦法）。
③民國 103 年 1 月 9 日衛生福利部令修正發布名稱及全文 20 條；並自發布日施行（原名稱：醫療機構執行感染控制措施查核辦法）。
④民國 105 年 7 月 19 日衛生福利部令修正發布名稱及第 2 ～ 6、9、16 條條文（原名稱：醫療機構執行感染控制措施及查核辦法）。
⑤民國 106 年 2 月 16 日衛生福利部令修正發布第 17 條條文。

第一條

本辦法依傳染病防治法（以下簡稱本法）第三十二條第二項規定訂定之。

第二條

醫療機構應執行之感染管制措施如下：

一　依醫療法規定申請設置之綜合醫院、醫院、慢性醫院、精神科醫院及經中央主管機關指定之醫療機構：依本辦法所定之措施爲之。

二　其他醫療機構：依第八條至第十四條所定之措施爲之。

第三條

醫療機構應設立感染管制會（以下簡稱感管會），由醫療機構主管或副主管擔任召集人，負責機構內感染管制政策擬定及督導事宜，定期召開相關會議並留有紀錄備查。

第四條

醫療機構應設立感染管制業務專責單位，設置固定辦公空間，明定組織圖與職責分工，並置有依醫療機構設置標準所定之感染管制人員，負責推行感染管制相關事務，定期召開相關會議並留有紀錄備查。

第五條

①醫療機構應建置疑似醫療照護相關感染個案、群聚或群突發事件之監測、處理機制，將監測資料製作相關年報與月報留存及提報感管會，並依主管機關之規定通報。
②前項處理機制，應包括院內群突發事件發生之標準作業流程及因應異常狀況之作業規範，並應定期演習訓練之。
③醫療機構於發生感染群聚或群突發事件時，應作成調查處理報告，向感管會說明改善計畫及建檔，追蹤至事件結束。必要時，得請求主管機關協助。

第六條

①醫療機構對抗生素使用之監測、審查、稽核及藥敏試驗等事項，應建立管理機制，由接受感染症醫學訓練之專科醫師或感染管制專責醫師負責，並派藥師、醫事檢驗師或其他醫師協助。

②抗生素使用及抗藥性細菌比率之情形，應定期向感管會報告，並依主管機關之規定通報；對於未合理使用抗生素及抗藥性比率異常之情形，應研擬改善計畫，追蹤執行成效，並定期向感管會報告。

第七條

①醫療機構應依主管機關規定，並參考相關指引及實證研究等文件，對於特定抗藥性細菌訂定感染管制標準作業程序及防護措施，並視需要定期更新。

②對於可能感染特定抗藥性細菌等高風險病人就醫住院時，應強化監測工作，落實執行前項標準作業程序與措施；在兼顧病人隱私之情形下，於其病歷、病床周遭建立標示，提醒醫療照護工作人員採取適當之防護措施。

第八條

醫療機構應訂定洗手標準作業程序，並有充足且適當之洗手設備與管控及查核機制。門診、急診、檢驗或其他檢查部門、一般病房、隔離病房或特殊單位等之相關設備，均應符合中央主管機關之規定。

第九條

醫療機構應訂定醫療相關感染管制標準作業程序，確實執行並視需要定期更新。

第一〇條

醫療機構對於照護環境設施、衛材、器械、儀器面板等，應定期清潔並確實消毒。

第一一條

醫療機構應宣導手部衛生、咳嗽禮儀及適當配戴口罩等，並於明顯處所張貼標示；醫療人員於診療過程中應適時提醒及提供相關防治訊息之衛教服務。

第一二條

①醫療機構應訂有員工保健計畫，提供預防接種、體溫監測及胸部Ｘ光等必要之檢查或防疫措施；並視疫病防治需要，瞭解員工健康狀況，配合提供必要措施。

②醫療機構應訂定員工暴露病人血液、體液及尖銳物品扎傷事件之預防、追蹤及處置標準作業程序。

第一三條

①醫療機構應訂有員工感染管制之教育訓練計畫，定期並持續辦理防範機構內工作人員感染之教育訓練及技術輔導。

②前項教育訓練及技術輔導對象，應包括所有在機構內執行業務之人員。

第一四條

醫療機構應訂有因應大流行或疑似大流行之虞感染事件之應變計畫，其內容應包含適當規劃病人就診動線，研擬醫護人員個人防護裝備（PPE）及其穿脫程序、不明原因發燒病人處理、傳染病個案隔離與接觸追蹤及廢棄物處理動線等標準作業程序。

第一五條

①醫療機構應訂定防範感染相關防護裝備之物資管理計畫。

②前項防護裝備之物資，應儲備適當之安全存量。

第一六條

①主管機關查核醫療機構執行感染管制措施之範圍如下：

一　感染管制組織架構及人力配置。

二　醫療照護相關感染預防、監測、通報、調查及處理機制。

三　抗生素抗藥性管制措施。

四　配合主管機關對傳染病進行預防、監測、通報、調查、演習及處理措施。

五　員工保護措施。

六　提供安全、乾淨、合宜之照護環境。

七　醫院感染管制及傳染病教育訓練。

②前項查核範圍之細項及評分基準，由中央主管機關公告之。

③前項查核發現有缺失時，主管機關應令其限期改善；屆期未改善者，應依本法相關規定處罰。

第一七條 106

①地方主管機關應定期查核轄區內醫療機構執行感染管制措施之作業情形；必要時，中央主管機關得派員協助或進行查核。

②前項地方主管機關查核，至少每二年辦理一次；必要時，得增減之。

第一八條

主管機關實施前條查核時，得邀請相關機關代表或專家學者參加。

第一九條

主管機關實施查核時，查核人員應主動出示足資證明身分之證件，並將查核事由及種類，以書面告知查核對象。

第二〇條

本辦法自發布日施行。

嚴重特殊傳染性肺炎隔離及檢疫期間防疫補償辦法

①民國109年3月10日衛生福利部令訂定發布全文9條；並自109年1月15日施行。
②民國 109 年 3 月 24 日衛生福利部令修正發布第 2 條條文。
③民國 109 年 6 月 17 日衛生福利部令修正發布第 2、9 條條文；第 2 條自 109 年 6 月 17 日施行。
④民國 110 年 10 月 19 日衛生福利部令修正發布第 2、9 條條文；第 2 條自 110 年 5 月 11 日施行。

第一條
本辦法依嚴重特殊傳染性肺炎防治及紓困振興特別條例（以下簡稱本條例）第三條第四項規定訂定之。

第二條 110
①本辦法之適用對象如下：
一 經各級衛生主管機關認定應接受居家隔離（含指定處所居家隔離）、居家檢疫、集中隔離或集中檢疫者（以下簡稱受隔離或檢疫者）。但未遵守中央流行疫情指揮中心所實施防疫之措施者，不適用之。
二 為照顧生活不能自理之受隔離或檢疫者，而請假或無法從事工作之家屬（以下簡稱照顧者）。
②非本國籍人士、大陸地區人民、香港或澳門居民，未領有居留證明文件者，不適用前項規定。
③第一項第二款所定生活不能自理之受隔離或檢疫者，應符合下列情形之一：
一 依長期照顧服務法第八條規定接受長期照顧需要等級評估，其失能等級為第二級至第八級者。
二 經神經科或精神科醫師出具確診為失智症之診斷證明書者。
三 接受社區照顧服務或個人助理服務之身心障礙者。
四 所聘僱之外籍家庭看護工，經醫師確診罹患嚴重特殊傳染性肺炎或其他因素不能提供服務，需由家屬照顧者。
五 國民小學學童或未滿十二歲之兒童。
六 就讀國民中學、高級中等學校或五年制專科學校前三年級之身心障礙者。
七 其他經中央衛生主管機關認定者。
④第一項第二款所定無法從事工作，為非屬受雇而須實際工作以維持生計，因照顧受隔離或檢疫者致無法工作之情形。
⑤第三項第一款及第二款所定人員，包括隔離或檢疫前已提出申

請，於隔離或檢疫後，經完成評估或診斷者。第三款所定社區照顧服務，包括身心障礙者個人照顧服務辦法所定社區日間作業設施、社區式日間照顧、機構式日間照顧、家庭托顧或社區居住。

⑥本辦法所定家屬，爲二親等內之血親、姻親或民法第一千一百二十三條所定之家長、家屬。

第三條

①受隔離或檢疫者及照顧者，經衛生主管機關認定受隔離或檢疫者未違反隔離或檢疫相關規定，就接受隔離或檢疫之日起至結束之日止之期間，得申請防疫補償。但有支領薪資或依其他法令規定性質相同之補助者，不得重複領取。

②前項所定未違反隔離或檢疫相關規定，爲在隔離或檢疫期間內，均未違反主管機關依傳染病防治法及相關法規所開立之隔離或檢疫通知書及該通知書所列之防疫措施。

③同一受隔離或檢疫者之照顧者，請領防疫補償時，每日以一人爲限。照顧者如同時爲受隔離或檢疫者，於同一照顧期間或同一受隔離或檢疫期間，防疫補償僅得擇一請領。

第四條

前條第一項防疫補償，每人按日發給新臺幣一千元。

第五條

①申請防疫補償，應塡具申請書，並檢附下列文件、資料，於隔離或檢疫結束日之次日起，向受隔離或檢疫結束時之所在地直轄市、縣（市）政府提出申請：

一　受隔離或檢疫者：

㈠本人或其法定代理人金融機構存簿封面影本。

㈡受雇人，由雇用人所出具受雇人請假及無支領薪資之證明。

㈢非受雇人，本人無法從事工作及無獲得報酬、補償之切結書。

㈣無工作或未成年者，本人無依其他法令規定領取性質相同補助之切結書。

㈤其他經中央衛生主管機關指定之文件、資料。

二　照顧者：

㈠本人或其法定代理人金融機構存簿封面影本。

㈡受雇人，由雇用人所出具受雇人請假及無支領薪資之證明。

㈢非受雇人，本人無法從事工作及無獲得報酬、補償之切結書。

㈣照顧第二條第三項第二款之對象者，神經科或精神科醫師出具確診爲失智症之診斷證明書。

㈤其他經中央衛生主管機關指定之文件、資料。

②前項受隔離或檢疫者及照顧者爲未成年者，由法定代理人爲之。

③第一項申請防疫補償文件、資料不齊，經通知限期補正，屆期未

補正者，不予受理；申請人得於本條例第三條第二項規定之期限內，重行申請。
④直轄市、縣（市）政府應於申請人備齊文件、資料申請之日起三十日內，完成發給作業；必要時得延長三十日。

第六條

直轄市、縣（市）政府得視需要，依本辦法規定，自行訂定發放作業相關規定。

第七條

中央衛生主管機關及直轄市、縣（市）政府為辦理審核作業所需之必要資料，得請求相關機關（構）、事業單位、學校、法人或團體提供之。

第八條

本辦法所需經費，由中央衛生主管機關依本條例第十一條所編列之特別預算項下支應。

第九條 110

①本辦法自中華民國一百零九年一月十五日施行。
②本辦法中華民國一百零九年六月十七日修正發布之第二條，自一百零九年六月十七日施行；一百十年十月十九日修正發布之第二條，自一百十年五月十一日施行。

人類免疫缺乏病毒傳染防治及感染者權益保障條例

①民國 79 年 12 月 17 日總統令制定公布全文 22 條。
②民國 86 年 12 月 30 日總統令修正公布第 5～7、9、14～18 條條文；並增訂第 6-1、8-1 條條文。
③民國 88 年 4 月 21 日總統令修正公布第 9 條條文。
④民國 89 年 1 月 19 日總統令修正公布第 3 條條文。
⑤民國 89 年 7 月 19 日總統令修正公布第 10、14 條條文；並增訂第 14-1 條條文。
⑥民國 94 年 2 月 5 日總統令修正公布第 7、9、14、14-1、18 條條文；並增訂第 9-1 條條文。
⑦民國 96 年 7 月 11 日總統令修正公布名稱及全文 27 條；並自公布日施行（原名稱：後天免疫缺乏症候群防治條例）。
民國 102 年 7 月 19 日行政院公告第 2 條、第 6 條第 1 項所列屬「行政院衛生署」、「中央健康保險局」之權責事項，自 102 年 7 月 23 日起分別改由「衛生福利部」、「衛生福利部中央健康保險署」管轄。
⑧民國 104 年 2 月 4 日總統令修正公布第 2、6、16、17、23、27 條條文；增訂第 15-1 條條文；並刪除第 18～20 條條文；除第 16 條第 3、4 項自公布後二年施行外，自公布日施行。
⑨民國 107 年 6 月 13 日總統令修正公布第 11、12、21～23 條條文。
⑩民國 110 年 1 月 20 日總統令修正公布第 15-1 條條文。

第一條

爲防止人類免疫缺乏病毒之感染、傳染及維護國民健康，並保障感染者權益，特制定本條例。

第二條

本條例所稱主管機關：在中央爲衛生福利部；在直轄市爲直轄市政府；在縣（市）爲縣（市）政府。

第三條

本條例所稱人類免疫缺乏病毒感染者（以下簡稱感染者），指受該病毒感染之後天免疫缺乏症候群患者及感染病毒而未發病者。

第四條

①感染者之人格與合法權益應受尊重及保障，不得予以歧視，拒絕其就學、就醫、就業、安養、居住或予其他不公平之待遇，相關權益保障辦法，由中央主管機關會商中央各目的事業主管機關訂定之。
②中央主管機關對感染者所從事之工作，爲避免其傳染於人，得予必要之執業執行規範。
③非經感染者同意，不得對其錄音、錄影或攝影。

第五條

①中央主管機關應邀集感染者權益促進團體、民間機構、學者專家及各目的事業主管機關代表，參與推動人類免疫缺乏病毒傳染防治及感染者權益保障事項；其中單一性別不得少於三分之一，且感染者權益促進團體、民間機構及學者專家之席次比例，不得少於二分之一。

②前項防治及權益保障事項包括：

一　整合、規劃、諮詢、推動人類免疫缺乏病毒傳染防治及感染者權益保障相關事項。

二　受理感染者權益侵害協調事宜。

三　訂定權益保障事項與感染者權益侵害協調處理及其他遵行事項之辦法。

③第一項之感染者權益促進團體及民間機構代表由各立案之民間機構、團體互推後，由主管機關遴聘之。

第六條

醫事機構應依主管機關規定，辦理人類免疫缺乏病毒感染之篩檢及預防工作；其費用由主管機關編列預算支應之。

第七條

①主管機關應辦理人類免疫缺乏病毒之防治教育及宣導。

②中央各目的事業主管機關應明訂年度教育及宣導計畫；其內容應具有性別意識，並著重反歧視宣導，並由機關、學校、團體及大眾傳播媒體協助推行。

第八條

①有下列情形之一者，應接受人類免疫缺乏病毒及其他性病防治講習：

一　經查獲有施用或販賣毒品之行為。

二　經查獲意圖營利與他人為性交或猥褻之行為。

三　與前款之人為性交或猥褻之行為。

②前項講習之課程、時數、執行單位及其他應遵行事項之辦法，由中央主管機關定之。

第九條

①主管機關為防止人類免疫缺乏病毒透過共用針具、稀釋液或容器傳染於人，得視需要，建立針具提供、交換、回收及管制藥品成癮替代治療等機制；其實施對象、方式、內容與執行機構及其他應遵行事項之辦法，由中央主管機關定之。

②因參與前項之機制而提供或持有針具或管制藥品，不負刑事責任。

第一〇條

旅館業及浴室業，其營業場所應提供保險套及水性潤滑劑。

第一一條

①有下列情形之一者，應事先實施人類免疫缺乏病毒有關檢驗：

一　採集血液供他人輸用。但有緊急輸血之必要而無法事前檢驗者，不在此限。

二　製造血液製劑。
三　施行器官、組織、體液或細胞移植。
②前項檢驗呈陽性反應者，其血液、器官、組織、體液及細胞，不得使用。但受移植之感染者於器官移植手術前以書面同意者，不在此限。
③醫事機構對第一項檢驗呈陽性反應者，應通報主管機關。

第一二條

①感染者有提供其感染源或接觸者之義務；就醫時，應向醫事人員告知其已感染人類免疫缺乏病毒。但處於緊急情況或身處隱私未受保障之環境者，不在此限。
②主管機關得對感染者及其感染源或接觸者實施調查。但實施調查時不得侵害感染者之人格及隱私。
③感染者提供其感染事實後，醫事機構及醫事人員不得拒絕提供服務。

第一三條

①醫事人員發現感染者應於二十四小時內向地方主管機關通報；其通報程序與內容，由中央主管機關訂定之。
②主管機關為防治需要，得要求醫事機構、醫師或法醫師限期提供感染者之相關檢驗結果及治療情形，醫事機構、醫師或法醫師不得拒絕、規避或妨礙。

第一四條

主管機關、醫事機構、醫事人員及其他因業務知悉感染者之姓名及病歷等有關資料者，除依法律規定或基於防治需要者外，對於該項資料，不得洩漏。

第一五條

①主管機關應通知下列之人，至指定之醫事機構，接受人類免疫缺乏病毒諮詢與檢查：
一　接獲報告或發現感染或疑似感染人類免疫缺乏病毒者。
二　與感染者發生危險性行為、共用針具、稀釋液、容器或有其他危險行為者。
三　經醫事機構依第十一條第三項通報之陽性反應者。
四　輸用或移植感染人類免疫缺乏病毒之血液、器官、組織、體液者。
五　其他經中央主管機關認為有檢查必要者。
②前項檢查費用，由中央主管機關及中央各目的事業主管機關編列之，前項第五款有檢查必要之範圍，由中央主管機關公告之。
③第一項所列之人，亦得主動前往主管機關指定之醫事機構，請求諮詢、檢查。
④醫事人員除因第十一條第一項規定外，應經當事人同意及諮詢程序，始得抽取當事人血液進行人類免疫缺乏病毒檢查。

第一五條之一　110

①有下列情形之一者，因醫療之必要性或急迫性，醫事人員得採集

檢體進行人類免疫缺乏病毒感染檢測，無需受檢查人或其法定代理人之同意：

一　疑似感染來源，有致執行業務人員因執行業務而暴露血液或體液受人類免疫缺乏病毒感染之虞。

二　受檢查人意識不清無法表達意願。

三　新生兒之生母不詳。

②因醫療之必要性或急迫性，未成年人未能取得法定代理人之即時同意，經本人同意，醫事人員得採集檢體進行人類免疫缺乏病毒感染檢測。

第一六條

①感染者應至中央主管機關指定之醫療機構接受人類免疫缺乏病毒感染治療及定期檢查、檢驗。

②感染者拒絕前項規定之治療及定期檢查、檢驗者，直轄市、縣（市）主管機關得施予講習或輔導教育。

③感染者自確診開始服藥後二年內，以下費用由中央主管機關予以全額補助：

一　人類免疫缺乏病毒門診及住院診察費等治療相關之醫療費用。

二　抗人類免疫缺乏病毒之藥品費。

三　抗人類免疫缺乏病毒藥品之藥事服務費。

四　病毒負荷量檢驗及感染性淋巴球檢驗之檢驗費。

五　其他經中央主管機關指定之項目。

④前項費用於感染者確診開始服藥二年後，全民健康保險保險對象應自行負擔之費用及依全民健康保險法未能給付之檢驗及藥物，應由中央主管機關編列預算支應之。

⑤前兩項補助之對象、程序、廢止及其他應遵行事項之辦法，由中央主管機關定之。

第一七條

醫事人員發現感染者之屍體，應於一週內向地方主管機關通報，地方主管機關接獲通報時，應立即指定醫療機構依防疫需要及家屬意見進行適當處理。

第一八條至第二〇條　（刪除）

第二一條

①明知自己為感染者，隱瞞而與他人進行危險性行為或有共用針具、稀釋液或容器等之施打行為，致傳染於人者，處五年以上十二年以下有期徒刑。

②明知自己為感染者，而供血或以器官、組織、體液或細胞提供移植或他人使用，致傳染於人者，亦同。但第十一條第二項但書所定情形，不罰。

③前二項之未遂犯罰之。

④危險性行為之範圍，由中央主管機關參照世界衛生組織相關規定訂之。

第二二條

違反第十一條第一項或第二項本文規定者，處新臺幣三萬元以上十五萬元以下罰鍰，因而致人感染人類免疫缺乏病毒者，處三年以上十年以下有期徒刑。

第二三條

①違反第十一條第三項、第十二條、第十四條、第十五條第一項及第四項、第十五條之一或第十七條者，處新臺幣三萬元以上十五萬元以下罰鍰。但第十二條第一項但書所定情形，不罰。

②醫事人員違反第十三條規定者，處新臺幣九萬元以上四十五萬元以下罰鍰。

③違反第四條第一項或第三項、醫事機構違反第十二條第三項規定者，處新臺幣三十萬元以上一百五十萬元以下罰鍰。

④第一項及前項之情形，主管機關於必要時，得限期令其改善；屆期未改善者，按次處罰之。

⑤醫事人員有第一項至第三項情形之一而情節重大者，移付中央主管機關懲戒。

第二四條

①違反第十條規定，經令其限期改善，屆期未改善者，處營業場所負責人新臺幣三萬元以上十五萬元以下罰鍰。

②違反第八條第一項不接受講習者，處新臺幣一萬元以上五萬元以下罰鍰。

第二五條

本條例所定之罰鍰，由直轄市或縣（市）主管機關處罰之。但第二十三條之罰鍰，亦得由中央主管機關處罰。

第二六條

①提供感染者服務工作或執行本條例相關工作著有績效者，中央主管機關應予獎勵。

②提供感染者服務工作或執行本條例相關工作而感染人類免疫缺乏病毒者，其服務機關（構）應給予合理補償；其補償之方式、額度及其他應遵行事項之辦法，由中央主管機關定之。

第二七條

①本條例自公布日施行。

②本條例第十六條第三項及第四項之修正條文，自公布後二年施行。

人類免疫缺乏病毒感染者治療費用補助辦法

①民國97年6月16日行政院衛生署令訂定發布全文11條；並自發布日施行。
②民國 98 年 10 月 22 日行政院衛生署令修正發布第 3、8 條條文。
③民國 103 年 5 月 26 日衛生福利部令修正發布第 8 條條文。
④民國 104 年 12 月 14 日衛生福利部令修正發布名稱及全文 12 條；除第 2、7 條自 106 年 2 月 4 日施行外，餘自發布日施行；第 6 條並自 106 年 2 月 4 日失其效力（原名稱：人類免疫缺乏病毒檢驗預防及治療費用給付辦法）。
⑤民國 105 年 11 月 30 日衛生福利部令修正發布第 3、4 條條文。

第一條

本辦法依人類免疫缺乏病毒傳染防治及感染者權益保障條例（以下稱本條例）第十六條第五項規定訂定之。

第二條

本條例第十六條第三項及第四項所定感染者確診開始服藥，應自感染者確診後，醫師首次開立抗人類免疫缺乏病毒藥品處方之日起算。

第三條 105

本辦法補助對象，為經醫事人員通報主管機關之感染人類免疫缺乏病毒，且符合下列資格之一者：

一　有戶籍國民。

二　本條例一百零四年二月六日修正生效前，經中央主管機關核准申覆在案之下列三類人員：

㈠受我國籍配偶感染之外籍（含大陸地區、香港、澳門）配偶。

㈡於我國醫療過程中感染之外籍（含大陸地區、香港、澳門）配偶。

㈢在臺灣地區合法居留之我國無戶籍國民。

三　在臺灣地區合法居留之下列三類人員：

㈠外籍（含大陸地區、香港、澳門）配偶。

㈡泰緬專案及滯臺藏族人士。

㈢於我國醫療過程中感染之外籍（含大陸地區、香港、澳門）人士。

四　其他經中央主管機關認有接受人類免疫缺乏病毒感染治療及定期檢查、檢驗必要者。

第四條 105

直轄市、縣（市）主管機關對於前條補助對象，應核發全國醫療服務卡（以下稱服務卡）；其類別及效期如下：

一　證明卡：符合前條第一款及第二款第一目、第二目者，永久有效。

二　臨時卡：

㈠符合前條第二款第三目及第三款者：有效期限至申請時所持臺灣地區居留證之居留期限止。

㈡符合前條第四款規定者：有效期間為三個月。但有特殊需要時，得申請延長之。

第五條

①感染者至指定醫事機構檢驗或就醫時，應繳驗下列文件：

一　國民身分證、效期內之居留證或其他足以證明身分之文件。

二　服務卡。

②指定醫事機構查核前項資格文件，認有逾期或不符本辦法規定者，應不予受理。

③指定醫事機構應於感染者檢驗或就醫後，檢具感染者之檢驗、檢查報告及相關資料，依本條例第十六條第三項及第四項規定，向中央主管機關申請補助費用。

第六條

①指定醫事機構得申請費用補助之項目如下：

一　人類免疫缺乏病毒門診及住院診察費等治療相關之醫療費用。

二　抗人類免疫缺乏病毒之藥品費。

三　抗人類免疫缺乏病毒藥品之藥事服務費。

四　病毒負荷量檢驗與感染性淋巴球檢驗之檢驗費。

五　其他經中央主管機關指定之項目。

②前項費用補助項目之支付基準如下：

一　依中央主管機關訂定之支付品項及價格。

二　依全民健康保險醫療服務給付項目及支付標準。

三　依全民健康保險藥物給付項目及支付標準。

③第一項第二款及第四款規定之抗人類免疫缺乏病毒之處方，依中央主管機關之規定。

④指定醫事機構申請第一項之費用時，應提報受檢者或感染者之檢驗、檢查報告及相關資料。

第七條

①依本辦法補助之抗人類免疫缺乏病毒檢驗及藥物，其處方應依中央主管機關之規定。

②第五條第三項補助之支付基準如下：

一　依全民健康保險醫療服務給付項目及支付標準。

二　依全民健康保險藥物給付項目及支付標準。

三　依中央主管機關訂定之支付品項及價格。

第八條

①中央主管機關對下列費用，不予補助：

一　掛號費、膳食費、證件費、病房差價及其他非屬治療人類免疫缺乏病毒之醫療費用。

二　不依第六條第三項或前條第一項中央主管機關規定所為之處方。

②因醫療過程而感染人類免疫缺乏病毒之血友病病人，不受前項第一款規定之限制。

第九條

①中央主管機關得委任衛生福利部中央健康保險署辦理費用之申報、審核及補助。

②指定醫事機構申請補助程序，準用全民健康保險相關規定。

第一〇條

①補助對象未遵循醫囑用藥或醫療處置，或有浪費醫療資源情形者，主管機關得依其情節輕重為下列處置：

一　直轄市、縣（市）主管機關輔導感染者至特定之指定醫事機構就醫。

二　中央主管機關暫停補助；其暫停期間不中斷確診開始服藥二年期間之計算。

②補助對象之資格與第三條規定不符者，直轄市、縣（市）主管機關應廢止、撤銷其補助，並註銷第四條之服務卡。

第一一條

本辦法之經費來源，由中央主管機關按年度編列預算支應之。

第一二條

本辦法除第二條及第七條條文自中華民國一百零六年二月四日施行外，自發布日施行；第六條條文自一百零六年二月四日失其效力。

人類免疫缺乏病毒感染者權益保障辦法

民國 97 年 9 月 2 日行政院衛生署令訂定發布全文 14 條；並自發布日施行。

第一條

本辦法依人類免疫缺乏病毒傳染防治及感染者權益保障條例（以下簡稱本條例）第四條第一項規定訂定之。

第二條

①主管機關及各中央目的事業主管機關應規劃之感染者權益保障事項如下：

一　主管機關：感染者醫療服務體系之建立，及其就學、就醫、就業、安養、居住等公平待遇之相關法規訂定、推動及監督事項。

二　內政主管機關：感染者之安養及其相關權益保障事項。

三　退除役官兵輔導主管機關：具榮民或退役軍人身分之感染者安養、居住及其相關權益保障事項。

四　教育主管機關：感染者之就學權益維護及其相關權益保障事項。

五　國防主管機關：具軍人身分之感染者權益維護及其相關權益保障事項。

六　法務主管機關：具被收容人身分之感染者權益維護、收容環境改善及其相關權益保障事項。

七　勞工主管機關：感染者就業促進與保障、勞動權益、職業重建及其相關權益保障事項。

八　新聞及通訊傳播主管機關：感染者之傳播媒體報導相關權益保障事項。

②主管機關及各中央目的事業主管機關，執行感染者權益保障事項時，應互相配合，並設置對外聯繫窗口。

第三條

傳播媒體報導感染者時，不得有下列情事：

一　使用歧視性之稱呼或描述。

二　與事實不符或足以使人產生歧視或偏見。

三　揭露個人資料足以使他人推斷其身分。

四　揭露姓名或住（居）所。

第四條

機關（構）、學校或團體辦理各類就學、就業所訂之招生（募）簡章或契約、活動等規定，不得以感染人類免疫缺乏病毒為唯一理由，排除感染者接受教育、應考試及受僱之權利或予其他任何不公平之限制。

第五條

機關（構）、學校或團體設有宿舍者，不得以當事人為感染者為唯一理由，拒絕其住宿或予其他任何不公平之限制。

第六條

①感染者應由其直系血親、配偶或同財共居親屬負照顧責任，不得無故拒絕。

②前項親屬無照護能力，且感染者有安置、安養或長期護理之必要，並符合收治條件者，社會福利或護理機構不得以其為感染者為唯一理由，拒絕提供服務。

③社會福利或護理機構服務感染者，得洽請地方主管機關提供必要之協助。

第七條

①感染者遭受本條例第四條第一項所定有關就學、就業之不公平待遇或歧視時，得向各該機關（構）、學校或團體負責人提出申訴。

②申訴人對前項申訴有遲延處理或對處理結果不服者，得向地方主管機關提出申訴。

③感染者或其所居住之社會福利或護理機構遭受本條例第四條第一項有關安養、居住之不公平待遇或歧視時，得逕向地方主管機關提出申訴。

④申訴人對於地方主管機關就前二項申訴之處理結果不服者，得向中央主管機關提出申訴。

第八條

①前條之申訴，應具名以書面方式為之，但有特殊情況者，得以言詞為之；並得委託機關（構）、團體或第三人提出。

②以言詞為申訴者，受理機關（構）或人員，應作成紀錄，並經申訴人確認後，由其簽名或蓋章。

第九條

申訴案件之提出，以事實發生日起一年內為限。

第一〇條

各級主管機關受理申訴案件，應自受理日起三個月內完成處理。

第一一條

①各級主管機關或其他機關（構）、學校、團體受理申訴案件時，應邀集雙方當事人及相關專業人士、感染者權益保障團體代表，以客觀、獨立及公正之方式審議之。

②前項審議，應對感染者以匿名方式為之。

第一二條

申訴案件未於規定期間內提出或未提出具體事由者，機關（構）、學校、團體或各級主管機關得決定不予受理或終止其調查與處理。

第一三條

機關（構）、學校或團體不得因感染者提出權益侵害申訴而予以不利之處分、管理措施或任何不公平之待遇。

第一四條

本辦法自發布日施行。

針具服務及替代治療實施辦法

民國97年7月24日行政院衛生署令訂定發布全文18條；並自發布日施行。

第一條

本辦法依人類免疫缺乏病毒傳染防治及感染者權益保障條例第九條第一項規定訂定之。

第二條

①本辦法所稱同儕教育員，指曾有使用毒品經驗，並經主管機關訓練及核可，藉由其對毒品施用者之同理心與相關施用行爲之瞭解，協助執行服務措施之人員。

②本辦法所稱外展服務人員，指經主管機關訓練及核可，在社區巡迴執行服務措施之人員。

第三條

爲防止病毒傳染，主管機關得提供下列服務措施：

一　針具服務：實施針具提供、交換及回收。

二　替代治療：實施管制藥品成癮替代治療。

第四條

前條服務措施之實施對象如下：

一　針具服務：使用針具施用毒品者。

二　替代治療：經精神科專科醫師診斷確爲鴉片類成癮，且對美沙冬鹽酸鹽、丁基原啡因鹽酸鹽無不適合使用之狀況者。

第五條

第三條之服務措施，由中央主管機關規劃及推動，並督導地方主管機關辦理，必要時，得提供經費補助。

第六條

①醫療機構、醫事檢驗所、藥局及其他民間團體或事業，得經地方主管機關核可後辦理針具服務。核可效期爲一年。

②地方主管機關設置非營利性針具自動服務機、同儕教育員或外展服務人員負責之社區巡迴處所，得辦理針具服務。

第七條

提供針具服務時，應同時辦理下列服務：

一　衛生教育：預防血液傳染病、避免隨意丟棄廢棄針具等。

二　服務資訊：轉介進行人類免疫缺乏病毒之檢驗、替代治療、戒毒、醫療、就業等。

三　其他經主管機關核可辦理之事項。

第八條

針具服務處所應張貼地方主管機關核發之識別標誌；針具服務人

員於執行職務時，應配戴足資證明身分之證件。

第九條

①醫療機構符合下列條件者，得申請指定爲替代治療執行機構（以下稱執行機構）：

一　醫師、藥師及護理人員各一名以上。

二　醫師領有管制藥品使用執照。

②前項申請指定之受理機關依毒品危害防制條例、管制藥品管理條例規定爲之。

③第一項執行機構未能提供臨床心理、職能治療或社會工作等相關服務者，應與中央主管機關指定之藥癮戒治醫院訂定合作契約。

④替代治療之執行人員，每年應接受替代治療繼續教育講習八小時以上。

第一〇條

①醫療機構申請指定爲執行機構時，應檢具文件如下：

一　計畫書，包括醫療團隊組織與人員、預估收案人次、治療照護計畫與流程管理、品質保證措施、實施替代治療之獨立空間及藥品安全儲存空間配置平面圖等。

二　管制藥品登記證影本。

三　其他經受理機關指定之文件。

②經受理機關審查前項之申請文件齊備且符合規定者，得公告指定爲執行機構，其效期爲三年。

③本辦法發布日實施前已核准之執行機構，其效期至本辦法發布生效日起算三年。

④申請效期屆滿前六個月，執行機構得重新申請。

第一一條

①替代治療之執行方式如下：

一　治療藥物應在醫事人員監督下服用。

二　治療期間應定期安排治療對象接受心理諮詢、心理治療或輔導及人類免疫缺乏病毒相關衛教，並將輔導情況及病患配合度，列爲下次療程評估參考。

三　治療之給藥方式，應依中央主管機關發布之治療指引，並得依治療對象成癮程度及臨床需要調整給藥劑量。

四　收案及治療紀錄，應包括病史、身心狀況、意願、動機、各項檢查（檢驗）報告、配合度及相關治療評估等事項。

②前項第四款之收案與治療紀錄之保管及保存，應符合醫療法有關病歷之規定。

第一二條

①治療對象未接受治療連續達十四天者，視爲終止治療。但執行機構得考量治療對象之需要，重新開始治療。

②治療對象同日逕至不同執行機構接受服務者，執行機構得拒絕提供服務。

第一三條

執行機構及其所屬人員，因職務或執行業務知悉或持有治療對象之秘密者，不得洩漏。

第一四條

執行機構違反第十一條第一項各款規定或違反管制藥品管理規定，情節重大者，主管機關得廢止其指定。

第一五條

①主管機關對服務措施執行機構得予查核。

②前項之查核，包括書面審查、能力試驗或實地訪查；服務措施執行機構應予配合，不得拒絕、規避或妨礙。

第一六條

服務措施執行機構或人員執行服務措施時，因司法或警察機關查緝，有礙本辦法服務措施之推動者，得報請地方主管機關協助處理。

第一七條

①服務措施執行機構及人員著有績效者，主管機關或各目的事業主管機關得予獎勵。

②前項獎勵方式，以公開表揚並頒發獎狀、獎章或獎牌方式爲之。

第一八條

本辦法自發布日施行。

人類免疫缺乏病毒及其他性病防治講習辦法

①民國95年3月22日行政院衛生署令訂定發布全文10條；並自發布日施行。

②民國97年1月21日行政院衛生署令修正發布名稱及第1、2、4、6、7條條文（原名稱：後天免疫缺乏症候群及其他性病防治講習辦法）。

第一條

本辦法依人類免疫缺乏病毒傳染防治及感染者權益保障條例第八條第二項規定訂定之。

第二條

衛生主管機關、警察機關人員對於講習對象之人格及隱私應予保障，不得洩漏。

第三條

後天免疫缺乏症候群及其他性病防治講習，由查獲地直轄市政府或縣市政府執行，並得委任所屬機關或委託醫療院所等專業機構執行。

第四條

①講習對象如下：

一　經查獲有施用或販賣毒品之行為者。

二　經查獲意圖營利與他人為性交或猥褻之行為者。

三　與前款之人為性交或猥褻之行為者。

②前項講習對象被查獲時，有使用保險套者，免參加講習。

第五條

本講習之課程，包含後天免疫缺乏症候群及性病之簡介、傳染途徑及其有關預防、治療事項。

第六條

講習之時數，每次以二小時為限。

第七條

①警察機關查獲第四條所列之對象時，應協助通知該對象於時限內參加當地衛生主管機關依本辦法辦理之講習。

②講習對象於接獲通知後，應依指定日期攜帶通知單及身分證明文件，前往講習場所報到。

第八條

①講習對象因病、出國、服役、服刑、受保安處分、動員徵召或有其他正當理由，未能依指定日期參加講習者，應檢具相關證明文件向通知單位申請改期。

②前項改期之申請，以一次為限。

第九條

辦理本講習所需經費，由地方衛生主管機關編列預算支應之。

第一〇條

本辦法自發布日施行。

危險性行為之範圍標準

①民國97年1月10日行政院衛生署令訂定發布全文3條；並自發布日施行。

②民國 110 年 7 月 2 日衛生福利部令修正發布第 2 條條文。

第一條

本標準依人類免疫缺乏病毒傳染防治及感染者權益保障條例第二十一條第四項規定訂定之。

第二條 110

危險性行爲之範圍，指未經隔絕器官黏膜或體液而直接接觸，且經醫學評估有重大傳染風險造成人類免疫缺乏病毒感染之性行爲。

第三條

本標準自發布日施行。

執行人類免疫缺乏病毒傳染防治工作致感染者補償辦法

①民國98年10月22日行政院衛生署令訂定發布全文11條；並自發布日施行。

民國102年7月19日行政院公告第2條第1項、第5條第1款第3目所列屬「行政院衛生署疾病管制局」之權責事項，自102年7月23日起改由「衛生福利部疾病管制署」管轄。

②民國102年10月24日衛生福利部令修正發布第2、5條條文。

第一條

本辦法依人類免疫缺乏病毒傳染防治及感染者權益保障條例（以下簡稱本條例）第二十六條第二項規定訂定之。

第二條 102

①本條例第二十六條第二項所稱因提供感染者服務工作或執行本條例相關工作致感染人類免疫缺乏病毒者（以下稱致感染者），指配合主管機關執行上述工作之行政機關其任用及聘僱人員或受委託之團體所屬人員，並經衛生福利部疾病管制署（以下稱疾病管制署）認定者。

②所稱「服務機關（構）」之範圍，指配合主管機關提供感染者服務工作或執行本條例相關工作之行政機關（構）或受行政機關（構）委託之團體。

③第一項人員因故意或重大過失致感染者，應不予補償。

第三條

①本辦法之補償種類及額度如下：

一　致傷病補償金：包含喪失或減少勞動能力或增加生活需要之費用，合計新臺幣五百萬元。

二　致死亡補償金：包含死亡者對於第三人負有法定扶養義務之扶養費、非財產上損害之慰藉金及殯葬費，合計新臺幣一千萬元。

②因同一原因事實同時或先後申請前項第一款及第二款之補償費用者，應擇其較高之給付金額予以補償；已就較低之補償金額予以補償，應補足其差額；已由政府依其他法律規定發給性質相同之補償金，應予扣抵。

第四條

前條各項補償費用之請求權人如下：

一　致傷病補償金：本人或其法定代理人。

二　致死亡補償金：死亡者之法定繼承人。

第五條 102

請求權人申請補償費用，應塡具申請書，並檢附下列文件，向致感染者之服務機關（構）提出申請：

一　第三條第一款：

㈠檢具醫院開立之感染人類免疫缺乏病毒診斷證明書或主管機關確認罹患人類免疫缺乏病毒之報告。

㈡致感染者及其感染來源之人類免疫缺乏病毒基因分型（Genotying）及基因序列分析（Sequencing）等相關文件。

㈢檢具因提供感染者服務工作或執行本條例相關防治工作致感染人類免疫缺乏病毒證明文件，並經疾病管制署認定。

㈣國民身分證正反面影本。

㈤其他經中央主管機關規定應檢附之文件。

二　第三條第二款：

㈠第一款各目規定文件。

㈡醫院出具死亡原因爲感染人類免疫缺乏病毒所致之證明文件。

㈢死亡者除戶戶籍謄本。

㈣全戶戶籍謄本（應能檢視與死亡者之遺族關係，如前目資料已足證明者得免）。

第六條

致感染者之服務機關（構）應於受理或資料齊全之日起三個月內完成審定。必要時，得予延長一次，並以二個月爲限。受理後因申請人提具之資料不全者，得通知其限期補正。

第七條

致感染者之服務機關（構）應將審定結果以書面通知申請人，並副知致感染者現居地及服務機關（構）所在地之地方主管機關。

第八條

①致感染者之服務機關（構）應於審定結果書面通知申請人之日起三個月內，完成補償費用之撥付手續。但申請人對補償費用之審定結果不服者，不在此限。

②前項服務機關（構）給付補償費用，得依所得稅法及相關規定列爲損費項目。

第九條

前條申請人對補償費用之審定結果不服時，得依法提起訴願。

第一〇條

本辦法之各項補償費用，由各服務機關（構）之年度預算支應；受行政機關（構）委託行使公權力致感染之補償費用，得由委託之行政機關（構）補助。

第一一條

本辦法自發布日施行。

醫事人員發現人類免疫缺乏病毒感染者通報辦法

①民國97年3月25日行政院衛生署令訂定發布全文8條；並自發布日施行。
②民國 105 年 7 月 19 日衛生福利部令修正發布第 3 條條文。
③民國 109 年 12 月 1 日衛生福利部令修正發布第 2、4 條條文。

第一條

本辦法依人類免疫缺乏病毒傳染防治及感染者權益保障條例（以下稱本條例）第十三條第一項規定訂定之。

第二條 109

本辦法所定應通報之對象如下：

一　感染人類免疫缺乏病毒而未發病者（以下稱未發病者）。
二　受人類免疫缺乏病毒感染之後天免疫缺乏症候群患者（以下稱發病者）。
三　出生月齡在十八月以下之嬰幼兒疑似感染人類免疫缺乏病毒者（以下稱嬰幼兒疑似感染者）。
四　孕產婦疑似感染人類免疫缺乏病毒者（以下稱孕產婦疑似感染者）。
五　其他經中央主管機關認為有必要通報者。

第三條

①醫師發現應通報對象時，除立即通報當地主管機關外，並應即採行必要之感染管制措施。
②醫師以外之醫事人員執行業務，發現應通報對象時，除立即通報當地主管機關外，並應即報告其診療醫師。
③前二項通報資料不全者，地方主管機關得限期令其補正。

第四條 109

醫事人員通報時，應檢具下列資料：

一　未發病者：傳染病個案報告單。內容包括感染者之姓名、國民身分證統一編號或護照號碼或居留證號、性別、出生日期、住居所、診斷日期、檢驗確認單位、感染危險因子等資料。
二　發病者：後天免疫缺乏症候群個案報告單。內容包括發病者之姓名、國民身分證統一編號或護照號碼或居留證號、性別、出生日期、診斷日期、診斷依據等資料。
三　嬰幼兒疑似感染者：母子垂直感染之疑似個案報告單。內容包括嬰幼兒疑似感染者之姓名、性別、出生日期、住居所、出生是否給予預防性投藥、採檢項目、抽血日期及其生母姓名、國民身分證統一編號等資料。

四　孕產婦疑似感染者：孕產婦疑似感染人類免疫缺乏病毒報告單。內容包括孕產婦疑似感染者之姓名、國民身分證統一編號或護照號碼或居留證號、出生日期、住居所、懷孕週數、預產期、歷次懷孕情形、感染危險因子、檢驗單位、採檢項目等資料。

第五條

通報方式，應以書面或網路為原則，必要時，得先以電話或電子文件等方式先行通知。

第六條

地方主管機關接獲前條通報後，應即轉報中央主管機關，並將相關疫情調查資料適時通報中央主管機關。

第七條

地方主管機關對其收受之通報個案應予列案管理，並依疫情需要，定期予以訪視安排接受診療或必要之輔導。

第八條

本辦法自發布日施行。

拾、參考法規

行政程序法

①民國88年2月3日總統令制定公布全文175條；並自90年1月1日施行。
②民國89年12月27日總統令增訂公布第174-1條條文。
③民國90年6月20日總統令修正公布第174-1條條文。
④民國90年12月28日總統令修正公布第174-1條條文。
⑤民國94年12月28日總統令公布刪除第44、45條條文。
⑥民國102年5月22日總統令修正公布第131條條文。
⑦民國104年12月30日總統令修正公布第127、175條條文；並自公布日施行。
⑧民國110年1月20日總統令修正公布第128條條文。

第一章 總 則

第一節 法 例

第一條 （立法目的）
為使行政行為遵循公正、公開與民主之程序，確保依法行政之原則，以保障人民權益，提高行政效能，增進人民對行政之信賴，特制定本法。

第二條 （行政程序與行政機關之定義）
①本法所稱行政程序，係指行政機關作成行政處分、締結行政契約、訂定法規命令與行政規則、確定行政計畫、實施行政指導及處理陳情等行為之程序。
②本法所稱行政機關，係指代表國家、地方自治團體或其他行政主體表示意思，從事公共事務，具有單獨法定地位之組織。
③受託行使公權力之個人或團體，於委託範圍內，視為行政機關。

第三條 （適用範圍）
①行政機關為行政行為時，除法律另有規定外，應依本法規定為之。
②下列機關之行政行為，不適用本法之程序規定：
一　各級民意機關。
二　司法機關。
三　監察機關。
③下列事項，不適用本法之程序規定：
一　有關外交行為、軍事行為或國家安全保障事項之行為。
二　外國人出、入境、難民認定及國籍變更之行為。
三　刑事案件犯罪偵查程序。
四　犯罪矯正機關或其他收容處所為達成收容目的所為之行為。

五　有關私權爭執之行政裁決程序。
六　學校或其他教育機構爲達成教育目的之內部程序。
七　對公務員所爲之人事行政行爲。
八　考試院有關考選命題及評分之行爲。

第四條　（一般法律原則）

行政行爲應受法律及一般法律原則之拘束。

第五條　（行政行爲之內容）

行政行爲之內容應明確。

第六條　（行政行爲之平等原則）

行政行爲，非有正當理由，不得爲差別待遇。

第七條　（行政行爲之比例原則）

行政行爲，應依下列原則爲之：
一　採取之方法應有助於目的之達成。
二　有多種同樣能達成目的之方法時，應選擇對人民權益損害最少者。
三　採取之方法所造成之損害不得與欲達成目的之利益顯失均衡。

第八條　（行政行爲之誠信原則）

行政行爲，應以誠實信用之方法爲之，並應保護人民正當合理之信賴。

第九條　（行政程序對當事人有利及不利之情形）

行政機關就該管行政程序，應於當事人有利及不利之情形，一律注意。

第一〇條　（行政裁量之界限）

行政機關行使裁量權，不得逾越法定之裁量範圍，並應符合法規授權之目的。

第二節　管　轄

第一一條　（行政機關之管轄權及管轄權不得隨意設定或變更）

①行政機關之管轄權，依其組織法規或其他行政法規定之。
②行政機關之組織法規變更管轄權之規定，而相關行政法規所定管轄機關尚未一併修正時，原管轄機關得會同組織法規變更後之管轄機關公告或逕由其共同上級機關公告變更管轄之事項。
③行政機關經裁併者，前項公告得僅由組織法規變更後之管轄機關爲之。
④前二項公告事項，自公告之日起算至第三日起發生移轉管轄權之效力。但公告特定有生效日期者，依其規定。
⑤管轄權非依法規不得設定或變更。

第一二條　（管轄權之補充規定）

不能依前條第一項定土地管轄權者，依下列各款順序定之：
一　關於不動產之事件，依不動產之所在地。

二　關於企業之經營或其他繼續性事業之事件，依經營企業或從事事業之處所，或應經營或應從事之處所。
三　其他事件，關於自然人者，依其住所地，無住所或住所不明者，依其居所地，無居所或居所不明者，依其最後所在地。關於法人或團體者，依其主事務所或會址所在地。
四　不能依前三款之規定定其管轄權或有急迫情形者，依事件發生之原因定之。

第一三條　（行政機關管轄權競合時之解決方法）
①同一事件，數行政機關依前二條之規定均有管轄權者，由受理在先之機關管轄，不能分別受理之先後者，由各該機關協議定之，不能協議或有統一管轄之必要時，由其共同上級機關指定管轄。無共同上級機關時，由各該上級機關協議定之。
②前項機關於必要之情形時，應爲必要之職務行爲，並即通知其他機關。

第一四條　（行政機關管轄權爭議之解決方法）
①數行政機關於管轄權有爭議時，由其共同上級機關決定之，無共同上級機關時，由各該上級機關協議定之。
②前項情形，人民就其依法規申請之事件，得向共同上級機關申請指定管轄，無共同上級機關者，得向各該上級機關之一爲之。受理申請之機關應自請求到達之日起十日內決定之。
③在前二項情形未經決定前，如有導致國家或人民難以回復之重大損害之虞時，該管轄權爭議之一方，應依當事人申請或依職權爲緊急之臨時處置，並應層報共同上級機關及通知他方。
④人民對行政機關依本條所爲指定管轄之決定，不得聲明不服。

第一五條　（行政機關將其權限委託或委任其他機關）
①行政機關得依法規將其權限之一部分，委任所屬下級機關執行之。
②行政機關因業務上之需要，得依法規將其權限之一部分，委託不相隸屬之行政機關執行之。
③前二項情形，應將委任或委託事項及法規依據公告之，並刊登政府公報或新聞紙。

第一六條　（行政機關將其權限委託民間或個人處理）
①行政機關得依法規將其權限之一部分，委託民間團體或個人辦理。
②前項情形，應將委託事項及法規依據公告之，並刊登政府公報或新聞紙。
③第一項委託所需費用，除另有約定外，由行政機關支付之。

第一七條　（行政機關對管轄權之有無之處置）
①行政機關對事件管轄權之有無，應依職權調查；其認無管轄權者，應即移送有管轄權之機關，並通知當事人。
②人民於法定期間內提出申請，依前項規定移送有管轄權之機關者，視同已在法定期間內向有管轄權之機關提出申請。

第一八條（管轄權變更之處理）

行政機關因法規或事實之變更而喪失管轄權時，應將案件移送有管轄權之機關，並通知當事人。但經當事人及有管轄權機關之同意，亦得由原管轄權機關繼續處理該案件。

第一九條（執行職權時得請求其他機關協助及有不同意見之解決方法）

①行政機關爲發揮共同一體之行政機能，應於其權限範圍內互相協助。

②行政機關執行職務時，有下列情形之一者，得向無隸屬關係之其他機關請求協助：

一　因法律上之原因，不能獨自執行職務者。

二　因人員、設備不足等事實上之原因，不能獨自執行職務者。

三　執行職務所必要認定之事實，不能獨自調查者。

四　執行職務所必要之文書或其他資料，爲被請求機關所持有者。

五　由被請求機關協助執行，顯較經濟者。

六　其他職務上有正當理由須請求協助者。

③前項請求，除緊急情形外，應以書面爲之。

④被請求機關於有下列情形之一者，應拒絕之：

一　協助之行爲，非其權限範圍或依法不得爲之者。

二　如提供協助，將嚴重妨害其自身職務之執行者。

⑤被請求機關認有正當理由不能協助者，得拒絕之。

⑥被請求機關認爲無提供行政協助之義務或有拒絕之事由時，應將其理由通知請求協助機關。請求協助機關對此有異議時，由其共同上級機關決定之，無共同上級機關時，由被請求機關之上級機關決定之。

⑦被請求機關得向請求協助機關要求負擔行政協助所需費用。其負擔金額及支付方式，由請求協助機關及被請求機關以協議定之；協議不成時，由其共同上級機關定之。

第三節　當事人

第二〇條（當事人之範圍）

本法所稱之當事人如下：

一　申請人及申請之相對人。

二　行政機關所爲行政處分之相對人。

三　與行政機關締結行政契約之相對人。

四　行政機關實施行政指導之相對人。

五　對行政機關陳情之人。

六　其他依本法規定參加行政程序之人。

第二一條（行政程序當事人之範圍）

有行政程序之當事人能力者如下：

一　自然人。

二　法人。
三　非法人之團體設有代表人或管理人者。
四　行政機關。
五　其他依法律規定得爲權利義務之主體者。

第二二條　（得爲有效行政程序行爲之資格）

①有行政程序之行爲能力者如下：
一　依民法規定，有行爲能力之自然人。
二　法人。
三　非法人之團體由其代表人或管理人爲行政程序行爲者。
四　行政機關由首長或其代理人、授權之人爲行政程序行爲者。
五　依其他法律規定者。

②無行政程序行爲能力者，應由其法定代理人代爲行政程序行爲。

③外國人依其本國法律無行政程序之行爲能力，而依中華民國法律有行政程序之行爲能力者，視爲有行政程序之行爲能力。

第二三條　（通知參加爲當事人）

因程序之進行將影響第三人之權利或法律上利益者，行政機關得依職權或依申請，通知其參加爲當事人。

第二四條　（委任代理）

①當事人得委任代理人。但依法規或行政程序之性質不得授權者，不得爲之。

②每一當事人委任之代理人，不得逾三人。

③代理權之授與，及於該行政程序有關之全部程序行爲。但申請之撤回，非受特別授權，不得爲之。

④行政程序代理人應於最初爲行政程序行爲時，提出委任書。

⑤代理權授與之撤回，經通知行政機關後，始對行政機關發生效力。

第二五條　（單獨代理原則）

①代理人有二人以上者，均得單獨代理當事人。

②違反前項規定而爲委任者，其代理人仍得單獨代理。

③代理人經本人同意得委任他人爲複代理人。

第二六條　（代理權之效力）

代理權不因本人死亡或其行政程序行爲能力喪失而消滅。法定代理有變更或行政機關經裁併或變更者，亦同。

第二七條　（當事人之選定或指定）

①多數有共同利益之當事人，未共同委任代理人者，得選定其中一人至五人爲全體爲行政程序行爲。

②未選定當事人，而行政機關認有礙程序之正常進行者，得定相當期限命其選定；逾期未選定者，得依職權指定之。

③經選定或指定爲當事人者，非有正當理由不得辭退。

④經選定或指定當事人者，僅得由該當事人爲行政程序行爲，其他當事人脫離行政程序。但申請之撤回、權利之拋棄或義務之負擔，非經全體有共同利益之人同意，不得爲之。

第二八條（選定或指定當事人單獨行使職權）

選定或指定當事人有二人以上時，均得單獨爲全體爲行政程序行爲。

第二九條（選定或指定當事人之更換或增減）

①多數有共同利益之當事人於選定或經指定當事人後，仍得更換或增減之。

②行政機關對於其指定之當事人，爲共同利益人之權益，必要時，得更換或增減之。

③依前二項規定喪失資格者，其他被選定或指定之人得爲全體爲行政程序行爲。

第三〇條（選定、指定、更換或增減當事人之生效要件）

①當事人之選定、更換或增減，非以書面通知行政機關不生效力。

②行政機關指定、更換或增減當事人者，非以書面通知全體有共同利益之當事人，不生效力。但通知顯有困難者，得以公告代之。

第三一條（輔佐人之規定）

①當事人或代理人經行政機關之許可，得偕同輔佐人到場。

②行政機關認爲必要時，得命當事人或代理人偕同輔佐人到場。

③前二項之輔佐人，行政機關認爲不適當時，得撤銷其許可或禁止其陳述。

④輔佐人所爲之陳述，當事人或代理人未立即提出異議者，視爲其所自爲。

第四節　迴　避

第三二條（公務員應自行迴避的事由）

公務員在行政程序中，有下列各款情形之一者，應自行迴避：

一　本人或其配偶、前配偶、四親等內之血親或三親等內之姻親或曾有此關係者爲事件之當事人時。

二　本人或其配偶、前配偶，就該事件與當事人有共同權利人或共同義務人之關係者。

三　現爲或曾爲該事件當事人之代理人、輔佐人者。

四　於該事件，曾爲證人、鑑定人者。

第三三條（當事人申請公務員迴避之理由及其相關）

①公務員有下列各款情形之一者，當事人得申請迴避：

一　有前條所定之情形而不自行迴避者。

二　有具體事實，足認其執行職務有偏頗之虞者。

②前項申請，應舉其原因及事實，向該公務員所屬機關爲之，並應爲適當之釋明；被申請迴避之公務員，對於該申請得提出意見書。

③不服行政機關之駁回決定者，得於五日內提請上級機關覆決，受理機關除有正當理由外，應於十日內爲適當之處置。

④被申請迴避之公務員在其所屬機關就該申請事件爲准許或駁回之決定前，應停止行政程序。但有急迫情形，仍應爲必要處置。

⑤公務員有前條所定情形不自行迴避，而未經當事人申請迴避者，應由該公務員所屬機關依職權命其迴避。

第五節　程序之開始

第三四條（行政程序之開始）

行政程序之開始，由行政機關依職權定之。但依本法或其他法規之規定有開始行政程序之義務，或當事人已依法規之規定提出申請者，不在此限。

第三五條（當事人向行政機關提出申請之方式）

當事人依法向行政機關提出申請者，除法規另有規定外，得以書面或言詞爲之。以言詞爲申請者，受理之行政機關應作成紀錄，經向申請人朗讀或使閱覽，確認其內容無誤後由其簽名或蓋章。

第六節　調查事實及證據

第三六條（行政機關應依職權調查證據）

行政機關應依職權調查證據，不受當事人主張之拘束，對當事人有利及不利事項一律注意。

第三七條（當事人得自行提出證據及向行政機關申請調查）

當事人於行政程序中，除得自行提出證據外，亦得向行政機關申請調查事實及證據。但行政機關認爲無調查之必要者，得不爲調查，並於第四十三條之理由中敘明之。

第三八條（行政機關調查後得製作書面紀錄）

行政機關調查事實及證據，必要時得據實製作書面紀錄。

第三九條（行政機關得通知相關之人到場陳述）

行政機關基於調查事實及證據之必要，得以書面通知相關之人陳述意見。通知書中應記載詢問目的、時間、地點、得否委託他人到場及不到場所生之效果。

第四〇條（行政機關得要求提供文書、資料或物品）

行政機關基於調查事實及證據之必要，得要求當事人或第三人提供必要之文書、資料或物品。

第四一條（選定鑑定人）

①行政機關得選定適當之人爲鑑定。

②以書面爲鑑定者，必要時，得通知鑑定人到場說明。

第四二條（行政機關得實施勘驗）

①行政機關爲瞭解事實眞相，得實施勘驗。

②勘驗時應通知當事人到場。但不能通知者，不在此限。

第四三條（行政機關採證之法則）

行政機關爲處分或其他行政行爲，應斟酌全部陳述與調查事實及證據之結果，依論理及經驗法則判斷事實之眞僞，並將其決定及理由告知當事人。

第七節　資訊公開

第四四條　（刪除）94

第四五條　（刪除）94

第四六條　（申請閱覽卷宗）

①當事人或利害關係人得向行政機關申請閱覽、抄寫、複印或攝影有關資料或卷宗。但以主張或維護其法律上利益有必要者為限。

②行政機關對前項之申請，除有下列情形之一者外，不得拒絕：

一　行政決定前之擬稿或其他準備作業文件。

二　涉及國防、軍事、外交及一般公務機密，依法規規定有保密之必要者。

三　涉及個人隱私、職業秘密、營業秘密，依法規規定有保密之必要者。

四　有侵害第三人權利之虞者。

五　有嚴重妨礙有關社會治安、公共安全或其他公共利益之職務正常進行之虞者。

③前項第二款及第三款無保密必要之部分，仍應准許閱覽。

④當事人就第一項資料或卷宗內容關於自身之記載有錯誤者，得檢具事實證明，請求相關機關更正。

第四七條　（公務員與當事人進行行政程序外之接觸）

①公務員在行政程序中，除基於職務上之必要外，不得與當事人或代表其利益之人為行政程序外之接觸。

②公務員與當事人或代表其利益之人為行政程序外之接觸時，應將所有往來之書面文件附卷，並對其他當事人公開。

③前項接觸非以書面為之者，應作成書面紀錄，載明接觸對象、時間、地點及內容。

第八節　期日與期間

第四八條　（期間之計算）

①期間以時計算者，即時起算。

②期間以日、星期、月或年計算者，其始日不計算在內。但法律規定即日起算者，不在此限。

③期間不以星期、月或年之始日起算者，以最後之星期、月或年與起算日相當日之前一日為期間之末日。但以月或年定期間，而於最後之月無相當日者，以其月之末日為期間之末日。

④期間之末日為星期日、國定假日或其他休息日者，以該日之次日為期間之末日；期間之末日為星期六者，以其次星期一上午為期間末日。

⑤期間涉及人民之處罰或其他不利行政處分者，其始日不計時刻以一日論；其末日為星期日、國定假日或其他休息日者，照計。但依第二項、第四項規定計算，對人民有利者，不在此限。

第四九條　（郵送期間之扣除）

基於法規之申請，以掛號郵寄方式向行政機關提出者，以交郵當日之郵戳爲準。

第五〇條（回復原狀之申請）

①因天災或其他不應歸責於申請人之事由，致基於法規之申請不能於法定期間內提出者，得於其原因消滅後十日內，申請回復原狀。如該法定期間少於十日者，於相等之日數內得申請回復原狀。

②申請回復原狀，應同時補行期間內應爲之行政程序行爲。

③遲誤法定期間已逾一年者，不得申請回復原狀。

第五一條（行政機關對人民申請之處理期間）

①行政機關對於人民依法規之申請，除法規另有規定外，應按各事項類別，訂定處理期間公告之。

②未依前項規定訂定處理期間者，其處理期間爲二個月。

③行政機關未能於前二項所定期間內處理終結者，得於原處理期間之限度內延長之，但以一次爲限。

④前項情形，應於原處理期間屆滿前，將延長之事由通知申請人。

⑤行政機關因天災或其他不可歸責之事由，致事務之處理遭受阻礙時，於該項事由終止前，停止處理期間之進行。

第九節　費　用

第五二條（行政程序所生費用之負擔）

①行政程序所生之費用，由行政機關負擔。但專爲當事人或利害關係人利益所支出之費用，不在此限。

②因可歸責於當事人或利害關係人之事由，致程序有顯著之延滯者，其因延滯所生之費用，由其負擔。

第五三條（證人或鑑定人得請求給付費用）

①證人或鑑定人得向行政機關請求法定之日費及旅費，鑑定人並得請求相當之報酬。

②前項費用及報酬，得請求行政機關預行酌給之。

③第一項費用，除法規另有規定外，其標準由行政院定之。

第十節　聽證程序

第五四條（適用聽證程序）

依本法或其他法規舉行聽證時，適用本節規定。

第五五條（聽證之通知及公告）

①行政機關舉行聽證前，應以書面記載下列事項，並通知當事人及其他已知之利害關係人，必要時並公告之：

一　聽證之事由與依據。

二　當事人之姓名或名稱及其住居所、事務所或營業所。

三　聽證之期日及場所。

四　聽證之主要程序。

五　當事人得選任代理人。

六　當事人依第六十一條所得享有之權利。

七　擬進行預備程序者，預備聽證之期日及場所。
八　缺席聽證之處理。
九　聽證之機關。
②依法規之規定，舉行聽證應預先公告者，行政機關應將前項所列各款事項，登載於政府公報或以其他適當方法公告之。
③聽證期日及場所之決定，應視事件之性質，預留相當期間，便利當事人或其代理人參與。

第五六條　（變更聽證期日或場所）
①行政機關得依職權或當事人之申請，變更聽證期日或場所，但以有正當理由為限。
②行政機關為前項之變更者，應依前條規定通知並公告。

第五七條　（聽證之主持人）
聽證，由行政機關首長或其指定人員為主持人，必要時得由律師、相關專業人員或其他熟諳法令之人員在場協助之。

第五八條　（聽證之預備程序）
①行政機關為使聽證順利進行，認為必要時，得於聽證期日前，舉行預備聽證。
②預備聽證得為下列事項：
一　議定聽證程序之進行。
二　釐清爭點。
三　提出有關文書及證據。
四　變更聽證之期日、場所與主持人。
③預備聽證之進行，應作成紀錄。

第五九條　（聽證公開之原則及例外）
①聽證，除法律另有規定外，應公開以言詞為之。
②有下列各款情形之一者，主持人得依職權或當事人之申請，決定全部或一部不公開：
一　公開顯然有違背公益之虞者。
二　公開對當事人利益有造成重大損害之虞者。

第六〇條　（聽證之開始）
①聽證以主持人說明案由為始。
②聽證開始時，由主持人或其指定之人說明事件之內容要旨。

第六一條　（聽證當事人之權利）
當事人於聽證時，得陳述意見、提出證據，經主持人同意後並得對機關指定之人員、證人、鑑定人、其他當事人或其代理人發問。

第六二條　（聽證主持人之職權）
①主持人應本中立公正之立場，主持聽證。
②主持人於聽證時，得行使下列職權：
一　就事實或法律問題，詢問當事人、其他到場人，或促其提出證據。
二　依職權或當事人之申請，委託相關機關為必要之調查。

三　通知證人或鑑定人到場。
四　依職權或申請，通知或允許利害關係人參加聽證。
五　許可當事人及其他到場人之發問或發言。
六　為避免延滯程序之進行，禁止當事人或其他到場之人發言；有妨礙聽證程序而情節重大者，並得命其退場。
七　當事人一部或全部無故缺席者，逕行開始、延期或終結聽證。
八　當事人曾於預備聽證中提出有關文書者，得以其所載內容視為陳述。
九　認為有必要時，於聽證期日結束前，決定繼續聽證之期日及場所。
十　如遇天災或其他事故不能聽證時，得依職權或當事人之申請，中止聽證。
十一　採取其他為順利進行聽證所必要之措施。

③主持人依前項第九款決定繼續聽證之期日及場所者，應通知未到場之當事人及已知之利害關係人。

第六三條（當事人聲明異議）

①當事人認為主持人於聽證程序進行中所為之處置違法或不當者，得即時聲明異議。

②主持人認為異議有理由者，應即撤銷原處置，認為無理由者，應即駁回異議。

第六四條（聽證紀錄之作成及內容）

①聽證，應作成聽證紀錄。

②前項紀錄，應載明到場人所為陳述或發問之要旨及其提出之文書、證據，並記明當事人於聽證程序進行中聲明異議之事由及主持人對異議之處理。

③聽證紀錄，得以錄音、錄影輔助之。

④聽證紀錄當場製作完成者，由陳述或發問人簽名或蓋章；未當場製作完成者，由主持人指定日期、場所供陳述或發問人閱覽，並由其簽名或蓋章。

⑤前項情形，陳述或發問人拒絕簽名、蓋章或未於指定日期、場所閱覽者，應記明其事由。

⑥陳述或發問人對聽證紀錄之記載有異議者，得即時提出。主持人認異議有理由者，應予更正或補充；無理由者，應記明其異議。

第六五條（聽證之終結）

主持人認當事人意見業經充分陳述，而事件已達可為決定之程度者，應即終結聽證。

第六六條（行政機關得再為聽證）

聽證終結後，決定作成前，行政機關認為必要時，得再為聽證。

第十一節　送　達

第六七條（送達由行政機關為之）

送達，除法規另有規定外，由行政機關依職權為之。

第六八條（送達方式及送達人）

①送達由行政機關自行或交由郵政機關送達。

②行政機關之文書依法規以電報交換、電傳文件、傳真或其他電子文件行之者，視為自行送達。

③由郵政機關送達者，以一般郵遞方式為之。但文書內容對人民權利義務有重大影響者，應為掛號。

④文書由行政機關自行送達者，以承辦人員或辦理送達事務人員為送達人；其交郵政機關送達者，以郵務人員為送達人。

⑤前項郵政機關之送達準用依民事訴訟法施行法第三條訂定之郵政機關送達訴訟文書實施辦法。

第六九條（對無行為能力人之送達）

①對於無行政程序之行為能力人為送達者，應向其法定代理人為之。

②對於機關、法人或非法人之團體為送達者，應向其代表人或管理人為之。

③法定代理人、代表人或管理人有二人以上者，送達得僅向其中之一人為之。

④無行政程序之行為能力人為行政程序之行為，未向行政機關陳明其法定代理人者，於補正前，行政機關得向該無行為能力人為送達。

第七〇條（對外國法人之送達）

①對於在中華民國有事務所或營業所之外國法人或團體為送達者，應向其在中華民國之代表人或管理人為之。

②前條第三項規定，於前項送達準用之。

第七一條（對代理人之送達）

行政程序之代理人受送達之權限未受限制者，送達應向該代理人為之。但行政機關認為必要時，得送達於當事人本人。

第七二條（送達之處所）

①送達，於應受送達人之住居所、事務所或營業所為之。但在行政機關辦公處所或他處會晤應受送達人時，得於會晤處所為之。

②對於機關、法人、非法人之團體之代表人或管理人為送達者，應向其機關所在地、事務所或營業所行之。但必要時亦得於會晤之處所或其住居所行之。

③應受送達人有就業處所者，亦得向該處所為送達。

第七三條（補充送達及留置送達）

①於應送達處所不獲會晤應受送達人時，得將文書付與有辨別事理能力之同居人、受雇人或應送達處所之接收郵件人員。

②前項規定於前項人員與應受送達人在該行政程序上利害關係相反者，不適用之。

③應受送達人或其同居人、受雇人、接收郵件人員無正當理由拒絕收領文書時，得將文書留置於應送達處所，以為送達。

第七四條（寄存送達）

①送達，不能依前二條規定爲之者，得將文書寄存送達地之地方自治或警察機關，並作送達通知書兩份，一份黏貼於應受送達人住居所、事務所、營業所或其就業處所門首，另一份交由鄰居轉交或置於該送達處所信箱或其他適當位置，以爲送達。

②前項情形，由郵政機關爲送達者，得將文書寄存於送達地之郵政機關。

③寄存機關自收受寄存文書之日起，應保存三個月。

第七五條（對不特定人之送達方式）

行政機關對於不特定人之送達，得以公告或刊登政府公報或新聞紙代替之。

第七六條（送達證書之製作及附卷）

①送達人因證明之必要，得製作送達證書，記載下列事項並簽名：

一　交送達之機關。

二　應受送達人。

三　應送達文書之名稱。

四　送達處所、日期及時間。

五　送達方法。

②除電子傳達方式之送達外，送達證書應由收領人簽名或蓋章；如拒絕或不能簽名或蓋章者，送達人應記明其事由。

③送達證書，應提出於行政機關附卷。

第七七條（對第三人送達之處理方式）

送達係由當事人向行政機關申請對第三人爲之者，行政機關應將已爲送達或不能送達之事由，通知當事人。

第七八條（公示送達之原因與方式）

①對於當事人之送達，有下列各款情形之一者，行政機關得依申請，准爲公示送達：

一　應爲送達之處所不明者。

二　於有治外法權人之住居所或事務所爲送達而無效者。

三　於外國或境外爲送達，不能依第八十六條之規定辦理或預知雖依該規定辦理而無效者。

②有前項所列各款之情形而無人爲公示送達之申請者，行政機關爲避免行政程序遲延，認爲有必要時，得依職權命爲公示送達。

③當事人變更其送達之處所而不向行政機關陳明，致有第一項之情形者，行政機關得依職權命爲公示送達。

第七九條（行政機關依職權之公示送達）

依前條規定爲公示送達後，對於同一當事人仍應爲公示送達者，依職權爲之。

第八〇條（公示送達之方式）

公示送達應由行政機關保管送達之文書，而於行政機關公告欄黏貼公告，告知應受送達人得隨時領取；並得由行政機關將文書或其節本刊登政府公報或新聞紙。

第八一條 （公示送達之生效日期）

公示送達自前條公告之日起，其刊登政府公報或新聞紙者，自最後刊登之日起，經二十日發生效力；於依第七十八條第一項第三款爲公示送達者，經六十日發生效力。但第七十九條之公示送達，自黏貼公告欄翌日起發生效力。

第八二條 （公示送達證書之附卷）

爲公示送達者，行政機關應製作記載該事由及年、月、日、時之證書附卷。

第八三條 （送達代收人之送達）

①當事人或代理人經指定送達代收人，向行政機關陳明者，應向該代收人爲送達。

②郵寄方式向行政機關提出者，以交郵地無住居所、事務所及營業所者，行政機關得命其於一定期間內，指定送達代收人。

③如不於前項期間指定送達代收人並陳明者，行政機關得將應送達之文書，註明該當事人或代理人之住居所、事務所或營業所，交付郵政機關掛號發送，並以交付文書時，視爲送達時。

第八四條 （得爲送達之時間）

送達，除第六十八條第一項規定交付郵政機關或依第二項之規定辦理者外，不得於星期日或其他休息日或日出前、日沒後爲之。但應受送達人不拒絕收領者，不在此限。

第八五條 （不能爲送達時之處理方式）

不能爲送達者，送達人應製作記載該事由之報告書，提出於行政機關附卷，並繳回應送達之文書。

第八六條 （於外國或境外送達之方式）

①於外國或境外爲送達者，應囑託該國管轄機關或駐在該國之中華民國使領館或其他機構、團體爲之。

②不能依前項規定爲送達者，得將應送達之文書交郵政機關以雙掛號發送，以爲送達，並將掛號回執附卷。

第八七條 （對駐外人員之送達）

對於駐在外國之中華民國大使、公使、領事或其他駐外人員爲送達者，應囑託外交部爲之。

第八八條 （對現役軍人之送達）

對於在軍隊或軍艦服役之軍人爲送達者，應囑託該管軍事機關或長官爲之。

第八九條 （對在監所人之送達）

對於在監所人爲送達者，應囑託該監所長官爲之。

第九〇條 （對有治外法權人之送達）

於有治外法權人之住居所或事務所爲送達者，得囑託外交部爲之。

第九一條 （對囑託送達結果通知之處理）

受囑託之機關或公務員，經通知已爲送達或不能爲送達者，行政機關應將通知書附卷。

第二章　行政處分

第一節　行政處分之成立

第九二條（行政處分與一般處分之定義）

①本法所稱行政處分，係指行政機關就公法上具體事件所爲之決定或其他公權力措施而對外直接發生法律效果之單方行政行爲。

②前項決定或措施之相對人雖非特定，而依一般性特徵可得確定其範圍者，爲一般處分，適用本法有關行政處分之規定。有關公物之設定、變更、廢止或其一般使用者，亦同。

第九三條（行政處分附款之容許性及種類）

①行政機關作成行政處分有裁量權時，得爲附款。無裁量權者，以法律有明文規定或爲確保行政處分法定要件之履行而以該要件爲附款內容者爲限，始得爲之。

②前項所稱之附款如下：

一　期限。

二　條件。

三　負擔。

四　保留行政處分之廢止權。

五　保留負擔之事後附加或變更。

第九四條（行政處分附款之限制）

前條之附款不得違背行政處分之目的，並應與該處分之目的具有正當合理之關聯。

第九五條（行政處分之方式）

①行政處分除法規另有要式之規定者外，得以書面、言詞或其他方式爲之。

②以書面以外方式所爲之行政處分，其相對人或利害關係人有正當理由要求作成書面時，處分機關不得拒絕。

第九六條（書面行政處分之應記載事項）

①行政處分以書面爲之者，應記載下列事項：

一　處分相對人之姓名、出生年月日、性別、身分證統一號碼、住居所或其他足資辨別之特徵；如係法人或其他設有管理人或代表人之團體，其名稱、事務所或營業所，及管理人或代表人之姓名、出生年月日、性別、身分證統一號碼、住居所。

二　主旨、事實、理由及其法令依據。

三　有附款者，附款之內容。

四　處分機關及其首長署名、蓋章，該機關有代理人或受任人者，須同時於其下簽名。但以自動機器作成之大量行政處分，得不經署名，以蓋章爲之。

五　發文字號及年、月、日。

六　表明其爲行政處分之意旨及不服行政處分之救濟方法、期間及其受理機關。

②前項規定於依前條第二項作成之書面，準用之。

第九七條（書面行政處分得不記明理由之情形）

書面之行政處分有下列各款情形之一者，得不記明理由：

一　未限制人民之權益者。

二　處分相對人或利害關係人無待處分機關之說明已知悉或可知悉作成處分之理由者。

三　大量作成之同種類行政處分或以自動機器作成之行政處分依其狀況無須說明理由者。

四　一般處分經公告或刊登政府公報或新聞紙者。

五　有關專門知識、技能或資格所為之考試、檢定或鑑定等程序。

六　依法律規定無須記明理由者。

第九八條（告知救濟期間錯誤之處理及未告知救濟期間或告知錯誤未為更正之效果）

①處分機關告知之救濟期間有錯誤時，應由該機關以通知更正之，並自通知送達之翌日起算法定期間。

②處分機關告知之救濟期間較法定期間為長者，處分機關雖以通知更正，如相對人或利害關係人信賴原告知之救濟期間，致無法於法定期間內提起救濟，而於原告知之期間內為之者，視為於法定期間內所為。

③處分機關未告知救濟期間或告知錯誤未為更正，致相對人或利害關係人遲誤者，如自處分書送達後一年內聲明不服時，視為於法定期間內所為。

第九九條（未告知受理聲明不服之管轄機關或告知錯誤）

①對於行政處分聲明不服，因處分機關未為告知或告知錯誤致向無管轄權之機關為之者，該機關應於十日內移送有管轄權之機關，並通知當事人。

②前項情形，視為自始向有管轄權之機關聲明不服。

第一〇〇條（行政處分之通知）

①書面之行政處分，應送達相對人及已知之利害關係人；書面以外之行政處分，應以其他適當方法通知或使其知悉。

②一般處分之送達，得以公告或刊登政府公報或新聞紙代替之。

第一〇一條（行政處分之更正）

①行政處分如有誤寫、誤算或其他類此之顯然錯誤者，處分機關得隨時或依申請更正之。

②前項更正，附記於原處分書及其正本，如不能附記者，應製作更正書，以書面通知相對人及已知之利害關係人。

第二節　陳述意見及聽證

第一〇二條（作成限制或剝奪人民自由或權利之行政處分前給予相對人陳述意見之機會）

行政機關作成限制或剝奪人民自由或權利之行政處分前，除已依第三十九條規定，通知處分相對人陳述意見，或決定舉行聽證者外，應給予該處分相對人陳述意見之機會。但法規另有規定者，從其規定。

第一〇三條（無須給予相對人陳述意見之情形）

有下列各款情形之一者，行政機關得不給予陳述意見之機會：

一　大量作成同種類之處分。

二　情況急迫，如予陳述意見之機會，顯然違背公益者。

三　受法定期間之限制，如予陳述意見之機會，顯然不能遵行者。

四　行政強制執行時所採取之各種處置。

五　行政處分所根據之事實，客觀上明白足以確認者。

六　限制自由或權利之內容及程度，顯屬輕微，而無事先聽取相對人意見之必要者。

七　相對人於提起訴願前依法律應向行政機關聲請再審查、異議、復查、重審或其他先行程序者。

八　為避免處分相對人隱匿、移轉財產或潛逃出境，依法律所為保全或限制出境之處分。

第一〇四條（通知相對人陳述意見之方式）

①行政機關依第一百零二條給予相對人陳述意見之機會時，應以書面記載下列事項通知相對人，必要時並公告之：

一　相對人及其住居所、事務所或營業所。

二　將為限制或剝奪自由或權利行政處分之原因事實及法規依據。

三　得依第一百零五條提出陳述書之意旨。

四　提出陳述書之期限及不提出之效果。

五　其他必要事項。

②前項情形，行政機關得以言詞通知相對人，並作成紀錄，向相對人朗讀或使閱覽後簽名或蓋章；其拒絕簽名或蓋章者，應記明其事由。

第一〇五條（陳述書之內容及不提出陳述書之效果）

①行政處分之相對人依前條規定提出之陳述書，應為事實上及法律上陳述。

②利害關係人亦得提出陳述書，為事實上及法律上陳述，但應釋明其利害關係之所在。

③不於期間內提出陳述書者，視為放棄陳述之機會。

第一〇六條（相對人或利害關係人得以言詞代替陳述書）

①行政處分之相對人或利害關係人得於第一百零四條第一項第四款所定期限內，以言詞向行政機關陳述意見代替陳述書之提出。

②以言詞陳述意見者，行政機關應作成紀錄，經向陳述人朗讀或使閱覽確認其內容無誤後，由陳述人簽名或蓋章；其拒絕簽名或蓋章者，應記明其事由。陳述人對紀錄有異議者，應更正之。

第一〇七條（聽證之範圍）

行政機關遇有下列各款情形之一者，舉行聽證：

一　法規明文規定應舉行聽證者。

二　行政機關認為有舉行聽證之必要者。

第一〇八條（經聽證作成處分應斟酌之事項）

①行政機關作成經聽證之行政處分時，除依第四十三條之規定外，並應斟酌全部聽證之結果。但法規明定應依聽證紀錄作成處分者，從其規定。

②前項行政處分應以書面為之，並通知當事人。

第一〇九條（不服經聽證作成處分之救濟）

不服依前條作成之行政處分者，其行政救濟程序，免除訴願及其先行程序。

第三節　行政處分之效力

第一一〇條（行政處分之效力）

①書面之行政處分自送達相對人及已知之利害關係人起；書面以外之行政處分自以其他適當方法通知或使其知悉時起，依送達、通知或使知悉之內容對其發生效力。

②一般處分自公告日或刊登政府公報、新聞紙最後登載日起發生效力。但處分另訂不同日期者，從其規定。

③行政處分未經撤銷、廢止，或未因其他事由而失效者，其效力繼續存在。

④無效之行政處分自始不生效力。

第一一一條（行政處分無效之判斷標準）

行政處分有下列各款情形之一者，無效：

一　不能由書面處分中得知處分機關者。

二　應以證書方式作成而未給予證書者。

三　內容對任何人均屬不能實現者。

四　所要求或許可之行為構成犯罪者。

五　內容違背公共秩序、善良風俗者。

六　未經授權而違背法規有關專屬管轄之規定或缺乏事務權限者。

七　其他具有重大明顯之瑕疵者。

第一一二條（行政處分一部無效之效力範圍）

行政處分一部分無效者，其他部分仍為有效。但除去該無效部分，行政處分不能成立者，全部無效。

第一一三條（行政處分無效之確認程序）

①行政處分之無效，行政機關得依職權確認之。

②行政處分之相對人或利害關係人有正當理由請求確認行政處分無效時，處分機關應確認其為有效或無效。

第一一四條（瑕疵行政處分之補正）

①違反程序或方式規定之行政處分，除依第一百十一條規定而無效

者外，因下列情形而補正：

一　須經申請始得作成之行政處分，當事人已於事後提出者。
二　必須記明之理由已於事後記明者。
三　應給予當事人陳述意見之機會已於事後給予者。
四　應參與行政處分作成之委員會已於事後作成決議者。
五　應參與行政處分作成之其他機關已於事後參與者。

②前項第二款至第五款之補正行為，僅得於訴願程序終結前為之；得不經訴願程序者，僅得於向行政法院起訴前為之。

③當事人因補正行為致未能於法定期間內聲明不服者，其期間之遲誤視為不應歸責於該當事人之事由，其回復原狀期間自該瑕疵補正時起算。

第一一五條（違反土地管轄之效果）

行政處分違反土地管轄之規定者，除依第一百十一條第六款規定而無效者外，有管轄權之機關如就該事件仍應為相同之處分時，原處分無須撤銷。

第一一六條（違法行政處分之轉換）

①行政機關得將違法行政處分轉換為與原處分具有相同實質及程序要件之其他行政處分。但有下列各款情形之一者，不得轉換：

一　違法行政處分，依第一百十七條但書規定，不得撤銷者。
二　轉換不符作成原行政處分之目的者。
三　轉換法律效果對當事人更為不利者。

②羈束處分不得轉換為裁量處分。

③行政機關於轉換前應給予當事人陳述意見之機會。但有第一百零三條之事由者，不在此限。

第一一七條（行政處分之撤銷及其限制）

違法行政處分於法定救濟期間經過後，原處分機關得依職權為全部或一部之撤銷；其上級機關，亦得為之。但有下列各款情形之一者，不得撤銷：

一　撤銷對公益有重大危害者。
二　受益人無第一百十九條所列信賴不值得保護之情形，而信賴授予利益之行政處分，其信賴利益顯然大於撤銷所欲維護之公益者。

第一一八條（行政處分撤銷之效力）

違法行政處分經撤銷後，溯及既往失其效力。但為維護公益或為避免受益人財產上之損失，為撤銷之機關得另定失其效力之日期。

第一一九條（信賴不值得保護之情形）

受益人有下列各款情形之一者，其信賴不值得保護：

一　以詐欺、脅迫或賄賂方法，使行政機關作成行政處分者。
二　對重要事項提供不正確資料或為不完全陳述，致使行政機關依該資料或陳述而作成行政處分者。
三　明知行政處分違法或因重大過失而不知者。

第一二〇條（違法授益處分經撤銷後之信賴補償）

①授予利益之違法行政處分經撤銷後，如受益人無前條所列信賴不值得保護之情形，其因信賴該處分致遭受財產上之損失者，爲撤銷之機關應給予合理之補償。

②前項補償額度不得超過受益人因該處分存續可得之利益。

③關於補償之爭議及補償之金額，相對人有不服者，得向行政法院提起給付訴訟。

第一二一條（撤銷權之除斥期間與受益人信賴補償請求權之時效）

①第一百十七條之撤銷權，應自原處分機關或其上級機關知有撤銷原因時起二年內爲之。

②前條之補償請求權，自行政機關告知其事由時起，因二年間不行使而消滅；自處分撤銷時起逾五年者，亦同。

第一二二條（非授益處分之廢止）

非授予利益之合法行政處分，得由原處分機關依職權爲全部或一部之廢止。但廢止後仍應爲同一內容之處分或依法不得廢止者，不在此限。

第一二三條（授益處分之廢止）

授予利益之合法行政處分，有下列各款情形之一者，得由原處分機關依職權爲全部或一部之廢止：

一　法規准許廢止者。

二　原處分機關保留行政處分之廢止權者。

三　附負擔之行政處分，受益人未履行該負擔者。

四　行政處分所依據之法規或事實事後發生變更，致不廢止該處分對公益將有危害者。

五　其他爲防止或除去對公益之重大危害者。

第一二四條（授益處分行使廢止權之除斥期間）

前條之廢止，應自廢止原因發生後二年內爲之。

第一二五條（行政處分廢止之效力）

合法行政處分經廢止後，自廢止時或自廢止機關所指定較後之日時起，失其效力。但受益人未履行負擔致行政處分受廢止者，得溯及既往失其效力。

第一二六條（廢止授益處分之信賴補償）

①原處分機關依第一百二十三條第四款、第五款規定廢止授予利益之合法行政處分者，對受益人因信賴該處分致遭受財產上之損失，應給予合理之補償。

②第一百二十條第二項、第三項及第一百二十一條第二項之規定，於前項補償準用之。

第一二七條（受益人不當得利返還義務）104

①授予利益之行政處分，其內容係提供一次或連續之金錢或可分物之給付者，經撤銷、廢止或條件成就而有溯及既往失效之情形時，受益人應返還因該處分所受領之給付。其行政處分經確認無

效者，亦同。
②前項返還範圍準用民法有關不當得利之規定。
③行政機關依前二項規定請求返還時，應以書面行政處分確認返還範圍，並限期命受益人返還之。
④前項行政處分未確定前，不得移送行政執行。
第一二八條 110
①行政處分於法定救濟期間經過後，具有下列各款情形之一者，相對人或利害關係人得向行政機關申請撤銷、廢止或變更之。但相對人或利害關係人因重大過失而未能在行政程序或救濟程序中主張其事由者，不在此限：
一　具有持續效力之行政處分所依據之事實事後發生有利於相對人或利害關係人之變更者。
二　發生新事實或發現新證據者，但以如經斟酌可受較有利益之處分者爲限。
三　其他具有相當於行政訴訟法所定再審事由且足以影響行政處分者。
②前項申請，應自法定救濟期間經過後三個月內爲之；其事由發生在後或知悉在後者，自發生或知悉時起算。但自法定救濟期間經過後已逾五年者，不得申請。
③第一項之新證據，指處分作成前已存在或成立而未及調查斟酌，及處分作成後始存在或成立之證據。
第一二九條 （申請撤銷、廢止或變更原處分之處置）
行政機關認前條之申請爲有理由者，應撤銷、廢止或變更原處分；認申請爲無理由或雖有重新開始程序之原因，如認爲原處分爲正當者，應駁回之。
第一三〇條 （證書與物品之繳還）
①行政處分經撤銷或廢止確定，或因其他原因失其效力後，而有收回因該處分而發給之證書或物品之必要者，行政機關得命所有人或占有人返還之。
②前項情形，所有人或占有人得請求行政機關將該證書或物品作成註銷之標示後，再予發還。但依物之性質不能作成註銷標示，或註銷標示不能明顯而持續者，不在此限。
第一三一條 （公法上請求權之時效與中斷）102
①公法上之請求權，於請求權人爲行政機關時，除法律另有規定外，因五年間不行使而消滅；於請求權人爲人民時，除法律另有規定外，因十年間不行使而消滅。
②公法上請求權，因時效完成而當然消滅。
③前項時效，因行政機關爲實現該權利所作成之行政處分而中斷
第一三二條 （時效不中斷）
行政處分因撤銷、廢止或其他事由而溯及既往失效時，自該處分失效時起，已中斷之時效視爲不中斷。
第一三三條 （時效之重行起算）

因行政處分而中斷之時效，自行政處分不得訴請撤銷或因其他原因失其效力後，重行起算。

第一三四條（重行起算之時效期間）

因行政處分而中斷時效之請求權，於行政處分不得訴請撤銷後，其原有時效期間不滿五年者，因中斷而重行起算之時效期間為五年。

第三章 行政契約

第一三五條（行政契約的容許性）

公法上法律關係得以契約設定、變更或消滅之。但依其性質或法規規定不得締約者，不在此限。

第一三六條（締結和解契約之特別要件）

行政機關對於行政處分所依據之事實或法律關係，經依職權調查仍不能確定者，為有效達成行政目的，並解決爭執，得與人民和解，締結行政契約，以代替行政處分。

第一三七條（雙務契約之特別要件）

①行政機關與人民締結行政契約，互負給付義務者，應符合下列各款之規定：

一　契約中應約定人民給付之特定用途。

二　人民之給付有助於行政機關執行其職務。

三　人民之給付與行政機關之給付應相當，並具有正當合理之關聯。

②行政處分之作成，行政機關無裁量權時，代替該行政處分之行政契約所約定之人民給付，以依第九十三條第一項規定得為附款者為限。

③第一項契約應載明人民給付之特定用途及僅供該特定用途使用之意旨。

第一三八條（締約前之公告與意見表示）

行政契約當事人之一方為人民，依法應以甄選或其他競爭方式決定該當事人時，行政機關應事先公告應具之資格及決定之程序。決定前，並應予參與競爭者表示意見之機會。

第一三九條（締結行政契約之方式）

行政契約之締結，應以書面為之。但法規另有其他方式之規定者，依其規定。

第一四〇條（行政契約之特別生效要件）

①行政契約依約定內容履行將侵害第三人之權利者，應經該第三人書面之同意，始生效力。

②行政處分之作成，依法規之規定應經其他行政機關之核准、同意或會同辦理者，代替該行政處分而締結之行政契約，亦應經該行政機關之核准、同意或會同辦理，始生效力。

第一四一條（行政契約無效之原因）

①行政契約準用民法規定之結果為無效者，無效。

②行政契約違反第一百三十五條但書或第一百三十八條之規定者，無效。

第一四二條　（代替行政處分之行政契約構成無效原因之特別規定）

代替行政處分之行政契約，有下列各款情形之一者，無效：

一　與其內容相同之行政處分爲無效者。

二　與其內容相同之行政處分，有得撤銷之違法原因，並爲締約雙方所明知者。

三　締結之和解契約，未符合第一百三十六條之規定者。

四　締結之雙務契約，未符合第一百三十七條之規定者。

第一四三條　（行政契約之一部無效）

行政契約之一部無效者，全部無效。但如可認爲欠缺該部分，締約雙方亦將締結契約者，其他部分仍爲有效。

第一四四條　（行政機關之指導與協助）

行政契約當事人之一方爲人民者，行政機關得就相對人契約之履行，依書面約定之方式，爲必要之指導或協助。

第一四五條　（契約外公權力行使之損失補償）

①行政契約當事人之一方爲人民者，其締約後，因締約機關所屬公法人之其他機關於契約關係外行使公權力，致相對人履行契約義務時，顯增費用或受其他不可預期之損失者，相對人得向締約機關請求補償其損失。但公權力之行使與契約之履行無直接必要之關聯者，不在此限。

②締約機關應就前項請求，以書面並敘明理由決定之。

③第一項補償之請求，應自相對人知有損失時起一年內爲之。

④關於補償之爭議及補償之金額，相對人有不服者，得向行政法院提起給付訴訟。

第一四六條　（行政機關單方調整或終止契約之權利）

①行政契約當事人之一方爲人民者，行政機關爲防止或除去對公益之重大危害，得於必要範圍內調整契約內容或終止契約。

②前項之調整或終止，非補償相對人因此所受之財產上損失，不得爲之。

③第一項之調整或終止及第二項補償之決定，應以書面敘明理由爲之。

④相對人對第一項之調整難爲履行者，得以書面敘明理由終止契約。

⑤相對人對第二項補償金額不同意時，得向行政法院提起給付訴訟。

第一四七條　（情事變更後契約之調整或終止）

①行政契約締結後，因有情事重大變更，非當時所得預料，而依原約定顯失公平者，當事人之一方得請求他方適當調整契約內容。如不能調整，得終止契約。

②前項情形，行政契約當事人之一方爲人民時，行政機關爲維護公

益，得於補償相對人之損失後，命其繼續履行原約定之義務。
③第一項之請求調整或終止與第二項補償之決定，應以書面敘明理由為之。
④相對人對第二項補償金額不同意時，得向行政法院提起給付訴訟。

第一四八條 （自願接受執行之約定）
①行政契約約定自願接受執行時，債務人不為給付時，債權人得以該契約為強制執行之執行名義。
②前項約定，締約之一方為中央行政機關時，應經主管院、部或同等級機關之認可；締約之一方為地方自治團體之行政機關時，應經該地方自治團體行政首長之認可；契約內容涉及委辦事項者，並應經委辦機關之認可，始生效力。
③第一項強制執行，準用行政訴訟法有關強制執行之規定。

第一四九條 （行政契約準用民法之相關規定）
行政契約，本法未規定者，準用民法相關之規定。

第四章　法規命令及行政規則

第一五〇條 （法規命令之定義）
①本法所稱法規命令，係指行政機關基於法律授權，對多數不特定人民就一般事項所作抽象之對外發生法律效果之規定。
②法規命令之內容應明列其法律授權之依據，並不得逾越法律授權之範圍與立法精神。

第一五一條 （法規命令程序之適用範圍）
①行政機關訂定法規命令，除關於軍事、外交或其他重大事項而涉及國家機密或安全者外，應依本法所定程序為之。但法律另有規定者，從其規定。
②法規命令之修正、廢止、停止或恢復適用，準用訂定程序之規定。

第一五二條 （法規命令之提議）
①法規命令之訂定，除由行政機關自行草擬者外，並得由人民或團體提議為之。
②前項提議，應以書面敘明法規命令訂定之目的、依據及理由，並附具相關資料。

第一五三條（法規命令提議之處理原則）
受理前條提議之行政機關，應依下列情形分別處理：
一　非主管之事項，依第十七條之規定予以移送。
二　依法不得以法規命令規定之事項，附述理由通知原提議者。
三　無須訂定法規命令之事項，附述理由通知原提議者。
四　有訂定法規命令之必要者，著手研擬草案。

第一五四條 （法規命令之預告程序）
①行政機關擬訂法規命令時，除情況急迫，顯然無法事先公告周知者外，應於政府公報或新聞紙公告，載明下列事項：

一　訂定機關之名稱，其依法應由數機關會同訂定者，各該機關名稱。
二　訂定之依據。
三　草案全文或其主要內容。
四　任何人得於所定期間內向指定機關陳述意見之意旨。
②行政機關除為前項之公告外，並得以適當之方法，將公告內容廣泛周知。

第一五五條　（行政機關得依職權舉行聽證）
行政機關訂定法規命令，得依職權舉行聽證。

第一五六條　（聽證前應行預告之事項及內容）
行政機關為訂定法規命令，依法舉行聽證者，應於政府公報或新聞紙公告，載明下列事項：
一　訂定機關之名稱，其依法應由數機關會同訂定者，各該機關之名稱。
二　訂定之依據。
三　草案之全文或其主要內容。
四　聽證之日期及場所。
五　聽證之主要程序。

第一五七條　（法規命令之發布）
①法規命令依法應經上級機關核定者，應於核定後始得發布。
②數機關會同訂定之法規命令，依法應經上級機關或共同上級機關核定者，應於核定後始得會銜發布。
③法規命令之發布，應刊登政府公報或新聞紙。

第一五八條　（法規命令無效之事由及一部無效之處理原則）
①法規命令，有下列情形之一者，無效：
一　牴觸憲法、法律或上級機關之命令者。
二　無法律之授權而剝奪或限制人民之自由、權利者。
三　其訂定依法應經其他機關核准，而未經核准者。
②法規命令之一部分無效者，其他部分仍為有效。但除去該無效部分，法規命令顯失規範目的者，全部無效。

第一五九條　（行政規則之定義）
①本法所稱行政規則，係指上級機關對下級機關，或長官對屬官，依其權限或職權為規範機關內部秩序及運作，所為非直接對外發生法規範效力之一般、抽象之規定。
②行政規則包括下列各款之規定：
一　關於機關內部之組織、事務之分配、業務處理方式、人事管理等一般性規定。
二　為協助下級機關或屬官統一解釋法令、認定事實、及行使裁量權，而訂頒之解釋性規定及裁量基準。

第一六○條　（行政規則之下達與發布）
①行政規則應下達下級機關或屬官。
②行政機關訂定前條第二項第二款之行政規則，應由其首長簽署，

並登載於政府公報發布之。

第一六一條 （行政規則之效力）

有效下達之行政規則，具有拘束訂定機關、其下級機關及屬官之效力。

第一六二條 （行政規則之廢止）

①行政規則得由原發布機關廢止之。

②行政規則之廢止，適用第一百六十條規定。

第五章 行政計畫

第一六三條 （行政計畫之定義）

本法所稱行政計畫，係指行政機關為將來一定期限內達成特定之目的或實現一定之構想，事前就達成該目的或實現該構想有關之方法、步驟或措施等所為之設計與規劃。

第一六四條 （行政計畫確定程序之適用範圍及程序）

①行政計畫有關一定地區土地之特定利用或重大公共設施之設置，涉及多數不同利益之人及多數不同行政機關權限者，確定其計畫之裁決，應經公開及聽證程序，並得有集中事權之效果。

②前項行政計畫之擬訂、確定、修訂及廢棄之程序，由行政院另定之。

第六章 行政指導

第一六五條 （行政指導之定義）

本法所稱行政指導，謂行政機關在其職權或所掌事務範圍內，為實現一定之行政目的，以輔導、協助、勸告、建議或其他不具法律上強制力之方法，促請特定人為一定作為或不作為之行為。

第一六六條 （行政指導之原則）

①行政機關為行政指導時，應注意有關法規規定之目的，不得濫用。

②相對人明確拒絕指導時，行政機關應即停止，並不得據此對相對人為不利之處置。

第一六七條 （行政指導明示之方法）

①行政機關對相對人為行政指導時，應明示行政指導之目的、內容、及負責指導者等事項。

②前項明示，得以書面、言詞或其他方式為之。如相對人請求交付文書時，除行政上有特別困難外，應以書面為之。

第七章 陳 情

第一六八條 （陳情之定義）

人民對於行政興革之建議、行政法令之查詢、行政違失之舉發或行政上權益之維護，得向主管機關陳情。

第一六九條 （陳情之方式）

①陳情得以書面或言詞為之；其以言詞為之者，受理機關應作成紀

錄，並向陳情人朗讀或使閱覽後命其簽名或蓋章。

②陳情人對紀錄有異議者，應更正之。

第一七〇條 （陳情案件之處理原則）

①行政機關對人民之陳情，應訂定作業規定，指派人員迅速、確實處理之。

②人民之陳情有保密必要者，受理機關處理時，應不予公開。

第一七一條 （陳情案件之處理方式）

①受理機關認為人民之陳情有理由者，應採取適當之措施；認為無理由者，應通知陳情人，並說明其意旨。

②受理機關認為陳情之重要內容不明確或有疑義者，得通知陳情人補陳之。

第一七二條 （行政機關的告知義務）

①人民之陳情應向其他機關為之者，受理機關應告知陳情人。但受理機關認為適當時，應即移送其他機關處理，並通知陳情人。

②陳情之事項，依法得提起訴願、訴訟或請求國家賠償者，受理機關應告知陳情人。

第一七三條 （對人民陳情案件得不處理之情形）

人民陳情案有下列情形之一者，得不予處理：

一 無具體之內容或未具真實姓名或住址者。

二 同一事由，經予適當處理，並已明確答覆後，而仍一再陳情者。

三 非主管陳情內容之機關，接獲陳情人以同一事由分向各機關陳情者。

第八章 附 則

第一七四條 （不服行政機關之行政程序行為之救濟方法）

當事人或利害關係人不服行政機關於行政程序中所為之決定或處置，僅得於對實體決定聲明不服時一併聲明之。但行政機關之決定或處置得強制執行或本法或其他法規另有規定者，不在此限。

第一七四條之一 （職權命令）

本法施行前，行政機關依中央法規標準法第七條訂定之命令，須以法律規定或以法律明列其授權依據者，應於本法施行後二年內，以法律規定或以法律明列其授權依據後修正或訂定；逾期失效。

第一七五條 （施行日）104

①本法自中華民國九十年一月一日施行。

②本法修正條文自公布日施行。

行政罰法

①民國94年2月5日總統令制定公布全文46條；並自公布後一年施行。
②民國100年11月23日總統令修正公布第26、27、32、45、46條條文；並自公布日施行。
③民國111年6月15日總統令修正公布第5條條文。

第一章　法　例

第一條　（立法目的）
違反行政法上義務而受罰鍰、沒入或其他種類行政罰之處罰時，適用本法。但其他法律有特別規定者，從其規定。

第二條　（其他種類行政罰之要件）
本法所稱其他種類行政罰，指下列裁罰性之不利處分：
一　限制或禁止行為之處分：限制或停止營業、吊扣證照、命令停工或停止使用、禁止行駛、禁止出入港口、機場或特定場所、禁止製造、販賣、輸出入、禁止申請或其他限制或禁止為一定行為之處分。
二　剝奪或消滅資格、權利之處分：命令歇業、命令解散、撤銷或廢止許可或登記、吊銷證照、強制拆除或其他剝奪或消滅一定資格或權利之處分。
三　影響名譽之處分：公布姓名或名稱、公布照片或其他相類似之處分。
四　警告性處分：警告、告誡、記點、記次、講習、輔導教育或其他相類似之處分。

第三條　（行為人之定義）
本法所稱行為人，係指實施違反行政法上義務行為之自然人、法人、設有代表人或管理人之非法人團體、中央或地方機關或其他組織。

第四條　（處罰法定主義）
違反行政法上義務之處罰，以行為時之法律或自治條例有明文規定者為限。

第五條　111
行為後法律或自治條例有變更者，適用裁處時之法律或自治條例。但裁處前之法律或自治條例有利於受處罰者，適用最有利於受處罰者之規定。

第六條　（行為地或結果地之效力）
①在中華民國領域內違反行政法上義務應受處罰者，適用本法。
②在中華民國領域外之中華民國船艦、航空器或依法得由中華民國

行使管轄權之區域內違反行政法上義務者，以在中華民國領域內違反論。

③違反行政法上義務之行爲或結果，有一在中華民國領域內者，爲在中華民國領域內違反行政法上義務。

第二章 責 任

第七條 （有責任始有處罰原則）

①違反行政法上義務之行爲非出於故意或過失者，不予處罰。

②法人、設有代表人或管理人之非法人團體、中央或地方機關或其他組織違反行政法上義務者，其代表人、管理人、其他有代表權之人或實際行爲之職員、受僱人或從業人員之故意、過失，推定爲該等組織之故意、過失。

第八條 （排除卸責藉口）

不得因不知法規而免除行政處罰責任。但按其情節，得減輕或免除其處罰。

第九條 （責任能力）

①未滿十四歲人之行爲，不予處罰。

②十四歲以上未滿十八歲人之行爲，得減輕處罰。

③行爲時因精神障礙或其他心智缺陷，致不能辨識其行爲違法或欠缺依其辨識而行爲之能力者，不予處罰。

④行爲時因前項之原因，致其辨識行爲違法或依其辨識而行爲之能力，顯著減低者，得減輕處罰。

⑤前二項規定，於因故意或過失自行招致者，不適用之。

第一〇條 （防止之義務）

①對於違反行政法上義務事實之發生，依法有防止之義務，能防止而不防止者，與因積極行爲發生事實者同。

②因自己行爲致有發生違反行政法上義務事實之危險者，負防止其發生之義務。

第一一條 （職務命令）

①依法令之行爲，不予處罰。

②依所屬上級公務員職務命令之行爲，不予處罰。但明知職務命令違法，而未依法定程序向該上級公務員陳述意見者，不在此限。

第一二條 （正當防衛或防衛過當）

對於現在不法之侵害，而出於防衛自己或他人權利之行爲，不予處罰。但防衛行爲過當者，得減輕或免除其處罰。

第一三條 （緊急避難）

因避免自己或他人生命、身體、自由、名譽或財產之緊急危難而出於不得已之行爲，不予處罰。但避難行爲過當者，得減輕或免除其處罰。

第三章 共同違法及併同處罰

第一四條 （故意共同違法）

①故意共同實施違反行政法上義務之行為者，依其行為情節之輕重，分別處罰之。
②前項情形，因身分或其他特定關係成立之違反行政法上義務行為，其無此身分或特定關係者，仍處罰之。
③因身分或其他特定關係致處罰有重輕或免除時，其無此身分或特定關係者，仍處以通常之處罰。

第一五條　（私法人違法之處罰）
①私法人之董事或其他有代表權之人，因執行其職務或為私法人之利益為行為，致使私法人違反行政法上義務應受處罰者，該行為人如有故意或重大過失時，除法律或自治條例另有規定外，應並受同一規定罰鍰之處罰。
②私法人之職員、受僱人或從業人員，因執行其職務或為私法人之利益為行為，致使私法人違反行政法上義務應受處罰者，私法人之董事或其他有代表權之人，如對該行政法上義務之違反，因故意或重大過失，未盡其防止義務時，除法律或自治條例另有規定外，應並受同一規定罰鍰之處罰。
③依前二項並受同一規定處罰之罰鍰，不得逾新臺幣一百萬元。但其所得之利益逾新臺幣一百萬元者，得於其所得利益之範圍內裁處之。

第一六條　（私法組織違法之準用）
前條之規定，於設有代表人或管理人之非法人團體，或法人以外之其他私法組織，違反行政法上義務者，準用之。

第一七條　（公法組織之處罰）
中央或地方機關或其他公法組織違反行政法上義務者，依各該法律或自治條例規定處罰之。

第四章　裁處之審酌加減及擴張

第一八條　（裁處罰鍰之審酌、加減及期間）
①裁處罰鍰，應審酌違反行政法上義務行為應受責難程度、所生影響及因違反行政法上義務所得之利益，並得考量受處罰者之資力。
②前項所得之利益超過法定罰鍰最高額者，得於所得利益之範圍內酌量加重，不受法定罰鍰最高額之限制。
③依本法規定減輕處罰時，裁處之罰鍰不得逾法定罰鍰最高額之二分之一，亦不得低於法定罰鍰最低額之二分之一；同時有免除處罰之規定者，不得逾法定罰鍰最高額之三分之一，亦不得低於法定罰鍰最低額之三分之一。但法律或自治條例另有規定者，不在此限。
④其他種類行政罰，其處罰定有期間者，準用前項之規定。

第一九條　（不處罰之要件及處理）
①違反行政法上義務應受法定最高額新臺幣三千元以下罰鍰之處罰，其情節輕微，認以不處罰為適當者，得免予處罰。

②前項情形，得對違反行政法上義務者施以糾正或勸導，並作成紀錄，命其簽名。

第二〇條　（不當得利之追繳）

①爲他人利益而實施行爲，致使他人違反行政法上義務應受處罰者，該行爲人因其行爲受有財產上利益而未受處罰時，得於其所受財產上利益價值範圍內，酌予追繳。

②行爲人違反行政法上義務應受處罰，他人因該行爲受有財產上利益而未受處罰時，得於其所受財產上利益價值範圍內，酌予追繳。

③前二項追繳，由爲裁處之主管機關以行政處分爲之。

第二一條　（沒入物之所有人）

沒入之物，除本法或其他法律另有規定者外，以屬於受處罰者所有爲限。

第二二條　（沒入之裁處）

①不屬於受處罰者所有之物，因所有人之故意或重大過失，致使該物成爲違反行政法上義務行爲之工具者，仍得裁處沒入。

②物之所有人明知該物得沒入，爲規避沒入之裁處而取得所有權者，亦同。

第二三條　（沒入物價額或減損差額之追徵）

①得沒入之物，受處罰者或前條物之所有人於受裁處沒入前，予以處分、使用或以他法致不能裁處沒入者，得裁處沒入其物之價額；其致物之價值減損者，得裁處沒入其物及減損之差額。

②得沒入之物，受處罰者或前條物之所有人於受裁處沒入後，予以處分、使用或以他法致不能執行沒入者，得追徵其物之價額；其致物之價值減損者，得另追徵其減損之差額。

③前項追徵，由爲裁處之主管機關以行政處分爲之。

第五章　單一行為及數行為之處罰

第二四條　（一行爲違反數個行政法上義務規定而應處罰鍰之法律效果）

①一行爲違反數個行政法上義務規定而應處罰鍰者，依法定罰鍰額最高之規定裁處。但裁處之額度，不得低於各該規定之罰鍰最低額。

②前項違反行政法上義務行爲，除應處罰鍰外，另有沒入或其他種類行政罰之處罰者，得依該規定併爲裁處。但其處罰種類相同，如從一重處罰已足以達成行政目的者，不得重複裁處。

③一行爲違反社會秩序維護法及其他行政法上義務規定而應受處罰，如已裁處拘留者，不再受罰鍰之處罰。

第二五條　（分別處罰）

數行爲違反同一或不同行政法上義務之規定者，分別處罰之。

第二六條　（一行爲同時違反刑事法律及行政法上義務規定之處罰及適用範圍）100

①一行爲同時觸犯刑事法律及違反行政法上義務規定者，依刑事法律處罰之。但其行爲應處以其他種類行政罰或得沒入之物而未經法院宣告沒收者，亦得裁處之。
②前項行爲如經不起訴處分、緩起訴處分確定或爲無罪、免訴、不受理、不付審理、不付保護處分、免刑、緩刑之裁判確定者，得依違反行政法上義務規定裁處之。
③第一項行爲經緩起訴處分或緩刑宣告確定且經命向公庫或指定之公益團體、地方自治團體、政府機關、政府機構、行政法人、社區或其他符合公益目的之機構或團體，支付一定之金額或提供義務勞務者，其所支付之金額或提供之勞務，應於依前項規定裁處之罰鍰內扣抵之。
④前項勞務扣抵罰鍰之金額，按最初裁處時之每小時基本工資乘以義務勞務時數核算。
⑤依第二項規定所爲之裁處，有下列情形之一者，由主管機關依受處罰者之申請或依職權撤銷之，已收繳之罰鍰，無息退還：
一　因緩起訴處分確定而爲之裁處，其緩起訴處分經撤銷，並經判決有罪確定，且未受免刑或緩刑之宣告。
二　因緩刑裁判確定而爲之裁處，其緩刑宣告經撤銷確定。

第六章　時　效

第二七條（行政罰裁處權之時效）100
①行政罰之裁處權，因三年期間之經過而消滅。
②前項期間，自違反行政法上義務之行爲終了時起算。但行爲之結果發生在後者，自該結果發生時起算。
③前條第二項之情形，第一項期間自不起訴處分、緩起訴處分確定或無罪、免訴、不受理、不付審理、不付保護處分、免刑、緩刑之裁判確定日起算。
④行政罰之裁處因訴願、行政訴訟或其他救濟程序經撤銷而須另爲裁處者，第一項期間自原裁處被撤銷確定之日起算。

第二八條（裁處權時效之停止）
①裁處權時效，因天災、事變或依法律規定不能開始或進行裁處時，停止其進行。
②前項時效停止，自停止原因消滅之翌日起，與停止前已經過之期間一併計算。

第七章　管轄機關

第二九條（主管管轄機關）
①違反行政法上義務之行爲，由行爲地、結果地、行爲人之住所、居所或營業所、事務所或公務所所在地之主管機關管轄。
②在中華民國領域外之中華民國船艦或航空器內違反行政法上義務者，得由船艦本籍地、航空器出發地或行爲後在中華民國領域內最初停泊地或降落地之主管機關管轄。

③在中華民國領域外之外國船艦或航空器於依法得由中華民國行使管轄權之區域內違反行政法上義務者，得由行為後其船艦或航空器在中華民國領域內最初停泊地或降落地之主管機關管轄。
④在中華民國領域外依法得由中華民國行使管轄權之區域內違反行政法上義務者，不能依前三項規定定其管轄機關時，得由行為人所在地之主管機關管轄。

第三〇條　（主管機關之共同管轄權）

故意共同實施違反行政法上義務之行為，其行為地、行為人之住所、居所或營業所、事務所或公務所所在地不在同一管轄區內者，各該行為地、住所、居所或所在地之主管機關均有管轄權。

第三一條　（管轄權競合之處理方式及移送管轄）

①一行為違反同一行政法上義務，數機關均有管轄權者，由處理在先之機關管轄。不能分別處理之先後者，由各該機關協議定之；不能協議或有統一管轄之必要者，由其共同上級機關指定之。
②一行為違反數個行政法上義務而應處罰鍰，數機關均有管轄權者，由法定罰鍰額最高之主管機關管轄。法定罰鍰額相同者，依前項規定定其管轄。
③一行為違反數個行政法上義務，應受沒入或其他種類行政罰者，由各該主管機關分別裁處。但其處罰種類相同者，如從一重處罰已足以達成行政目的者，不得重複裁處。
④第一項及第二項情形，原有管轄權之其他機關於必要之情形時，應為必要之職務行為，並將有關資料移送為裁處之機關；為裁處之機關應於調查終結前，通知原有管轄權之其他機關。

第三二條　（案件之移送）100

①一行為同時觸犯刑事法律及違反行政法上義務規定者，應將涉及刑事部分移送該管司法機關。
②前項移送案件，司法機關就刑事案件為不起訴處分、緩起訴處分確定或為無罪、免訴、不受理、不付審理、不付保護處分、免刑、緩刑、撤銷緩刑之裁判確定，或撤銷緩起訴處分後經判決有罪確定者，應通知原移送之行政機關。
③前二項移送案件及業務聯繫之辦法，由行政院會同司法院定之。

第八章　裁處程序

第三三條　（行政機關執行職務時應有之作為）

行政機關執行職務之人員，應向行為人出示有關執行職務之證明文件或顯示足資辨別之標誌，並告知其所違反之法規。

第三四條　（現行違反行政法上義務之行為人得為之處置）

①行政機關對現行違反行政法上義務之行為人，得為下列之處置：
　一　即時制止其行為。
　二　製作書面紀錄。
　三　為保全證據之措施。遇有抗拒保全證據之行為且情況急迫者，得使用強制力排除其抗拒。

四　確認其身分。其拒絕或規避身分之查證，經勸導無效，致確實無法辨認其身分且情況急迫者，得令其隨同到指定處所查證身分；其不隨同到指定處所接受身分查證者，得會同警察人員強制為之。

②前項強制，不得逾越保全證據或確認身分目的之必要程度。

第三五條　（行為人對強制到指定處所處置之救濟）

①行為人對於行政機關依前條所為之強制排除抗拒保全證據或強制到指定處所查證身分不服者，得向該行政機關執行職務之人員，當場陳述理由表示異議。

②行政機關執行職務之人員，認前項異議有理由者，應停止或變更強制排除抗拒保全證據或強制到指定處所查證身分之處置；認無理由者，得繼續執行。經行為人請求者，應將其異議要旨製作紀錄交付之。

第三六條（可為證據之物之扣留）

①得沒入或可為證據之物，得扣留之。

②前項可為證據之物之扣留範圍及期間，以供檢查、檢驗、鑑定或其他為保全證據之目的所必要者為限。

第三七條（強制扣留）

對於應扣留物之所有人、持有人或保管人，得要求其提出或交付；無正當理由拒絕提出、交付或抗拒扣留者，得用強制力扣留之。

第三八條　（扣留紀錄及收據）

①扣留，應作成紀錄，記載實施之時間、處所、扣留物之名目及其他必要之事項，並由在場之人簽名、蓋章或按指印；其拒絕簽名、蓋章或按指印者，應記明其事由。

②扣留物之所有人、持有人或保管人在場或請求時，應製作收據，記載扣留物之名目，交付之。

第三九條（扣留物之安全、拍賣、毀棄）

①扣留物，應加封緘或其他標識，並為適當之處置；其不便搬運或保管者，得命人看守或交由所有人或其他適當之人保管。得沒入之物，有毀損之虞或不便保管者，得拍賣或變賣而保管其價金。

②易生危險之扣留物，得毀棄之。

第四〇條　（扣留物之發還）

①扣留物於案件終結前無留存之必要，或案件為不予處罰或未為沒入之裁處者，應發還之；其經依前條規定拍賣或變賣而保管其價金或毀棄者，發還或償還其價金。但應沒入或為調查他案應留存者，不在此限。

②扣留物之應受發還人所在不明，或因其他事故不能發還者，應公告之；自公告之日起滿六個月，無人申請發還者，以其物歸屬公庫。

第四一條（扣留之救濟程序）

①物之所有人、持有人、保管人或利害關係人對扣留不服者，得向扣留機關聲明異議。
②前項聲明異議，扣留機關認有理由者，應發還扣留物或變更扣留行為；認無理由者，應加具意見，送直接上級機關決定之。
③對於直接上級機關之決定不服者，僅得於對裁處案件之實體決定聲明不服時一併聲明之。但第一項之人依法不得對裁處案件之實體決定聲明不服時，得單獨對第一項之扣留，逕行提起行政訴訟。
④第一項及前項但書情形，不影響扣留或裁處程序之進行。

第四二條（不給予陳述意見機會之例外情形）

行政機關於裁處前，應給予受處罰者陳述意見之機會。但有下列情形之一者，不在此限：

一　已依行政程序法第三十九條規定，通知受處罰者陳述意見。
二　已依職權或依第四十三條規定，舉行聽證。
三　大量作成同種類之裁處。
四　情況急迫，如給予陳述意見之機會，顯然違背公益。
五　受法定期間之限制，如給予陳述意見之機會，顯然不能遵行。
六　裁處所根據之事實，客觀上明白足以確認。
七　法律有特別規定。

第四三條（舉行聽證及其例外情形）

行政機關為第二條第一款及第二款之裁處前，應依受處罰者之申請，舉行聽證。但有下列情形之一者，不在此限：

一　有前條但書各款情形之一。
二　影響自由或權利之內容及程度顯屬輕微。
三　經依行政程序法第一百零四條規定，通知受處罰者陳述意見，而未於期限內陳述意見。

第四四條（裁處書之送達）

行政機關裁處行政罰時，應作成裁處書，並為送達。

第九章　附　則

第四五條（裁處權之時效）100

①本法施行前違反行政法上義務之行為應受處罰而未經裁處，於本法施行後裁處者，除第十五條、第十六條、第十八條第二項、第二十條及第二十二條規定外，均適用之。
②前項行政罰之裁處權時效，自本法施行之日起算。
③本法中華民國一百年十一月八日修正之第二十六條第三項至第五項規定，於修正施行前違反行政法上義務之行為同時觸犯刑事法律，經緩起訴處分確定，應受行政罰之處罰而未經裁處者，亦適用之；曾經裁處，因訴願、行政訴訟或其他救濟程序經撤銷，而於修正施行後為裁處者，亦同。
④本法中華民國一百年十一月八日修正施行前違反行政法上義務之

行爲同時觸犯刑事法律，於修正施行後受免刑或緩刑之裁判確定者，不適用修正後之第二十六條第二項至第五項、第二十七條第三項及第三十二條第二項之規定。

第四六條 （施行日）100

①本法自公布後一年施行。

②本法修正條文自公布日施行。

訴願法

①民國19年3月24日國民政府制定公布全文14條。
②民國26年1月8日國民政府修正公布全文13條。
③民國59年12月23日總統令修正公布全文28條。
④民國68年12月7日總統令修正公布第26條條文。
⑤民國84年1月16日總統令修正公布第26條條文。
⑥民國87年10月28日總統令修正公布全文101條。
民國88年7月31日行政院令發布定自89年7月1日起施行。
⑦民國89年6月14日總統令修正公布第4、9、41條條文；並自89年7月1日起施行。
⑧民國101年6月27日總統令修正公布第90條條文。
民國101年7月12日行政院令發布定自101年9月6日施行。

第一章　總　則

第一節　訴願事件

第一條　（認為違法或不當之行政處分得提起訴願）
①人民對於中央或地方機關之行政處分，認為違法或不當，致損害其權利或利益者，得依本法提起訴願。但法律另有規定者，從其規定。
②各級地方自治團體或其他公法人對上級監督機關之行政處分，認為違法或不當，致損害其權利或利益者，亦同。

第二條　（對申請案件應作為而不作為得提起訴願）
①人民因中央或地方機關對其依法申請之案件，於法定期間內應作為而不作為，認為損害其權利或利益者，亦得提起訴願。
②前項期間，法令未規定者，自機關受理申請之日起為二個月。

第三條　（行政處分）
①本法所稱行政處分，係指中央或地方機關就公法上具體事件所為之決定或其他公權力措施而對外直接發生法律效果之單方行政行為。
②前項決定或措施之相對人雖非特定，而依一般性特徵可得確定其範圍者，亦為行政處分。有關公物之設定、變更、廢止或一般使用者，亦同。

第二節　管　轄

第四條　（訴願之管轄）
訴願之管轄如左：
一　不服鄉（鎮、市）公所之行政處分者，向縣（市）政府提起訴願。

二　不服縣（市）政府所屬各級機關之行政處分者，向縣（市）政府提起訴願。

三　不服縣（市）政府之行政處分者，向中央主管部、會、行、處、局、署提起訴願。

四　不服直轄市政府所屬各級機關之行政處分者，向直轄市政府提起訴願。

五　不服直轄市政府之行政處分者，向中央主管部、會、行、處、局、署提起訴願。

六　不服中央各部、會、行、處、局、署所屬機關之行政處分者，向各部、會、行、處、局、署提起訴願。

七　不服中央各部、會、行、處、局、署之行政處分者，向主管院提起訴願。

八　不服中央各院之行政處分者，向原院提起訴願。

第五條（提起訴願應按管轄等級爲之）

①人民對於前條以外之中央或地方機關之行政處分提起訴願時，應按其管轄等級，比照前條之規定爲之。

②訴願管轄，法律另有規定依其業務監督定之者，從其規定。

第六條（對共爲行政處分之不同機關提起訴願）

對於二以上不同隸屬或不同層級之機關共爲之行政處分，應向其共同之上級機關提起訴願。

第七條（對原委託機關提起訴願）

無隸屬關係之機關辦理受託事件所爲之行政處分，視爲委託機關之行政處分，其訴願之管轄，比照第四條之規定，向原委託機關或其直接上級機關提起訴願。

第八條（對受委任機關提起訴願）

有隸屬關係之下級機關依法辦理上級機關委任事件所爲之行政處分，爲受委任機關之行政處分，其訴願之管轄，比照第四條之規定，向受委任機關或其直接上級機關提起訴願。

第九條（對受委辦機關之上級機關提起訴願）

直轄市政府、縣（市）政府或其所屬機關及鄉（鎮、市）公所依法辦理上級政府或其所屬機關委辦事件所爲之行政處分，爲受委辦機關之行政處分，其訴願之管轄，比照第四條之規定，向受委辦機關之直接上級機關提起訴願。

第一〇條（向原委託機關提起訴願）

依法受中央或地方機關委託行使公權力之團體或個人，以其團體或個人名義所爲之行政處分，其訴願之管轄，向原委託機關提起訴願。

第一一條（向承受業務機關提起訴願）

原行政處分機關裁撤或改組，應以承受其業務之機關視爲原行政處分機關，比照前七條之規定，向承受其業務之機關或其直接上級機關提起訴願。

第一二條（管轄權爭議之確定）

①數機關於管轄權有爭議或因管轄不明致不能辨明有管轄權之機關者，由其共同之直接上級機關確定之。
②無管轄權之機關就訴願所為決定，其上級機關應依職權或依申請撤銷之，並命移送於有管轄權之機關。

第一三條 （原行政處分機關之認定）

原行政處分機關之認定，以實施行政處分時之名義為準。但上級機關本於法定職權所為之行政處分，交由下級機關執行者，以該上級機關為原行政處分機關。

第三節　期日及期間

第一四條 （訴願之提起限期）

①訴願之提起，應自行政處分達到或公告期滿之次日起三十日內為之。
②利害關係人提起訴願者，前項期間自知悉時起算。但自行政處分達到或公告期滿後，已逾三年者，不得提起。
③訴願之提起，以原行政處分機關或受理訴願機關收受訴願書之日期為準。
④訴願人誤向原行政處分機關或受理訴願機關以外之機關提起訴願者，以該機關收受之日，視為提起訴願之日。

第一五條 （訴願人遲誤訴願期間得申請回復原狀）

①訴願人因天災或其他不應歸責於己之事由，致遲誤前條之訴願期間者，於其原因消滅後十日內，得以書面敘明理由向受理訴願機關申請回復原狀。但遲誤訴願期間已逾一年者，不得為之。
②申請回復原狀，應同時補行期間內應為之訴願行為。

第一六條 （在途期間之扣除）

①訴願人不在受理訴願機關所在地住居者，計算法定期間，應扣除其在途期間。但有訴願代理人住居受理訴願機關所在地，得為期間內應為之訴願行為者，不在此限。
②前項扣除在途期間辦法，由行政院定之。

第一七條 （期間之計算）

期間之計算，除法律另有規定外，依民法之規定。

第四節　訴願人

第一八條 （提起訴願）

自然人、法人、非法人之團體或其他受行政處分之相對人及利害關係人得提起訴願。

第一九條 （訴願能力）

能獨立以法律行為負義務者，有訴願能力。

第二〇條 （法定代理）

①無訴願能力人應由其法定代理人代為訴願行為。
②地方自治團體、法人、非法人之團體應由其代表人或管理人為訴願行為。

③關於訴願之法定代理，依民法規定。

第二一條　（共同提起訴願）

①二人以上得對於同一原因事實之行政處分，共同提起訴願。

②前項訴願之提起，以同一機關管轄者爲限。

第二二條　（共同提起訴願得選定代表人）

①共同提起訴願，得選定其中一人至三人爲代表人。

②選定代表人應於最初爲訴願行爲時，向受理訴願機關提出文書證明。

第二三條　（未選定代表人）

共同提起訴願，未選定代表人者，受理訴願機關得限期通知其選定；逾期不選定者，得依職權指定之。

第二四條　（代表人代表全體爲訴願行爲）

代表人經選定或指定後，由其代表全體訴願人爲訴願行爲。但撤回訴願，非經全體訴願人書面同意，不得爲之。

第二五條　（代表人之更換或增減）

①代表人經選定或指定後，仍得更換或增減之。

②前項代表人之更換或增減，非以書面通知受理訴願機關，不生效力。

第二六條　（二人以上之代表人）

代表人有二人以上者，均得單獨代表共同訴願人爲訴願行爲。

第二七條　（代表權）

代表人之代表權不因其他共同訴願人死亡、喪失行爲能力或法定代理變更而消滅。

第二八條　（與訴願人利害關係相同之人得參加訴願）

①與訴願人利害關係相同之人，經受理訴願機關允許，得爲訴願人之利益參加訴願。受理訴願機關認有必要時，亦得通知其參加訴願。

②訴願決定因撤銷或變更原處分，足以影響第三人權益者，受理訴願機關應於作成訴願決定之前，通知其參加訴願程序，表示意見。

第二九條　（申請參加訴願應以書面爲之）

①申請參加訴願，應以書面向受理訴願機關爲之。

②參加訴願應以書面記載左列事項：

一　本訴願及訴願人。

二　參加人與本訴願之利害關係。

三　參加訴願之陳述。

第三〇條　（通知參加訴願）

①通知參加訴願，應記載訴願意旨、通知參加之理由及不參加之法律效果，送達於參加人，並副知訴願人。

②受理訴願機關爲前項之通知前，得通知訴願人或得參加訴願之第三人以書面陳述意見。

第三一條　（訴願決定對參加人亦有效力）

訴願決定對於參加人亦有效力。經受理訴願機關通知其參加或允許其參加而未參加者，亦同。

第三二條 （委任代理人進行訴願）

訴願人或參加人得委任代理人進行訴願。每一訴願人或參加人委任之訴願代理人不得超過三人。

第三三條 （訴願代理人）

①左列之人，得爲訴願代理人：

一 律師。

二 依法令取得與訴願事件有關之代理人資格者。

三 具有該訴願事件之專業知識者。

四 因業務或職務關係爲訴願人之代理人者。

五 與訴願人有親屬關係者。

②前項第三款至第五款之訴願代理人，受理訴願機關認爲不適當時，得禁止之，並以書面通知訴願人或參加人。

第三四條 （提出委任書）

訴願代理人應於最初爲訴願行爲時，向受理訴願機關提出委任書。

第三五條 （訴願代理人得爲一切訴願行爲）

訴願代理人就其受委任之事件，得爲一切訴願行爲。但撤回訴願，非受特別委任不得爲之。

第三六條 （單獨代理）

①訴願代理人有二人以上者，均得單獨代理訴願人。

②違反前項規定而爲委任者，其訴願代理人仍得單獨代理。

第三七條 （訴願代理人陳述之效力）

訴願代理人事實上之陳述，經到場之訴願人本人即時撤銷或更正者，不生效力。

第三八條 （訴願代理權）

訴願代理權不因訴願人本人死亡、破產或喪失訴願能力而消滅。法定代理有變更、機關經裁撤、改組或公司、團體經解散、變更組織者，亦同。

第三九條 （訴願委任之解除）

訴願委任之解除，應由訴願人、參加人或訴願代理人以書面通知受理訴願機關。

第四〇條 （訴願代理人提出訴願委任之解除）

訴願委任之解除，由訴願代理人提出者，自爲解除意思表示之日起十五日內，仍應爲維護訴願人或參加人權利或利益之必要行爲。

第四一條 （輔佐人）

①訴願人、參加人或訴願代理人經受理訴願機關之許可，得於期日偕同輔佐人到場。

②受理訴願機關認爲必要時，亦得命訴願人、參加人或訴願代理人偕同輔佐人到場。

③前二項之輔佐人，受理訴願機關認爲不適當時，得廢止其許可或禁止其續爲輔佐。

第四二條（輔佐人陳述之效力）

輔佐人到場所爲之陳述，訴願人、參加人或訴願代理人不即時撤銷或更正者，視爲其所自爲。

第五節　送　達

第四三條（送達）

送達除別有規定外，由受理訴願機關依職權爲之。

第四四條（向法定代理人送達）

①對於無訴願能力人爲送達者，應向其法定代理人爲之；未經陳明法定代理人者，得向該無訴願能力人爲送達。

②對於法人或非法人之團體爲送達者，應向其代表人或管理人爲之。

③法定代理人、代表人或管理人有二人以上者，送達得僅向其中一人爲之。

第四五條（外國法人或團體爲送達者）

①對於在中華民國有事務所或營業所之外國法人或團體爲送達者，應向其在中華民國之代表人或管理人爲之。

②前項代表人或管理人有二人以上者，送達得僅向其中一人爲之。

第四六條（向訴願代理人送達）

訴願代理人除受送達之權限受有限制者外，送達應向該代理人爲之。但受理訴願機關認爲必要時，得送達於訴願人或參加人本人。

第四七條（訴願文書之送達）

①訴願文書之送達，應註明訴願人、參加人或其代表人、訴願代理人住、居所、事務所或營業所，交付郵政機關以訴願文書郵務送達證書發送。

②訴願文書不能爲前項送達時，得由受理訴願機關派員或囑託原行政處分機關或該管警察機關送達，並由執行送達人作成送達證書。

③訴願文書之送達，除前二項規定外，準用行政訴訟法第六十七條至第六十九條、第七十一條至第八十三條之規定。

第六節　訴願卷宗

第四八條（訴願文書應編爲卷宗）

關於訴願事件之文書，受理訴願機關應保存者，應由承辦人員編爲卷宗。

第四九條（訴願人等得請求閱覽卷宗）

①訴願人、參加人或訴願代理人得向受理訴願機關請求閱覽、抄錄、影印或攝影卷內文書，或預納費用請求付與繕本、影本或節本。

②前項之收費標準，由主管院定之。

第五〇條　（第三人經許可得閱覽卷宗）

第三人經訴願人同意或釋明有法律上之利害關係，經受理訴願機關許可者，亦得為前條之請求。

第五一條　（應拒絕閱覽請求之文書）

左列文書，受理訴願機關應拒絕前二條之請求：

一　訴願決定擬辦之文稿。

二　訴願決定之準備或審議文件。

三　為第三人正當權益有保密之必要者。

四　其他依法律或基於公益，有保密之必要者。

第二章　訴願審議委員會

第五二條　（訴願審議委員會之設置）

①各機關辦理訴願事件，應設訴願審議委員會，組成人員以具有法制專長者為原則。

②訴願審議委員會委員，由本機關高級職員及遴聘社會公正人士、學者、專家擔任之；其中社會公正人士、學者、專家人數不得少於二分之一。

③訴願審議委員會組織規程及審議規則，由主管院定之。

第五三條　（訴願決定應經委員會決議）

訴願決定應經訴願審議委員會會議之決議，其決議以委員過半數之出席，出席委員過半數之同意行之。

第五四條　（審議應製作審議紀錄附卷）

①訴願審議委員會審議訴願事件，應指定人員製作審議紀錄附卷。委員於審議中所持與決議不同之意見，經其請求者，應列入紀錄。

②訴願審議經言詞辯論者，應另行製作筆錄，編為前項紀錄之附件，並準用民事訴訟法第二百十二條至第二百十九條之規定。

第五五條　（主任委員或委員對審議之迴避）

訴願審議委員會主任委員或委員對於訴願事件有利害關係者，應自行迴避，不得參與審議。

第三章　訴願程序

第一節　訴願之提起

第五六條　（訴願書載明事項）

①訴願應具訴願書，載明左列事項，由訴願人或代理人簽名或蓋章：

一　訴願人之姓名、出生年月日、住、居所、身分證明文件字號。如係法人或其他設有管理人或代表人之團體，其名稱、事務所或營業所及管理人或代表人之姓名、出生年月日、住、居所。

二　有訴願代理人者，其姓名、出生年月日、住、居所、身分證明文件字號。
三　原行政處分機關。
四　訴願請求事項。
五　訴願之事實及理由。
六　收受或知悉行政處分之年、月、日。
七　受理訴願之機關。
八　證據。其爲文書者，應添具繕本或影本。
九　年、月、日。

②訴願應附原行政處分書影本。

③依第二條第一項規定提起訴願者，第一項第三款、第六款所列事項，載明應爲行政處分之機關、提出申請之年、月、日，並附原申請書之影本及受理申請機關收受證明。

第五七條（補送訴願書）

訴願人在第十四條第一項所定期間向訴願管轄機關或原行政處分機關作不服原行政處分之表示者，視爲已在法定期間內提起訴願。但應於三十日內補送訴願書。

第五八條（提起訴願程序）

①訴願人應繕具訴願書經由原行政處分機關向訴願管轄機關提起訴願。

②原行政處分機關對於前項訴願應先行重新審查原處分是否合法妥當，其認訴願爲有理由者，得自行撤銷或變更原行政處分，並陳報訴願管轄機關。

③原行政處分機關不依訴願人之請求撤銷或變更原行政處分者，應儘速附具答辯書，並將必要之關係文件，送於訴願管轄機關。

④原行政處分機關檢卷答辯時，應將前項答辯書抄送訴願人。

第五九條（訴願人向受理訴願機關提起訴願）

訴願人向受理訴願機關提起訴願者，受理訴願機關應將訴願書影本或副本送交原行政處分機關依前條第二項至第四項規定辦理。

第六〇條（撤回訴願）

訴願提起後，於決定書送達前，訴願人得撤回之。訴願經撤回後，不得復提起同一之訴願。

第六一條（訴願人誤向管轄機關以外之機關提起訴願）

①訴願人誤向訴願管轄機關或原行政處分機關以外之機關作不服原行政處分之表示者，視爲自始向訴願管轄機關提起訴願。

②前項收受之機關應於十日內將該事件移送於原行政處分機關，並通知訴願人。

第六二條（訴願書之補正）

受理訴願機關認爲訴願書不合法定程式，而其情形可補正者，應通知訴願人於二十日內補正。

第二節　訴願審議

第六三條（訴願就書面審查決定）

①訴願就書面審查決定之。

②受理訴願機關必要時得通知訴願人、參加人或利害關係人到達指定處所陳述意見。

③訴願人或參加人請求陳述意見而有正當理由者，應予到達指定處所陳述意見之機會。

第六四條（聽取訴願人等之陳述）

訴願審議委員會主任委員得指定委員聽取訴願人、參加人或利害關係人到場之陳述。

第六五條（言詞辯論）

受理訴願機關應依訴願人、參加人之申請或於必要時，得依職權通知訴願人、參加人或其代表人、訴願代理人、輔佐人及原行政處分機關派員於指定期日到達指定處所言詞辯論。

第六六條（言詞辯論之程序）

①言詞辯論之程序如左：

一　受理訴願機關陳述事件要旨。

二　訴願人、參加人或訴願代理人就事件為事實上及法律上之陳述。

三　原行政處分機關就事件為事實上及法律上之陳述。

四　訴願或原行政處分機關對他方之陳述或答辯，為再答辯。

五　受理訴願機關對訴願人及原行政處分機關提出詢問。

②前項辯論未完備者，得再為辯論。

第六七條（實施調查）

①受理訴願機關應依職權或囑託有關機關或人員，實施調查、檢驗或勘驗，不受訴願人主張之拘束。

②受理訴願機關應依訴願人或參加人之聲請，調查證據。但就其聲請調查之證據中認為不必要者，不在此限。

③受理訴願機關依職權或依聲請調查證據之結果，非經賦予訴願人及參加人表示意見之機會，不得採為對之不利之訴願決定之基礎。

第六八條（提出證據或證物）

訴願人或參加人得提出證據書類或證物。但受理訴願機關限定於一定期間內提出者，應於該期間內提出。

第六九條（交付鑑定）

①受理訴願機關得依職權或依訴願人、參加人之申請，囑託有關機關、學校、團體或有專門知識經驗者為鑑定。

②受理訴願機關認無鑑定之必要，而訴願人或參加人願自行負擔鑑定費用時，得向受理訴願機關請求准予交付鑑定。受理訴願機關非有正當理由不得拒絕。

③鑑定人由受理訴願機關指定之。

④鑑定人有數人者，得共同陳述意見。但意見不同者，受理訴願機關應使其分別陳述意見。

第七〇條（鑑定書）

鑑定人應具鑑定書陳述意見。必要時，受理訴願機關得請鑑定人到達指定處所說明。

第七一條（鑑定所需資料之利用）

①鑑定所需資料在原行政處分機關或受理訴願機關者，受理訴願機關應告知鑑定人准其利用。但其利用之範圍及方法得限制之。

②鑑定人因行鑑定得請求受理訴願機關調查證據。

第七二條（鑑定費用）

①鑑定所需費用由受理訴願機關負擔，並得依鑑定人之請求預行酌給之。

②依第六十九條第二項規定交付鑑定所得結果，據為有利於訴願人或參加人之決定或裁判時，訴願人或參加人得於訴願或行政訴訟確定後三十日內，請求受理訴願機關償還必要之鑑定費用。

第七三條（文書或物件之調取）

①受理訴願機關得依職權或依訴願人、參加人之申請，命文書或其他物件之持有人提出該物件，並得留置之。

②公務員或機關掌管之文書或其他物件，受理訴願機關得調取之。

③前項情形，除有妨害國家機密者外，不得拒絕。

第七四條（實施勘驗）

①受理訴願機關得依職權或依訴願人、參加人之申請，就必要之物件或處所實施勘驗。

②受理訴願機關依前項規定實施勘驗時，應將日、時、處所通知訴願人、參加人及有關人員到場。

第七五條（提出據以處分之證據資料）

①原行政處分機關應將據以處分之證據資料提出於受理訴願機關。

②對於前項之證據資料，訴願人、參加人或訴願代理人得請求閱覽、抄錄或影印之。受理訴願機關非有正當理由，不得拒絕。

③第一項證據資料之閱覽、抄錄或影印，受理訴願機關應指定日、時、處所。

第七六條（訴願人等對訴願程序處置不服）

訴願人或參加人對受理訴願機關於訴願程序進行中所為之程序上處置不服者，應併同訴願決定提起行政訴訟。

第三節　訴願決定

第七七條（訴願事件應為不受理決定之情形）

訴願事件有左列各款情形之一者，應為不受理之決定：

一　訴願書不合法定程式不能補正或經通知補正逾期不補正者。

二　提起訴願逾法定期間或未於第五十七條但書所定期間內補送訴願書者。

三　訴願人不符合第十八條之規定者。

四　訴願人無訴願能力而未由法定代理人代為訴願行為，經通知補正逾期不補正者。

五　地方自治團體、法人、非法人之團體，未由代表人或管理人為訴願行為，經通知補正逾期不補正者。
六　行政處分已不存在者。
七　對已決定或已撤回之訴願事件重行提起訴願者。
八　對於非行政處分或其他依法不屬訴願救濟範圍內之事項提起訴願者。

第七八條　（同種類數宗訴願得合併審議及決定）
分別提起之數宗訴願係基於同一或同種類之事實上或法律上之原因者，受理訴願機關得合併審議，並得合併決定。

第七九條　（無理由訴願應以駁回）
①訴願無理由者，受理訴願機關應以決定駁回之。
②原行政處分所憑理由雖屬不當，但依其他理由認為正當者，應以訴願人為無理由。
③訴願事件涉及地方自治團體之地方自治事務者，其受理訴願之上級機關僅就原行政處分之合法性進行審查決定。

第八〇條　（不得撤銷或變更不受理決定之訴願之情形）
①提起訴願因逾法定期間而為不受理決定時，原行政處分顯屬違法或不當者，原行政處分機關或其上級機關得依職權撤銷或變更之。但有左列情形之一者，不得為之：
一　其撤銷或變更對公益有重大危害者。
二　行政處分受益人之信賴利益顯然較行政處分撤銷或變更所欲維護之公益更值得保護者。
②行政處分受益人有左列情形之一者，其信賴不值得保護：
一　以詐欺、脅迫或賄賂方法，使原行政處分機關作成行政處分者。
二　對重要事項提供不正確資料或為不完全陳述，致使原行政處分機關依該資料或陳述而作成行政處分者。
三　明知原行政處分違法或因重大過失而不知者。
③行政處分之受益人值得保護之信賴利益，因原行政處分機關或其上級機關依第一項規定撤銷或變更原行政處分而受有損失者，應予補償。但其補償額度不得超過受益人因該處分存續可得之利益。

第八一條　（決定撤銷原行政處分或另為處分）
①訴願有理由者，受理訴願機關應以決定撤銷原行政處分之全部或一部，並得視事件之情節，逕為變更之決定或發回原行政處分機關另為處分。但於訴願人表示不服之範圍內，不得為更不利益之變更或處分。
②前項訴願決定撤銷原行政處分，發回原行政處分機關另為處分時，應指定相當期間命其為之。

第八二條　（命應作為之機關速為一定之處分）
①對於依第二條第一項提起之訴願，受理訴願機關認為有理由者，應指定相當期間，命應作為之機關速為一定之處分。

②受理訴願機關未為前項決定前，應作為之機關已為行政處分者，受理訴願機關應認訴願為無理由，以決定駁回之。

第八三條（撤銷或變更原行政處分於公益有損，得予以駁回）

①受理訴願機關發現原行政處分雖屬違法或不當，但其撤銷或變更於公益有重大損害，經斟酌訴願人所受損害、賠償程度、防止方法及其他一切情事，認原行政處分之撤銷或變更顯與公益相違背時，得駁回其訴願。

②前項情形，應於決定主文中載明原行政處分違法或不當。

第八四條（原行政處分機關與訴願人進行協議）

①受理訴願機關為前條決定時，得斟酌訴願人因違法或不當處分所受損害，於決定理由中載明由原行政處分機關與訴願人進行協議。

②前項協議，與國家賠償法之協議有同一效力。

第八五條（訴願之決定限期）

①訴願之決定，自收受訴願書之次日起，應於三個月內為之；必要時，得予延長，並通知訴願人及參加人。延長以一次為限，最長不得逾二個月。

②前項期間，於依第五十七條但書規定補送訴願書者，自補送之次日起算，未為補送者，自補送期間屆滿之次日起算；其依第六十二條規定通知補正者，自補正之次日起算；未為補正者，自補正期間屆滿之次日起算。

第八六條（訴願決定之準據）

①訴願之決定以他法律關係是否成立為準據，而該法律關係在訴訟或行政救濟程序進行中者，於該法律關係確定前，受理訴願機關得停止訴願程序之進行，並即通知訴願人及參加人。

②受理訴願機關依前項規定停止訴願程序之進行者，前條所定訴願決定期間，自該法律關係確定之日起，重行起算。

第八七條（承受訴願）

①訴願人死亡者，由其繼承人或其他依法得繼受原行政處分所涉權利或利益之人，承受其訴願。

②法人因合併而消滅者，由因合併而另立或合併後存續之法人，承受其訴願。

③依前二項規定承受訴願者，應於事實發生之日起三十日內，向受理訴願機關檢送因死亡繼受權利或合併事實之證明文件。

第八八條（受讓證明文件）

受讓原行政處分所涉權利或利益之人，得檢具受讓證明文件，向受理訴願機關申請許其承受訴願。

第八九條（訴願決定書應載事項）

①訴願決定書，應載明左列事項：

一　訴願人姓名、出生年月日、住、居所、身分證明文件字號。如係法人或其他設有管理人或代表人之團體，其名稱、事務所或營業所，管理人或代表人之姓名、出生年月日、住、居所、身分證明文件字號。

二　有法定代理人或訴願代理人者，其姓名、出生年月日、住、居所、身分證明文件字號。
三　主文、事實及理由。其係不受理決定者，得不記載事實。
四　決定機關及其首長。
五　年、月、日。
②訴願決定書之正本，應於決定後十五日內送達訴願人、參加人及原行政處分機關。

第九〇條（附記不服決定之處理）101
訴願決定書應附記，如不服決定，得於決定書送達之次日起二個月內向行政法院提起行政訴訟。

第九一條（訴願決定機關附記錯誤之處理）
①對於得提起行政訴訟之訴願決定，因訴願決定機關附記錯誤，向非管轄機關提起行政訴訟，該機關應於十日內將行政訴訟書狀連同有關資料移送管轄行政法院，並即通知原提起行政訴訟之人。
②有前項規定之情形，行政訴訟書狀提出於非管轄機關者，視爲自始向有管轄權之行政法院提起行政訴訟。

第九二條（附記提起行政訴訟期間錯誤之通知更正）
①訴願決定機關附記提起行政訴訟期間錯誤時，應由訴願決定機關以通知更正之，並自更正通知送達之日起，計算法定期間。
②訴願決定機關未依第九十條規定爲附記，或附記錯誤而未依前項規定通知更正，致原提起行政訴訟之人遲誤行政訴訟期間者，如自訴願決定書送達之日起一年內提起行政訴訟，視爲於法定期間內提起。

第九三條（原行政處分之執行不因提起訴願而停止）
①原行政處分之執行，除法律另有規定外，不因提起訴願而停止。
②原行政處分之合法性顯有疑義者，或原行政處分之執行將發生難以回復之損害，且有急迫情事，並非爲維護重大公共利益所必要者，受理訴願機關或原行政處分機關得依職權或依申請，就原行政處分之全部或一部，停止執行。
③前項情形，行政法院亦得依聲請，停止執行。

第九四條（停止執行之原因消滅，得撤銷停止執行之裁定）
①停止執行之原因消滅，或有其他情事變更之情形，受理訴願機關或原行政處分機關得依職權或依申請撤銷停止執行。
②前項情形，原裁定停止執行之行政法院亦得依聲請，撤銷停止執行之裁定。

第九五條（訴願之決定確定後具拘束力）
訴願之決定確定後，就其事件，有拘束各關係機關之效力；就其依第十條提起訴願之事件，對於受委託行使公權力之團體或個人，亦有拘束力。

第九六條（重爲處分應依訴願決定意旨爲之）
原行政處分經撤銷後，原行政處分機關須重爲處分者，應依訴願決定意旨爲之，並將處理情形以書面告知受理訴願機關。

第四章　再審程序

第九七條（得申請再審之情形）

①於有左列各款情形之一者，訴願人、參加人或其他利害關係人得對於確定訴願決定，向原訴願決定機關申請再審。但訴願人、參加人或其他利害關係人已依行政訴訟主張其事由或知其事由而不爲主張者，不在此限：

一　適用法規顯有錯誤者。

二　決定理由與主文顯有矛盾者。

三　決定機關之組織不合法者。

四　依法令應迴避之委員參與決定者。

五　參與決定之委員關於該訴願違背職務，犯刑事上之罪者。

六　訴願之代理人，關於該訴願有刑事上應罰之行爲，影響於決定者。

七　爲決定基礎之證物，係僞造或變造者。

八　證人、鑑定人或通譯就爲決定基礎之證言、鑑定爲虛僞陳述者。

九　爲決定基礎之民事、刑事或行政訴訟判決或行政處分已變更者。

十　發見未經斟酌之證物或得使用該證物者。

②前項聲請再審，應於三十日內提起。

③前項期間，自訴願決定確定時起算。但再審之事由發生在後或知悉在後者，自知悉時起算。

第五章　附　則

第九八條（書件應以中文書寫）

①依本法規定所爲之訴願、答辯及應備具之書件，應以中文書寫；其科學名詞之譯名以國立編譯館規定者爲原則，並應附註外文原名。

②前項書件原係外文者，並應檢附原外文資料。

第九九條（本法修正施行前尚未終結之訴願及再訴願事件之終結）

①本法修正施行前，尚未終結之訴願事件，其以後之訴願程序，依修正之本法規定終結之。

②本法修正施行前，尚未終結之再訴願案件，其以後之再訴願程序，準用修正之本法有關訴願程序規定終結之。

第一〇〇條（公務人員涉刑事或行政責任之處理）

公務人員因違法或不當處分，涉有刑事或行政責任者，由最終決定之機關於決定後責由該管機關依法辦理。

第一〇一條（施行日期）

①本法自公布日施行。

②本法修正條文之施行日期，由行政院以命令定之。

消費者保護法

①民國83年1月11日總統令制定公布全文64條。
②民國92年1月22日總統令修正公布第2、6、7、13至17、35、38、39、41、42、49、50、57、58、62條條文；並增訂第7-1、10-1、11-1、19-1、44-1、45-1至45-5條條文。
民國92年5月26日行政院令發布第45-4條第4項之小額消費爭議額度定為新臺幣十萬元。
③民國94年2月5日總統令增訂公布第22-1條條文。
民國100年12月16日行政院公告第39條、第40條第1項、第41條第1、2項、第44-1條、第49條第1、4項所列屬「行政院消費者保護委員會」之權責事項，自101年1月1日起改由「行政院」管轄；第40條第2項所列「行政院消費者保護委員會」，自101年1月1日起改為諮詢審議性質之任務編組「行政院消費者保護會」，並以設置要點定之；第60條所列屬「行政院消費者保護委員會」之權責事項，自101年1月1日起停止辦理。
④民國104年6月17日總統令修正公布第2、8、11-1、13、17、18、19、22、29、39至41、44-1、45、45-4、46、49、51、57、58、60、62、64條條文及第二章第三節節名；增訂第17-1、19-2、56-1條條文；刪除第19-1條條文；並自公布日施行，但第2條第10、11款及第18至19-2條施行日期，由行政院定之。
民國104年12月31日行政院令發布定自105年1月1日施行。

第一章　總　則

第一條（立法目的）
①為保護消費者權益，促進國民消費生活安全，提昇國民消費生活品質，特制定本法。
②有關消費者之保護，依本法之規定，本法未規定者，適用其他法律。

第二條（名詞定義）104
①本法所用名詞定義如下：
一　消費者：指以消費為目的而為交易、使用商品或接受服務者。
二　企業經營者：指以設計、生產、製造、輸入、經銷商品或提供服務為營業者。
三　消費關係：指消費者與企業經營者間就商品或服務所發生之法律關係。
四　消費爭議：指消費者與企業經營者間因商品或服務所生之爭議。
五　消費訴訟：指因消費關係而向法院提起之訴訟。
六　消費者保護團體：指以保護消費者為目的而依法設立登記之

法人。

七　定型化契約條款：指企業經營者為與多數消費者訂立同類契約之用，所提出預先擬定之契約條款。定型化契約條款不限於書面，其以放映字幕、張貼、牌示、網際網路、或其他方法表示者，亦屬之。

八　個別磋商條款：指契約當事人個別磋商而合意之契約條款。

九　定型化契約：指以企業經營者提出之定型化契約條款作為契約內容之全部或一部而訂立之契約。

十　通訊交易：指企業經營者以廣播、電視、電話、傳真、型錄、報紙、雜誌、網際網路、傳單或其他類似之方法，消費者於未能檢視商品或服務下而與企業經營者所訂立之契約。

十一　訪問交易：指企業經營者未經邀約而與消費者在其住居所、工作場所、公共場所或其他場所所訂立之契約。

十二　分期付款：指買賣契約約定消費者支付頭期款，餘款分期支付，而企業經營者於收受頭期款時，交付標的物與消費者之交易型態。

第三條　（定期檢討、協調、改進）

①政府為達成本法目的，應實施下列措施，並應就與下列事項有關之法規及其執行情形，定期檢討、協調、改進之：

一　維護商品或服務之品質與安全衛生。

二　防止商品或服務損害消費者之生命、身體、健康、財產或其他權益。

三　確保商品或服務之標示，符合法令規定。

四　確保商品或服務之廣告，符合法令規定。

五　確保商品或服務之度量衡，符合法令規定。

六　促進商品或服務維持合理價格。

七　促進商品之合理包裝。

八　促進商品或服務之公平交易。

九　扶植、獎助消費者保護團體。

十　協調處理消費爭議。

十一　推行消費者教育。

十二　辦理消費者諮詢服務。

十三　其他依消費生活之發展所必要之消費者保護措施。

②政府為達成前項之目的，應制定相關法律。

第四條　（企業經營者提供之商品或服務應遵守事項）

企業經營者對於其提供之商品或服務，應重視消費者之健康與安全，並向消費者說明商品或服務之使用方法，維護交易之公平，提供消費者充分與正確之資訊，及實施其他必要之消費者保護措施。

第五條　（充實消費資訊）

政府、企業經營者及消費者均應致力充實消費資訊，提供消費者運用，俾能採取正確合理之消費行為，以維護其安全與權益。

第六條（主管機關）92

本法所稱主管機關：在中央為目的事業主管機關；在直轄市為直轄市政府；在縣（市）為縣（市）政府。

第二章　消費者權益

第一節　健康與安全保障

第七條（企業經營者就其商品或服務所應負之責任）92

①從事設計、生產、製造商品或提供服務之企業經營者，於提供商品流通進入市場，或提供服務時，應確保該商品或服務，符合當時科技或專業水準可合理期待之安全性。

②商品或服務具有危害消費者生命、身體、健康、財產之可能者，應於明顯處為警告標示及緊急處理危險之方法。

③企業經營者違反前二項規定，致生損害於消費者或第三人時，應負連帶賠償責任。但企業經營者能證明其無過失者，法院得減輕其賠償責任。

第七條之一（舉證責任）92

①企業經營者主張其商品於流通進入市場，或其服務於提供時，符合當時科技或專業水準可合理期待之安全性者，就其主張之事實負舉證責任。

②商品或服務不得僅因其後有較佳之商品或服務，而被視為不符合前條第一項之安全性。

第八條（企業經營者就其商品或服務所負之除外責任）104

①從事經銷之企業經營者，就商品或服務所生之損害，與設計、生產、製造商品或提供服務之企業經營者連帶負賠償責任。但其對於損害之防免已盡相當之注意，或縱加以相當之注意而仍不免發生損害者，不在此限。

②前項之企業經營者，改裝、分裝商品或變更服務內容者，視為第七條之企業經營者。

第九條（輸入商品或服務之提供者）

輸入商品或服務之企業經營者，視為該商品之設計、生產、製造者或服務之提供者，負本法第七條之製造者責任。

第一〇條（企業經營者對於危險商品或服務之處理行為）

①企業經營者於有事實足認其提供之商品或服務有危害消費者安全與健康之虞時，應即回收該批商品或停止其服務。但企業經營者所為必要之處理，足以除去其危害者，不在此限。

②商品或服務有危害消費者生命、身體、健康或財產之虞，而未於明顯處為警告標示，並附載危險之緊急處理方法者，準用前項規定。

第一〇條之一（損害賠償責任）92

本節所定企業經營者對消費者或第三人之損害賠償責任，不得預先約定限制或免除。

第二節　定型化契約

第一一條（定型化契約之一般條款）

①企業經營者在定型化契約中所用之條款，應本平等互惠之原則。

②定型化契約條款如有疑義時，應為有利於消費者之解釋。

第一一條之一（審閱期間）104

①企業經營者與消費者訂立定型化契約前，應有三十日以內之合理期間，供消費者審閱全部條款內容。

②企業經營者以定型化契約條款使消費者拋棄前項權利者，無效。

③違反第一項規定者，其條款不構成契約之內容。但消費者得主張該條款仍構成契約之內容。

④中央主管機關得選擇特定行業，參酌定型化契約條款之重要性、涉及事項之多寡及複雜程度等事項，公告定型化契約之審閱期間。

第一二條（定型化契約無效之情形）

①定型化契約中之條款違反誠信原則，對消費者顯失公平者，無效。

②定型化契約中之條款有下列情形之一者，推定其顯失公平：

一　違反平等互惠原則者。

二　條款與其所排除不予適用之任意規定之立法意旨顯相矛盾者。

三　契約之主要權利或義務，因受條款之限制，致契約之目的難以達成者。

第一三條（構成契約內容之要件；定型化契約書之給與）104

①企業經營者應向消費者明示定型化契約條款之內容；明示其內容顯有困難者，應以顯著之方式，公告其內容，並經消費者同意者，該條款即為契約之內容。

②企業經營者應給與消費者定型化契約書。但依其契約之性質致給與顯有困難者，不在此限。

③定型化契約書經消費者簽名或蓋章者，企業經營者應給與消費者該定型化契約書正本。

第一四條（契約之一般條款不構成契約內容之要件）92

定型化契約條款未經記載於定型化契約中而依正常情形顯非消費者所得預見者，該條款不構成契約之內容。

第一五條（定型化契約中一般條款無效之情形）92

定型化契約中之定型化契約條款牴觸個別磋商條款之約定者，其牴觸部分無效。

第一六條（契約部份無效之情形）92

定型化契約中之定型化契約條款，全部或一部無效或不構成契約內容之一部者，除去該部分，契約亦可成立者，該契約之其他部分，仍為有效。但對當事人之一方顯失公平者，該契約全部無效。

第一七條（中央主管機關公告特定行業定型化契約應記載或

不得記載之事項）104

①中央主管機關爲預防消費糾紛，保護消費者權益，促進定型化契約之公平化，得選擇特定行業，擬訂其定型化契約應記載或不得記載事項，報請行政院核定後公告之。

②前項應記載事項，依契約之性質及目的，其內容得包括：

一　契約之重要權利義務事項。

二　違反契約之法律效果。

三　預付型交易之履約擔保。

四　契約之解除權、終止權及其法律效果。

五　其他與契約履行有關之事項。

③第一項不得記載事項，依契約之性質及目的，其內容得包括：

一　企業經營者保留契約內容或期限之變更權或解釋權。

二　限制或免除企業經營者之義務或責任。

三　限制或剝奪消費者行使權利，加重消費者之義務或責任。

四　其他對消費者顯失公平事項。

④違反第一項公告之定型化契約，其定型化契約條款無效。該定型化契約之效力，依前條規定定之。

⑤中央主管機關公告應記載之事項，雖未記載於定型化契約，仍構成契約之內容。

⑥企業經營者使用定型化契約者，主管機關得隨時派員查核。

第一七條之一（企業經營者負定型化契約符合規定之舉證責任）104

企業經營者與消費者訂立定型化契約，主張符合本節規定之事實者，就其事實負舉證責任。

第三節　特種交易 104

第一八條（企業經營者以通訊或訪問交易訂立契約，應記載於書面之資訊事項）104

①企業經營者以通訊交易或訪問交易方式訂立契約時，應將下列資訊以清楚易懂之文句記載於書面，提供消費者：

一　企業經營者之名稱、代表人、事務所或營業所及電話或電子郵件等消費者得迅速有效聯絡之通訊資料。

二　商品或服務之內容、對價、付款期日及方式、交付期日及方式。

三　消費者依第十九條規定解除契約之行使期限及方式。

四　商品或服務依第十九條第二項規定排除第十九條第一項解除權之適用。

五　消費申訴之受理方式。

六　其他中央主管機關公告之事項。

②經由網際網路所爲之通訊交易，前項應提供之資訊應以可供消費者完整查閱、儲存之電子方式爲之。

第一九條（通訊或訪問交易之解約）104

①通訊交易或訪問交易之消費者，得於收受商品或接受服務後七日內，以退回商品或書面通知方式解除契約，無須說明理由及負擔任何費用或對價。但通訊交易有合理例外情事者，不在此限。
②前項但書合理例外情事，由行政院定之。
③企業經營者於消費者收受商品或接受服務時，未依前條第一項第三款規定提供消費者解除契約相關資訊者，第一項七日期間自提供之次日起算。但自第一項七日期間起算，已逾四個月者，解除權消滅。
④消費者於第一項及第三項所定期間內，已交運商品或發出書面者，契約視為解除。
⑤通訊交易或訪問交易違反本條規定所為之約定，其約定無效。

第一九條之一（刪除）104

第一九條之二（消費者退回商品或解除契約之處理）104
①消費者依第十九條第一項或第三項規定，以書面通知解除契約者，除當事人另有個別磋商外，企業經營者應於收到通知之次日起十五日內，至原交付處所或約定處所取回商品。
②企業經營者應於取回商品、收到消費者退回商品或解除服務契約通知之次日起十五日內，返還消費者已支付之對價。
③契約經解除後，企業經營者與消費者間關於回復原狀之約定，對於消費者較民法第二百五十九條之規定不利者，無效。

第二〇條（保管義務）
①未經消費者要約而對之郵寄或投遞之商品，消費者不負保管義務。
②前項物品之寄送人，經消費者定相當期限通知取回而逾期未取回或無法通知者，視為拋棄其寄投之商品。雖未經通知，但在寄送後逾一個月未經消費者表示承諾，而仍不取回其商品者，亦同。
③消費者得請求償還因寄送物所受之損害，及處理寄送物所支出之必要費用。

第二一條（契約書應載事項）
①企業經營者與消費者分期付款買賣契約應以書面為之。
②前項契約書應載明下列事項：
　一　頭期款。
　二　各期價款與其他附加費用合計之總價款與現金交易價格之差額。
　三　利率。
③企業經營者未依前項規定記載利率者，其利率按現金交易價格週年利率百分之五計算之。
④企業經營者違反第二項第一款、第二款之規定者，消費者不負現金交易價格以外價款之給付義務。

第四節　消費資訊之規範

第二二條（企業經營者對消費者所負之義務，不得低於廣告之內容）104

①企業經營者應確保廣告內容之眞實，其對消費者所負之義務不得低於廣告之內容。

②企業經營者之商品或服務廣告內容，於契約成立後，應確實履行。

第二二條之一（總費用之範圍及年百分率計算方式）94

①企業經營者對消費者從事與信用有關之交易時，應於廣告上明示應付所有總費用之年百分率。

②前項所稱總費用之範圍及年百分率計算方式，由各目的事業主管機關定之。

第二三條（損害賠償責任）

①刊登或報導廣告之媒體經營者明知或可得而知廣告內容與事實不符者，就消費者因信賴該廣告所受之損害與企業經營者負連帶責任。

②前項損害賠償責任，不得預先約定限制或拋棄。

第二四條（商品及服務之標示）

①企業經營者應依商品標示法等法令爲商品或服務之標示。

②輸入之商品或服務，應附中文標示及說明書，其內容不得較原產地之標示及說明書簡略。

③輸入之商品或服務在原產地附有警告標示者，準用前項之規定。

第二五條（書面保證書應載事項）

①企業經營者對消費者保證商品或服務之品質時，應主動出具書面保證書。

②前項保證書應載明下列事項：

一　商品或服務之名稱、種類、數量，其有製造號碼或批號者，其製造號碼或批號。

二　保證之內容。

三　保證期間及其起算方法。

四　製造商之名稱、地址。

五　由經銷商售出者，經銷商之名稱、地址。

六　交易日期。

第二六條（包裝之規定）

企業經營者對於所提供之商品應按其性質及交易習慣，爲防震、防潮、防塵或其他保存商品所必要之包裝，以確保商品之品質與消費者之安全。但不得誇張其內容或爲過大之包裝。

第三章　消費者保護團體

第二七條（消費者保護團體之定義）

①消費者保護團體以社團法人或財團法人爲限。

②消費者保護團體應以保護消費者權益、推行消費者教育爲宗旨。

第二八條（消費者保護團體之任務）

消費者保護團體之任務如下：

一　商品或服務價格之調查、比較、研究、發表。

二　商品或服務品質之調查、檢驗、研究、發表。
三　商品標示及其內容之調查、比較、研究、發表。
四　消費資訊之諮詢、介紹與報導。
五　消費者保護刊物之編印發行。
六　消費者意見之調查、分析、歸納。
七　接受消費者申訴，調解消費爭議。
八　處理消費爭議，提起消費訴訟。
九　建議政府採取適當之消費者保護立法或行政措施。
十　建議企業經營者採取適當之消費者保護措施。
十一　其他有關消費者權益之保護事項。

第二九條（消費者保護團體發表檢驗結果，應公布檢驗相關資訊並通知相關經營者，如有錯誤，應進行更正及澄清）104

①消費者保護團體為從事商品或服務檢驗，應設置與檢驗項目有關之檢驗設備或委託設有與檢驗項目有關之檢驗設備之機關、團體檢驗之。
②執行檢驗人員應製作檢驗紀錄，記載取樣、儲存樣本之方式與環境、使用之檢驗設備、檢驗方法、經過及結果，提出於該消費者保護團體。
③消費者保護團體發表前項檢驗結果後，應公布其取樣、儲存樣本之方式與環境、使用之檢驗設備、檢驗方法及經過，並通知相關企業經營者。
④消費者保護團體發表第二項檢驗結果有錯誤時，應主動對外更正，並使相關企業經營者有澄清之機會。

第三〇條（消費者組織參與權）

政府對於消費者保護之立法或行政措施，應徵詢消費者保護團體、相關行業、學者專家之意見。

第三一條（商品或服務檢驗得請求政府協助之）

消費者保護團體為商品或服務之調查、檢驗時，得請求政府予以必要之協助。

第三二條（消費者保護組織之獎勵）

消費者保護團體辦理消費者保護工作成績優良者，主管機關得予以財務上之獎助。

第四章　行政監督

第三三條（調查進行方式）

①直轄市或縣（市）政府認為企業經營者提供之商品或服務有損害消費者生命、身體、健康、或財產之虞者，應即進行調查。於調查完成後，得公開其經過及結果。
②前項人員為調查時，應出示有關證件，其調查得依下列方式進行：
一　向企業經營者或關係人查詢。

二　通知企業經營者或關係人到場陳述意見。

三　通知企業經營者提出資料證明該商品或服務對於消費者生命、身體、健康或財產無損害之虞。

四　派員前往企業經營者之事務所、營業所或其他有關場所進行調查。

五　必要時，得就地抽樣商品，加以檢驗。

第三四條（調查之扣押）

①直轄市或縣（市）政府於調查時，對於可爲證據之物，得聲請檢察官扣押之。

②前項扣押，準用刑事訴訟法關於扣押之規定。

第三五條（主管機關辦理檢驗）92

直轄市或縣（市）主管機關辦理檢驗，得委託設有與檢驗項目有關之檢驗設備之消費者保護團體、職業團體或其他有關公私機構或團體辦理之。

第三六條（企業經營者改善、收回或停止生產之情形）

直轄市或縣（市）政府對於企業經營者提供之商品或服務，經第三十三條之調查，認爲確有損害消費者生命、身體、健康或財產，或確有損害之虞者，應命其限期改善、回收或銷燬，必要時並得命企業經營者立即停止該商品之設計、生產、製造、加工、輸入、經銷或服務之提供，或採取其他必要措施。

第三七條（借用大眾傳播媒體公告之情形）

直轄市或縣（市）政府於企業經營者提供之商品或服務，對消費者已發生重大損害或有發生重大損害之虞，而情況危急時，除爲前條之處置外，應即在大眾傳播媒體公告企業經營者之名稱、地址、商品、服務、或爲其他必要之處置。

第三八條（中央主管機關必要時之措施）92

中央主管機關認爲必要時，亦得爲前五條規定之措施。

第三九條（消費者保護官之設置、任用及職掌）104

①行政院、直轄市、縣（市）政府應置消費者保護官若干名。

②消費者保護官任用及職掌之辦法，由行政院定之。

第四〇條（行政院應定期邀集事務相關部會首長、團體代表及學者等專家提供諮詢）104

行政院爲監督與協調消費者保護事務，應定期邀集有關部會首長、全國性消費者保護團體代表、全國性企業經營者代表及學者、專家，提供本法相關事項之諮詢。

第四一條（行政院推動消費者保護應辦理之事項）104

①行政院爲推動消費者保護事務，辦理下列事項：

一　消費者保護基本政策及措施之研擬及審議。

二　消費者保護計畫之研擬、修訂及執行成果檢討。

三　消費者保護方案之審議及其執行之推動、連繫與考核。

四　國內外消費者保護趨勢及其與經濟社會建設有關問題之研究。

五　消費者保護之教育宣導、消費資訊之蒐集及提供。
六　各部會局署關於消費者保護政策、措施及主管機關之協調事項。
七　監督消費者保護主管機關及指揮消費者保護官行使職權。
②消費者保護之執行結果及有關資料，由行政院定期公告。

第四二條（消費者服務中心之設置）92
①直轄市、縣（市）政府應設消費者服務中心，辦理消費者之諮詢服務、教育宣導、申訴等事項。
②直轄市、縣（市）政府消費者服務中心得於轄區內設分中心。

第五章　消費爭議之處理

第一節　申訴與調解

第四三條（申訴之處理期限）
①消費者與企業經營者因商品或服務發生消費爭議時，消費者得向企業經營者、消費者保護團體或消費者服務中心或其分中心申訴。
②企業經營者對於消費者之申訴，應於申訴之日起十五日內妥適處理之。
③消費者依第一項申訴，未獲妥適處理時，得向直轄市、縣（市）政府消費者保護官申訴。

第四四條（申訴調解）
消費者依前條申訴未能獲得妥適處理時，得向直轄市或縣（市）消費爭議調解委員會申請調解。

第四四條之一（消費爭議調解事件辦法之訂定）104
前條消費爭議調解事件之受理、程序進行及其他相關事項之辦法，由行政院定之。

第四五條（消費爭議調解委員會之設置）104
①直轄市、縣（市）政府應設消費爭議調解委員會，置委員七名至二十一名。
②前項委員以直轄市、縣（市）政府代表、消費者保護官、消費者保護團體代表、企業經營者所屬或相關職業團體代表、學者及專家充任之，以消費者保護官爲主席，其組織另定之。

第四五條之一（調解程序不公開）92
①調解程序，於直轄市、縣（市）政府或其他適當之處所行之，其程序得不公開。
②調解委員、列席協同調解人及其他經辦調解事務之人，對於調解事件之內容，除已公開之事項外，應保守秘密。

第四五條之二（消費爭議之調解）92
①關於消費爭議之調解，當事人不能合意但已甚接近者，調解委員得斟酌一切情形，求兩造利益之平衡，於不違反兩造當事人之主要意思範圍內，依職權提出解決事件之方案，並送達於當事人。

②前項方案，應經參與調解委員過半數之同意，並記載第四十五條之三所定異議期間及未於法定期間提出異議之法律效果。

第四五條之三（調解不成立）92

①當事人對於前條所定之方案，得於送達後十日之不變期間內，提出異議。

②於前項期間內提出異議者，視爲調解不成立；其未於前項期間內提出異議者，視爲已依該方案成立調解。

③第一項之異議，消費爭議調解委員會應通知他方當事人。

第四五條之四（小額消費爭議解決方案之送達）104

①關於小額消費爭議，當事人之一方無正當理由，不於調解期日到場者，調解委員得審酌情形，依到場當事人一造之請求或依職權提出解決方案，並送達於當事人。

②前項之方案，應經全體調解委員過半數之同意，並記載第四十五條之五所定異議期間及未於法定期間提出異議之法律效果。

③第一項之送達，不適用公示送達之規定。

④第一項小額消費爭議之額度，由行政院定之。

第四五條之五（提出異議）92

①當事人對前條之方案，得於送達後十日之不變期間內，提出異議；未於異議期間內提出異議者，視爲已依該方案成立調解。

②當事人於異議期間提出異議，經調解委員另定調解期日，無正當理由不到場者，視爲依該方案成立調解。

第四六條（調解書之作成及效力）104

①調解成立者應作成調解書。

②前項調解書之作成及效力，準用鄉鎮市調解條例第二十五條至第二十九條之規定。

第二節　消費訴訟

第四七條（消費訴訟之管轄）

消費訴訟，得由消費關係發生地之法院管轄。

第四八條（消費法庭）

①高等法院以下各級法院及其分院得設立消費專庭或指定專人審理消費訴訟事件。

②法院爲企業經營者敗訴之判決時，得依職權宣告爲減免擔保之假執行。

第四九條（消費者保護團體之訴訟權）104

①消費者保護團體許可設立二年以上，置有消費者保護專門人員，且申請行政院評定優良者，得以自己之名義，提起第五十條消費者損害賠償訴訟或第五十三條不作爲訴訟。

②消費者保護團體依前項規定提起訴訟者，應委任律師代理訴訟。受委任之律師，就該訴訟，得請求預付或償還必要費用。

③消費者保護團體關於其提起之第一項訴訟，有不法行爲者，許可設立之主管機關應廢止其許可。

④優良消費者保護團體之評定辦法，由行政院定之。

第五〇條（消費者損害賠償訴訟）92

①消費者保護團體對於同一之原因事件，致使衆多消費者受害時，得受讓二十人以上消費者損害賠償請求權後，以自己名義，提起訴訟。消費者得於言詞辯論終結前，終止讓與損害賠償請求權，並通知法院。

②前項訴訟，因部分消費者終止讓與損害賠償請求權，致人數不足二十人者，不影響其實施訴訟之權能。

③第一項讓與之損害賠償請求權，包括民法第一百九十四條、第一百九十五條第一項非財產上之損害。

④前項關於消費者損害賠償請求權之時效利益，應依讓與之消費者單獨個別計算。

⑤消費者保護團體受讓第三項所定請求權後，應將訴訟結果所得之賠償，扣除訴訟及依前條第二項規定支付予律師之必要費用後，交付該讓與請求權之消費者。

⑥消費者保護團體就第一項訴訟，不得向消費者請求報酬。

第五一條（消費者求懲罰性賠償金之訴訟）104

依本法所提之訴訟，因企業經營者之故意所致之損害，消費者得請求損害額五倍以下之懲罰性賠償金；但因重大過失所致之損害，得請求三倍以下之懲罰性賠償金，因過失所致之損害，得請求損害額一倍以下之懲罰性賠償金。

第五二條（訴訟之免繳裁判費）

消費者保護團體以自己之名義提起第五十條訴訟，其標的價額超過新臺幣六十萬元者，超過部分免繳裁判費。

第五三條（訴訟之免繳裁判費）

①消費者保護官或消費者保護團體，就企業經營者重大違反本法有關保護消費者規定之行爲，得向法院訴請停止或禁止之。

②前項訴訟免繳裁判費。

第五四條（消費者集體訴訟）

①因同一消費關係而被害之多數人，依民事訴訟法第四十一條之規定，選定一人或數人起訴請求損害賠償者，法院得徵求原被選定人之同意後公告曉示，其他之被害人得於一定之期間內以書狀表明被害之事實、證據及應受判決事項之聲明，併案請求賠償。其請求之人，視爲已依民事訴訟法第四十一條爲選定。

②前項併案請求之書狀，應以繕本送達於兩造。

③第一項之期間，至少應有十日，公告應黏貼於法院牌示處，並登載新聞紙，其費用由國庫墊付。

第五五條（訴訟法定代理之準用）

民事訴訟法第四十八條、第四十九條之規定，於依前條爲訴訟行爲者，準用之。

第六章　罰　則

第五六條（罰則）

違反第二十四條、第二十五條或第二十六條規定之一者，經主管機關通知改正而逾期不改正者，處新臺幣二萬元以上二十萬元以下罰鍰。

第五六條之一 （罰鍰）104

企業經營者使用定型化契約，違反中央主管機關依第十七條第一項公告之應記載或不得記載事項者，除法律另有處罰規定外，經主管機關令其限期改正而屆期不改正者，處新臺幣三萬元以上三十萬元以下罰鍰；經再次令其限期改正而屆期不改正者，處新臺幣五萬元以上五十萬元以下罰鍰，並得按次處罰。

第五七條 （罰鍰）104

企業經營者規避、妨礙或拒絕主管機關依第十七條第六項、第三十三條或第三十八條規定所為之調查者，處新臺幣三萬元以上三十萬元以下罰鍰，並得按次處罰。

第五八條 （罰鍰）104

企業經營者違反主管機關依第三十六條或第三十八條規定所為之命令者，處新臺幣六萬元以上一百五十萬元以下罰鍰，並得按次處罰。

第五九條 （罰則）

企業經營者有第三十七條規定之情形者，主管機關除依該條及第三十六條之規定處置外，並得對其處新臺幣十五萬元以上一百五十萬元以下罰鍰。

第六〇條 （停止營業之情形）104

企業經營者違反本法規定，生產商品或提供服務具有危害消費者生命、身體、健康之虞者，影響社會大衆經中央主管機關認定為情節重大，中央主管機關或行政院得立即命令其停止營業，並儘速協請消費者保護團體以其名義，提起消費者損害賠償訴訟。

第六一條 （處罰）

依本法應予處罰者，其他法律有較重處罰之規定時，從其規定；涉及刑事責任者，並應即移送偵查。

第六二條 （罰鍰未繳，移送行政執行）104

本法所定之罰鍰，由主管機關處罰，經限期繳納後，屆期仍未繳納者，依法移送行政執行。

第七章 附 則

第六三條 （施行細則）

本法施行細則，由行政院定之。

第六四條 （施行日）104

本法自公布日施行。但中華民國一百零四年六月二日修正公布之第二條第十款與第十一款及第十八條至第十九條之二之施行日期，由行政院定之。

政府採購法

①民國87年5月27日總統令制定公布全文114條；並自公布後一年施行。
②民國90年1月10日總統令修正公布第7條條文。
③民國91年2月6日總統令修正公布第6、11、13、20、22、24、25、28、30、34、35、37、40、48、50、66、70、74至76、78、83、85至88、95、97、98、101至103、114條條文；刪除第69條條文；並增訂第85-1至85-4、93-1條條文。
④民國96年7月4日總統令修正公布第85-1條條文。
⑤民國100年1月26日總統令修正公布第11、52、63條條文。
民國101年2月3日行政院公告第13條第4項所列屬「行政院主計處」之權責事項，自101年2月6日起改由「行政院主計總處」管轄。
⑥民國105年1月6日總統令修正公布第85-1、86條條文；並增訂第73-1條條文。
⑦民國108年5月22日總統令修正公布第4、15、17、22、25、30、31、50、52、59、63、76、85、93、94、95、101、103條條文；並增訂第11-1、26-1、70-1條條文。

第一章　總　則

第一條（立法宗旨）
為建立政府採購制度，依公平、公開之採購程序，提升採購效率與功能，確保採購品質，爰制定本法。

第二條（採購之定義）
本法所稱採購，指工程之定作、財物之買受、定製、承租及勞務之委任或僱傭等。

第三條（適用機關之範圍）
政府機關、公立學校、公營事業（以下簡稱機關）辦理採購，依本法之規定；本法未規定者，適用其他法律之規定。

第四條（法人或團體接受機關補助辦理之採購）108
①法人或團體接受機關補助辦理採購，其補助金額占採購金額半數以上，且補助金額在公告金額以上者，適用本法之規定，並應受該機關之監督。
②藝文採購不適用前項規定，但應受補助機關之監督；其辦理原則、適用範圍及監督管理辦法，由文化部定之。

第五條（委託法人或團體辦理之採購）
①機關採購得委託法人或團體代辦。
②前項採購適用本法之規定，該法人或團體並受委託機關之監督。

第六條（辦理採購之原則）91
①機關辦理採購，應以維護公共利益及公平合理為原則，對廠商不

得為無正當理由之差別待遇。

②辦理採購人員於不違反本法規定之範圍內，得基於公共利益、採購效益或專業判斷之考量，為適當之採購決定。

③司法、監察或其他機關對於採購機關或人員之調查、起訴、審判、彈劾或糾舉等，得洽請主管機關協助、鑑定或提供專業意見。

第七條（工程、財物、勞務之定義）

①本法所稱工程，指在地面上下新建、增建、改建、修建、拆除構造物與其所屬設備及改變自然環境之行為，包括建築、土木、水利、環境、交通、機械、電氣、化工及其他經主管機關認定之工程。

②本法所稱財物，指各種物品（生鮮農漁產品除外）、材料、設備、機具與其他動產、不動產、權利及其他經主管機關認定之財物。

③本法所稱勞務，指專業服務、技術服務、資訊服務、研究發展、營運管理、維修、訓練、勞力及其他經主管機關認定之勞務。

④採購兼有工程、財物、勞務二種以上性質，難以認定其歸屬者，按其性質所占預算金額比率最高者歸屬之。

第八條（廠商之定義）

本法所稱廠商，指公司、合夥或獨資之工商行號及其他得提供各機關工程、財物、勞務之自然人、法人、機構或團體。

第九條（主管機關）

①本法所稱主管機關，為行政院採購暨公共工程委員會，以政務委員一人兼任主任委員。

②本法所稱上級機關，指辦理採購機關直屬之上一級機關。其無上級機關者，由該機關執行本法所規定上級機關之職權。

第一〇條（主管機關掌理之事項）

主管機關掌理下列有關政府採購事項：

一　政府採購政策與制度之研訂及政令之宣導。

二　政府採購法令之研訂、修正及解釋。

三　標準採購契約之檢討及審定。

四　政府採購資訊之蒐集、公告及統計。

五　政府採購專業人員之訓練。

六　各機關採購之協調、督導及考核。

七　中央各機關採購申訴之處理。

八　其他關於政府採購之事項。

第一一條（採購資訊中心之設置及工程價格資料庫之建立）100

①主管機關應設立採購資訊中心，統一蒐集共通性商情及同等品分類之資訊，並建立工程價格資料庫，以供各機關採購預算編列及底價訂定之參考。除應秘密之部分外，應無償提供廠商。

②機關辦理工程採購之預算金額達一定金額以上者，應於決標後將得標廠商之單價資料傳輸至前項工程價格資料庫。

③前項一定金額、傳輸資料內容、格式、傳輸方式及其他相關事項

之辦法，由主管機關定之。
④財物及勞務項目有建立價格資料庫之必要者，得準用前二項規定。

第一一條之一（採購工作及審查小組之成立）108
①機關辦理巨額工程採購，應依採購之特性及實際需要，成立採購工作及審查小組，協助審查採購需求與經費、採購策略、招標文件等事項，及提供與採購有關事務之諮詢。
②機關辦理第一項以外之採購，依採購特性及實際需要，認有成立採購工作及審查小組之必要者，準用前項規定。
③前二項採購工作及審查小組之組成、任務、審查作業及其他相關事項之辦法，由主管機關定之。

第一二條（查核金額以上採購之監辦）
①機關辦理查核金額以上採購之開標、比價、議價、決標及驗收時，應於規定期限內，檢送相關文件報請上級機關派員監辦；上級機關得視事實需要訂定授權條件，由機關自行辦理。
②機關辦理未達查核金額之採購，其決標金額達查核金額者，或契約變更後其金額達查核金額者，機關應補具相關文件送上級機關備查。
③查核金額由主管機關定之。

第一三條（公告金額以上採購之監辦）91
①機關辦理公告金額以上採購之開標、比價、議價、決標及驗收，除有特殊情形者外，應由其主（會）計及有關單位會同監辦。
②未達公告金額採購之監辦，依其屬中央或地方，由主管機關、直轄市或縣（市）政府另定之。未另定者，比照前項規定辦理。
③公告金額應低於查核金額，由主管機關參酌國際標準定之。
④第一項會同監辦採購辦法，由主管機關會同行政院主計處定之。

第一四條（分批辦理公告金額以上之採購限制）
機關不得意圖規避本法之適用，分批辦理公告金額以上之採購。其有分批辦理之必要，並經上級機關核准者，應依其總金額核計採購金額，分別按公告金額或查核金額以上之規定辦理。

第一五條（採購人員應遵循之迴避原則）108
①機關承辦、監辦採購人員離職後三年內不得為本人或代理廠商向原任職機關接洽處理離職前五年內與職務有關之事務。
②機關人員對於與採購有關之事項，涉及本人、配偶、二親等以內親屬，或共同生活家屬之利益時，應行迴避。
③機關首長發現前項人員有應行迴避之情事而未依規定迴避者，應令其迴避，並另行指定人員辦理。

第一六條（請託或關說之處理）
①請託或關說，宜以書面為之或作成紀錄。
②政風機構得調閱前項書面或紀錄。
③第一項之請託或關說，不得作為評選之參考。

第一七條（外國廠商參與之採購）108
①外國廠商參與各機關採購，應依我國締結之條約或協定之規定辦

理。
②前項以外情形，外國廠商參與各機關採購之處理辦法，由主管機關定之。
③外國法令限制或禁止我國廠商或產品服務參與採購者，主管機關得限制或禁止該國廠商或產品服務參與採購。
④機關辦理涉及國家安全之採購，有對我國或外國廠商資格訂定限制條件之必要者，其限制條件及審查相關作業事項之辦法，由主管機關會商相關目的事業主管機關定之。

第二章　招　標

第一八條（招標之方式及定義）
①採購之招標方式，分爲公開招標、選擇性招標及限制性招標。
②本法所稱公開招標，指以公告方式邀請不特定廠商投標。
③本法所稱選擇性招標，指以公告方式預先依一定資格條件辦理廠商資格審查後，再行邀請符合資格之廠商投標。
④本法所稱限制性招標，指不經公告程序，邀請二家以上廠商比價或僅邀請一家廠商議價。

第一九條（公開招標）
機關辦理公告金額以上之採購，除依第二十條及第二十二條辦理者外，應公開招標。

第二〇條（選擇性招標）91
機關辦理公告金額以上之採購，符合下列情形之一者，得採選擇性招標：
一　經常性採購。
二　投標文件審查，須費時長久始能完成者。
三　廠商準備投標需高額費用者。
四　廠商資格條件複雜者。
五　研究發展事項。

第二一條（選擇性招標建立合格廠商名單）
①機關爲辦理選擇性招標，得預先辦理資格審查，建立合格廠商名單。但仍應隨時接受廠商資格審查之請求，並定期檢討修正合格廠商名單。
②未列入合格廠商名單之廠商請求參加特定招標時，機關於不妨礙招標作業，並能適時完成其資格審查者，於審查合格後，邀其投標。
③經常性採購，應建立六家以上之合格廠商名單。
④機關辦理選擇性招標，應予經資格審查合格之廠商平等受邀之機會。

第二二條（得採限制性招標之情形）108
①機關辦理公告金額以上之採購，符合下列情形之一者，得採限制性招標：
一　以公開招標、選擇性招標或依第九款至第十一款公告程序辦

理結果，無廠商投標或無合格標，且以原定招標內容及條件未經重大改變者。

二　屬專屬權利、獨家製造或供應、藝術品、秘密諮詢，無其他合適之替代標的者。

三　遇有不可預見之緊急事故，致無法以公開或選擇性招標程序適時辦理，且確有必要者。

四　原有採購之後續維修、零配件供應、更換或擴充，因相容或互通性之需要，必須向原供應廠商採購者。

五　屬原型或首次製造、供應之標的，以研究發展、實驗或開發性質辦理者。

六　在原招標目的範圍內，因未能預見之情形，必須追加契約以外之工程，如另行招標，確有產生重大不便及技術或經濟上困難之虞，非洽原訂約廠商辦理，不能達契約之目的，且未逾原主契約金額百分之五十者。

七　原有採購之後續擴充，且已於原招標公告及招標文件敘明擴充之期間、金額或數量者。

八　在集中交易或公開競價市場採購財物。

九　委託專業服務、技術服務、資訊服務或社會福利服務，經公開客觀評選為優勝者。

十　辦理設計競賽，經公開客觀評選為優勝者。

十一　因業務需要，指定地區採購房地產，經依所需條件公開徵求勘選認定適合需要者。

十二　購買身心障礙者、原住民或受刑人個人、身心障礙福利機構或團體、政府立案之原住民團體、監獄工場、慈善機構及庇護工場所提供之非營利產品或勞務。

十三　委託在專業領域具領先地位之自然人或經公告審查優勝之學術或非營利機構進行科技、技術引進、行政或學術研究發展。

十四　邀請或委託具專業素養、特質或經公告審查優勝之文化、藝術專業人士、機構或團體表演或參與文藝活動或提供文化創意服務。

十五　公營事業為商業性轉售或用於製造產品、提供服務以供轉售目的所為之採購，基於轉售對象、製程或供應源之特性或實際需要，不適宜以公開招標或選擇性招標方式辦理者。

十六　其他經主管機關認定者。

②前項第九款專業服務、技術服務、資訊服務及第十款之廠商評選辦法與服務費用計算方式與第十一款、第十三款及第十四款之作業辦法，由主管機關定之。

③第一項第九款社會福利服務之廠商評選辦法與服務費用計算方式，由主管機關會同中央目的事業主管機關定之。

④第一項第十三款及第十四款，不適用工程採購。

第二三條　（未達公告金額招標方式之訂定）

未達公告金額之招標方式，在中央由主管機關定之；在地方由直轄市或縣（市）政府定之。地方未定者，比照中央規定辦理。

第二四條　（統包）91

①機關基於效率及品質之要求，得以統包辦理招標。

②前項所稱統包，指將工程或財物採購中之設計與施工、供應、安裝或一定期間之維修等併於同一採購契約辦理招標。

③統包實施辦法，由主管機關定之。

第二五條　（共同投標）108

①機關得視個別採購之特性，於招標文件中規定允許一定家數內之廠商共同投標。

②第一項所稱共同投標，指二家以上之廠商共同具名投標，並於得標後共同具名簽約，連帶負履行採購契約之責，以承攬工程或提供財物、勞務之行為。

③共同投標以能增加廠商之競爭或無不當限制競爭者為限。

④同業共同投標應符合公平交易法第十五條第一項但書各款之規定。

⑤共同投標廠商應於投標時檢附共同投標協議書。

⑥共同投標辦法，由主管機關定之。

第二六條　（公告金額以上之採購招標文件規格訂定）

①機關辦理公告金額以上之採購，應依功能或效益訂定招標文件。其有國際標準或國家標準者，應從其規定。

②機關所擬定、採用或適用之技術規格，其所標示之擬採購產品或服務之特性，諸如品質、性能、安全、尺寸、符號、術語、包裝、標誌及標示或生產程序、方法及評估之程序，在目的及效果上均不得限制競爭。

③招標文件不得要求或提及特定之商標或商名、專利、設計或型式、特定來源地、生產者或供應者。但無法以精確之方式說明招標要求，而已在招標文件內註明諸如「或同等品」字樣者，不在此限。

第二六條之一　（促進自然資源保育與環境保護為目的，增加計畫經費或技術服務費用者，於擬定規格時併入計畫編列預算）108

①機關得視採購之特性及實際需要，以促進自然資源保育與環境保護為目的，依前條規定擬定技術規格，及節省能源、節約資源、減少溫室氣體排放之相關措施。

②前項增加計畫經費或技術服務費用者，於擬定規格或措施時應併入計畫報核編列預算。

第二七條　（招標之公告）

①機關辦理公開招標或選擇性招標，應將招標公告或辦理資格審查之公告刊登於政府採購公報並公開於資訊網路。公告之內容修正時，亦同。

②前項公告內容、公告日數、公告方法及政府採購公報發行辦法，由主管機關定之。
③機關辦理採購時，應估計採購案件之件數及每件之預計金額。預算及預計金額，得於招標公告中一併公開。

第二八條 （等標期之訂定）91

機關辦理招標，其自公告日或邀標日起至截止投標或收件日止之等標期，應訂定合理期限。其期限標準，由主管機關定之。

第二九條 （招標文件之發送）

①公開招標之招標文件及選擇性招標之預先辦理資格審查文件，應自公告日起至截止投標日或收件日止，公開發給、發售及郵遞方式辦理。發給、發售或郵遞時，不得登記領標廠商之名稱。
②選擇性招標之文件應公開載明限制投標廠商資格之理由及其必要性。
③第一項文件內容，應包括投標廠商提交投標書所需之一切必要資料。

第三〇條 （押標金及保證金）108

①機關辦理招標，應於招標文件中規定投標廠商須繳納押標金；得標廠商須繳納保證金或提供或併提供其他擔保。但有下列情形之一者，不在此限：
一　勞務採購，以免收押標金、保證金為原則。
二　未達公告金額之工程、財物採購，得免收押標金、保證金。
三　以議價方式辦理之採購，得免收押標金。
四　依市場交易慣例或採購案特性，無收取押標金、保證金之必要或可能。
②押標金及保證金應由廠商以現金、金融機構簽發之本票或支票、保付支票、郵政匯票、政府公債、設定質權之金融機構定期存款單、銀行開發或保兌之不可撤銷擔保信用狀繳納，或取具銀行之書面連帶保證、保險公司之連帶保證保險單為之。
③押標金、保證金與其他擔保之種類、額度、繳納、退還、終止方式及其他相關作業事項之辦法，由主管機關另定之。

第三一條 （押標金之發還及不予發還之情形）108

①機關對於廠商所繳納之押標金，應於決標後無息發還未得標之廠商。廢標時，亦同。
②廠商有下列情形之一者，其所繳納之押標金，不予發還；其未依招標文件規定繳納或已發還者，並予追繳：
一　以虛偽不實之文件投標。
二　借用他人名義或證件投標，或容許他人借用本人名義或證件參加投標。
三　冒用他人名義或證件投標。
四　得標後拒不簽約。
五　得標後未於規定期限內，繳足保證金或提供擔保。
六　對採購有關人員行求、期約或交付不正利益。

七　其他經主管機關認定有影響採購公正之違反法令行為。
③前項追繳押標金之情形，屬廠商未依招標文件規定繳納者，追繳金額依招標文件中規定之額度定之；其為標價之一定比率而無標價可供計算者，以預算金額代之。
④第二項追繳押標金之請求權，因五年間不行使而消滅。
⑤前項期間，廠商未依招標文件規定繳納者，自開標日起算；機關已發還押標金者，自發還日起算；得追繳之原因發生或可得知悉在後者，自原因發生或可得知悉時起算。
⑥追繳押標金，自不予開標、不予決標、廢標或決標日起逾十五年者，不得行使。

第三二條（保證金之抵充及擔保責任）
機關應於招標文件中規定，得不發還得標廠商所繳納之保證金及其孳息，或擔保者應履行其擔保責任之事由，並敘明該項事由所涉及之違約責任、保證金之抵充範圍及擔保者之擔保責任。

第三三條（投標文件之遞送）
①廠商之投標文件，應以書面密封，於投標截止期限前，以郵遞或專人送達招標機關或其指定之場所。
②前項投標文件，廠商得以電子資料傳輸方式遞送。但以招標文件已有訂明者為限，並應於規定期限前遞送正式文件。
③機關得於招標文件中規定允許廠商於開標前補正非契約必要之點之文件。

第三四條（招標文件公告前應予保密）91
①機關辦理採購，其招標文件於公告前應予保密。但須公開說明或藉以公開徵求廠商提供參考資料者，不在此限。
②機關辦理招標，不得於開標前洩漏底價，領標、投標廠商之名稱與家數及其他足以造成限制競爭或不公平競爭之相關資料。
③底價於開標後至決標前，仍應保密，決標後除有特殊情形外，應予公開。但機關依實際需要，得於招標文件中公告底價。
④機關對於廠商投標文件，除供公務上使用或法令另有規定外，應保守秘密。

第三五條（替代方案）91
機關得於招標文件中規定，允許廠商在不降低原有功能條件下，得就技術、工法、材料或設備，提出可縮減工期、減省經費或提高效率之替代方案。其實施辦法，由主管機關定之。

第三六條（投標廠商之資格）
①機關辦理採購，得依實際需要，規定投標廠商之基本資格。
②特殊或巨額之採購，須由具有相當經驗、實績、人力、財力、設備等之廠商始能擔任者，得另規定投標廠商之特定資格。
③外國廠商之投標資格及應提出之資格文件，得就實際需要另行規定，附經公證或認證之中文譯本，並於招標文件中訂明。
④第一項基本資格、第二項特定資格與特殊或巨額採購之範圍及認定標準，由主管機關定之。

第三七條（投標廠商資格之訂定原則）91

①機關訂定前條投標廠商之資格，不得不當限制競爭，並以確認廠商具備履行契約所必須之能力者為限。

②投標廠商未符合前條所定資格者，其投標不予受理。但廠商之財力資格，得以銀行或保險公司之履約及賠償連帶保證責任、連帶保證保險單代之。

第三八條（政黨及其關係企業不得參與投標）

①政黨及與其具關係企業關係之廠商，不得參與投標。

②前項具關係企業關係之廠商，準用公司法有關關係企業之規定。

第三九條（委託廠商專案管理）

①機關辦理採購，得依本法將其對規劃、設計、供應或履約業務之專案管理，委託廠商為之。

②承辦專案管理之廠商，其負責人或合夥人不得同時為規劃、設計、施工或供應廠商之負責人或合夥人。

③承辦專案管理之廠商與規劃、設計、施工或供應廠商，不得同時為關係企業或同一其他廠商之關係企業。

第四〇條（洽專業機關代辦採購）91

①機關之採購，得洽由其他具有專業能力之機關代辦。

②上級機關對於未具有專業採購能力之機關，得命其洽由其他具有專業能力之機關代辦採購。

第四一條（招標文件疑義之處理）

①廠商對招標文件內容有疑義者，應於招標文件規定之日期前，以書面向招標機關請求釋疑。

②機關對前項疑義之處理結果，應於招標文件規定之日期前，以書面答復請求釋疑之廠商，必要時得公告之；其涉及變更或補充招標文件內容者，除選擇性招標之規格標與價格標及限制性招標得以書面通知各廠商外，應另行公告，並視需要延長等標期。機關自行變更或補充招標文件內容者，亦同。

第四二條（分段開標）

①機關辦理公開招標或選擇性招標，得就資格、規格與價格採取分段開標。

②機關辦理分段開標，除第一階段應公告外，後續階段之邀標，得免予公告。

第四三條（優先決標予國內廠商）

機關辦理採購，除我國締結之條約或協定另有禁止規定者外，得採行下列措施之一，並應載明於招標文件中：

一　要求投標廠商採購國內貨品比率、技術移轉、投資、協助外銷或其他類似條件，作為採購評選之項目，其比率不得逾三分之一。

二　外國廠商為最低標，且其標價符合第五十二條規定之決標原則者，得以該標價優先決標予國內廠商。

第四四條（標價優惠國內廠商）

①機關辦理特定之採購，除我國締結之條約或協定另有禁止規定者外，得對國內產製加值達百分之五十之財物或國內供應之工程、勞務，於外國廠商為最低標，且其標價符合第五十二條規定之決標原則時，以高於該標價一定比率以內之價格，優先決標予國內廠商。

②前項措施之採行，以合於就業或產業發展政策者為限，且一定比率不得逾百分之三，優惠期限不得逾五年；其適用範圍、優惠比率及實施辦法，由主管機關會同相關目的事業主管機關定之。

第三章　決　標

第四五條　（開標作業公開原則）

公開招標及選擇性招標之開標，除法令另有規定外，應依招標文件公告之時間及地點公開為之。

第四六條　（底價之訂定及訂定時機）

①機關辦理採購，除本法另有規定外，應訂定底價。底價應依圖說、規範、契約並考量成本、市場行情及政府機關決標資料逐項編列，由機關首長或其授權人員核定。

②前項底價之訂定時機，依下列規定辦理：

一　公開招標應於開標前定之。

二　選擇性招標應於資格審查後之下一階段開標前定之。

三　限制性招標應於議價或比價前定之。

第四七條　（得不訂底價情形）

①機關辦理下列採購，得不訂底價。但應於招標文件內敘明理由及決標條件與原則：

一　訂定底價確有困難之特殊或複雜案件。

二　以最有利標決標之採購。

三　小額採購。

②前項第一款及第二款之採購，得規定廠商於投標文件內詳列報價內容。

③小額採購之金額，在中央由主管機關定之；在地方由直轄市或縣（市）政府定之。但均不得逾公告金額十分之一。地方未定者，比照中央規定辦理。

第四八條　（不予開標決標之情形）91

①機關依本法規定辦理招標，除有下列情形之一不予開標決標外，有三家以上合格廠商投標，即應依招標文件所定時間開標決標：

一　變更或補充招標文件內容者。

二　發現有足以影響採購公正之違法或不當行為者。

三　依第八十二條規定暫緩開標者。

四　依第八十四條規定暫停採購程序者。

五　依第八十五條規定由招標機關另為適法之處置者。

六　因應突發事故者。

七　採購計畫變更或取銷採購者。

八　經主管機關認定之特殊情形。

②第一次開標，因未滿三家而流標者，第二次招標之等標期間得予縮短，並得不受前項三家廠商之限制。

第四九條（未達公告金額逾公告金額十分之一之採購應公開取得書面報價或企劃書）

未達公告金額之採購，其金額逾公告金額十分之一者，除第二十二條第一項各款情形外，仍應公開取得三家以上廠商之書面報價或企劃書。

第五〇條（不予投標廠商開標或決標之情形）108

①投標廠商有下列情形之一，經機關於開標前發現者，其所投之標應不予開標；於開標後發現者，應不決標予該廠商：

一　未依招標文件之規定投標。

二　投標文件內容不符合招標文件之規定。

三　借用或冒用他人名義或證件投標。

四　以不實之文件投標。

五　不同投標廠商間之投標文件內容有重大異常關聯。

六　第一百零三條第一項不得參加投標或作為決標對象之情形。

七　其他影響採購公正之違反法令行為。

②決標或簽約後發現得標廠商於決標前有第一項情形者，應撤銷決標、終止契約或解除契約，並得追償損失。但撤銷決標、終止契約或解除契約反不符公共利益，並經上級機關核准者，不在此限。

③第一項不予開標或不予決標，致採購程序無法繼續進行者，機關得宣布廢標。

第五一條（審標疑義之處理及結果之通知）

①機關應依招標文件規定之條件，審查廠商投標文件，對其內容有疑義時，得通知投標廠商提出說明。

②前項審查結果應通知投標廠商，對不合格之廠商，並應敘明其原因。

第五二條（決標之原則）108

①機關辦理採購之決標，應依下列原則之一辦理，並應載明於招標文件中：

一　訂有底價之採購，以合於招標文件規定，且在底價以內之最低標為得標廠商。

二　未訂底價之採購，以合於招標文件規定，標價合理，且在預算數額以內之最低標為得標廠商。

三　以合於招標文件規定之最有利標為得標廠商。

四　採用複數決標之方式：機關得於招標文件中公告保留之採購項目或數量選擇之組合權利，但應合於最低價格或最有利標之競標精神。

②機關辦理公告金額以上之專業服務、技術服務、資訊服務、社福利服務或文化創意服務者，以不訂底價之最有利標為原則。

③決標時得不通知投標廠商到場，其結果應通知各投標廠商。

第五三條（超底價之決標）

①合於招標文件規定之投標廠商之最低標價超過底價時，得洽該最低標廠商減價一次；減價結果仍超過底價時，得由所有合於招標文件規定之投標廠商重新比減價格，比減價格不得逾三次。

②前項辦理結果，最低標價仍超過底價而不逾預算數額，機關確有緊急情事需決標時，應經原底價核定人或其授權人員核准，且不得超過底價百分之八。但查核金額以上之採購，超過底價百分之四者，應先報經上級機關核准後決標。

第五四條（未訂底價之決標）

決標依第五十二條第一項第二款規定辦理者，合於招標文件規定之最低標價逾評審委員會建議之金額或預算金額時，得洽該最低標廠商減價一次。減價結果仍逾越上開金額時，得由所有合於招標文件規定之投標廠商重新比減價格。機關得就重新比減價格之次數予以限制，比減價格不得逾三次，辦理結果，最低標價仍逾越上開金額時，應予廢標。

第五五條（最低標決標之協商）

機關辦理以最低標決標之採購，經報上級機關核准，並於招標公告及招標文件內預告者，得於依前二條規定無法決標時，採行協商措施。

第五六條（最有利標之決標程序）

①決標依第五十二條第一項第三款規定辦理者，應依招標文件所規定之評審標準，就廠商投標標的之技術、品質、功能、商業條款或價格等項目，作序位或計數之綜合評選，評定最有利標。價格或其與綜合評選項目評分之商數，得做為單獨評選之項目或決標之標準。未列入之項目，不得做為評選之參考。評選結果無法依機關首長或評選委員會過半數之決定，評定最有利標時，得採行協商措施，再作綜合評選，評定最有利標。評定應附理由。綜合評選不得逾三次。

②依前項辦理結果，仍無法評定最有利標時，應予廢標。

③機關採最有利標決標者，應先報經上級機關核准。

④最有利標之評選辦法，由主管機關定之。

第五七條（協商之原則）

機關依前二條之規定採行協商措施者，應依下列原則辦理：

一　開標、投標、審標程序及內容均應予保密。

二　協商時應平等對待所有合於招標文件規定之投標廠商，必要時並錄影或錄音存證。

三　原招標文件已標示得更改項目之內容，始得納入協商。

四　前款得更改之項目變更時，應以書面通知所有得參與協商之廠商。

五　協商結束後，應予前款廠商依據協商結果，於一定期間內修改投標文件重行遞送之機會。

第五八條　（標價不合理之處理）

機關辦理採購採最低標決標時，如認為最低標廠商之總標價或部分標價偏低，顯不合理，有降低品質、不能誠信履約之虞或其他特殊情形，得限期通知該廠商提出說明或擔保。廠商未於機關通知期限內提出合理之說明或擔保者，得不決標予該廠商，並以次低標廠商為最低標廠商。

第五九條　（禁止支付不正利益促成採購契約之適用範圍及違反之懲罰）108

①廠商不得以支付他人佣金、比例金、仲介費、後謝金或其他不正利益為條件，促成採購契約之成立。

②違反前項規定者，機關得終止或解除契約，並將二倍之不正利益自契約價款中扣除。未能扣除者，通知廠商限期給付之。

第六〇條　（投標商之棄權）

機關辦理採購依第五十一條、第五十三條、第五十四條或第五十七條規定，通知廠商說明、減價、比減價格、協商、更改原報內容或重新報價，廠商未依通知期限辦理者，視同放棄。

第六一條　（決標公告）

機關辦理公告金額以上採購之招標，除有特殊情形者外，應於決標後一定期間內，將決標結果之公告刊登於政府採購公報，並以書面通知各投標廠商。無法決標者，亦同。

第六二條　（決標資料之彙送）

機關辦理採購之決標資料，應定期彙送主管機關。

第四章　履約管理

第六三條　（採購契約範本之訂定及損害責任）108

①各類採購契約以採用主管機關訂定之範本為原則，其要項及內容由主管機關參考國際及國內慣例定之。

②採購契約應訂明一方執行錯誤、不實或管理不善，致他方遭受損害之責任。

第六四條　（採購契約之終止或解除）

採購契約得訂明因政策變更，廠商依契約繼續履行反而不符公共利益者，機關得報經上級機關核准，終止或解除部分或全部契約，並補償廠商因此所生之損失。

第六五條　（得標廠商不得轉包）

①得標廠商應自行履行工程、勞務契約，不得轉包。

②前項所稱轉包，指將原契約中應自行履行之全部或其主要部分由其他廠商代為履行。

③廠商履行財物契約，其需經一定履約過程，非以現成財物供應者，準用前二項規定。

第六六條　（違反不得轉包規定之處理及責任）91

①得標廠商違反前條規定轉包其他廠商時，機關得解除契約、終止契約或沒收保證金，並得要求損害賠償。

②前項轉包廠商與得標廠商對機關負連帶履行及賠償責任。再轉包者，亦同。

第六七條 （分包及責任）

①得標廠商得將採購分包予其他廠商。稱分包者，謂非轉包而將契約之部分由其他廠商代為履行。

②分包契約報備於採購機關，並經得標廠商就分包部分設定權利質權予分包廠商者，民法第五百十三條之抵押權及第八百十六條因添附而生之請求權，及於得標廠商對於機關之價金或報酬請求權。

③前項情形，分包廠商就其分包部分，與得標廠商連帶負瑕疵擔保責任。

第六八條 （契約價金或報酬請求權得為權利質權之標的）

得標廠商就採購契約對於機關之價金或報酬請求權，其全部或一部得為權利質權之標的。

第六九條 （刪除）91

第七〇條 （工程採購品質管理及成立工程施工查核小組）108

①機關辦理工程採購，應明訂廠商執行品質管理、環境保護、施工安全衛生之責任，並對重點項目訂定檢查程序及檢驗標準。

②機關於廠商履約過程，得辦理分段查驗，其結果並得供驗收之用。

③中央及直轄市、縣（市）政府應成立工程施工查核小組，定期查核所屬（轄）機關工程品質及進度等事宜。

④工程施工查核小組之組織準則，由主管機關擬訂，報請行政院核定後發布之。其作業辦法，由主管機關定之。

⑤財物或勞務採購需經一定履約過程，而非以現成財物或勞務供應者，準用第一項及第二項之規定。

第七〇條之一 （編製符合職業安全衛生法規之圖說及規範）108

①機關辦理工程規劃、設計，應依工程規模及特性，分析潛在施工危險，編製符合職業安全衛生法規之安全衛生圖說及規範，並量化編列安全衛生費用。

②機關辦理工程採購，應將前項設計成果納入招標文件，並於招標文件規定廠商須依職業安全衛生法規，採取必要之預防設備或措施，實施安全衛生管理及訓練，使勞工免於發生職業災害，以確保施工安全。

③廠商施工場所依法令或契約應有之安全衛生設施欠缺或不良，致發生職業災害者，除應受職業安全衛生相關法令處罰外，機關應依本法及契約規定處置。

第五章　驗　收

第七一條 （限期辦理驗收及驗收人員之指派）

①機關辦理工程、財物採購，應限期辦理驗收，並得辦理部分驗收。

②驗收時應由機關首長或其授權人員指派適當人員主驗，通知接管單位或使用單位會驗。
③機關承辦採購單位之人員不得為所辦採購之主驗人或樣品及材料之檢驗人。
④前三項之規定，於勞務採購準用之。

第七二條（驗收紀錄及驗收結果不符之處理）

①機關辦理驗收時應製作紀錄，由參加人員會同簽認。驗收結果與契約、圖說、貨樣規定不符者，應通知廠商限期改善、拆除、重作、退貨或換貨。其驗收結果不符部分非屬重要，而其他部分能先行使用，並經機關檢討認為確有先行使用之必要者，得經機關首長或其授權人員核准，就其他部分辦理驗收並支付部分價金。
②驗收結果與規定不符，而不妨礙安全及使用需求，亦無減少通常效用或契約預定效用，經機關檢討不必拆換或拆換確有困難者，得於必要時減價收受。其在查核金額以上之採購，應先報經上級機關核准；未達查核金額之採購，應經機關首長或其授權人員核准。
③驗收人對工程、財物隱蔽部分，於必要時得拆驗或化驗。

第七三條（簽認結算驗收證明書）

①工程、財物採購經驗收完畢後，應由驗收及監驗人員於結算驗收證明書上分別簽認。
②前項規定，於勞務驗收準用之。

第七三條之一（機關工程採購付款及審核程序）105

①機關辦理工程採購之付款及審核程序，除契約另有約定外，應依下列規定辦理：
一　定期估驗或分階段付款者，機關應於廠商提出估驗或階段完成之證明文件後，十五日內完成審核程序，並於接到廠商提出之請款單據後，十五日內付款。
二　驗收付款者，機關應於驗收合格後，填具結算驗收證明文件，並於接到廠商請款單據後，十五日內付款。
三　前二款付款期限，應向上級機關申請核撥補助款者，為三十日。
②前項各款所稱日數，係指實際工作日，不包括例假日、特定假日及退請受款人補正之日數。
③機關辦理付款及審核程序，如發現廠商有文件不符、不足或有疑義而需補正或澄清者，應一次通知澄清或補正，不得分次辦理。
④財物及勞務採購之付款及審核程序，準用前三項之規定。

第六章　爭議處理

第七四條（廠商與機關間招標、審標、決標爭議之處理）91

廠商與機關間關於招標、審標、決標之爭議，得依本章規定提出異議及申訴。

第七五條（廠商向招標機關提出書面異議）91

①廠商對於機關辦理採購，認為違反法令或我國所締結之條約、協定（以下合稱法令），致損害其權利或利益者，得於下列期限內，以書面向招標機關提出異議：
一 對招標文件規定提出異議者，為自公告或邀標之次日起等標期之四分之一，其尾數不足一日者，以一日計。但不得少於十日。
二 對招標文件規定之釋疑、後續說明、變更或補充提出異議者，為接獲機關通知或機關公告之次日起十日。
三 對採購之過程、結果提出異議者，為接獲機關通知或機關公告之次日起十日。其過程或結果未經通知或公告者，為知悉或可得而知悉之次日起十日。但至遲不得逾決標日之次日起十五日。
②招標機關應自收受異議之次日起十五日內為適當之處理，並將處理結果以書面通知提出異議之廠商。其處理結果涉及變更或補充招標文件內容者，除選擇性招標之規格標與價格標及限制性招標應以書面通知各廠商外，應另行公告，並視需要延長等標期。

第七六條 （採購申訴）108
①廠商對於公告金額以上採購異議之處理結果不服，或招標機關逾前條第二項所定期限不為處理者，得於收受異議處理結果或期限屆滿之次日起十五日內，依其屬中央機關或地方機關辦理之採購，以書面分別向主管機關、直轄市或縣（市）政府所設之採購申訴審議委員會申訴。地方政府未設採購申訴審議委員會者，得委請中央主管機關處理。
②廠商誤向該管採購申訴審議委員會以外之機關申訴者，以該機關收受之日，視為提起申訴之日。
③第二項收受申訴書之機關應於收受之次日起三日內將申訴書移送於該管採購申訴審議委員會，並通知申訴廠商。
④爭議屬第三十一條規定不予發還或追繳押標金者，不受第一項公告金額以上之限制。

第七七條 （申訴書應載明事項）
①申訴應具申訴書，載明下列事項，由申訴廠商簽名或蓋章：
一 申訴廠商之名稱、地址、電話及負責人之姓名、性別、出生年月日、住所或居所。
二 原受理異議之機關。
三 申訴之事實及理由。
四 證據。
五 年、月、日。
②申訴得委任代理人為之，代理人應檢附委任書並載明其姓名、性別、出生年月日、職業、電話、住所或居所。
③民事訴訟法第七十條規定，於前項情形準用之。

第七八條 （申訴之審議及完成審議之期限）91
①廠商提出申訴，應同時繕具副本送招標機關。機關應自收受申訴

書副本之次日起十日內，以書面向該管採購申訴審議委員會陳述意見。
②採購申訴審議委員會應於收受申訴書之次日起四十日內完成審議，並將判斷以書面通知廠商及機關。必要時得延長四十日。
第七九條（申訴之不予受理及補正）
申訴逾越法定期間或不合法定程式者，不予受理。但其情形可以補正者，應定期間命其補正；逾期不補正者，不予受理。
第八〇條（申訴審議程序）
①採購申訴得僅就書面審議之。
②採購申訴審議委員會得依職權或申請，通知申訴廠商、機關到指定場所陳述意見。
③採購申訴審議委員會於審議時，得囑託具專門知識經驗之機關、學校、團體或人員鑑定，並得通知相關人士說明或請機關、廠商提供相關文件、資料。
④採購申訴審議委員會辦理審議，得先行向廠商收取審議費、鑑定費及其他必要之費用；其收費標準及繳納方式，由主管機關定之。
⑤採購申訴審議規則，由主管機關擬訂，報請行政院核定後發布之。
第八一條（撤回申訴）
申訴提出後，廠商得於審議判斷送達前撤回之。申訴經撤回後，不得再行提出同一之申訴。
第八二條（審議判斷應載明內容）
①採購申訴審議委員會審議判斷，應以書面附事實及理由，指明招標機關原採購行為有無違反法令之處；其有違反者，並得建議招標機關處置之方式。
②採購申訴審議委員會於完成審議前，必要時得通知招標機關暫停採購程序。
③採購申訴審議委員會為第一項之建議或前項之通知時，應考量公共利益、相關廠商利益及其他有關情況。
第八三條（審議判斷之效力）91
審議判斷，視同訴願決定。
第八四條（招標機關對異議或申訴得採取之措施）
①廠商提出異議或申訴者，招標機關評估其事由，認其異議或申訴有理由者，應自行撤銷、變更原處理結果，或暫停採購程序之進行。但為應緊急情況或公共利益之必要，或其事由無影響採購之虞者，不在此限。
②依廠商之申訴，而為前項之處理者，招標機關應將其結果即時通知該管採購申訴審議委員會。
第八五條（招標機關對審議判斷之處置程序）108
①審議判斷指明原採購行為違反法令者，招標機關應自收受審議判斷書之次日起二十日內另為適法之處置；期限屆滿未處置者，廠

商得自期限屆滿之次日起十五日內向採購申訴審議委員會申訴。
②採購申訴審議委員會於審議判斷中建議招標機關處置方式，而招標機關不依建議辦理者，應於收受判斷之次日起十五日內報請上級機關核定，並由上級機關於收受之次日起十五日內，以書面向採購申訴審議委員會及廠商說明理由。
③審議判斷指明原採購行為違反法令，廠商得向招標機關請求償付其準備投標、異議及申訴所支出之必要費用。

第八五條之一（履約爭議處理方式）105

①機關與廠商因履約爭議未能達成協議者，得以下列方式之一處理：
一　向採購申訴審議委員會申請調解。
二　向仲裁機構提付仲裁。
②前項調解屬廠商申請者，機關不得拒絕。工程及技術服務採購之調解，採購申訴審議委員會應提出調解建議或調解方案；其因機關不同意致調解不成立者，廠商提付仲裁，機關不得拒絕。
③採購申訴審議委員會辦理調解之程序及其效力，除本法有特別規定者外，準用民事訴訟法有關調解之規定。
④履約爭議調解規則，由主管機關擬訂，報請行政院核定後發布之。

第八五條之二（申請調解費用之收取）91

申請調解，應繳納調解費、鑑定費及其他必要之費用；其收費標準、繳納方式及數額之負擔，由主管機關定之。

第八五條之三（書面調解建議）91

①調解經當事人合意而成立；當事人不能合意者，調解不成立。
②調解過程中，調解委員得依職權以採購申訴審議委員會名義提出書面調解建議；機關不同意該建議者，應先報請上級機關核定，並以書面向採購申訴審議委員會及廠商說明理由。

第八五條之四（調解方案及異議之提出）91

①履約爭議之調解，當事人不能合意但已甚接近者，採購申訴審議委員會應斟酌一切情形，並徵詢調解委員之意見，求兩造利益之平衡，於不違反兩造當事人之主要意思範圍內，以職權提出調解方案。
②當事人或參加調解之利害關係人對於前項方案，得於送達之次日起十日內，向採購申訴審議委員會提出異議。
③於前項期間內提出異議者，視為調解不成立；其未於前項期間內提出異議者，視為已依該方案調解成立。
④機關依前項規定提出異議者，準用前條第二項之規定。

第八六條（採購申訴審議委員會之設置）105

①主管機關及直轄市、縣（市）政府為處理中央及地方機關採購之廠商申訴及機關與廠商間之履約爭議調解，分別設採購申訴審議委員會；置委員七人至三十五人，由主管機關及直轄市、縣（市）政府聘請具有法律或採購相關專門知識之公正人士擔任，

其中三人並得由主管機關及直轄市、縣（市）政府高級人員派兼之。但派兼人數不得超過全體委員人數五分之一。
②採購申訴審議委員會應公正行使職權。採購申訴審議委員會組織準則，由主管機關擬訂，報請行政院核定後發布之。

第七章　罰　則

第八七條　（強迫投標廠商違反本意之處罰）91
①意圖使廠商不爲投標、違反其本意投標，或使得標廠商放棄得標、得標後轉包或分包，而施強暴、脅迫、藥劑或催眠術者，處一年以上七年以下有期徒刑，得併科新臺幣三百萬元以下罰金。
②犯前項之罪，因而致人於死者，處無期徒刑或七年以上有期徒刑；致重傷者，處三年以上十年以下有期徒刑，各得併科新臺幣三百萬元以下罰金。
③以詐術或其他非法之方法，使廠商無法投標或開標發生不正確結果者，處五年以下有期徒刑，得併科新臺幣一百萬元以下罰金。
④意圖影響決標價格或獲取不當利益，而以契約、協議或其他方式之合意，使廠商不爲投標或不爲價格之競爭者，處六月以上五年以下有期徒刑，得併科新臺幣一百萬元以下罰金。
⑤意圖影響採購結果或獲取不當利益，而借用他人名義或證件投標者，處三年以下有期徒刑，得併科新臺幣一百萬元以下罰金。容許他人借用本人名義或證件參加投標者，亦同。
⑥第一項、第三項及第四項之未遂犯罰之。

第八八條　（受託辦理採購人員意圖私利之處罰）91
①受機關委託提供採購規劃、設計、審查、監造、專案管理或代辦採購廠商之人員，意圖爲私人不法之利益，對技術、工法、材料、設備或規格，爲違反法令之限制或審查，因而獲得利益者，處一年以上七年以下有期徒刑，得併科新臺幣三百萬元以下罰金。其意圖爲私人不法之利益，對廠商或分包廠商之資格爲違反法令之限制或審查，因而獲得利益者，亦同。
②前項之未遂犯罰之。

第八九條　（受託辦理採購人員洩密之處罰）
①受機關委託提供採購規劃、設計或專案管理或代辦採購廠商之人員，意圖爲私人不法之利益，洩漏或交付關於採購應秘密之文書、圖畫、消息、物品或其他資訊，因而獲得利益者，處五年以下有期徒刑、拘役或科或併科新臺幣一百萬元以下罰金。
②前項之未遂犯罰之。

第九〇條　（強制採購人員違反本意之處罰）
①意圖使機關規劃、設計、承辦、監辦採購人員或受機關委託提供採購規劃、設計或專案管理或代辦採購廠商之人員，就與採購有關事項，不爲決定或爲違反其本意之決定，而施強暴、脅迫者，處一年以上七年以下有期徒刑，得併科新臺幣三百萬元以下罰金。
②犯前項之罪，因而致人於死者，處無期徒刑或七年以上有期徒

刑；致重傷者，處三年以上十年以下有期徒刑，各得併科新臺幣三百萬元以下罰金。

③第一項之未遂犯罰之。

第九一條 （強制採購人員洩密之處罰）

①意圖使機關規劃、設計、承辦、監辦採購人員或受機關委託提供採購規劃、設計或專案管理或代辦採購廠商之人員，洩漏或交付關於採購應秘密之文書、圖畫、消息、物品或其他資訊，而施強暴、脅迫者，處五年以下有期徒刑，得併科新臺幣一百萬元以下罰金。

②犯前項之罪，因而致人於死者，處無期徒刑或七年以上有期徒刑；致重傷者，處三年以上十年以下有期徒刑，各得併科新臺幣三百萬元以下罰金。

③第一項之未遂犯罰之。

第九二條 （廠商連帶處罰）

廠商之代表人、代理人、受雇人或其他從業人員，因執行業務犯本法之罪者，除依該條規定處罰其行為人外，對該廠商亦科以該條之罰金。

第八章 附 則

第九三條 （共同供應契約）108

①各機關得就具有共通需求特性之財物或勞務，與廠商簽訂共同供應契約。

②共同供應契約之採購，其招標文件與契約應記載之事項、適用機關及其他相關事項之辦法，由主管機關另定之。

第九三條之一（電子化採購）91

①機關辦理採購，得以電子化方式為之，其電子化資料並視同正式文件，得免另備書面文件。

②前項以電子化方式採購之招標、領標、投標、開標、決標及費用收支作業辦法，由主管機關定之。

第九四條 （評選委員會之設置）108

①機關辦理評選，應成立五人以上之評選委員會，專家學者人數不得少於三分之一，其名單由主管機關會同教育部、考選部及其他相關機關建議之。

②前項所稱專家學者，不得為政府機關之現職人員。

③評選委員會組織準則及審議規則，由主管機關定之。

第九五條 （採購專業人員）108

①機關辦理採購宜由採購專業人員為之。但一定金額之採購，應由採購專業人員為之。

②前項採購專業人員之資格、考試、訓練、發證、管理辦法及一定金額，由主管機關會商相關機關定之。

第九六條 （環保產品優先採購）

①機關得於招標文件中，規定優先採購取得政府認可之環境保護標章使用許可，而其效能相同或相似之產品，並得允許百分之十以

下之價差。產品或其原料之製造、使用過程及廢棄物處理，符合再生材質、可回收、低污染或省能源者，亦同。

②其他增加社會利益或減少社會成本，而效能相同或相似之產品，準用前項之規定。

③前二項產品之種類、範圍及實施辦法，由主管機關會同行政院環境保護署及相關目的事業主管機關定之。

第九七條（扶助中小企業）91

①主管機關得參酌相關法令規定採取措施，扶助中小企業承包或分包一定金額比例以上之政府採購。

②前項扶助辦法，由主管機關定之。

第九八條（僱用身心障礙者及原住民）91

得標廠商其於國內員工總人數逾一百人者，應於履約期間僱用身心障礙者及原住民，人數不得低於總人數百分之二，僱用不足者，除應繳納代金，並不得僱用外籍勞工取代僱用不足額部分。

第九九條（投資廠商甄選程序之適用）

機關辦理政府規劃或核准之交通、能源、環保、旅遊等建設，經目的事業主管機關核准開放廠商投資興建、營運者，其甄選投資廠商之程序，除其他法律另有規定者外，適用本法之規定。

第一〇〇條（主管機關、上級機關及主計機關得隨時查核各機關採購）

①主管機關、上級機關及主計機關得隨時查核各機關採購進度、存貨或其使用狀況，亦得命其提出報告。

②機關多餘不用之堪用財物，得無償讓與其他政府機關或公立學校。

第一〇一條（應通知廠商並刊登政府採購公報之違法、違約情形）108

①機關辦理採購，發現廠商有下列情形之一，應將其事實、理由及依第一百零三條第一項所定期間通知廠商，並附記如未提出異議者，將刊登政府採購公報：

一　容許他人借用本人名義或證件參加投標者。
二　借用或冒用他人名義或證件投標者。
三　擅自減省工料，情節重大者。
四　以虛僞不實之文件投標、訂約或履約，情節重大者。
五　受停業處分期間仍參加投標者。
六　犯第八十七條至第九十二條之罪，經第一審爲有罪判決者。
七　得標後無正當理由而不訂約者。
八　查驗或驗收不合格，情節重大者。
九　驗收後不履行保固責任，情節重大者。
十　因可歸責於廠商之事由，致延誤履約期限，情節重大者。
十一　違反第六十五條規定轉包者。
十二　因可歸責於廠商之事由，致解除或終止契約，情節重大者。

十三　破產程序中之廠商。
十四　歧視性別、原住民、身心障礙或弱勢團體人士，情節重大者。
十五　對採購有關人員行求、期約或交付不正利益者。

②廠商之履約連帶保證廠商經機關通知履行連帶保證責任者，適用前項規定。

③機關為第一項通知前，應給予廠商口頭或書面陳述意見之機會，機關並應成立採購工作及審查小組認定廠商是否該當第一項各款情形之一。

④機關審酌第一項所定情節重大，應考量機關所受損害之輕重、廠商可歸責之程度、廠商之實際補救或賠償措施等情形。

第一〇二條　（廠商得對機關前條通知情事提出異議及申訴）91

①廠商對於機關依前條所為之通知，認為違反本法或不實者，得於接獲通知之次日起二十日內，以書面向該機關提出異議。

②廠商對前項異議之處理結果不服，或機關逾收受異議之次日起十五日內不為處理者，無論該案件是否逾公告金額，得於收受異議處理結果或期限屆滿之次日起十五日內，以書面向該管採購申訴審議委員會申訴。

③機關依前條通知廠商後，廠商未於規定期限內提出異議或申訴，或經提出申訴結果不予受理或審議結果指明不違反本法或並無不實者，機關應即將廠商名稱及相關情形刊登政府採購公報。

④第一項及第二項關於異議及申訴之處理，準用第六章之規定。

第一〇三條　（停權廠商不得參加投標或作為決標對象或分包廠商之期限）108

①依前條第三項規定刊登於政府採購公報之廠商，於下列期間內，不得參加投標或作為決標對象或分包廠商：

一　有第一百零一條第一項第一款至第五款、第十五款情形或第六款判處有期徒刑者，自刊登之次日起三年。但經判決撤銷原處分或無罪確定者，應註銷之。

二　有第一百零一條第一項第十三款、第十四款情形或第六款判處拘役、罰金或緩刑者，自刊登之次日起一年。但經判決撤銷原處分或無罪確定者，應註銷之。

三　有第一百零一條第一項第七款至第十二款情形者，於通知日起前五年內未被任一機關刊登者，自刊登之次日起三個月；已被任一機關刊登一次者，自刊登之次日起六個月；已被任一機關刊登累計二次以上者，自刊登之次日起一年。但經判決撤銷原處分者，應註銷之。

②機關因特殊需要，而有向前項廠商採購之必要，經上級機關核准者，不適用前項規定。

③本法中華民國一百零八年四月三十日修正之條文施行前，已依第一百零一條第一項規定通知，但處分尚未確定者，適用修正後之規定。

第一〇四條 （軍事機關採購不適用本法之情形）

①軍事機關之採購，應依本法之規定辦理。但武器、彈藥、作戰物資或與國家安全或國防目的有關之採購，而有下列情形者，不在此限。

一 因應國家面臨戰爭、戰備動員或發生戰爭者，得不適用本法之規定。

二 機密或極機密之採購，得不適用第二十七條、第四十五條及第六十一條之規定。

三 確因時效緊急，有危及重大戰備任務之虞者，得不適用第二十六條、第二十八條及第三十六條之規定。

四 以議價方式辦理之採購，得不適用第二十六條第三項本文之規定。

②前項採購之適用範圍及其處理辦法，由主管機關會同國防部定之，並送立法院審議。

第一〇五條 （特別採購）

①機關辦理下列採購，得不適用本法招標、決標之規定。

一 國家遇有戰爭、天然災害、癘疫或財政經濟上有重大變故，需緊急處置之採購事項。

二 人民之生命、身體、健康、財產遭遇緊急危難，需緊急處置之採購事項。

三 公務機關間財物或勞務之取得，經雙方直屬上級機關核准者。

四 依條約或協定向國際組織、外國政府或其授權機構辦理之採購，其招標、決標另有特別規定者。

②前項之採購，有另定處理辦法予以規範之必要者，其辦法由主管機關定之。

第一〇六條 （駐外機構辦理採購）

①駐國外機構辦理或受託辦理之採購，因應駐在地國情或實地作業限制，且不違背我國締結之條約或協定者，得不適用下列各款規定。但第二款至第四款之事項，應於招標文件中明定其處理方式。

一 第二十七條刊登政府採購公報。

二 第三十條押標金及保證金。

三 第五十三條第一項及第五十四條第一項優先減價及比減價格規定。

四 第六章異議及申訴。

②前項採購屬查核金額以上者，事後應敘明原由，檢附相關文件送上級機關備查。

第一〇七條 （採購文件之保存）

機關辦理採購之文件，除依會計法或其他法律規定保存者外，應另備具一份，保存於主管機關指定之場所。

第一〇八條 （採購稽核小組之設置）

①中央及直轄市、縣（市）政府應成立採購稽核小組，稽核監督採購事宜。
②前項稽核小組之組織準則及作業規則，由主管機關擬訂，報請行政院核定後發布之。

第一〇九條 （審計機關稽察）

機關辦理採購，審計機關得隨時稽察之。

第一一〇條 （得就採購事件提起訴訟或上訴）

主計官、審計官或檢察官就採購事件，得爲機關提起訴訟、參加訴訟或上訴。

第一一一條 （巨額採購之效益分析評估）

①機關辦理巨額採購，應於使用期間內，逐年向主管機關提報使用情形及其效益分析。主管機關並得派員查核之。
②主管機關每年應對已完成之重大採購事件，作出效益評估；除應秘密者外，應刊登於政府採購公報。

第一一二條 （採購人員倫理準則）

主管機關應訂定採購人員倫理準則。

第一一三條 （施行細則）

本法施行細則，由主管機關定之。

第一一四條 （施行日期）91

①本法自公布後一年施行。
②本法修正條文（包括中華民國九十年一月十日修正公布之第七條）自公布日施行。

身心障礙者權益保障法

①民國69年6月2日總統令制定公布全文26條。
②民國79年1月24四日總統令修正公布全文31條。
③民國84年6月16日總統令修正公布第3條條文。
④民國86年4月23日總統令修正公布名稱及全文75條（原名稱：殘障福利法）。
⑤民國86年4月26日總統令修正公布第65條條文。
⑥民國90年11月21日總統令修正公布第2、3、6、7、9、11、16、19、20、36～42、47、49、50、51、58、60、67條條文。
⑦民國92年6月25日總統令修正公布第26、62條條文；並增訂第64-1條條文。
⑧民國93年6月23日總統令增訂公布第51-1、65-1條條文。
⑨民國96年7月11日總統令修正公布名稱及全文109條；除第38條自公布後二年施行；第5～7、13～15、18、26、50、51、56、58、59、71條自公布後五年施行；餘自公布日施行（原名稱：身心障礙者保護法）。
⑩民國98年1月23日總統令修正公布第61條條文。
⑪民國98年7月8日總統令修正公布第80、81、107條條文；並自98年11月23日施行。
⑫民國100年2月1日總統令修正公布第2～4、6、16、17、20、23、31、32、38、46、48、50～53、56、58、64、76、77、81、95、98、106條條文；增訂第30-1、38-1、46-1、52-1、52-2、60-1、69-1條條文；並自公布日施行；但第60-1條第2項及第64條第3項自公布後二年施行；另第46條第1項定於100年10月31日失其效力。
⑬民國100年6月29日總統令修正公布第35、53、57、98、99條條文；並增訂第58-1條條文。
⑭民國101年12月19日總統令修正公布第52、59條條文；並增訂第104-1條條文。
⑮民國102年6月11日總統令修正公布第53條條文。
民國102年7月19日行政院公告第2條第1項所列屬「內政部」之權責事項，自102年7月23日起改由「衛生福利部」管轄。
⑯民國103年6月4日總統令修正公布第30-1、50、51、64、92條條文；並增訂第30-2、63-1條條文。
⑰民國104年2月4日總統令修正公布第60、100條條文。
⑱民國104年12月16日總統令修正公布第2、6、20、30、31、33、36、53、57、61、84、99、107條條文；並增訂第71-1條條文；除第61條自公布後二年施行外，餘自公布日施行。
⑲民國110年1月20日總統令修正公布第14、106條條文。

第一章　總　則

第一條

爲維護身心障礙者之權益，保障其平等參與社會、政治、經濟、文化等之機會，促進其自立及發展，特制定本法。

第二條

①本法所稱主管機關：在中央為衛生福利部；在直轄市為直轄市政府；在縣（市）為縣（市）政府。

②本法所定事項，涉及各目的事業主管機關職掌者，由各目的事業主管機關辦理。

③前二項主管機關及各目的事業主管機關權責劃分如下：

一　主管機關：身心障礙者人格維護、經濟安全、照顧支持與獨立生活機會等相關權益之規劃、推動及監督等事項。

二　衛生主管機關：身心障礙者之鑑定、保健醫療、醫療復健與輔具研發等相關權益之規劃、推動及監督等事項。

三　教育主管機關：身心障礙者教育權益維護、教育資源與設施均衡配置、專業服務人才之培育等相關權益之規劃、推動及監督等事項。

四　勞工主管機關：身心障礙者之職業重建、就業促進與保障、勞動權益與職場安全衛生等相關權益之規劃、推動及監督等事項。

五　建設、工務、住宅主管機關：身心障礙者住宅、公共建築物、公共設施之總體規劃與無障礙生活環境等相關權益之規劃、推動及監督等事項。

六　交通主管機關：身心障礙者生活通信、大眾運輸工具、交通設施與公共停車場等相關權益之規劃、推動及監督等事項。

七　財政主管機關：身心障礙者、身心障礙福利機構及庇護工場稅捐之減免等相關權益之規劃、推動及監督等事項。

八　金融主管機關：金融機構對身心障礙者提供金融、商業保險、財產信託等服務之規劃、推動及監督等事項。

九　法務主管機關：身心障礙者犯罪被害人保護、受刑人更生保護與收容環境改善等相關權益之規劃、推動及監督等事項。

十　警政主管機關：身心障礙者人身安全保護與失蹤身心障礙者協尋之規劃、推動及監督等事項。

十一　體育主管機關：身心障礙者體育活動、運動場地及設施設備與運動專用輔具之規劃、推動及監督等事項。

十二　文化主管機關：身心障礙者精神生活之充實與藝文活動參與之規劃、推動及監督等事項。

十三　採購法規主管機關：政府採購法有關採購身心障礙者之非營利產品與勞務之規劃、推動及監督等事項。

十四　通訊傳播主管機關：主管身心障礙者無障礙資訊和通訊技術及系統、網路平台、通訊傳播傳輸內容無歧視等相關事宜之規劃、推動及監督等事項。

十五　科技研究事務主管機關：主管身心障礙者輔助科技研發、技術研究、移轉、應用與推動等事項。

十六　經濟主管機關：主管身心障礙輔具國家標準訂定、產業推動、商品化開發之規劃及推動等事項。

十七　其他身心障礙權益保障措施：由各相關目的事業主管機關依職權規劃辦理。

第三條

中央主管機關掌理下列事項：

一　全國性身心障礙福利服務權益保障政策、法規與方案之規劃、訂定及宣導事項。

二　對直轄市、縣（市）政府執行身心障礙福利服務權益保障之監督及協調事項。

三　中央身心障礙福利經費之分配及補助事項。

四　對直轄市、縣（市）身心障礙福利服務之獎助及評鑑之規劃事項。

五　身心障礙福利服務相關專業人員訓練之規劃事項。

六　國際身心障礙福利服務權益保障業務之聯繫、交流及合作事項。

七　身心障礙者保護業務之規劃事項。

八　全國身心障礙者資料統整及福利服務整合事項。

九　全國性身心障礙福利機構之輔導、監督及全國評鑑事項。

十　輔導及補助民間參與身心障礙福利服務之推動事項。

十一　其他全國性身心障礙福利服務權益保障之策劃及督導事項。

第四條

直轄市、縣（市）主管機關掌理下列事項：

一　中央身心障礙福利服務權益保障政策、法規及方案之執行事項。

二　直轄市、縣（市）身心障礙福利服務權益保障政策、自治法規與方案之規劃、訂定、宣導及執行事項。

三　直轄市、縣（市）身心障礙福利經費之分配及補助事項。

四　直轄市、縣（市）身心障礙福利服務之獎助與評鑑之規劃及執行事項。

五　直轄市、縣（市）身心障礙福利服務相關專業人員訓練之規劃及執行事項。

六　身心障礙者保護業務之執行事項。

七　直轄市、縣（市）轄區身心障礙者資料統整及福利服務整合執行事項。

八　直轄市、縣（市）身心障礙福利機構之輔導設立、監督及評鑑事項。

九　民間參與身心障礙福利服務之推動及協助事項。

十　其他直轄市、縣（市）身心障礙福利服務權益保障之策劃及督導事項。

第五條

本法所稱身心障礙者，指下列各款身體系統構造或功能，有損傷或不全導致顯著偏離或喪失，影響其活動與參與社會生活，經醫事、社會工作、特殊教育與職業輔導評量等相關專業人員組成之專業團隊鑑定及評估，領有身心障礙證明者：

一　神經系統構造及精神、心智功能。
二　眼、耳及相關構造與感官功能及疼痛。
三　涉及聲音與言語構造及其功能。
四　循環、造血、免疫與呼吸系統構造及其功能。
五　消化、新陳代謝與內分泌系統相關構造及其功能。
六　泌尿與生殖系統相關構造及其功能。
七　神經、肌肉、骨骼之移動相關構造及其功能。
八　皮膚與相關構造及其功能。

第六條

①直轄市、縣（市）主管機關受理身心障礙者申請鑑定時，應交衛生主管機關指定相關機構或專業人員組成專業團隊，進行鑑定並完成身心障礙鑑定報告。

②前項鑑定報告，至遲應於完成後十日內送達申請人戶籍所在地之衛生主管機關。衛生主管機關除核發鑑定費用外，至遲應將該鑑定報告於十日內核轉直轄市、縣（市）主管機關辦理。

③第一項身心障礙鑑定機構或專業人員之指定、鑑定人員之資格條件、身心障礙類別之程度分級、鑑定向度與基準、鑑定方法、工具、作業方式及其他應遵行事項之辦法，由中央衛生主管機關定之。

④辦理有關身心障礙鑑定服務必要之診察、診斷或檢查等項目之費用，應由直轄市、縣（市）衛生主管機關編列預算支應，並由中央衛生主管機關協調直轄市、縣（市）衛生主管機關公告規範之。

⑤前項身心障礙鑑定之項目符合全民健康保險法之規定給付者，應以該保險支應，不得重複申領前項費用。

第七條

①直轄市、縣（市）主管機關應於取得衛生主管機關所核轉之身心障礙鑑定報告後，籌組專業團隊進行需求評估。

②前項需求評估，應依身心障礙者障礙類別、程度、家庭經濟情況、照顧服務需求、家庭生活需求、社會參與需求等因素為之。

③直轄市、縣（市）主管機關對於設籍於轄區內依前項評估合於規定者，應核發身心障礙證明，據以提供所需之福利及服務。

④第一項評估作業得併同前條鑑定作業辦理，有關評估作業與鑑定作業併同辦理事宜、評估專業團隊人員資格條件、評估工具、作業方式及其他應遵行事項之辦法，由中央主管機關會同中央衛生主管機關定之。

第八條

各級政府相關目的事業主管機關，應本預防原則，針對遺傳、疾病、災害、環境污染及其他導致身心障礙因素，有計畫推動生育保健、衛生教育等工作，並進行相關社會教育及宣導。

第九條

①主管機關及各目的事業主管機關應置專責人員辦理本法規定相關事宜；其人數應依業務增減而調整之。

②身心障礙者福利相關業務應遴用專業人員辦理。

第一〇條

①主管機關應遴聘（派）身心障礙者或其監護人代表、身心障礙福利學者或專家、民意代表與民間相關機構、團體代表及各目的事業主管機關代表辦理身心障礙者權益保障事項；其中遴聘身心障礙者或其監護人代表及民間相關機構、團體代表之比例，不得少於三分之一。

②前項之代表，單一性別不得少於三分之一。

③第一項權益保障事項包括：

一　整合規劃、研究、諮詢、協調推動促進身心障礙者權益保障相關事宜。

二　受理身心障礙者權益受損協調事宜。

三　其他促進身心障礙者權益及福利保障相關事宜。

④第一項權益保障事項與運作、前項第二款身心障礙權益受損協調之處理及其他應遵行事項之辦法，由各級主管機關定之。

第一一條

①各級政府應至少每五年舉辦身心障礙者之生活狀況、保健醫療、特殊教育、就業與訓練、交通及福利等需求評估及服務調查研究，並應出版、公布調查研究結果。

②行政院每十年辦理全國人口普查時，應將身心障礙者人口調查納入普查項目。

第一二條

①身心障礙福利經費來源如下：

一　各級政府按年編列之身心障礙福利預算。

二　社會福利基金。

三　身心障礙者就業基金。

四　私人或團體捐款。

五　其他收入。

②前項第一款身心障礙福利預算，應以前條之調查報告爲依據，按年從寬編列。

③第一項第一款身心障礙福利預算，直轄市、縣（市）主管機關財政確有困難者，應由中央政府補助，並應專款專用。

第一三條

①身心障礙者對障礙鑑定及需求評估有異議者，應於收到通知書之次日起三十日內，以書面向直轄市、縣（市）主管機關提出申請重新鑑定及需求評估，並以一次爲限。

②依前項申請重新鑑定及需求評估，應負擔百分之四十之相關作業費用；其異議成立者，應退還之。

③逾期申請第一項重新鑑定及需求評估者，其相關作業費用，應自行負擔。

第一四條

①身心障礙證明有效期間最長為五年。但身心障礙情況符合第六條第三項所定辦法有關身心障礙無法減輕或恢復之基準，免重新鑑定者，直轄市、縣（市）主管機關應核發無註記有效期間之身心障礙證明，並每五年就該個案進行第七條之需求評估。

②領有記載有效期間之身心障礙證明者，應於效期屆滿前九十日內向戶籍所在地之直轄市、縣（市）主管機關申請辦理重新鑑定及需求評估。

③身心障礙者於其證明效期屆滿六十日前尚未申請辦理重新鑑定及需求評估者，直轄市、縣（市）主管機關應以書面通知其辦理。

④身心障礙者有正當理由，無法於效期屆滿前申請重新鑑定及需求評估者，應於效期屆滿前附具理由提出申請，經直轄市、縣（市）主管機關核可者，得於效期屆滿後六十日內辦理。

⑤身心障礙者障礙情況改變時，應自行向直轄市、縣（市）主管機關申請重新鑑定及需求評估。

⑥直轄市、縣（市）主管機關發現身心障礙者障礙情況改變時，得以書面通知其於六十日內辦理重新鑑定與需求評估。

⑦經依第二項至前項規定申請重新鑑定及需求評估，其身心障礙情況符合第六條第三項所定辦法有關身心障礙無法減輕或恢復之基準，免重新鑑定者，直轄市、縣（市）主管機關應依第一項但書規定辦理。

⑧中華民國一百零一年七月十一日前執永久效期身心障礙手冊者，直轄市、縣（市）主管機關得逕予換發無註記有效期間之身心障礙證明。

第一五條

①依前條第一項至第三項規定辦理重新鑑定及需求評估者，於原證明效期屆滿至新證明生效期間，得經直轄市、縣（市）主管機關註記後，暫以原證明繼續享有本法所定相關權益。

②經重新鑑定結果，其障礙程度有變更者，其已依前項規定以原證明領取之補助，應由直轄市、縣（市）主管機關於新證明生效後，依新證明之補助標準予以追回或補發。

③身心障礙者於障礙事實消失或死亡時，其本人、家屬或利害關係人，應將其身心障礙證明繳還直轄市、縣（市）主管機關辦理註銷；未繳還者，由直轄市、縣（市）主管機關逕行註銷，並取消本法所定相關權益或追回所溢領之補助。

第一六條

①身心障礙者之人格及合法權益，應受尊重及保障，對其接受教育、應考、進用、就業、居住、遷徙、醫療等權益，不得有歧視之對待。

②公共設施場所營運者，不得使身心障礙者無法公平使用設施、設備或享有權利。

③公、私立機關（構）、團體、學校與企業公開辦理各類考試，應依身心障礙應考人個別障礙需求，在考試公平原則下，提供多元

化適性協助，以保障身心障礙者公平應考機會。

第一七條

①身心障礙者依法請領各項現金給付或補助，得檢具直轄市、縣（市）主管機關出具之證明文件，於金融機構開立專戶，並載明金融機構名稱、地址、帳號及戶名，報直轄市、縣（市）主管機關核可後，專供存入各項現金給付或補助之用。

②前項專戶內之存款，不得作為抵銷、扣押、供擔保或強制執行之標的。

第一八條

①直轄市、縣（市）主管機關應建立通報系統，並由下列各級相關目的事業主管機關負責彙送資訊，以掌握身心障礙者之情況，適時提供服務或轉介：

一　衛生主管機關：疑似身心障礙者、發展遲緩或異常兒童資訊。

二　教育主管機關：疑似身心障礙學生資訊。

三　勞工主管機關：職業傷害資訊。

四　警政主管機關：交通事故資訊。

五　戶政主管機關：身心障礙者人口異動資訊。

②直轄市、縣（市）主管機關受理通報後，應即進行初步需求評估，並於三十日內主動提供協助服務或轉介相關目的事業主管機關。

第一九條

各級主管機關及目的事業主管機關應依服務需求之評估結果，提供個別化、多元化之服務。

第二〇條

①為促進身心障礙輔具資源整合、研究發展及服務，中央主管機關應整合各目的事業主管機關推動辦理身心障礙輔具資源整合、研究發展及服務等相關事宜。

②前項輔具資源整合、研究發展及服務辦法，由中央主管機關會同中央教育、勞工、科技研究事務、經濟主管機關定之。

第二章　保健醫療權益

第二一條

①中央衛生主管機關應規劃整合醫療資源，提供身心障礙者健康維護及生育保健。

②直轄市、縣（市）主管機關應定期舉辦身心障礙者健康檢查及保健服務，並依健康檢查結果及身心障礙者意願，提供追蹤服務。

③前項保健服務、追蹤服務、健康檢查項目及方式之準則，由中央衛生主管機關會同中央主管機關定之。

第二二條

各級衛生主管機關應整合醫療資源，依身心障礙者個別需求提供保健醫療服務，並協助身心障礙福利機構提供所需之保健醫療服務。

第二三條

①醫院應爲身心障礙者設置服務窗口，提供溝通服務或其他有助於就醫之相關服務。

②醫院應爲住院之身心障礙者提供出院準備計畫；出院準備計畫應包括下列事項：

一　居家照護建議。

二　復健治療建議。

三　社區醫療資源轉介服務。

四　居家環境改善建議。

五　輔具評估及使用建議。

六　轉銜服務。

七　生活重建服務建議。

八　心理諮商服務建議。

九　其他出院準備相關事宜。

③前項出院準備計畫之執行，應由中央衛生主管機關列入醫院評鑑。

第二四條

①直轄市、縣（市）衛生主管機關應依據身心障礙者人口數及就醫需求，指定醫院設立身心障礙者特別門診。

②前項設立身心障礙者特別門診之醫院資格條件、診療科別、人員配置、醫療服務設施與督導考核及獎勵辦法，由中央衛生主管機關定之。

第二五條

①爲加強身心障礙者之保健醫療服務，直轄市、縣（市）衛生主管機關應依據各類身心障礙者之人口數及需要，設立或獎助設立醫療復健機構及護理之家，提供醫療復健、輔具服務、日間照護及居家照護等服務。

②前項所定機構及服務之獎助辦法，由中央衛生主管機關定之。

第二六條

①身心障礙者醫療復健所需之醫療費用及醫療輔具，尚未納入全民健康保險給付範圍者，直轄市、縣（市）主管機關應依需求評估結果補助之。

②前項補助辦法，由中央衛生主管機關會同中央主管機關定之。

第三章　教育權益

第二七條

①各級教育主管機關應根據身心障礙者人口調查之資料，規劃特殊教育學校、特殊教育班或以其他方式教育不能就讀於普通學校或普通班級之身心障礙者，以維護其受教育之權益。

②各級學校對於經直轄市、縣（市）政府鑑定安置入學或依各級學校入學方式入學之身心障礙者，不得以身心障礙、尚未設置適當

設施或其他理由拒絕其入學。

③各級特殊教育學校、特殊教育班之教師，應具特殊教育教師資格。

④第一項身心障礙學生無法自行上下學者，應由政府免費提供交通工具；確有困難，無法提供者，應補助其交通費；直轄市、縣（市）教育主管機關經費不足者，由中央教育主管機關補助之。

第二八條

各級教育主管機關應主動協助身心障礙者就學；並應主動協助正在接受醫療、社政等相關單位服務之身心障礙學齡者，解決其教育相關問題。

第二九條

各級教育主管機關應依身心障礙者之家庭經濟條件，優惠其本人及其子女受教育所需相關經費；其辦法，由中央教育主管機關定之。

第三〇條

各級教育主管機關辦理身心障礙者教育及入學考試時，應依其障礙類別、程度、學習及生活需要，提供各項必需之專業人員、特殊教材與各種教育輔助器材、無障礙校園環境、點字讀物及相關教育資源，以符公平合理接受教育之機會與應考條件。

第三〇條之一

①中央教育主管機關應依視覺功能障礙者、學習障礙者、聽覺障礙者或其他感知著作有困難之特定身心障礙者之需求，考量資源共享及廣泛利用現代化數位科技，由其指定之圖書館專責規劃、整合及典藏，以可接觸之數位格式提供圖書資源，以利視覺功能障礙者及其他特定身心障礙者之運用。

②前項受指定之圖書館，對於視覺功能障礙者及前項其他特定身心障礙者提出需求之圖書資源，應優先提供。

③第一項規劃、整合與典藏之內容、利用方式及所需費用補助等辦法，由中央教育主管機關定之。

第三〇條之二

①經中央教育主管機關審定之教科用書，其出版者應於該教科用書出版時，向中央教育主管機關指定之機關（構）或學校提供所出版教科用書之數位格式，以利製作專供視覺功能障礙者及前條第一項其他特定身心障礙者接觸之無障礙格式。各級政府機關（構）出版品亦同。

②前項所稱數位格式由中央教育主管機關指定之。

第三一條

①各級教育主管機關應依身心障礙者教育需求，規劃辦理學前教育，並獎勵民間設立學前機構，提供課後照顧服務，研發教具教材等服務。

②公立幼兒園、課後照顧服務，應優先收托身心障礙兒童，辦理身心障礙幼童學前教育、托育服務及相關專業服務；並獎助民間幼兒園、課後照顧服務收托身心障礙兒童。

第三二條

①身心障礙者繼續接受高級中等以上學校之教育，各級教育主管機關應予獎助；其獎助辦法，由中央教育主管機關定之。

②中央教育主管機關應積極鼓勵輔導大專校院開辦按摩、理療按摩或醫療按摩相關科系，並應保障視覺功能障礙者入學及就學機會。

③前二項學校提供身心障礙者無障礙設施，得向中央教育主管機關申請補助。

第四章　就業權益

第三三條

①各級勞工主管機關應參考身心障礙者之就業意願，由職業重建個案管理員評估其能力與需求，訂定適切之個別化職業重建服務計畫，並結合相關資源，提供職業重建服務，必要時得委託民間團體辦理。

②前項所定職業重建服務，包括職業重建個案管理服務、職業輔導評量、職業訓練、就業服務、職務再設計、創業輔導及其他職業重建服務。

③前項所定各項職業重建服務，得由身心障礙者本人或其監護人向各級勞工主管機關提出申請。

第三四條

①各級勞工主管機關對於具有就業意願及就業能力，而不足以獨立在競爭性就業市場工作之身心障礙者，應依其工作能力，提供個別化就業安置、訓練及其他工作協助等支持性就業服務。

②各級勞工主管機關對於具有就業意願，而就業能力不足，無法進入競爭性就業市場，需長期就業支持之身心障礙者，應依其職業輔導評量結果，提供庇護性就業服務。

第三五條

①直轄市、縣（市）勞工主管機關為提供第三十三條第二項之職業訓練、就業服務及前條之庇護性就業服務，應推動設立下列機構：

一　職業訓練機構。

二　就業服務機構。

三　庇護工場。

②前項各款機構得單獨或綜合設立。機構設立因業務必要使用所需基地為公有，得經該公有基地管理機關同意後，無償使用。

③第一項之私立職業訓練機構、就業服務機構、庇護工場，應向當地直轄市、縣（市）勞工主管機關申請設立許可，經發給許可證後，始得提供服務。

④未經許可，不得提供第一項之服務。但依法設立之機構、團體或學校接受政府委託辦理者，不在此限。

⑤第一項機構之設立許可、設施與專業人員配置、資格、遴用、培

訓及經費補助之相關準則，由中央勞工主管機關定之。

第三六條

各級勞工主管機關應協調各目的事業主管機關及結合相關資源，提供庇護工場下列輔導項目：

一　經營及財務管理。

二　市場資訊、產品推廣及生產技術之改善與諮詢。

三　員工在職訓練。

四　其他必要之協助。

第三七條

①各級勞工主管機關應分別訂定計畫，自行或結合民間資源辦理第三十三條第二項職業輔導評量、職務再設計及創業輔導。

②前項服務之實施方式、專業人員資格及經費補助之相關準則，由中央勞工主管機關定之。

第三八條

①各級政府機關、公立學校及公營事業機構員工總人數在三十四人以上者，進用具有就業能力之身心障礙者人數，不得低於員工總人數百分之三。

②私立學校、團體及民營事業機構員工總人數在六十七人以上者，進用具有就業能力之身心障礙者人數，不得低於員工總人數百分之一，且不得少於一人。

③前二項各級政府機關、公、私立學校、團體及公、民營事業機構爲進用身心障礙者義務機關（構）；其員工總人數及進用身心障礙者人數之計算方式，以各義務機關（構）每月一日參加勞保、公保人數爲準；第一項義務機關（構）員工員額經核定爲員額凍結或列爲出缺不補者，不計入員工總人數。

④前項身心障礙員工之月領薪資未達勞動基準法按月計酬之基本工資數額者，不計入進用身心障礙者人數及員工總人數。但從事部分工時工作，其月領薪資達勞動基準法按月計酬之基本工資數額二分之一以上者，進用二人得以一人計入身心障礙者人數及員工總人數。

⑤辦理庇護性就業服務之單位進用庇護性就業之身心障礙者，不計入進用身心障礙者人數及員工總人數。

⑥依第一項、第二項規定進用重度以上身心障礙者，每進用一人以二人核計。

⑦警政、消防、關務、國防、海巡、法務及航空站等單位定額進用總人數之計算範圍，得於本法施行細則另定之。

⑧依前項規定不列入定額進用總人數計算範圍之單位，其職務應經職務分析，並於三年內完成。

⑨前項職務分析之標準及程序，由中央勞工主管機關另定之。

第三八條之一

①事業機構依公司法成立關係企業之進用身心障礙者人數達員工總人數百分之二十以上者，得與該事業機構合併計算前條之定額進用人數。

②事業機構依前項規定投資關係企業達一定金額或僱用一定人數之身心障礙者應予獎勵與輔導。

③前項投資額、僱用身心障礙者人數、獎勵與輔導及第一項合併計算適用條件等辦法，由中央各目的事業主管機關會同中央勞工主管機關定之。

第三九條

各級政府機關、公立學校及公營事業機構為進用身心障礙者，應洽請考試院依法舉行身心障礙人員特種考試，並取消各項公務人員考試對身心障礙人員體位之不合理限制。

第四〇條

①進用身心障礙者之機關（構），對其所進用之身心障礙者，應本同工同酬之原則，不得為任何歧視待遇，其所核發之正常工作時間薪資，不得低於基本工資。

②庇護性就業之身心障礙者，得依其產能核薪；其薪資，由進用單位與庇護性就業者議定，並報直轄市、縣（市）勞工主管機關核備。

第四一條

①經職業輔導評量符合庇護性就業之身心障礙者，由辦理庇護性就業服務之單位提供工作，並由雙方簽訂書面契約。

②接受庇護性就業之身心障礙者，經第三十四條之職業輔導評量單位評量確認不適於庇護性就業時，庇護性就業服務單位應依其實際需求提供轉銜服務，並得不發給資遣費。

第四二條

①身心障礙者於支持性就業、庇護性就業時，雇主應依法為其辦理參加勞工保險、全民健康保險及其他社會保險，並依相關勞動法規確保其權益。

②庇護性就業者之職業災害補償所採薪資計算之標準，不得低於基本工資。

③庇護工場給付庇護性就業者之職業災害補償後，得向直轄市、縣（市）勞工主管機關申請補助；其補助之資格條件、期間、金額、比率及方式之辦法，由中央勞工主管機關定之。

第四三條

①為促進身心障礙者就業，直轄市、縣（市）勞工主管機關應設身心障礙者就業基金；其收支、保管及運用辦法，由直轄市、縣（市）勞工主管機關定之。

②進用身心障礙者人數未達第三十八條第一項、第二項標準之機關（構），應定期向所在地直轄市、縣（市）勞工主管機關之身心障礙者就業基金繳納差額補助費；其金額，依差額人數乘以每月基本工資計算。

③直轄市、縣（市）勞工主管機關之身心障礙者就業基金，每年應就收取前一年度差額補助費百分之三十撥交中央勞工主管機關之就業安定基金統籌分配；其提撥及分配方式，由中央勞工主管機關定之。

第四四條

①前條身心障礙者就業基金之用途如下：

一　補助進用身心障礙者達一定標準以上之機關（構），因進用身心障礙者必須購置、改裝、修繕器材、設備及其他為協助進用必要之費用。

二　核發超額進用身心障礙者之私立機構獎勵金。

三　其他為辦理促進身心障礙者就業權益相關事項。

②前項第二款核發之獎勵金，其金額最高按超額進用人數乘以每月基本工資二分之一計算。

第四五條

①各級勞工主管機關對於進用身心障礙者工作績優之機關（構），應予獎勵。

②前項獎勵辦法，由中央勞工主管機關定之。

第四六條

①非視覺功能障礙者，不得從事按摩業。

②各級勞工主管機關為協助視覺功能障礙者從事按摩及理療按摩工作，應自行或結合民間資源，輔導提升其專業技能、經營管理能力，並補助其營運所需相關費用。

③前項輔導及補助對象、方式及其他應遵行事項之辦法，由中央勞工主管機關定之。

④醫療機構得僱用視覺功能障礙者於特定場所從事非醫療按摩工作。

⑤醫療機構、車站、民用航空站、公園營運者及政府機關（構），不得提供場所供非視覺功能障礙者從事按摩或理療按摩工作。其提供場地供視覺功能障礙者從事按摩或理療按摩工作者應予優惠。

⑥第一項規定於中華民國一百年十月三十一日失其效力。

第四六條之一

①政府機關（構）及公營事業自行或委託辦理諮詢性電話服務工作，電話值機人數在十人以上者，除其他法規另有規定外，應進用視覺功能障礙者達電話值機人數十分之一以上。但因工作性質特殊或進用確有困難，報經電話值機所在地直轄市、縣（市）勞工主管機關同意者，不在此限。

②於前項但書所定情形，電話值機所在地直轄市、縣（市）勞工主管機關與自行或委託辦理諮詢性電話服務工作之機關相同者，應報經中央勞工主管機關同意。

第四七條

為因應身心障礙者提前老化，中央勞工主管機關應建立身心障礙勞工提早退休之機制，以保障其退出職場後之生活品質。

第五章　支持服務

第四八條

①為使身心障礙者不同之生涯福利需求得以銜接，直轄市、縣（市）主管機關相關部門，應積極溝通、協調，制定生涯轉銜計畫，以提供身心障礙者整體性及持續性服務。
②前項生涯轉銜計畫服務流程、模式、資料格式及其他應遵行事項之辦法，由中央主管機關會同中央目的事業主管機關定之。

第四九條

①身心障礙者支持服務，應依多元連續服務原則規劃辦理。
②直轄市、縣（市）主管機關應自行或結合民間資源提供支持服務，並不得有設籍時間之限制。

第五〇條

直轄市、縣（市）主管機關應依需求評估結果辦理下列服務，提供身心障礙者獲得所需之個人支持及照顧，促進其生活品質、社會參與及自立生活：
一　居家照顧。
二　生活重建。
三　心理重建。
四　社區居住。
五　婚姻及生育輔導。
六　日間及住宿式照顧。
七　家庭托顧。
八　課後照顧。
九　自立生活支持服務。
十　其他有關身心障礙者個人照顧之服務。

第五一條

①直轄市、縣（市）主管機關應依需求評估結果辦理下列服務，以提高身心障礙者家庭生活品質：
一　臨時及短期照顧。
二　照顧者支持。
三　照顧者訓練及研習。
四　家庭關懷訪視及服務。
五　其他有助於提昇家庭照顧者能力及其生活品質之服務。
②前條及前項之服務措施，中央主管機關及中央各目的事業主管機關於必要時，應就其內容、實施方式、服務人員之資格、訓練及管理規範等事項，訂定辦法管理之。

第五二條

①各級及各目的事業主管機關應辦理下列服務，以協助身心障礙者參與社會：
一　休閒及文化活動。
二　體育活動。
三　公共資訊無障礙。
四　公平之政治參與。
五　法律諮詢及協助。

六　無障礙環境。
七　輔助科技設備及服務。
八　社會宣導及社會教育。
九　其他有關身心障礙者社會參與之服務。
②前項服務措施屬付費使用者，應予以減免費用。
③第一項第三款所稱公共資訊無障礙，係指應對利用網路、電信、廣播、電視等設施者，提供視、聽、語等功能障礙國民無障礙閱讀、觀看、轉接或傳送等輔助、補助措施。
④前項輔助及補助措施之內容、實施方式及管理規範等事項，由各中央目的事業主管機關定之。
⑤第一項除第三款之服務措施，中央主管機關及中央各目的事業主管機關，應就其內容及實施方式制定實施計畫。

第五二條之一

①中央目的事業主管機關，每年應主動蒐集各國軟、硬體產品無障礙設計規範（標準），訂定各類產品設計或服務提供之國家無障礙規範（標準），並藉由獎勵與認證措施，鼓勵產品製造商或服務提供者於產品開發、生產或服務提供時，符合前項規範（標準）。
②中央目的事業主管機關應就前項獎勵內容、資格、對象及產品或服務的認證標準，訂定辦法管理之。

第五二條之二

①各級政府及其附屬機關（構）、學校所建置之網站，應通過第一優先等級以上之無障礙檢測，並取得認證標章。
②前項檢測標準、方式、頻率與認證標章核發辦法，由目的事業主管機關定之。

第五三條

①運輸營運者應於所服務之路線、航線或區域內，規劃適當路線、航線、班次、客車（機船）廂（艙），提供無障礙運輸服務。
②前項路線、航線或區域確實無法提供無障礙運輸服務者，各級交通主管機關應依實際需求，邀集相關身心障礙者團體代表、當地運輸營運者及該管社政主管機關研商同意後，不適用前項規定。
③大眾運輸工具應規劃設置便於各類身心障礙者行動與使用之無障礙設施及設備。未提供對號座之大眾運輸工具應設置供身心障礙者及老弱婦孺優先乘坐之博愛座，其比率不低於總座位數百分之十五，座位應設於鄰近車門、艙門或出入口處，至車門、艙門或出入口間之地板應平坦無障礙，並視需要標示或播放提醒禮讓座位之警語。
④國內航空運輸業者除民航主管機關所定之安全因素外，不得要求身心障礙者接受特殊限制或拒絕提供運輸服務。
⑤第三項大眾運輸工具無障礙設施項目、設置方式及其他應遵行事項之辦法，應包括鐵路、公路、捷運、空運、水運等，由中央交通主管機關分章節定之。
⑥大眾運輸工具之無障礙設備及設施不符合前項規定者，各級交通

主管機關應令運輸營運者於一定期限內提具改善計畫。但因大眾運輸工具構造或設備限制等特殊情形，依當時科技或專業水準設置無障礙設備及設施確有困難者，得由運輸營運者提具替代改善計畫，並訂定改善期限。

⑦前項改善計畫應報請交通主管機關核定；變更時亦同。

第五四條

市區道路、人行道及市區道路兩旁建築物之騎樓，應符合中央目的事業主管機關所規定之無障礙相關法規。

第五五條

①有關道路無障礙之標誌、標線、號誌及識別頻率等，由中央目的事業主管機關定之。

②直轄市、縣（市）政府應依前項規定之識別頻率，推動視覺功能障礙語音號誌及語音定位。

第五六條

①公共停車場應保留百分之二停車位，作爲行動不便之身心障礙者專用停車位，車位未滿五十個之公共停車場，至少應保留一個身心障礙者專用停車位。非領有專用停車位識別證明者，不得違規占用。

②前項專用停車位識別證明，應依需求評估結果核發。

③第一項專用停車位之設置地點、空間規劃、使用方式、識別證明之核發及違規占用之處理，由中央主管機關會同交通、營建等相關單位定之。

④提供公眾服務之各級政府機關、公、私立學校、團體及公、民營事業機構設有停車場者，應依前三項辦理。

第五七條

①新建公共建築物及活動場所，應規劃設置便於各類身心障礙者行動與使用之設施及設備。未符合規定者，不得核發建築執照或對外開放使用。

②公共建築物及活動場所應至少於其室外通路、避難層坡道及扶手、避難層出入口、室內出入口、室內通路走廊、樓梯、升降設備、哺（集）乳室、廁所盥洗室（含移動式）、浴室、輪椅觀眾席位周邊、停車場等其他必要處設置無障礙設備及設施。其項目與規格，由中央目的事業主管機關於其相關法令或依本法定之。

③公共建築物及活動場所之無障礙設備及設施不符合前項規定者，各級目的事業主管機關應令其所有權人或管理機關負責人改善。但因軍事管制、古蹟維護、自然環境因素、建築物構造或設備限制等特殊情形，設置無障礙設備及設施確有困難者，得由所有權人或管理機關負責人提具替代改善計畫，申報各級目的事業主管機關核定，並核定改善期限。

第五八條

①身心障礙者搭乘國內大眾運輸工具，憑身心障礙證明，應予半價優待。

②身心障礙者經需求評估結果，認需人陪伴者，其必要陪伴者以一

人爲限，得享有前項之優待措施。
③第一項之大衆運輸工具，身心障礙者得優先乘坐，其優待措施並不得有設籍之限制。
④國內航空業者除民航主管機關所訂之安全因素外，不認同身心障礙者可單獨旅行，而特別要求應有陪伴人共同飛行者，不得向陪伴人收費。
⑤前四項實施方式及內容之辦法，由中央目的事業主管機關定之。

第五八條之一

直轄市、縣（市）主管機關辦理復康巴士服務，自中華民國一百零一年一月一日起不得有設籍之限制。

第五九條

①身心障礙者進入收費之公營或公設民營風景區、康樂場所或文教設施，憑身心障礙證明應予免費；其爲民營者，應予半價優待。
②身心障礙者經需求評估結果，認需人陪伴者，其必要陪伴者以一人爲限，得享有前項之優待措施。

第六〇條

①視覺、聽覺、肢體功能障礙者由合格導盲犬、導聾犬、肢體輔助犬陪同或導盲犬、導聾犬、肢體輔助犬專業訓練人員於執行訓練時帶同幼犬，得自由出入公共場所、公共建築物、營業場所、大衆運輸工具及其他公共設施。
②前項公共場所、公共建築物、營業場所、大衆運輸工具及其他公共設施之所有人、管理人或使用人，不得對導盲幼犬、導聾幼犬、肢體輔助幼犬及合格導盲犬、導聾犬、肢體輔助犬收取額外費用，且不得拒絕其自由出入或附加其他出入條件。
③導盲犬、導聾犬、肢體輔助犬引領視覺、聽覺、肢體功能障礙者時，他人不得任意觸摸、餵食或以各種聲響、手勢等方式干擾該導盲犬、導聾犬及肢體輔助犬。
④有關合格導盲犬、導聾犬、肢體輔助犬及其幼犬之資格認定、使用管理、訓練單位之認可、認可之撤銷或廢止及其他應遵行事項之辦法，由中央主管機關定之。

第六〇條之一

①中央主管機關應會同中央勞工主管機關協助及輔導直轄市、縣（市）政府辦理視覺功能障礙者生活及職業重建服務。
②前項服務應含生活技能及定向行動訓練，其服務內容及專業人員培訓等相關規定，由中央主管機關會同中央勞工主管機關定之。
③第二項於本條文修正公布後二年施行。

第六一條

①直轄市、縣（市）政府應設置申請手語翻譯服務窗口，依聽覺功能或言語功能障礙者實際需求，提供其參與公共事務所需之服務；並得依身心障礙者之實際需求，提供同步聽打服務。
②前項受理手語翻譯或同步聽打之服務範圍及作業程序等相關規定，由直轄市、縣（市）主管機關定之。
③依第一項規定提供手語翻譯服務，應於本法公布施行滿五年之日

起，由手語翻譯技術士技能檢定合格者擔任之。

第六二條

①直轄市、縣（市）主管機關應按轄區內身心障礙者人口特性及需求，推動或結合民間資源設立身心障礙福利機構，提供生活照顧、生活重建、福利諮詢等服務。

②前項機構所提供之服務，應以提高家庭照顧身心障礙者能力及協助身心障礙者參與社會為原則，並得支援第五十條至第五十二條各項服務之提供。

③第一項機構類型、規模、業務範圍、設施及人員配置之標準，由中央主管機關定之。

④第一項機構得就其所提供之設施或服務，酌收必要費用；其收費規定，應報由直轄市、縣（市）主管機關核定。

⑤第一項機構，其業務跨及其他目的事業者，得綜合設立，並應依各目的事業主管機關相關法規之規定辦理。

第六三條

①私人或團體設立身心障礙福利機構，應向直轄市、縣（市）主管機關申請設立許可。

②依前項規定許可設立者，應自許可設立之日起三個月內，依有關法規辦理財團法人登記，於登記完成後，始得接受補助，或經主管機關核准後對外募捐並專款專用。但有下列情形之一者，得免辦理財團法人登記：

一　依其他法律申請設立之財團法人或公益社團法人申請附設者。

二　小型設立且不對外募捐、不接受補助及不享受租稅減免者。

③第一項機構未於前項規定期間辦理財團法人登記，而有正當理由者，得申請直轄市、縣（市）主管機關核准延長一次，期間不得超過三個月；屆期不辦理者，原許可失其效力。

④第一項機構申請設立之許可要件、申請程序、審核期限、撤銷與廢止許可、停辦、擴充與遷移、督導管理及其他相關事項之辦法，由中央主管機關定之。

第六三條之一

①有下列情事之一者，不得擔任身心障礙福利機構之業務負責人：

一　有施打毒品、暴力犯罪、性騷擾、性侵害行為，經有罪判決確定。

二　行為不檢損害身心障礙者權益，其情節重大，經有關機關查證屬實。

②主管機關對前項負責人應主動進行查證。

③現職工作人員於身心障礙福利機構服務期間有第一項各款情事之一者，身心障礙福利機構應即停止其職務，並依相關規定予以調職、資遣、令其退休或終止勞動契約。

第六四條

①各級主管機關應定期輔導、查核及評鑑身心障礙福利機構，其輔

導、查核及改善情形應納入評鑑指標項目，其評鑑結果應分為以下等第：

一　優等。
二　甲等。
三　乙等。
四　丙等。
五　丁等。

②前項機構經評鑑成績優等及甲等者，應予獎勵；經評鑑成績為丙等及丁等者，主管機關應輔導其改善。

③第一項機構之定期輔導、查核及評鑑之項目、方式、獎勵及輔導、改善等事項之辦法，由中央主管機關定之。

第六五條

①身心障礙福利機構應與接受服務者或其家屬訂定書面契約，明定其權利義務關係。

②直轄市、縣（市）主管機關應與接受委託安置之身心障礙福利機構訂定轉介安置書面契約，明定其權利義務關係。

③前二項書面契約之格式、內容，中央主管機關應訂定定型化契約範本及其應記載及不得記載事項。

④身心障礙福利機構應將中央主管機關訂定之定型化契約書範本公開並印製於收據憑證交付立約者，除另有約定外，視為已依第一項規定訂約。

第六六條

①身心障礙福利機構應投保公共意外責任保險及具有履行營運之擔保能力，以保障身心障礙者權益。

②前項應投保之保險範圍及金額，由中央主管機關會商中央目的事業主管機關定之。

③第一項履行營運之擔保能力，其認定標準，由所在地直轄市、縣（市）主管機關定之。

第六七條

①身心障礙者申請在公有公共場所開設零售商店或攤販，申請購買或承租國民住宅、停車位，政府應保留一定比率優先核准；其保留比率，由直轄市、縣（市）政府定之。

②前項受核准者之經營條件、出租轉讓限制，依各目的事業主管機關相關規定辦理；其出租、轉讓對象應以其他身心障礙者為優先。

③身心障礙者購買或承租第一項之商店或攤販，政府應提供低利貸款或租金補貼；其辦法由中央主管機關定之。

第六八條

①身心障礙福利機構、團體及符合設立庇護工場資格者，申請在公共場所設立庇護工場，或申請在國民住宅提供居住服務，直轄市、縣（市）政府應保留名額，優先核准。

②前項保留名額，直轄市、縣（市）目的事業主管機關於規劃興建

時，應洽商直轄市、縣（市）主管機關後納入興建計畫辦理。
③第一項受核准者之經營條件、出租轉讓限制，依各目的事業主管機關相關規定辦理；其出租、轉讓對象應以身心障礙福利相關機構或團體為限。

第六九條

①身心障礙福利機構或團體、庇護工場，所生產之物品及其提供之服務，於合理價格及一定金額以下者，各級政府機關、公立學校、公營事業機構及接受政府補助之機構、團體、私立學校應優先採購。
②各級主管機關應定期公告或發函各義務採購單位，告知前項物品及服務，各義務採購單位應依相關法令規定，採購該物品及服務至一定比率。
③前二項物品及服務項目、比率、一定金額、合理價格、優先採購之方式及其他應遵行事項之辦法，由中央主管機關定之。

第六九條之一

①各級主管機關應輔導視覺功能障礙者設立以從事按摩為業務之勞動合作社。
②前項勞動合作社之社員全數為視覺功能障礙，並依法經營者，其營業稅稅率應依加值型及非加值型營業稅法第十三條第一項規定課徵。

第六章　經濟安全

第七〇條

①身心障礙者經濟安全保障，採生活補助、日間照顧及住宿式照顧補助、照顧者津貼、年金保險等方式，逐步規劃實施。
②前項年金保險之實施，依相關社會保險法律規定辦理。

第七一條

①直轄市、縣（市）主管機關對轄區內之身心障礙者，應依需求評估結果，提供下列經費補助，並不得有設籍時間之限制：
一　生活補助費。
二　日間照顧及住宿式照顧費用補助。
三　醫療費用補助。
四　居家照顧費用補助。
五　輔具費用補助。
六　房屋租金及購屋貸款利息補貼。
七　購買停車位貸款利息補貼或承租停車位補助。
八　其他必要之費用補助。
②前項經費申請資格、條件、程序、補助金額及其他相關事項之辦法，除本法及其他法規另有規定外，由中央主管機關及中央目的事業主管機關分別定之。
③直轄市、縣（市）主管機關為辦理第一項第一款、第三款、第六款、第七款業務，應於會計年度終了前，主動將已核定補助案件

相關資料，併同有關機關提供之資料重新審核。但直轄市、縣（市）主管機關於申領人申領資格變更或審核認有必要時，得請申領人提供相關證明文件。

④不符合請領資格而領取補助者，由直轄市、縣（市）主管機關以書面命本人自事實發生之日起六十日內繳還；屆期未繳還者，依法移送行政執行。

第七一條之一

①為辦理前條補助業務所需之必要資料，主管機關得洽請相關機關（構）、團體、法人或個人提供之，受請求者有配合提供資訊之義務。

②主管機關依前項規定所取得之資料，應盡善良管理人之注意義務，確實辦理資訊安全稽核作業，其保有、處理及利用，並應遵循個人資料保護法之規定。

第七二條

①對於身心障礙者或其扶養者應繳納之稅捐，依法給予適當之減免。

②納稅義務人或與其合併申報納稅之配偶或扶養親屬為身心障礙者，應准予列報身心障礙特別扣除額，其金額於所得稅法定之。

③身心障礙者或其扶養者依本法規定所得之各項補助，應免納所得稅。

第七三條

①身心障礙者加入社會保險，政府機關應依其家庭經濟條件，補助保險費。

②前項保險費補助辦法，由中央主管機關定之。

第七章　保護服務

第七四條

①傳播媒體報導身心障礙者或疑似身心障礙者，不得使用歧視性之稱呼或描述，並不得有與事實不符或誤導閱聽人對身心障礙者產生歧視或偏見之報導。

②身心障礙者涉及相關法律事件，未經法院判決確定其發生原因可歸咎於當事人之疾病或其身心障礙狀況，傳播媒體不得將事件發生原因歸咎於當事人之疾病或其身心障礙狀況。

第七五條

對身心障礙者不得有下列行為：

一　遺棄。

二　身心虐待。

三　限制其自由。

四　留置無生活自理能力之身心障礙者於易發生危險或傷害之環境。

五　利用身心障礙者行乞或供人參觀。

六　強迫或誘騙身心障礙者結婚。

七　其他對身心障礙者或利用身心障礙者爲犯罪或不正當之行爲。

第七六條

①醫事人員、社會工作人員、教育人員、警察人員、村（里）幹事及其他執行身心障礙服務業務人員，知悉身心障礙者有前條各款情形之一者，應立即向直轄市、縣（市）主管機關通報，至遲不得超過二十四小時。

②村（里）長及其他任何人知悉身心障礙者有前條情形者，得通報直轄市、縣（市）主管機關。

③前二項通報人之身分資料，應予保密。

④直轄市、縣（市）主管機關知悉或接獲第一項及第二項通報後，應自行或委託其他機關、團體進行訪視、調查，至遲不得超過二十四小時，並應於受理案件後四日內提出調查報告。調查時得請求警政、醫院及其他相關單位協助。

⑤第一項、第二項及前項通報流程及後續處理辦法，由中央主管機關定之。

第七七條

①依法令或契約對身心障礙者有扶養義務之人，有喪失扶養能力或有違反第七十五條各款情形之一，致使身心障礙者有生命、身體之危難或生活陷於困境之虞者，直轄市、縣（市）主管機關得依本人、扶養義務人之申請或依職權，經調查評估後，予以適當安置。

②前項之必要費用，除直轄市、縣（市）主管機關依第七十一條第一項第二款給予補助者外，由身心障礙者或扶養義務人負擔。

第七八條

①身心障礙者遭受第七十五條各款情形之一者，情況危急非立即給予保護、安置或其他處置，其生命、身體或自由有立即之危險或有危險之虞者，直轄市、縣（市）主管機關應予緊急保護、安置或爲其他必要之處置。

②直轄市、縣（市）主管機關爲前項緊急保護、安置或爲其他必要之處置時，得請求檢察官或當地警察機關協助。

第七九條

①前條之緊急安置服務，得委託相關身心障礙福利機構辦理。安置期間所必要之費用，由前條第一項之行爲人支付。

②前項費用，必要時由直轄市、縣（市）主管機關先行支付，並檢具支出憑證影本及計算書，請求前條第一項之行爲人償還。

③前項費用，經直轄市、縣（市）主管機關以書面定十日以上三十日以下期間催告償還，而屆期未償還者，得移送法院強制執行。

第八〇條

①第七十八條身心障礙者之緊急保護安置，不得超過七十二小時；非七十二小時以上之安置，不足以保護身心障礙者時，得聲請法院裁定繼續保護安置。繼續保護安置以三個月爲限；必要時，得聲請法院裁定延長之。

②繼續保護安置期間，直轄市、縣（市）主管機關應視需要，協助身心障礙者向法院提出監護或輔助宣告之聲請。

③繼續保護安置期滿前，直轄市、縣（市）主管機關應經評估協助轉介適當之服務單位。

第八一條

①身心障礙者有受監護或輔助宣告之必要時，直轄市、縣（市）主管機關得協助其向法院聲請。受監護或輔助宣告之原因消滅時，直轄市、縣（市）主管機關得協助進行撤銷宣告之聲請。

②有改定監護人或輔助人之必要時，直轄市、縣（市）主管機關應協助身心障礙者爲相關之聲請。

③法院爲身心障礙者選定之監護人或輔助人爲社會福利機構、法人者，直轄市、縣（市）主管機關應對其執行監護或輔助職務進行監督；相關監督事宜之管理辦法，由中央主管機關定之。

第八二條

直轄市、縣（市）主管機關、相關身心障礙福利機構，於社區中提供身心障礙者居住安排服務，遭受居民以任何形式反對者，直轄市、縣（市）政府應協助其排除障礙。

第八三條

爲使無能力管理財產之身心障礙者財產權受到保障，中央主管機關應會同相關目的事業主管機關，鼓勵信託業者辦理身心障礙者財產信託。

第八四條

①法院或檢察機關於訴訟程序實施過程，身心障礙者涉訟或須作證時，應就其障礙類別之特別需要，提供必要之協助。

②刑事被告或犯罪嫌疑人因精神障礙或其他心智缺陷無法爲完全之陳述時，直轄市、縣（市）主管機關得依刑事訴訟法第三十五條規定，聲請法院同意指派社會工作人員擔任輔佐人。

③依刑事訴訟法第三十五條第一項規定得爲輔佐人之人，未能擔任輔佐人時，社會福利機構、團體得依前項規定向直轄市、縣（市）主管機關提出指派申請。

第八五條

身心障礙者依法收容於矯正機關時，法務主管機關應考量矯正機關收容特性、現有設施狀況及身心障礙者特殊需求，作必要之改善。

第八章　罰　則

第八六條

①違反第十六條第一項規定，處新臺幣十萬元以上五十萬元以下罰鍰。

②違反第七十四條規定，由目的事業主管機關處新臺幣十萬元以上五十萬元以下罰鍰。

第八七條

違反第四十條第一項規定者，由直轄市、縣（市）勞工主管機關處新臺幣十萬元以上五十萬元以下罰鍰。

第八八條

①違反第五十七條第三項規定未改善或未提具替代改善計畫或未依核定改善計畫之期限改善完成者，各級目的事業主管機關除得勒令停止其使用外，處其所有權人或管理機關負責人新臺幣六萬元以上三十萬元以下罰鍰，並限期改善；屆期未改善者，得按次處罰至其改善完成爲止；必要時，得停止供水、供電或封閉、強制拆除。

②前項罰鍰收入應成立基金，供作改善及推動無障礙設備與設施經費使用；基金之收支、保管及運用辦法，由中央目的事業主管機關定之。

第八九條

①設立身心障礙福利機構未依第六十三條第一項規定申請許可設立，或應辦理財團法人登記而未依第六十三條第二項或第三項規定期限辦理者，處其負責人新臺幣六萬元以上三十萬元以下罰鍰及公告其姓名，並令限期改善。

②於前項限期改善期間，不得增加收容身心障礙者，違者另處其負責人新臺幣六萬元以上三十萬元以下罰鍰，並得按次處罰。

③經依第一項規定限期令其改善，屆期未改善者，再處其負責人新臺幣十萬元以上五十萬元以下罰鍰，得按次處罰，並公告其名稱，且得令其停辦。

④經依前項規定令其停辦而拒不遵守者，處新臺幣二十萬元以上一百萬元以下罰鍰，並得按次處罰。

第九〇條

身心障礙福利機構有下列情形之一，經主管機關查明屬實者，處新臺幣六萬元以上三十萬元以下罰鍰，並令限期改善；屆期未改善者，得按次處罰：

一　有第七十五條各款規定情形之一。

二　提供不安全之設施設備或供給不衛生之餐飲。

三　有其他重大情事，足以影響身心障礙者身心健康。

第九一條

①身心障礙福利機構停辦或決議解散時，主管機關對於該機構服務之身心障礙者，應即予適當之安置，身心障礙福利機構應予配合。不予配合者，強制實施之，並處新臺幣六萬元以上三十萬元以下罰鍰；必要時，得予接管。

②前項接管之實施程序、期限與受接管機構經營權及財產管理權之限制等事項之辦法，由中央主管機關定之。

③第一項停辦之機構完成改善時，得檢附相關資料及文件，向主管機關申請復業；經主管機關審核後，應將復業申請計畫書報經中央主管機關備查。

第九二條

①身心障礙福利機構於主管機關依第九十條、第九十三條、第九十四條規定限期改善期間，不得增加收容身心障礙者，違者另

處新臺幣六萬元以上三十萬元以下罰鍰，並得按次處罰。

②經主管機關依第九十條、第九十三條第一款至第三款規定令其限期改善；屆期仍未改善者，得令其停辦一個月以上一年以下，並公告其名稱。

③經主管機關依第九十三條第四款規定令其限期改善屆期仍未改善者，應令其停辦一個月以上一年以下，並公告其名稱。

④停辦期限屆滿仍未改善或違反法令情節重大者，應廢止其許可；其屬法人者，得予解散。

⑤依第二項、第三項規定令其停辦而拒不遵守者，再處新臺幣二十萬元以上一百萬元以下罰鍰，並得按次處罰。

第九三條

主管機關依第六十四條第一項規定對身心障礙福利機構輔導或評鑑，發現有下列情形之一者，應令限期改善；屆期未改善者，處新臺幣五萬元以上二十五萬元以下罰鍰，並按次處罰：

一　業務經營方針與設立目的或捐助章程不符。

二　違反原許可設立之標準。

三　財產總額已無法達成目的事業或對於業務財務爲不實之陳報。

四　經主管機關評鑑爲丙等或丁等。

第九四條

身心障礙福利機構有下列情形之一者，應令其一個月內改善；屆期未改善者，處新臺幣三萬元以上十五萬元以下罰鍰，並按次處罰：

一　收費規定未依第六十二條第四項規定報主管機關核定，或違反規定超收費用。

二　停辦、擴充或遷移未依中央主管機關依第六十三條第四項規定所定辦法辦理。

三　違反第六十五條第一項規定，未與接受服務者或其家屬訂定書面契約或將不得記載事項納入契約。

四　違反第六十六條第一項規定，未投保公共意外責任險或未具履行營運擔保能力，而辦理身心障礙福利機構。

第九五條

①違反第七十五條各款規定情形之一者，處新臺幣三萬元以上十五萬元以下罰鍰，並得公告其姓名。

②身心障礙者之家庭照顧者或家庭成員違反第七十五條各款規定情形之一者，直轄市、縣（市）主管機關應令其接受八小時以上五十小時以下之家庭教育及輔導，並收取必要之費用；其收費規定，由直轄市、縣（市）主管機關定之。

③拒不接受前項家庭教育及輔導或時數不足者，處新臺幣三千元以上一萬五千元以下罰鍰，經再通知仍不接受者，得按次處罰至其參加爲止。

第九六條

有下列情形之一者，由直轄市、縣（市）勞工主管機關處新臺幣二萬元以上十萬元以下罰鍰：

一　職業訓練機構、就業服務機構、庇護工場，違反第三十五條第三項規定，經直轄市、縣（市）政府勞工主管機關令其停止提供服務，並限期改善，未停止服務或屆期未改善。

二　私立學校、團體及民營事業機構無正當理由違反第三十八條第二項規定。

第九七條

接受政府補助之機構、團體、私立學校無正當理由違反第六十九條第二項規定者，由各目的事業主管機關處新臺幣二萬元以上十萬元以下罰鍰。

第九八條

①違反第四十六條第一項者，由直轄市、縣（市）勞工主管機關處新臺幣一萬元以上五萬元以下罰鍰；其於營業場所內發生者，另處罰場所之負責人或所有權人新臺幣二萬元以上十萬元以下罰鍰，並令限期改善；屆期未改善者，按次處罰。

②違反第四十六條第五項規定，直轄市、縣（市）勞工主管機關得令限期改善；屆期未改善者，處新臺幣一萬元以上五萬元以下罰鍰，並得按次處罰。

③前二項罰鍰之收入，應納入直轄市、縣（市）政府身心障礙者就業基金，專供作促進視覺功能障礙者就業之用。

第九九條

①國內航空運輸業者違反第五十三條第四項規定限制或拒絕提供身心障礙者運輸服務及違反第五十八條第四項規定而向陪伴者收費，或運輸營運者違反第五十三條第六項規定未改善或未提具替代改善計畫或未依核定改善計畫之期限改善完成者，該管交通主管機關得處新臺幣一萬元以上五萬元以下罰鍰，並限期改善；屆期未改善者，得按次處罰至其改善完成爲止。

②公共停車場未依第五十六條第一項規定保留一定比率停車位者，目的事業主管機關應令限期改善；屆期未改善者，處其所有人或管理人新臺幣一萬元以上五萬元以下罰鍰。

第一〇〇條

違反第十六條第二項或第六十條第二項規定者，應令限期改善；屆期未改善者，處新臺幣一萬元以上五萬元以下罰鍰，並命其接受四小時之講習。

第一〇一條

提供庇護性就業服務之單位違反第四十一條第一項規定者，直轄市、縣（市）勞工主管機關應令限期改善；屆期未改善者，處新臺幣六千元以上三萬元以下罰鍰，並得按次處罰。

第一〇二條

公務員執行職務有下列行爲之一者，應受懲處：

一　違反第十六條第一項規定。

二　無正當理由違反第三十八條第一項、第六十七條第一項、第六十八條第一項或第六十九條第二項規定。

第一〇三條

①各級政府勞工主管機關對於違反第三十八條第一項或第二項之規定者，得公告之。

②未依第四十三條第二項規定定期繳納差額補助費者，自期限屆滿之翌日起至完納前一日止，每逾一日加徵其未繳差額補助費百分之零點二滯納金。但以其未繳納之差額補助費一倍為限。

③前項滯納金之收入，應繳入直轄市、縣（市）政府身心障礙者就業基金專款專用。

第一〇四條

本法所定罰則，除另有規定者外，由直轄市、縣（市）主管機關處罰之。

第一〇四條之一

違反第五十九條規定者，經主管機關令限期改善，仍不改善者，予以警告；經警告仍不改善者，處新臺幣一萬元以上五萬元以下罰鍰；其情節重大者，並得公告其事業單位及負責人姓名。

第九章　附　則

第一〇五條

各級政府每年應向其民意機關報告本法之執行情形。

第一〇六條

①中華民國九十六年七月十一日修正公布之條文全面施行前已領有身心障礙手冊者，應依直轄市、縣（市）主管機關指定期日及方式，辦理重新鑑定及需求評估或換發身心障礙證明；屆期未辦理者，直轄市、縣（市）主管機關應主動協助其辦理相關申請程序；無正當理由拒絕辦理者，直轄市、縣（市）主管機關得逕予廢止身心障礙手冊。

②依前項規定辦理重新鑑定及需求評估或換發身心障礙證明之身心障礙者，於直轄市、縣（市）主管機關發給身心障礙證明前，得依中華民國九十六年七月十一日修正公布前之規定，繼續享有原有身心障礙福利服務。

③無法於直轄市、縣（市）主管機關指定期日辦理重新鑑定及需求評估者，應於指定期日前，附具理由向直轄市、縣（市）主管機關申請展延，經認有正當理由者，得予展延，最長以六十日為限。

④直轄市、縣（市）主管機關應於中華民國九十六年七月十一日修正公布之條文全面施行後七年內，完成第一項執永久效期手冊者之相關作業。

第一〇七條

①中華民國九十六年六月五日修正之第三十八條自公布後二年施行；第五條至第七條、第十三條至第十五條、第十八條、第二十六條、第五十條、第五十一條、第五十六條及第七十一條，自公布後五年

施行；九十八年六月十二日修正之條文，自九十八年十一月二十三日施行。

②中華民國一百零四年十二月一日修正之條文，除第六十一條自公布後二年施行外，自公布日施行。

第一〇八條

本法施行細則，由中央主管機關定之。

第一〇九條

本法除另定施行日期者外，自公布日施行。

拾壹、附　錄

司法院大法官解釋文

釋字第376號解釋

化學合成麻醉藥品類及其製劑為麻醉藥品管理條例所稱麻醉藥品之一種，為同條例第二條第四款所明定。安非他命係以化學原料合成而具有成癮性之藥品，行政院衛生署中華民國七十九年十月九日衛署藥字第九〇四一四二號公告，將安非他命列入麻醉藥品管理條例所稱化學合成麻醉藥品類，係在公告確定其列為管理之項目，並非增列處罰規定或增加人民之義務，與憲法並無牴觸。（84、3、31）

釋字第404號解釋

憲法第十五條規定人民之工作權應予保障，故人民得自由選擇工作及職業，以維持生計。惟人民之工作與公共福祉有密切關係，為增進公共利益之必要，對於人民從事工作之方法及應具備之資格或其他要件，得以法律為適當之限制，此觀憲法第二十三條規定自明。醫師法為強化專業分工、保障病人權益及增進國民健康，使不同醫術領域之醫師提供專精之醫療服務，將醫師區分為醫師、中醫師及牙醫師。醫療法第四十一條規定醫療機構之負責醫師應督導所屬醫事人員依各該醫事專門職業法規規定執行業務，均屬增進公共利益所必要。中醫師之醫療行為應依中國傳統之醫術為之，若中醫師以「限醫師指示使用」之西藥製劑或西藥成藥處方，為人治病，顯非以中國傳統醫術為醫療方法，有違醫師專業分類之原則及病人對中醫師之信賴。行政院衛生署七十一年三月十八日衛署醫字第三七〇一六七號函釋：「三、中醫師如使用『限醫師指示使用』之西藥製劑，核為醫師業務上之不正當行為，應依醫師法第二十五條規定論處。四、西藥成藥依藥物藥商管理法之規定，其不待醫師指示，即可供治療疾病。故使用西藥成藥為人治病，核非中醫師之業務範圍。」要在闡釋中醫師之業務範圍，符合醫師法及醫療法之立法意旨，與憲法保障工作權之規定，尚無牴觸。（85、5、24）

釋字第414號解釋

藥物廣告係為獲得財產而從事之經濟活動，涉及財產權之保障，並具商業上意見表達之性質，惟因與國民健康有重大關係，基於公共利益之維護，應受較嚴格之規範。藥事法第六十六條第一項規定：藥商刊播藥物廣告時，應於刊播前將所有文字、圖畫或言詞，申請省（市）衛生主管機關核准，旨在確保藥物廣告之真實，維護國民健康，為增進公共利益所必要，與憲法第十一條及

第十五條尚屬相符。又藥事法施行細則第四十七條第二款規定：藥物廣告之內容，利用容器包裝換獎或使用獎勵方法，有助長濫用藥物之虞者，主管機關應予刪除或不予核准，係依藥事法第一百零五條之授權，就同法第六十六條相關事宜為具體之規定，符合立法意旨，並未逾越母法之授權範圍，與憲法亦無牴觸。（85、11、8）

釋字第472號解釋

國家為謀社會福利，應實施社會保險制度；國家為增進民族健康，應普遍推行衛生保健事業及公醫制度，憲法第一百五十五條及第一百五十七條分別定有明文。又國家應推行全民健康保險，復為憲法增修條文第十條第五項所明定。中華民國八十三年八月九日公布、八十四年三月一日施行之全民健康保險法即為實現上開憲法規定而制定。該法第十一條之一、第六十九條之一及第八十七條有關強制納保、繳納保費，係基於社會互助、危險分攤及公共利益之考量，符合憲法推行全民健康保險之意旨；同法第三十條有關加徵滯納金之規定，則係促使投保單位或被保險人履行其繳納保費義務之必要手段。全民健康保險法上開條文與憲法第二十三條亦無牴觸。惟對於無力繳納保費者，國家應給予適當之救助，不得逕行拒絕給付，以符憲法推行全民健康保險，保障老弱殘廢、無力生活人民之旨趣。（88、1、29）

釋字第473號解釋

全民健康保險法第十八條規定同法第八條所定第一類至第四類被保險人及其眷屬之保險費，依被保險人之投保金額及其保險費率計算之。此項保險費係為確保全民健康保險制度之運作而向被保險人強制收取之費用，屬於公法上金錢給付之一種，具分擔金之性質，保險費率係依預期損失率，經精算予以核計。其衡酌之原則以填補國家提供保險給付支出之一切費用為度，鑑於全民健康保險為社會保險，對於不同所得者，收取不同保險費，以符量能負擔之公平性，並以類型化方式合理計算投保金額，俾收簡化之功能，全民健康保險法第二十一條第一項乃規定授權主管機關訂定被保險人投保金額之分級表，為計算被保險人應負擔保險費之依據。依同法第二十二條第一項第三款及第三項規定專門職業及技術人員自行執業而無固定所得者，其投保金額由該被保險人依投保金額分級表所定數額自行申報。準此，全民健康保險法施行細則第四十一條第一項第四款規定，專門職業及技術人員自行執業者，其投保金額以分級表最高一級為上限，以勞工保險投保薪資分級表最高一級為下限，係基於法律規定衡量被保險人從事職業之性質，符合母法授權之意旨，與憲法保障財產權之旨趣，並不違背。（88、1、29）

釋字第524號解釋

全民健康保險為強制性之社會保險，攸關全體國民之福祉至鉅，故對於因保險所生之權利義務應有明確之規範，並有法律保留原則之適用。若法律就保險關係之內容授權以命令為補充規定者，其授權應具體明確，且須為被保險人所能預見。又法律授權主管機關依一定程序訂定法規命令以補充法律規定不足者，該機關即應予以遵守，不得捨法規命令不用，而發布規範行政體系內部事項之行政規則為之替代。倘法律並無轉委任之授權，該機關即不得委由其所屬機關逕行發布相關規章。

全民健康保險法第三十九條係就不在全民健康保險給付範圍之項目加以規定，其立法用意即在明確規範給付範圍，是除該條第一款至第十一款已具體列舉不給付之項目外，依同條第十二款規定：「其他經主管機關公告不給付之診療服務及藥品」，主管機關自應參酌同條其他各款相類似之立法意旨，對於不給付之診療服務及藥品，事先加以公告。又同法第三十一條規定：「保險對象發生疾病、傷害或生育事故時，由保險醫事服務機構依本保險醫療辦法，給予門診或住院診療服務；醫師並得交付處方箋予保險對象至藥局調劑。」「前項醫療辦法，由主管機關擬訂，報請行政院核定後發布之。」「第一項藥品之交付，依藥事法第一百零二條之規定辦理。」內容指涉廣泛，有違法律明確性原則，其授權相關機關所訂定之健康保險醫療辦法，應屬關於門診或住院診療服務之事項，中華民國八十四年二月二十四日發布之全民健康保險醫療辦法，不僅其中有涉及主管機關片面變更保險關係之基本權利義務事項，且在法律無轉委任之授權下，該辦法第三十一條第二項，逕將高科技診療項目及審查程序，委由保險人定之，均已逾母法授權之範圍。另同法第四十一條第三款：「經保險人事前審查，非屬醫療必需之診療服務及藥品」，對保險對象所發生不予給付之個別情形，既未就應審查之項目及基準為明文規定，亦與保險對象權益應受保障之意旨有違。至同法第五十一條所謂之醫療費用支付標準及藥價基準，僅係授權主管機關對醫療費用及藥價之支出擬訂合理之審核基準，亦不得以上開基準作為不保險給付範圍之項目依據。上開法律及有關機關依各該規定所發布之函令與本解釋意旨不符部分，均應於本解釋公布之日起兩年內檢討修正。（90、4、20）

釋字第533號解釋

憲法第十六條規定，人民之訴訟權應予保障，旨在確保人民於其權利受侵害時，得依法定程序提起訴訟以求救濟。中央健康保險局依其組織法規係國家機關，為執行其法定之職權，就辦理全民健康保險醫療服務有關事項，與各醫事服務機構締結全民健康保險特約醫事服務機構合約，約定由特約醫事服務機構提供被保險人醫療保健服務，以達促進國民健康、增進公共利益之行政目的，故此項合約具有行政契約之性質。締約雙方如對契約內容發生爭議，屬於公法上爭訟事件，依中華民國八十七年十月二十八日修正公布之行政訴訟法第二條：「公法上之爭議，除法律別有規定外，得依本法提起行政訴訟。」第八條第一項：「人民與中央或地方機關間，因公法上原因發生財產上之給付或請求作成行政處分以外之其他非財產上之給付，得提起給付訴訟。因公法上契約發生之給付，亦同。」規定，應循行政訴訟途徑尋求救濟。保險醫事服務機構與中央健康保險局締結前述合約，如因而發生履約爭議，經該醫事服務機構依全民健康保險法第五條第一項所定程序提請審議，對審議結果仍有不服，自得依法提起行政爭訟。（90、11、16）

釋字第545號解釋

中華民國七十五年十二月二十六日公布之醫師法第二十五條規定：「醫師於業務上如有違法或不正當行為，得處一個月以上一年以下停業處分或撤銷其執業執照。」所謂「業務上之違法行為」係指醫師於醫療業務，依專業知識，客觀上得理解不為法令許可之行為，此既限於執行醫療業務相關之行為而違背法令之規定，並非泛指醫師之一切違法行為，其範圍應屬可得確定；所謂「業務上之不正當行為」則指醫療業務行為雖未達違法之程度，但有悖於醫學學理及醫學倫理上之要求而不具正當性應予避免之行為。法律就前揭違法或不正當行為無從鉅細靡遺悉加規定，因以不確定法律概念予以規範，惟其涵義於個案中並非不能經由適當組成之機構依其專業知識及社會通念加以認定及判斷，並可由司法審查予以確認，則與法律明確性原則尚無不合，於憲法保障人民權利之意旨亦無牴觸。首揭規定就醫師違背職業上應遵守之行為規範，授權主管機關得於前開法定行政罰範圍內，斟酌醫師醫療業務上違法或不正當行為之於醫療安全、國民健康及全民健康保險對象暨財務制度之危害程度，而為如何懲處之決定，係為維護醫師之職業倫理，維持社會秩序，增進公共利益所必要，與憲法第二十三條規定之意旨無違。（91、5、17）

釋字第550號解釋

國家為謀社會福利，應實施社會保險制度；國家為增進民族健康，應普遍推行衛生保健事業及公醫制度，憲法第一百五十五條、第一百五十七條分別定有明文。國家應推行全民健康保險，重視社會救助、福利服務、社會保險及醫療保健等社會福利工作，復為憲法增修條文第十條第五項、第八項所明定。國家推行全民健康保險之義務，係兼指中央與地方而言。又依憲法規定各地方自治團體有辦理衛生、慈善公益事項等照顧其行政區域內居民生活之義務，亦得經由全民健康保險之實施，而獲得部分實現。中華民國八十三年八月九日公布、八十四年三月一日施行之全民健康保險法，係中央立法並執行之事項。有關執行全民健康保險制度之行政經費，固應由中央負擔，本案爭執之同法第二十七條責由地方自治團體補助之保險費，非指實施全民健康保險法之執行費用，而係指保險對象獲取保障之對價，除由雇主負擔及中央補助部分保險費外，地方政府予以補助，符合憲法首開規定意旨。（91、10、4）

釋字第577號解釋

憲法第十一條保障人民有積極表意之自由，及消極不表意之自由，其保障之內容包括主觀意見之表達及客觀事實之陳述。商品標示為提供商品客觀資訊之方式，應受言論自由之保障，惟為重大公益目的所必要，仍得立法採取合理而適當之限制。

國家為增進國民健康，應普遍推行衛生保健事業，重視醫療保健等社會福利工作。菸害防制法第八條第一項規定：「菸品所含之尼古丁及焦油含量，應以中文標示於菸品容器上。」另同法第二十一條對違反者處以罰鍰，對菸品業者就特定商品資訊不為表述之自由有所限制，係為提供消費者必要商品資訊與維護國民健康等重大公共利益，並未逾越必要之程度，與憲法第十一條保障人民言論自由及第二十三條比例原則之規定均無違背。又於菸品容器上應為上述之一定標示，縱屬對菸品業者財產權有所限制，但該項標示因攸關國民健康，乃菸品財產權所具有之社會義務，且所受限制尚屬輕微，未逾越社會義務所應忍受之範圍，與憲法保障人民財產權之規定，並無違背。另上開規定之菸品標示義務及責任，其時間適用之範圍，以該法公布施行後之菸品標示事件為限，並無法律溯及適用情形，難謂因法律溯及適用，而侵害人民之財產權。至菸害防制法第八條第一項規定，與同法第二十一條合併觀察，足知其規範對象、規範行為及法律效果，難謂其規範內容不明確而違反法治國家法律明確性原則。另各類食品、菸品、酒類等商品對於人體健康之影響層面有異，難有比較基礎，立法者對於不同事物之處理，有先後優先順序之選擇權限，相關法律或有不同規定，與平等原則尚無違背。（93、5、7）

釋字第676號解釋

中華民國八十四年八月二日修正發布之全民健康保險法施行細則第四十一條第一項第七款：「無一定雇主或自營作業而參加職業工會……者，按投保金額分級表第六級起申報。」及八十八年十一月十八日修正發布之同施行細則同條款：「無一定雇主或自營作業而參加職業工會者，按投保金額分級表第六級起申報。」之規定（九十一年十一月二十九日修正改列第四款），與憲法第十五條保障人民財產權、第二十三條法律保留原則，以及法律授權明確性原則，尚無牴觸。惟於被保險人實際所得未達第六級時，相關機關自應考量設立適當之機制，合理調降保險費，以符社會保險制度中量能負擔之公平性及照顧低所得者之互助性，落實國家推行全民健康保險之憲法意旨，上開規定應本此意旨檢討改進，併予指明。（99、4、30）

釋字第690號解釋

中華民國九十一年一月三十日修正公布之傳染病防治法第三十七條第一項規定：「曾與傳染病病人接觸或疑似被傳染者，得由該管主管機關予以留驗；必要時，得令遷入指定之處所檢查，或施行預防接種等必要之處置。」關於必要之處置應包含強制隔離在內之部分，對人身自由之限制，尚不違反法律明確性原則，亦未牴觸憲法第二十三條之比例原則，與憲法第八條依正當法律程序之意旨尚無違背。

曾與傳染病病人接觸或疑似被傳染者，於受強制隔離處置時，人身自由即遭受剝奪，為使其受隔離之期間能合理而不過長，仍宜明確規範強制隔離應有合理之最長期限，及決定施行強制隔離處置相關之組織、程序等辦法以資依循，並建立受隔離者或其親屬不服得及時請求法院救濟，暨對前述受強制隔離者予以合理補償之機制，相關機關宜儘速通盤檢討傳染病防治法制。（100、9、30）

釋字第711號解釋

藥師法第十一條規定：「藥師經登記領照執業者，其執業處所應以一處為限。」未就藥師於不違反該條立法目的之情形下，或於有重大公益或緊急情況之需要時，設必要合理之例外規定，已對藥師執行職業自由形成不必要之限制，有違憲法第二十三條比例原則，與憲法第十五條保障工作權之意旨相牴觸，應自本解釋公布之日起，至遲於屆滿一年時失其效力。

改制前之行政院衛生署（現已改制為衛生福利部）中華民國一百年四月一日衛署醫字第一〇〇〇〇〇七二四七號函限制兼具藥師及護理人員資格者，其執業場所應以同一處所為限，違反憲法第二十三條法律保留原則，應自本解釋公布之日起不再援用。（102、7、31）

釋字第723號解釋

中華民國八十九年十二月二十九日修正發布之全民健康保險醫事服務機構醫療服務審查辦法第六條第一項規定：「保險醫事服務機構申報醫療服務點數，逾前條之申報期限二年者，保險人應不予支付。」（該辦法於九十一年三月二十二日修正發布全文，該條項規定並未修正，一百零一年十二月二十四日修正刪除）有違法律保留原則，侵害人民之財產權，與憲法第十五條及第二十三條規定之意旨不符，應不予適用。

聲請人聲請暫時處分部分，因本案業經作成解釋，無作成暫時處分之必要，應予駁回。（103、7、25）

釋字第753號解釋

中華民國八十三年八月九日制定公布之全民健康保險法第五十五條第二項規定：「前項保險醫事服務機構之特約及管理辦法，由主管機關定之。」及一百年一月二十六日修正公布之同法第六十六條第一項規定：「醫事服務機構得申請保險人同意特約為保險醫事服務機構，得申請特約為保險醫事服務機構之醫事服務機構種類與申請特約之資格、程序、審查基準、不予特約之條件、違約之處理及其他有關事項之辦法，由主管機關定之。」均未牴觸法治國之法律授權明確性原則，與憲法第十五條保障人民工作權及財產權之意旨尚無違背。

九十六年三月二十日修正發布之全民健康保險醫事服務機構特約及管理辦法第六十六條第一項第八款規定：「保險醫事服務機構於特約期間有下列情事之一者，保險人應予停止特約一至三個月，或就其違反規定部分之診療科別或服務項目停止特約一至三個月：……八、其他以不正當行為或以虛偽之證明、報告或陳述，申報醫療費用。」九十五年二月八日修正發布之同辦法第七十條前段規定：「保險醫事服務機構受停止……特約者，其負責醫事人員或負有行為責任之醫事人員，於停止特約期間……，對保險對象提供之醫療保健服務，不予支付。」九十九年九月十五日修正發布之同辦法第三十九條第一項規定：「依前二條規定所為之停約……，有嚴重影響保險對象就醫權益之虞或為防止、除去對公益之重大危害，服務機構得報經保險人同意，僅就其違反規定之服務項目或科別分別停約……，並得以保險人第一次處分函發文日期之該服務機構前一年該服務項目或該科申報量及各該分區總額最近一年已確認之平均點值核算扣減金額，抵扣停約……期間。」（上開條文，均於一百零一年十二月二十八日修正發布，依序分別為第三十九條第四款、第四十七條第一項、第四十二條第一項，其意旨相同）均未逾越母法之授權範圍，與法律保留原則尚無不符，亦未牴觸憲法第二十三條比例原則，與憲法第十五條保障人民工作權及財產權之意旨尚無違背。

一百零一年十二月二十八日修正發布之同辦法第三十七條第一項第一款規定：「保險醫事服務機構有下列情事之一者，以保險人公告各該分區總額最近一季確認之平均點值計算，扣減其申報之相關醫療費用之十倍金額：一、未依處方箋……之記載提供醫事服務。」未逾越母法之授權範圍，與法律保留原則尚無不符，與憲法第十五條保障人民工作權及財產權之意旨並無違背。（106、10、6）

釋字第767號解釋

藥害救濟法第十三條第九款規定：「有下列各款情事之一者，不得申請藥害救濟：……九、常見且可預期之藥物不良反應。」未違反法律明確性原則及比例原則，與憲法保障人民生存權、健康權及憲法增修條文第十條第八項國家應重視醫療保健社會福利工作之意旨，尚無牴觸。（107、7、27）

釋字第778號解釋

藥事法第一百零二條第二項規定：「全民健康保險實施二年後，前項規定以在中央或直轄市衛生主管機關公告無藥事人員執業之偏遠地區或醫療急迫情形為限。」限制醫師藥品調劑權，尚未牴觸憲法第二十三條比例原則，與憲法第十五條保障人民工作權之意旨，尚無違背。

藥事法施行細則第五十條及行政院衛生署食品藥物管理局（現已改制為衛生福利部食品藥物管理署）中華民國一百年四月十二日FDA藥字第一〇〇〇〇一七六〇八號函說明三對於藥事法第一百零二條第二項醫療急迫情形之解釋部分，均為增加法律所無之限制，逾越母法之規定，與憲法第二十三條法律保留原則之意旨不符。上開施行細則規定應自本解釋公布之日起，失其效力；上開函應自本解釋公布之日起，不再援用。（108、6、14）

釋字第794號解釋

菸害防制法第二條第四款及第五款、同法第九條第八款規定，與法律明確性原則均尚無違背。

同法第九條第八款規定，與憲法保障言論自由及平等權之意旨尚無違背。

衛生福利部國民健康署中華民國一百零二年十月十一日國健菸字第一〇二九九一一二六三號函說明二部分，與法律保留原則、法律不溯及既往原則、信賴保護原則及比例原則，均尚無違背。（109、8、28）

憲法法庭判決

憲法法庭111年憲判字第6號判決

一、進口肉品及其產製品殘留乙型受體素之安全容許量標準，屬中央立法事項。

二、衛生福利部就聲請人嘉義市議會，行政院就聲請人臺北市議會、臺南市議會、臺中市議會及桃園市議會，函告其所通過之各該自治條例無效或不予核定部分（如附表一及二所示），並未逾越憲法賦予中央監督地方自治之權限範圍，均屬合憲。

三、其餘聲請不受理。

憲法法庭111年憲判字第13號判決

個人資料保護法第六條第一項但書第四款規定：「有關病歷、醫療、基因……健康檢查……之個人資料，不得蒐集、處理或利用。但有下列情形之一者，不在此限：……四、公務機關或學術研究機構基於醫療、衛生……之目的，為統計或學術研究而有必要，且資料經過提供者處理後或經蒐集者依其揭露方式無從識別特定之當事人。」與法律明確性原則、比例原則尚屬無違，不牴觸憲法第二十二條保障人民資訊隱私權之意旨。

由個人資料保護法或其他相關法律規定整體觀察，欠缺個人資料保護之獨立監督機制，對個人資訊隱私權之保障不足，而有違憲之虞，相關機關應自本判決宣示之日起三年內，制定或修正相關法律，建立相關法制，以完足憲法第二十二條對人民資訊隱私權之保障。

就個人健康保險資料得由衛生福利部中央健康保險署以資料庫儲存、處理、對外傳輸及對外提供利用之主體、目的、要件、範圍及方式暨相關組織上及程序上之監督防護機制等重要事項，於全民健康保險法第七十九條、第八十條及其他相關法律中，均欠缺明確規定，於此範圍內，不符憲法第二十三條法律保留原則之要求，違反憲法第二十二條保障人民資訊隱私權之意旨。相關機關應自本判決宣示之日起三年內，修正全民健康保險法或其他相關法律，或制定專法明定之。

衛生福利部中央健康保險署就個人健康保險資料之提供公務機關或學術研究機構於原始蒐集目的外利用，由相關法制整體觀察，欠缺當事人得請求停止利用之相關規定；於此範圍內，違反憲法第二十二條保障人民資訊隱私權之意旨。相關機關應自本判決宣示之日起三年內制定或修正相關法律，明定請求停止及例外不許停止之主體、事由、程序、效果等事項。逾期未制定或修正相關法律者，當事人得請求停止上開目的外利用。

其餘聲請部分，不受理。

憲法法庭111年憲判字第19號判決

一、全民健康保險停保及復保制度影響被保險人權利義務，並涉及重大公共利益，其重要事項之具體內容，應有法律或法律明確授權之命令為依據，始符法律保留原則之要求。全民健康保險法施行細則第三十七條第一項第二款規定：「保險對象具有下列情形之一，得辦理停保，由投保單位填具停保申報表一份送交保險人，並於……出國期間，暫時停止繳納保險費，保險人亦相對暫時停止保險給付：……二、預定出國六個月以上者。但曾辦理出國停保，於返國復保後應屆滿三個月，始得再次辦理停保。」及第三十九條第一項第二款規定：「保險對象停保後，應依下列規定辦理：……二、預定出國六個月以上者，應自返國之日復保。但出國期間未滿六個月即提前返國者，應自返國之日註銷停保，並補繳保險費。」未有法律明確授權，即就全民健康保險停保及復保等權利義務關係重要事項逕為規範，違反法律保留原則，至遲於本判決公告之日起屆滿二年時，失其效力。

二、上開二規定就停保及復保所設要件，尚未牴觸憲法第二十三條比例原則，與憲法第二十二條保障管理自身健康風險之自主決定權及第十五條保障財產權之意旨尚無違背，亦無違憲法第七條保障平等權之意旨。

憲法法庭112年憲判字第17號判決

醫療法第八十四條規定：「非醫療機構，不得為醫療廣告。」其中關於禁止醫師為醫療廣告之部分，與憲法第十一條保障言論自由之意旨有違，於此範圍內，應自本判決公告之日起，失其效力。

法規名稱索引

法規名稱索引

法規名稱索引

法規名稱索引

法規名稱索引

法規名稱索引

法規名稱索引

法規名稱索引

國家圖書館出版品預行編目資料

醫藥健保法規 / 五南法學研究中心編輯 . -- 29 版 . -- 臺北市：五南圖書出版股份有限公司, 2024.08
面；　公分

ISBN 978-626-393-556-3（平裝）

1. CST: 醫藥法規　2. CST: 全民健康保險
3. CST: 衛生法規

412.21　　113010258

1Q67
醫藥健保法規

編　　著　五南法學研究中心

出 版 者　五南圖書出版股份有限公司
發 行 人　楊 榮 川
地　　址　台北市大安區（106）和平東路二段339號4樓
電話：(02)27055066　傳真：(02)27066100
網　　址　https://www.wunan.com.tw
電子郵件　wunan@wunan.com.tw
劃撥帳號　01068953
戶　　名　五南圖書出版股份有限公司
法律顧問　林勝安律師

出版日期　1998 年 5 月初版一刷
2024 年 8 月29版一刷

定　　價　480元